实用中医诊断学

主编 李灿东

全国百佳图书出版单位

中国中医药出版社

·北 京·

图书在版编目（CIP）数据

实用中医诊断学/李灿东主编 . —北京：中国中医药出版社，2021.10
ISBN 978 - 7 - 5132 - 7018 - 2

Ⅰ . ①实… Ⅱ . ①李… Ⅲ . ①中医诊断学 Ⅳ . ①R241

中国版本图书馆 CIP 数据核字（2021）第 109365 号

中国中医药出版社出版

北京经济技术开发区科创十三街 31 号院二区 8 号楼
邮政编码 100176
传真 010 - 64405721
山东临沂新华印刷物流集团有限责任公司印刷
各地新华书店经销

开本 787×1092 1/16 印张 53.5 彩插 0.5 字数 1257 千字
2021 年 10 月第 1 版 2021 年 10 月第 1 次印刷
书号 ISBN 978 - 7 - 5132 - 7018 - 2

定价 238.00 元
网址 www.cptcm.com

服 务 热 线 010－64405720
购 书 热 线 010－89535836
维 权 打 假 010－64405753

微信服务号 zgzyycbs
微商城网址 https：//kdt.im/LIdUGr
官 方 微 博 http：//e.weibo.com/cptcm
天猫旗舰店网址 https：//zgzyycbs.tmall.com

如有印装质量问题请与本社出版部联系（010－64405510）

《实用中医诊断学》编委会

/前言

中医诊断学是在中医学理论指导下，研究诊法、诊病、辨证的基本理论、基本知识和基本技能的一门学科，是基础理论与临床各科之间的桥梁，也是临床各个学科的基础。

中医诊断学渊源久远，两千多年前殷墟甲骨文已有疾病的记载。然而，直到1956年我国成立了第一批中医学院，亟须统一中医教材，在老一辈的极力主张下，中医诊断学才从中医基础理论中独立出来，成为一门独立的学科，也成为中医学专业的一门主干课程。1988年邓铁涛教授主编并出版了《实用中医诊断学》，2013年郭振球教授进行了修订再版。

党的十八大以来，以习近平同志为核心的党中央强调中医药是中华民族的瑰宝，把中医药工作摆在更加突出的位置。习总书记在全国中医药大会重要指示中强调，"要遵循中医药发展规律，传承精华，守正创新，加快推进中医药现代化、产业化"，中医药振兴发展迎来了天时、地利、人和的大好时机。为了进一步系统总结和探讨中医诊断学领域的诊断方法、基本理论、临床应用和研究进展，我们决定对《实用中医诊断学》进行再次修订。

本书是在邓老和郭老的版本基础上，参考朱文锋教授主编的《中医药学高级丛书·中医诊断学》的部分内容修订而成。全书共分为绪论、上篇、中篇、下篇四个部分。绪论以中医诊断学之概念、发展简史、主要内容、理论基础、基本原理、基本原则、与临床的关系、学习方法等开宗明义。上篇为中医诊断学的基本理论，是本书的主干部分，论述四诊、特色诊法，以及八纲、病因、气血津液、脏腑辨证等11种辨证方法。中篇为中医诊断学的临床运用，阐述中医诊断思维与应用、疾病诊断概要、症状的鉴别诊断、中医医案与病历书写，强调以整体观念为指导，从各个角度综合理解中医诊断的思维活动与临床应用。下篇为中医诊断的现代研究，介绍中医误诊的研究，健康状态辨识研究，病、证、症的规范化研究，诊法的客观化研究，证的客观化研究等现代研究进展。

本书在编写上既坚持理论性和学术性，也顾及实用性和可读性，在总结前辈经验的基础上有自己的特色和创新。本书在绪论部分，首次阐述了中医诊断学的理论基础；在诊法部分，补充和汇集了一些特色诊法，力图呈现中医诊法的全貌；在辨证部分，增加了方证辨证、主诉辨证、证素辨证等辨证方法；在临床应用部分，增加了对中医诊断思维与应用的论述；在相关节书末还汇总了相关古代文献，供读者参考。本书还汲取了中医诊断学领域的最新成果，将新理论、新技术、新方法进行汇总和阐述，为读者展示中医诊断学的发展现状和未来的方向。因此，本书不仅有很强的临床实用性，也有不少创造性的建树，集中反映了当前中医诊断学术的发展和理论的创新，旨在为同行、学者、朋友提供参照学习的资料。

全书编写力求内容系统，术语准确，体例规范，用文字阐发说明外，配合了必要的图表，并在书后附有彩图，以便读者加深理解，获得感性认识。

本书的编写凝聚了全体编委的集体智慧，同时离不开中国中医药出版社和国内外同行友好的大力支持和帮助，在此表示诚挚的感谢！

由于编者水平有限，书中难免存在一些不足之处，敬请各位同道和读者批评指正，以便再版时修订提高。

李灿东

2021 年 2 月

/目录

上篇　中医诊断学的基本理论

中篇　中医诊断学的临床运用

下篇　中医诊断的现代研究

绪　　论

诊，即诊察了解；断，指分析判断。"诊断"就是通过对患者的询问、检查，以掌握病情资料，进而对患者的健康状态和病变本质进行辨识，并做出概括性判断。

中医诊断学是根据中医学理论，研究诊法、诊病、辨证的基础理论、基本知识和基本技能的一门学科。它是中医学专业的基础课，是基础理论与临床各科之间的桥梁，是中医学专业课程体系中的主干课程。

一、中医诊断学的发展简史

（一）商周时期

我国现存的文字史料中，有关疾病记载的最早者当推殷商的甲骨文，它大体上反映了我国三千余年前对人体和疾病的认识水平。

殷人对疾病病因的认识尚很肤浅，主要认为疾病是上天所降或鬼神作祟。卜辞中有："贞：佳帝肇王病？"（《小屯·殷墟文字乙编》七三〇四）"丁巳卜，贞亡降疾。"（《甲骨文合集》）其意为天帝降疾使病。

根据学者们的考证，当时治病主要采用禳除之法，可能有两种形式。一种是御祭，如"御疾身于父乙"（《小屯·殷墟文字乙编》六三四四），"疾口御于妣甲"（《小屯·殷墟文字乙编》九三〇），这是御除灾殃的一种祭祀，常伴有或不伴有祭品，迎神降临，消除灾难。另一种是告祭，如"告祭于祖乙"（《战后京津新获甲骨集》一六五〇），是一种向鬼神祷告的仪式，不伴有祭品和迎神。

有些病因似已涉及六淫之邪。如在卜辞中多次出现的"凸（骨？）凡（风）有疾"，有人释为"因风致疾"，或释为骨头受风引起的疾病，或释为"伤风感冒"，总之是由风引起的一种疾病。另外，卜辞中还有"雨疾""疾年""疾疫"等记载，意指当年气候不正、雨水过多等引发的流行病、传染病。

周代由于农业和天文学等方面的发展，巫、医已开始分业，人们对疾病的认识有了长足的进步。

首先，周代不但有了专职医师，而且出现了分科，有食医、疾医、疡医、兽医。食医是营养医生，疾医是内科医生，疡医是外科医生，兽医是治疗兽病的医生。其次，是在内科系统疾病中对四时的流行病、传染病有了较深刻的认识，如《礼记·月令》指出"孟春……行秋令，则其民大疫""季春……行夏令，则民多疾疫"等。再次，是在外科疾病中已能区分肿疡、溃疡、金刃外伤、骨折四类疾病。最后，是在诊断方法上已初具规模，即根据患者的"五气"喜怒思忧恐、"五声"呼笑歌哭呻、"五色"青赤黄白黑来诊察；并且参以"九窍"，即眼、耳、口、鼻、前后阴的变化，以及"九藏"，即肝、心、脾、肺、肾、胃、膀胱、大肠、小肠等的动态。

周代对疾病病因的认识已经涉及许多方面。如通过除虫、灭鼠、掏井、疏渠、排水等预防疾病，提出"头有疮则沐，身有疡则浴""疾病，外内皆扫……彻亵衣，加新衣"等个人卫生要求。其对优生和遗传也有一定的认识，如《礼记·曲礼上》载"三十曰壮，有室"，《周礼》载"令男三十而娶，女二十而嫁""礼不娶同姓"等。

（二）秦汉时期

中医诊断疾病的理论与方法的形成可追溯至秦汉时期。早在《周礼·天官·疾医》便有"以五气、五声、五色眠其死生"的记载。春秋战国时期著名医家扁鹊，即可通过"切脉、望色、听声、写形"，而"言病之所在"。《史记·扁鹊仓公列传》记载："今天下言脉者，由扁鹊也。"《左传》中记载了秦国的医和给晋平公看病时指出，疾病并非由鬼神所致，而是由阴、阳、风、雨、晦、明六气的变化所引起的，还记载了水土致病的学说。《吕氏春秋·尽数》对水土致病讲述更为具体，还指出饮食不节、情志过度、气候大变以及缺少运动而气郁都可致病。《山海经》载有与人体健康和治疗疾病有关的药物约121种，防治疾病47种，从另一侧面反映了先秦时代对疾病的认识。

马王堆汉墓出土了一批大约成书于战国至秦汉之间的医书，包括《脉法》《阴阳脉死候》《五十二病方》等。《阴阳脉死候》被认为是现存最早的诊断专书。《五十二病方》全书五十二题，每题为一类疾病的治法，共约103种疾病，涉及内、外、妇、儿、五官各科，其在对某些疾病的诊治上已呈现辨证论治的雏形，虽然其重在治方，但也反映了当时疾病的诊断水平。张家山汉墓出土的竹简中有《病候》一书，是我国现存最早的病候学专著，反映了先秦时期对疾病认识的水平。

《黄帝内经》是中医学理论体系的奠基之作，是我国现存医籍中最早、最为系统完整的理论著作。它论述了望神、察色、观形、闻声、问病、切脉等内容，强调诊断疾病必须结合内外因素全面考虑的整体观，并体现辨证与辨病相结合的诊断思路，为中医诊断奠定了理论基础。它还重视疾病的类症鉴别，如《灵枢·水胀》中专门论述了水肿的鉴别诊断，列举了出水、肤胀、臌胀、肠覃、石瘕五种疾病的临床症状、体征和检查方法。《难经》将望、闻、问、切四诊分别称为神、圣、工、巧的技能，并特别重视脉诊，详细记载了诊脉"独取寸口"的方法，大大简化了脉诊的程序，对后世产生了深远的影响。

西汉名医淳于意（仓公）创立"诊籍"，最早开始记录患者的病案资料，作为诊疗的原始资料。东汉"医圣"张仲景，总结了汉以前有关的诊疗经验，著成《伤寒杂病论》，将理、法、方、药有机结合，用以阐释病、脉、证、治，同时以六经为纲辨伤寒，以脏腑为纲辨杂病，建立了辨证论治的体系。《伤寒杂病论》在疾病的分类上做到了概念清楚、层次分明，具有很高的理论水平，其模式沿用至今。《中藏经》记载了东汉名医华佗的诊病思想，其论症、论脉、论脏腑寒热虚实生死顺逆之法，甚为精当。

（三）晋唐时期

晋唐时期涌现出许多对诊断进行专门研究的医家，产生了许多颇有见地的学术著作，进一步推动了中医诊断的发展。西晋王叔和所著的《脉经》，集汉以前脉学之大成，分述三部九候、寸口、二十四脉等脉法，是我国现存最早的脉学专著，曾被译为多种文字，流传到朝鲜、日本、欧洲等地。晋代的医籍中，对于传染病及内、外、妇、儿各科疾病的诊断已经有了比较翔实、具体的记载，如葛洪的《肘后备急方》对天行斑疮（天花）、麻风等传染病的发病特点和临床症状进行了描述和诊断。《肘后备急方》还有对黄疸患者进行试验观察的最早记载："初惟觉四体沉沉不快，须臾，见眼中黄，渐至面黄及举身皆黄，急令溺白纸，纸即如柏染者，此热毒已入内。"

隋代巢元方编撰的《诸病源候论》是我国第一部论述病源与病候诊断的专著。全书共分67门，列出包括内科、外科、妇科、儿科、眼科等各种疾病的病候1739论，并对病因、病机、诊断都有详细记载，还对传染病、寄生虫病、妇科病、儿科病等的诊断有不少精辟的论述。

（四）宋金元时期

宋金元时期，中医呈现出百家争鸣的局面，专攻诊断者颇多。中医诊断在望诊、脉诊、儿科疾病诊断和病因学等方面都取得了长足的进步。

宋代陈无择的《三因极一病证方论》是病因辨证理法较为完整的著作。南宋代施发的《察病指南》是诊法的专著，重点论述了脉诊，并绘制脉图33种，以图示脉。南宋崔嘉彦的《紫虚脉诀》以浮沉迟数为纲，采用四字歌诀的形式分类论述28脉。

金元时期，敖氏所著之《金镜录》是我国现存第一部舌诊专著，论伤寒舌诊，以舌验证，绘有12图，后经杜清碧增补为36图，即为现在所见的《敖氏伤寒金镜录》。元代戴起宗编撰的《脉诀刊误集解》针对当时脉象阐释中出现的谬误进行指正，对脉学颇有贡献。滑寿的《诊家枢要》也是脉学专著，提出举、按、寻三种指法，载脉30种。危亦林的《世医得效方》论述了危重疾病的"十怪脉"。南宋刘昉著《幼幼新书》，以图文并用的形式记载了小儿指纹诊法，是现存最早的小儿指纹诊法著作。金元四大家在诊法上也各有特点。刘完素重视辨识病机，李杲重视四诊合参，朱震亨主张从外知内，张从正则重视症状的鉴别诊断，如对各种发疹性疾病的鉴别颇为明确。

（五）明清时期

明清时期，脉诊与舌诊的发展尤为突出，同时诊病的原理和辨证的方法也有了进一步的阐发。

明代张介宾所著的《景岳全书》，内容丰富，论述精辟，尤其是其中的"脉神章""十问歌""二纲六变"等论述，对后世影响深远。李时珍所撰写的《濒湖脉学》，取诸家脉学之精华，论述27种脉的脉体、主病和同类脉的鉴别，言简意赅，便于习通，为后世所推崇。明末李中梓的《诊家正眼》、清代李延罡的《脉诀汇辨》、周学霆的《三指禅》、徐灵胎的《洄溪脉学》等，都是论述脉学的专著，不断完善和充实着脉学的发展。

舌诊的研究在清代有着突出的成就。这一时期舌诊著作的共同特点是大多附有舌图，如张登所撰的《伤寒舌鉴》共载图120幅，梁玉瑜撰成的《舌鉴辨正》共载图149幅。

对于四诊的综合性研究，影响较大者有：清代吴谦撰写的《医宗金鉴·四诊心法要诀》，以四言歌诀的形式介绍了四诊的理论与方法，简明扼要，易于掌握；林之瀚的《四诊抉微》，论述内容全面，主张色脉并重、四诊互参；汪宏的《望诊遵经》，收集了历代有关望诊的资料，说明了气色与疾病的关系，通过全身各部位的形态、色泽和汗、血、便、溺等各种变化进行辨证，并预测其顺逆安危，是全面论述望诊的专著。此外，周学海的《形色外诊简摩》、陈修园的《医学实在易·四诊易知》也都取得了一定成就。

明清时期对于杂病的诊断、辨证虽有深入研究，但该时期最为突出的贡献是深化了对温疫、温热类疾病的认识，创立了新的辨证方法。明代吴又可《温疫论》提出的"戾气"致病的病因说，对温病学说的发展起到了极大的推动作用。清代叶桂的《温热论》创立了卫气营血辨证，阐明了望舌、验齿、辨斑疹与白㾦在温病诊断中的意义。薛雪的《湿热条辨》对湿热病的病因病机、发病特点、传变规律进行了论述，进一步充实了温病诊察的内容。吴瑭的《温病条辨》创立了三焦辨证。此外，余师愚的《疫疹一得》、王孟英的《温热经纬》等，均记载了丰富的温热类疾病的诊疗经验，完善了温病学的理论体系。

明清时期对于传染病的认识有较大的提升，出现了许多相关的诊疗专著。明代卢之颐的《痎疟论疏》，专门论述了疟疾的常症与变症的证治。对于白喉的辨证论治也有相应的著作，如《时疫白喉提要》《白喉条辨》《白喉全生集》等。此时期还出现了论述麻疹的专著，如《麻科活人全书》《麻证新书》《麻症集成》《郁谢麻科合璧》等。王孟英和罗芝园对霍乱、鼠疫的诊断与辨证也做了详细的论述，代表作有《霍乱论》《鼠疫约编》。

（六）近现代时期

近现代编撰出版的很多中医诊断学专著中，比较有代表性的如曹炳章的《彩图辨舌指南》、陈泽霖的《舌诊研究》、赵金铎的《中医证候辨别诊断学》、朱文锋的《中医诊断与鉴别诊断学》和《证素辨证学》等。尤其是《中医诊断学》教材的编撰，使中医诊断学的内容更为系统、完整和准确。

随着医学的发展和研究的深入，人们对诊察疾病的方法提出新的要求，如对部分临床症状不明显的患者，可以借助实验诊断或仪器检测的方法，从宏观到微观，从直接到间接，从定性到定量，使一部分不易为医生感官觉察的病情得以及时发现，为早期诊断及治疗提供了依据。为达到中医诊断规范、统一的目的，近些年中医界开展了病证规范化研究，统一了病、证诊断术语，制定出各种病、证诊断标准，建立了病、证诊疗体系。为了探索望、闻、切诊等的客观化，陆续研发了一些中医诊察的仪器设备，如脉象仪、舌诊仪、电子鼻、闻诊仪等。21世纪以来，各种传感器技术、图像分析技术、人工智能和信息分析技术等多学科交叉综合研究，不断丰富、发展了中医诊断技术手段，获得了一些成就。在辨证方面，朱文锋创立了证素辨证的方法，目的是挖掘现有各种辨证方法的本质特征，建立统一的辨证体系。李灿东提出中医健康状态的理论和辨识方法技术，把对疾病的诊断延伸到对生命全过程状态的把握，为中医诊断学的发展提供了新的思路。

总之，中医诊断学理论体系随着中医学的发展而不断得到充实和完善，无数医家为之付出了辛勤的劳动，同时它的发展也与当代科学技术的发展紧密结合。随着医学模式从"疾病医学"向"健康医学"的转变，以状态为中心的中医健康认知理论研究必将为中医诊断学的发展提供新的机遇和平台。

二、中医诊断学的主要内容

中医诊断学主要包括诊法、诊病、辨证和病历书写等内容。

（一）诊法

诊法，是中医诊察、收集病情资料的基本方法和手段，主要包括望、闻、问、切"四诊"。

"望诊"是医生运用视觉观察患者的神、色、形、态、舌象、头面、五官、四肢、二阴、皮肤及排出物等，以发现异常表现，了解病情的诊察方法。"闻诊"是医生运用听觉诊察患者的语言、呼吸、咳嗽、呕吐、嗳气、肠鸣等声音，以及运用嗅觉诊察患者发出的异常气味、排出物的气味，以了解病情的诊察方法。"问诊"是医生询问患者有关疾病的情况、自觉症状、既往病史、生活习惯等，从而了解患者的各种异常感觉及疾病的发生发展、诊疗等情况的诊察方法。"切诊"是医生用手触按患者的脉搏和肌肤、手足、胸腹、腧穴等部位，探测脉象变化及异常征象，从而了解病变情况的诊察方法。

通过四诊所收集到的病情资料，主要包括症状、体征和病史，以及与疾病发生发展相关的信息，如天时、气候、地理环境等。"症状"是指患者对痛苦或不适的自我感受，如头痛、耳鸣、胸闷、腹胀等；"体征"是指医生运用望、闻、切等方法获得的具有诊断意义的客观征象，如面色白、喉中哮鸣、大便腥臭、舌苔黄、脉浮数等。在传统中医学中，症状和体征统称症状，或简称"症"，古代还有将其称为病状、病形、病候者。

症虽然只是疾病所反映的现象，但它是判断病种、辨别证型的主要依据，因而在中医诊断中具有重要的意义。

（二）诊病

诊病，亦称辨病，是以中医学理论为指导，综合分析四诊资料，对疾病的病种做出判断，得出病名的思维过程。

疾病，是在致病因素作用下，机体阴阳失调，脏腑功能失衡，与自然、社会的协调统一遭到破坏的异常状态。每一种疾病往往具有一些共同特点与发展变化规律。

病名，是对该疾病全过程的特点和规律所做的概括总结与抽象，如感冒、疟疾、痢疾、肺痈、痫病、消渴、滑胎、痛经、麻疹、夏季热、红丝疔、乳癖、脓疱疮、牛皮癣、内痔、白喉、圆翳内障等都是病名。在中医学中，有些疾病采用症状命名，实际上是中医整体思维的体现。

对疾病做出病名诊断，是临床各科讨论的主要内容。因此，中医诊断学只是就疾病诊断的基本方法，以及病的命名、分类等做初步介绍。

（三）辨证

"证"是中医学特有的诊断概念。在中医学的历史上及现代文献中，对于"证"的概念和使用不太统一：有以症状为证者，如"痛证""厥证"；或称病为证者，如"痹证""淋证"；亦有证与证候混称者。

当代中医学对于"证"的约定：证是对疾病过程中所处一定阶段的病位、病性等所做的病理性概括，是指机体对致病因素做出的反应状态，是对疾病当前本质所做的结论。

"证"实际包括证名、证型、证候、证素等概念。

证名：将疾病当前阶段的病位、病性等本质，概括成一个诊断名称，这就是"证名"，如痰热壅肺证、肝郁脾虚证、卫分证、膀胱湿热证、瘀阻脑络证等均为证名。

证型：临床较为常见、典型、证名规范或约定俗成的证，可称为"证型"。

证候：证的外候。临床上有时又将证称为"证候"，即证为证候的简称。但严格地说，证候应是指每个证所表现的、具有内在联系的症状及体征。

证素：证的要素。其包括病位和病性，即任何复杂的证都是由病位、病性要素组成的。

"辨证"是在中医学理论的指导下，对患者的各种临床资料进行分析、综合，从而对疾病当前的病位与病性等本质做出判断，并概括为完整证名的诊断思维过程。

中医诊断学主要是介绍历史上各种辨证的分类方法，以及由各种辨证方法综合而形成的辨证统一体系、辨证思维的技巧、常见证型的概念及其临床表现。

（四）病历

病历，又称病案，古称诊籍。是对患者的病情、病史、诊断和治疗等情况的翔实记录。

病历也曾被称为医案。医案，是中医记录、解析个案诊疗全过程的叙议结合的传统临证文本。因此，医案与现代病历在记录的内容、格式要求等方面存在一定差别。

病历是医疗、科研、教学、管理及司法的重要资料。病历书写是临床工作者必须掌握的基本技能，属于中医诊断学的内容之一。

三、中医诊断学的理论基础

中医诊断学的理论基础包括古代哲学文化基础、丰富的医药知识积累、深入的人体现象观察等。

（一）古代哲学文化基础

古代哲学文化基础主要是儒释道与诸子百家。儒家思想主要是孔子以"仁"为核心的哲学，包括关于"仁"的学说，相信天命、怀疑鬼神，崇尚中庸的方法论。孟子对儒家的发展体现在"性善论"和"尽心知性知天"的认识论。道家思想主要是老子的天道观和辩证法，庄子的认识论和气化学说。佛教传入中国后，惠远的法性论和"神不灭论"对中国古代哲学思想产生了一定影响。诸子百家包括墨子的经验主义哲学，《周易》的预测思想、功能模型理论、宇宙整体图景和阴阳学说，荀子主张的人定胜天，法家韩非强调功效的认识论和关于矛盾的理论。尤为值得一提的是《吕氏春秋》的朴素系统观念，包括宇宙一体化理论、对整体与局部关系的认识、关于社会与人体的控制理论、系统观念的其他表现。

先秦时期出现的精气学说、阴阳学说、五行学说，作为思维方法渗透到中医学中，对中医学理论体系的形成产生了深远的影响。中医诊断学中有关神、色的生理病理基础，舌象、脉象的临床意义，病性辨证，脏腑的证候特点等无不体现着古代哲学思维认知体系。

（二）丰富的医药知识积累

从原始社会医药的起源到战国时期这一漫长的历史进程中，丰富的医药知识积累为中医诊断学理论的形成和发展奠定了深厚的理论基础。西周时期，人们对疾病的认识已经比较深刻，并为疾病确立了专门的病名。《左传》记载了秦国医和给晋平公诊病时提出的"六气病源说"，为病性辨证奠定了一定的理论基础。《史记·扁鹊仓公列传》记载了扁鹊能"切脉、望色、听声、写形，言病之所在"，说明春秋战国时期"四诊"的方法已经基本形成。可见，丰富的医药知识积累奠定了中医诊断学的理论基础。

（三）深入的人体现象观察

古人应用直接观察法和整体观察法对人体生命现象进行了深入的观察。如《灵枢·经水》说："其死可解剖而视之。"通过解剖，一方面了解了某些脏器的形态，另一方面也认识了它们的某些功能，这是直接观察法。同时，古人还善于运用整体观察法。人体是一个内外统一的整体，《孟子·告子下》言"有诸内必形诸外"，体内脏腑的生理病理变化可反映于外，所以《灵枢·本脏》说"视其外应，以知其内藏"。这为中医诊断学的诊法部分，尤其是望诊，奠定了深厚的理论基础。

四、中医诊断的基本原理

中医学在形成和发展的过程中，受到我国古代哲学思想的影响，形成了以象思维为特征，具有朴素的唯物辩证法思想的认识论和方法论，采用直观比较的方法从总体上看待自然界和人体生理病理的关系，构成了天人相应、神形相合、表里相关的整体观念。

中医学认为，事物之间存在着相互作用和因果联系，人是一个有机的整体，局部和全身是统一的，机体的外部和内部是统一的。因此，疾病变化的病理本质虽然藏之于"内"，但必有一定的症状、体征反映于"外"，局部的表现常可反映出整体的状况，整体的病变可以从多方面表现出来。通过审察其反映于外的各种疾病现象，在医学理论的指导下进行分析、综合、对比、思考，便可求得对疾病本质的认识。

《素问·阴阳应象大论》曰："以我知彼，以表知里，以观过与不及之理，见微得过，用之不殆。"就是说在认识事物时，应当采取知己知彼，从外测内，观察事物表现的太过或不及，通过微小的改变看出反常的所在，从而认识事物的本质，这便是中医学诊断病证的基本原理。

（一）司外揣内

外，指因疾病而表现出的"症"，包括症状、体征；内，指脏腑等内在的病理本质。由于"有诸内者，必形诸外"，故《灵枢·论疾诊尺》说："从外知内"。就是说通过诊察其外部的征象，便有可能测知内在的变化情况。

《灵枢·本脏》说："视其外应，以知其内藏，则知所病矣。"说明脏腑与体表是内外相应的，观察外部的表现，可以测知内脏的变化，从而了解疾病发生的部位、性质，认清内在的病理本质，便可解释显现于外的证候。《丹溪心法·能合色脉可以万全》总结说："欲知其内者，当以观乎外；诊于外者，斯以知其内。盖有诸内者形诸外。"例如体内有里热内盛的病理变化，可以通过观察舌象表现而获知，舌红苔黄厚为里热显现于外的征象。

（二）见微知著

微，指微小的、局部的变化；著，指明显的、整体的情况。见微知著，是指机体的某些局部的、微小的变化，常包含着整体的生理、病理信息，局部的细微变化常可反映出整体的状况，整体的病变可以从多方面表现出来。通过这些微小的变化，可以测知整体的情况。中医对脉、面、舌、耳等的诊察，都是这一原理的体现。

如《灵枢·五色》将面部分为明堂、阙、庭、蕃、蔽等部位，头面、手足、脏腑、胸背等整个人体皆有相应的分属部位，称之为"此五脏六腑肢节之部也，各有部分"。这是察面部以知全身病变的具体描述。

又如脉诊，《素问·五脏别论》便有"气口何以独为五脏主"之说，《难经·一难》更强调"独取寸口，以决五脏六腑死生吉凶之法"，并得到历代医家的认可，因此详察寸口脉的三部九候以推断全身疾病的方法一直沿用至今。

另外，诸如耳为宗脉之所聚，耳郭的不同部位能反映全身各部的变化；舌为心之苗，又为脾胃的外候，舌与其他脏腑也有密切联系，故舌的变化可以反映脏腑气血的盛衰及邪气的性质；五脏六腑之精气皆上注于目，故目可反映人体的神气，并可察全身及脏腑的病变等。

临床实践证明，某些局部的改变确实有诊断全身疾病的意义。因而有人提出，中医学含有当代"生物全息"的思想，认为人体的某些局部可以看作脏腑的"缩影"。例如中医学认为，人体躯干部是一个较大的生命全息单位，如背部的背俞穴、胸腹部的募穴可以分别配属五脏六腑；头部大至颜面、五官（五脏分别开窍于五官），各自形成一个个生命全息系统，小至眼、耳、鼻、舌、齿，皆是相对独立的生命全息单位；其余的肢节，大至整个上肢或下肢，可以是一个生命全息单位，小至一个指节，也可以反映出整体的信息。

（三）以常衡变

常，指健康的、生理的状态；变，指异常的、病理的状态。以常衡变，是指在认识正常的基础上，辨别、发现太过、不及的异常变化。

《素问·玉机真脏论》说："五色脉变，揆度奇恒。"意思就是通过对色、脉的诊察比较，来揣测推断正常与否。要认识客观事物，必须通过观察比较，才能知常达变。中医望色、闻声、切脉等用以诊断病变，均含有这方面的原理。

健康与疾病，正常与异常，色泽的不同，脉象的虚、实、细、洪，都是相对的，是通过观察比较而做出的判别。诊断疾病时，一定要注意从正常中发现异常，从对比中找出差别，进而认识疾病的本质。这也就是所谓以我知彼，以观太过不及之理的诊断原理。

（四）因发知受

发，指人在疾病中出现的证候表现；受，指感受的邪气和机体的反应状态。因发知受，是根据机体在疾病中所反应的证候特征，确定是寒是热，是风是湿，这种寒、热或风、湿，不是根据气候变化或气温、湿度高低做出判断。各种外来的邪气作用于人体后，是否发病取决于邪正斗争的结果。邪气的性质主要是通过对证候的辨别确定的，如天气突然变化，并非所有的人都会感受外邪，是否感受外邪、感受何种邪气主要是由机体的反应能力、反应状态决定的，必须通过人体表现的证候做出判断。例如，根据患者恶寒重、发热轻、鼻塞、流清涕、头身疼痛、无汗、苔薄白、脉浮紧可知其感受风寒之邪，因风寒之邪袭表可以郁遏卫阳，产生如上症状和体征。医生诊病正是通过患者之"发"判定其感受风寒邪气，机体的病理变化为风寒表证，从而处方治疗。正如清代钱潢《伤寒溯源集》言："外邪之感，受本难知，发则可辨，因发知受。"

中医学这种探求病因的方法，称为"审症求因"。《伤寒论》说"观其脉证，知犯何逆"，即通过审察临床所表现的证候推求疾病发生发展的内在机制和本质。这与西医学通过检测病原体而判断疾病的病因和病理，在思维和诊断依据上有着本质的区别。

五、中医诊断的基本原则

中医学整体观念认为人体是一个内外协调统一的有机整体，这种统一不仅存在于机体自身结构与功能方面，而且存在于对自然界与社会的适应调节能力方面。因此，中医诊断在诊察局部的同时，还要注意全身状况，并充分考虑自然与社会环境等因素可能对人体产生的影响。当医生面对错综复杂的病情，千变万化、纷纭复杂的临床表现，若要抓住疾病的本质，对病、证做出正确判断，除了应熟悉中医学的理论与知识外，还要遵循中医诊断的基本原则。

（一）整体审察

整体、联系的观点，是中医诊断时强调整体审察的认识论基础。由于人是一个有机的整体，内在的脏腑与体表的形体官窍之间是密切相关的，人体又受到社会环境和自然环境的影响。当人体脏腑、气血、阴阳协调，能适应社会、自然环境的变化，则表现为身心健康的状态；当内外环境不能维持在一定范围内的和谐统一，便可能发生疾病。人体一旦患病，局部的病变便可影响全身；精神的刺激可导致气机甚至形体的变化；而社会、自然环境适应能力的降低必然产生脏腑、气血、阴阳的失调。因此，任何疾病都是整体功能状态失调在全身或局部的反应。

整体审察的含义分为以下三方面。第一方面是通过诊法收集患者的临床资料时，必须从整体上进行多方面考虑，而不能只看到局部的征象。不仅要对局部的病状进行详细的询问、检查，而且要通过寒热、饮食、二便、睡眠、精神状况、舌象、脉象等，了解全身的情况，还要了解病史、家庭、环境、时令、气候等机体以外可能对疾病产生影响的因素。只有全面、系统、准确、动态地收集临床资料，才能做出正确的诊断。第二方面是在对病情资料进行分析时，要求注重整体性，综合判断。既不能简单地把人分割成一个个"系统"，只顾一点，不及其余，也不能只注意到当前的、局部的、明显的病理改变，而忽视了时、地、人、病的特殊关系，一定要站在整体的高度，从疾病的前因后果、发展演变上综合考虑。第三方面是要注意时间和空间的统一，生命首先是一个时间的概念，诊断过程应考虑年龄、病程、时辰等与健康状态的关系，做到因时制宜。

（二）四诊合参

"四诊合参"，是指四诊并重，诸法参用，综合考虑所收集的病情资料，有利于得出准确的诊断。

疾病是一个复杂的过程，其临床表现可体现于多方面且千变万化，而望、闻、问、切四诊是从不同的角度了解病情和收集临床资料，各有其独特的方法与意义，不能互相取代。若仅以单一的诊法进行诊察，势必造成资料收集的片面性，对诊断的准确性产生影响。因此，若要保证临床资料的全面、准确、详尽，必须强调诊法合参。正如《濒湖脉学》所说："上士欲会其全，非备四诊不可。"《四诊抉微》也说："然诊有四在，昔神圣相传，莫不并重。"

医生若对望诊或脉诊等单一诊法有精深的研究和专长，值得称道，但若独以某法为重而忽视其他诊法，甚至以一诊代替四诊，则不可取。张仲景批评说："省疾问病，务在口给。相对斯须，便处汤药。按寸不及尺，握手不及足，人迎趺阳，三部不参……明堂阙庭，尽不见察，所谓窥管而已。夫欲视死别生，实为难矣。"医生不能全面了解病情，便难以做出正确的诊断。

实际上，临床诊察过程中四诊资料具有相互参照、印证、补充的作用，收集时难以截然分开，往往望时有问、有闻，按时也有望、有问等。例如，对排出物的诊察，既要望其色，又要闻其气，还要问其感觉。又如在腹诊时，既要望其腹之色泽形状，又要叩之听其声音，还要按而知其冷热、软硬，并问其喜按、拒按等。古人云："望而知之谓之神，闻而知之谓之圣，问而知之谓之工，切脉而知之谓之巧。"临床诊病时，有时是望色在先，有时是闻声在先，有时是问病在先，应根据具体情况而定。通过相互参照，判断需进一步检查的内容，而并非按照固定顺序按部就班地进行。

（三）病证结合

在中医学中，"病"与"证"是密切相关的不同概念。

病是对疾病全过程的特点与发展变化规律所做的概括，证是对疾病当前阶段的病位、病性等所做的结论。病注重贯穿于整个疾病的基本病理变化，即从疾病发生、发展全过程纵向把握病情；证着眼于疾病某一阶段机体反应状态的病理变化，即从横向认识病情。辨病的目的是从疾病全过程、特征上认识疾病的本质，把握疾病的基本矛盾；辨证的目的则重在从疾病当前阶段的表现中判断病变的位置与性质，抓住当前的主要矛盾。由于"病"与"证"对疾病本质反映的侧重面有所不同，所以中医学强调要"辨病"与"辨证"相结合，有利于对疾病本质的全面认识。

临床进行思维分析时，既可先辨病再辨证，也可先辨证再辨病。如果通过辨病而确定了病种，根据该病的一般演变规律也提示了常见的证型，以及基本病理的特点，并可通过辨证判断病情的轻重、缓急与转归。而当疾病的特征性反映不够充分时，可通过辨证先给予患者及时、有效的治疗，再通过观察病情变化，发现疾病的本质，从而明确疾病的诊断。例如肺痈，病因病机总属热毒瘀结于肺，其病理演变有典型的特征，表现为初期、成痈期、溃脓期、恢复期等不同阶段。辨病可以明确其总的病因病机为热毒瘀结，辨证则可以明确其在疾病的哪个阶段，病证结合以更好地指导治疗。若是肺痈初起时，因各种因素尚未确定其疾病诊断，仍可根据其初期的症状体征予以辨证治疗，随着疾病发展，其特征当愈亦明显，从而能明确其疾病诊断。

（四）动静统一

由于疾病是发展变化的，在疾病的发生、发展变化过程中，人体正气不断地与邪气进行抗争，以期恢复机体阴阳的动态平衡，症状的有无、轻重的变化往往提示着病情的轻重、缓急与转归。通常情况下，一种疾病具有贯穿始终相对稳定的基本病理，其发展演变有其相对的稳定性，这是其"静"的一面；但由于个体差异和环境、气候、季节等因素的不同，在疾病的不同阶段，又有其不同的证候变化，这是其"动"的一面。如感冒的基本病理是外邪侵犯肺卫，一般常见有表证，如果表证未及时治疗，邪气可由表入里，在邪气入里的过程中，由于正气强弱的不同可以产生多种变化趋势。如寒邪可以化热，形成里热证；表证不解可转化为里证或形成表里同病；实证可以转化为虚证或虚实夹杂等。中医的辨证思维充分体现了对健康状态的动态把握，因此，在明确疾病诊断的同时，要注意观察证候的变化，把握病情发展的趋势，及时调整治疗的法则和方案。

六、中医诊断学与临床

中医诊断学是联系中医学基础理论和临床实践的桥梁，诊法、诊病和辨证均是中医临床基本技能。诊法需要在中医理论指导下，不断地观察和操作，勤学苦练才能达到神圣工巧的境地；识病辨证论治则是立足于对中医理论的深刻理解，分析鉴别那些复杂的病象，才能获得符合规律的结论。两者都是一个临床思维过程。中医诊断学是临床的经验总结，它来源于临床，服务于临床。

（一）中医诊断学来源于临床

中医诊断学是通过对临床出现的症状或体征进行采集、分析、归纳并总结的实践学科。例如，张仲景在研究伤寒时，先逐个分析患太阳病患者的症状与体征，并汲取前人经验，发现其常有发热、恶寒或恶风、头痛、项背强痛、汗出或无汗、喘咳、脉浮或紧等证候；继而综合认识到太阳病是外感热病的初起阶段，病位在一身之表，"脉浮、头项强痛而恶寒"为其主要脉症；再进一步综合出太阳病表证有两个类型，即一为太阳中风，其主要脉症为头痛、发热、恶风、脉浮缓、自汗出，有时可见鼻鸣干呕，为表虚证，一为太阳伤寒，其主要脉症是或已发热或未发热、必恶寒、体痛、无汗而喘、脉浮而紧，为表实证；最后对太阳表证所出现的症状与体征进行分析、归纳与总结，运用总结的经验诊断太阳病。

（二）中医诊断学服务于临床

中医诊断学是中医基础理论和临床各科的桥梁，它直接服务于临床。清代汪宏《望诊遵经》说："将欲治之，必先诊之，非诊无以知其病，非诊无以知其治也。"正确的治疗取决于正确的诊断。程文囿《医述》引《医验录》曰："医医脉症冏辨之病。凡医人用药，须先认证，认证须先审脉。"其强调了脉症合参对临床辨证施治的重要意义。中医诊断学研究的诊法、辨证、辨病、病案书写等内容均为临床实践提供了方法学支撑。此外，中医诊断学重视医学道德修养的培养，有利于构建良好的医德医风氛围。

七、学习中医诊断学的方法

中医诊断学是一门集理论性、实践性和科学性为一体的学科，是连接中医基础理论和临床学科之间的桥梁学科。它通过运用中医基本理论、基本思维和基本技能对疾病进行诊断，既有理论知识，又有实际操作，还强调临床思维的具体应用。因此，学习中医诊断学，必须培养正确的学习方法，重视理论与实践的结合。

（一）重视中医诊断基础理论的学习

中医学的学习需要广博的基础，因为它的学习体系涉及天文、地理、气象、历法及其他文化哲学多方面的知识。《黄帝内经》中最早提出"夫道者，上知天文，下知地理，中知人事"的要求，中医诊断学的学习也是如此。中医诊断基础理论是中医诊断和辨证思维的基础，中医诊断学是中医基础理论的延伸和连接临床的桥梁，二者密不可分。如中医诊断学中有关神、色的生理病理基础，舌象、脉象的临床意义，病性辨证，脏腑的证候特点等，都运用了阴阳五行、精神气化、脏腑经络、病因病机等基础理论。因此，要学习掌握好中医诊断的基本技能，必须要以了解、掌握中医基础理论为前提，而后才有可能灵活运用、举一反三。反之，便不能对四诊所收集的临床资料按照中医学理论进行归纳、分析，也不能确定其相互间的病理生理联系及其临床意义，更无法得出准确的诊断结果。所以，学习中医诊断学必须在系统掌握本门课程的基础理论、基本知识的同时，进一步提高中医基础理论水平。只有把习得的知识融会贯通，才能提高学习效果，为提高临床诊断水平打下坚实的基础。

（二）强化临床实践与技能训练

中医诊断学既有理论性，又有实践性。临床病证错综复杂、千变万化，不可能按照书本上所描述的那样单纯、固定，患者也不可能照章陈述，如果没有临床的时间与严格的技能训练，即便相关知识背诵得滚瓜烂熟，但在临床实践中依然无法正确理解患者的表述，不能透过现象看到本质。只有通过不断的实践，才有可能做到去伪存真、去粗存精。前人说"熟读王叔和，不如临证多"，阐明了理论必须同实践先结合的道理，更强调了临床实践在学习中医诊断中的重要意义。由此可见，技能训练与临床实践是成为合格中医必不可少的重要环节。所以，一定要主动、积极地参与训练和实践，在实践中要勤练基本功，严格要求，规范操作，反复练习，并注意不断总结经验教训。在与患者的接触中，还应注意交流沟通能力的培养，注重人文关怀，对患者做到态度和蔼、体贴爱护、耐心细致。通过模拟训练和临床实践，加深对理论与知识的理解和掌握，并有意识地加强诊察方法、辨证分析和病历书写等基本技能训练，养成严谨的学风和高尚的医德医风，才可能不断提升自己的能力和水平。

（三）注重临床思维能力的培养

中医思维方法是中医理论体系与临床实践的核心，从运用四诊收集病情资料进行分析开始，再到观察、再分析，最终形成病、证判断结论完整的认识过程，是在中医思维指导下完成的，是从感性认识到理性认识的飞跃，是医学理论知识的科学思维的综合运用。临床诊断的正确与否，是一个医生学术水平的反映，也是其观察能力和科学思维能力的表达。因此，除了医生的医学理论与知识水平的不足或欠缺外，思维能力的低下也将影响其收集病情资料的完整性、可靠性，以及诊断结果的正确性。所以，要提高临床诊断水平，除了要有渊博的医学理论与知识，还要学习经典著作、中国古代哲学以及辩证法、逻辑学、系统科学等知识，更要注意思维方法、思维方式的锻炼和培养，学会从不同角度和整体的高度，科学地观察问题、分析问题和解决问题，避免主观、片面、机械、孤立地看待问题、分析问题。

【古代文献】

《史记·扁鹊仓公列传》：……越人之为方也，不待切脉、望色、听声、写形，言病之所在。

《素问·经脉别论》：诊病之道，观人勇怯、骨肉、皮肤，能知其情，以为诊法也。

《素问·脉要精微论》：切脉动静，而视精明，察五色，观五脏有余不足，六腑强弱，形之盛衰，以此参伍，决死生之分。

《素问·五脏生成》：五脏之象，可以类推；五脏相音，可以意识；五色微诊，可以目察。能合色脉，可以万全。

《素问·阴阳应象大论》：善诊者，察色按脉，先别阴阳。审清浊而知部分；视喘息，听声音而知所苦；观权衡规矩而知病所主；按尺寸，观浮沉滑涩而知病所生。以治无过，以诊则不失矣。

《素问·阴阳应象大论》：以我知彼，以表知里，以观过与不及之理，见微得过，用之不殆。

《素问·移精变气论》：欲临病人，观死生，决嫌疑，欲知其要，如日月光，可得闻乎？岐伯曰：色脉者，上帝之所贵也，先师之所传也。上古使僦贷季，理色脉而通神明，合之金木水火土、四时、八风、六合，不离其常，变化相移，以观其妙，以知其要，欲知其要，则色脉是矣。色以应日，脉以应月，常求其要，则其要也。夫色之变化，以应四时之脉。此上帝之所贵，以合于神明也。

《素问·疏五过论》：凡未诊病者，必问尝贵后贱，虽不中邪，病从内生，名曰脱营。尝富后贫，名曰失精。五气留连，病有所并，医工诊之，不在脏腑，不变躯形，诊之而疑，不知病名。身体日减，气虚无精，病深无气，洒洒然时惊。病深者，以其外耗于卫，内夺于荣。良工所失，不知病情，此亦治之一过也。

凡欲诊病者，必问饮食居处，暴乐暴苦，始乐后苦，皆伤精气。精气竭绝，形体毁沮，暴怒伤阴，暴喜伤阳，厥气上行，满脉去形，愚医治之，不知补泻，不知病情，精华日脱，邪气乃并，此治之二过也。

善为脉者，必以《比类》《奇恒》《从容》知之。为工而不知道，此诊之不足贵，此治之三过也……圣人之治病也，必知天地阴阳，四时经纪，五脏六腑，雌雄表里，刺灸砭石，毒药所主，从容人事，以明经道，贵贱贫富，各异品理，问年少长，勇怯之理，审于分部，知病本始，八正九候，诊必副矣。

《素问·征四失论》：不适贫富贵贱之居，坐之薄厚，形之寒温，不适饮食之宜，不别人之勇怯，不知比类，足以自乱，不足以自明，此治之三失也。诊病不问其始，忧患饮食之失节，起居之过度，或伤于毒，不先言此，卒持寸口，何病能中，妄言作名，为粗所穷，此治之四失也。

《灵枢·本脏》：视其外应，以知其内脏，则知所病矣。

《灵枢·外揣》：日与月焉，水与镜焉，鼓与响焉。夫日月之明，不失其影；水镜之察，不失其形；鼓响之应，不后其声。动摇则应和，尽得其情……昭昭之明不可蔽，其不可蔽，不失阴阳也。合而察之，切而验之，见而得之，若清水明镜之不失其形也。五音不彰，五色不明，五脏波荡，若是则内外相袭。若鼓之应桴，响之应声，影之似形。故远者司外揣内，近者司内揣外，是谓阴阳之极，天地之盖。

《灵枢·邪气脏腑病形》：夫色脉与尺之相应也，如桴鼓影响之相应也，不得相失也。此亦本末根叶之出候也，故根死则叶枯矣。色脉形肉，不得相失也。

《灵枢·刺节真邪论》：下有渐洳，上生苇蒲。此所以知形气之多少也。

《灵枢·论疾诊尺》：黄帝问于岐伯曰：余欲无视色持脉，独调其尺，以言其病，从外知内，为之奈何？岐伯曰：审其尺之缓急、大小、滑涩，肉之坚脆，而病形定矣。

《灵枢·五阅五使》：脉出于寸口，色见于明堂，五色更出，以应五时，各如其常，经气入脏，必当治里……鼻者，肺之官也；目者，肝之官也；口唇者，脾之官也；舌者，心之官也；耳者，肾之官也。黄帝曰：以官何候？岐伯曰：以候五脏。故肺病者，喘息鼻张；肝病者，眦青；脾病者，唇黄；心病者，舌卷短，颧赤；肾病者，颧与颜黑……黄帝曰：五色之见于明堂，以观五脏之气，左右高下，各有形乎？岐伯曰：腑脏之在中也，各以次舍，左右上下，各如其度也。

《难经·六十一难》：经言，望而知之谓之神，闻而知之谓之圣，问而知之谓之工，切而知之谓之巧，何谓也？然：望而知之者，望见其五色，以知其病。闻而知之者，闻其五音，以别其病。问而知之者，问其所欲五味，以知其病所起所在也。切脉而知之者，诊其寸口，视其虚实，以知其病，病在何脏腑也。

《伤寒论·序》：夫天布五行，以运万类，人禀五常，以有五脏，经络府俞，阴阳会通，玄冥幽微，变化难极。自非才高识妙，岂能探其理致哉！……观今之医，不念思求经旨，以演其所知；各承家技，终始顺旧；省疾问病，务在口给；相对斯须，便处汤药；按寸不及尺，握手不及足，人迎趺阳，三部不参，动数发息，不满五十，短期未知决诊，九候曾无仿佛；明堂阙庭，尽不见察，所谓窥管而已。夫欲视死别生，实为难矣。

《备急千金要方·论大医精诚第二》：今病有内同而外异，亦有内异而外同，故五脏六腑之盈虚，血脉荣卫之通塞，固非耳目之所察，必先诊候以审之。而寸口关尺，有浮沉弦紧之乱；俞穴流注，有高下浅深之差；肌肤筋骨，有厚薄刚柔之异。唯用心精微者，始可与言于兹矣。今以至精至微之事，求之于至粗至浅之思，其不殆哉！……故学者必须博极医源，精勤不倦，不得道听途说，而言医道已了，深自误哉！

凡大医治病，必当安神定志，无欲无求，先发大慈恻隐之心，誓愿普救含灵之苦。若有疾厄来求救者，不得问其贵贱贫富。长幼妍媸，怨亲善友，华夷愚智，普同一等，皆如至亲之想。亦不得瞻前顾后，自虑吉凶，护惜身命，见彼苦恼，若己有之，深心凄怆，勿避险巇，昼夜寒暑，饥渴疲劳，一心赴救，无作功夫形迹之心。如此可为苍生大医，反此则是含灵巨贼。

《丹溪心法·能合色脉可以万全》：欲知其内者，当以观乎外；诊于外者，斯以知其内。盖有诸内者形诸外。苟不以相参面断其病邪之逆顺，不可得也……诚能察其精微之色，诊其微妙之脉，内外相参而治之，则万举万全之功，可坐而致也。《素问》曰：能合色脉，可以万全。其意如此。原夫道之一气，判而为阴阳，散而为五行，而人之所禀皆备焉。夫五脉者，天之真，行血气，通阴阳，以荣于身；五色者，气之华，应五行，合四时，以彰于面。惟其察色按脉而不偏废。然后察病之机，断之以寒热，归之以脏腑，随证而疗之，而获全济之效者，本于能合色脉而已。

《类经·脉色类》：黄帝问曰：诊法何如？诊，视也，察也，候脉也。凡切脉望色，审问病因，皆可言诊。

《医学源流论·四诊合参》：凡诊病之法，固莫妙于脉。然有病脉相符者，有脉病相左者，此中大有玄理。故凡值疑似难明处，必须用四诊之法，详问其病由，兼辨其声色，但于本末先后中，正之以理，斯得其真。若不察此，而但谓一诊可凭，信手乱治，亦岂知脉证最多真假，见有不确，安能无误？且常诊者知之犹易，初诊者决之甚难。此四诊之所以不可忽也。

《医门棒喝·四诊合参与脉症从舍论》：望、闻、问、切，名曰四诊，医家之规矩准绳也。四诊互证，方能知其病源，犹匠之不能舍规矩而成器皿也。盖望者，望面色之明晦、舌苔之有无，以辨病邪之轻重进退也；闻者，闻声音之怯壮、语言之伦次，以辨神气之爽昧强弱也；问者，问得病之由、痛苦之处，以辨内伤外感、脏腑经络，尤为紧要也；切者，切脉之浮、沉、迟、数、有力、无力，以辨虚实阴阳，而与外证参合逆顺吉凶也……可见自古医圣，莫不以脉证互印，是四诊之不可偏废，岂不彰彰乎哉！然则自谓切脉即能知病，而无藉于四诊者，其技果能超出轩岐、扁鹊、仲景乎。抑亦自欺，而又欲欺人乎？明者察诸，慎勿自误，而追悔莫及也。

《望诊遵经·序》：望闻问切者，诊法也；针灸药石者，治法也。将欲治之，必先诊之。非诊无以知其病，非诊无以知其治也。

上篇 中医诊断学的基本理论

第一章 望 诊

第一节 概 述

望诊，是医生运用视觉对人体的全身和局部表现进行观察，对其健康状态或病情进行分析判断的方法。

《史记·扁鹊仓公列传》说："越人之为方也，不待切脉、望色、听声、写形，言病之所在。"当时扁鹊已将望诊作为诊断病情的重要方法之一。医学著作中首次出现"望"诊法的著作是汉代的《难经·六十一难》，书中说："曰：经言，望而知之谓之神，闻而知之谓之圣，问而知之谓之工，切脉而知之谓之巧，何谓也？然：望而知之者，望见其五色，以知其病。"可见，望诊作为中医诊法已长达二千多年，对于了解人体健康状态、判断病情、诊断病种、辨别证候十分重要。

汉唐时期，望诊理论在《黄帝内经》望诊基础上得到很大发展。张仲景首创"舌胎"。巢元方《诸病源候论》总结了颅囟诊法。孙思邈《千金翼方》"色脉"卷是现存最早的专论气色的望诊专篇。《金匮要略》从望神态、色泽、形体、形态、动态、舌、齿、排泄物等方面阐述了望诊的临床应用。葛洪在《肘后备急方》中提到"应看其舌下两边""忽乱伤舌下青脉"等，是舌下络脉诊法的最早记载。

宋金元时期，儿科望诊理论得到发展。元代滑寿在《诊家枢要》中提出了小儿食指络脉诊法，为儿科望诊提供了独特的方法。

明清时期是望诊理论成熟时期，望诊及舌诊专著大量问世，如蒋示吉的《望色启微》、汪宏的《望诊遵经》、周学海的《形色外诊简摩》、张登的《伤寒舌鉴》、王景韩的《舌镜》等。其中，最突出的著作是汪宏的《望诊遵经》。汪宏十分重视望诊，他说"治病必先知诊，诊病必先知望"。他对望诊的时间做出了要求，提出"望诊须于平旦"，同时要注意心情平静，对光线等望诊环境也做了叙述。汪宏指出望诊的原则是知常达变，"凡欲知病色，必先知平色"。至此，中医望诊形成了系统性的理论和方法。中华人民共和国成立以来，中医工作者将现代科学技术运用于望诊研究，望诊的客观化、数字化得到很大发展。

望诊的内容主要包括全身望诊、局部望诊、舌诊、望排出物、望小儿指纹五部分。

一、望诊的原理与意义

（一）望诊的原理

中医学通过长期的临床实践观察，认识到人体的脏腑与体表存在密切联系，外部的表现可反映内在脏腑、气血、经络的病变。因为人体是一个有机的整体，脏腑通过经络与体表、五官、四肢密切联系，生理上互相联系，病理上相互影响。脏腑的生理病理状态发生改变，局部症状就会发生改变。因此，通过观察局部表现，就可以推测相关脏腑的功能状态。如《灵枢·大惑论》说："五脏六腑之精气，皆上注于目而为之精。精之窠为眼，骨之精为瞳子，筋之精为黑眼，血之精为络，其窠气之精为白眼，肌肉之精为约束。"后世据此发展为"五轮"学说，指出五脏生理病理变化都会影响眼睛的症状。临床上，肝阴亏虚则目干涩，肝火炽盛则目睛红赤，肾精亏耗则目胞色黑晦暗，心火亢盛则两眦赤痛，湿热蕴脾则睑缘赤烂。

经络是气血运行的道路，也是联系脏腑和体表的中介。脏腑发生病变，不仅在一些局部出现异常变化，在相应经络循行部位，尤其在气血汇聚的腧穴处，常常出现异常反应。如足三里处有硬结、压痛，提示脾胃疾病，通过针刺足三里可以调理脾胃、补中益气、促进肠胃蠕动。

总之，人体局部变化反映了整体的生理病理信息。所以人体的外部表现，特别是精神、面色、舌象的变化，与内在脏腑的虚实和气血的盛衰密切相关。当人体脏腑、气血、经络等发生病理改变时，必然会反映于体表的相关部位。观察患者的外部异常表现，可以推测内在的病理变化。

随着现代科技的发展，临床上出现了胃镜、B超、X线、计算机断层扫描术（CT）、磁共振成像（MRI）等先进的检测手段，这些技术扩大了中医望诊的范围，为中医临床辨证提供了更加丰富的临床信息。

（二）各脏腑望诊重点

中医学认为人体是一个以心、肝、脾、肺、肾五脏为中心，配合六腑（小肠、胆、胃、大肠、膀胱、三焦）、形体（脉、筋、肉、皮、骨）、官窍（舌、目、口、鼻、耳、前阴、后阴）等，通过经络系统的联络作用，构成了心、肝、脾、肺、肾五个生理功能活动系统，各脏腑的生理病理变化可以通过这些经络系统反映到相应部位。望诊时，在全面望诊的基础上，可以针对性地观察某些特定部位的表现，以了解相应脏腑的病理情况。

1. 心系统望诊重点　心气推动血液在脉中运行，血液流注全身，发挥营养和滋润作用。生理状态下心气充沛，血液充盈，全身组织得以濡养，可见面色红润，唇舌淡红润泽。病理状态下，心气不足，心血亏虚，组织失养，则见面色淡白，唇舌色淡；心血瘀阻，则见面色晦暗，唇舌青紫；心火炽盛，则见面色红赤，唇舌色红，口舌生疮。总之，心脏通过经络气血影响人体面色、唇色、舌色等的变化，通过这些方面的望诊可以了解心脏的生理病理状态。

2. 肝系统望诊重点　肝主疏泄。肝气疏通、调畅全身气机，调畅气血津液的运行。生理状态下，肝气疏泄，气血运行通畅，可见面色红润，唇舌淡红，指甲淡红。病理状态下，肝失疏泄，气滞血瘀，可见面色晦暗，唇舌、指甲青紫。生理状态下，肝气疏泄，津液输布正常，可见皮肤、唇舌润泽。病理状态下，肝失疏泄，气滞津停，可见瘿瘤、瘰疬、痰核、臌胀、水肿等病症。此外，肝藏血，在体合筋，其华在爪，开窍于目，在液为泪。生理情况下，肝血充足，筋、爪、目得以濡养，表现肢体运动灵活有力，爪甲坚韧、红润有泽，眼睛明亮有神。病理情况下，肝血亏虚，筋、爪、目失于濡养，表现肢体运动迟缓、容易疲劳，爪甲薄软、枯而色夭，两目干涩、眼睛少神，正如《素问·五脏生成》所说"肝受血而能视"。总之，肝脏通过经络气血影响面色、唇色、舌色、眼睛、四肢运动、爪甲等的变化，通过这些方面的望诊可以了解肝脏的生理病理状态。

3. 脾系统望诊重点 脾主运化。脾运化水谷，化生气血津液，故脾为"气血生化之源""后天之本"。脾在窍为口，其华在唇，在液为涎。脾运化功能正常则气血津液充足，全身脏腑组织得以濡养，表现面色红润，唇舌淡红润泽，四肢肌肉健壮，运动轻劲有力，消化正常。脾失健运，气血津液不足，脏腑组织失养，可见面色萎黄，唇舌色淡，肌肉消瘦，软弱无力，甚至痿废不用。《素问·痿论》说"治痿独取阳明"，提示四肢的运动与脾胃功能密切相关。脾运化水液功能正常，则皮肤、口唇润泽，舌苔湿润。脾失于运化水液，水液停聚，可见水肿、吐痰、痰核、舌苔厚腻等症状。脾气散精，上溢于口为涎。脾气充足，涎液上溢于口而不外出。脾气不摄则口涎外出。脾散精不足，则口干舌燥。总之，脾脏通过经络气血影响人体面色、唇色、舌质、舌苔、四肢肌肉、涎液等的表现，通过这些方面的望诊可以了解脾脏的生理功能状态。

4. 肺系统望诊重点 肺主气。全身之气的生成和运行与肺密切相关。《素问·六节藏象论》说："肺者，气之本。"同时，肺朝百脉，全身的血液通过血脉到达肺脏进行气体交换，而后运行全身，发挥濡养脏腑组织的作用。生理状态下，肺气充足，呼吸平稳，面色红润，唇舌淡红。病理状态下，肺气亏虚，失于助心行血，心血瘀阻，可见呼吸喘促，面色青灰，唇舌青紫。此外，肺主行水，调节津液运行。肺失宣降，津液停聚，可见痰饮、水肿等症状。肺在体合皮，其华在毛，肺津亏虚，可见皮毛枯槁不泽。肺开窍于鼻，喉为肺之门户，肺气肺津充足，可见鼻窍、咽喉润泽。寒邪袭肺，肺津不化，则鼻流清涕。风热犯肺，热伤肺津，则鼻流黄涕。风燥伤肺，则鼻腔干燥。总之，肺脏通过经络气血影响呼吸、血液运行、面色、唇色、舌色、皮肤、咽喉、鼻腔等组织，通过这些方面的望诊可以了解肺脏的生理病理状态。

5. 肾系统望诊原理 肾藏精，精化气。肾中精气促进人体生长发育和生殖功能的成熟。肾精气充足，机体生、长、壮、老、已符合正常生命活动规律。肾精气不足，可见小儿生长发育不良，出现五迟（立迟、行迟、发迟、齿迟、语迟）、五软（头软、项软、手足软、肌肉软、口软）、囟门迟闭、智力低下等表现。成人可见未老先衰、牙齿过早脱落、健忘痴呆等症状。肾气根据功能特点分为肾阴、肾阳两部分。肾阴主凉润、宁静、抑制。肾阴不足，虚阳偏亢，可见午后两颧潮红、舌红少苔等症状。肾阳主温煦、推动、兴奋，肾阳不足，虚寒内生，可见畏寒肢冷、舌淡苔白等症状。肾在体合骨，肾精生髓，其华在发。肾精充足，骨骼坚固有力，牙齿坚固，思维敏捷，精力充沛，头发润泽浓密。肾精不足，可见骨软无力，骨质脆弱，思维迟钝，健忘痴呆，牙齿松动，头发干枯。肾开窍于二阴，肾阴不足，肠液干涸而便秘。肾阳不足，温煦气化无力，可见五更泄泻，甚则滑泄失禁。总之，肾脏通过经络气血影响人体生长发育、骨骼、头发、二便、面色、舌象等的表现，通过这些方面的望诊可以了解肾脏的生理病理状态。

（三）环境因素对望诊的变化影响

人类生活在自然环境和社会环境中，两者可直接或间接地影响人体生命活动，引起望诊症状的改变。

1. 自然环境与望诊的关系　我国地域广阔，东、南、西、北、中环境不同，气候、水土、饮食习惯等因素影响着人体望诊症状。北方多寒邪，寒主收引，人们多腠理致密、体型壮实。南方湿热，人们多腠理疏松，体型清瘦。《素问·阴阳应象大论》说："西方生燥，燥生金。"西部人们多见皮肤、口唇、鼻孔、舌苔、大便干燥。《素问·异法方宜论》说："故东方之域，天地之所始生也。鱼盐之地，海滨傍水，其民食鱼而嗜咸，皆安其处，美其食。鱼者使人热中，盐者胜血，故其民皆黑色疏理，其病皆为痈疡。"可见，不同地理环境可造成人们不同的望诊症状。

自然界气候随着阴阳的消长呈现春温、夏热、秋凉、冬寒的变化特点。气候不同，人体阴阳盛衰不同，望诊特点不同。春季多风，风邪侵袭肌肤，多见皮肤瘾疹等疾患。夏季阳热较盛，多见面红、舌红苔黄、小便黄等表现。秋季干燥，多见舌干、唇干、皮肤干、大便干等症状。冬季寒冷，可见面色青、舌淡苔白等表现。

昼夜晨昏对人体望诊也会造成影响。人体阴阳之气会随着昼夜晨昏阴阳的改变而变化。清晨，阳气渐长，人体精神振奋，面色明亮。夜晚，阴气渐盛，人体精神渐疲，面色润泽。正如汪宏在《望诊遵经》中说："脉以应月，色以应日。昼则气行于阳，色之见也，当光辉而外映。夜则气行于阴，色之见也，当明润而内含。晴则气热，热则气淖泽，淖泽则黄赤。阴则气寒，寒则血凝泣，凝泣则青黑。"

2. 社会环境与望诊的关系　人与社会是统一的整体。社会环境时时刻刻对人体发生影响，引起望诊症状的改变。良好的社会环境、和谐的人际关系，使人体气血通畅，表现为精神振奋、面色红润、心情愉快。恶劣的社会环境、紧张的人际关系，使人体肝气郁滞、气滞血瘀，可见精神紧张焦虑、面色晦暗、唇舌青紫。

（二）望诊的意义

通过观察人体外在的神色形态及局部变化，可以了解脏腑的功能，判断人体的健康状态，分析体质类型，指导养生和防病。

1. 辨别病邪性质　各种致病因素因性质不同，致病特点相异，望诊表现也各有不同。临床上根据这些致病特点可以辨别不同的致病因素。如皮肤瘾疹、口眼歪斜、四肢抽搐、角弓反张等症状，提示病因为风邪；鼻流清涕、咳吐稀白痰液、面青或白、舌苔白润，提示病因为寒邪；面红目赤、尿黄便秘、舌红苔黄，则提示病因为热邪。

2. 判断疾病部位　中医藏象学说认为，人体是以五脏为中心，通过经络将六腑、五体、五官、九窍、四肢联通成的一个有机整体。比如，心主管全身血脉和神志，因此，通过望神、面色、舌等可以判断病位是否在心；通过面色的浮沉可以区分病位的表里，都是望诊在辨别病位中的具体运用。

3. 分析病情轻重　中医学将人体生命的整体表现称之为神。中医学通过望神，即通过观察两目、神情、面色、体态、舌象等多方面信息，对病情程度进行大体判定。如得神提示健康或病情轻浅；少神提示素体虚弱，病情较轻；失神提示病情严重；假神提示病情危重。

4. 推测病情预后　通过望诊症状可以判断疾病的趋势和预后的吉凶。如面色明亮润泽，舌色红活鲜明，提示气血充足，正气旺盛，预后较好；面色晦暗无华，舌质干枯，色泽晦暗，提示气血亏虚，正气大衰，预后不良。

二、望诊的方法与注意事项

（一）望诊的方法

对患者进行望诊时，应在有充足自然光线的诊室中进行，诊室中的温度不能过高或过低。如果自然光线不足，可以借助日光灯，必要时在自然光线下复查。

诊察时，患者应自然放松，如情绪激动或剧烈活动后，可请患者适当休息后进行诊察。医生在望诊时，应当静心凝神，仔细观察，以神会神，观察患者自然状态下神、色、形、态的表现，达到"一会即觉"的境界。当需要观察患者的排泄物分泌物时，因条件所限，可能无法目及。必要时应该按照需要观察的内容对患者提出询问，完成这部分的望诊内容。

（二）望诊的注意事项

望诊的目的是通过观察，分析患者的病因病机，判断病位和辨别证候。望诊时应注意以下几点。

1. 光线充足，避免干扰　望诊最好在白天充足的自然光线下进行，若自然光线不足，则可采用日光灯，不宜采用有色灯光。对于夜诊的患者，必要时白天再进行复诊，尽量避免因光源及室温高低的干扰而造成误诊。

2. 充分暴露，排除假象　患者需充分暴露受检部位，尽量不用化妆品，将真实的皮肤、指甲、头发等展现给医生，以便于医生获得疾病的真实信息进行正确诊断。

3. 以常衡变，动态观察　人体的健康状态因地理、气候、体质、年龄、性别等因素的不同而有所不同，因此，医生要大量观察，积累经验，熟知正常人体在不同情况下的表现，与病理表现相区别。同时，同一症状在不同临床阶段意义不同，因此，分析某一症状时要结合疾病的阶段，深入了解该症状的临床意义。如舌苔厚腻有根在疾病初期提示邪气较盛，病情较重，但在疾病后期则提示正气尚存，预后良好。

4. 有机结合，综合判断　医生应该熟练掌握中医基础理论的知识，熟悉疾病的常见临床表现，望诊时要态度严肃，专心致志，首先整体观察，进一步根据病情进行局部观察，结合其他诊法进行分析诊断。

第二节　全身望诊

全身望诊指医生对患者的神、色、形、态等全身情况进行全面的观察，以获取整体生理病理状态的诊断方法。全身望诊对于判断患者病情、辨别疾病性质和病位、推测疾病预后具有重要的意义。

一、望神

（一）神的概念

神，是人体生命活动的总称，是对人体生命活动外在表现的高度概括。神的含义有广义、狭义之分。广义之神，即"神气"，指脏腑功能活动的外在表现；狭义之神，即"神志"，指人的意识、思维、情志活动。

望神，是指通过观察人体生命活动的整体表现来判断健康状态、了解病情的方法，这里既包括对脏腑功能活动表征的观察，也包括对意识、思维、情志活动状态的审察，是对神气与神志的综合观察判断。

（二）望神的原理及意义

神的产生来源于先天之精，即父母之精的结合孕育了生命，才产生了神，即《灵枢·本神》指出"故生之来谓之精，两精相搏谓之神"。同时，神又必须依赖后天水谷精气的不断充养才能维持健旺的神气状态，故《灵枢·平人绝谷》说"神者，水谷之精气也"。另外，气、血、津液等精微物质均是神的物质基础，只有当气血津液充足，脏腑组织功能正常，人体才能表现出良好的神气状态，正如《素问·六节藏象论》所说"气和而生，津液相成，神乃自生"。《灵枢·营卫生会》亦云："血者，神气也。"再则，神作为机体生命活动的外在表现，不能离开人的形体而独立存在，有形才能有神，形健方可神旺，此即《素问·上古天真论》所谓"形与神俱"之意。由此可见，神的产生与人体精气、脏腑功能以及形体的关系十分密切，精气是神的物质基础，神是精气的外在表现。若体健神旺，则说明精气充足，津血调匀，抗病力强，即使有病也多属轻病，预后较好；若体弱神衰，则说明精气亏虚或津血损伤，抗病力弱，有病多重，预后较差。故《素问·移精变气论》说："得神者昌，失神者亡。"

（三）望神的重点

神是人体生命活动的表现，可以体现在各个不同的生命现象中，但主要表现在以下几方面。

1. 两目　《灵枢·大惑论》说："五脏六腑之精气，皆上注于目而为之精。"脏腑精气汇聚于目，目为肝之窍、心之使、神之舍，最能反映脏腑精气的盛衰。因此，观察两目可以反映神的盛衰。目光明亮，精彩内含，运动灵活，为有神；目光暗淡，浮光外露，运动不灵，为无神。

2. 神情　神情指精神意识和面部表情，是脏腑精气盛衰和心神的反映。神志清楚，反应灵敏，表情自然，为有神；神志模糊，反应迟钝，表情淡漠，为无神。

3. 气色　气色指以面部为主的全身肌肤的色泽。气色与气血津液和脏腑精气的盛衰

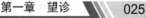

密切相关。皮肤色泽明亮润泽为有神，色泽晦暗枯槁为无神。

4. 体态 形体的强弱、姿态的自如与否，与气血津液、脏腑精气的盛衰密切相关。形体强壮，姿态自如，为有神；形体羸弱，动作艰难，为无神。

（四）神的类型及意义

根据神的旺衰，可将神分为得神、少神、失神、假神、神乱五种类型。

1. 得神 得神也称有神。表现为目光明亮，精彩内含，眼球运动灵活，神志清楚，反应灵敏，表情自然，面色明亮润泽，形体强壮，姿态自如。得神提示气血充足，精气充盛，脏腑功能正常。见于正常人或轻病患者，预后良好。

2. 少神 少神也称神气不足。表现为目光乏神，精神不振，面色少华，动作迟缓。少神提示气血亏虚，精气不足，脏腑功能减弱。见于体质虚弱或轻病患者，或病后恢复期。

3. 失神 失神也称无神。根据正虚邪盛的不同分为正虚失神和邪盛失神两种。

（1）正虚失神：表现为目光暗淡，眼球运动不灵，神志昏迷，反应迟钝，面色晦暗，形体羸瘦，循衣摸床，撮空理线，动作艰难，呼吸微弱。其提示气血大亏，精气枯竭，脏腑功能衰竭。见于久病或重病患者，预后不良。

（2）邪盛失神：表现为神昏谵语，烦躁不宁，呼吸气促，喉中痰鸣，猝然昏倒，牙关紧闭，四肢抽搐，两手握固。其提示邪气亢盛，扰乱心神，或肝风夹痰蒙蔽清窍。见于急性危重病患者。

4. 假神 假神是久病重病患者本已失神，却突然出现神气暂时"好转"的假象。表现为目光本为暗淡，突然浮光外露；神志本为昏迷，突然神志清醒，想见亲人；面色本为晦暗，突然颧赤如妆；饮食本为纳呆，不进饮食，突然思进饮食，食量增多。其提示气血衰败，脏腑功能衰竭，阴不敛阳，虚阳外越，阴阳即将离决，古人称之为"回光返照""残灯复明"。

得神、少神、失神、假神的临床表现鉴别见表1-1。

表 1-1 得神、少神、失神、假神鉴别表

	得神	少神	失神	假神
目光	两目灵活 明亮有神	两目晦滞 目光乏神	两目晦暗 瞳神呆滞	原本目光晦暗，突然浮光暴露
神情	神志清晰 表情自然	精神不振 思维迟钝	精神萎靡 意识模糊	本已神昏，突然神志似清
面色	面色红润 含蓄不露	面色少华 色淡不荣	面色无华 晦暗暴露	本为面色晦暗，突然颧红如妆
体态	肌肉不削 反应灵敏	肌肉松软 动作迟缓	形体羸瘦 反应迟钝	久病卧床不起，忽思活动
语言	语言清晰 对答如常	声低懒言	低微断续 言语失伦	本不言语，突然言语不休
饮食	饮食如常	食欲减退	毫无食欲	久不能食，突然索食

5. 神乱 神乱指神志意识错乱失常，主要表现为焦虑恐惧、淡漠痴呆、狂躁妄动、猝然昏仆等，多见于脏躁、癫、狂、痫等患者。

（1）焦虑恐惧：患者常表现为焦虑不安，心悸不宁，或恐惧胆怯，不敢独处一室等。多由心胆气虚，心神失养所致，可见于脏躁等。

（2）淡漠痴呆：患者表现为神志痴呆，表情淡漠，喃喃自语，哭笑无常。多因忧思气结，痰浊蒙蔽心神，或先天禀赋不足所致，常见于癫病或痴呆等。

（3）狂躁不安：病见狂妄躁动，呼笑怒骂，打人毁物，不避亲疏，甚或登高而歌，弃衣而走，妄行不休，力逾常人。多因暴怒化火，炼津为痰，痰火扰神所致，常见于狂病等。

（4）猝然昏仆：表现为猝然昏仆，不省人事，口吐涎沫，口出异声，四肢抽搐，醒后如常。多与先天禀赋因素有关，因肝风夹痰，蒙蔽清窍所致，常见于痫病。

（五）望神的注意事项

临床上观察神的表现时，除了仔细辨别神的状态，还要注意以下事项。

1. 以神会神 医生应训练自己敏锐的观察力，当观察患者的第一瞬间，专心致志，聚精会神，对患者的两目、神情、气色、体态等整体状况进行观察判断，一会即觉，做出对患者健康状态和病情程度的分析判断。

2. 形神互参 《素问·上古天真论》说："上古之人，其知道者，法于阴阳，和于术数，食饮有节，起居有常，不妄作劳，故能形与神俱，而尽终其天年，度百岁乃去。"提示形体与人的精神意识思维活动密切相关。神生于形，并以形为物质基础。但神为形之主，只有在神的主导下，脏腑才能完成各种生理功能，适应内外环境的变化。一般而言，形健则神旺，形衰则神疲。新病的患者，当形与神不一致时，侧重考虑神的情况。比如新病神昏谵语，虽形体强壮，也属失神；久病患者，当形与神不一致时，侧重考虑形的状况，比如久病肉削著骨，虽神志清楚，也属失神。

3. 鉴别真假 鉴别假神与重病好转的区别。假神是垂危患者出现一些局部的、短暂的局部症状"好转"的假象，身体整体状况并未好转。重病好转的患者，局部症状的好转伴随全身状况的全面好转。

二、望色

望色，又称色诊，指医生观察全身皮肤色泽变化来诊察病情的方法。色是颜色，即色调变化；泽是光泽，即明亮度。除了皮肤色泽之外，望色还包括对体表黏膜、排出物等颜色的观察，但在临证过程中望色的重点是面部皮肤的色泽。

早在《黄帝内经》中就重视望色诊法。《素问·阴阳应象大论》说："善诊者，察色按脉，先别阴阳。"《黄帝内经》不仅阐释了面色产生的物质基础是气血，还从整体出发，进行颜面脏腑部位的划分，为后世奠定了色诊理论的基础。《难经》《伤寒论》《金匮要略》等著作对色诊理论进行了充实，总结了临床疾病色诊的规律，提高了色诊对于辨证的指导作用。《中藏经》《脉经》《备急千金要方》阐述了五脏死候的色诊特点。金元时期，诸多医家不仅重视色诊，更重视色诊、脉诊综合诊断，为后世四诊合参提供了借鉴。明清时期是中医望诊特别是中医色诊理论的成熟期，有大批的诊法以及色诊的专著问世，极大地丰富了中医色诊理论。蒋示吉的《望色启微》是首次从望诊的角度系统整理《黄帝内经》相关内容的专书。汪宏的《望诊遵经》可以说是望诊理论的巅峰之作。汪氏强调望诊在诊治疾病上的重要性，主张望诊为四诊之首。书中上篇专论色诊，辨色之精当，当属古代之最。周学海的《形色外诊简摩》是又一部非常全面系统的望诊专著。该书系统考证《黄帝内经》面部脏腑肢节分位图，重新进行绘制并确定各部位名称和所对应的脏腑名称。总之，经过历代医家的研究，色诊理论和方法已经成为一种系统的望诊方法，指导着中医临床诊断和治疗。

（一）望色的原理与意义

望色，包括望皮肤的颜色和光泽，望面色是望色的重点。

1. 望色、泽的意义

（1）颜色：一般将皮肤的颜色划分为青、赤、黄、白、黑五种色调，颜色可以反映气血的盛衰和运行情况，并在一定程度上反映疾病的不同性质和不同脏腑的病证。五脏之气外发，五脏之色可隐现于皮肤之中，当脏腑有病时，则可显露出相应的异常颜色。

（2）光泽：皮肤的光泽是脏腑精气盛衰的表现，《素问·脉要精微论》说："夫精明五色者，气之华也。"说明人体的皮肤随着精气的充养而有光泽，而精气是由脏腑的功能活动所产生的。因此，肤色的荣润或枯槁可反映脏腑精气的盛衰，对判断病情的轻重和预后有重要的意义。凡面色荣润光泽者，为脏腑精气未衰，属无病或病轻；凡面色晦暗枯槁者，为脏腑精气已衰，属病重。

《四诊抉微》说："夫气由脏发，色随气华。"临床所见，凡有色有气，表示脏腑精气内藏未衰；若有色无气，表示脏腑精气泄露衰败。气与色相比较，气的盛衰有无对判断病情轻重和预后比色更为重要。五色之中，凡明润含蓄为气至，晦暗暴露为气不至，正如《望诊遵经》所说："有气不患无色，有色不可无气也。"临床诊病时，必须将泽与色两者综合起来，才能做出正确的判断。

2. 望面色的原理　《灵枢·邪气脏腑病形》指出"十二经脉，三百六十五络，其血气皆上于面而走空窍"，说明面部色泽是由气血上荣于面而成。由于心主血脉，其华在面，手足三阳经皆上行于头面，特别是多气多血的足阳明胃经分布于面，故面部的血脉丰富，脏腑气血充盈而为之所荣；同时面部皮肤色泽变化易于观察，凡脏腑的虚实、气血的盛衰皆可通过面部色泽的变化而反映出来，因而临床将面部作为望色的主要部位。

3. 面部脏腑分候　根据传统中医学理论，面部的一定区域与某一脏腑存在一定的相关性，故而通过观察面部不同部位色泽的变化，可以诊察相应脏腑的病变情况。面部分候脏腑的方法，按照《黄帝内经》的有关论述，主要有两种：一种为《灵枢·五色》所提出，其方法是对面部的不同部位进行命名，分别配属不同脏腑，具体对应关系见图1-1和表1-2；另一种是《素问·刺热》所提出，以面部分候五脏，其对应关系为额部候心，鼻部候脾，左颊候肝，右颊候肺，颏部候肾。通常而言，《灵枢·五色》分候法多用于内伤杂病，

《素问·刺热》分候法多用于外感热病。尽管面部分候脏腑的方法，可作为临床诊病的参考，但应用时不可拘泥，应以观察患者面部整体色泽变化为主，分部诊察为辅。

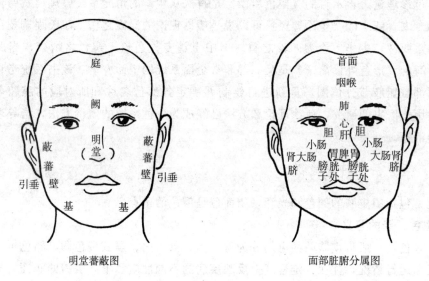

明堂蕃蔽图　　　　　　　　面部脏腑分属图

图 1-1　《灵枢·五色》面部分候脏腑示意图

表 1-2　《灵枢·五色》面部名称及所候脏腑

面部名称		所候	面部名称		所候脏腑
现用名称	《灵枢·五色》名称		现用名称	《灵枢·五色》名称	
额	庭（颜）	首面	鼻尖	肝下（面王）	脾
眉心上	阙上	咽喉	鼻翼旁	面王以上	小肠
眉心	阙中	肺	鼻翼	方上	胃
鼻根	下极（阙下）	心	颧骨下	中央	大肠
鼻柱	直下（下极之下）	肝	颊	挟大肠	肾
鼻柱旁	肝左者	胆	人中	面王以下	膀胱、子处

（二）常色

常色是人体健康状态时面部皮肤的色泽。中国人正常面色是红黄隐隐、明润含蓄。红黄隐隐指面色黄中透红，明润是明亮润泽，含蓄指面部颜色隐约透出。常色提示精充神旺、气血津液充足、脏腑功能正常。根据禀赋、季节、气候、环境等因素的不同，面部常色可分为主色和客色两种。

1. 主色　主色是人生来就有的基本肤色，一生基本不变。因种族、遗传等因素，个体肤色可出现偏青、偏赤、偏黄、偏白、偏黑的差异，正如《医宗金鉴·四诊心法要诀》说："五脏之色，随五行之人而见，百岁不变，故为主色也。"

2. 客色　因季节、气候、情绪、饮食等非疾病因素影响，面部发生的色泽变化，称为客色。如生气时面色发青，饮酒后面色发红。春季可面色稍青，夏季可面色稍赤，长夏可面色稍黄，秋季可面色稍白，冬季可面色稍黑。《医宗金鉴·四诊心法要诀》说："四时之色，随四时加临，推迁不常，故为客色也。"

（三）病色

人体在疾病状态下面部显现的异常色泽，称为病色。病色的特点是晦暗枯槁或鲜明暴露。晦暗枯槁，即面色发暗无光泽，提示脏腑精气衰竭、胃气失于上荣。鲜明暴露指某种颜色异常明显地显露在皮肤上，是病色外现或真脏色外露的表现。如肾病见面色黑，肺病见面色白，心病见面色赤，是疾病危重，真脏之色外露的表现。

1. 病色善恶　病色根据面色的光泽情况，分为善色和恶色两种情况。

（1）善色：善色指面色虽异常，但明润有泽，提示脏腑精气未衰，胃气上荣于面，见于新病、轻病，容易治疗，预后良好。善色又称"气至"。如黄疸患者见面黄鲜明如橘，为善色。《素问·五脏生成》说："青如翠羽者生，赤如鸡冠者生，黄如蟹腹者生，白如豕膏者生，黑如乌羽者生，此五色之见生也。"面色青如翠鸟的羽毛，主生；红如鸡冠的，主生；黄如蟹腹的，主生；白如猪脂的，主生；黑如乌鸦毛的，主生。其形象地对五脏的善色进行了比喻。

（2）恶色：面色晦暗枯槁者为恶色，提示脏腑精气已衰，胃气不能上荣于面，见于久病、重病，难以治疗，预后不良。善色又称"气不至"。如臌胀患者见面色黧黑，晦暗枯槁为恶色。《素问·五脏生成》说："五脏之气，故色见青如草兹者死，黄如枳实者死，黑如炲者死，赤如衃血者死，白如枯骨者死，此五色之见死也。"面色青如死草，枯暗无华的，为死症。色黄如枳实的，为死症；色黑如烟灰的，为死症；色红如凝血的，为死症；色白如枯骨的，为死症。其形象地对五脏的恶色进行了比喻。

《素问·脉要精微论》和《素问·五脏生成》中对面色的"平、病、善、恶"有较为详细的论述，其具体描述见表1-3。

表1-3　《黄帝内经》论述面部色泽变化归纳表

五色	五脏	平人		病人	
		有华无病	无华将病	有华主生（善色）	无华病危（恶色）
青	肝	如苍璧之泽	如蓝	如翠羽	如草兹
赤	心	如白裹朱	如赭	如鸡冠	如衃血
黄	脾	如罗裹雄黄	如黄土	如蟹腹	如枳实
白	肺	如鹅羽	如盐	如豕膏	如枯骨
黑	肾	如重漆色	如地苍	如乌羽	如炲

2. 五色主病　临床上青、赤、黄、白、黑五色的变化不仅反映脏腑的病位，推测病邪的性质，还可以判断气血津液的盛衰和运行情况。对于临床辨证具有重要的指导意义。

（1）青色：主血瘀、气滞、痛证、寒证、惊风。

青色为血液运行不畅之色。因肝郁气滞、气滞血瘀，寒邪侵袭、凝滞收引，热邪伤津、血液黏稠等诸多因素，均可致血脉运行不畅，变现青色。

面色淡青，主虚寒证。因阳气亏虚，虚寒内生，寒邪凝滞收引，血行不畅所致。

面色青黑，主实寒证、剧痛。因寒邪内盛，凝滞收引，血行不畅所致。

面色青灰、口唇青紫，伴见肢凉脉微，主心阳亏虚、心血瘀阻。见于胸痹、真心痛患者。

面色青灰，口唇青紫，伴见呼吸喘促、胸闷气短，主肺气不畅，气虚血瘀。见于慢性肺病患者。

小儿眉间、鼻柱、唇周发青，主惊风。因热邪亢盛，热伤津液，血液黏稠不畅所致。见于高热抽搐患儿。

（2）赤色：主热证，亦可见于真寒假热的戴阳证。

赤色为热邪亢盛，血络扩张充盈，血色上荣于面所致。满面通红，目赤，口唇红赤，主实热证，见于外感热邪或脏腑阳热亢盛的病症。午后两颧潮红，主虚热证，因阴虚火旺，虚火上炎所致，多见于肺痨等慢性久病患者。

久病重病患者面色苍白，突然出现两颧嫩红如妆，游移不定，主戴阳证。因久病阳气虚衰，阴寒内盛，阴盛格阳，虚阳浮越所致，属于真寒假热证。见于脏腑精气衰竭患者，病情危重，中医学称之为假神。

（3）黄色：主脾虚、湿证。

黄色为脾虚不运，气血化生不足，或湿邪内蕴，脾失散精，气血不能上荣于面所致。

面色淡黄而枯槁，为萎黄，主脾胃虚弱。因脾虚失于运化，气血化生不足，面部肌肤失于充养所致。

面色淡黄而虚浮，为黄胖，主脾虚湿蕴。因脾失健运，水湿内停，泛溢肌肤所致。

面、目、尿及一身皮肤俱黄者，称为黄疸。若黄色鲜明如橘皮色，为阳黄，主湿热内蕴，多为肝胆湿热或脾胃湿热；黄色晦暗如烟熏，为阴黄，主寒湿内蕴。

面色苍黄（即面色青黄相兼），主肝郁脾虚。

（4）白色：主虚证、寒证、脱血、夺气。

白色因气虚血少，阳气亏虚，失于行血，血液大量脱失，阴寒凝滞，血液难行，血液不能上充于面所致。

面色淡白，伴唇舌色淡者，主气血不足。

面色㿠白而虚浮，主阳虚水泛。因阳气亏虚，失于运化水液，津液停聚，水饮上泛于颜面所致。

面色苍白，主阳气暴脱之亡阳证，或阴寒凝滞、血行不畅之实寒证，或大量失血所致。

（5）黑色：主肾虚、寒证、水饮、疼痛、血瘀。

黑色因肾阳虚衰，血失温养，运行不畅，或肾精亏虚，肌肤失于精气荣养所致。

面色淡黑，主肾阳虚。因肾阳不足，血失温养，血液运行不畅所致。

面黑干焦，主肾阴虚。因肾阴亏耗，虚火灼伤阴津，肌肤失于润养所致。

面色黧黑，肌肤甲错，主血瘀日久。因血液瘀滞日久，肌肤失于血液荣养所致。

眼眶周围发黑，主肾虚水饮，或寒湿带下，或熬夜失眠所致。因肾阳虚，失于气化水液，水饮内停，血行不畅，或熬夜失眠，耗伤肾精，肌肤失养所致。

（四）望色十法

望色十法是观察皮肤颜色的浮、沉、清、浊、微、甚、散、抟、泽、夭的变化，以分析病变部位、疾病性质、邪正盛衰、病势进退、病情轻重的色诊方法。

望色十法，是清代汪宏根据《灵枢·五色》"五色各见其部，察其浮沉，以知浅深；察其泽夭，以观成败；察其散抟，以知远近；视色上下，以知病处"的论述，结合临床实践，在《望诊遵经》中提出的望色方法。

1. 浮沉分表里　浮，指面色浮现于皮肤之上，主表证；沉，指面色沉隐于皮肤之内，主里证。面色由浮转沉，是邪气由表入里；由沉转浮，是邪气由里出表。

2. 清浊别阴阳　清，指面色明亮，主阳证；浊，指面色晦暗，主阴证。面色由清转浊，是疾病由阳转阴；由浊转清，是疾病由阴转阳。

3. 微甚察虚实　微，指面色浅淡，主虚证；甚，指面色浓深，主实证。面色由微转甚，是疾病因虚致实；由甚转微，是疾病由实转虚。

4. 散抟辨新久　散，指病色疏散，主新病；抟，指病色结聚，主久病。面色由散转抟，是病虽近而邪渐聚；由抟转散，是病虽久而邪将解。

5. 泽夭测预后　泽，指面色润泽，主精充气足，病轻易治；夭，指面色枯槁，主精亏气虚，病重难治。面色由泽转夭，是病情加重；由夭转泽，是病情好转。

（五）望色的注意事项

1. 识别非疾病因素对面色的影响　面部颜色除了受各种病因影响外，各种非疾病因素如气候、昼夜、情绪、饮食等都会影响面色。因此，临床上要辨别这些因素对面色的影响。

（1）气候因素对面色的影响：气候因素通过温度、光照、湿度等途径对面色造成一定影响。气候炎热、光照充足时，人体脉络扩张，气血充盈，表现为面色偏赤；气候寒冷、光照不足时，人体脉络收引，气血运行迟缓，表现为面色偏白或稍青。气候湿润，空气湿度大，皮肤润泽；气候干燥，空气湿度低，皮肤干燥。

（2）昼夜因素对面色的影响：白昼，外界光线充足，人体卫气行于体表，面色较光亮；夜晚，外界光线暗淡，卫气行于体内，面色较为暗浊。

（3）情绪因素对面色的影响：人体情绪活动会影响气血的运行，引起面色的变化。喜悦时，气血运行加速，面部气血充盈而较红；抑郁愤怒时，气滞血瘀，面色较青；过度思虑，影响脾胃运化功能，面部气血失充，面色较黄；悲哀时耗伤肺气，气虚失于行血，面色较白。短暂的情绪活动会引起面色短时的变化，长期的情志活动就成为中医的病因"七情"，引起疾病状态下的面色变化。

（4）饮食因素对面色的影响：饮食会引起气血的变化反映在面色的改变上。进食热的食物或饮酒，面部脉络扩张，气血充盈，面色稍红；进食冷的食物，寒邪凝滞收引，脉络收缩，面色稍青；饱食之后，气血化生充足，面色红润光泽；过饥之时，气血亏虚，面色淡白而少华。

2. 辨别常色与病色　因民族、禀赋等因素会引起个体自出生以来表现为偏青、偏赤、偏黄、偏白、偏黑的面色特点，在外界环境作用下，也会产生色泽的变化，要和疾病状态下的五色变化相区别。

（1）动态观察：疾病状态下的病色会随着正邪的盛衰、病情的变化而改变。比如感受寒邪，皮肤会变白或发青，因寒邪入里化热，热邪亢盛，面色会变红。后期，因热邪伤阴，阴虚则热，会出现午后两颧潮红的虚热证表现。

（2）四诊合参：要正确理解色诊的临床意义，除了正确望诊外，还要结合闻、问、切诊，四诊合参，明确色诊代表的临床意义。如果患者面色黑，其他四诊症状都正常，要问患者平素面色的情况，以确定是否属于主色。如果患者面色白，唇舌颜色淡白，头晕气短乏力，脉弱，可以诊断面色白属于病色，因气血亏虚，气血失于充养所致。

3. 病色的综合判断　面部色诊以整体望诊的临床意义为主，同时要结合脏腑在面部的分布区域、五脏与五行的生克关系解释色诊的临床意义。

（1）脏腑色部：关于面部分候脏腑的方法，主要有《灵枢·五色》提出的方法和《素问·刺热》提出的方法。临床望诊时，在整体望诊的基础上，观察面部每个脏腑区域是否出现异常的色泽变化，结合其他四诊的症状，分析该脏腑区域出现色泽的临床意义。比如，面部明堂部位出现黄色，患者有纳少、腹胀、便溏等脾失健运的症状，说明明堂黄色提示脾胃疾病。

（2）五行生克关系：五行学说认为肝病多见青色，心病多见赤色，脾病多见黄色，肺病多见白色，肾病多见黑色。如果病与色不对应时，可以根据五行生克关系，分析脏腑的相互关系，了解色诊的临床意义。如果脾胃疾病见到赤色，因火生土，是相生之色，为顺证，病情较轻，预后较好；如果脾胃疾病见到青色，因木克土，是相克之色，为逆证，病情较重，预后较差。临床上，除了根据五行关系分析色诊临床意义外，要四诊合参，综合判断。正如李东垣所说："视精明，察五色，听音声，问所苦，方始按尺寸，别浮沉，以此参伍，决死生之分矣。"

三、望形

望形，又称望形体，是观察人体形体的强弱、胖瘦、体质特征等状况以诊察疾病的方法。形体与内脏的生理功能和病理变化密切相关，审察形体对于辨别脏腑的寒热虚实和指导临床治疗具有重要的意义。正如《素问·三部九候论》所说："帝曰：以候奈何？岐伯曰：必先度其形之肥瘦，以调其气之虚实，实则泻之，虚则补之。必先去其血脉而后调之，无问其病，以平为期。"

（一）望形体的原理和意义

1. 望形体的原理

（1）人体形体结构与五体密切相关：形体由皮、肉、脉、筋、骨构成，中医称为"五体"。《灵枢·经脉》说："人始生，先成精，精成而脑髓生，骨为干，脉为营，筋为刚，肉为墙，皮肤坚而毛发长。"说明皮、肉、脉、筋、骨是由肾精逐渐形成的，构成了人体重要的部分。五体对于人体的形态特征有直接关系，比如肉盛骨短者（形）体肥胖，肉削骨长者形体消瘦。骨骼粗大、肌肉丰满者多壮实，骨骼细小、肌肉瘦削者多虚弱。

（2）人体活动与五体密切相关：人体的活动依赖于皮、肉、脉、筋、骨的协同作用实现。如《类经》说"人之运动，由乎筋力，运动过劳，筋必罢极"，《素问·痿论》说"宗筋主束骨而利机关也"，提示人体活动依赖于筋的舒缩灵活。《灵枢·天年》说"二十岁，血气始盛，肌肉方长，故好趋；三十岁，五脏大定，肌肉坚固，血脉盛满，故好步"，提示肌肉坚固是活动有力的前提，而骨髓充足是活动有力的重要条件。正如《灵枢·海论》所说，"髓海有余，则轻劲多力"。

《素问·五脏生成》说："足受血而能步，掌受血而能握，指受血而能摄。"血脉的充盈，是活动有力的物质保障。

（3）人体脏腑功能与五体密切相关：五体与五脏有着密切的联系，肺合皮毛，脾合肌肉，心合脉，肝合筋，肾合骨。五体依赖五脏精气的充养，五脏精气的盛衰和功能的强弱又可通过五体反映于外。脏腑功能正常，精气充足，五体得以荣养，表现为皮肤润泽，肌肉丰满，筋骨运动灵活有力，血脉通畅完整。脏腑功能不足，精气亏虚，五体失于荣养，表现为皮肤干枯少华，肌肉瘦削，筋骨运动不灵，脉道不畅。因此，中医学通过观察形体的状况，以外察内，测知脏腑的功能状态。

2. 望形体的意义

（1）形体反映疾病情况：病邪侵犯人体，往往随着皮、肉、脉、筋、骨的顺序由外而内逐渐加重。《难经·十四难》说："一损损于皮毛，皮聚而毛落；二损损于血脉，血脉虚少，不能荣于五脏六腑；三损损于肌肉，肌肉消瘦，饮食不能为肌肤；四损损于筋，筋缓不能自收持；五损损于骨，骨痿不能起于床。"提示外邪侵犯五体、疾病由轻到重的病理过程。因为五脏与五体相应，为治疗五体的疾病提供了思路。比如，治疗皮肤的疾病从肺脏入手，如自汗、恶风，用玉屏风散益气固表；肌肉乏力从健脾益气入手，用人参健脾丸健运脾胃、补气养血。

（2）形体影响疾病的易感性：不同的形体反映不同的脏腑结构，不同的脏腑结构决定了脏腑的功能特点不同，对不同疾病的易感性就不同。患病后疾病的发展趋势也不同。比如，形体消瘦，内脏也瘦弱，体内阴血不足，虚热内生，对肺痨等病邪的易感性较强，患病后易于耗伤阴精，朝着肺肾阴虚的方向发展。

（二）望形的内容

1. 形体强弱

（1）形体强壮：形体强壮表现为皮肤润泽，肌肉充实，筋强力壮，骨骼健壮，胸廓宽厚，伴精力充沛，食欲旺盛，提示脏腑坚实，气血旺盛，抗病力强，疾病易治，预后良好。

（2）形体羸弱：形体羸弱表现为皮肤干枯，肌肉瘦削，筋弱无力，骨骼细小，胸廓狭窄，伴精力疲惫，食少纳呆，提示脏腑脆弱，气血不足，抗病力弱，疾病难治，预后不良。

因为形体与五脏有密切的关系，临床上通过观察形体的强弱，可以推测脏腑的功能。心主血脉，其华在面，面色明润是心气充盛、气血调和的表现；面色晦暗枯槁是心血不足、气血不畅的症状。肺主皮，其华在毛，皮毛明润光泽是肺气充沛、营卫通利的表现，皮毛干枯不泽是肺气亏虚、营卫失调的症状。脾主肌肉，肌肉丰满坚实是脾胃健运、气血充足的表现，肌肉消瘦松软提示脾失健运、气血不足。肝主筋，筋腱运动柔和有力是肝血充足、血能荣筋的表现，筋腱运动不灵是肝血亏虚、筋失血养所致。肾主骨，骨骼健壮是肾气充盛、髓能养骨的表现，骨骼细小脆弱是肾气亏虚、发育不良所致。

2. 形体胖瘦

（1）形体肥胖：形体肥胖的特征为"肉盛于骨"。过多的脂肪堆积在面部、颈部、肩部、腹部、臀部、腰部等部位，表现（为）头圆脸胖、颈项短粗、双肩宽阔、胸部粗圆、大腹便便、腰粗臀圆等特征。形体肥胖多因嗜食肥甘、少动久坐、脾失健运导致痰湿内蕴，渐成肥胖。临床上多见本虚标实，本虚为脾气虚，标实为痰湿。

形体肥胖的诱发因素为过食油腻甘甜食物，或饮食过度，超过脾胃运化功能，使水谷不能化生为精微物质，痰湿内停，逐渐导致肥胖。正如《素问·奇病论》说："夫五味入口，藏于胃，脾为之行其精气，津液在脾，故令人口甘也。此肥美之所发也，此人必数食甘美而多肥也。"

形体肥胖的内因是气虚。气虚首先责之于肾。肥胖与素体禀赋密切相关。父母双方肥胖的孩子发展成肥胖体型的可能性较父母不肥胖者明显增大。因禀赋差异，肾阳亏虚，失于温煦脾阳，脾失健运，痰湿内停，日久形成肥胖。临床上，中老年人肥胖多发，与老年人肾气渐亏密切相关。《素问·阴阳应象大论》说："年四十，而阴气自半也，起居衰矣；年五十，体重，耳目不聪明矣。"此外，气虚与不良的生活习惯有关。久坐、久卧、活动过少，导致气虚气滞，气不行津，津液凝聚成痰，导致肥胖。正如《素问·宣明五气论》说："久卧伤气。"

脾虚是产生肥胖的中心环节。《灵枢·阴阳二十五人》叙述了脾虚之人肥胖的特征，"土形之人……黄色，圆面，大头，美肩背，大腹，美股胫，小手足，多肉，上下相称，行安地，举足浮"，提示脾气亏虚，失于运化水谷和水液，水谷不能化生精微，变生痰浊，堆积体内，形成肥胖。临床上治疗肥胖以健脾助运为基本法则。

肥胖的患者，因痰湿内蕴，气滞血瘀，容易诱发中风、肝积、胸痹、消渴等疾病。清代沈金鳌所著的《杂病源流犀烛·中风源流》，从体质的角度对肥胖人与中风做了阐述："肥人多中风，河间曰：人肥则腠理致密而多郁滞，气血难以通利，故多卒中也。"《医学发明·中风有三》谓："故中风者，非外来风邪，乃本气自病也。凡人年逾四旬，气衰者多，有此疾，壮岁之际无有也。若肥盛则间有之，亦形盛气衰如此。"认为肥胖人形盛气衰者是中风病的易患之人。

（2）形体消瘦：形体消瘦的特征为肌肉消瘦，表现为头长脸瘦，颈项细长、双肩狭窄、胸部平坦、腹部凹陷、腰细臀瘪等特征。形体消瘦多因禀赋不足、久病耗伤、脾胃虚弱、气血亏虚导致形体失养所致。临床上多见正气亏虚，阴虚火旺。

形体消瘦的诱发因素为长期饮食过少或营养不良，脾胃化生的水谷精微过少，气血化生不足，形体失养。如果形瘦食少，多因脾胃气虚，气血化生不足，形体失养。但如果形瘦食多，为胃热脾寒，胃热故食多，脾寒不能化生气血所致。如果形体消瘦伴见五心烦热、潮热盗汗、口燥咽干、大便干结、小便短黄、舌红少津、脉细数，为阴虚内热。如果形瘦食少，伴骨瘦如柴、大肉陷下，为脏腑精气衰竭，病情危重。

观察形体胖瘦时，要结合精气神综合分析形体胖瘦的临床意义。形体无论胖瘦，如果精力充沛、神志清楚、思维敏捷、运动有力灵活、面色荣润，提示精充气足神旺，即使有病也是轻病，容易治疗，预后良好。如果精神疲惫、神志不清、思维迟钝、运动不灵、面色晦暗枯槁，提示精亏气虚神衰，病重难治，预后不良。因此，精气神与形体胖瘦相比较，具有更加重要的意义。

3. 形体体质　体质是指人体在生命过程中，在先天禀赋基础上，受后天因素影响，表现出来的形态结构、生理功能和心理状态相对稳定的固有个体特性。体质主要与人体的阴阳、气血、津液以及脏腑经络的功能特点有关。不同体质的人，对某些病邪有一定的易感性，发病后疾病的发展趋势也有一定规律。

关于体质的分类，不同历史时代有多种不同的分类方法。《灵枢·通天》按照阴阳的多少将人体分为太阴之人、少阴之人、太阳之人、少阳之人、阴阳和平之人等五种类型。《灵枢·阴阳二十五人》根据人群肤色、体态、禀性等不同，将人体分为木、火、土、金、水五种类型。《灵枢·逆顺肥瘦》把人分为肥人、瘦人、壮士、婴儿四种类型。《灵枢·卫气失常》又把肥人分为膏、脂、肉三种类型。《灵枢·论勇》把人分为勇士、怯士两种类型。当代王琦将人体分为平和质、阴虚质、阳虚质、痰湿质、湿热质、气虚质、瘀血质、气郁质、特禀质九种类型。匡调元将人体体质分为正常质、晦涩质、腻滞质、燥热质、迟冷质、倦㿠质六种类型。传统的分类方法是按照阴阳的相对关系，将人体分为阴脏人、阳脏人、平脏人三种类型。

（1）阴脏人：阴脏人表现为体型矮胖，头圆颈粗，肩宽胸厚，身体姿势多后仰，平时喜热恶凉，喜静懒动，性格内向。阴脏人的生理特点是阳虚阴盛，患病后易从阴化寒，产生寒、湿、水饮等阴邪。《医法心传》说："阴脏者阳必虚，则虚者多寒故也。"

（2）阳脏人：阳脏人表现为体型瘦长，头长颈细，肩窄胸平，身体姿势多前屈，平时喜凉恶热，喜动少静，性格外向。阳脏人的生理特点是阴虚阳盛，患病后易从阳化热，产生热、火等阳邪。《医法心传》说："阳脏者阴必虚，阴虚者多火。"

（3）平脏人：平脏人又称阴阳和平之人。体型介于阴脏人和阳脏人之间。其生理特点是阴阳平衡、气血调和。平脏人是多数人的体质类型。《医法心传》说："平脏之人，或寒饮或热食，俱不妨事。即大便一日一度，不坚不溏。若患病，若系热者不宜过凉，系寒者不宜过热。至于补剂，亦当阴阳平补。"

四、望态

望态，又称望姿态，是观察人体的动静姿态和异常动作以诊察病情的方法。望姿态对于辨别阴阳的盛衰，分析病证的寒热虚实具有重要的意义。

（一）望态的原理和意义

1. 人体姿态与阴阳盛衰密切相关 人体的运动与阴阳密切相关。中医学认为阳主动，阴主静。正常人运动自如，动静适宜，体态自然，是阴阳平衡、气血调和的表现。如果多动少静，烦躁不安，脏腑功能亢进，为阳气偏胜。如果喜静少动，脏腑功能减退，为阴气偏胜。正如《望诊遵经》说："善诊者，观动静之常，以审动静之变，合乎望闻问切，辨其寒热虚实。"

2. 人体姿态与脏腑功能密切相关 心神支配四肢，脾主四肢，肝主筋，肾主骨。心神正常，血脉流畅。肝肾正常，筋骨强健。经脉通利，则姿态自如。脾运正常，则运动有力。若心神不足，肝肾亏虚，脾失健运，则姿态异常。

（二）望态的内容

1. 异常姿态 《望诊遵经》将人体姿态归纳为"八法"："体态异焉，总而言之，其要有八：曰动，曰静，曰强，曰弱，曰俯，曰仰，曰屈，曰伸，八法交参，则虽行住坐卧之际，作止语默之间，不外乎此。诊之之法，以表里言，则动者、强者、仰者、伸者为在表，静者、弱者、俯者、屈者为在里，是容貌表里之分也。以阴阳言，则动者、强者、仰者、伸者皆属阳；静者、弱者、俯者、屈者皆属阴，是容貌阴阳之分也。以寒热分之，则在表属阳者多热，在里属阴者多寒，是容貌寒热之分也。"后世观察人体姿态大都遵循这一规律：动者、强者、仰者、伸者，多属阳证、热证、实证；静者、弱者、俯者、屈者，多属阴证、寒证、虚证。

（1）坐姿

坐而仰首：兼胸胀气粗者，为肺实气逆，多见于哮喘、肺胀患者，因痰饮停肺、肺气壅滞所致。

坐而喜俯：兼少气懒言者，为肺虚体弱，多见于久病、体质虚弱者，因肺气亏虚、形体失养所致。

但卧不得坐：坐则头晕眼花，为气血不足，多见于久病卧床者，气血亏虚、不能上荣所致。

但坐不得卧：兼气逆喘咳者，为肺气壅滞、气逆于上，或心阳不足、水气凌心所致，多见于肺胀、胸痹患者。

坐卧不宁：兼烦躁不安，为邪气内扰、心神不宁，多见于高热、腹痛等患者，因邪气亢盛、内扰心神、心神不宁所致。

（2）卧姿：卧时常喜向内，喜静懒动，身重不能转侧，多属阴证、虚证、寒证，因阳气亏虚、失于推动所致。

卧时常喜向外，身轻自能转侧，多属阳证、实证、热证，因阳气亢盛、过于推动所致。

仰卧伸足，兼掀去衣被者，为实热证。

蜷卧缩足，兼喜加衣被者，为虚寒证。

（3）立姿：站立不稳，如坐舟车，不能自持，多属肝风内动，因肝阳亢盛，或血虚生风，上扰清窍所致。

不耐久立，立则需倚物支撑，多属气血亏虚。

坐立时以手扪心，闭目蹙额，多见心悸怔忡、胸痹心痛；以手护腹，俯身前倾者，多属腹痛。这些姿态属于"护处必痛"。

（4）行姿：行走时身体震动不定，是肝风内动，或肝肾阴虚、筋骨虚损所致。

行走之时，突然止步，以手护心，多属胸痹或真心痛；以手护腰，弯腰屈背，行动不便，多属腰腿病。

2. 异常动作 肢体的运动主要是筋的作用，肝主筋，肝风内动，肢体则会出现各种异常的动作。

（1）颤动：患者眼睑、面部、嘴唇、手指和脚趾时时颤动，不能自主，为肝风内动。在外感热病中因热邪伤津，筋脉失养，热极生风；在内伤病中，多因阴血亏虚，筋脉失养，虚风内动。

（2）蠕动：手足时时掣动，动作迟缓无力，类似虫之蠕行。多因脾胃虚弱，气血不足，筋脉失养，血虚生风；或热性病后期，热邪伤阴，筋脉失养，阴虚动风。

（3）拘急：手足筋肉挛急不舒，屈伸不利。多因寒邪凝滞，筋脉收缩挛急，或阴虚亏虚，筋脉失养所致（图1-2）。

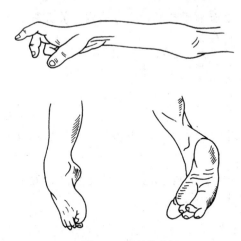

图1-2 手足拘急

（4）抽搐：四肢筋肉挛急与弛张交替发作，动作有力。多因高热伤津，筋脉失养，热极生风，或痫病发作。

（5）角弓反张：患者颈项强直，脊背后屈，反折如弓。多因热极生风、破伤风、药物中毒所致。

（6）循衣摸床，撮空理线：患者神志不清，不自主地抚摸衣被、床沿，或伸手向空，手指时分时合，犹如缝补衣服时穿针走线。为重病失神的表现。

（7）猝然跌倒：猝然昏仆，不省人事，伴半身不遂、口眼歪斜者，多属中风病中脏腑。猝然昏倒，口吐涎沫，四肢抽搐，醒后如常，为痫病。

（8）舞蹈病态：儿童手足伸屈扭转，挤眉眨眼，努嘴伸舌，状似舞蹈，不能自制，多由先天禀赋不足，或后天失养，气血亏虚，筋脉失养所致。

3. 疲惫姿态 脏腑精气是人体姿态的物质基础。脏腑精气充足，人体姿态正常自如。脏腑精气不足，表现为皮、肉、筋、骨、肉五体功能异常的姿态。脏腑精气衰竭，出现人体的衰惫姿态。

《素问·脉要精微论》说"夫五脏者，身之强也。头者，精明之府，头倾视深，精神将夺矣。背者，胸中之府，背曲肩随，府将坏矣。腰者，肾之府，转摇不能，肾将惫矣。膝者，筋之府，屈伸不能，行则偻附，筋将惫矣。骨者，髓之府，不能久立，行则振掉，骨将惫矣"，阐述了脏腑精气衰惫的姿态：头是精气神明所居之处，头部低垂，无力抬起，两目深陷，呆滞无光，是精气神明衰惫的表现；背与胸相连，是心肺所居之处，后背弯曲，两肩下垂，是心肺宗气衰惫的表现；腰为肾之府，腰酸软疼痛不能转动，是肾精衰惫的表现；膝为筋腱聚会之处，两膝屈伸不利，行则俯身扶物，是筋衰惫的表现；骨为藏髓之处，不能久立，行则振摇不稳，是髓不养骨，骨衰惫的表现。以上衰惫姿态皆是脏腑精气虚衰的表现，多属病情较重，预后不良。

【古代文献】

一、望诊的原理与意义

《灵枢·邪气脏腑病形》：十二经脉，三百六十五络，其血气皆上于面而走空窍。

《灵枢·本脏》：视其外应，以知其内脏，则知所病矣。

《灵枢·经脉》：唇舌者，肌肉之本也。脉不荣则肌肉软，肌肉软则舌萎人中满。

《灵枢·肠胃》：唇至齿，长九分，广二寸半；齿以后至会厌，深三寸半，大容五合；舌重十两，长七寸，广二寸半；舌重十两，长七寸，广二寸半；咽门重十两，广一寸半，至胃长一尺六寸，胃纡曲屈，伸之，长二尺六寸，大一尺五寸，径五寸，大容三斗五升。

《医方类聚·五脏门·五脏内外所因证治》：人身之有形于外者，必有诸内，故五脏之受病于内，而发于外者，必见之眼、耳、鼻、舌、口、牙之间。

《四诊抉微·凡例》：四诊为岐黄之首务，而望尤为切紧。

二、望诊的方法与注意事项

《望诊遵经·望舌诊法提纲》：舌本在下，舌尖在上，舌中为内，舌边为外。左病者应在左，右病者应在右。

《笔花医镜·望舌色》：舌者心之窍，凡病俱现于舌，能辨其色，证自显然。舌尖主心，舌中主脾胃，舌边主肝胆，舌根主肾。

三、望神

《素问·移精变气论》：得神者昌，失神者亡。

《素问·六节藏象论》：天食人以五气，地食人以五味。五气入鼻，藏于心肺，上使五色修明，音声能彰。五味入口，藏于肠胃，味有所藏，以养五气，气和而生，津液相成，神乃自生。

《素问·灵兰秘典论》：心者，君主之官，神明出焉。

《素问·六节藏象论》：心者，生之本，神之变也。

《素问·天元纪大论》：玄生神。

《素问·五常政大论》：根于中者，命曰神机，神去则机息。

《素问·八正神明论》：血气者，人之神。

《素问·补遗·本病论》：人神失守，神光不聚，邪鬼干人，致有夭亡。

《灵枢·五色》：积神于心，以知往今。

《灵枢·平人绝谷境》：故神者，水谷之精气也。

《灵枢·本神》：生之来谓之精，两精相搏谓之神。

《灵枢·本神》：是故怵惕思虑者则伤神，神伤则恐惧流淫而不止。因悲哀动中者，竭绝而失生。喜乐者，神惮散而不藏。愁忧者，气闭塞而不行。盛怒者，迷惑而不治。恐惧者，神荡惮而不收。

《灵枢·大惑论》：目者，五脏六腑之精也，营卫魂魄之所常营也，神气之所生也……目者，心之使也。心者，神之舍也，故神精乱而不转。

《灵枢·天年》：何者为神？岐伯曰：血气已和，营卫已通，五脏已成，神气舍心，魂魄毕具，乃成为人。

《灵枢·邪气脏腑病形》：色脉形肉，不得相失也。故知一则为工，知二则为神，知三则神且明矣。

《灵枢·邪客》：心者五脏六腑之大主也，精神之所舍也。

《灵枢·小针解》：神者，正气也，客者邪气也。

《景岳全书·传忠录·神气存亡论》：善乎神之为义，此死生之本，不可不察也……以形症言之，则目光精彩，言语清亮，神思不乱，肌肉不削，气息如常，大小便不脱，若此者，虽其脉有可疑，尚无足虑，以其形之神在也。若目暗睛迷，形羸色败，喘急异常，泄泻不止，或通身大肉已脱……或一时卒倒，即眼闭口开，手撒遗尿。若此者，虽其脉无凶候，必死无疑，以其形之神去也。

《类经·脉色类》：视目之精明，诊神气也。

精明见于目，五色显于面，皆五气之精华也……五脏六腑之精气，皆上注于目 而为之精，故精聚则神全；若微颠倒错乱，是精衰而神散矣，岂久安之兆哉？

《医门法律·望色论》：人之五官百骸，赅而存者，神居之耳。色者，神之旗也。神旺则色旺，神衰则色衰，神藏则色藏，神露则色露。

《石室秘录·六论气色》：色暗而神存，虽重病亦生；色明而神夺，虽无病亦死。

《慎斋遗书·二十六字元机》：目者，一身之精华所萃，色藏于内而发见于外，有神则精明光彩，黑白如常。实则阳光灿烂，虚则阴翳朦胧。若失其神，则昏昧不明，远近不辨。

《图书编·脏腑绪论》：人之神发于目，寤则栖心，寐则栖肾。

《察舌辨症新法·看舌八法》：一看苔色，二看舌质（质亦有色，又有大小湿热之症，舌质胀大满口，边有齿印，血热之证质色紫），三看舌尖（白苔满舌，尖有红刺，勿用温燥之药），四看舌心（四边有苔，中无，或中有直裂，或有直槽或横裂），五看润燥（以手摸之，或滑润或燥刺棘手，有看似润而摸之燥者，有看似燥而摸之滑者），六看舌边（苔色与边齐否），七看舌根（根后有无苔色接续，有无大肉瘤），八看变换（观其变与不变）。

《医原·望病须察神气论》：夫人之神气，栖于两目，而历乎百体，尤必统百体察之。察其清浊，以辨燥湿；察其动静，以辨阴阳；察其有无，以决生死。如是而望始备，而望始神……不论何色，均要有神气。神气云者，有光有体是也。光者，外面明朗；体者，里面润泽。光无形，主阳主气。体有象，主阴主血。气血无乖，阴阳不争，自然光体具备。经云……如以缟裹……盖以平人五脏既和，其色禀胃气而出于皮毛之间。胃气色黄，皮毛色白，精气内含，宝光外发，既不浮露，又不混蒙，故曰如缟裹……即重有神气之义。盖有神气者，有胃气者也。

《伤寒广要·察目》：凡目睛明能识见者，可治；睛昏不识人，或反目上视，或瞪目直视，或目睛正圆，或戴眼反折，或眼胞陷下者，皆不治也。

《重订通俗伤寒论·伤寒诊法》：《内经》云：五脏六腑之精皆上注于目。目系则上入于脑，脑为髓海，髓之精为瞳子。凡病至危，必察两目，视其目色以知病之存亡也……凡目有眵、有泪、精采内含者，为有神气，凡病多吉；无眵无泪，白珠色蓝，乌珠色滞，精采内夺，及浮光外露者，皆为无神气，凡病多凶。凡目睛正圆，及目斜视、上视、目瞪、目陷，此为神已去，病必不治。

四、望色

《素问·脉要精微论》：夫精明五色者，气之华也。赤欲如白裹朱，不欲如赭；白欲如鹅羽，不欲如盐；青欲如苍璧之泽，不欲如蓝；黄欲如罗裹雄黄，不欲如黄土；黑欲如重漆色，不欲如地苍（一作炭色。）五色精微象见矣，其寿不久也。

《素问·五脏生成》：五色微诊，可以目察。能合色脉，可以万全。

《素问·五脏生成》：色味当五脏，白当肺辛，赤当辛苦，青当肝酸，黄当脾甘，黑当肾碱。故白当皮，赤当脉，青当筋，黄当肉，黑当骨。

《素问·五脏生成》：五脏之气，故色见青如草兹者死，黄如枳实者死，黑如炱者死，赤如衃血者死，白如枯骨者死，此五色之见死也。青如翠羽者生，赤如鸡冠者生，黄如蟹腹者生，白如豕膏者生，黑如乌羽者生，此五色之见生也。生于心，如以缟裹朱；生于肺，如以缟裹红；生于肝，如以缟裹绀；生于脾，如以缟裹栝楼实；生于肾，如以缟裹紫。此五脏所生之外荣也。

《素问·五脏生成》：凡相五色之奇脉，面黄目青，面黄目赤，面黄目白，面黄目黑者，皆不死也。面青目赤，面赤目白，面青目黑，面黑目白，面赤目青，皆死也。

《素问·刺热论》肝热病者，左颊先赤；心热病者，颜先赤；脾热病者，鼻先赤；肺热病者，右颊先赤；肾热病者，颐先赤。病虽未发，见赤色者刺之，名曰治未病。

《素问·痿论》：肺热者，色白而毛败；心热者，色赤而络脉溢；肝热者，色苍而爪枯；脾热者，色黄而肉蠕动；肾热者，色黑而齿槁。

《素问·阴阳应象大论》：善诊者，察色按脉，先别阴阳。审清浊而知部分；视喘息，听音声而知所苦；观权衡规矩而知病所主；按尺寸，观浮沉滑涩而知病所生。

《素问·移精变气论》：帝曰：愿闻要道。岐伯曰：治之要极，无失色脉，用之不惑，治之大则……帝曰：善。余欲临病人，观死生，决嫌疑，欲知其要，如日月光，可得闻乎？岐伯曰：色脉者，上帝之所贵也，先师之所传也。上古使僦贷季，理色脉而通神明，合之金木水火土、四时、八风、六合，不离其常，变化相移，以观其妙，以知其要，欲知其要，则色脉是矣。色以应日，脉以应月，常求其要，则其要也。夫色之变化以应四时之脉。此上帝之所贵，以合于神明也。所以远死而近生，生道以长，命曰圣王。

《灵枢·邪气脏腑病形》：黄帝问于岐伯曰：余闻之，见其色，知其病，命曰明……答曰：夫色脉与尺之相应也，如桴鼓影响之相应也，不得相失也，此亦本末根叶之出候也，故根死则叶枯矣。色脉形肉，不得相失也。故知一则为工，知二则为神，知三则神且明矣。

《灵枢·邪气脏腑病形》：正邪之中人也，微，先见于色，不知于身，若有若无，若亡若存，有形无形，莫知其情。

《灵枢·五色》：五色之见也，各出其色部。部骨陷者，必不免于病矣。其色部乘袭者，虽病甚，不死矣。

察色以言其时……审察泽夭，谓之良工。

沉浊为内，浮泽为外。黄赤为风，青黑为痛，白为寒，黄而膏润为脓，赤甚者为血痛，甚为挛，寒甚为皮不仁。五色各见其部，察其浮沉，以知浅深；察其泽夭，以观成败；察其散抟，以知远近；视色上下，以知病处；积神于心，以知往今。

其色粗以明，沉夭者为甚，其色上行者，病益甚；其色下行，如云彻散者，病方已。五色各有脏部，有外部有内部也。色从外部走内部者，其病从外走内；其色从内走外者，其病从内走外。病生于内者，先治其阴，后治其阳，反者益甚。其病生于阳者，先治其外，后治其内，反者益甚。

《灵枢·卫气失常》：黄帝问于伯高曰：何以知皮肉、气血、筋骨之病也？伯高曰：色起两眉薄泽者，病在皮；唇色青黄赤白黑者，病在肌肉；营气濡然者，病在血气；目色青黄赤白黑者，病在筋；耳焦枯受尘垢，病在骨。

《难经·六十一难》：经言，望而知之谓之神……何谓也？然：望而知之者，望见其五色，以知其病。

《千金翼方·色脉·诊气色法第一》：夫为医者，虽善于脉候，而不知察于气色者，终为未尽要妙也。故曰上医察色，次医听声，下医脉候。

《河间六书·察色论》：青赤见于春，赤黄见于夏，黄白见于长夏，白黑见于秋，黑青见于冬，是谓五脏之生者，以五行之相继也。得肝脉色见青白，心脉色见赤黑，脾脉色见黄青，肺脉色见白赤，肾脉色见黑黄，是谓真脏之见者，以五行之相克也。若乃肺风而眉白，心风而口赤，肝风而目青，脾风而鼻黄，肾风而肌黑，以风善行数变故尔。肝热而左颊赤，肺热而右颊赤，心热而颜赤，脾热而鼻赤，肾热而颐赤，以诸热皆数火故尔。以至青黑为痛，黄赤为热，青白为寒，以九气不同故尔。鼻青为腹水，黑为水气，白为无血，黄为胸寒，赤为有风，鲜明为留饮，而五色取决于此故尔。然审病者又皆以真脾之为本，盖真脾之黄，是谓夭之气，五色又明，病虽久而面黄必生者，以其真气外荣也。此数者虽皆成法，然自非心清见晓于冥冥，不能至于此。故五色微诊而以目察尤难。

《丹溪心法·能合色脉可以万全》：盖有诸内者形诸外。苟不以相参而断其病邪之逆顺，不可得也。为工者深烛厥理，故望其五色，以青黄赤白黑，以合于五脏之脉，穷其应与不应；切其五脉，急大缓涩沉，以合其五脏之色，顺与不顺。诚能察其精微之色，诊其微妙之脉，内外相参而治之，则万举万全之功，可坐而致矣。

《望色启微·望色论》：五脏虽隐于中，望之不见，然而传之为窍，发之为荣，列之为部分，分之为五官，此皆在外者也。在外者，望之可见，譬之草木，观其叶即可以知其根，观其华即可以知其实。

《望诊遵经·望色先知平人》：凡欲知病色，必先知平色。盖平人之色，不浮不沉，不清不浊，不微不甚，不散不抟，光明润泽，血华其色也。

光明者，神气之著；润泽者，精血之充。

《望诊遵经·望色常宜定静》：气色之道精深，不容率意！若乃晨昏昧昧，楼阁葱茏，或敷脂粉兮，污其颜色，或居帷幔兮，蔽其形容，慢言三折其肱，揣摩弗确，即使十全之技，看视无从。却愁仓卒又持灯，尤恐奔波多乱目，俗医治病，还道这气色朦胧，无甚差错。咦，纵然仿佛分虚实，只在依稀想象中。

《望诊遵经·色以润泽为本》：光明润泽者，气也；青赤黄白黑者，色也。有气不患无色，有色不可无气也。合而言之，而气色之见不可离，分论之，而气色之辨不可混，气至色不至者生，色至气不至者死。

《望诊遵经·相气十法提纲》：大凡望诊，先分部位，后观气色。欲识五色之精微，当知十法之纲领。十法者，浮沉清浊微甚散抟泽夭是也。何谓浮沉？色显于皮肤间者，谓之浮；隐于皮肤内者，谓之沉。浮者，病在表；沉者，病在里。初浮而后沉者，病自表而之里，初沉而后浮者，病自里而之表，此以浮沉分表里也。何谓清浊？清者清明，其色舒也；浊者浊暗，其色惨也。清者病在阳，浊者病在阴。自清而浊，阳病入阴；自浊而清，阴病转阳。此以清浊分阴阳也。何谓微甚？色浅淡者谓之微，色深浓者谓之甚。微者正气虚，甚者邪气实。自微而甚，则先虚而后实；自甚而微，则先实而后虚。此以微甚分虚实也。何谓散抟？散者疏离，其色开也；抟者壅滞，其色闭也。散者病近将解，抟者病久渐聚。先抟而后散者，病虽久而将解；先散而后抟者，病虽近而渐聚。此以散抟分久近也。何谓泽夭？气色滋润谓之泽，气色枯槁谓之夭。泽者主生，夭者主死。将夭而渐泽者，精神复盛；先泽而渐夭者，血气益衰。此以泽夭分成败也。盖十法者，辨其色之气也；五色者，辨其气之色也。气者色之变，色者气之常，气因色而其理始明，色因气而其义乃著。气也色也，分言之，则精微之道显；合观之，则病症之变彰。此气色之提纲也。

《石室秘录·论气色》：有病必须察色，察色必须观面，而各有部位，不可不知。面之上两眉心，候肺也。如色红则火，色青则风，色黄则湿，色黑则痛，色白则寒也……五色之见，各出于本部，可照五色以断病，一如肺经法断之，无不神验。但其中有生有克。如青者而有黄色，则木克土矣；红者而有黑色，则水克火矣；黄者而有红色，则火生土矣。黑者而有白色，则金生水矣。克者死，生者生也……然其中有从内出外，有从外入内；从内出外者，病欲解而不欲藏；从外入内者，病欲深而不欲散，欲解者病轻，欲深者病重也。

内外何以别之？色之沉而浊者为内，色之浮而泽者为外也。五色既见于部位。必细察其浮沉，以知其病之浅深焉；细审其枯润，以观其病之生死焉；细辨其聚散，以知其病之远近焉；细观其上下，而知其病之脏腑焉。其间之更妙者，在察五色之有神无神而已。色暗而神存，虽重病亦生；色明而神夺，虽无病亦死。

《医门法律·一明望色之法·望色论》：色者神之旗也，神旺则色旺；神衰则色衰；神藏则色藏，神露则色露。

《医碥·望色》：五色之中，青黑黯惨，无论病之新久，总属阳气不振。唯黄色见于面目，而明润者，皆为向愈之候也。

《四诊抉微·望诊》：色与气固不可须臾离也。然而外露者不如内含，内含则气藏，外露则气泄。

《形色外诊简摩·五色吉凶通义篇》：夫五色有光，明亮是也；五色有体，润泽是也。光者无形，为阳主气；体者有象，为阴主血。气血俱亡，其色沉晦，经所谓草兹、枳实、炱、衃血、枯骨五者是也。气血尚存，其色光明润泽，经所谓翠羽、鸡冠、蟹腹、豕膏、乌羽五者是也。然此五色虽为可生，终属一脏独亢，病也，非平也。平人五脏既和，其一脏之色，必待其王而始荣于外，其荣于外也，禀胃气而出于皮毛之间，胃气色黄，皮毛色白，故云如缟裹。如缟裹者，朦胧光泽，虽有形影，犹未灿然，内因气血无乖，阴阳不争，五脏无偏胜故也。苟或不然，五脏衰败，其见色也，昔之朦胧者，一变而为独亢；昔之光明者，一变而为沉浊；昔之润泽者，一变而为枯槁；甚至沉浊枯槁，合而为夭，是光体俱无，阴阳气血俱绝矣。不死又何待乎！

《诊家直诀·外诊撮要》：凡察面色，以初见而乍视之为准，又须兼正面、侧面并看之。须知粗老与枯燥不同，明润与浮焰不同。大抵面色不怕浓浊，而怕天薄，不怕满面，而怕一线。

《证治准绳·伤寒·察色要略》：凡看伤寒，必先察其色。《内经》曰：声合五音，色合五行，声色符同，然后可以知五脏之病也。然肝色青，其声呼；肺色白，其声哭；心色赤，其声笑；脾色黄，其声歌；肾色黑，其声呻。且夫四时之色，相生则吉，而相克则凶。如青赤见于春，赤黄见于夏，黄白见于长夏，白黑见于秋，黑青见于冬，此乃相生之色也。若肝病之色青而白，心病之色赤而黑，脾病之色黄而青，肺病之色白而赤，肾病之色黑而黄，此皆五行之相克，为难治矣。且以五脏之热，色见于面者，肝热则左颊先赤，肺热则右颊先赤，心热则颜先赤，脾热则鼻先赤，肾热则颐先赤也。至于面黑者为阴寒，青为风寒，青而黑主风、主寒、主痛，黄而白为湿、为热、为气不调，青而白为风、为气滞、为寒、为痛也。大抵黑气见于面，多凶，为病最重。若黑气暗中明，准头、年寿亮而滋润者生，黑而枯夭者死也。此乃略举其要。《内经》以五色微诊，可以目察。《难经》曰：望而知之谓之神。故色不可不察也。

凡看伤寒，必先察脉色，然后切脉审证参合，以决死生吉凶。夫色有青、黄、赤、白、黑，见于面部皮肤之上；气有如乱丝乱发之状，隐于皮里也。盖五脏有五色，六经有六色，皆见于面，以应五行。相生者吉，相克者凶，滋荣者生，枯夭者死。自准头、年寿、命宫、法令、人中皆有气色，其滋润而明亮者吉，黯而枯燥者凶也。又当分四时生克之理而通察之。兹略具五气伤寒之要者列于下，以便览焉。

青色属木，主风、主寒、主痛，乃足厥阴肝经之色也。凡面青唇青者，阴极也。若舌卷囊缩者，宜急温之。如夹阴伤寒，小腹痛，则面青也。《内经》曰：青如翠羽者生，青如草兹者死。青而黑，青而红相生者生，如青白而枯燥者相克乃死也。脾病见青气，多难治。

色属火，主热，乃手少阴心经之色，在伤寒见之而有三阳一阴之分也。如足太阳属水，寒则本黑，热则红也。经曰：面色缘缘正赤者，阳气佛郁在表，汗不彻故也，当发其汗。若脉浮数，表热，汗不出者，面色红赤而光彩。经言阳明病面合赤色者，不可攻之。合者通也，谓表邪未解不可攻里也。若阳明内实，恶热不恶寒，或蒸蒸发热，或日晡潮热、大便秘结、谵语面赤者，此实热在里，可攻之也。如表里俱热，口燥舌干，饮水，脉洪面赤，里未实者，且未可下，宜人参白虎汤和之也。如少阳经病，热在半表半里，面红脉弦者，宜小柴胡汤和之，不可下也。经言少阴病下利清谷，里寒外热，面赤者，四逆汤加葱白主之。此阴寒内极，逼其浮火上行于面，故发赤色，非热也。若不察仔细，误投寒凉之剂即死，可不谨哉！又夹阴伤寒，虚阳泛上者，亦面赤也。但足冷脉沉者，是又烦躁。面赤足冷脉沉不能饮水者，此阴极也，宜温之。若久病虚人午后面两颊颧赤者，此阴火也，不可作伤寒治之。然三阳之气皆会于头额，其从额上至巅顶络脑后者，太阳也；从额至鼻下于面者，阳明也；从头角下耳中耳之前后者，少阳也。但有红气或赤肿者，以此部分别之。盖大头伤寒证，正要知此部分可也。《内经》曰：心热则颜先赤，脾热则鼻先赤，肝热则左颊先赤，肺热则右颊先赤，肾热则颐先赤。若赤而青，赤而黄，为相生则吉。如赤而黑，为相克，则凶。经言赤如鸡冠者生，如衃血者死。盖准头、印堂有赤气枯夭者死，明润者生也。如肺病见赤气者，则难治。

黄色属土，主湿，乃足太阴脾经之色。黄如橘子明者，热也，黄如熏黄而黯者，湿也。凡黄而白，黄而红，相生则吉，若黄而青，相克者，则凶也。《内经》曰：黄如蟹膏者生，黄如枳实者死。若准头、年寿、印堂有黄气明润者，病退而有喜兆也；若枯燥而夭者死。凡病欲愈，目眦黄也。长夏见黄白则吉，若黄青则凶也。

白色属肺金，主气血不足也，乃手太阴肺经之色。肝病见之难治。《内经》曰：白如豕膏者生，白如枯骨者死。凡印堂、年寿白而枯夭者凶，白而光润者吉。若白而黑，白而黄相生吉也；若白而赤，相克则凶矣。凡伤寒面白无神者，发汗过多，或脱血所致也。

黑色属水，主寒、主痛，乃足少阴肾经之色也。凡黑而白，黑而青，相生则吉；若黑而黄，相克则凶。《内经》曰：黑如乌羽者生，黑如炲者死。若准头、年寿、印堂黑气枯夭者死，黑中明润者生也。黑气自鱼尾相牵入太阴者死。黑气自法令、人中入口者死。耳、目、口、鼻黑气枯夭者死。凡面、准头、命宫明润者生，枯暗者死。若心病见黑气在头者死。华佗曰：凡病人面色相等者吉，不相等者凶。如面青目白，面赤目青，面黄目青，面赤目白，面白目黑，面黑目白，面白目青，皆为不相等，故曰凶也。相等者，面目俱青，俱红之类也。

《万氏秘传片玉心书·惊风》：急症惊风面赤青，目多直视不回睛。手足搐搦牙关紧，只怕昏昏再不醒……面色黄白神气弱，昏睡眼闭口不合。口鼻气冷手足冷，慢惊搐搦时时作。

《万氏秘传片玉心书·吐泻》：吐泻之病面皮黄，有寒有热有食伤。面红热渴难调理，手足寒时急补阳。

《万氏秘传片玉心书·小儿疟疾》：疟疾之色多黄黑，病至作寒又作热，早疟日来容易退，晚疟间日治宜急。

《万氏秘传片玉心书·疳痨》：面色黄白是疳痨，肚大颈细头发焦，折乳伤食大病后，只怕时时热来潮。

《万氏秘传片玉心书·伤食》：伤食发热面赤红，恶心腹胀痛时攻，露身怕热不思食，症与伤寒大不同。

《万氏秘传片玉心书·活幼指南赋》：欲观气色，先分部位，左颊兮青龙属肝，右颊兮白虎属肺。天庭高而离阳心火，地角低而坎阴肾水。鼻在面中，脾通土气。观乎色之所现，知其病之所起。

凡观乎外，可知其内。红色现而热蒸；青色露而惊悸。如煤之黑兮，中恶之因。似橘之黄兮，脾虚之谓。白乃疳痨；紫为热极。青遮口角，扁鹊难医；黑掩太阳，卢医莫治。年寿赤光兮，多生脓血；山根青色兮，频见灾危。能察色以知由，岂按图而索骥。

《万氏秘传片玉心书·观形察色总论》：凡看小儿疾病，先观形色，而切脉次之。盖面部气色，总见五位青色者，惊积不散，欲发风候；五位红色者，痰积壅盛，惊悸不宁；五位黄色者，食积癥伤，疳候痞癖；五位白色者，肺气不实，滑泄吐痢；五位黑色者，脏腑欲绝，为疾危恶。面青眼青肝之病，面赤心之病，面白肺之病，面黄脾之病，面黑肾之病。

《万氏秘传片玉心书·黄疸门》：凡小儿身皮目皆黄者，黄病。身痛背强，大小便涩，一身面目指爪俱皆黄，小便如屋漏尘水色，着物皆黄，渴者，难治，此黄疸也……如面黄腹大，吐食而渴者，脾疳也，集圣丸主之。

《医门法律·望色论》：色之善者，青如翠羽，赤如鸡冠，黄如蟹腹，白如豕膏，黑如乌羽；色之恶者，青如草兹，赤如衃血，黄如枳实，黑如炱，白如枯骨。五脏有精华则色善，无精华则色恶，初非以青黑为大忌也。未病先见恶色，病必恶……寒多则凝涩，凝涩则青黑。热多则淖泽，淖泽则黄赤。《内经》谓此皆无病，何反怪之耶？然而察色之法，亦有其传。岐伯谓生于心，如以缟裹朱；生于肺，如以缟裹红；生于肝，如以缟裹绀；生于脾，如以缟裹黄；生于肾，如以缟裹紫。缟，素白也，加于朱、红、绀、黄、紫之上，其内色耀映于外，若隐若见，面色由肌内而透于外，何以异此？所以察色之妙，全在察神。血以养气，气以养神，病则交病。失睡之人，神有饥色。丧亡之子，神有呆色，气索自神失所养耳。

《医门法律·合色脉论》：合色脉之法，圣神所首重，治病之权舆也。色者，目之所见；脉者，手之所持，而合之于非目非手之间，总以灵心为质。《内经》云：上古使僦贷季，理色脉而通神明，合之金木水火土、四时、八风、六合，不离其常。是则脉色之要，可通神明。直以之下合五行休王，上副四时往来，六合之间，八风鼓坼，不离常候。咸可推其变化而前知，况人身病机乎？又云：色之变化，以应四时之脉，此上帝之所贵，以合于神明也。所以远死而近生，是色之变化于精明之间者，合之四时之脉，辨其臧否，早已得生死之征兆，故能常远于死而近于生也。常远于死而近于生，宁不足贵乎？其谓善诊者，察色按脉，先别阴阳，审清浊而知部分，视喘息、听音声而知所苦，观权衡规矩，按尺寸，观浮沉滑涩而知病所生。是出色脉以参合于视息听声，相时而求病所生之高下中外矣。

《医宗金鉴·四诊心法要诀》：五色相兼合化，不可胜数，而其大要，则相生之顺色有五，相克之逆色亦有五：青属木化，赤属火化，黄属土化，白属金化，黑属水化，此五行所化之常色也。木火同化，火土同化，土金同化，金水同化，水木同化，金木兼化，木土兼化，土水兼化，水火兼化，火金兼化，此五行所化之变色也。如青赤合化，红而兼青之色。如赤黄合化，红而兼黄之色。如黄白合化，黄而兼白，淡黄之色。如白黑合化，黑而兼白，淡黑之色。如黑青合化，黑而兼青，深碧之色。皆相生变色，为病之顺也。如白青兼化，青而兼白，浅碧之色。如赤白兼化，白而兼赤之红色。如青黄兼化，青而兼黄之绿色。如黑赤兼化，黑而兼赤之紫色。如黄黑兼化，黄而兼黑之黧色。皆相克变色，为病之逆也。医能识此，则可推五脏主病、兼病，吉凶变化之情矣。

五脏之色，随五形之人而见，百岁不变，故为主色也。四时之色，随四时加临，推迁不常，故为客色也。春气通肝，其色当青；夏气通心，其色当赤；秋气通肺，其色当白；冬气通肾，其色当黑；长夏四季之气通脾，其色当黄，此四时常则之色也。主色者，人之脏气之所生也。客色者，岁气加临之所化也。夫岁气胜人气为顺，故曰客胜主为善。人气胜岁气为逆，故曰主胜客为恶。凡所谓胜者，当青反白，当赤反黑，当白反赤，当黑反黄，当黄反青之谓也。

青、黄、赤、白、黑，显然彰于皮之外者五色也，隐然含于皮之中者五气也。内光灼灼若动，从纹路中映出，外泽如玉，不浮光油亮者，则为气色并至，相生无病之容状也。若外见五色，内无含映，则为有色无气。经曰：色至气不至者死。凡四时、五脏、五部、五官百病，见之皆死，故虽不病，命必倾也。若外色浅淡不泽，而内含光气映出，则为有气无色。经曰：气至色不至者生。凡四时、五脏、五部、五官百病，见之皆生，故虽病困而不凶也。

如白罗裹雄黄，映出黄中透红之色，是脾之气色并至之容状也。如白罗裹浅红，映出浅红罩白之色，是肺之气色并至之容状也。如白罗裹朱砂，映出深红正赤之色，是心之气色并至之容状也。如白罗裹黑赤，映出黑中透赤，紫艳之色，是肾之气色并至之容状也。如白罗裹蓝赤，映出蓝中扬红，石青之色，是肝之气色并至之容状也。

……经曰：赤欲如白裹朱，即正赤色，生红色也。不欲如衃赭，即死血、赭石之色，死红色也。重漆，光润紫色也。炱，地上苍枯黑土也。经曰：黑欲如重漆，即光润紫色，生黑色也。不欲如炱，即枯黑土色，死黑色也。白羽，白鹅羽也。枯，枯骨也。盐，食盐也。经曰：白欲如鹅羽，即白而光泽如鹅羽之色，生白色也。不欲如枯盐，即枯骨、食盐之色，死白色也。经曰：黄欲如罗裹雄黄，即黄中透红之色，生黄色也。不欲如黄土，即枯黄土之色，死黄色也。

……本部见本色，浅淡不及，深浓太过者，皆病色也。假如鼻者，脾之部位，见黄本色，则为本经自病，正邪也。若见白色，则为子盗母气，虚邪也。若见赤色，则为母助子气，实邪也。若见青色，则为彼能克我，贼邪也。若见黑色，则为我能克彼，微邪也。所谓按法推类者，谓余脏准按此法而推其类也。

黄赤为阳色，故为病亦阳，所以主风也、热也。青白黑为阴色，故为病亦阴，所以主寒也、痛也。若黑甚，在脉则麻痹，在筋则拘挛。㿠白者，浅淡白色也，主大吐衄、下血、脱血也；若无衄吐下血，则为心不生血，不荣于色。微黑者，浅淡黑色也，主肾病水寒也。痿黄者，浅淡黄色也，主诸虚病也。两颧深红赤色者，主阴火上乘，虚损劳疾也。

善色者，气色并至之好色也，其人于理当不病也。恶色者，沉深滞晦之色也，其人即不病，亦必主凶殃也。

正病正色，为病多顺，病色交错，为病多逆。母乘子顺，子乘母逆。相克逆凶，相生顺吉。

五、望形

《类经》：人之运动，由乎筋力，运动过劳，筋必罢极。

《素问·痿论》：宗筋主束骨而利机关也。

《素问·玉机真脏论》：凡治病，察其形气色泽，脉之盛衰，病之新故，乃治之，无后其时。形气相得，谓之可治；色泽以浮，谓之易已……形气相失，谓之难治；色夭不泽，谓之难已。

《素问·三部九候论》：必先度其形之肥瘦，以调其气之虚实……形气相得者生，参伍不调者病……形肉已脱，九候虽调，犹死。

《素问·经脉别论》：诊病之道，观人勇怯、骨肉、皮肤，能知其情，以为诊法也。

《素问·方盛衰论》：形弱气虚死，形气有余，脉气不足死。脉气有余，形气不足生。

《素问·太阴阳明论》：今脾病不能为胃行其津液，四肢不得禀水谷气，气日以衰，脉道不利，筋骨肌肉，皆无气以生，故不用焉。

《素问·五脏生成》：肝受血而能视，足受血而能步，掌受血而能握，指受血而能摄。

《素问·八正神明论》：故养神者，必知形之肥瘦，荣卫血气之盛衰。

《灵枢·天年》：人生十岁，五脏始定，血气已通，其气在下，故好走；二十岁，血气始盛，肌肉方长，故好趋；三十岁，五脏大定，肌肉坚固，血脉盛满，故好步。

《灵枢·经脉》：人始生，先成精，精成而脑髓生，骨为干，脉为营，筋为刚，肉为墙，皮肤坚而毛发长。

《灵枢·海论》：髓海有余，则轻劲多力。

《灵枢·卫气失常》：何以度知其肥瘦？伯高曰：人有肥、有膏、有肉。黄帝曰：别此奈何？伯高曰：䐃肉坚，皮满者，肥。䐃肉不坚，皮缓者，膏。皮肉不相离者，肉。黄帝曰：身之寒温何如？伯高曰：膏者其肉淖，而粗理者身寒，细理者身热。脂者其肉坚，细理者热，粗理者寒。黄帝曰：其肥瘦大小奈何？伯高曰：膏者，多气而皮纵缓，故能纵腹垂腴。肉者，身体容大。脂者，其身收小。黄帝曰：三者之气血多少何如？伯高曰：膏者多气，多气者热，热者耐寒。肉者多血则充形，充形则平。脂者其血清，气滑少，故不能大。此别于众人者也……众人皮肉脂膏不能相加也，血与气不能相多，故其形不小不大，各自称其身，命曰众人……必先别其三形，血之多少，气之清浊，而后调之，治无失常经。是故膏人纵腹垂腴，肉人者上下容大，脂人者虽脂不能大者。

《灵枢·逆顺肥瘦》：年质壮大，血气充盈，肤革坚固……此肥人也。广肩腋，项肉薄，厚皮而黑色，唇临临然，其血黑以浊，其气涩以迟，其为人也，贪于取与……瘦人者，皮薄色少，肉廉廉然，薄唇轻言，其血清气滑，易脱于气，易损于血……其端正敦厚者，其血气和调……婴儿者，其肉脆，血少气弱。

《灵枢·五变》：肉不坚，腠理疏，则善病风……五脏皆柔弱者，善病消瘅。黄帝曰：何以知五脏之柔弱也？少俞答曰：夫柔弱者，必有刚强，刚强多怒，柔者易伤也。黄帝曰：何以候柔弱之与刚强？少俞答曰：此人薄皮肤而目坚固以深者，长冲直扬，其心刚，刚则多怒，怒则气上逆，胸中蓄积，血气逆留，髋皮充肌，血脉不行，转而为热，热则消肌肤，故为消瘅。此言其人暴刚而肌肉弱者也……小骨弱肉者，善病寒热……粗理而肉不坚者，善病痹。

《灵枢·论勇》：黄色薄皮弱肉者，不胜春之虚风；白色薄皮弱肉者，不胜夏之虚风；青色薄皮弱肉，不胜秋之虚风；赤色薄皮弱肉，不胜冬之虚风也……黑色而皮厚肉坚，固不伤于四时之风。其皮薄而肉不坚，色不一者，长夏至而有虚风者，病矣。其皮厚而肌肉坚者，长夏至而有虚风，不病矣。

《灵枢·阴阳二十五人》：木形之人……其为人苍色，小头，长面，大肩背，直身，小手足，好有才，劳心，少力，多忧劳于事，能春夏不能秋冬，感而病生……火形之人……其为人赤色，广䐃，锐面小头，好肩背髀腹，小手足，行安地，疾心，行摇，肩背肉满，有气，轻财，少信，多虑，见事明，好颜，急心，不寿暴死，能春夏不能秋冬，秋冬感而病生……土形之人……其为人黄色，圆面，大头，美肩背，大腹，美股胫，小手足，多肉，上下相称，行安地，举足浮，安心，好利人，不喜权势，善附人也，能秋冬不能春夏，春夏感而病生……金形之人……其为人方面白色，小头，小肩背，小腹，小手足，如骨发踵外，骨轻，身清廉，急心，静悍，善为吏，能秋冬不能春夏，春夏感而病生……水形之人……其为人黑色，面不平，大头，廉颐，小肩，大腹，动手足，发行摇身，下尻长，背延延然，不敬畏，善欺绐人，戮死，能秋冬不能春夏，春夏感而病生。

《灵枢·阴阳二十五人》：其肥而泽者，血气有余；肥而不泽者，气有余血不足；瘦而无泽者，气血俱不足。审察其形气有余不足而调之，可以知逆顺矣。

《格致余论·治病先观形色然后察脉问症论》：经曰：诊脉之道，观人勇怯、肌肉、皮肤，能知其情，以为诊法也。凡人之形，长不及短，大不及小，肥不及瘦；人之色，白不及黑，嫩不及苍，薄不及厚。而况肥人湿多，瘦人火多；白者肺气虚，黑者肾气足。形色既殊，脏腑亦异。外证虽同，治法迥别。

《类经·针刺类》：形者神之体，神者形之用；无神则形不可活，无形则神无以生。故形之肥瘦，营卫血气之盛衰，皆人神之所赖也。故欲养神者，不可不谨养其形。

《医门法律·先哲格言》：肥人湿多，瘦人火多。湿多肌理纵，外邪易入。火多肌理致，外邪难侵。湿多中缓少内伤，火多中燥多内伤。

《四诊抉微·望诊》：凡人之大体为形，形之所充者气，形胜气者夭，气胜形者寿……肥人多中风，以形厚气虚，难以周流，而多郁滞生痰，痰壅气塞成火，而多暴厥也……瘦人阴虚，血液衰少，相火易亢，故多劳嗽。

形体充大而皮肤宽缓者寿，形体充大而皮肤紧急者夭。形涩而脉滑，形大脉小，形小脉大，形长脉短，形短脉长，形滑脉涩，肥人脉细小，轻虚如丝，羸人脉躁，俱凶。

血实气虚则肥，气实血虚则瘦。肥者能寒不能热，瘦者能热不能寒。

《医宗金鉴·四诊心法要诀上》：形有强弱，肉有脆坚，强者难犯，弱者易干。肥食多痰，最怕如绵。瘦食多火，着骨难全。形气已脱，脉调犹死。形气不足，脉调可医。形盛脉小，少气休治。形衰脉大，多气死期。

《丹溪心法·能合色脉可以万全》：欲知其内者，当以观乎外；诊于外者，斯以知其内。盖有诸内者形诸外。

《杂病源流犀烛·筋骨皮毛发病源流》：筋也者，所以束节络骨，绊肉绷皮，为一身之关纽，利全体之运动者也。

《形色外诊简摩·三人篇》：肉者，身体容大。脂者，其身收小。（此言肥瘦大小。）膏者，多气，多气者热，热者耐寒。肉者，多血则充形，充形则平。脂者，其血清，气滑少，故不能大。（此言气血多少。）此别于众人者也。众人者，皮肉脂膏不能相加也。血与气不能相多，故其形不大不小，自称其身，命曰众人。（推论众人。）故治者，必先别其三形，血之多少，气之清浊，而后调之，无失常经。是故膏人者纵腹垂腴，肉人者上下容大，脂人者虽脂不能大也。

六、望态

《素问·厥论》：愿闻六经脉之厥状病能也。岐伯曰：巨阳之厥，则肿首头重，足不能行，发为眴仆。阳明之厥，则癫疾欲走呼，腹满不得卧，面赤而热，妄见而妄言。少阳之厥，则暴聋，颊肿而热，胁痛，胻不可以运。太阴之厥，则腹满䐜胀，后不利，不欲食，食则呕，不得卧。少阴之厥，则口干溺赤，腹满心痛。厥阴之厥，则少腹肿痛，腹胀，泾溲不利，好卧屈膝，阴缩肿，胻内热。盛则泻之，虚则补之，不盛不虚，以经取之。

少阳厥逆，机关不利，机关不利者，腰不可以行，项不可以顾，发肠痈不可治，惊者死。

手太阳厥逆，耳聋泣出，项不可以顾，腰不可以俯仰，治主病者。

《解围元薮·药病总说》：凡有一般症候，自有一般脉色。辨诊不同，古有形诊、声诊、色诊、脉诊之条。欲观其形貌而诊验吉凶，如头为清明之府，若倾视则神将夺矣；背为胸臆之府，若胸曲肩垂则气将坏矣；腰为肾之府，若转摇不能则神将竭矣；骨为髓之府，若不能久立、行动振掉则骨将败矣；筋络为血之帅，若挛曲不舒则血将枯矣。此为望形之诊也。

《素问·脉要精微论》：头者精明之府，头倾视深，精神将夺矣。背者胸中之府，背曲肩随，府将坏矣。腰者肾之府，转摇不能，肾将惫矣。膝者筋之府，屈伸不能，行则偻附，筋将惫矣。骨者髓之府，不能久立，行则振掉，骨将惫矣。

《素问·痿论》：肾气热，则腰脊不举，骨枯而髓减，发为骨痿。

《素问·评热病论》：诸水病者，故不得卧，卧则惊，惊则咳甚也。

《素问·逆调论》：夫不得卧，卧则喘者，是水气之客也。

《灵枢·热病》：偏枯，身偏不用而痛，言不变，志不乱，病在分腠之间……痱之为病也，身无痛者，四肢不收……热而痓者死，腰折，瘛疭，齿噤齘也。

《灵枢·寒热病》：骨痹，举节不用而痛，汗注烦心……

《医学入门·观形察色》：谦体即知腰内苦，攒眉头痛与头眩。手不举兮肩背痛，步行艰苦脚间疼。又手按胸胸内痛，按中脐腹痛相连。但起不眠痰夹热，贪眠虚冷使之然。面壁身蜷多是冷，仰身舒挺热相煎。

《证治准绳·总例·察身》：凡病人身轻，自能转侧者，易治；若身体沉重，不能转侧者，则难治也。盖阴证则身重，必足冷而蜷卧，恶寒，常好向壁卧，闭目不欲向明，懒见人也。又阴毒身如被杖之疼，身重如山而不能转侧也。又中湿、风湿，皆主身重疼痛，不可转侧，要当辨之。大抵阳证身轻而手足和暖，开目而欲见人，为可治。若头重视深，此天柱骨倒，而元气败也。凡伤寒传变，循衣摸床，两手撮空，此神去而魄乱也。

《望诊遵经·诊坐望法提纲》：稽之于古，则谓坐而仰者肺实，实则胸盈仰息；坐而伏者肺虚，虚则伏而短气；又手冒心者，汗后血虚；以手护腹者，里实心痛。其坐而下一脚者，腰痛之貌；坐而掉两手者，烦躁之容。但坐不得眠，眠则气逆者，咳嗽肺胀；但眠不耐坐，坐则昏沉者，血夺气虚……转侧不能者，痿痹之状；坐卧不定者，烦躁之形。

《望诊遵经·诊卧望法提纲》：腰痛左卧，蜷左足而痛减者，病在左肾；右卧，蜷右足而痛减者，病在右肾……病在肺之左者宜于左，病在肺之右者宜于右。其肺痈生于左者，右卧则更痛，生于右者，左卧则更痛。其水病左半着床，则左半愈肿，右半着床，则右半愈肿。

第三节　局部望诊

局部望诊是在全身望诊的基础上，根据病情和诊断的需要，对患者的某些局部进行深入、细致的观察，以测知病情的一种诊察方法。局部望诊较之全身望诊，对病证的性质及部位的判断更加具体、明确。局部望诊时，首先要树立中医的整体观念，明确人是一个有机整体，人体各脏腑组织之间在结构上不可分割，在功能上互相协调，在病理上互为影响。全身的病变可反映于相应的局部，局部的病变也可影响至全身，故观察局部的异常变化，既可诊断局部相应具体疾病，也有助于了解整体的病变。

局部望诊的内容，包括望头面、五官、躯体、二阴及皮肤等。

一、望头面

望头面主要观察头部的形态、囟门、面部和头发的状况。

（一）望头

头为精明之府，为元神所居，其内藏脑髓，"脑为髓之海"，髓为肾精所化。另外，人的意识、记忆力、智力等精神活动也与脑有联系，故称"脑为元神之府"。十二经脉及奇经八脉都直接或间接与头有联系，手足三阳经、督脉、阳维脉、阳跷脉皆上行于头，故曰"头为诸阳之会"。足厥阴肝经达头顶，任脉、冲脉亦上行于头，故脏腑精气皆上荣于头部。因此，头与脑肾关系密切，能反映经脉及其相应脏腑的病变，也能反映人体部分精神活动。望头部，包括望头形、动态及囟门。

1. 头形　主要观察头的大小、外形和动态。头形的大小可以通过头围来衡量，测量时用卷尺从双眉上方，通过枕骨粗隆绕头一周。一般新生儿约34cm，6个月时约42cm，1周岁时约45cm，2周岁时约47cm，3周岁时约48.5cm，5岁以后接近成人。如果新生儿头围小于32cm，或3岁后仍小于45cm则为头形过小；如果新生儿头围大于37cm，则为头形过大。头围是测量脑和颅骨的重要指标，也可用来判断婴儿的某些脑部疾病。头形异常包括头颅过大、过小及畸形。

（1）头大：头颅增大，颅缝开裂，颜面较小，智力低下者，多因先天不足，肾精亏损，水液停聚于脑所致。

（2）头小：头颅狭小，头顶尖圆，颅缝早合，智力低下者，多因肾精不足，颅骨发育不良所致。

（3）方颅：前额左右突出，头顶平坦，颅呈方形，多因肾精不足或脾胃虚弱，颅骨发育不良所致，多见于佝偻病患儿。

2. 动态

（1）头摇：即头颅不自觉地摇动而不能自制者，俗称"摇头风"。无论成人还是小儿，多见于肝风内动之兆。肝阳化风、虚风内动均可见。《医学准绳六要》云："头摇属风属火，年高病后辛苦人多属虚。"

（2）头倾：即头倾斜低垂，无力抬举者。其多因中气虚衰或肾精亏损所致，属脏气虚衰之严重表现。《素问·脉要精微论》云："头倾视深，精神将夺矣。"

3. 囟门　囟门是婴幼儿颅骨接合处尚未完全闭合所形成的骨间隙，有前囟、后囟之分。后囟呈三角形，在出生后2～4个月内闭合；前囟位于顶骨与额骨之间，呈菱形，在出生后12～18个月内闭合，是临床观察的主要部位。

（1）囟填：即囟门突起，多属实证。其多因热邪炽盛、火毒上攻，或颅内水液停聚，或脑髓有病所致。小儿哭泣时囟门可暂时稍微突起，安静后即恢复正常。

（2）囟陷：即囟门凹陷，多属虚证。多因吐泻伤津，气血不足和先天肾精亏虚，脑髓失充所致。但6个月以内的婴儿囟门微陷属正常。

（3）解颅：即囟门迟闭，骨缝不合，也称"囟解""囟开不合"。其为先天禀赋不足，肾精亏虚，或后天脾胃失调，生化无源，骨骼失养的表现，多见于佝偻病患儿，常兼有"五迟"（立迟、行迟、发迟、齿迟、语迟）、"五软"（头项软、口软、手软、足软、肌肉软）等表现。《幼幼集成》云："解颅者……是由禀气不足，先天肾元大亏。肾主脑髓，肾亏则脑髓不足，故颅为之开解。"《小儿卫生总论微论方》曰："囟门者系于脾胃。"

（二）望发

肾之华在发，发为血之余。头发的生长与肾气和精血的盛衰关系密切，故望发可推测肾气盛衰和精血的盈亏。望发时应注意头发的色泽、质地、分布及有无脱落脱。我国正常人的头发表现为色黑柔软，稠密润泽，分布均匀，少有脱发。这是肾气充盛，精血充足的表现。由于先天禀赋和体质的差异，头发的颜色有深浅之分，分布也稍有疏密之别。老年白发属自然衰老现象，个别青少年白发不伴其他病变症状者，俗称"少白头"，多因先天禀赋所致，不宜作病论。

1. 色质　发黄干枯，稀疏易落，多属肾虚或精血不足，可见于大病后或慢性虚损患者。小儿头发稀疏黄软，生长迟缓，多因先天不足，肾精亏损所致；小儿发结如穗，枯黄无泽，兼面黄肌瘦，腹大便溏者，常见于疳积病。发白，若伴有耳鸣、腰酸等症者，属肾虚；伴有失眠健忘等症者，为劳神伤血所致；短时间内须发大量变白，伴情志抑郁，心烦易怒者，为肝郁气滞。

2. 脱发　头发稀疏易脱，兼腰酸耳鸣，舌红少苔，脉细数者，多为肾虚；发质细软干枯，稀疏易脱，伴少气乏力，舌淡脉细弱者，多为气血两虚；经常脱发，头皮发痒、多屑、多脂者，为血热生风；头发突然呈片状脱发，显露圆形或椭圆形光亮头皮，称为斑秃，俗称"鬼剃头"，多为血虚受风；头发部分或全部脱落，日久不长，伴见面色暗滞，舌质暗或有瘀斑，脉细涩者，为瘀血阻滞。《医林改错》云："皮里肉外血瘀，阻塞血路，新血不能养发，故发脱落。"

（三）望面

面部，指包括额部在内的颜面部。面为心之华，脏腑精气上荣于面，又为经脉之所聚。《灵枢·邪气脏腑病形》曰，"十二经脉，三百六十五络，其血气皆上于面而走空窍"。故望面部的色泽、形态，可推测全身脏腑气血的病变。望面部应从色泽、形态入手，并结合部位进行观察。由于面部色泽已在"望面色"一节中讲述，此处重点观察颜面形态异常变化。

1. 面形异常

（1）面肿：面部浮肿，目下如卧蚕状，按之凹陷，皮色不变者，多见于水肿病；头面红赤，肿大如斗，目不能开，甚则耳聋、发热咽痛者，为"大头瘟""大头伤寒"，因天行时疫，毒火上攻所致；颜面红肿，色如涂丹，焮热疼痛，为抱头火丹，多由风热火毒上攻所致。

（2）腮肿：一侧或两侧腮部以耳垂为中心肿起，边缘不清，按之有柔韧感及压痛者，为痄腮，多见于儿童，因外感温毒之邪所致；颐部肿胀疼痛，张口受限，伴有寒热者，为发颐，或称托腮痈，为阳明热毒上攻或外感温热蕴积所致。

（3）面削颧耸：又称面脱。表现为面部肌肉消瘦，两颧高耸，眼窝、颊部凹陷，伴大骨枯槁，大肉尽脱，为脏腑精血津液极度耗伤所致，也为失神的表现。

（4）口眼歪斜：口目歪斜而不能闭合，又称"面瘫""㖞僻"。若单见口眼歪斜，患侧面肌弛缓，肌肤不仁，额纹消失，鼻唇沟变浅，目不能合，口不能闭，不能皱眉鼓腮，口角下垂偏向健侧，名口僻，为风邪中络所致；若口眼歪斜兼半身不遂者，多为肝阳化风，风痰阻痹经络所致。

2. 特殊面容

（1）惊恐貌：面部呈现惊悚恐惧的表现，常因闻听声响或见水时而引发，多见于狂犬病。

（2）苦笑貌：牙关紧闭，面肌痉挛，面部呈现无可奈何的苦笑样表现，又称噤口风，为破伤风的特殊征象，新生儿多为脐风。

（3）狮子面：面部有肿块突起，眉毛脱落，状若狮子面容，多见于麻风病患者。

（4）满月脸：面部肥胖圆润、水肿似满月，双颊、上唇突出，多由长期使用激素引起。

二、望五官

五官指目、耳、口、鼻、咽喉等器官，其在人体具有特定功能，又与外界直接接触。五官通过经络与内在脏腑相联系，并在生理、病理上与脏腑密切相关。同时，每一器官在功能上都有其相对的独立性。《灵枢·五阅五使》明确了五脏与五官的关系，其云："鼻者，肺之官也；目者，肝之官也；口唇者，脾之官也；舌者，心之官也；耳者，肾之官也。"因此，观察五官的神、色、形、态变化，可以了解相关脏腑的常与变。

（一）望目

目为人体的视觉器官，属五官之一，《黄帝内经》称其为"精明""命门"。目为肝之窍，心之使，还与五脏六腑关系密切。中医的五轮八廓学说是将眼睛各部位与脏腑相联系，借以说明生理病理机制。《灵枢·大惑论》曰："五脏六腑之精气，皆上注于目而为之精。"因而诊察目，可以了解脏腑功能的盛衰。目分五轮，分属五脏，如《灵枢·大惑论》曰："精之窠为眼，骨之精为瞳子，筋之精为黑眼，血之精为络，其窠气之精为白眼，肌肉之精为约束。"后世医家据此而归纳为"五轮学说"，即瞳仁属肾，称为水轮；黑睛属肝，称为风轮；两眦血络属心，称为血轮；白睛属肺，称为气轮；眼睑属脾，称为肉轮（图1-3）。观察五轮的形色变化，可以诊察相应脏腑的病变。

八廓是将眼睛以瞳孔为圆心，划分为八个区域并与各脏腑相应配位。《医宗金鉴·外科卷下·总纲》曰："八廓者，水廓、风廓、天廓、火廓、雷廓、山廓、泽廓、地廓也。谓之廓者，犹城郭卫御之义也。瞳人，属坎水廓也。黑睛，属巽风廓也。白睛，属干天廓

也。内眦，大眦也，属离火，震雷之廓也。外眦，
小眦也，属艮山，兑泽之廓也。两胞属坤，地廓
也。此明八廓以八卦立名，示人六腑命门包络之
部位也。"

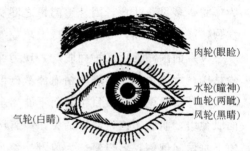

图 1-3　五轮部分与五脏分属图

　　水廓——属膀胱，又名津液廓。

　　风廓——属胆，又名养化廓。

　　天廓——属大肠，又名传导廓。

　　地廓——属胃，又名水谷廓。

　　火廓——属小肠，又名抱阳廓。

　　雷廓——属命门，又名关泉廓。

　　泽廓——属三焦，又名清净廓。

　　山廓——属包络，又名会阴廓。

　　但历代医家对八廓的名称和相应的脏腑对应并未统一（表 1-4）。近代的彭静山教授，
参考了前人的理论和经验，以后天八卦来划分眼区，并以五行在八卦之分属，将八区分别
配以不同的脏腑，从而实现眼部区穴的划分，并将其运用于眼针疗法。

表 1-4　历代医书八廓与八卦相联脏腑异同表

八卦 （八廓）	《世医得 效方》	《银海 精微》	《证治 准绳》	《东医 宝鉴》	《审视 瑶函》	《杂病源 流犀烛》	《医宗 金鉴》	《类证 治裁》	《六经 法要》	《眼针 疗法》
乾（天）	肺、大肠	肺、大肠	肺、大肠	大肠	肺、大肠	肺	肺、大肠	大肠	大肠	肺、大肠
坎（水）	肾	肾	肾、膀胱	肾	肾、膀胱	肾	肾、膀胱	肾	膀胱	肾、膀胱
艮（山）	胆	胆	上焦、命门	胆	命门、上焦	胆	包络	胆	包络	上焦
震（雷）	小肠	心、小肠	肝、胆	小肠	肝、胆	小肠	命门	小肠	命门	肝、胆
巽（风）	肝	肝	中焦	肝	包络、中焦	肝	肝、胆	肝	胆	中焦
离（火）	心、命门	心、命门	心、小肠	心、命门	心、小肠	心	心、小肠	命门	小肠	心、小肠
坤（地）	脾、胃	脾、胃	脾、胃	脾、胃	脾、胃	脾、胃	脾、胃	脾、胃	脾、胃	脾、胃
兑（泽）	膀胱	膀胱	下焦	膀胱	肾、下焦	膀胱	三焦	膀胱	三焦	下焦

　　望目不仅在望神中有重要意义，而且临床上可以根据目不同部位的异常变化来推测相
应五脏的病变，甚至对某些疾病进行诊断，可起到"见微知著"的作用。故《重订通俗伤
寒论》说："凡病至危，必察两目，视其目色以知病之存亡也，故观目为诊法之首要。"

　　望目可以从神、色、形、态四方面来观察。由于目神在望神中已做详细介绍，下面重
点观察目色、目形和目态的异常改变。

　　1. 目色　正常人眼睑内及两眦红润，白睛色白，黑睛褐色或棕色，角膜无色透明。
异常改变如下。

　　（1）目赤：双眼或单眼白睛红赤，俗称"红眼""火眼"。目赤若伴见肿痛，多属实热
证。如全目赤肿，为肝经风热上攻；两眦赤痛，为心火上炎；白睛发红，为肺火；睑缘赤

烂，为脾经湿热。若白睛红赤灼热，眵多黏结，羞明畏光，有传染性者，多为感受时邪热毒所致，也称"天行赤眼"。

（2）白睛发黄：白睛黄染，为黄疸的主要标志。《杂病源流犀烛·诸疸源流》："经言：目黄者曰黄疸，以目为宗脉所聚，诸经之热上熏于目，故目黄，可稔知为黄疸也。"伴身面发黄、尿黄等症，多因湿热内壅或寒湿内困，肝胆疏泄失常，胆汁外溢所致，有阳黄、阴黄之分。

（3）目眦淡白：属血虚、失血，是血少不能上荣于目所致。

（4）目胞色黑晦暗：多属肾虚；目眶周围色黑，多因肾虚水泛，或寒湿下注所致；目眶色黑，伴肌肤甲错，多为瘀血内阻所致；睡眠欠佳也可见目眶发黑。

2. 目形

（1）胞睑肿胀：上胞下睑肿胀不适。目胞浮肿，皮色不变或较光亮，是水肿病初起之征；眼睑边缘或睑内小疖，红肿硬结，状若麦粒，红肿痒痛，易成脓溃破者，为针眼；胞睑局限红肿，赤如涂丹，热如火灼，触之质硬，化脓溃破者，为眼丹（睑板腺囊肿）。二者皆为风热毒邪或脾胃蕴积热毒，客于胞睑所致。

（2）眼窝凹陷：如吐泻之后，多因吐泻伤津所致；若见于久病重病患者，为脏腑精气衰竭，病属难治。

（3）眼球突出：眼突颈肿，为瘿病，因肝郁化火，痰气壅结所致；眼突而喘，属肺胀，多因痰浊阻肺，肺气不宣，呼吸不利所致。

（5）眼生翳膜：斑翳生于黑睛，障碍视力，多因热毒、痰火、湿热所致；也可见于外伤。

（6）胬肉攀睛：赤脉怒风肉，从目眦横布白睛，渐侵黑睛。其多因风热侵袭，或湿热蕴结，瘀滞脉络所致。

3. 目态 正常人瞳孔圆形，双侧等大，直径为3～4mm，对光反应灵敏，眼球运动随意灵活。其异常改变主要如下。

（1）瞳孔缩小：多因肝胆火炽，或劳损肝肾，虚火上扰所致，也可见于中毒（如吗啡、川乌、草乌、毒蕈、有机磷农药中毒等）。

（2）瞳孔散大：多属肾精耗竭，见于危重患者，是濒死前的征象之一；也见于肝胆风火上扰的绿风内障、中毒（如杏仁、麻黄、曼陀罗中毒）及某些西药（如阿托品）所致的药物性瞳孔散大等。

（3）目睛凝视：患者两眼固定，转动不灵，固定前视者，称瞪目直视；固定上视者，称戴眼反折；固定侧视者，称横目斜视。其多属肝风内动之征，常伴神昏、抽搐等症，属病重；或见于脏腑精气耗竭，或痰热内闭证；瞪目直视还可见于瘿病。

（4）嗜睡露睛：指患者入睡后胞睑未闭合而睛珠外露。其多因脾虚清阳不升，或津液大伤，胞睑失养，启闭失常所致，多见于脾胃虚衰或吐泻伤津的患儿。此外，睡时露睛也可见于正常人，俗称"羊眼"。

（5）胞睑下垂：又称睑废，指上睑下垂，难以抬举，轻者半掩瞳仁，重者全遮黑睛，垂闭难张。其分先天与后天两类。其中双眼上睑下垂者，多为先天禀赋不足，脾肾亏虚，睑肌失养所致；单眼上睑下垂者，多因脾气虚衰，脉络失养，肌肉松弛所致，也可见于外伤。

（6）胞轮振跳：眼睑肌肤不由自主跳动，多见于血虚生风。

（7）目劄：上下眼睑频频眨动，多见于小儿疳积，也可见于血虚生风。

（二）望耳

耳为听觉器官，现代研究发现其兼有平衡功能。肾开窍于耳，手足少阳经脉布于耳，手足太阳经和足阳明经也分布于耳或耳周围。《灵枢·邪气脏腑病形》说"十二经脉，三百六十五络……其别气走于耳而为听"，故耳为"宗脉之所聚"。此外，在耳郭上有全身脏器和肢体的反应点。所以耳与全身均有联系，而尤与肾、胆的关系最为密切，望耳可以察知肾、胆和全身的病变。耳部望诊，主要是观察耳郭色泽、形态及分泌物的变化。

1. 色泽　正常人表现为耳郭色泽红润，是气血充足的表现；耳郭淡白，多属气血亏虚；耳轮红肿，多属肝胆湿热或热毒上攻；久病耳轮微红，多属阴虚火旺；耳轮青黑，多见于阴寒内盛或有剧痛的患者；耳郭焦黑干枯，多属肾精亏虚；小儿耳背有红络，耳根发凉，多为麻疹先兆。

2. 形态　耳郭外形宽大厚实，耳垂肥厚下垂，属形盛，为肾气充足；耳郭肿大，伴见色红，为邪气实，多属少阳相火上攻。耳郭瘦小而薄，耳垂小，属先天亏损，肾气不足；耳郭瘦削而干焦，多为肾精耗竭或肾阴不足；耳郭萎缩，为肾气竭绝。耳轮肌肤甲错，称耳轮甲错，多属久病血瘀。

3. 耳内病变

（1）耳内流脓：耳道内流出脓液，其色或黄或青，其质或稠或稀，称为脓耳。有虚实之别，涉及肝、胆、肾三经。发作急骤，脓液黄稠，耳痛剧烈者属实证，多因风热上扰或肝胆湿热所致；流脓日久，脓液清稀，耳痛较缓者属虚证，多因肾阴虚损，虚火上炎所致。

（2）耳道红肿：外耳道局部红肿疼痛，突起如椒目状为耳疖或耳疔，多因风热邪毒外侵，或肝胆湿热循经上犯，搏结耳窍所致。

（三）望鼻

鼻居面部中央，又称明堂。鼻为呼吸之气出入之门户，主司嗅觉，助发声，为肺之窍，与脾、肝、胆也有联系，与足阳明胃经、手阳明大肠经、手太阳小肠经、足太阳膀胱经等联系广泛。诊察鼻窍既可察知鼻本身的病变，还可推测人体内在脏腑气血阴阳的盛衰及病证的寒热虚实。鼻部望诊应注意观察色泽、形态及鼻内变化。

1. 鼻之色泽　鼻端微黄明润，为胃气未伤，常见于新病，病势较轻，见于久病为胃气来复，病势向愈之兆；鼻端晦暗枯槁，为胃气已衰，属病重；鼻端色白多为气血亏虚，色赤为肺脾蕴热，色黄为有湿热，色青为阴寒腹痛；小儿山根青筋，多因肝经气滞寒凝、肝脾不和、乳食积滞所致。

2. 鼻之形态

（1）鼻头肿胀：若属红肿或生疮，并感疼痛，属邪热盛，常见于胃热或血热。若鼻及鼻周围皮色暗红或血络扩张，伴丘疹、脓疱或鼻赘，称为酒渣鼻，多因肺胃蕴热，血瘀成渣所致。

（2）鼻柱溃陷：多见于梅毒患者；鼻柱塌陷，兼眉毛脱落，为麻风恶候。

（3）鼻翼煽动：鼻孔两翼因呼吸急促而扇动的症状，也称为鼻煽。其多属肺热，或见于哮病，是肺气不宣，呼吸困难的表现；若重病中出现鼻孔煽张，喘而额汗如油，是肺气衰竭之危候。

3. 鼻内病变

（1）鼻腔流涕：鼻流浊涕，伴见发热、咽痛等，多属风热表证；若常流浊涕，量多不止，其气腥臭，常伴头痛、鼻塞、嗅觉减退，为鼻渊，多因外感风热，或胆经蕴热上攻于鼻所致；鼻塞流清涕，伴见恶寒发热、头痛无汗、脉浮紧等症，多属风寒表证；鼻塞，长期流清涕不止，时黏时黄，遇冷或接触某些过敏物而发作，伴气短乏力等症，多为气虚所致。

（2）鼻腔出血：称为鼻衄。外感引起者，多因风热犯肺、燥邪伤肺所致；出血量多，色深红质稠者，多因肝火犯肺，或胃火炽盛，火热上炎，灼伤阳络，迫血外溢所致；血色淡红而质稀，多因脾不统血，血不循经而外溢所致。个别妇女经期鼻衄随月经周期而作，称为"倒经"，多因肝郁化火犯肺，或阴虚肺热所致。《灵枢·百病始生》："阳络伤则血外溢，血外溢则衄血。"

（3）鼻内赘生物：鼻腔内赘生瘤子，突出如痔，光滑柔软，阻塞鼻窍，鼻塞嗅减，为鼻痔（鼻息肉）。重者撑塞双侧鼻孔，气息难通，久之鼻形如蛙状，称为"蛙状鼻"。其多因肺经风热，湿热痰浊壅结鼻窍，气滞血瘀所致。

（四）望口与唇

口唇为齿之垣，肌肉之本，脾之官。脾开窍于口，其华在唇。《素问·五脏生成》曰："脾之合肉也，其荣唇也。"口为饮食通道、脏腑要冲，手足阳明经环绕口唇，口纳入饮食物是脾胃运化水谷的前提。故望口与唇的异常变化，可以诊察脾胃的病变和全身气血的盛衰。望口唇注意观察其色泽、荣枯及动态变化。

1. 色泽 正常口唇色红润泽，是脾胃功能正常，气血充盛的表现；唇色淡白多属血虚或失血；唇色深红多属热盛；唇红干燥，属热盛伤津；唇色鲜红为阴虚火旺；唇色青紫多属阳气虚衰，血行瘀滞；唇色青黑因寒凝血瘀，或痛极血络瘀阻所致；小儿口唇发青为惊风先兆。

2. 形质 口唇糜烂多因脾胃积热上蒸，热邪灼伤唇部所致；唇内溃烂，其色淡红，为虚火上炎。口腔内膜上出现黄白色如豆大、表浅的小溃疡点，周围红晕，局部灼痛者为口疮，也称为"口糜"，或"口疡"。唇边生疮，红肿疼痛，多因心脾积热，或由阴虚火旺所致；口疮反复发作，时轻时重，疮面色淡，疼痛较轻，伴少气乏力，大便溏薄，舌淡嫩，脉虚等症者，多为中气不足所致。若小儿口腔内有片状白屑，状如鹅口者，为鹅口疮，又称"雪口"，多因感受温热毒邪，或脾经积热，上熏口舌所致；也可因肾阴亏损，虚火上炎而为。

口腔中唾液分泌量多，频频唾吐，为多唾，或"口吐涎"，多因脾肾阳虚，水液上溢所致。小儿口角流涎，称为滞颐，多因脾虚湿盛，或虫积为患所致。《诸病源候论》："滞颐之病，是小儿多涎唾流出，渍于颐下，此由脾冷液多故也。"成人见之多为中风口歪不收所致。

3. 动态 正常人口唇可随意开合，动作协调。《望诊遵经》将口唇的异常动态归纳为"口形六态"。

(1) 口张：口开而不闭，属虚证；若状如鱼口，张口气出，但出不入，则为肺气将绝之候。

(2) 口噤：口闭难开，牙关紧闭，属实证。多与项强、神昏、抽搐、痉挛等症共见，常见于痉病或惊风。

(3) 口撮：上下口唇紧聚，为邪正交争所致。兼见角弓反张，多为破伤风患者；新生儿撮口不能吮乳，多为脐风。

(4) 口僻：口角向一侧歪斜，又称"口㖞""㖞僻"，见于风邪中络，或风中脏腑之患者。

(5) 口振：战栗鼓颔，口唇振摇，常见于疟疾初起。

(6) 口动：口频繁开合，不能自禁，是胃气虚弱之象；若口角掣动不止，为动风之象。

(五) 望齿与龈

齿为骨之余，骨为肾所主；龈护于齿，为手足阳明经分布之处。故望齿与龈可诊察肾与胃肠的病变，以及津液的盈亏。温病学派对验齿十分重视，叶天士说："温热之病，看舌之后，亦须验齿。齿为骨之余，龈为胃之络，热邪不燥胃津，必耗肾液。"故而，在阳明热盛和热伤肾阴的情况下，观察齿龈的润燥荣枯，可知肾阴、胃津的情况。

1. 望齿

(1) 形色：正常人牙齿洁白润泽而坚固，是肾气充足，胃津充盈的表现。若牙齿干燥，为胃阴已伤；齿有黄垢，是胃浊熏蒸；齿焦有垢是胃肾俱热；齿焦无垢是胃肾阴竭；牙齿光燥如石是阳明热甚，津液大伤；牙齿燥如枯骨，多为肾阴枯竭，多见于温热病的晚期，属病重；久病牙齿枯黄脱落，为骨绝，属病重。《素问·痿论》曰："肾热者，色黑而齿槁。"《南病别鉴》曰："齿焦无垢者，死；齿焦有垢者，肾热胃劫也。"

(2) 动态：牙关紧急，多属风痰阻络或热极动风；咬牙龂齿，即上下牙齿相互磨切，格格有声，多为热盛动风，或见于痉病；睡中龂齿，多因胃热、食滞或虫积所致。

2. 望龈

(1) 色泽：正常人牙龈淡红而润泽，是胃气充足，气血调匀的表现。牙龈淡白，多因血虚或失血，龈络失养所致；牙龈红肿疼痛，多因胃火亢盛，火热循经上熏牙龈所致。

(2) 形态：龈肉萎缩，牙根暴露，牙齿松动，常有渗血和脓液，称为牙宣，多因肾虚或胃阴不足，虚火燔灼，龈肉失养所致，也可见于气血不足者；牙龈溃烂，流腐臭血水，牙齿脱落，口气腐臭者，称为牙疳，多因平素胃腑积热，复感风热或疫疠之邪，邪毒上攻牙龈所致。

（3）齿衄：牙龈或牙缝渗出血液，称为齿衄。其多因胃肠实热所致，也可因胃、肾阴虚，虚火上炎，脉络受损，或脾不统血所致。

（六）望咽喉

咽喉古称"咽嗌"，为口鼻与肺胃之通道，是经脉循行交会之处，又是呼吸、饮食之门户。咽喉主司行呼吸，发声音，进饮食。咽喉与五脏六腑关系密切，在生理功能和病理变化上相互影响，五脏六腑病变可反映于咽喉，但肺、胃、肾的病变更为突出，也更具诊断意义。望咽喉需要患者张大口腔，并发"啊"声才可看到，必要时还需照明光配合及借助压舌板按压患者舌根部。望咽喉主要观察咽喉的色泽、形态，咽喉部主要的病变多表现为肿胀、溃烂和伪膜。

健康人咽喉色淡红润泽，不痛不肿，呼吸通畅，发音正常，食物下咽顺利无阻。

1. 肿胀 新病咽部深红，肿痛较甚，多属实热证，因风热邪毒或肺胃热毒壅盛所致；久病咽部嫩红，肿痛不甚，多属阴虚证，因肾阴亏虚，虚火上炎所致；若咽部淡红漫肿，疼痛轻微，多因痰湿凝聚所致；咽喉部一侧或两侧喉核红肿突起，形如乳头，或如蚕蛾，表面或有黄白色脓样分泌物，咽痛不适者，为乳蛾（图1-4），又名喉蛾，因风热外侵，邪客肺卫，或肺胃热盛，壅滞喉核所致。喉核肿胀，热痛不甚，经久不消，时作时止，反复不已，多因肺肾阴虚，虚火上炎所致；咽喉部红肿高突，疼痛剧烈，吞咽、语言困难，身发寒热者，为喉痈，多因脏腑蕴热，复感外邪，热毒客于咽喉所致。

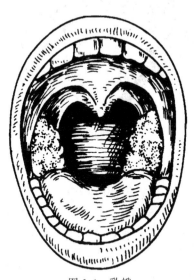

图1-4 乳蛾

2. 溃烂 新病咽部溃烂，分散表浅，周围色红，为肺胃之热轻浅；若溃烂成片或洼陷，周围红肿，为肺胃火毒壅盛，蒸灼肌膜而致；咽部溃腐浅表分散，反复发作，周围淡红，多属虚火上炎；若成片洼陷，周围淡白或苍白，久不愈者，多为气血不足，肾阳亏损，邪毒内陷所致。

3. 伪膜 咽部溃烂表面所覆盖的一层黄白或灰白色的腐膜，称为伪膜。若伪膜松厚易拭去者为病轻，为肺胃热浊之邪上壅于咽所致；若伪膜坚韧不易拭去，强剥出血，或剥后复生，伴犬吠样咳嗽、喘鸣者为病重，此为"白喉"，因外感时行疫邪，疫毒内盛，或热毒伤阴所致。

三、望颈项

颈项是连接头部和躯干的枢纽，其前部为颈，后部为项，合称颈项。颈项内有气道与饮食路径，是呼吸出入的要道，又是饮食入胃的必经之路，还是十二经脉上达头面之要冲，是人体的重要通道。若其阻滞或壅闭，可引起全身的病变；而脏腑气血失调，亦可在颈项部反映出来。诊察颈项时，嘱患者坐位，充分暴露整个颈项部。注意观察颈项外形之粗细、长短，有无肿块，以及吞咽、转动、俯仰等情况，必要时配合按诊。

正常人的颈项直立，两侧对称，气管居中；矮胖者略粗短，瘦高者略细长；男性喉结突出，女性喉结不显；颈侧动脉搏动在安静时不易见到。颈项转侧俯仰自如，可左右旋转30°，后仰30°，前屈30°，左右侧屈各45°。

（一）外形变化

1. 瘿病　颈前结喉处，单侧或双侧，有肿块突起，或大或小，可随吞上下咽移动，称为瘿病（图1-5）。其常伴烦躁易怒，心悸多汗等症，多因肝郁气结，痰凝血瘀，或因水土失调，痰气凝结所致。

2. 瘰疬　颈侧颌下、耳后皮里膜外，有肿块如豆，累累如串珠，称为瘰疬（图1-6）。大者属瘰，小者属疬。其多由肺肾阴虚，虚火灼液，结成痰核；或因外感风热时毒，气血壅滞于颈部所致。

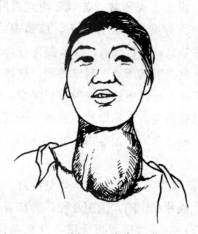

图1-5　瘿病

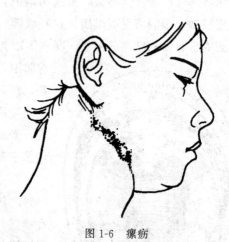

图1-6　瘰疬

3. 颈脉怒张　指颈部脉管明显胀大，平卧时更甚。其多见于心血瘀阻，肺气壅滞及心肾阳衰、水气凌心的患者。

（二）动态变化

1. 项强　指项部筋脉肌肉拘紧或强硬，俯仰转动不利。伴头痛、恶寒、脉浮者，多为风寒侵袭太阳经脉，经气不利所致；伴高热神昏，甚则抽搐者，多属热极生风；睡醒后突觉项强不便，为"落枕"，多因睡姿不当或风寒客于经络，或颈部肌肉劳损所致；项强伴头昏，肩臂手指麻木酸痛者，多见于颈椎病。

2. 项软　指颈项软弱，抬头无力。小儿项软（五软之一），多因先天不足，肾精亏损，或后天失养，发育不良，可见于佝偻病患儿；久病、重病颈项软弱，头垂不抬，眼窝深陷，多为脏腑精气衰竭之象，属病危。

四、望躯体

躯体部包括胸胁、腹、脐、肩、背、腰等部位。躯体既是经脉之通道，也是人体重要脏器的居所，是诊察五脏六腑疾病的重要部位。

（一）望胸胁

胸属上焦，内藏心肺等重要脏器，为宗气所聚，是经脉、血管循行布达之处，胸部经脉密行，腧穴满布。胸廓前有乳房，属胃经，乳头属肝经。胁肋是肝胆经脉循行之处。望胸胁可以诊察心、肺的病变，宗气的盛衰，以及肝胆、乳房等的疾患。望诊时，需嘱患者解开衣服，充分暴露胸胁部位。重点观察胸胁部的形态。

正常人的胸廓呈扁圆柱形，两侧对称，左右径大于前后径（比例约为 1.5：1），小儿和老人则左右径略大于前后径或相等，两侧锁骨上下窝亦对称。常见的胸廓变形如下。

1. 扁平胸 胸廓前后径较常人明显缩小（小于左右径的一半），呈扁平状，肋骨下倾，锁骨突出明显，肩背瘦薄，肩胛骨呈翼状上翘（图 1-7）。多见于肺肾阴虚、气阴两虚的患者。

2. 桶状胸 胸廓较前后径较常人增大（前后径与左右径几乎相等），呈圆桶状，肋骨抬高，肋间隙增宽，两肩高耸，颈部变短（图 1-8）。多为素有伏饮积痰，壅滞肺气，久病伤及肾气，肾不纳气，日久胸廓变形所致，见于久病咳喘之患者。

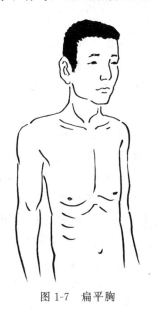

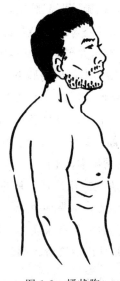

图 1-7　扁平胸　　　　　　　　　　　　　图 1-8　桶状胸

3. 鸡胸 胸骨下部明显向前突出，形似鸡之胸廓畸形。因先天禀赋不足，肾精亏虚，或后天失养，脾胃虚弱，骨骼失于充养所致，常见于小儿佝偻病。

4. 漏斗胸　胸骨下段及与其相连的两侧肋软骨向内凹陷，形成漏斗状，伴颈前伸，曲肩，上腹突出。多因先天肾精不足，或因慢性肺部疾病所致。

5. 肋如串珠　肋骨与肋软骨连接处变厚增大，状如串珠。多见于佝偻病患儿，因肾精不足，或后天失养，发育不良所致。

6. 胸廓不对称　一侧胸廓平坦或塌陷，肋间隙变窄，另一侧饱满，肋间隙增大。塌陷侧多见于肺痿、肺部手术后等患者；饱满侧多由水、气结于胸腔所致，多见于悬饮证或气胸患者。

7. 乳痈　妇女哺乳期乳房局部红肿热痛，乳汁不畅，甚则破溃流脓，身发寒热。多因肝气郁结，胃热郁滞，或外感时邪火毒所致。

（二）望腹部

腹部指躯干正面剑突以下至耻骨以上的部位，属中下焦，内藏肝、胆、脾、胃、大肠、小肠、膀胱、胞宫等脏腑。腹部是人体脏腑进行正常生理活动的坚强护卫，为五脏六腑之宫城同时也是气血津液生化之源和输布气血津液的重要通道，全身经气最集中的部位，为全身之阴府，故望腹部可以诊察内在脏腑的病变和气血的盛衰。腹部望诊主要观察其外形变化。

正常人腹部对称、平坦（仰卧时腹壁平于胸骨至耻骨中点连线，或稍凹陷。图 1-9A），直立时腹部可稍隆起，约与胸平齐，老人和小儿腹略呈圆形。脐腹过度膨隆或凹陷均为异常。

1. 腹部膨隆　仰卧时前腹壁明显高于胸耻连线（图 1-9B）。若腹部胀大，伴周身俱肿者，为水肿病，因肺脾肾三脏功能失调，水湿内停所致；若仅见腹部肿大，四肢消瘦者，为臌胀，伴见皮色苍黄，青筋暴露，多因肝气或脾虚，以致气滞血瘀水停所致。《医学入门》曰："凡胀初起是气，气不走则阻塞血行，血不行，久而成水。"

2. 腹部凹陷　仰卧时前腹壁明显低于胸耻连线（图 1-9C）。腹部凹陷如舟状，肌肉松弛失去弹性，伴形体消瘦，可见于久病脾胃气虚，机体失养，或新病吐泻太过、津液大伤的患者；若腹皮甲错，深凹着脊，称"肉消着骨"，为脏腑精气耗竭，属病危。

3. 腹露青筋　腹部皮肤青筋暴露。常与腹部膨隆同时出现，可因肝郁气滞，脾失健运，气滞湿阻，或脾肾阳虚，水湿内停等导致气血运行不畅，脉络瘀阻所致，见于臌胀重证。

4. 疝气　直立或用力后，腹壁呈半球状隆起，平卧可回纳腹腔。发生于脐部者，称脐疝，多见于小儿，啼哭时尤甚；见于腹部正中线上者，称为腹壁疝；发于腹股沟中部者，称为股疝。通常伴有胀痛感，严重则绞痛，多因中气下陷，或寒滞肝脉所致。若腹腔内容物，行立则外出少腹滑入阴囊，卧则复入少腹，如狐之出入无定者，称为狐疝。

（三）望肩背腰部

肩位于人体项以下，躯干的上部，以脊骨为分界，左右各一，下连于手。背位于躯干后部，肩之下，背为胸中之府，为心肺之外围，与胸内脏器（心肺）密切相关。腰为身体运动的枢纽，为肾之府。肩为手足三阳经交会之处，督脉行于腰背正中，足太阳经循行于

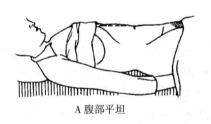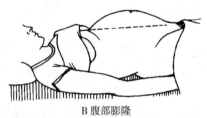

A 腹部平坦　　　　　　　　　　B 腹部膨隆

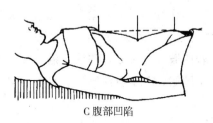

C 腹部凹陷

图 1-9　腹部平坦、膨隆、凹陷测量法

腰痛两侧，腧穴皆集中于腰背部中线两侧，故望肩背腰部的异常表现，可以诊察相关脏腑经络的病变。《灵枢·本脏》曰："好肩背厚者，肺坚；肩背薄者，肺脆；背膺厚者，肺端正；胁偏疏者，肺偏倾也。"望诊时应注意观察脊柱及肩背腰部的形态变化。

正常人肩背腰部两侧对称，肩部两侧高低一致，活动自如。背腰俯仰转侧自如，直立时脊柱居中，颈、腰段稍向前弯曲，胸、骶段稍向后弯曲，但无左右侧弯。其异常改变主要如下。

1. 肩下垂　两肩下垂，无力耸起，为肺气虚衰之象。

2. 五十肩　又称肩凝症。肩关节活动不灵，手臂上举、外展困难。为经脉不利，气血凝滞所致，多见于 50 岁以上之人。

3. 脊柱后突　脊骨过度后弯，以致背高如龟，称为"龟背"，俗称"驼背"。若见于小儿，多因胎禀怯弱，肾精亏虚，或后天失养，骨髓失充，督脉虚损，脊柱屈曲变形所致；若见于成年后，多为脊椎疾患。若久病见后背弯曲，两肩下垂，称为"背曲肩随"，为脏腑精气虚衰之象。

4. 脊柱侧弯　脊柱的某一段持久地偏离身体正中线，使脊柱形成侧向弧形或"S"形。多因小儿发育期坐姿不良所致，亦可见于先天禀赋不足，肾精亏虚，发育不良的患儿和一侧胸部疾患者。

5. 脊疳　背部肌肉消瘦，脊骨突出如锯齿状。为脏腑精气极度亏损之象。

6. 角弓反张　腰背部向后弯曲，头项强直，身体向后反折如弓状。多见于惊风、痉病。

7. 腰部拘急　腰部疼痛，活动受限，转侧不利。多因寒湿侵袭，经气受阻，跌仆闪挫，血脉瘀滞所致。

（四）望四肢

双上肢和双下肢总称为四肢。上肢包括肩、臂、肘、腕、掌、指；下肢包括髀、股、膝、胫、踝、跗、趾。四肢由筋、骨、血脉、肌肉、皮毛组成。因心主四肢血脉，肺主四肢皮毛，脾主四肢肌肉，肝主四肢之筋，肾主四肢之骨，故五脏均与四肢有关，而脾与四肢的关系尤为密切。手足是人体十二经脉必经之地，手指端和足趾端是人体阴阳经脉交会之处，手足部最能反映人体阴阳的协调与否，故望四肢可以诊察脏腑和经脉的病变。望诊时应注意观察四肢、手足、掌腕、指趾的外形和动态变化。

1. 肢体肿胀　即四肢浮肿发胀。表现为四肢同时肿胀，或肿胀偏于一侧，或仅见上肢或下肢，或见于单一肢体。若四肢关节肿胀，灼热疼痛，多因湿热郁阻经络，气血运行不畅所致，常见于热痹；若足跗肿胀，兼全身浮肿，多见于水肿病；若下肢肿胀，皮肤粗厚如象皮，多见于丝虫病。

2. 肢体痿废　四肢肌肉萎缩，筋脉弛缓，软弱无力，甚则痿废不用。多见于痿病，因肺热伤津，或湿热浸淫，或脾胃虚弱，或肝肾亏虚，或外伤瘀血阻滞所致。《证治准绳》曰："痿者，手足痿软而无力，百节缓纵而不收也。"若一侧上下肢痿废不用者，称为半身不遂、偏瘫，多见于中风患者；若双下肢痿废不用者，多见于截瘫患者。

3. 四肢畸形

（1）膝部肿大：膝部红肿热痛，屈伸不利，因风湿郁久化热所致，常见于热痹。膝关节肿大疼痛，股胫肌肉消瘦，形如鹤膝，称为"鹤膝风"，多因气血亏虚，寒湿久留，侵于下肢，流注关节所致。《医门法律·风门杂法七条》："鹤膝风者，即风寒湿之痹于膝者也。如膝骨日大，上下肌肉日枯细者，且未可治其膝，先养血气，俾肌肉渐荣，后治其膝可也。"膝部紫暗，漫肿疼痛，为膝骨或关节受损，多因外伤所致。

（2）下肢畸形：两下肢自然伸直或站立时，两足内踝并拢而两膝不能靠拢者，称为膝内翻，又称"O"形腿（图1-10）；两下肢自然伸直或站立时，当两膝相碰而两足内踝分离不能靠拢者，称为膝外翻，又称"X"形腿（图1-11）。若踝关节呈固定内收位，称足内翻；呈固定外展位，称足外翻。上述畸形皆因先天禀赋不足，肾气不充，或后天失养，脾胃虚弱，发育不良所致。

（3）手指变形：手指关节呈梭状畸形，活动受限，称为梭状指（图1-12），多因风湿久蕴，痰瘀结聚所致；指趾末端增生、肥厚，呈杵状膨大，称为杵状指（图1-13），亦称鼓槌指，常兼气喘唇暗，多因久病心肺气虚，血瘀痰阻所致。

4. 小腿青筋突起　小腿内侧或后侧青筋怒张隆起，形似蚯蚓，或呈青紫色树枝状，久站明显可见，称"筋瘤"。多因寒湿之邪，入侵筋脉，寒凝血瘀所致；也可因湿热下注，经脉瘀滞而为；还见于体质素虚或久病气虚，兼长期负重或站立者。

5. 鹅掌风　手掌皮肤粗糙皲裂似鹅掌而得名。初起掌心及手指皮下生小水疱，瘙痒，继而疱破，渐脱白色鳞屑，日久皮肤粗糙变厚，甚则皲裂疼痛，自掌心可延及遍手，但不犯手背。夏季常见水疱或糜烂渗液，冬季多为鳞屑干燥皲裂，入冬加重，脱屑瘙痒。多因外感风、湿、热毒之邪，蕴积肌肤，病久则气血不能荣润，肌肤失养则皲裂脱屑。也即手癣，有接触传染。

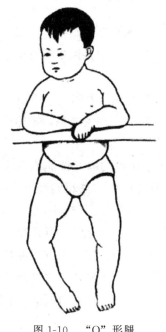

图 1-10　"O"形腿

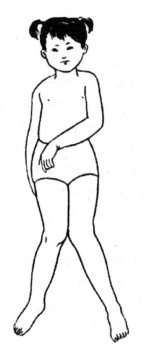

图 1-11　"X"形腿

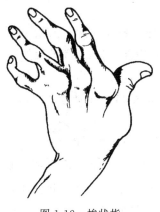

图 1-12　梭状指

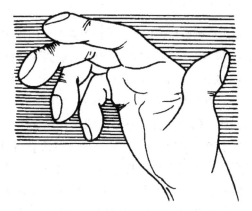

图 1-13　杵状指

6. 朱砂掌　手掌大小鱼际处，肤色红赤，压之褪色，皮肤变薄者，也称"红斑掌"（《临证会要》）。多因瘀阻肝络，肝肾阴虚而致。

五、望二阴

前阴为生殖和排尿器官，后阴指肛门，为排便之门户。前阴为肾所司，宗筋所聚，太阴、阳明经所会，阴户通于胞宫并与冲任二脉密切相关，肝经绕阴器，前阴为"宗筋之所聚"。故前阴病变与肾、膀胱、肝等脏腑及冲任脉关系密切。后阴亦为肾所司，又脾主运化，升提内脏，大肠主传导糟粕，故后阴病变与脾、胃、肠、肾关系密切。

（一）望前阴

望男性前阴应注意观察阴茎、阴囊是否正常，注意观察有无结节、肿胀、溃疡和其他异常的形色改变。对女性前阴的诊察要有明确的适应证，由妇科医生负责检查，男医生需在女护士陪同下进行。前阴常见的异常改变如下。

1. 阴囊肿大　男性阴囊肿大，因小肠坠入阴囊所致者，为疝气；或内有瘀血，或水液停积，或脉络迂曲，睾丸肿胀等引起；若阴囊红肿热痛，皮紧光亮，寒热交作，形如瓢状，称为囊痈，多为肝经湿热下注。

2. 阴部湿疹　男子阴囊，或女子大小阴唇起疹，瘙痒灼痛，湿润或有渗液，反复发作，为湿疮。多因肝经湿热下注，风邪外袭所致；日久湿疮皮肤粗糙变厚，呈苔藓样变，则为阴虚血燥。

3. 子宫脱垂　妇女阴部有物下坠或挺出阴道口外，又称阴挺。《景岳全书》："妇人阴中突出如菌如芝，或挺出数寸，谓之阴挺。"多因气虚下陷，带脉失约，冲任虚损，或生育过多，或产后劳伤，损伤胞络及肾气，系胞无力而使胞宫下坠阴户之外所致。

4. 阴缩　前阴内缩，即男子阴茎、阴囊和睾丸内缩，女子阴户内缩，痛引入小腹者。多因寒湿肝脉所致。

（二）望后阴

患者取侧卧位，望诊时应注意观察肛门周围有无脓肿、痔疮、裂口、瘘管外口、脱垂、息肉及肛周湿疹等。必要时结合肛管直肠指诊及借助相关仪器进行检查。常见异常改变如下。

1. 肛裂　肛管的皮肤全层纵行裂开，并伴有多发性小溃疡，久不愈合，排便时疼痛流血者，为肛裂（图1-14）。多因热结肠燥或阴虚津亏，大便秘结，排便努责，则使肛管皮肤裂伤，伤口染毒则逐渐形成慢性溃疡。

2. 痔疮　肛门内、外生有紫红色柔软肿块，突起如峙者，为痔疮（图1-15）。其生于肛门齿状线以内者为内痔，生于肛门齿状线以外者为外痔，内外皆有者为混合痔。常伴便血、疼痛、脱出、便秘，或肛周潮湿、瘙痒等症状。多因肠中湿热蕴结或血热肠燥，或久坐、负重、便秘等，使肛门部血脉瘀滞，热与血相搏，结滞不散而成。

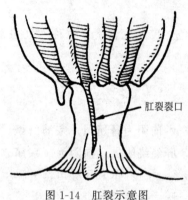

图1-14　肛裂示意图

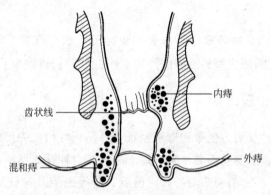

图1-15　痔疮示意图

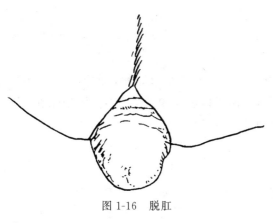

图 1-16 脱肛

3. 肛瘘 直肠或肛管与周围皮肤相通所形成的瘘管，也称肛漏。以局部反复流脓、疼痛、瘙痒为特征。多因肛门周围痈肿余毒未尽，溃口不敛所致。

4. 脱肛 直肠黏膜或直肠反复脱出肛门外，伴肛门松弛（图 1-16）。常因大便、因咳、因用力而脱出。轻者便时脱出，便后缩回；重者脱出后不能自回，须用手慢慢还纳。多因脾虚中气下陷所致，常见于老人及产妇，也常见于久泻、久咳和习惯性便秘者。

5. 肛痈 肛门周围局部红肿疼痛，状如桃李，破溃流脓者，为肛痈，以发病急骤、疼痛剧烈，伴高热，破溃后形成肛漏为特点。多因湿热下注，或外感邪毒阻于肛周所致。

六、望皮肤

皮肤为一身之表，内合于肺，卫气循行其间，有保护机体的作用，脏腑气血亦通过经络而外荣于皮肤。感受外邪，皮表首当其冲，脏腑气血的病变，亦可通过经络反映于肌表。因此，望皮肤可了解邪气的性质和气血津液的盛衰，测知内在脏腑的病变，判断疾病的轻重和预后。

望皮肤应注意观察皮肤的色泽、形态变化。正常人皮肤荣润有光泽，是精气旺盛，津液充沛的征象。常见异常表现如下。

（一）色泽

皮肤色泽亦可见五色，与五色诊法基本相同，其常见而有特殊意义者，为发黄、发赤、发黑和白斑。

1. 皮肤发黄 面目、皮肤、爪甲俱黄者，为黄疸。其黄色鲜明如橘皮色者，属阳黄，因湿热蕴蒸所致；黄色晦暗如烟熏色者，属阴黄，因寒湿阻遏所致。

2. 皮肤发赤 皮肤突然鲜红成片，色如涂丹，边缘清楚，灼热肿胀者，为"丹毒"。因发生部位不同，名称有别。发于头面者，名"抱头火丹"；发于小腿足部者，名"流火"；发于全身、游走不定者，名"赤游丹"。发于上部者多因风热化火所致，发于下部者多因湿热化火所致，亦有因外伤染毒而引起者。

3. 皮肤发黑 皮肤黄中显黑，黑而晦暗，称为"黑疸"。多见于黄疸病后期，多由劳损伤肾所致。全身皮肤发黑者，亦可见于肾阳虚衰患者。

4. 皮肤白斑 局部皮肤出现点、片状白色改变，大小不等，边界清楚，称为"白驳风"或"白癜风"。多因风湿侵袭，气血失和，血不荣肤所致。

（二）形态

1. 皮肤干枯 皮肤干枯无华，甚至皲裂、脱屑。多因阴津耗伤、营血亏虚，肌肤失养，或燥邪侵袭、气血滞涩所致。

2. 肌肤甲错　皮肤发生局限性或广泛性的干枯粗糙，状若鱼鳞。多因血瘀日久，肌肤失养所致。

3. 肌肤水肿　皮肤水肿有阳水与阴水之分：阳水以肿起较速，眼睑颜面先肿，继则遍及全身为特征，多由外感风邪，肺失宣降所致；阴水以肿起较缓，下肢、腹部先肿，继则波及颜面为特征，多由脾肾阳衰，水湿泛溢所致。

（三）皮肤病症

1. 斑疹　斑、疹均为全身性疾病表现于皮肤的症状，两者虽常常并称，但实质有别。

（1）斑：指皮肤出现的深红色或青紫色片状斑块，平铺于皮下，抚之不碍手，压之不褪色。可由外感温热邪毒，热毒窜络，内迫营血；或因脾虚血失统摄，阳衰寒凝气血；或因外伤等，使血不循经，外溢肌肤所致。其中，若因外感热病，热入营血，迫血外溢而发，表现为斑点成片，或红或紫，平铺皮下者，为阳斑；若因内伤气虚，气不摄血所致，表现为斑点大小不一，色淡红或紫暗，隐隐稀少，发无定处，但不见于面、背部，出没无常，称为阴斑。

（2）疹：指皮肤出现红色或紫红色、粟粒状疹点，高出皮肤，抚之碍手，压之褪色的表现。常见于麻疹、风疹、瘾疹等病。多因外感风热时邪或过敏，或热入营血所致。

麻疹：为儿童常见的一种急性发疹性传染病，多因感受时邪疫毒所致。表现为出疹前先有发热恶寒，咳嗽喷嚏，鼻流清涕，眼泪汪汪，耳根冰冷，或耳后有红丝出现，3～4日疹点出现于皮肤，从头面到胸腹四肢，色如桃红，形如麻粒，尖而疏稀，抚之触手，逐渐稠密，2～5日出全，然后按出疹顺序逐渐回隐，留下棕褐斑状色素沉着，并有糠麸脱屑。根据麻疹的出疹次序，疹的疏密、色泽和兼症，可以判断病情的顺逆。

风疹：是一种较轻的发疹性传染病。以初起类似感冒，发热1～2天后，皮肤出现淡红色斑丘疹，瘙痒不已，耳后及枕部臀核肿大为其特征。因皮疹细小如沙，故又称"风痧"。多因感受风热时邪，与气血相搏所致。

瘾疹：是一种以皮肤丘疹为特征的疾患。表现为皮肤突然出现大小不等、形状不一、边界清楚的红色或苍白色丘疹，剧烈瘙痒，抓挠则成连片大丘疹，或如云片，或如风团，高起皮肤，发无定处，骤起骤退，退后不留痕迹，且有反复发作的特点。多因外感风邪，或血虚生风，或对某些物质过敏所致。

斑、疹均为全身性疾病表现于皮肤的症状，多由血热而发，常见于温热病，因邪热郁于肺胃不得外泄，内迫营血而致。两者虽常常并称，但实质有别。不论斑或疹，在外感热病中见之，若色红身热，先见于胸腹，后延及四肢，斑疹发后热退神清者，是邪去正安，为顺；若布点稠密成团，色深红或紫暗，先见于四肢，后延及胸腹，斑疹现后仍壮热不退、神志不清者，是邪气内陷，为逆。

2. 水疱　指皮肤上出现成簇或散在性小水疱的表现，可有水痘、白痦、热气疮、湿疹等。

（1）水痘：小儿皮肤出现粉红色斑丘疹，很快变成椭圆形的小水疱，其后结痂，常伴发热。其疱疹特点为：顶满无脐，晶莹明亮，浆液稀薄，皮薄易破，大小不等，分批出现。多因外感时邪，内蕴湿热所致，属儿科常见传染病。

（2）白㾦：暑湿、湿温患者皮肤出现的一种白色小疱疹，晶莹如粟，又称白疹。多因外感湿热之邪，郁于肌表，汗出不彻，蕴酿所致，乃湿温患者湿热之邪透泄外达之机。白㾦晶莹饱满，颗粒清楚者，称为晶㾦，为津气尚充足，是顺证；白㾦色枯而白，干瘪无浆者，称为枯㾦，为津气已亏竭，是逆证。

（3）热气疮：口唇、鼻孔周围、面颊及外阴等皮肤黏膜交界处，出现针头至绿豆大小簇集成群的水疱，灼热瘙痒，溃后结痂。多因外感风温热毒，阻于肺胃，湿热蕴蒸皮肤所致；或因肝经湿热下注，阻于阴部而成。

（4）缠腰火丹：一侧腰部或胸胁部，初起皮肤灼热刺痛，继之出现粟米至黄豆大小簇集成群的水疱，排列如带状，局部刺痛。多因肝经湿热熏蒸所致。

（5）湿疹：周身皮肤出现红斑，迅速形成丘疹、水疱，破后渗液，出现红色湿润之糜烂面。多因禀赋不耐，饮食失节，湿热内蕴，复感风邪，内外两邪相搏，郁于肌肤所致。

3. 疮疡 指各种致病因素侵袭人体后引起的体表化脓性疾病，主要有痈、疽、疔、疖等。

（1）痈：红肿高大，根盘紧束，焮热疼痛。具有未脓易消，已脓易溃，疮口易敛的特点。属阳证，多因湿热火毒蕴结，气血壅滞，热蒸肉腐成脓所致。

（2）疽：发于皮肤肌肉间，初起局部有粟粒样脓头，焮热红肿胀痛，易向深部及周围扩散，脓头相继增多者，称为有头疽，多因外感热邪火毒、内有脏腑蕴毒，凝聚肌表，气血壅滞而成。而漫肿无头，皮色不变，无热少痛，具有难消、难溃、难敛，溃后易伤筋骨的特点者，称为无头疽，属阴证。多因气血亏虚，寒痰凝滞所致。

（3）疔：形小如粟，根深坚硬，状如钉丁，麻木疼痛，多发于颜面和手足等处。病情变化迅速，容易造成毒邪走散。多因竹木刺伤，或感受疫毒、疠毒、火毒等邪所致。

（4）疖：形小而圆，根浅局限，红肿不甚，容易化脓，脓溃即愈。因外感火热毒邪，或湿热蕴结所致。

4. 痤疮 以颜面、胸、背等处生丘疹如刺，可挤出白色碎米样粉汁者，又称"粉刺""青春痘"及"暗疮"等。多因肺经风热阻于肌肤所致；或因过食肥甘、油腻、辛辣食物，脾胃蕴热，湿热内生，熏蒸于面而成；或因青春之体，阳热较盛，劳汗当风，风寒之邪与阳热相搏，郁阻肌肤所致。

【古代文献】

一、望头面

（一）望头部

《素问·脉要精微论》：头者精明之府，头倾视深，精神将夺矣。

《灵枢·经脉》：足少阴气绝，则骨枯。少阴者，冬脉也，伏行而濡骨髓者也，故骨不濡则肉不能著也；骨肉不相亲则肉软却，肉软却，故齿长而垢，发无泽；发无泽者，骨先死。戊笃己死，土胜水也。

《灵枢·论疾诊尺》：婴儿病，其头毛皆逆上者，必死。

《万氏秘传片玉心书·头项门》：小儿头囟肿大，青筋暴露者，此脐热也……头囟肿起者，此因热在内，其气上冲，故而肿起。

囟门下陷者，此因久病，脏腑虚弱；气不上行，故下陷如坑……囟门开而不合者，此肾气有亏，名曰解颅，乃恶病也。

《四诊抉微·诊毛发》：发枯生穗，血少火盛。毛发坠落，卫疏有风。若还眉坠，风证难愈。头毛上逆，久病必凶。经云：婴儿病，其头毛皆逆上者，必死。

《形色外诊简摩·病深而形色毛发有不变者》：病得之于寒湿，寒湿气菀笃不发，化为虫矣。所以知然者，切其脉，循其尺，其尺索刺粗，而毛发奉发，是虫气也。其色泽者，中脏无邪气及重病也。

（二）望面部

《素问·评热病论》：有病肾风者，面胕疨然壅，害于言，可刺不？

《素问·平人气象论》：面肿曰风，足胫肿曰水。

《四诊抉微·望诊·五色兼见面部诀》：风则面青，燥则面枯，火则面赤，湿则面黄，寒则面黑，虚则面白。面黑阴寒，面赤阳热。青黑兼见，为风为寒为痛相值；黄白兼见，为虚为气，再者为湿；青白兼见，为虚为风为痛三者。

《景岳全书·杂证谟·面病》：面肿有虚实，肿者为实，浮者为虚。

《景岳全书·杂证谟·面病》：凡风热肿痛，此必痄腮、时毒、痈疡之证……面目虚浮，有因色欲过度，阴虚气越而致者……若因劳倦伤脾，气虚不敛而面目虚浮者……若因饮酒过度，湿热上聚而面目浮肿者。

《万氏秘传片玉心书·斑疹、瘾疹门》：阳毒者，或发于面部，或发于背部，或发于四肢，极其稠密，状如锦纹。红赤者，胃热也。紫黑者，胃烂也。

《医宗金鉴·伤寒心法要诀卷二》：伤寒发颐耳下肿，失于汗下此毒生，高肿焮红痛为顺，反此神昏命必倾。毒伏未发脉亦隐，冷汗淋漓肢若冰，烦渴不便指甲紫，颇似三阴了了轻。

二、望五官

（一）望目

《素问·三部九候论》：足太阳气绝者，其足不可屈伸，死必戴眼……瞳子高者，太阳不足，戴眼者，太阳已绝，此决死生之要，不可不察也。

《素问·诊要经终论》：太阳之脉，其终也，戴眼、反折、瘛疭。其色白，绝汗乃出，出则死矣。

《素问·脉要精微论》：夫精明者，所以视万物，别白黑，审短长。以长为短，以白为黑，如是则精衰矣。

《素问·平人气象论》：目窠微肿，如卧蚕起之状，曰水……面肿曰风，足胫肿，曰水；目黄者，曰黄疸。

《灵枢·论疾诊尺》：视人之目窠上微痈，如新卧起状，其颈脉动，时咳，按其手足上，窅而不起者，风水肤胀也。

目赤色者，病在心，白在肺，青在肝，黄在脾，黑在肾。黄色不可名者，病在胸中。诊目痛，赤脉从上下者，太阳病；从下上者，阳明病；从外走内者，少阳病。

《脉诀·察色观病生死候歌》：欲愈之病目眦黄，眼胞忽陷定知亡……目无精光者，神短也……目黑者，肾虚也……直视者，睹物而不转睛也。

《证治准绳·察目》：凡目：睛明能识见者，可治；睛昏不识人，或反目上视，或瞪目直视，或目睛正圆，或戴眼反折，或眼胞陷下者，皆不治也。凡开目而欲见人者，阳证也；闭目而不欲见人者，阴证也。凡目中不了了，睛不和，热甚于内也。凡目疼痛者，属阳明之热，目赤者，亦热甚也。目瞑者，必将衄血也。白睛黄者，将发身黄也。凡病欲愈，目眦黄，鼻准明，山根亮也。

《通俗伤寒论·观两目法》：《内经》云，五脏六腑之精皆注于目，目系则上入于脑，脑为髓海，髓之精为瞳子。凡病至危，必察两目，视其目色以知病之存亡也。故观目为诊法之首要。

凡开目欲见人者阳证，闭目不欲见人者阴证。目瞑者鼻将衄，目暗者肾将枯。目白发赤者血热，目白发黄者湿热。目眵多结者肝火上盛，目睛不和者热蒸脑系。目光炯炯者燥病，燥甚则目无泪而干涩；目多昏蒙者湿病，湿甚则目珠黄而烂。眼胞肿如卧蚕者水气，眼胞上下黑色者痰气。怒目而视者肝气盛，横目斜视者肝风动。阳气脱者目不明，阴气脱者目多瞽。目清能识人者轻；睛昏不认人者重。阳明实证可治，少阴虚证难治。目不了了，尚为可治之候；两目直视，则为不治之疾。热结胃腑，虽日中亦谵语神昏，目中妄有所见；热入血室，惟至夜则低声自语，目中如见鬼状。瞳神散大者元神虚散，瞳神缩小者脑系枯结。目现赤缕，面红娇艳者，阴虚火旺；目睛不转，舌强不语者，元神将脱。

凡目有眵有泪，精彩内含者，为有神气，凡病多吉；无眵无泪，白珠色蓝，乌珠色滞，精彩内夺，乃浮光外露者，皆为无神气，凡病多凶。凡目睛正圆及目斜视上视，目瞪目陷，皆为神气已去，病必不治，惟目睛微定，暂时即转动者痰，即目直视斜视上视，移时即如常者，亦多因痰闭使然，又不可竟作不治论。

（二）望耳

《证治准绳·杂病》：凡耳轮红润者生，或黄，或黑，或青而枯燥者死。薄而白，薄而黑，皆为肾败。凡耳聋、耳中疼，皆属少阳之热，尚为可治；若耳聋、舌卷、唇青，此属厥阴，为难治也。

《万氏秘传片玉心书·耳病门》：耳病有五，皆由于肾经气实，热气上冲于耳，遂使津液壅而为脓，为清汁也。亦有因沐浴，水入耳中，灌为聋耳。

（三）望鼻

《证治准绳·杂病》：鼻头色青者腹中痛，苦冷者死。微黑者水气，黄色者小便难，白色者为气虚，赤色者为肺热，鲜明者有留饮也。鼻孔干燥者，属阳明之热，必将衄血也。鼻孔干燥，黑如烟煤，阳毒热深也。鼻孔冷滑而黑者，阴毒冷极也。鼻息鼾睡者，风温也。鼻塞浊涕者，风热也。鼻孔煽张者，为肺风，肺绝而不治也。

《四诊抉微·察鼻部》：鼻头微黑，为有水气。色见黄者，胸上有寒；色白亡血；微赤非时，见之者死。鼻头色黄，小便必难；余处无恙，鼻尖青黄，其人必淋。鼻青腹痛，舌冷者死。鼻孔忽仰，可决短期。鼻色枯槁，死亡将及。

《望诊遵经·诊鼻望法提纲》：鼻煽张者肺虚，鼻仰息者肺实。鼻枯槁者，寒热之证。鼻蚀烂者，疳疮之形。鼻窍干燥者，阳明之经病。鼻柱崩坏者，疬风之败症。鼻下红肿如疮者，腹中有虫之疳病。鼻流浊涕者，外受风热；鼻流清涕者，外感风寒。鼻渊者，脑中热，故涕下渗。鼻衄者，阳络伤，故血外溢。鼻生息肉谓之齆；鼻生粉刺谓之齇。

（四）望口与唇

《证治准绳·杂病》：凡口唇焦干为脾热，焦而红者吉，焦而黑者凶。唇口俱赤肿者，热甚也；唇口俱青黑者，冷极也……口噤难言者，痉风也……若唇青舌卷，唇吻反青，环口黧黑，口张气直，口如鱼口，口唇颤摇不止，气出不返，皆不治也。

《万氏秘传片玉心书·口疮门》：小儿鹅口者，口内白屑满舌上，如鹅之口者，此为胎热，而心脾最甚，重发于口也。

口疮者，满口赤疮，此因胎禀本厚，养育过温，心脾积热，熏蒸于上，以成口疮……口糜者，满口生疮溃烂，乃膀胱移热于小肠，膈肠不便，上为口糜。

小儿两颊流涎浸渍胸前者，此滞颐，盖涎者脾之液，口为脾之窍，由脾胃虚冷，不能收敛津液，故涎从口出，而溃于颐者……

小儿口频撮者，气不和也。盖唇应于脾，气乃肺之所生，脾虚不能养子，故口频撮。小儿急欲乳吃，而口不吮乳者，此心脾有热……

《四诊抉微·察唇部》：赤肿为热，青黑为阴寒，鲜红为阴虚火旺，淡白为血虚。

（五）望齿与龈

《望诊遵经·牙齿望法提纲》：齿忽黄为肾虚，齿忽黑为肾热。滋润者津液犹存，干燥者津液已耗。形色枯槁者，精气将竭，形色明亮者，精气未衰。

《望诊遵经·牙齿望法条目》：牙床红肿者，阳明之病也；牙床溃烂者，肠胃之证也。重龈病齿，龈肿如水泡者，热蓄于胃也。小儿面色黧黑，齿龈出血，口中气臭，足冷如冰，腹痛泄泻，啼哭不已者，肾疳也。齿龈间津津出血不止者，阳明之经病也。牙肉色白者，非久病血少，即失血过多也。牙肉之际，有蓝迹一线者，沾染铅毒也。若服水银轻粉，亦令牙床壅肿也。

（六）望咽喉

《素问·阴阳别论》：一阴一阳结谓之喉痹。

《灵枢·痈疽》：痈发于嗌中，名曰猛疽。猛疽不治，化为脓，脓不泻，塞咽，半日死。

《灵枢·忧恚无言》：咽喉者，水谷之道也。喉咙者，气之所以上下者也。会厌者，音声之户也……悬雍垂者，音声之关也。颃颡者，分气之所泄也。

《圣济总录·咽喉门》：咽喉中妨闷如有物者，乃肺胃壅滞，风热客搏，结于咽喉使然……气逆痰结，皆生是疾。

《济生方·咽喉门》：多食炙煿，过饮热酒，致胸膈壅滞，热毒之气不得宣泄，咽喉为之病焉。

《景岳全书·杂证谟》：盖肿于咽之两旁者为双蛾，肿于一边者为单蛾。

《疡科心得集·辨喉蛾喉痈论》：夫风温客热，首先犯肺，化火循经，上逆入络，结聚咽喉，肿如蚕蛾，故名喉蛾。

《医宗金鉴·金匮要略注》：咽中如有炙脔，谓咽中如有痰涎，如同炙肉，咳之不出，咽之不下者，即今之梅核气病也。

三、望皮肤

《素问·皮部论》：阳明之阳，名曰害蜚，上下同法，视其部中有浮络者，皆阳明之络也。其色多青则痛，多黑则痹，黄赤则热，多白则寒，五色皆见，则寒热也。络盛则入客于经。阳主外，阴主内。

《形色外诊简摩·辨皮色不胜四时之风》：四时之风，其所病各不同形。黄色薄皮弱肉者，不胜春之虚风。白色薄皮弱肉者，不胜夏之虚风。青色薄皮弱肉者，不胜秋之虚风。赤色薄皮弱肉者，不胜冬之虚风也。黑色而皮浓肉坚，固不伤于四时之风。其皮薄而肉不坚色不一者，长夏至而有虚风即病矣。其皮浓而肌肉坚者，长夏至而有虚风不病也，必重感于寒，外内皆然乃病。

《望诊遵经·诊皮望法提纲》：形充而皮肤宽缓者寿，形充而皮肤紧急者夭。皮与肉相裹则寿，皮与肉不相裹则夭。薄皮弱肉者，不胜时之虚风；厚皮坚肉者，能胜时之虚风。皮虚者寒，皮实者热。皮肤肿胀者，邪气实；皮肤消减者，正气虚。皮肤肿痛者，病气有余；皮肤溃烂者，形气不足；皮肤润泽者，太阴气盛；皮毛枯槁者，太阴气衰。皮毛焦者，手太阴气绝；皮肤著者，足太阴肉绝。皮聚毛落者，肺损；皮枯毛折者，肺绝；皮毛虚弱者，肺热叶焦；皮肤顽痹者，疠风皮病。身冷肤硬者，脾不上下；皮肤薄著者，经脉空虚。皮肤不收，肌肉坚聚者，寒湿之证；皮肤空疏，三焦经绝者，血崩之征；肌肤甲错，两目黯黑者，内有干血；身皮甲错，腹中急痛者，内生痈脓。皮肤溃而有疡者，疠风也；皮肤脱若蛇皮者，疠风也。疠风遍身如癣者，脾病；疠风溃烂无脓者，血死。少年皮生黑斑者，不吉。痘儿头项皮赤者，多凶。凡肿胀，皮厚色苍者，皆属气；皮薄色泽者，皆属水。诸痛疮疡，斑疹麻痘，色赤而红者顺；青而黑者逆。诸病症，皮寒而燥者，阳不足；皮热而燥者，阴不足……由是推而言之，则寿夭诊于缓急，强弱诊于厚薄。消减肿胀，以诊其虚实；润泽枯槁，以诊其盛衰。

《万氏秘传片玉心书·斑疹·隐疹门》：小儿斑疹，其焮肿于外者，属少阳相火也，谓之斑。红点在皮肤之中不出者，厉少阴君火也，谓之疹……阳毒者，或发于面部，或发于背部，或发于四肢，极其稠密，状如锦纹。红赤者，胃热也；紫黑者，胃烂也……阴疹者，或出于胸背，手足稀而小者，此由失守之火，聚于胸中，上熏于肺，传于皮肤，而成斑点，如蚊蚋蚤虱所咬，而非锦纹也。

《证治汇补·外体门·斑疹》：斑属三焦无根之火，疹属心脾湿热之火，其上侵于肺，则一也。

内因：热则伤血，血热不散，里实表虚，出于皮肤而为斑也。

外候：斑势掀发微肿，有色痕而无头粒，小者如芝麻，大者如芡实，轻者如星布，重者如锦纹。其赤色者，胃热也；紫黑者，胃烂也。或有青蓝色者，见则不治。要知赤斑，半死半生；黑斑，九死一生。针头稠密者，凶；喘促自汗者，死；气实足暖者，易治；气怯足冷者，难医；自胸腹散四肢者，可治；自四肢入于腹者，不治；将发之先，先自吐泻者，吉；既发之后，久泻不止者，凶。

外感发斑：有伤寒发斑，有时气发斑，有阳毒发斑，有温毒发斑，四症之中，温毒为重，皆因热邪在表，不当下而下之，乘虚入胃，或热邪在里，胃热不泄，二者皆能发斑也。初起，必有头疼身热之表症，先宜辛凉彻其表，后用寒凉清其中。

内伤发斑：内伤发斑，轻如蚊迹，多在手足，初起无头疼、身热表症。乃劳役过度，胃气虚极，一身之火，游行于外；或他症汗吐下后，中气虚乏，余邪无所归附，散于肌表。宜补宜降，不可妄行凉药，大建中汤。

阴症发斑：阴症发斑，亦出胸背手足，但稀少而淡红，如蚊迹之状，此名阴斑，终不似阳斑之红显。因肾气太虚，阴盛于下，迫其无根之火，聚于胸中，上熏肺分而为斑。若误作热症而用凉药者，非。宜调中汤温胃，其火自降，而斑自退。

发疹内因：疹属热与痰，在肺，发则痒痾不仁，多兼风湿之殊。

发疹外候：疹有豆粒，或如粟米，或如蚊迹，或随出随没，或没而又出。红靥隐密皮肤，不透出者，为瘾疹；颗粒显透皮肤，为痧疹。初起必兼鼻塞流涕，声重咳嗽，头疼胸闷，发热自汗，更有风邪壅肺，气急鼻煽，咳不能卧，先用润肺利邪之品。后变潮热，而头不疼，胸已快，惟咳嗽气急如故，此因本气素虚，肺邪虽解，而阴火乘旺也。脉大者，宜滋阴清肺，断不可误投参芪酸敛，以致不救。

赤白瘾疹：赤疹因热，燥气乘之，稍凉则消；白疹因寒，冷气折之，稍暖则消。似白似赤，微黄隐于肌肉之间，四肢重着，此脾经风热夹湿也，多因沐后感风，与汗出解衣而得。

脉法：斑疹郁热，或伏或绝，或细或散；斑疹热盛，阳浮而数，阴实而大。大率洪数有力者生，沉小无力者死。

第四节　舌　诊

　　舌诊，是通过观察人体舌质、舌苔和舌下络脉的变化，了解人体生理功能和病理变化的诊察方法，又称望舌。舌诊是望诊的重要内容，也是中医独具特色的诊法之一。

　　舌诊具有悠久的历史，早在《黄帝内经》中便记载有舌诊的基本理论及舌与内脏之间的关系。《素问·刺热》曰："肺热病者，先淅然厥，起毫毛，恶风寒，舌上黄。"《灵枢·热病》曰："舌本烂，热不已者死。"东汉名医张仲景在《伤寒杂病论》中也将舌诊作为中医辨证的重要组成部分。《伤寒论·辨太阳病脉证并治》指出："脏结无阳证，不往来寒热，其人反静，舌上胎滑者，不可攻也。"《敖氏伤寒金镜录》记载舌象图36幅，结合临床，详细论述了各种舌象所主病证及治法，是我国历史上第一部舌诊专著。明清时期，随着温病学派的兴起，对辨舌验齿尤为重视，对温病临床辨证起到了重要的指导作用。临床实践证明，在疾病发展过程中，舌的变化迅速而明显，能较为客观地反映病位的浅深、病邪的性质、邪正的盛衰及病势的进退，是临床上辨证论治的重要依据。近年来，随着生物全息律日益得到人们的认可，人类对自然规律、生命规律的认识更加深入，舌象作为一个重要的信息元，在诊察中的重要性更加清晰。尤其是现代科学技术的发展，对舌诊的研究更加深入，以多学科融合为手段，开展了舌诊规范化、客观化、数字化的研究，使舌诊的理论和临床应用得以不断完善和发展。数码相机的出现，大大提高了所采集舌象照片的清晰度和保真度；计算机图像处理技术的提高，大大提高了舌象的自动化分析水平；互联网的出现，大大促进了舌诊学术的科研、教学和传播；智能手机的出现，使舌诊学术的科研、教学和传播变得更为便利，传播媒介得以微型化；舌诊仪的出现，使舌诊自动化、智能化成为可能；舌荧光检查，以及舌苔脱落细胞、生物化学、组织化学和细菌学检查，舌苔微生态环境研究，舌尖微循环检查等，对于舌象的微观研究更为深入。

一、舌的形态结构

（一）舌的外形

　　舌是口腔中的主要器官之一，是由横纹肌组成的肌性器官，它附着于口腔底部的下颌骨和舌骨，呈扁平长形。故《灵枢·经脉》曰："唇舌者，肌肉之本也。"其主要功能是感受味觉、搅拌食物、协助吞咽、辅助发音。《灵枢·忧恚无言》曰："舌者，声音之机也……横骨者，神气所使，主发舌者也。"《中藏经·论小肠虚实寒热生死逆顺脉证之法》曰："小肠主于舌之官也，和则能言而机关利健，善别其味也。"

　　舌的上面称舌背，下面称舌底。舌背有一条人字界沟，将舌背分为舌体与舌根两部分；舌体的正中有一条不甚明显的纵行褶皱，称为舌正中沟。伸舌时一般只能看到舌体，故诊舌的部位主要是指舌体。习惯上将舌体的前端称为舌尖，中部称为舌中，后部人字形界沟前称为舌根，两侧称为舌边。当舌上翘时，可见舌底，其正中线上有条连于口腔底的皱襞，叫舌系带。舌系带终点两侧有一对圆形黏膜隆起，叫舌下肉阜，其顶部有舌下腺和颌下腺的共同开口，中医称其左侧为金津，右侧为玉液，是胃津、肾液上潮的孔道（彩图 1）。

（二）舌的黏膜

舌背的外表覆盖一层半透明的黏膜，黏膜皱折成许多细小突起，称为舌乳头。根据乳头形态的不同，其分为丝状乳头、蕈状乳头、轮廓乳头和叶状乳头（彩图 2、彩图 3）4 种，其中丝状乳头和蕈状乳头与舌象形成有着密切联系，轮廓乳头、叶状乳头与味觉有关。

丝状乳头形如圆锥状乳白色的软刺，高 0.5～2.5mm，呈角化树状，脱落细胞、食物残渣、细菌、黏液等填充其间隙，形成白色苔状物，称为舌苔。蕈状乳头上部圆钝如球，根部细小形成蕈状。蕈状乳头主要分布于舌尖和舌边，其余散布于丝状乳头之间，乳头表面的上皮细胞透明，透过上皮隐约可见乳头内的毛细血管，肉眼所见如一个小红点。蕈状乳头的形态、色泽改变，是影响舌色等变化的主要因素。轮廓乳头体积较大，数目少，分布于舌根与舌体交界处。叶状乳头位于舌体后部两侧边缘，数目最少。人类叶状乳头已经退化，形状变化很大，只有新生儿较为明显。

二、舌诊的原理与意义

（一）舌诊的原理

舌与脏腑、经络、气血、津液、胃气有着密切联系。

1. 舌与脏腑的关系　舌为心之苗，心开窍于舌。《灵枢·脉度》说："心气通于舌，心和则舌能知五味矣。"因心主血脉，而舌的脉络丰富，心血上荣于舌，故人体气血运行情况可反映在舌质的颜色上；心主神明，舌体的运动又受心神的支配，因而舌体运动是否灵活自如、语言是否清晰与神志密切相关。故舌与心、神的关系极为密切，可以反映心、神的病变。

舌为脾之外候。舌居口中司味觉，《灵枢·脉度》说："脾气通于口，脾和则口能知五谷矣。"故曰脾开窍于口。舌体赖气血充养，所以舌象能反映气血的盛衰，而与脾主运化、化生气血的功能直接相关。《形色外诊简摩·舌质舌苔辨》中还认为："夫舌为心窍，其伸缩展转，则筋之所为，肝之用也。其尖上红粒细于粟者，心气夹命门真火而鼓起者也。其正面白色软刺如毫毛者，肺气挟命门真火而生出者也。"此外，舌居于口腔之中，与食管相连，故而与胃也有着直接联属关系。因此，观察舌象的变化可以反映脏腑气血的变化情况。

2. 舌与经络的关系　《灵枢·经脉》说："手少阴之别……循经入于心，系舌本。""肝者，筋之合也，筋者，聚于阴器，而脉络于舌本也。""脾足太阴之脉……连舌本，散舌下，""肾足少阴之脉……其直者，从肾上贯肝膈，入肺中，循喉咙，挟舌本。"《灵枢·营卫生会》说："上焦出于胃上口，并咽以上……上至舌，下足阳明。"《灵枢·经筋》说："足太阳之筋……其支者，别入结于舌本。""手少阳之筋……其支者，当曲颊入系舌本……其病当所过者……舌卷。"肺系上达咽喉，与舌根相连。其论述说明了人体经络与舌有着密切的联系。此外，肠、胆虽无本经经脉直接与舌相通，但通过经脉手足同经的影响，也与舌有间接的联系。

舌体通过经络与脏腑组织相联系，因而脏腑一旦发生病变，舌象也会出现相应的变化。所以观察舌象的变化，可以测知内在脏腑的病变。

3. 舌与气血津液的关系　舌为血脉丰富的肌性组织，有赖气血的濡养和津液的滋润。舌体的形质和舌色与气血的盛衰和运行状态有关；舌苔和舌体的润燥与津液的盈亏有关。心主血，肺主气，脾胃乃气血生化之源，而舌为心之苗，为呼吸、消化共同通道之要冲，舌为气血丰富的肌性器官，舌体的形质和舌色与气血的盈亏和运行状态密切相关，故气血的盛衰变化都能反映于舌。

足少阴肾经上夹舌本，通舌下，唾为肾液，"玉液"是其上潮之孔；涎出于口，涎为脾液；口胃相通，"金津"为胃津上渗之道。故舌苔的润燥与津液的多少有关，其生成、输布离不开脏腑功能，尤其与肾、脾、胃等脏腑密切相关。所以通过观察舌体的润燥，可以判断体内津液的盈亏及邪热的轻重。

4. 舌与胃气的关系　中医学认为，舌苔是由胃气熏蒸谷气上承于舌面而成，与脾胃运化功能相应，如章虚谷说："舌苔由胃中生气所现，而胃气由心脾发生。故无病之人，常有薄苔，是胃中之生气。""脾胃为中土，邪入胃则生苔，如地上生草也。"《察舌辨证歌》说："舌之有苔，犹地之有苔。地之苔，湿气上泛而生，舌之苔，脾胃津液上潮而生。"《形色外诊简摩·舌质舌苔辨》曰："至于苔，乃胃气之所熏蒸，五脏皆禀气于胃，故可借以诊五脏之寒热虚实也。"脏腑的病变都能影响胃气，反映在舌苔上，察舌苔可知邪气的寒热浅深与胃气的存亡。

5. 舌诊原理的现代研究与探索　生物全息律理论认为，每个生物体的每一具有生命功能又相对独立的局部称为全息元，包括了整体的全部信息。全息元在一定程度上可以说是整体的缩影。舌处于温度和湿度相对恒定的口腔之中，是人体唯一可以外露的内脏器官，是观察人体的一个全息元，因此可以较为迅速、准确地反映内脏的病变。

胚胎学认为，舌的上皮组织和胃、小肠等的上皮组织都由内胚层发育而来，同时，舌和胃肠同属消化道器官，因此舌和胃肠有极为密切的关系。大量的临床观察证明，舌面乳头的萎缩与胃肠等消化道器官的上皮组织的萎缩有关，因此临床上慢性萎缩性胃炎患者常常见到镜面舌，功能性消化不良患者常常见到舌苔少或无苔，这也佐证了"舌苔由胃气所生"的中医理论；当胃肠等消化道器官的上皮组织有充血、水肿、渗出、增生等炎性变化时，由于舌面丝状乳头增生等病理改变，舌苔常常出现厚腻，因此慢性肥厚性胃炎、慢性糜烂性胃炎、肠伤寒、克罗恩病、溃疡性结肠炎等患者常常见到厚腻苔。

总之，由于舌与脏腑、经络、气血、津液和胃气都有着密切的联系，故人体脏腑的虚实、气血的盛衰、津液的盈亏、邪正的消长、病情的顺逆和胃气的存亡等都可以从舌象的变化上反映出来。一般而言，舌质候五脏病变为主，侧重血分；舌苔候六腑病变为主，侧重气分。

（二）舌诊的意义

舌象的变化能够较客观准确地反映病情，舌诊操作简便易行，已成为中医诊察辨证和了解疾病变化的常规手段与重要依据。正如《临证验舌法》中所说："即凡内外杂症，亦无一不呈其形，着其色于其舌……据舌以分虚实，而虚实不爽焉；据舌以分阴阳，而阴阳不谬焉；据舌以分脏腑、配主方，而脏腑不差、主方不误焉。危急疑难之顷，往往症无可参，脉无可按，而惟以舌为凭；妇女幼稚之病，往往闻之无息，问之无声，而惟有舌可验。"可见，舌象诊断意义普遍，简便易行，是中医辨证的重要依据。

1. 辨别病性　不同性质的邪气致病，在舌象上会出现比较显著的差异，故舌诊对于鉴别风、寒、暑、湿、燥、火和痰、饮、水、食、瘀、虫等病因有较大的作用，尤其对寒热、瘀血、痰湿、水饮、食积等具有很高的诊断价值。一般而言，寒令苔白舌淡，热令苔黄舌红，湿令苔腻舌胖，燥令苔干舌老。若夹无形之风气则苔较薄净，若合有形之浊邪则苔多厚浊——夹痰浊者兼黏腻，夹水饮者兼水滑，夹食滞者兼粗腐。另外，虫积者舌可见凹陷圆红点，瘀血者舌可见紫暗斑点，中毒者舌可显蓝色。

舌质感应于五脏之精气，舌苔感应于六腑之浊气，故借助舌象可以了解正邪的虚实变化。一般而言，舌有神者正气旺，舌无神者正气败，舌少神者正气弱；舌淡白而苔薄少者气血不足，舌燥苔干者津液已伤，舌体胖嫩者阳气衰，舌体枯萎者阴精竭，舌体暗紫者气血瘀阻；有苔有根者胃气尚在，有苔无根者胃气不续，有根而松者胃气疏通，有根板结者胃气闭结，有苔而厚者实邪内盛，有苔而薄者内无实邪，舌苔剥落，甚至光剥者胃气衰败。另外，从苔的聚散变化上可以了解内在气机的运行状态，即如《察舌辨症新法·苔色变换吉凶总论》所说："气散布苔亦散布，气凝聚而结，苔亦凝聚而结。气结于一边，苔亦结于一边。"

2. 辨别病位　舌苔与舌质候病有浅深侧重之分，舌体分部候病又有脏腑分属之别，故病位的变化在舌象上也有相应的表现。大体而言，病浅在表，初犯营卫而未殃及内脏气血时，舌象变化尚微，即舌仍淡红，苔仍薄白；病深入里，脏腑气血即受其扰，舌象变化随之显著。若病犯六腑，邪干气分，则舌苔变化突出；病入五脏，伤及血分，则舌体变化明显；脏腑同病，气血交伤，则舌苔与舌体变化俱甚。若舌苔异常显于前部，为病偏上焦；显于中部，为病在中焦；显于后部，为病及下焦；显于全舌，为病遍三焦；显于一侧，为病着于左右一处。若舌体异常显于尖边，病关乎心肺；显于中央，病关乎脾胃；显于两侧，病关乎肝胆；显于根部，病关乎肾、肠与膀胱。

3. 推断病势进退和病情预后转归　通过对舌象的动态观察，可以测知疾病发展的进退趋势。从舌苔上看，若苔色由白转黄，由黄转为灰黑，苔质由薄转厚，由润转燥，多为病邪由表入里，由轻变重，由寒化热，邪热内盛，津液耗伤，为病势发展。反之，若舌苔由厚变薄，由黄转白，由燥转润，为病邪渐退，津液复生，病情向好的方向转变。若舌苔骤增骤退，多为病情暴变所致。如薄苔突然增厚，是邪气急骤入里的表现；若满舌厚苔突然消退，是邪盛正衰，胃气暴绝的表现，二者皆为恶候。从舌质上看，舌色由淡红转为红、绛或绛紫，或舌面有芒刺、裂纹，是邪热内入营血，有伤阴、血瘀之势；若淡红舌转淡白、淡紫湿润，舌体胖嫩有齿痕，为阳气受伤，阴寒内盛，病邪由表入里，由轻转重，病情由单纯变为复杂，为病进。以温病为例，《辨舌指南·察舌辨证之鉴别》即曰："舌苔有由白而黄，由黄而黑者，顺证也；有由白而灰，由灰而黑，不由黄转黑者，此谓之黑陷苔，逆证也。"

通过对舌象的神气、胃气的审视，可以估测病情预后与吉凶转归。舌荣有神，舌面有苔，舌态正常者，为邪气未盛，正气未伤，胃气未败，预后较好；舌质枯槁，舌苔无根，舌苔异常者，为正气亏虚，胃气衰败，病情多凶险。

4. 指导方药的使用　早在《伤寒论》和《金匮要略》中就有辨舌用药的记载，如《伤寒论》第 230 条曰："阳明病，胁下硬满，不大便而呕，舌上白苔者，可与小柴胡汤。"第 221 条曰："阳明病……心中懊憹，舌上苔者，栀子豉汤主之。"此后《敖氏伤寒金镜录》总结了 36 舌图，几乎每舌皆列出主治方药。例如："第十九白苔边黄舌：舌中见白苔，外则微黄者，必作泄，宜服解毒汤，恶寒者，五苓散。""第二十五中黄边白舌：舌见四围白而中黄者，必作烦渴呕吐之症，兼有表者，五苓散、益元散兼服，须待黄尽，方可下也。""第二十六黄苔黑点舌：舌见黄色而有黑点者，邪遍六腑，将入五脏也。服调胃承气汤下之，次进和解散，十救四五也。""第三十二边红黑心舌：舌见外淡红心淡黑者，如恶风，表未罢，用双解散加解毒汤相半，微汗之，汗罢即下。"至《舌鉴辨正》已扩充至 149 舌，几乎每舌都列有治法与方药，不但在治法上有所发展，而且也多结合症状予以辨证用药。如"第六白苔黄边舌：如刮之净者，无病人也。刮不脱或不净者，是脾胃真热假寒，心、肝、肺、膀胱为阳火逼迫，而移热于大肠也。其为病多咳痛，心胸热，小便涩，大便或结或泄，或泻红白痢不等。咳痛心胸热者，宜生石膏、知母、三黄、花粉、竹茹等药；小便涩者，宜木通、车前、三黄等药；大便结或泄者，宜调胃承气汤；红白痢者，宜芩连治痢汤。旧说拘于中白为寒证误也。""第五十三黄苔黑点舌：脏腑全热也，不论何病，均宜白虎汤（去粳米）与大承气汤间服，不次急投，候黑点退净，方愈，若旧说投调胃承气后即进和解散，恐十难救一也。"古人以舌象为主的辨证用药经验，有重要的临床价值。清代温病学派将辨舌用药的经验结合到卫气营血和三焦辨证中去，提高了温病临床辨证论治的准确性。如《温热经纬·叶香岩外感温热篇》曰："再论其热传营，舌色必绛。绛，深红色也。初传绛色，中兼黄白色，此气分之邪未尽也，泄卫透营，两和可也。纯绛鲜色者，包络受病也，宜犀角、鲜生地、连翘、郁金、石菖蒲等。""再有热传营血，其人素有瘀伤宿血在胸膈中，挟热而搏，其舌色必紫而暗，扪之湿，当加入散血之品，如琥珀、丹参、桃仁、丹皮等……若紫而肿大者，乃酒毒冲心；若紫而干晦者，肾肝色泛也，难治。"《温病条辨·中焦篇》第 33 条指出："阳明温病，下后脉静，身不热，舌上津回，十数日不大便，可与益胃、增液辈，断不可再与承气汤。下后舌苔未尽退，口微渴，面微赤，脉微数，身微热，日浅者亦与增液辈，日深舌微干者，属下焦复脉法也，勿轻与承气。"如此在温病辨证论治中，积极运用舌诊极大提高了立法处方用药的准确性。《医原·温热辨舌心法》以舌象为主，概括了温热病的传变规律及治法方药。《笔花医镜》则以舌象为主，重点阐述了脏腑辨证论治规律。这些都更充分地说明了望舌对指导治疗的重大意义。

三、舌面分候部位

根据历代医籍记载，脏腑部位相关病变反映于舌面，具有一定的分布规律。这种以舌的某部变化来推测相关脏腑部位病变的理论，称为舌面分候，一般根据"上以候上，中以候中，下以候下"的原则来分，对此有不同的划分记载。

（一）以脏腑部位划分

如清代江涵暾《笔花医镜·望舌色》所说："凡病俱现于舌……舌尖主心，舌中主脾胃，舌边主肝胆，舌根主肾。"（彩图 4）梁玉瑜《舌鉴辨正》则细分为舌根主肾、命门、大肠（应小肠、膀胱）；舌中左主胃，右主脾；前部中间属肺；舌尖主心、心包络、小肠、膀胱（应大肠、命门）；舌边左主肝，右主胆。此法多用于各种内伤杂病。根据临床观察，如心火上炎多出现舌尖红赤或破碎；肝胆气滞血瘀常见舌的两侧出现紫色斑点或舌边青紫；脾胃运化失常，湿浊、痰饮、食滞停积中焦，多见舌中厚腻苔；久病及肾，肾精不足，可见舌根苔剥等。

（二）以胃经分属划分

如清代吴坤安《伤寒指掌·察舌辨症法》谓："舌尖属上脘，舌中属中脘，舌根属下脘。"此法多运用于胃脘及消化道疾病。

（三）以三焦分属划分

如《中医舌诊》（北京中医药大学，2005 年，人民卫生出版社）根据历代医家的认识，总结出舌尖属上焦，舌中属中焦，舌根属下焦。此法多用于外感病辨证。

以上三种舌面分候不同部位的理论，是传统的舌面分候部位，均是临床经验的总结，具有一定的参考价值，但其主病并不是绝对的。因此，临证还需结合舌质、舌苔的变化，以及其他症状、体征相参分析，而不能机械地看待。

（四）现代医学解剖器官在舌面的分部

除了传统的舌面分候部位理论，人们也对现代医学解剖器官在舌面的分部进行了有益的探索。

当代学者黄英儒教授曾对现代医学解剖器官在舌面的分部提出了"舌体应内脏的九区分法"，有一定的临床指导意义。我们参考其他学者的研究，结合自己的临床体会，提出现代医学解剖器官在舌面的分部（彩图 5、彩图 6）。

四、舌诊的方法与注意事项

（一）舌诊的方法

舌诊除以望诊为主，有时还须结合闻诊、问诊和扪摸揩刮等方法进行全面诊察。

1. 望舌的体位 望舌时，医生姿势可略高于患者，以便俯视口舌部位。患者可以采用坐位或仰卧位，面向自然光线，使舌面明亮，便于观察。

2. 伸舌姿势 患者头略扬起，自然地将舌伸出口外，舌体放松，舌面平展，舌尖略向下，尽量张口使舌体充分暴露。如伸舌过分用力，舌体紧张卷曲，或伸舌时间过久，都会影响舌体血液循环而引起舌色改变，或舌苔紧凑变样，或干湿度发生变化。

3. 察舌的次序 望舌的顺序是先看舌尖，再看舌中、舌边，最后看舌根部。由于舌质的颜色易变，伸舌较久则随血脉的运营变化而使舌质色泽失真，而舌苔覆盖于舌体上，一般不会随观察的久暂而变化，因而望舌应当先看舌质，再看舌苔。再根据舌质、舌苔的基本特征，分项察看。望舌质，主要观察舌质的颜色、光泽、形状及动态等；察舌苔，重点观察舌苔的有无、色泽、质地及分布状态等。在望舌过程中，既要迅速敏捷，又要全面准确，尽量减少患者伸舌的时间，以免口舌疲劳。若一次望舌判断不准，可让患者休息3~5分钟后，再重新望舌。根据临床需要，还可察看舌下静脉。

4. 舌诊的其他方法 除了通过望诊了解舌象特征之外，为了使诊断更加准确，必要时还应配合其他诊察方法。

（1）配合闻诊了解舌体的灵动情况：听语言是否清晰，以判断舌之灵动情况。

（2）配合问诊了解舌的味觉、感觉：询问舌上味觉的情况，以及舌体是否有疼痛、麻木、灼辣等异常感觉，舌体运动是否灵活，以协助了解舌与心神病变的关系。

（3）配合刮舌、揩舌辨别舌苔特点：刮舌，可用消毒压舌板的边缘，以适中的力量，在舌面上由舌根向舌尖刮三五次。若刮之不去或刮而留有污质，多为里有实邪；刮之即去，舌体明净光滑者，多为虚证。揩舌，可用消毒纱布卷在食指上，蘸少许清洁水在舌面上揩抹数次，再行观察。这两种方法可用于鉴别舌苔有根无根，以及是否属于染苔。

（二）舌诊的注意事项

为了使舌诊所获得的信息准确，必须注意排除各种操作因素所造成的虚假舌象。望舌时应注意以下几点。

1. 光线影响 光线的强弱与色调，对颜色的影响极大，常常会使望诊者对同一颜色产生不同的感觉，稍有疏忽易产生错觉。正如《辨舌指南·观舌之心法》所说："又如灯下看黄苔，每成白色。然则舌虽可凭，而亦未尽可凭。非细心审察，亦难免于误治矣。"

望舌以白天充足而柔和的自然光线为佳，但要避免太阳光直接照射到舌面。如在夜间或暗处，用日光灯为好，光线要直接照射到舌面，避免面对有色的门窗。如光线过暗，可使舌色暗滞；日光灯下，舌色多偏紫；白炽灯下，舌苔偏于黄色；用普通灯泡或手电筒照明，易使舌苔黄、白二色难于分辨。周围有色物体的反射光，可使舌色发生相应的改变。

2. 饮食或药品的影响 饮食及药物可使舌象发生变化。如进食之后，由于食物的反复摩擦，使舌苔由厚变薄；饮水后，可使干燥舌苔变为湿润。过冷或过热的饮食及刺激性食物可使舌色发生改变，如刚进辛热食物，舌色可由淡红变为鲜红，或由红色转为绛色。过食肥甘及服大量镇静剂，可使舌苔厚腻；长期服用某些抗生素，可产生黑腻苔或霉腐苔。

　　某些饮食或药物会使舌苔染色，称为染苔。如饮用牛奶、豆浆、钡剂、椰汁等可使舌苔变白、变厚；食用花生、瓜子、豆类、核桃、杏仁等富含脂肪的食物，往往在短时间可使舌面附着黄白色渣滓，易与腐腻苔相混；食用蛋黄、橘子、柿子、核黄素等，可将舌苔染成黄色；各种黑褐色食物、药品，或吃橄榄、酸梅，长期吸烟等，可使舌苔染成灰色、黑色。一般染苔多在短时间内自然退去，或经揩舌除去，与病情亦不相符。如有疑问，可询问饮食、服药等情况进行鉴别。

　　3. 口腔局部的影响　　牙齿残缺，可造成同侧舌苔偏厚；镶牙可以使舌边留有齿痕；睡觉时张口呼吸者，可以使舌苔增厚、干燥等。这些因素所致的舌象异常，都不能作为机体的病理征象，临床上应仔细鉴别，以免误诊。

　　4. 伸舌姿势的影响　　伸舌姿势不当，会直接改变舌体的血液循环状态和舌苔的排列情况。患者初诊时，往往不能很好地配合动作，伸舌过于用力、卷缩、变形，使舌色加深，苔质紧敛。这时应注意指导患者反复训练，学会放松舌体、舒展舌面，达到恢复扁平舌形。另外，医生也应该学会观察敏捷，不致使患者伸舌太久（一般不超过 10 秒）。若一次望舌判断不准，可让患者休息 3～5 分钟后，再重新望舌。有的患者伸舌时，由于紧张导致舌尖肌肉挛急，出现舌尖部泛白的情况，可嘱患者放松后重新伸舌诊察。

五、舌诊的内容

　　舌诊主要观察舌质和舌苔两方面的变化。舌质是指舌的肌肉脉络组织，为脏腑气血之所荣。望舌质包括舌的神气、颜色、形质、动态及舌下络脉，以诊察脏腑的虚实、气血的盛衰。望舌苔包括诊察苔质和苔色两方面的情况，以察病邪的性质、浅深和邪正的消长。《医门棒喝》说："观舌质可验其正之阴阳虚实，审苔垢即知邪之寒热浅深。"临床望舌必须全面观察舌质与舌苔，分辨正常舌象及各种病理舌象的特点，并进行综合分析，才能全面了解病情，做出正确诊断。

　　（一）正常舌象

　　正常舌象，简述为"淡红舌，薄白苔"。具体来说，舌质荣润，舌色淡红，大小适中，舌体柔软灵活自如；舌苔薄白均匀，苔质干湿适中，不黏不腻，揩之不去，其下有根。正常舌象说明胃气旺盛，气血津液充盈，脏腑功能正常（彩图 7）。

　　正常舌象的形成原理，文献记载的论述颇多，如《舌胎统志》说："舌为心之苗，其色当红，红不娇艳；其质当泽，泽非光滑；其象当毛，毛无芒刺，必得淡红上有薄白之胎气，方是无邪之舌。"又说："舌色淡红，平人之常候……红者心之气，淡者胃之气。"《舌鉴总论》说："舌乃心苗，心属火，其色赤，心居肺内，肺属金，其色白，故当舌质淡红，舌苔微白，红必红润内充，白必苔微不厚，或略厚有花。然皆干湿适中，不滑不燥，斯为无病之舌，乃火藏金内之象。"《伤寒论本旨·辨舌苔》说："更可知舌苔，由胃中生气所现，而胃气由心脾发生，故无病之人常有薄苔，是胃中之生气，如地上之微草也。"《辨舌指南·辨舌质生苔之原理》说："舌之苔，胃蒸脾湿上潮而生。"说明舌象的形成，与心肺脾胃等脏腑的功能有关。因此，正常舌象的主要特征是舌体柔软灵活，舌色淡红明润，舌苔薄白均匀，苔质干湿适中，通常简称"淡红舌，薄白苔"。

（二）舌象的生理变异

正常舌象受内外环境的影响，可以产生生理性变异。因此，在掌握正常舌象基本特征的前提下，注意某些生理变异，知常达变，才能准确地判断舌象。

1. 年龄性别 年龄是舌象生理变异的重要因素之一。舌象反映全身整体的状态，如果老年人身体状态好，则可拥有好的舌象，但如果老年人精气渐衰，脏腑功能减退，气血运行迟缓，病理产物堆积，则舌色较暗红或带紫暗色，有裂纹，舌苔少，无根气；儿童阴阳稚弱，脾胃功能尚薄，生长发育很快，往往处于代谢旺盛而营养相对不足的状态，故舌多淡嫩，舌苔偏少易剥。

舌象一般与性别无明显关系，但女性受月经周期的生理影响，在经期可以出现舌蕈状乳头充血而舌质偏红，或舌尖边部点刺增大，月经过后恢复正常。

2. 体质禀赋 体质的本质是状态，而舌象是身体整体状态的反映。王琦教授提出了体质九分法：平和体质、气虚体质、阴虚体质、阳虚体质、痰湿体质、湿热体质、气郁体质、血瘀体质、特禀体质。由于先天禀赋的差异，每个人的体质不尽相同，舌象可以出现一些差异。如《辨舌指南》说："无病之舌，形色各有不同，有常清洁者，有稍生苔层者，有鲜红者，有淡白者，或为紧而尖，或为松而软，并有牙印者……此因无病时各有禀体不同，故舌质亦异也。"提示因禀赋体质不同，可以出现一些异常舌象。临床常见肥胖之人舌多见胖大且质淡，消瘦之人舌体略瘦而舌色偏红。除此之外，先天性裂纹舌、齿痕舌、地图舌等，多见于禀赋不足。这些体质较弱者，虽长期无明显临床症状，但可以表现出对某些病邪的易感性，或某些疾病的好发性。

3. 气候环境 季节与地域的差别会产生气候环境的变化，引起舌象的相应改变。在季节方面，夏季暑湿盛时，舌苔多厚，多见淡黄色；秋季燥气当令，苔多偏薄偏干；冬季严寒，舌常湿润。在地域方面，我国东南地区偏湿偏热，西北及东北地区偏寒冷干燥，均会使舌象发生一定的改变。吴坤安说："平人舌中常有浮白苔一层，或浮黄苔一层，夏月湿土司令，苔每较厚而微黄，但不满不板滞。"反映了人的生理活动与自然界息息相关，这种天人相应的生理现象亦反映在舌象上。

4. 饮食起居 一日之间饮食起居变化也会影响舌象。如晨起之际，舌苔相对较厚；漱口、进食后，舌苔相对较薄；体力活动之后，舌色可更红活。《辨舌指南·绪言》："常人一日三餐，故苔日亦三变，谓之活苔，无病之象也。"日常生活中的一些生活习惯及饮食嗜好对舌象会造成干扰。如嗜烟者，苔易发褐；嗜酒者，苔易黄腻；嗜茶者，舌多湿润；张口呼吸，舌易发干；习惯刮舌，厚苔变薄；禁食较久，苔会积累变厚等。

另外，我们观察了人种与舌象的关系，发现不同人种虽然肤色差异较大，但舌象无明显差异。

（三）病理舌象

舌象是身体整体状态的反映，有时生理性舌象与病理性舌象的界限并不清晰。应当指出，正常人出现异常舌象，除了上述生理因素外，有一部分可能是疾病前期的征象。因为舌象能灵敏地反映机体内部的病变，舌象变化可早于自觉症状而出现，尤其是内伤杂病。因此，还须把真正的生理变异与病变前期的病态舌象区分开来。一般属于生理性变异所致的异常舌象往往是长期不变的，无任何不适症状出现，可以通过问诊加以区别，必要时可进行随访后再做出判断。

除正常舌象、生理性变异的舌象外，临床上所见到的舌象均属于病理舌象。

六、望舌质

舌质，即舌的本体，故又称舌体，由舌的肌肉、血脉和经络所组成，与体内脏腑、气血、津液关系密切。望舌质主要观察舌神、舌色、舌形、舌态及舌下络脉诸多方面。

（一）望舌神

舌之有神与否，主要表现在舌质的荣枯与灵动方面。

1. 荣舌

【舌象特征】舌质荣润红活，有生气，有光彩，舌体活动自如，故谓舌之有神（彩图8）。

【临床意义】为气血充盛的表现，常见于健康人。在病中，虽病也是善候。

【机制分析】气血旺盛，气率血液上荣于舌，故而荣润红活。《辨舌指南》曰："荣者谓有神……凡舌质有光有体，不论黄白灰黑，刮之而里面红润，神气荣华者，诸病皆吉。"

2. 枯舌

【舌象特征】舌质干枯死板，毫无生气，失去光泽或活动不灵，故谓舌之无神（彩图9）。

【临床意义】为气血衰败的征象。病见枯舌，多属危重病证，是为恶候。

【机制分析】脏腑气血败坏，不能荣润舌体，故而晦暗干枯死板。《辨舌指南》曰："若舌质无光无体，不拘有苔无苔，视之里面枯晦，神气全无者，诸病皆凶。"

（二）望舌色

舌色，即舌质的颜色，多分为淡红、淡白、红、绛、青紫五种。

1. 淡红舌

【舌象特征】舌色淡红润泽（彩图10）。

【临床意义】常见于健康人；外感病见之，多属表证；内伤杂病见之，多病轻。

【机制分析】红为血之色，明润光泽为胃气之华。淡红舌则说明心血充足，胃气旺盛。健康之人，气血调和，故舌见淡红。《舌胎统志》曰："舌色淡红，平人之常候……红者心之气，淡者胃之气。"《舌鉴辨正》亦曰："全舌淡红，不浅不深者，平人也。"

外感表证初起，病情轻浅，邪尚未伤及气血、脏腑，故舌色仍见淡红。内伤杂病中，若舌色淡红明润，表明阴阳平和，气血未损，病情尚轻，或为疾病转愈之佳兆。

2. 淡白舌

【舌象特征】比正常舌色浅淡（彩图 11）。舌色白而几无血色者，称为枯白舌。

【临床意义】主气血两虚、阳虚。枯白舌主亡血夺气。淡白舌对判断寒证较为重要。

【机制分析】气血亏虚，血不荣舌，或阳气虚衰，运血无力，不能温运血液上荣于舌，致舌色浅淡。故《舌鉴辨正》指出淡白舌是"虚寒舌之本色"。若淡白光莹，舌体瘦薄，属气血两虚；若淡白湿润，舌体胖嫩，多属阳虚水湿内停。亡血夺气，病情危重，舌无血气充养，则显枯白无华。

3. 红舌

【舌象特征】比正常舌色红，或呈鲜红色（彩图 12）。

【临床意义】主热证。舌鲜红而起芒刺，或兼黄厚苔，多属实热证。鲜红而少苔，或有裂纹，或红光无苔，为虚热证。舌尖红，多为心火上炎；舌两边红，多为肝经有热。红舌对诊断热证有重要的价值。

【机制分析】由于血得热则循行加速，舌体脉络充盈，故舌质鲜红。《舌胎统志》曰："舌本之正红者，为脏腑已受温热之气而致也。"或因阴液亏乏，虚火上炎，而舌失津液滋润，故舌色鲜红而少苔，或有裂纹。《辨舌指南》指出："舌色鲜红，无苔点，舌底无津，舌面无液者，阴虚火炎也。"

4. 绛舌

【舌象特征】较红舌颜色更深，或略带暗红色（彩图 13）。绛舌是红色与黑色相兼的复合舌象。

【临床意义】主热盛证。

【机制分析】绛舌多由红舌进一步发展而成。其形成的原因是热入营血，气血沸涌，耗伤营阴，血液浓缩；或虚火旺盛，上炎于舌络，血络充盈，故舌呈绛色。

舌绛有苔，多属温热病热入营血，或脏腑内热炽盛。绛色愈深，热邪愈甚。《辨舌指南》曰："绛，深红色也。心主营、主血，舌苔绛燥，邪已入营中。"

舌绛少苔或无苔，或有裂纹，多属久病阴虚火旺，或热病后期阴液耗损。《辨舌指南》曰："绛而光亮者，胃阴涸也。"亦曰："舌虽绛而不鲜，干枯而萎者，肾阴涸也。"

5. 青紫舌

【舌象特征】全舌淡紫而无红色，称为青舌（彩图 14），有古籍谓之水牛舌。青紫舌是红色与蓝色相兼的复合舌象。深绛而色暗称为紫舌（彩图 15）。其中，舌淡而泛现青紫者，为淡紫舌；舌红而泛现紫色者，为紫红舌；舌绛而泛现紫色者，为紫舌；舌体局部出现紫色斑点，大小不等，称为紫斑或紫点（彩图 16、彩图 17）。

【临床意义】主气血瘀滞。青紫舌、舌体瘀斑瘀点，是诊断瘀血证的重要指征。

【机制分析】由于气血运行不畅，故舌见青紫。青紫舌多由淡白或红绛舌发展而成，故其主病即在淡白舌或红绛舌基础上出现气血运行不畅的病理改变。

全舌青紫者，其病多是全身性血行瘀滞；舌有紫色斑点者，可能是瘀血阻滞于某局部，或局部血络损伤所致，故常称为"瘀斑"或"瘀点"，但规范的名称应为"紫斑""紫点"。

舌色淡红中泛现青紫者，多因肺气壅滞，或肝郁血瘀，或气虚无力推动血液运行，血流缓慢所致；亦可见于先天性心脏病，或某些药物、食物中毒等。

淡紫舌多由淡白舌转变而成，其舌淡紫而湿润可由阴寒内盛，阳气被遏，血行凝滞，或阳气虚衰，气血运行不畅，血脉瘀滞所致。

紫红舌、绛紫舌多为红绛舌的进一步发展，其舌紫红、绛紫而干枯少津。其多为热毒炽盛，内入营血，营阴受灼，津液耗损，气血壅滞所致。

（三）望舌形

舌体的形质包括老嫩、胖瘦、点刺、裂纹、齿痕等方面的特征。

1. 老、嫩

【舌象特征】舌体坚敛苍老，纹理粗糙或皱缩，舌色较暗者为老舌（彩图18）；舌体浮胖娇嫩，纹理细腻，舌色浅淡者为嫩舌（彩图19）。舌质老嫩是舌色和形质的综合表现。

【临床意义】老和嫩是疾病虚实的标志之一。舌质坚敛苍老，多见于实证；舌质浮胖娇嫩，多见于虚证。

【机制分析】由于邪气亢盛，正气不衰，故质坚色苍。正如《临证验舌法·验舌分虚实法》所指出："凡物之理，实则其形坚敛，其色苍老；虚则其体浮胖，其色娇嫩。而病之现于舌也，其形与色亦然。"该书还认为，其气尚稚，其质尚嫩，其气已盛，其质则坚。由于气血亏虚，不充形体，或阳虚生寒，水湿不化，以致舌体浮胖娇嫩。

2. 胖、瘦

【舌象特征】舌体比正常的大而厚，伸舌满口，称为胖大舌（彩图20）。胖大舌常伴有舌边齿痕，则称为齿痕舌，但亦有舌体不胖大而出现齿痕，是舌质较嫩的齿痕舌。此外，尚有舌体肿大，舌色鲜红或青紫，甚则舌肿胀而不能收缩回口中，称为肿胀舌。舌体比正常舌瘦小而薄，称为瘦薄舌（彩图21）。

【临床意义】胖大舌多因津液输布失常，是体内水湿停滞的表现。

舌色淡白，舌体胖大者，多为气虚、阳虚；舌胖大而色红者，多为里热；舌体不胖而有齿痕，舌质嫩者，多属气血两虚。

舌肿胀色红绛，多见于心脾热盛，外感湿热。此外，先天性舌血管瘤患者，可见舌的局部肿胀色紫，属于血络瘀阻的局部病变，多无全身辨证意义。

瘦薄舌是舌失濡养的表现。舌体瘦薄，舌色淡白者，多见于久病气血两虚；舌体瘦薄，舌色红绛，舌干少苔或无苔，多见于阴虚火旺。

【机制分析】舌胖大，多因水饮痰湿阻滞，水湿潴留舌体，以致胖大。舌肿胀，多因热毒、酒毒致血气上壅，以致舌体肿胀。瘦薄舌，总由灼血消肉，心脾两亏，气血阴液不足，不能充盈舌体所致。

3. 点、刺

【舌象特征】点刺是指蕈状乳头肿胀或高突的病理特征（彩图22）。

点，是蕈状乳头体积增大，数目增多，乳头内充血水肿，大者称星，小者称点。色红者称红星舌或红点舌；色白者称白星舌。

刺，是指蕈状乳头增大、高突，并形成尖锋，形如芒刺，抚之棘手，称为芒刺舌。

【临床意义】舌生点刺提示脏腑阳热亢盛，或为血分热盛。

根据点刺所在部位，一般可以推测热在何脏。如舌尖生点刺，多为心火亢盛；舌中生点刺，多为胃肠热盛等。

观察点刺的颜色，还可以估计气血运行情况以及疾病的程度。如点刺鲜红为血热，点刺绛紫为热盛而气血壅滞。

【机制分析】无论红黑白黄之点，皆因热毒深入血分或热毒炽甚，外发于舌而成点。舌生芒刺，是热邪内结所致，无论热在上焦、中焦或下焦，或在气分、血分，总属邪热亢盛。《辨舌指南·辨舌之质本》认为，如黄厚苔而有燥刺，或边黄中心焦黑起刺，是阳明里证；纯红鲜红起刺，是心火上炎；若红极而有黄黑芒刺，是热毒入腑；舌尖独赤起刺，是心火上炎；舌起红紫刺，为心经热极而又受疫邪熏蒸；舌尖灰黑干燥起刺，是热极津枯，宿食不化；黑而燥刺，是热邪已入太阴，津液枯涸；无苔而生芒刺，舌必深绛，此为热入营血，阴分已伤。

4. 裂纹

【舌象特征】舌面上出现各种形状的裂纹、裂沟，深浅不一，多少不等，统称为裂纹舌（彩图23）。裂纹或裂沟中无舌苔覆盖者，多属病理性变化；如沟裂中有舌苔覆盖，则多见于先天性裂纹（彩图24）。

【临床意义】裂纹舌是由精血亏虚，或阴津耗损，舌体失养，舌面乳头萎缩或组织皲裂所致。这是全身营养不良的一种表现。舌色浅淡而裂者，是血虚之候；舌色红绛而裂，则由热盛伤津，阴津耗损所致。《辨舌指南》认为："有纹者血衰也。纹少纹浅者，衰之微；纹多纹深者，衰之甚。""全舌绛色，或有横直鳞纹而短小者，阴虚液涸也。"

在健康人中大约有0.5％的人在舌面上有纵、横间深沟，裂纹中有苔覆盖，且无不适症状，为先天性舌裂，必须与病理性裂纹舌相鉴别。

【机制分析】多由精血亏损，津液耗伤，舌体失养，以致舌面某处萎缩断裂，形成裂沟。

5. 齿痕

【舌象特征】舌体边缘有牙齿压印的痕迹，故称齿痕舌或齿印舌（彩图25）。

【临床意义】主脾虚或湿盛。淡白湿润而有齿印，属寒湿壅盛；淡红而有齿痕，多是脾虚或气虚；红而肿胀满口，边有齿痕，多属湿热痰浊壅滞。

【机制分析】成因多由脾虚不能化水湿，以致湿阻于舌而舌体胖大，受齿列挤压而形成齿痕，所以齿痕常与胖嫩舌同见。《辨舌指南·观舌之心法》明确指出："舌质……又有大小，如湿热有痰之证，舌质胀大满口，边有齿印。"

舌淡红而嫩，舌体不大而边有轻微齿痕者，可为先天性齿痕舌，病中见之示病情较轻，多见于小儿或气血不足者。

（四）望舌态

舌体活动灵便，伸缩自如，为正常舌态，提示气血充盛，经脉通调，脏腑健旺。常见的病理舌态有舌体痿软、强硬、震颤、歪斜、吐弄和短缩等异常变化。

1. 痿软

【舌象特征】舌体软弱无力，不能随意伸缩回旋。

【临床意义】多为伤阴或气血俱虚。

舌痿软而红绛少苔，多见于外感热病后期，邪热伤阴，或内伤久病，阴虚火旺。

舌痿软而舌色枯白无华，多见于久病气血虚衰，全身情况较差的患者。

【机制分析】多因气血虚极，阴液亏损，以致筋脉失养。

2. 强硬

【舌象特征】舌体失其柔和，卷伸不利，或板硬强直，不能转动。

【临床意义】多见于热入心包，或为高热伤津，或为风痰阻络。

《备急千金要方》指出："舌强不能言，病在脏腑。"说明舌强硬一般不是局部病变，而是关系到内脏的病变。

舌强硬而舌色红绛少津，多见于热入营血之证。舌体强硬而舌苔厚腻，多见于风痰阻络，突然舌强语言謇涩，伴有肢体麻木、眩晕者多为中风先兆。

【机制分析】其成因概要有二：一是外感病，热入心包，扰乱心神，使舌无主宰，或高热伤阴，筋脉失养，或热毒攻冲，舌体肿大，以致失其灵活而强硬；一是内伤病，肝风夹痰，阻于廉泉，或肝阳上亢，风火上攻，皆使舌体失于濡养，以致强硬失灵。

3. 歪斜

【舌象特征】伸舌时舌体偏向一侧，称为歪斜舌。一般舌歪在前半部明显。

【临床意义】多由肝风夹痰，或痰瘀阻滞经络而致。

【机制分析】临床上，歪斜舌既可单独出现，也常与口眼歪斜、四肢偏瘫同时出现，无论左瘫右痪，多因风邪中络，或风痰阻络所致，也有风中脏腑者，但总因一侧经络、经筋受阻，病侧舌肌弛缓，故向健侧偏斜。

4. 颤动

【舌象特征】舌体不自主地颤动，动摇不宁者，称为舌颤动。其轻者仅伸舌时颤动，重者不伸舌时亦抖颤难宁。

【临床意义】舌颤动是动风的表现之一。凡气血虚衰、阴液亏损，舌失濡养而无力平稳伸展舌体；或为热极动风、肝阳化风等，都可以产生舌颤动。

舌淡白而颤动者，多见于气血两虚动风。舌绛紫而颤动，多见于热盛动风。舌红少苔而颤动，多见于阴虚动风。

【机制分析】其成因不外虚损和动风两方面：由于气血两虚，亡阳伤津，使筋脉失于温养和濡润，因而颤抖难安；或血中燥热，津伤风动，或热极生风，颤抖不已。舌色淡白，多为伤津亡阳；舌淡白或淡红，病久而舌体蠕蠕微动，多属气血两虚；外感热病，舌红少津，多是津伤风动之候；若舌色红绛，习习煽动者，是肝脏热毒盛极，肝风内动所致。

5. 吐弄

【舌象特征】舌伸于口外，不即回缩者，称为吐舌；伸舌即回缩如蛇舔，或反复舔口唇四周，掉动不宁者，均称弄舌。

【临床意义】吐舌和弄舌一般都属心脾有热。病情危急时见吐舌，多为心气已绝。弄舌多为热甚动风的先兆。弄舌也可见于先天愚型患儿。

【机制分析】心热则动风，脾热则耗津，以致筋脉紧缩，干涩不舒，故时时吐弄，以舒缓之。

6. 短缩

【舌象特征】舌体卷缩、紧缩，不能伸长，严重者舌不抵齿。舌短缩常与舌痿软并见。

【临床意义】多为病情危重的征象。舌短缩，色淡或青紫而湿润，多属寒凝筋脉，或气血虚衰。舌短缩，色红绛而干，多属热病伤津。舌短而胖大，多属风痰阻络。

此外，先天性舌系带过短，亦可影响舌体伸出，称为绊舌，无辨证意义。

【机制分析】其成因可概括为四：一是沉寒痼冷，或寒邪内侵，以致寒凝筋脉，收引挛缩，舌短淡白，或青紫湿润；一是内阻痰湿，又动肝风，风邪夹痰，梗阻舌根，因致短缩，舌多胖而苔黏腻；一是热盛伤律，筋脉失濡而燥，燥热生风，筋脉拘挛，故舌深红干燥而卷短；一是脾肾衰败，气血俱虚，舌体失于濡养温煦，故见淡白胖嫩而短缩。

（五）望舌下络脉

舌下络脉是位于舌系带两侧纵行的大络脉，管径小于2.7mm，长度不超过舌下肉阜至舌尖的3/5，络脉颜色为淡紫色。望舌下络脉主要观察其长度、形态、颜色、粗细、舌下小血络等变化。

舌下络脉的观察方法是：先让患者张口，将舌体向上腭方向翘起，舌尖可轻抵上腭，勿用力太过，使舌体保持自然松弛，舌下络脉充分显露。首先观察舌系带两侧的大络脉粗细、颜色、有无怒张、弯曲等改变。然后再查看周围细小络脉的颜色、形态以及有无紫暗的珠状结节和紫色血络。

舌下络脉异常及其临床意义：舌下络脉细而短，色淡红，周围小络脉不明显，舌色和舌下黏膜色偏淡者，多属气血不足。舌下络脉粗胀，或舌下络脉呈青紫、紫红、绛紫、紫黑色（彩图26），或舌下细小络脉呈暗红色或紫色网状，或舌下络脉曲张如紫色珠子状大小不等的瘀血结节等改变，都是血瘀的征象。其形成原因可有寒、热、气滞、痰湿、阳虚等不同，需进一步结合其他症状进行分析。

舌下络脉的变化，有时会出现在舌色变化之前。因此，舌下络脉是分析气血运行情况的重要依据。

七、望舌苔

望舌苔要注意苔质和苔色两方面的变化。

（一）苔质

苔质即舌苔的质地、形态。望苔质主要是观察舌苔的厚薄、润燥、腻腐、剥落、偏全、真假等方面的改变。

1. 薄、厚苔

【舌象特征】透过舌苔能隐隐见到舌体的苔称为薄苔（彩图 27），又称见底苔；不能透过舌苔见到舌体之苔则称厚苔（彩图 28），又称不见底苔。所以，"见底""不见底"是衡量舌苔薄厚的标准。

【临床意义】舌苔的厚薄变化，主要反映邪正的盛衰。

舌苔是胃气、胃阴上蒸于舌面而生成。薄苔提示胃有生发之气；厚苔是由胃气夹湿浊邪气熏蒸所致，主邪盛入里，或内有痰湿、食积。《辨舌指南》说："苔垢薄者，形气不足；苔垢厚者，病气有余。"

辨舌苔厚薄可测邪气的深浅。疾病初起在表，病情轻浅，未伤胃气，舌苔亦无明显变化，可见到薄苔。舌苔厚或舌中根部尤著者，多提示胃肠内有宿食，或痰浊停滞，主病位在里，病情较重。《辨舌指南》曰："薄苔者，表邪初见；厚苔者，里滞已深。"

舌苔由薄变厚，提示邪气渐盛，为病进；舌苔由厚渐化，舌上复生薄白新苔，提示正气胜邪，为病退的征象。

舌苔的厚薄转化，一般是渐变的过程。如薄苔突然增厚，提示邪气极盛，迅速入里；厚苔骤然消退，舌上无新生薄苔，为正不胜邪，或胃气暴绝。

【机制分析】薄苔或为平人或主病轻，正气未伤，邪气不盛，外感多见于表证，内伤多见于气郁；厚苔主邪盛入里，或内有痰饮、湿邪、食积。

2. 润、燥苔

【舌象特征】舌苔干湿适中，不滑不燥，称为润苔（彩图 29）；舌面水分过多，伸舌欲滴，扪之湿而滑，称为滑苔。

舌苔干燥，扪之无津，甚则舌苔干裂，称为燥苔（彩图 30）；苔质粗糙，称为糙苔。

【临床意义】舌苔润燥主要反映体内津液盈亏和输布情况。润苔是正常舌苔的表现之一，疾病过程中见润苔，提示体内津液未伤，如风寒表证、湿证初起、食滞、瘀血等均可见润苔。

滑苔为水湿之邪内聚的表现，主寒、主湿。如脾阳不振，寒湿内生，或痰饮恋肺等证，都可出现滑苔。

燥苔提示体内津液已伤。如高热、大汗、吐泻后，或过服温燥药物等，导致津液不足，舌苔失滋润而干燥。亦有因阳气为阴邪（痰饮水湿等）所阻，不能上蒸津液濡润舌苔而见燥苔者，为津失输布的征象。

糙苔可由燥苔进一步发展而成。舌苔干结粗糙，津液全无，多见于热盛伤津之重症；苔质粗糙而不干者，多为秽浊之邪盘踞中焦。

舌苔由润变燥，表示热重津伤，或津失输布；反之舌苔由燥转润，主热退津复，或饮邪始化。故《辨舌指南》说："滋润者其常，燥涩者其变；滋润者为津液未伤，燥涩者为津液已耗。"此外，《察舌辨症新法》指出："湿症舌润，热症舌燥，此理之常也。然亦有湿邪传入气分，气不化津而反燥者；热症传入血分，舌反润者。"说明舌苔的润、燥、滑、糙（涩），其形成机制不是单一的。

【机制分析】舌苔滋润是胃津肾液上潮的表现，水滑乃有湿有寒的反映，因上、中、下三焦阳气衰少，不能运化水湿，以致为痰为饮，随经脉而上溢于苔。燥苔多由火热耗伤，但亦有燥气伤肺及阴虚液亏者，更有阳虚气化不行而津不上承者。在特殊情况下，还有湿邪传入气分，以致气不化津，舌苔亦燥；热邪传入血分，阳邪入阴，蒸动阴气，则舌苔反润。《伤寒论本旨》认为，燥苔是邪热伤津，但也有阳气虚，不能化津上润者，其舌多淡白，口干不渴，或渴不欲饮。

3. 腻、腐苔

【舌象特征】苔质颗粒细腻致密，融合成片，中间厚边周薄，紧贴于舌面，揩之不去，刮之不易脱落者，称为腻苔（彩图31）。舌苔腻而垢浊者，称为垢腻苔；腻苔上罩有一层白色或透明的稠厚黏液，称为黏腻苔；腻苔湿润滑利者，称为滑腻苔；腻苔干燥少津，称为燥腻苔等。以上均具有苔质细腻板滞，苔根牢着，不易脱落的特点。

苔质疏松，颗粒明显者，称为松苔，常见于腻苔、厚苔的欲化阶段。

苔质颗粒较粗大而根底松浮，如豆腐渣堆铺舌面，边中皆厚，揩之可去，或成片脱落，舌底光滑者，称为腐苔（彩图32）。如苔上黏厚一层有如疮脓，则称脓腐苔。

舌上生糜点如饭粒，或满舌白糜形似凝乳，甚则蔓延至舌下或口腔其他部位，揩之可去，旋即复生，揩去之处舌面多光剥无苔，称之为霉苔（彩图33），《辨舌指南》称之为霉腐苔。

【临床意义】腻苔主湿浊、痰饮、食积，是诊断这类病邪的重要指征。其多由湿浊内蕴、阳气被遏所致。舌苔薄腻或腻而不板滞者，多为食积或脾虚湿困，阻滞气机；舌苔腻而滑者，为痰浊、寒湿内阻，阳气被遏；舌苔厚腻如积粉者，多为时邪夹湿，自里而发；舌苔厚而黏腻者，是脾虚湿浊之邪上泛所致；当湿痰浊邪热化时，还可在苔色上反映出来。

松苔是湿浊之邪欲解的征象。当脾胃阳气宣通，邪浊始得疏解时，腻苔变松，厚苔化薄，新苔逐渐生长，提示正复邪化，病有转机，预后良好。

腐苔多见于湿邪上泛、胃气衰败之证。腐苔的形成，一般先为邪热有余，蒸腾胃中秽浊之邪上泛，聚积于舌，但因久病胃气匮乏，不能续生新苔，已生之苔不能与胃气相通，渐渐脱离舌体，浮于舌面而成，属于无根苔。

霉苔提示气阴两虚，湿热秽浊之邪泛滥，多见于重危患者或营养不良的小儿。

【机制分析】因胃阳上蒸，湿浊、痰饮、食积、顽痰等浊气上达所致。《辨舌指南·辨舌之津液》曰："腐者无迹，揩之即去，为正气将欲化邪；腻者有形，揩之不去，为秽浊盘踞中宫。"又曰："腐者如腐渣、如腐筋、如豆腐堆铺者，其边厚，为阳有余，能鼓胃中腐化浊气上升，故有此象。腻者，则中心稍厚，其边则薄，无毛孔，无颗粒，如以光滑之物刮刮一过者，亦有刮而不脱，满积而干，而舌本尚罩一层黏涎，此谓厚腻之常苔，为阳气被阴邪所抑，必有湿浊、痰饮、食积、瘀血、顽痰为病，宜宣化。"

4. 剥苔、类剥苔、少苔

【舌象特征】舌苔全部或部分剥落，剥落处舌面光滑无苔者，称为剥苔（彩图 34）。根据舌苔剥落的部位和范围大小不同，临床又分为以下几种：舌前部苔剥落者，称前剥苔；舌中苔剥落者，称中剥苔；舌根部苔剥者，称根剥苔；舌苔多处剥落，舌面仅斑驳片存少量舌苔者，称花剥苔；舌苔剥落殆尽，舌面光滑如镜者，称为镜面舌（彩图 35），是剥苔最严重的一种。

舌苔剥落处，舌面不光滑，仍有新生苔质颗粒或乳头可见者，称类剥苔。舌苔大片剥落，边缘突起，界限清楚，剥落部位时时转移，称为地图舌（彩图 36）。

少苔指舌面舌苔薄少（彩图 37）。

【临床意义】一般主胃气匮乏，胃阴枯涸或气血两虚，亦是全身虚弱的一种征象。

舌红苔剥，多为阴虚；舌淡苔剥或类剥苔，多为血虚或气血两虚；镜面舌，多见于重病阶段；镜面舌色红者，为胃阴干涸，胃无生发之气；舌色㿠白如镜，毫无血色者，主营血大亏，阳气将脱，病危难治。

舌苔部分剥落，未剥落处仍有腻苔或滑苔者，多为正气已虚、湿浊之邪未化，病情较为复杂。

剥苔的范围大小，往往与气阴或气血亏损的程度有关，剥苔部位有时与舌面脏腑分部相应。

观察舌苔有无、消长及剥落变化，不仅能测知胃气、胃阴的存亡，亦可反映邪正盛衰，判断疾病的预后。如舌苔从全到剥，是正气渐衰的表现；舌苔剥落后，复生薄白之苔，乃邪去正胜，胃气渐复的佳兆。

辨舌苔的剥落还应与先天性剥苔加以区别。先天性剥苔是生来就有的剥苔，其部位常在舌面中央人字沟之前，呈菱形，多因先天发育不良所致。

少苔主脾胃气虚或阴虚。舌淡白或淡白而嫩，苔少为脾胃气虚；舌淡红、红或绛而苔少，舌面干燥，为阴虚。

【机制分析】舌苔为胃气化生，胃阴亏虚或脾胃气虚，不能化生舌苔，则出现剥苔、类剥苔、少苔一类的病理舌象。

5. 偏、全苔

【舌象特征】舌苔布满全舌谓"全苔"；舌苔半布，偏于前后左右某一局部谓"偏苔"。

【临床意义】全苔多见于中焦痰湿阻滞；偏苔，主病各有不同。《辨舌指南·辨舌之苔垢》曰："全者，苔铺满地也，为湿痰滞中。偏者其苔半布也……凡偏外者，外有苔而内无也，邪虽入里，而犹未深也，而胃气先匮。偏内者，内有苔而外无也，里邪虽减，胃滞依然，而肠积尚存。及素有痰饮者，亦多此苔。偏左滑苔为脏结证，邪并入脏，最为难治；偏右滑苔，为病在肌肉，为邪在半表半里。"无论左右，皆属肝胆及半表半里，不可拘泥于脏结之说。

【机制分析】全苔为邪气散漫所致，偏苔或为邪气偏阻于某个局部，或邪气踞于半表半里或肝胆等部位所致。

6. 有根、无根苔

【舌象特征】凡舌苔坚敛着实，紧贴舌面，刮之难去，似从舌里生出，称"有根苔"，此属真苔。若苔不着实，似浮涂舌上，刮之即去，非如舌上生出者，称为"无根苔"，此即假苔。

【临床意义】有根苔，病初见之为深重，后期见之属佳兆；无根苔乃胃肾之气不能上潮，正气衰竭之故。

【机制分析】苔之有根无根，意义有三：一是有根薄苔，属平人之正常苔，乃胃有生气；二是有根厚苔，虽说明邪气盛，但脏腑的生气亦未告竭；三是无根之苔，无论厚薄，只要刮后舌面光滑，无生苔迹象，便是脾、胃、肾之气不能上潮，正气已衰竭。

7. 肝郁线

【舌象特征】在舌面两侧出现的细长黏腻的唾沫线（彩图 38）。

【临床意义】主肝气郁结，痰气交阻。

【机制分析】肝气郁结，气机郁滞，津液输布不畅，气滞痰阻。

（二）苔色

苔色的变化主要有白苔、黄苔、灰黑苔三类，临床上可单独出现，也可相兼出现。各种苔色变化需要同苔质、舌色、舌的形质变化结合起来，做具体分析。

1. 白苔

【舌象特征】白苔有薄厚之分。舌上薄薄分布一层白色舌苔，透过舌苔可以看到舌体者，是薄白苔（彩图 39）；苔色呈乳白色或粉白色，舌边尖稍薄，中根部较厚，舌体被舌苔遮盖而不被透出者，是厚白苔（彩图 40）。白苔是最常见的苔色，其他各色舌苔均可由白苔转化而成。

【临床意义】主表证、寒证。薄白苔亦为正常舌苔的表现之一。白苔的临床意义，还不局限于表证和寒证，正如《舌鉴辨正》指出："白舌（苔）为寒，表者有之，而虚者、热者、实者也有之。"故观察时应结合舌质、苔质等变化进行具体分析。

舌苔薄白而润，可为正常舌象，或为表证初起，或是里证病轻，或是阳虚内寒。薄白而干，常见于风热表证。薄白而滑，多为外感寒湿，或脾阳不振，水湿内停。

白厚腻苔多为湿浊内困，或为痰饮内停，亦可见于食积。白厚腻干苔多为湿浊中阻，津气不得宣化之象。苔白如积粉，扪之不燥者，称为积粉苔，常见于外感温热病，秽浊湿邪与热毒相结而成。苔白而燥裂，扪之粗糙，提示燥热伤津。

【机制分析】舌苔薄白，干湿适中，既可能为平人，也可以是外邪在表尚未入里之旁证。因邪仅在表，脏气无伤，故舌苔如常。病邪未化热，故舌苔多为白色。

2. 黄苔

【舌象特征】黄苔有淡黄、深黄和焦黄苔之别。淡黄苔又称微黄苔，是在薄白苔上出现均匀的浅黄色，多由薄白苔转化而来；深黄苔又称正黄苔（彩图 41），苔色黄而略深厚；焦黄苔又称老黄苔，是正黄色中夹有灰褐色苔。黄苔多分布于舌中，亦可满布于全舌。黄苔多与红绛舌同见。黄苔还有厚薄、润燥、腐腻等苔质变化。

【临床意义】黄苔主热证、里证。舌苔由白转黄，提示邪已化热入里，苔色愈黄，邪热愈甚。淡黄苔为热轻，深黄苔为热重，焦黄苔为热极。

薄黄苔提示邪热未甚，多见于风热表证，或风寒化热入里。黄白相兼苔，是外感表证处于化热入里、表里相兼阶段的表现，故《伤寒指掌》说："但看舌苔带一分白，病亦带一分表，必纯黄无白，邪方离表而入里。"

苔黄而质腻者，称黄腻苔，主湿热蕴结、痰饮化热，或食积热腐等证。黄而黏腻苔为痰涎或湿浊与邪热胶结之象。

苔黄而干燥，甚至苔干而硬，颗粒粗松，望之如砂石，扪之糙手者，称黄糙苔；苔黄而干涩，中有裂纹如花瓣形，称黄瓣苔；苔焦黄，黄黑相兼，如烧焦的锅巴。以上均主邪热伤津，燥结腑实之证。

苔淡黄而润滑多津者，称黄滑苔，多为阳虚水湿之体，痰饮聚久化热；或是气血亏虚者，感受湿热之邪。

【机制分析】《伤寒指掌·察舌辨症法》曰："盖白苔主表，黄苔主里，太阳主表，阳明主里，故黄苔专主阳明里症而言。"《舌鉴辨正·黄苔总论》则认为："黄苔舌，表里实热证有之，表里虚寒证则无。"一般地说，由于邪热熏灼，故苔现黄色，淡黄热轻，深黄热重，焦黄为热结。外感病舌苔由白转黄，是表邪入里化热，在伤寒为阳明病，在温病为气分证。

3. 灰黑苔

【舌象特征】灰苔与黑苔同类（彩图42），灰苔即浅黑苔。灰黑苔多由白苔或黄苔转化而成，其中苔质润燥是鉴别灰黑苔寒热属性的重要指征。

【临床意义】主阴寒内盛，或里热炽盛等。

一般来说，黑苔多在疾病持续一定时日，发展到相当程度后才出现，所以灰黑苔主里热或里寒的重证。苔色深浅与疾病程度相应。苔质的润燥是辨别灰黑苔寒热属性的重要指征。在寒湿病中出现灰黑苔，多由白苔转化而成，其舌苔灰黑必湿润多津；在热性病中出现，多由黄苔转变而成，其舌苔灰黑必干燥无津液。

白腻灰黑苔为白腻苔日久不化，先在舌中根部出现灰黑苔。舌面湿润，舌质淡白胖嫩者，多为阳虚寒湿、痰饮内停。

黄腻灰黑苔多为湿热内蕴，日久不化所致。

苔焦黑干燥，舌质干裂起刺者，不论病起外感或内伤，均为热极津枯之证。

苔黄赤兼黑者名霉酱苔，常由胃肠先有宿食湿浊，积久化热，熏蒸秽浊上泛舌面而成，也可见于血瘀气滞或湿热夹痰的病证。

【机制分析】灰黑苔湿润，多为痰饮内停，寒湿内阻；若苔灰黑而干，多属热炽伤津，见于外感热病，或为阴虚火旺，见于内伤杂病。

八、舌象的综合分析

（一）察舌的神气和胃气

望神是对人体生命活动总体观察和评估的重要内容，舌神是全身神气表现的一部分。

神气在舌象的表现主要在舌色和舌体运动方面。舌色红活鲜明，舌质滋润，舌体活动自如者为有神气；舌色晦暗枯涩，活动不灵便，为无神气，其中尤以舌色是否"红活"作为辨别要点。《形色外诊简摩》指出："故舌苔无论何色，皆属易治。舌质既变，即当察其色之死活。活者，细察底里，隐隐犹见红活，此不过血气之有阻滞，非脏气之败坏也。死者，底里全变，干晦枯萎，毫无生气，是脏气不至矣，所谓真脏之色也。"

胃气的盛衰，在舌象上主要表现为舌苔的生长情况。舌苔中厚边薄，紧贴于舌面，苔底牢着；或苔虽松厚，刮之舌面仍有苔迹；或厚苔脱落，舌面仍有黏膜颗粒，有苔能逐生之象者，均属有根苔。有根苔是有胃气的征象。舌苔似有似无，甚则光剥如镜面；或苔厚松腐，四周如截，刮之即去，舌面光滑，苔垢不易复生者，为无根苔。无根苔提示胃气衰败，是无胃气的征象。

总之，舌象有神气、有胃气者，表明正气未衰，病情较轻，或病情虽重，但预后良好；舌象表现无神气、无胃气者，多提示正气已虚，病情较重，或不易恢复，预后较差。

（二）舌体和舌苔的综合分析

人体是复杂的整体，舌象与机体的脏腑、气血以及各项生理功能都有密切联系，但是，舌苔和舌体的变化反映的生理病理意义各有侧重。一般认为，舌体的颜色、形质，主要反映脏腑气血津液的情况；舌苔的变化，主要与感受的病邪和病证的性质有关。因此，观察舌体可以了解脏腑的虚实与气血津液的盛衰；察舌苔重在辨病邪的寒热、邪正的消长。正如《医门棒喝》所说："观舌本，可验其阴阳虚实；审苔垢，即知其邪之寒热浅深也。"在临床诊病时，不仅要分别掌握舌体、舌苔的基本变化及其主病，还应注意舌体和舌苔之间的相互关系，将舌体和舌苔结合起来进行分析。

舌苔或舌体单方面异常一般无论病之久暂，意味着病情尚属单纯。如淡红舌而伴有干、厚、腻、滑、剥等苔质变化，或苔色出现黄、灰、黑等异常时，主要提示病邪性质、病程长短、病位深浅、病邪盛衰和消长等方面情况，正气尚未明显损伤，故临床治疗时应以祛邪为主。舌苔薄白而出现舌质老嫩、舌体胖瘦，或舌色红绛、淡白、青紫等变化时，主要反映脏腑功能强弱，或气血、津液的盈亏，以及运行的畅滞，或为病邪损及营血的程度等，临床治疗应着重于调整阴阳、调和气血、扶正祛邪。

舌苔和舌体变化一致，提示病机相同，主病为两者意义的综合。例如，舌质红，舌苔黄而干燥，主实热证；舌体淡嫩，舌苔白润，主虚寒证；舌体红绛而有裂纹，舌苔焦黄干燥，多主热极津伤；青紫舌与白腻苔并见，提示气血瘀阻，痰湿内阻等病理特征。

舌苔和舌体变化不一致，应对二者的病因病机及相互关系进行综合分析。如淡白舌黄腻苔者，其舌淡白多主虚寒，而苔黄腻又常为湿热之征，舌色和苔色虽有寒热之别，但是舌质主要反映正气，舌苔主要反映病邪，所以脾胃虚寒而感受湿热之邪可见上述之舌象，表明本虚标实，寒热夹杂的病变特征。又如红绛舌白滑腻苔，舌色红绛属内热盛，而白滑腻苔又常见于寒湿困阻。苔和舌亦反映了寒、热两种病证，分析其成因可能是由于外感热病，营分有热，故舌色红绛，但气分有湿则苔白滑而腻；又有素体阴虚火旺，复感寒湿之邪或饮食积滞，亦可见红绛舌白滑腻苔。所以，当舌苔和舌体变化不一致时，往往提示体内存在两种或两种以上的病理变化，病情一般比较复杂，舌象的辨证意义亦是两者的结合，临床诊疗中要注意处理好几方面的标本缓急关系。

（三）舌象的动态分析

在疾病发展过程中，舌象亦随之相应变化。外感病中舌苔由薄变厚，表明邪由表入里；舌苔由白转黄，为病邪化热的征象；舌色转红，舌苔干燥，为邪热充斥，气营两燔；舌苔剥落，舌质光红，为热入营血，气阴俱伤等。在内伤杂病的发展过程中，舌象亦会产生一定的变化规律。如心血瘀阻所致的真心痛患者，发病初期一两天内，可见舌色偏暗，而苔无变化，此后大多数患者的舌苔由薄白变为白腻或黄腻，并且由薄变厚，如病情稳定，则在十余天后腻苔渐化，而生薄白苔，舌色由暗滞逐渐恢复成淡红色，舌象提示疾病趋向好转。若舌苔由薄白变为灰苔、黑苔或黄褐苔，或厚苔日久不退，提示病情日趋严重。若发病初期即见黄腻苔或黄褐苔，多提示病情复杂，常伴有严重的并发症；若舌苔骤退，转为剥苔，提示胃气将绝，预后不良。又如中风患者舌色淡红，舌苔薄白，表示病情较轻，预后良好，如舌色由淡红转红，转暗红、红绛、紫暗，舌苔黄腻或焦黑，或舌下络脉怒张，表明风痰化热，瘀血阻滞。反之，舌色由暗红、紫暗转为淡红，舌苔渐化，多提示病情趋向稳定好转。掌握舌象与疾病发展变化的关系，可以充分认识疾病不同阶段所发生的病理改变，为早期诊断、早期治疗提供重要依据。

【古代文献】

一、舌的组织结构与功能

《灵枢·经脉》：唇舌者，肌肉之本也。

《灵枢·肠胃》：舌重十两，长七寸，广二寸半。

《灵枢·卫气》：足少阴之本，在内踝下上三寸中，标在背输与舌下两脉也。

《素问·刺疟》：舌下两脉者，廉泉也。

《灵枢·胀论》：廉泉、玉英者，津液之道也。

《灵枢·忧恚无言》：舌者，声音之机也。

《灵枢·脉度》：心气通于舌，心和则舌能知五味矣……脾气通于口，脾和则口能知五谷矣。

《形色外诊简摩·舌质舌苔辨》：其尖上红粒细于粟者，心气夹命门真火而鼓起者也；其正面白色软刺如毫毛者，肺气挟命门真火而生出者也。

二、舌诊的原理与意义

《望诊遵经·望舌诊法提纲》：舌本在下，舌尖在上，舌中为内，舌边为外，左病者应在左，右病者应在右。

《笔花医镜》：舌者心之窍，凡病俱现于舌，能辨其色，证自显然。舌尖主心，舌中主脾胃，舌边主肝胆，舌根主肾。

《临症验舌法·临症以验舌为准统论》：舌者，心之苗也。五脏六腑之大主，其气通于此，其窍开于此者也。查诸脏腑图，脾、肺、肝、肾，无不系根于心。核诸经络，考手足阴阳，无脉不通于舌，则知经络脏腑之病，不独伤寒发热，有苔可验，即凡内外杂症，亦无一不呈其形、着其色于舌。

《伤寒指掌·察舌辨症法》：病之经络、脏腑、营卫、气血、表里、阴阳、寒热、虚实，毕形于舌……形色：白苔肺经，绛苔心经，黄苔胃经，鲜红胆经，黑苔脾经，紫色肾经，焦紫起刺肝经，青滑肝经。

《望诊遵经·望舌诊法提纲》：心者生之本，形之君，至虚至灵，具众理而应万事者也。其窍开于舌，其经通于舌，舌者心之外候也，是以望舌，而可测其脏腑经络寒热虚实也。

《形色外诊简摩·舌质舌苔辨》：至于苔，乃胃气之所熏蒸，五脏皆禀气于胃，故可借以诊五脏之寒热虚实也。若推其专义，必当以舌苔主六腑，以舌质主五脏。

《辨舌指南·辨舌审内脏经脉之气化》：《蠡海集》云：心之窍通于舌，舌虽心窍，而津液生之，则由心肾交媾，水火既济，阴阳升降之理也。李时珍曰：舌下有四窍，两窍通心气，两窍通肾液，心气流于舌下为神水，肾液流于舌下为灵液……所以灌溉脏腑，润泽肢体。

《灵枢·邪气脏腑病形》：十二经脉，三百六十五络，其血气皆上于面而走空窍……其浊气出于胃，走唇舌而为味。

《察舌辨症新法·舌苔原理》：舌为胃之外候，以输送食物入食管胃脘之用。其舌体之组织，系由第五对脑筋达舌，其功用全赖此筋运动。舌下紫青筋二条，乃少阴肾脉上达，名曰金津、玉液二穴，所以生津液以濡润舌质。

三、舌诊的方法和注意事项

《察舌辨症新法·看舌八法》：一看苔色，二看舌质（质亦有色，又有大小。湿热之证，舌质胀大满口，边有齿印。血热之证，质色紫），三看舌尖（白苔满舌尖，尖有红刺，勿用温燥之药），四看舌心（四边有苔，中无，或中有直裂，或有直槽或横裂），五看润燥（以手摸之，或滑润或燥刺棘手，有看似润而摸之燥者，有看似燥而摸之滑者），六看舌边（苔色与边齐否），七看舌根（根后有无苔色接续，有无大肉瘤），八看变换（观其变与不变）。

《辨舌指南·观舌之心法》：临证观舌，最为可凭……凡见黑舌，问其曾否食酸甜咸物，因是物能染成黑色，非因病而生也。然染成之黑必润而不燥，刮之即退，虚寒舌润能染，若实热舌苔干燥，何能染及也。凡临证欲视病人舌苔燥润，禁饮汤水，饮后则难辨矣……又白苔食橄榄即黑（酸物亦然），食枇杷即黄，又如灯下看黄苔每成白色，然则舌虽可凭，而亦未见可凭，非细心审察，亦难免于误治矣。其他观法，再举于后。

《辨舌指南·绪言》：常人一日三餐，故苔日亦三变，谓之活苔，无病之象也。

《辨舌指南·辨舌质生苔之原理》：苔，平人舌中常有浮白苔一层，或浮黄苔一层。夏月湿土司令，苔每较厚而微黄，但不满不板滞。

《辨舌指南·辨舌之苔垢》：如平人无病常苔，宜舌地淡红，舌苔微白隐红，须要红润内充。白苔不厚，或略厚有底，然皆干湿得中，斯为无病之苔，乃火藏金内之象也。所谓变者，有因感触而变，有因得病而变者，有因病中误药而变。感触及因病而变者，如阴虚火旺之人，平时舌质淡红无苔，偶因用力过度，或行路太急，则舌质骤变深红。或常舌淡红，素不饮酒，而强饮至醉，则舌亦变深红，甚则红紫；或平时舌淡红无苔，在早起食物未进之前，亦有淡薄白苔一层，食后仍退者。亦有平时苔润，在卧时口不禁闭，则醒觉后舌必干燥，因肾系蒸腾之气液，随口开而外出，故舌干燥也。

《辨舌指南·辨舌明体质禀赋之鉴别》：辨舌审病……然亦体格体质，人有不同，男女老少，又有分别。

强壮体，平时舌质阔厚而坦，舌色淡红，舌背常有滑苔，或白或微黄，有神彩。薄弱体，舌质尖薄，边尖多红，或紫或有瘰，甚则沿边屈曲如锯齿形，舌心苔少，或无苔。

中等体，舌质狭长不厚，色亦淡红，微有薄苔，尖边淡红。

今论禀赋，则男女又有别，少壮亦有殊。

男女气血异体，证治亦有大端不同者。男子气壮，血不易瘀，舌黑耳聋，血络痹也，如热入血室，舌卷囊缩，血痹之甚，筋失养也。亦有未及化热，两肋血络先痹者，其证舌苔忽黄忽白，必带灰黑……若妇人血盛，经水适来适断，与病相触，肝胃之络，最易停瘀，舌黑谵语，事所常有，但耳不聋、乳不缩，不为败证，即耳微聋而谵妄狂躁者，亦邪正相搏之象。惟声息低微，不能转侧，乃为危象，其舌或蓝或灰或黑，有仅在一偏，有全舌皆透，均不得据为凶候。故治妇科伤寒温病，起手即宜兼和血以防之，否则，病愈而络瘀不净，积为胃痛腰痛痼疾。又世以黑而芒刺为热，湿润为寒。然瘀血舌黑，虽热而不生芒刺。盖男子之血，必因寒而瘀，因热而瘀，因温病过服寒剂，遏热闭络而瘀。妇女不必因寒因热，邪在血不必相入而血能自瘀，故病愈而黑不退者有之。张石顽云：夏月热病邪火与时火内外燔灼，苔黑易生，尤可攻治。冬月伤寒舌苔全黑，决难救也。

老年气血衰颓，津液枯涸，一经染病，无气不能抵抗，邪气内溃，故舌与少壮异。凡老年阴阳俱不足者，苔虽白必浮。中有裂纹者，中阳虚者，质胖无华者，浊阴内聚，虽润而非液者，两畔厚白，中有裂纹，质绛为痰火，质白为痰气。此苔易脱，脱后色绛，胃阴竭也。脱后色白，肺阴涸也。均为不治……苔脱后舌上如涂墨者危，须问曾否食过青果、山楂、石榴等酸味之物，否则即属肾气上泛而欲气促痰升之兆，急用救逆回阳之法。如头汗面黑等象，已显是其机已发，不可救药矣。

凡小儿三四岁以下，患温热杂病，辨舌与常不略同，惟产生至一二岁，其舌有特种疾患，不可不防之。

小儿之病，舌上每有白衣。若初生小儿，舌上白膜裹住，或如石榴子，或遍舌根，哭不出声。若不刮去，其儿必哑或发惊。若小儿舌根下，忽有筋一条，绊其舌尖，不能吮乳，或舌下总筋上生白膜，连舌尖绊住，用银针磨尖，轻轻挑断之。若初生儿舌上忽生黄泡出水，此为心脾之火。若小儿初生舌上生白屑如米，剧者口鼻亦有之，此由胞胎中受谷气盛，所谓鹅口是也。凡小儿舌大，肿硬不能转动，此心火挟痰也……若舌肿满口，或胀出口外，难纳药者，用僵蚕、牙皂等分为末，少许，吹鼻中，口自开，顽痰自出，再用箸绕丝棉，蘸甘草汤润其舌，然后用蒲黄末掺之，此皆小儿所特有也。

《辨舌指南·辨舌之苔垢》：凡吸烟之人，无病常见燥苔，一经染病，不拘白苔黄苔，必兼灰黑，或兼裂纹。故临诊之时，先须问其吸烟与否，常苔染苔，斯可攸分。

《辨舌指南·辨舌察脏腑之病理》：其他如过啖五味，内伤脏气，则舌亦现特征。《千金方》云：心欲苦，多食苦，则舌皮槁而外毛焦枯；肺欲辛，多食辛，则舌筋急而爪干枯。肝欲酸，多食酸，则舌肉肥而唇揭。脾欲甘，多食甘，则舌根痛而发落。肾欲咸，多食咸，则舌脉短而变色。此五味内合五脏本其所欲，然太过于常，皆能致病而舌亦能发现各种特征矣。

《辨舌指南·辨舌之质本》：若舌淡红，尖起紫色蓓蕾星点，乃热毒中心血也，时疫、酒、湿、梅毒等证皆有之……若舌浑紫，满舌有红斑，为酒毒内蕴、湿中生热，宜化斑汤、消斑青黛饮……若酒毒内蕴，舌必深紫而赤，或干润。若淡紫而带青滑，则为寒证矣。

《伤寒指掌·察舌辨症歌》：湿热内着，从饮食中得之，嗜酒人多此苔，必浓黄黏腻，痞满不饥，呕吐不纳，惟泻心最效。

《冷庐医话·卷四》：临症视舌，最为可凭，然亦未可执一。《正义》云：凡见黑舌，问其曾食酸甜咸物，则能染成黑色，非因病而生也。然染成之黑，必润而不燥，刮之即退为异。又惟虚寒舌润能染，若实热舌苔干燥，何能染及耶？凡临症欲视病患舌苔燥润，禁饮汤水，饮后则难辨矣。《重庆堂随笔》云：淡舌白苔，亦有热证；黄厚满苔，亦有寒症；舌绛无津，亦有痰症。当以脉症便溺参勘。又白苔食橄榄即黑，食枇杷即黄。又如灯下看黄苔，每成白色。然则舌虽可凭，而亦未尽可凭，非细心审察，亦难免于误治矣。

《辨舌指南·辨舌之苔垢》：苔之燥润、糙黏，须以指摸为准。

《温热经纬·叶香岩外感温热篇》：又不拘何色，舌上生芒刺者，皆是上焦热极也，当用青布拭冷薄荷水揩之，即去者轻，旋即生者险矣。

《辨舌指南·辨舌之质本》：如白滑灰刺，如湿润刮之即净，为真寒假热；干厚刮不净，是脾胃湿热困心肺，里证热极也。白苔黑刺满舌者，如刮之黑刺即净，光润不干，渴不多饮，在杂病为真寒假热；若刮之不净，干燥粗涩，乃表经皆热极，传入阳明，里证始有此舌……若白苔黑斑舌，如刮之即净者，为湿热微也。刮不净者，为脏腑皆实热，阴液欲竭也，即以苦寒合甘寒救阴。

《辨舌指南·辨舌之津液》：苔白如糙石糙手者，此燥伤胃汁，不能润舌，肾气不能上达之候。亦有清气被抑，不能生津者。如舌苔黄黑相间，如锅焦黄色，摸之刺手，看之不泽，如胃中津液焦灼，舌干口燥之候。然亦有阳气为阴邪所阻，不能上蒸而化为津液者。

《潜斋医学丛书·重庆堂随笔》：若灯下看黄苔，每成白色。谚云灯下黄金似白银是也。

四、舌诊的内容

（一）望舌神

《景岳全书·伤寒典·舌色辨》：如黑色连地，而灰暗无神，此其本原已败，死无疑矣。

《望诊遵经·望舌诊法提纲》：心者生之本，形之君……其窍开于舌，其经通于舌，舌者心之外候也，是以望舌，而可测其脏腑经络寒热虚实也。约而言之，大纲有五：一曰形容，二曰气色，三曰苔垢，四曰津液，五曰部位……虽然五者之用，固在通变，而五者之变，又在求神。神也者，灵动精爽，红活鲜明，得之则生，失之则死，变化不可离，斯须不可去者也。

《辨舌指南·辨舌之神气》：兹将舌之神气分淡浓、深浅、荣枯、老嫩……荣者，有光彩也，凡病皆吉；枯者无精神也，凡病皆凶。

有胃气则舌柔和，无胃气则舌死板。

（二）望舌色

1. 淡红舌

《望诊遵经·诊舌气色条目》：夫舌者心之官，色者心之华。心生血而属火，色赤而主舌。是赤者，舌之正色也。

《舌鉴辨正·红舌总论》：全舌淡红，不浅不深者，平人也。有所偏，则为病。表里虚实热证皆有，红舌惟寒证则无之。如全舌无苔，色浅红者，气血虚也。

《景岳全书·伤寒典》：舌为心之官，本红而泽。

《舌胎统志·淡红舌》：舌色淡红，平人之常候……红者心之气，淡者胃之气。

《寿世医鉴·鉴知病诀》：凡看病以舌为主也，舌上红活光润者，无病也。舌尖红者，心热也；舌根红者，肾热也；舌中心红者，胃热也；舌左边红者，肝热；舌右边红者，肺热也；舌上满红者，内有蓄热也。

《舌胎统志·淡红舌》：淡红舌，两边白沫白涎，为相火之动，伤寒为在经之邪，温热为初犯膜原……淡红舌中心白腻，为寒食伤中，为冷饮蓄积；两傍白腻，寒伏膜原；舌根白腻，为寒在丹田，为肠鸣飧泄；满舌白腻，为痞满塞痛，为痰嗽气急，为寒热痎疟，为呕恶……淡红舌，左边白胎，为肥气，为息积，为贲豚；右半白胎，为痰火，为支饮，为气喘……淡红舌，胎白如积粉，为外感风寒，内挟食滞。难症为哮喘肿满，宿饮留结。伤寒二三日，见此为重，若更渴而干者，为难治……淡红舌，尖生芒刺，为上受风温，治宜清散……淡红舌，尖血出不止，为血溅，此心火上冲所致……淡红舌，中满者，有黄滑白滑灰滑，皆为湿胎，其病为中湿……淡红舌，强硬者，为中风，语言謇涩，此痰壅舌根故也……淡红舌，中心一片透明无色者，为三阴俱虚，元阳竭绝……淡红舌，中心无胎，嫩红娇艳者，为痨瘵骨蒸，为失血久痢，皆系阴液极虚，孤阳无制……淡红舌，其质消瘦或薄削者，皆为虚损之征……淡红舌，干白腻者，为中焦停滞，相火烁其胃津……淡红舌，干白而碎裂者，为六气之邪，犯上焦气分……淡红舌，白滑之胎，须审脉色外证，如果寒湿，温燥无妨。

2. 淡白舌

《舌胎统志·淡白舌》：淡白者，病后之常舌也，较平人舌色略淡，比枯白之舌色略红润也。须分其舌本之厚薄大小，其舌色之淡者，中脏虚也，故淡白舌为脏气虚寒，治宜温补。妇人得孕二月后，多此舌，治以宜通脾胃之滞，宜辛香。淡白舌而白沫白涎者是人多寒气，胸中有寒湿也，或凉饮所致或瓜桃所伤，宜辛温宜利治之。淡白舌而白胎者，为疟作，为飧泄，为疝疝，为癖积，为喘满，为膈塞，总之，不离乎寒饮凝伏，阳分衰微，调治不用汗、吐、下三法为宜。

《舌鉴辨正·白舌总论》：白舌为寒，表证有之，里证有之，而虚者热者实者亦有之。不独伤寒始有白舌，而白舌亦可以辨伤寒，其类不一……至若杂病之人，舌白嫩滑，刮之明净者里虚寒也。（无苔有津，湿而光滑，其白色与舌为一，刮之不起垢腻，是虚寒也。）……纯熟白舌（光滑无苔），乃气血两虚，脏腑皆寒极也，宜十全甘温救补汤，加姜附桂不次急投，至白色生活（转淡红）乃愈……淡白透明舌，不论老幼见此舌，即是虚寒，宜补中益气汤加姜附桂治之……透明者，全舌明净无苔，而淡白湿亮，间或稍有白浮涨，似苔却非苔也，此为虚寒舌之本色。

《四诊抉微·白苔舌》：舌乃心之苗……当赤色，今反见白色者，是火不制金也……舌白无苔而明淡，外症热者，胃虚也，补中益气汤主之。凡言苔者，有垢上浮是也，若无苔垢而色变，则为虚也……舌鉴云，年高胃弱，虽有风寒，不能变热，或多服汤药，伤其胃气，所以淡白通明，似苔非苔也，宜补中益气汤，加减治之。然于予观之，不止是也。此等舌，俗名镜面舌，多见于老弱久病之人，是津液枯竭之候，五液皆主于肾，尝用大剂生脉合六味治之，因而得生者多矣。舌见白苔，如煮熟之色，厚厚裹舌者，则饮冷之过也，脉不出者死，四逆汤救之。

3. 红舌

《伤寒舌鉴·红色舌总论》：夫红舌者，伏热内蓄于心胃，自里而达于表也。仲景云：冬伤于寒，至春变为温病，至夏变为热病，故舌红而赤。又有瘟疫疫疠，一方之内，老幼之病皆同者，舌亦正赤而加积苔也。若更多食，则助热内蒸，故舌红面赤，甚者面目具赤而舌疮也。然病有轻重，舌有微甚，且见于舌之根尖中下左右，疮蚀胀烂，瘪细长短，种种异形，皆瘟毒火热蕴化之所为也，其所治亦不同。

《舌鉴总论·舌红色总论》：红色者，舌之正色也……若红光外露，不能内藏，斯为有病之舌。夫红舌是少阴伏热，蓄于心胃，乃自里而达于表也。

《舌胎统志·正红舌》：正红者，火色也，绛红者，赤朱也。红者心之色，淡者胃之气……故凡流之心，必赖胃气充荣，如舌之正红无粉气者，乃心脏失胃气之真色；胃者，土也。万物得土则生，失土则死。法云：脉无胃气则死，色无胃气则死。故舌之正红为病色，若红色而娇艳者，为心脏之真色见，见必死。经云：食气入胃，浊气归心，淫精于脉，故无粉色之正红者，为胃气之衰，人身之疾病也。

《舌鉴辨正·红舌总论》：色深红者气血热也，色赤红者脏腑俱热也，色紫红瘀红者，脏腑热极也。中时疫者有之，误服温补者有之。色鲜红，无苔、无点、无津、无液者，阴虚火炎也（有苔可作热论，虚极不能生苔）。色灼红，无苔、无点而胶干者，阴虚水涸也；色绛红，无苔、无点，光亮如钱，或半舌薄小而有直纹，或有泛涨而似胶非胶，或无津液而咽干带涩不等，红光不活，绛色难名（如猪腰将腐，难以言状），水涸火炎，阴虚已极也。瘦人多火，偏于实热，医者拘于外貌，辄指为虚。误服温补，灼伤真阴，或误服滋补（名为滋阴降火，实则腻涩酸敛，胶黏实热，引入阴分），渐耗真阴，亦成绛舌，而为阴虚难疗矣。不论病状如何，见绛舌则不吉。

《辨舌指南·辨舌之颜色》：少阳相火从火也，故红色应胆。少阳以木火为用。温邪内发，必借少阳为出路，乃同气之应也。如淡红嫩红，白中带红，是温邪之轻者……如纯红鲜红起刺，此胆火炽而营分热……舌尖赤者，心热也。尖赤而起芒刺者，心热甚也，舌边色赤者，肝热也。甚则起芒刺者，肝热极也……舌心干红者，为阴伤也，宜用甘寒；平素舌多红赤者，其人必营虚。

《辨舌指南·红舌证治图说》：光红柔嫩舌：全舌鲜红柔嫩，光而无津液，或谓镜面舌。舌色光红，柔嫩无津，良由汗下太过，元精耗极于内，宜生脉保元清补之……红嫩无津舌：全舌鲜红，柔嫩而无津液，望之似润而舌燥涸者，乃阴虚火旺也，宜十全甘寒救补汤常服之。旧说用生脉散、人参三白汤，医家积弊，误人不少……若舌绛而光亮者，胃阴亡也，急用甘寒濡润之品……薛生白云：舌光如镜，外症口大渴，胸闷欲绝，干呕不止，此乃胃液受劫，胆火上冲，宜西瓜汁、金汁水、鲜生地汁、甘蔗汁，磨服木香、郁金、香附、乌药等味。

4. 绛舌

《舌胎统志·绛色舌》：绛色者，火赤也，深红也。为温热之气蒸腾于膻中之候，或过饮火酒，酒气熏胸中，亦有此色，故绛色者，神必不清，气必不正，为壮火食气，气乱则神昏是出……绛舌卷缩者，为热毒伤肝；神昏不省者，热毒伤心；黑苔音哑者，热毒伤肾；齿焦唇吊者，热毒伤脾；皮槁脉涩者，热毒伤肺；伤一者难治，伤二者多危，伤者终不救。

《温热经纬·叶香岩外感温热篇》：再论其热传营，舌色必绛。绛，深红色也。初传，绛色中兼黄白色，此气分之邪未尽也，泄卫透营，两和可也；纯绛鲜色者，包络受病也……再色绛而舌中心干者，乃心胃火燔，劫烁津液……至舌绛望之若干，手扪之原有津液，此津亏湿热熏蒸，将成浊痰，蒙闭心包也……其有舌独中心绛干者，此胃热心营受灼也，当于清胃方中加入清心之品，否则延及于尖，为津干火盛也。舌尖绛独干，此心火上炎，用导赤散泻其腑。

《辨舌指南·辨舌之颜色》：绛色心经，候营分血分之温热也。凡邪热传营舌色必绛。绛，深红色也，心主营主血……马良伯云：满舌明红，并无他苔者，为绛色，心之本色也。舌绛而润为虚热，舌绛而干为实热，绛而起刺为热甚，绛而光嫩为阴液不足，绛光燥裂为阴液大伤……章虚谷曰：热入营分，舌色必绛，风热无湿者，无苔，或有苔亦薄。热兼湿者，必有浊苔而多痰也。然湿在表分者，亦无苔或有苔亦薄……舌尖独红绛者，心营暗炽也……舌根绛者，血热内燥也。全舌无苔色深红者，气血热也。舌肉绛者，邪居血分也……绛而有黄白碎点者，将生疳也。

5. 紫舌

《舌鉴总论·舌紫色总论》：紫色舌苔者，酒后伤寒也。由大醉露卧当风，或冷饮停积不散，或已病仍饮不节，或感冒不即解散，妄用姜葱热药发汗，汗虽出而酒热留于心胞，伏于经络。

《伤寒指掌·察舌辨症法》：紫色肾经，察少阴本脏之虚邪也……焦紫肝经，辨厥阴阳毒之危候也（厥阴风木从火化，故焦紫应肝）。

《舌胎统志·紫色舌》：紫舌者，绛之暗色也。为酒后伤寒，或大醉露卧，或酒后落水，此二者，有外寒之可凭；虚人见此，防有龙雷之上炎，或瘟毒之内壅，此二者有口之可凭。

《舌鉴辨正·紫色舌总论》：紫见全舌，脏腑皆热极也，见于舌之某经，即某经郁热也。伤寒邪化火者，中时疫者，内热熏蒸者，误服温补者，酒食湿滞者皆有。紫舌有表里实热证，无虚寒证，若淡紫中夹别色，则亦有虚寒证……旧本专指酒后、伤寒，未免拘执。

《温热经纬·叶香岩外感温热篇》：再有热传营血，其人素有瘀伤宿血在胸膈中，挟热而搏。其舌色必紫而暗，扪之湿，当加入散血之品……若紫而肿大者，乃酒毒冲心。若紫而干晦者，肾肝色泛也，难治。

《重订通俗伤寒论·六经舌苔》：舌色见紫，总属肝脏络瘀。因热而瘀者，舌必深紫而赤（绛紫），或干或焦；因寒而瘀者，舌多淡紫带青，或滑或黯；他如痰瘀郁久，久饮冷酒，往往现紫色舌；惟紫而干晦，如煮熟猪肝色者，肝肾已坏，真脏色现也，必死。

第五节　望排出物

望排出物是通过观察患者的分泌物、排泄物和某些排出体外的病理产物的形、色、质、量等变化以诊察疾病的方法。

排出物是分泌物和排泄物的总称。分泌物主要指人体官窍所分泌的液体，其具有濡润官窍等作用，如汗、泪、涕、涎、唾等；排出物是人体排出的代谢废物，如大便、小便、月经等。此外，人体因疾病产生的某些病理产物，如痰液、呕吐物、脓血等，亦属于排出物的范畴。各种排出物的产生和各脏腑组织的生理功能和病理变化密切相关。因此，临床观察排出物的变化，可以了解脏腑的功能，是诊察病证寒热虚实的重要依据。

望排出物诊法具有悠久的历史，早在《黄帝内经》中就有相当详细的记载。如《素问·生气通天论》曰："汗出偏沮，使人偏枯。"《素问·气厥论》曰："鼻渊者，浊涕下不止也。"《素问·评热病论》曰："劳风法在肺下，其为病也……唾出若涕……咳出青黄涕，其状如脓，大如弹丸，从口中若鼻中出，不出则伤肺，伤肺则死也。"《灵枢·师传》曰："肠中热，则出黄如糜。"至汉代，张仲景《伤寒论》根据汗及二便的变化情况对疾病进行判断，其曰："溲数则大便硬，汗多则热愈，汗少则便难……身汗如油，喘而不休，水浆不下……此为命绝也。"《金匮要略·水气病脉证并治》中曰："黄汗之为病，身体肿，发热汗出而渴，状如风水，汗沾衣，色正黄如柏汁……"说明"黄汗"为营卫壅闭所致病证。华佗《中藏经·脉病外内证决论第十二》中以"病风人，脉肾数浮沉，有汗出不止呼吸有声者死，不然则生"，说明"汗出不止"对判断疾病预后有重要的诊断意义。西晋王叔和《脉经·卷四》论肝绝"面青，但欲伏眠，目视而不见人，汗出如水不止"。唐代孙思邈《备急千金要方·卷二十八·脉法》则以"耳干舌肿，溺血，大便赤泄"为"肉绝"。隋代巢元方《诸病源候论·呕哕病诸候》指出："呕吐者，皆由脾胃虚弱，受于风邪所为也。"明代张介宾的《景岳全书·传忠录》曰："凡小便，人但见其黄，便谓是火。"清代汪宏《望诊遵经》曰："便色白者，大肠泄；便脓血者，小肠泄。"随着时代的发展，后世医家对望排出物诊法的研究不断深入，在内伤、外感诸疾中积累了丰富的临床经验，使望排出物的临床应用得以不断完善和发展。

一、望排出物的原理和意义

（一）望排出物的原理

人体各种排出物都是脏腑生理活动和病理变化的产物，它反映相关脏腑的生理功能和病理变化。《灵枢·五癃津液别》曰："水谷入于口，输于肠胃，其液别为五，天寒衣薄，则为溺与气，天热衣厚则为汗，悲哀气并则为泣，中热胃缓则为唾。邪气内逆，则气为之闭塞而不行，不行则为水胀……天暑衣厚则腠理开，故汗出……天寒则腠理闭，气湿不行，水下留于膀胱，则为溺与气。"指出汗、泪、唾、溺、水皆为水谷精微气化而生，其分泌和排出受外界环境和外邪的影响。当脏腑功能异常时，可引起排出物发生形、色、质、量的异常改变，因此，临床观察排出物的形、色、质、量的变化可以推测脏腑的虚实、病证的寒热、疾病的预后。例如，二便可以直接反映饮食物的消化吸收、脾胃的功能状况，痰液、脓液等病理产物在一定程度上可以反映病邪性质和病变程度等。

（二）望排出物的意义

一般情况下，临床所见排出物色淡或白、质清稀者，多属虚证、寒证；色深或黄、质稠浊者，多属实证、热证；色暗红，夹有血块者，多为瘀血。正如《素问·至真要大论》所言："诸转反戾，水液浑浊，皆属于热；诸病水液，澄澈清冷，皆属于寒；诸呕吐酸，暴注下迫，皆属于热。"

二、望排出物的方法和注意事项

（一）排出物的采集和观察

首先要根据排出物的性状和观察目的，选择适当的容器进行采集。如痰液的采集，留痰的容器必须是带有刻度、无色广口的玻璃容器，不仅可以直接观察到痰的颜色，还可以加入适量的水，观察痰的浮沉并计量。正如《医灯续焰·肺痈脉证》所言："……咳嗽有臭痰，吐在水内，沉者是痈脓，浮者是痰。"再如粪便需采集自然排出的新鲜粪便，且不可混入尿液，应该使用白色洁净、干燥的瓷盆，取样时可用干净的竹签挑取，外观无异常的粪便应从粪便的表面不同部位，深处及粪端多处取材；若含有黏液或脓血，则应从脓血和稀软部分取材，一般留取指头大小的粪便即可。所采集的排出物，留置的时间不宜过长，以免其颜色、性状、质地等发生变化而影响观察的准确性。

（二）排出各种因素的干扰

1. 饮食因素 饮食对排出物影响尤为显著。如食物中含水量多或大量饮水可使尿量增加；茶、咖啡、酒等饮料有利尿作用。食物中含钠盐多可导致机体水钠潴留，使尿量减少；食用含铁质丰富的动物血和内脏，大便颜色会变黑。

2. 气候因素 天气炎热，气温较高时，汗出较多，尿量减少；天气寒冷，气温较低，则出汗减少，尿量增多。

3. 心理因素 如紧张、焦虑、恐惧、恼怒等情志失调，可引起尿频、尿急甚或尿失禁，亦可导致大便排泄不畅，出现便秘或便溏等。

4. 药物因素 如大量使用利尿药可使尿量增加，服用维生素 B_2 可使小便变黄，服用含铁的补血药可使大便变黑等。

临床必须注意各种因素对排出物的影响，从而辨明排出物异常和病证的关系。

值得注意的是，因临床条件有限，尤其是门诊，医生往往很少能直接观察到各种排出物的形、色、质、量等情况。因此，望排出物诊法必须与闻诊、问诊合参。

三、望排出物的内容

望排出物包括望痰涕、涎唾、呕吐物、大便、小便等内容，其他如月经、汗液等，可详见相关章节。

（一）望痰涕

1. 望痰 痰是由肺和气道排出的病理性黏液，浊稠者为痰，清稀者为饮。前人有"肺为储痰之器，脾为生痰之源，肾为生痰之根"之说，故望痰对于诊察肺、脾、肾三脏的功能状态及病邪的性质有一定的意义。

痰白清稀量多者，多为寒痰，多因寒邪客肺，津凝成痰，或脾虚失运，湿聚为痰。

痰黄黏稠有块者，多为热痰，多因热邪内盛，煎津为痰。

痰少而黏难咯出者，多为燥痰，多因燥邪犯肺，耗伤肺津，或肺阴亏虚，肺失润养所致。

痰白滑量多易咯者，多为湿痰，多因脾失健运，水湿内停，聚而成痰。

痰中带血，色鲜红者，称为咯血。其常见于肺痨、肺癌等肺脏疾病，多因肺阴亏虚或肝火犯肺，火热灼伤肺络，或痰热、邪毒壅阻，肺络受损所致。

咯吐脓血痰而气腥臭者，为肺痈，是热毒蕴肺，肉腐成脓所致。

2. 望涕 涕是鼻腔分泌的黏液，为肺之液。病理性涕液的分泌可以反映肺气的虚实，以及外邪的性质。

新病鼻塞流涕多属外感表证，流清涕者，为风寒表证；流浊涕者，为风热表证。

反复阵发性流清涕，量多如注，伴鼻痒、喷嚏频作者，多为鼻鼽，多由肺气不足，卫表不固，风寒乘虚侵袭所致。

久流浊涕，涕黄如脓，气腥秽浊如鱼脑者，多为鼻渊，多由湿热蕴阻所致。

经常涕中带血丝，伴头痛、鼻塞等，慎防鼻腔恶性病证，需进一步检查。

（二）望涎唾

涎为脾之液，由口腔分泌，具有濡润口腔、协助进食和促进消化的作用。唾为肾之液，并与胃有关。望涎唾可以诊察脾、胃、肾的病变。

口流清涎量多者，多属脾胃虚寒，气不摄津。

口中时吐黏涎者，多属脾胃湿热，湿浊上泛。

口角流涎不止，可见于中风后遗症，或风中络脉之人，多因面肌收摄无力所致。

小儿口角流涎，涎渍颐下，称为滞颐，多由脾虚不能摄津所致，亦可见于胃热、虫积或消化不良。

睡中流涎者，多为胃中有热或宿食内停所致。

时时吐唾，清稀量多，多为胃中虚寒，肾阳不足，水液上泛所致；唾少而黏，伴口干舌燥，多为肾阴耗损，胃阴不足，津液不能上承所致。

（三）望呕吐物

呕吐为胃气上逆所致，外感、内伤皆可引起。观察呕吐物形、色、质、量的变化，有助于了解呕吐的病因和病性。

呕吐物清稀无酸臭味，多属寒呕，多因胃阳不足，腐熟无力，或寒邪犯胃，损伤胃阳，水饮内停，胃失和降所致。

呕吐物秽浊有酸臭味，多属热呕，多因邪热犯胃，胃失和降，邪热蒸腐胃中食物，则吐物酸臭。

呕吐不消化的酸腐食物，属伤食，多因暴饮暴食，食滞胃脘，胃气上逆所致。

呕吐黄绿色苦水，多属肝胆郁热或湿热犯胃，胃失和降。

呕吐清水痰涎，胃有振水声，为痰饮，因饮停胃腑，胃失和降所致。

吐血鲜红或紫暗有块，夹有食物残渣者，属胃有积热，或肝火犯胃，或胃腑血瘀所致。

（四）望二便

大便的形成与脾、胃、大肠、小肠的功能状况密切相关，同时还受肝之疏泄、肾阳之温运及肺气之宣降等的影响。观察大便的形、色、质、量、次数等变化，可以诊察脾、胃、大肠、小肠，以及肝、肾、肺的功能状况和病性的寒热虚实。

小便的形成与体内的津液代谢直接相关，受肾和膀胱的气化、肺的通调、脾的运化、三焦决渎的直接影响。故观察小便，可以了解体内的津液代谢以及相关脏腑的功能状态。

望二便均应注意其色、质、量、次数的变化。

1. 望大便 大便清稀如水样，多属寒湿泄泻，为外感寒湿，或饮食生冷，以致脾失健运。

大便黄褐如糜，多属湿热泄泻，为外感湿热或暑湿，或饮食不洁，伤及胃肠，大肠传导失常所致。

大便稀溏，完谷不化，或如鸭溏，多属脾虚或兼肾虚泄泻，常因脾胃气虚或阳虚，运化失职，或兼肾阳虚衰，火不暖土所致。

大便如黏冻，夹有脓血，多为痢疾，乃湿热蕴结大肠所致。若血多脓少者偏于热，病在血分；脓多血少者偏于湿，病在气分。

大便色灰白如陶土，溏结不调，多见于黄疸，因肝胆疏泄失常，胆汁外溢，脾气受损所致。

大便干燥硬结，排出困难，甚者燥结如羊屎，多属肠燥津亏，多因热盛伤津，或胃火偏盛，大肠液亏，传化不利，可见于年老、产后患者。

大便出血，简称"便血"。若血色鲜红，为近血，见于风热灼伤肠络所致的肠风下血，或肛裂、痔疮出血等；血色暗红或色黑如柏油，为远血，多因胃肠热盛、迫血妄行，或脾不统血，或瘀阻胃络所致。

2. 望小便 小便清长，多属虚寒证。多因阳虚气化无力，气不化津，排尿失摄所致。可见于久病阳虚或年高体弱、肾气不固之人。

小便短黄，多属实热证，多因热盛伤津所致，也可见于剧烈汗、吐、泻而津亏的患者。

尿中带血，多因热伤血络，或湿热蕴结膀胱，或脾肾不固所致，多见于血淋、肾癌、膀胱肿瘤等病。

尿有砂石，多因湿热内蕴，日久煎熬尿中杂质而结为砂石所致，见于石淋患者。

小便混浊如米泔、膏脂状，多因脾肾亏虚，固摄无力，脂液下流所致，或湿热下注，气化不行，清浊不分并趋于下所致，可见于尿浊、膏淋等患者。

【古代文献】

一、望痰涎

《望诊遵经·诊痰望法提纲》：后世辨证以痰涎，是因人之物以验人也。盖天道远，人道迩，远取诸物，近取诸身，其事虽异，其理则同，而况痰因病生，病以痰著，又事理之至明且显者乎。间尝考之于书，以为痰形稠而浊，饮色稀而清。寒痰青，湿痰白，火痰黑，热痰黄，老痰胶。其滑而易出者，湿痰属脾；燥而难出者，燥痰属肺；清而多泡者，风痰属肝；坚而成块者，热痰属心；有黑点而多稀者，寒痰属肾。病新而轻者，清白稀薄；病久而重者，黄浊稠黏。多唾者胃寒，流涎者脾冷。舌难言，口吐沫者，邪入于脏。腹时痛，口吐涎者，蛔乱于中。咳唾涎沫，口张气短者，肺痿之证。咳唾脓血，口干胸痛者，肺痈之征。其吐如米粥，吐而腥臭者，皆肺痈之候。形如败絮，色如煤炱者，悉老痰之容。此诸书因痰涎之形色，诊病之浅深也。或谓痰声相应为轻，不相应为重。由稀而稠者，病日退；由稠而稀者，病日进。因痰嗽而吐血者，多起于外感；因吐血而痰嗽者，多属乎内伤。亦可因证以相参也。会而观之，析而论之，则稀者为饮，稠者为痰。清者形气不足，浊者病气有余。青白者少热气，黄赤者多热气。而凡痰形之变，痰色之殊，胥于是乎推，亦于是乎断矣。

《泰定养生主论》：或问：方书皆曰五痰，何谓也？答曰：所谓风痰、寒痰、热痰、气痰、味痰（又名酒痰）。味痰者，因饮食酒醪厚味而唾痰也。气痰者，因事逆意而然也。热痰者，因饮食辛辣烧炙煎煿，重袊厚褥，及天时郁勃而然也。寒痰者，因冲冒风凉不节之气而然也。风痰者，因感风而发，或因风热怫郁而然也。此皆素抱痰疾者，因风、寒、气、热、味而喘咯咳唾，非别有此五种之痰。

二、望呕吐物

《诸病源候论·呕哕诸病候》：呕吐者，皆由脾胃虚弱，受于风邪所为也。若风邪在胃则呕；膈间有停饮，胃内有久寒，则呕而吐。其状长太息，心里澹澹然，或烦满而大便难，或溏泄，并其候也。

恶心者，由心下有停水、积饮所为也。心主火，脾主土，土性克水。今脾虚则土气衰弱，不能克消水饮，水饮之气不散，上乘于心，复遇冷气所加之，故令火气不宣，则心里澹澹然，欲吐，名为恶心也。

荣卫俱虚，其血气不足，停水积饮，在胃脘则脏冷。脏冷则脾不磨，脾不磨则宿谷不化，其气逆而成胃反也。则朝食暮吐，暮食朝吐。心下牢大如杯，往往寒热，甚者食已即吐。其脉紧而弦，紧则为寒，弦则为虚，虚寒相搏，故食已即吐。

《备急千金要方·呕吐哕逆第五》：夫吐家，脉来形状如新卧起，阳紧阴数，其人食已即吐，阳浮而数亦为吐。寸口脉紧而芤，紧即为寒，芤即为虚，寒虚相搏，脉为阴结而迟，其人即噎。关上数，其人则吐。趺阳脉微而涩，微即下利，涩即吐逆，谷不得入。趺阳脉浮者，胃气虚，寒气在上，忧气在下，二气并争，但出不入，其人即吐而不能食，恐怖如死，宽缓即瘥。呕而脉弱，小便复利，身有微热，见厥难治。

《三因极一病证方论·呕吐叙论》：呕吐虽本于胃，然所因亦多端，故有寒热饮食血气之不同，皆使人呕吐。据论云：寒气在上，忧气在下，二气并争，但出不入。此亦一涂，未为尽论。且气属内因，则有七种不同，寒涉外因，则六淫分异，皆作逆，但郁于胃则致呕，岂拘于忧气而已。况有宿食不消，中满溢出，五饮聚结，随气翻吐，痼冷积热，及瘀血凝闭。更有三焦漏气走哺，吐利泄血，皆有此证，不可不详辨也。

《万氏秘传片玉心书·呕吐门》：呕吐病源不一，治者要辨根由，呕则声物一时有，有物无声曰吐。更有有声无物，此名哕而干呕，又当辨证药分投，有甚难为措手。冷吐乳食不化，腹胀喘急无时，面白眼慢气多呼，吐有夹食清水。此因风寒入骨，或食生冷伤亏，抑伤乳胃中虚，不纳乳食吐出。热吐唇红面赤，乳食入而虽消，吐物黄色遍身烧，大渴多烦躁。此因暑气在胃，或食热物煎熬，胃气因热不和调，气逆遂成吐了。积吐如何分晓，眼胞浮而微黄，足冷肚热异寻常，昼轻夜重魔瘴。宿气滞在脾胃，故吐黄酸水浆，或吐酸馊气难当，此伤宿食形状。小儿伤乳吐者，形症更要消详，乳才哺后吐浪荡，或少停而吐止。此因乳食无度，脾气弱不能当，速将空乳令儿尝，乳节吐止为上……呕吐不止之症，分明说与医人，如服正药俱无灵，更加烦躁乱闷。呕吐只是不止，目睛上窜须危，头往上仰魄如飞，只好安排后事。

三、望大便

《诸病源候论·大小便不利候》：三焦五脏不调和，冷热之气结于肠胃，津液竭燥，大肠壅涩，故大便不通。张仲景云：妇人经水过多，亡津液者，亦大便难也……肠胃虚弱，为风邪冷热之气所乘，肠虚则泄，故变为利也。此下利是水谷利也，热色黄，冷色白。带利由冷热不调，大肠虚冷，热气客于肠间，热气乘之则变赤，冷气乘之则变白，冷热相交则赤白相杂而连带不止，名为带利也。其状白浓如涕，而有血杂亦有少血者，如白浓涕，而有赤脉如鱼脑，又名鱼脑利。

《四诊诀微·问便》：凡大便热结，而腹中坚满者，方属有余，通之可也。若新近得解而不甚干结，或旬日不解而全无胀意者，便非阳明实邪。观仲景曰：大便先硬后溏者，不可攻。可见后溏者，虽有先硬，已非实热，矧夫纯溏而连日得后者，又可知也。若非真有坚燥痞满等症，则原非实邪，其不可攻也，明矣。

《万氏秘传片玉心书·泄泻门》：泄泻皆属于湿，其症有五，治法以分利、升提为主。如泄泻清白，或不思食，食不化，腹痛，四肢冷，面㿠白，作渴者，此寒湿也，其症多得于冬……如泄泻注成黄水者，或渴或不渴，此风湿也，其症多得于春……如泄泻清水，腹中无痛者，此纯湿也……如泄泻肠滑不止者，此湿伤元气下陷也……如泄泻酸臭，腹痛，面黄带热，不喜饮食者，此食积也……如泄泻日久，身热不退，只以调元汤治之，此虚热也。

便黄因内热，红赤黑同看。绿白青皆冷，积滞气臭酸。久泻四肢瘫，才惊睡不安。热疳毛作穗，涎嗽定伤寒。肝冷传脾臭绿青，焦黄脾土热之形。肺肠寒色脓黏白，赤热因心肾热成。

《望诊遵经·大便望法提纲》：屎以得黄色之正者为中，得干湿之中者为常。知其正，则知其偏，知其常，则知其变矣。设因饮食之殊，而有形色之异，亦其变之常也。诊之之法，诸书以为暴注下迫，皆属于热，澄彻清冷，皆属于寒。出黄如糜者肠中热，肠鸣渗泄者肠中寒。濡泄者因于湿，飧泄者伤于风。粪如鹜溏者，泄泻之病，大肠寒。粪如羊矢者，噎膈之病，大肠枯。如水倾下者属湿，完谷不化者为寒。泄利无度者肠绝，下利清谷者里寒，自利清水，色纯青者少阴病，急下之证。行其大便，燥且结者，胃家实，下后之征。诸下血先便后血为远血，先血后便为近血。从肠中来者其色红，从胃中来者其色黑。白痢者，属乎气；赤痢者，属乎血。便色白者，大肠泄；便脓血者，小肠泄。泄青白者，大肠虚；便肠垢，大肠实。纯下清水者，风痢；泄如蟹渤者，气痢；黑如豆汁者，湿痢；黄如鱼脑者，积痢；白如鼻涕者，虚痢；黑如鸡肝者，蛊疰痢。五液注下，痢兼五色者，脾弱之证，谷道不闭，黄汁长流者，肠绝之征。腹胀泄蛔者，疳胀；粪黑如狂者，蓄血。痢下蛔未死者，胃气未绝；痢下蛔已死者，胃气将绝；卧而遗尿，不知觉者死；病而大便如污泥者死。此皆因便以诊病也。然《难经》以入者为实，出者为虚，是则便闭者，形气虽不足，而病气有余；便泄者，病气虽有余，而形气不足……

四、望小便

《诸病源候论·淋病诸候》：诸淋者，由肾虚而膀胱热故也。膀胱与肾为表里，俱主水，水入小肠下于胞，行于阴为溲便也。肾气通于阴，阴津液下流之道也。若饮食不节，喜怒不时，虚实不调，则腑脏不和，致肾虚而膀胱热也。膀胱津液之府，热则津液内溢，而流于睾。水道不通，水不上不下，停积于胞。肾虚则小便数，膀胱热则水下涩，数而且涩，则淋沥不宣，故谓之为淋。其状小便出少起数小腹弦急，痛引于脐。又有石淋、劳淋、血淋、气淋、膏淋，诸淋形证各随各。

石淋者，淋而出石也。肾主水，水结则化为石，故肾客砂石。肾虚为热所乘，热则成淋。其病之状，小便则茎里痛，尿不能卒出，痛引少腹，膀胱里急，砂石从小便道出，甚者塞痛令闷绝。

气淋者，肾虚膀胱热气胀所为也。膀胱合与肾为表里，膀胱热，热气流入于胞，热则生实，令胞内气胀则小腹满，肾虚不能制其小便，故成淋。其状膀胱小便皆满，尿涩常有余沥是也，亦曰气癃。

膏淋者，淋而有肥，状似膏，故谓之膏淋，亦曰肉淋。此肾虚不能制于肥液，故与小便俱出也。

劳淋者，谓劳伤肾气而生热成淋也。肾气通于阴，其状尿留茎内，数起不出，引小腹痛，小便不利，劳倦即发也。

热淋者，三焦有热，气搏于肾，流入于胞而成淋也，其状小便赤涩；亦有宿病淋，今得热而发者，其热甚则变尿血、亦有小便后似小豆羹汁状者，蓄作有时也。

血淋者，是热淋之甚者，则尿血，谓之血淋。心主血，血之行身，通遍经络，循环脏腑，劳甚者则散失其常经，溢渗入胞，而成血淋也。

寒淋者，其病状，先寒战然后尿是也。由肾气虚弱，下焦受于冷气，入胞与正气交争，寒气胜则战寒而成淋，正气胜则战寒解，故得小便也。

《诸病源候论·小便病诸候》：小便利多者，由膀胱虚寒，胞滑故也。肾为脏，膀胱肾之腑也，其为表里俱主水，肾气下通于阴，腑既虚寒，不能温其脏，故小便自而多。其至夜尿偏甚者，则内阴气生是也。

小便数者，膀胱与肾俱虚，而有客热乘之故也。肾与膀胱为表里，俱主水，肾气下通于阴。此二经既虚，致受于客热，虚则不能制水，故令数。小便热则水行涩，涩则小便不快，故令数起也。诊其趺阳脉数，胃中热即消谷，引食，大便必硬，小便即数。

小便不禁者，肾气虚，下焦受冷也。肾主水，其气下通于阴，肾虚下焦冷不能温制其水液，故小便不禁也。

小便不通，由膀胱与肾俱有热故也。肾主水，膀胱为津液之府。此二经为表里，而水行于小肠，入胞者为小便。肾与膀胱既热，热入于胞，热气大盛，故结涩令小便不通。小腹胀满气急甚者，水气上逆，令心急腹满，乃至于死。诊其脉紧而滑直者，不得小便也。

小便难者，此是肾与膀胱热故也。此二经为表里，俱主水，水行于小肠，入胞为小便。热气在于脏腑，水气则涩，其热势微，故使小便难也。诊其尺脉浮，小便难；尺脉濡，小便难，尺脉缓，小便难，有余沥也。

遗尿者，此由膀胱虚冷，不能约于水故也。膀胱为足太阳，肾为足少阴，二经为表里。肾主水，肾气下通于阴。小便者，水液之余也。膀胱为津液之腑，腑既虚冷，阳气衰弱，不能约于水，故令遗尿也。诊其脉来过寸口，入鱼际，遗尿。肝脉微滑，遗尿。左手关上脉沉，为阴。阴绝者，无肝脉也。若遗尿，尺脉实，小腹牢痛，小便不禁；尺中虚，小便不禁；肾病，小便不禁；脉当沉滑，而反浮大，其色当黑反黄，此土之克水，为逆不沉。

夫人有于睡眠不觉尿出者，是其禀质阴气偏盛，阳气偏虚者，则膀胱肾气俱冷，不能温制于水，则小便多，或不禁而遗尿。膀胱，足太阳也，为肾之腑。肾为足少阴，为脏，与膀胱合，俱主水。凡人之阴阳，日入而阳气尽则阴受气，至夜半阴阳大会，气交则卧睡。小便者，水液之余也，从膀胱入于胞为小便，夜卧则阳气衰伏不能制于阴，所以阴气独发，水下不禁，故于睡眠而不觉尿出也。

胞转者，由是胞屈辟小便不通，名为胞转。其病状，脐下急痛，小便不通是也。此病或由小便应下，便强忍之，或为寒热所迫。此二者俱令水气上还，气迫于胞，使胞屈辟不得充张。外水应入不得入，内溲应出不得出，外内相壅塞，故令不通。此病至四五日，乃有致死者，饱食、食讫，应小便而忍之，或饱食讫而走马，或小便急因疾走，或忍尿入房，亦皆令胞转，或胞落，并致死。

《景岳全书·传忠录·十问篇》：凡小便，人但见其黄，便谓是火，而不知人逢劳倦，小水即黄；焦思多虑，小水亦黄；泻痢不期，小水亦黄；酒色伤阴，小水亦黄。使非有或淋或痛，热证相兼，不可因黄便谓之火。余见逼枯汁而比毙者多矣。经曰：中气不足，溲便为之变，义可知也。若小水清利者，知里邪之未甚，而病亦不在气分，以津液由于气化，气病则小水不利也。小水渐利，则气化可知，最为吉兆。

《望诊遵经·诊溺望法提纲》：……闭癃者三焦实，遗溺者三焦虚。水泉不止者，膀胱不藏也，得守则生，失守则死。小便不通者，膀胱不利也。头有汗则死，头无汗则生。外感小便清者，知不在里，仍在表也。外感小便浊者，知其在里，不在表也。水液混浊，皆属于热，澄彻清冷，皆属于寒。溲便变者，中气不足。小便数者，腑气有余。小便黄者，小腹中有热。小便白者，小腹中有寒。浊赤而短者，下焦实热。清白而长者，下焦虚寒。溺如黄柏汁者，黄疸犹轻。溺如皂角汁者，黄疸已重。尿变米泔者食滞，溺如脂膏者肾消。溺如血者血淋，溺如膏者膏淋，溺如砂石者石淋，溺有余沥者气淋。病淋者，频欲小便，痛涩滴沥，欲去不去，欲止不止也。白淫者，思想无穷，所愿不得，意淫于外，入房太甚也。是皆诊溺之法也。由是观之，遗闭者，虚实之征也；清浊者，表里之征也；赤白者，寒热之征也；短长者，邪正之征也。遗闭、清浊、赤白、短长交推，则虚实、表里、寒热、邪正之变可知；虚实、表里、寒热、邪正交推，则遗闭、清浊、赤白、短长之变可知。他如淋浊消疸诸证，并举此而措之耳。

第六节　望小儿指纹

　　望小儿指纹，是指观察3岁以内小儿食指掌侧前缘浅表络脉之形色变化以诊察病情的方法。为避免与"指纹"概念混淆，今又称其为"望小儿食指络脉"。

　　望小儿指纹诊法始见于唐代王超《水镜图诀》，是由《灵枢·经脉》"诊鱼际络脉法"发展而来。后世医家如宋代钱乙的《小儿药证直诀》，以及清代陈复正的《幼幼集成》、林之翰的《四诊抉微》、汪宏的《望诊遵经》等，都对望小儿指纹有详细的论述和发挥，使之广泛应用于临床，对诊断儿科疾病具有重要的作用。但临床运用时，还需要结合其他诊法和具体病情进行分析，才能得出正确的结论。

一、望小儿指纹的原理与方法

　　因食指掌侧前缘络脉为寸口脉的分支（其支者，从腕后直出循次指内廉，出其端），与寸口脉同属于手太阴肺经，故望小儿指纹与诊寸口脉意义相同，可以诊察体内的病变。加之3岁以内小儿寸口脉短小，切脉时只能"一指定三关"，且诊脉时小儿不能正确表达自己的苦痛之处，又常哭闹，气血先乱，使得脉象失真，从而影响诊脉的准确性。小儿皮肤较薄嫩，食指络脉易于观察，望指纹较之诊脉更为方便易行，故常以此作为一种辅助诊断方法，弥补小儿脉诊的不足。故《幼幼集成》云："小儿自弥月而至于三岁，犹未可以诊切，非无脉可诊，盖诊之难而虚实不易定也。小儿每怯生人，初见不无啼叫，呼吸先乱，神志仓忙，而迟数大小已失本来之象矣，诊之何益？不若以指纹之可见者，与面色病候相印证，此亦医中望切两兼之意也。"人体解剖学中指出食指部位的指掌侧静脉汇注于头静脉，进一步证实了食指络脉的诊断价值。

　　望小儿指纹的方法及操作流程如下。

　　第一步：抱小儿向光而坐。

　　第二步：握指（图1-17）。诊者用左手拇指和食指轻握小儿食指末端。

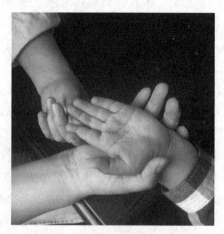
图1-17　握指

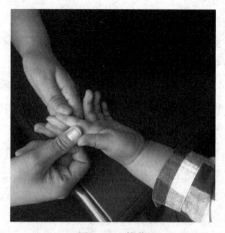
图1-18　推指

第三步：推指（图1-18）。诊者以右手大拇指指腹，可蘸少许清水后，轻柔地在小儿食指掌侧前缘，从指尖向指跟部（从命关向气关、风关）直推，反复数次，使指纹显露，以便于观察。

第四步：仔细观察指纹的形态色泽变化，诊察内在的变化。

第五步：换手再诊。重复以上操作方法。

二、正常小儿指纹

小儿食指按指节分为三关（图1-19）：食指第一节，即掌指横纹至第二节横纹之间，为风关；第二节，即第二节横纹至第三节横纹之间，为气关；第三节，即第三节横纹至指端，为命关。

正常指纹，络脉色泽浅红兼紫，隐隐显露于

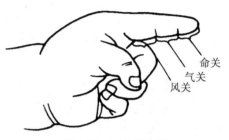

图1-19　三关示意图

风关之内，大多不浮露，甚至不明显，多呈斜形、单枝，粗细适中。

小儿指纹亦受多种因素的影响。例如：年幼儿络脉显露而较长；年长儿络脉不显而略短。皮肤薄嫩者，络脉较显而易见；皮肤较厚者，络脉常模糊不显。肥胖儿络脉较深而不显；体瘦儿络脉较浅而易见。天热脉络扩张，指纹增粗变长；天冷脉络收缩，指纹变细缩短。因此，望小儿指纹要先排除相关因素的影响。

三、病理小儿指纹

对小儿病理指纹的观察，应注意其纹位、纹态、纹色、纹形四方面的变化。其要点可概括为三关测轻重，浮沉分表里，红紫辨寒热，淡滞定虚实（表1-5）。

表1-5　望小儿指纹

小儿指纹	异常表现	临床意义
三关测轻重	指纹显于风关	邪气入络，邪浅病轻
	指纹达于气关	邪气入经，邪深病重
	指纹达于命关	邪入脏腑，病情严重
	指纹直达指端（称透关射甲）	病情凶险，预后不良
浮沉分表里	指纹浮而显露	病邪在表，见于外感表证
	指纹沉隐不显	病邪在里，见于内伤里证
红紫辨寒热	指纹偏红	外感风寒表证
	指纹紫红	里热证
	指纹青色	疼痛、惊风
	指纹淡白	脾虚、疳积
	指纹紫黑	血络郁闭，病属重危

续表

小儿指纹	异常表现	临床意义
淡滞定虚实	指纹浅淡而纤细	虚证
	指纹浓滞而增粗	实证

（一）三关测轻重

根据络脉在食指三关出现的部位，可以测定邪气的浅深、疾病的病位、病情的轻重和预后。

指纹显于风关：是邪气入络，邪浅病轻，可见于外感病初起。

指纹达于气关：是邪气入经，邪深病重。

指纹达于命关：是邪气入于脏腑，病情严重。

指纹直达指端（称透关射甲）：提示病情凶险，预后不良。

（二）浮沉分表里

指纹浮而显露：为病邪在表，见于外感表证。因外邪袭表，正气抗争，气血趋向于表，故指纹浮显。

指纹沉隐不显：为病邪在里，见于内伤里证。因邪气内困，阻滞气血难于外达，故指纹沉隐。

其与脉诊中浮沉分表里的机制和意义基本一致。

（三）红紫辨寒热

指纹的颜色变化，主要有红、紫、青、白、黑等。

指纹偏红：属外感风寒表证。因邪正相争，气血趋向于表，指纹浮显，故纹色偏红。

指纹紫红：属里热证。因里热炽盛，脉络扩张，气血壅滞，故纹色紫红。

指纹青色：主疼痛、惊风。痛则不通，或肝风内动，络脉郁滞，气血不通，故纹色青紫。

指纹淡白：属脾虚、疳积。因脾为气血生化之源，脾胃气虚，生化不足，气血不能充养络脉，故纹色淡白。

指纹紫黑：为血络郁闭，病属重危。因邪气亢盛，心肺气衰，脉络瘀阻，故见纹色紫黑。

总的来讲，指纹色浅淡者，多属虚证；指纹色深暗者，多属实证。故《四诊抉微·儿科望诊·三关脉纹主病歌》有云："紫热红伤寒，青惊白是疳，黑时因中恶，黄即困脾端。"

（四）淡滞定虚实

指纹浅淡而纤细，其分支不显者，多属虚证，因气血不足，脉络不充所致。指纹浓滞而增粗，其分支显见者，多属实证，因邪正相争，气血壅滞所致。

【古代文献】

《万氏秘传片玉心书·看小儿虎口纹》：令人专看虎口纹，风关气关命关分。风关病轻气关重，命关若过死将临。青惊红热黑势恶，直轻斜曲重看云。

《万氏秘传片玉心书·脉法》：小儿一指分三位，息数须将六至看。七至八至数为热，三至四至迟虚寒。坚实平和无病断，细小沉迟有病看。

《万氏秘传片玉心书·水镜诀》：须明虎口，辨别三关，参详用药，必无差误。未至三岁，只看虎口，男左女右。从第二指第一节名风关，若脉见，初交病；第二节为气关，脉见，则难治；第三节为命关，脉见，则死。

又当辨其色。若三关青，四足惊；三关赤，水惊；三关黑，人惊。紫色泄痢；黄色雷惊。三关脉通度，是急惊之症，必死，余病可治。或青或红，有纹如线一直者，是乳食伤脾及发热惊；左右一样者，是惊与积齐发；有三条，或散是肺生风痰，或似锯鲶声，有青是伤寒及嗽，如红火是泻，有黑相兼主下痢。红多白痢，黑多是赤痢；有紫相兼加渴不虚。虎口脉纹乱，乃气不和也。盖脉纹见有色者，曰黄、红、紫、青、黑，由其病甚，色能加变。如黄红之色，红盛作紫；红紫之色，紫盛作青；紫青之色，青盛作黑；青黑之色，至于纯黑之色者，不可治矣。

又当辨，长珠形，主夹积伤滞，肚腹疼痛，寒热，饮食不化。来蛇形，主中脘不和，积气攻刺，脏腑不宁，干呕。去蛇形，脾虚冷积泄泻，神困多睡。弓反里形，主感寒热邪气，头目昏重，心神惊悸、倦怠、四肢稍冷，小便赤色。弓反外形，主痰热，心神恍惚、作热，夹惊夹食，风痫证候。枪形，主邪热，痰盛生风，发搐惊风。鱼骨形，主惊痰热。水字形，主惊，积热烦躁，心神迷闷，夜啼痰盛，口噤搐搦。针形，主心肺受热，热极生风，惊悸烦闷，神困不食，痰盛搐搦。透关射甲，主惊、风、痰、热四症，皆聚在胸膈不散。透关射指，主惊风恶候，受惊传入经络，风热发生，十死一生，难治。此十三位形脉，悉有轻重，察其病根，则详其症。

《万氏秘传片玉心书·指掌形图》：凡婴儿生下一月至三岁以前，须看虎口脉次指，辰节为命关，次气关，次风关。所谓初得风关，病犹可，传入气命，病难存……男验左手，女验右手。盖取左手属阳，男以阳为主，右手属阴，女以阴为主。然男女一身均具此阴阳，左右两手亦当参验。左手之纹，病应心肝；右手之纹，病应肺脾。知此消息，又得变通之意。惊风初得，纹出虎口。或在初关，多是红色。传至中关，色赤而紫。看病又传过，其色紫青，病势深重；其色青黑而纹乱者，病深重。若见纯黑，危恶不治。大抵红者风热轻，赤者风热甚，紫者惊热，青者惊积。青赤相半，惊积风热俱有，主急惊风。青而淡紫，伸缩来去，主慢惊风。或紫系、青系、黑系，隐隐相杂，似出不出，主慢脾风。脉纹从寅关起，不至卯关者，病易治。若连卯关者，有病难治。如寅关连卯关，侵过辰关者，十难救一。

若脉纹小或短者，看病不妨。如纹势弯曲入里者，病势虽重而症顺，犹可用力。纹势湾反出外，骎骎靠于指甲者，断不可回。其有三关纹，如流珠流来，三五点相连，或形于面，或形于身，危恶尤甚。

《万氏秘传片玉心书·辨虎口指脉纹诀》：气纹黄盛作红，红盛作紫，紫盛作青，青盛变黑，纯黑则难治矣。

黄色无形者，即安乐脉也。红若无形，亦安宁脉也。止有前数样形者，即病之脉。次第而变，初作一点，于气多红；脉至风关，其病危急；纯黑分明，不可疗治。

左有红纹似线形，定知发热又兼惊。右有双纹如左状，脾伤惊积一齐生。纹头有似三叉样，肺气生痰夜作声。青赤应是伤寒症，只是空红泄定生。

《幼幼集成·淡滞定虚实歌》：指纹淡淡亦堪惊，总为先天赋禀轻。脾胃本虚中气弱，切防攻伐损胎婴。（小儿禀受阳虚，肌肤㿠白，唇舌淡莹者，指纹四时皆淡，虽有病亦止淡红淡青淡紫而已。盖淡红虚寒，淡青虚风，淡紫虚热。此等之儿根本不坚，中气怯弱，无论新病久病，总归于虚，一毫攻伐，不敢轻用，倘误投克削，覆水难收，悔之迟矣。）

关纹涩滞甚因由，邪遏阴荣卫气留。食郁中焦风热炽，不行推荡更何求？（病邪阻郁荣卫，运行迟滞，升降羁留，所以指纹推之转涩，全无活泼流利之象。由食饮风热相搏，是为实证，急宜推荡，去其菀莝，其愈亦易。若三关纯黑，推之不动，死证也，不治。）

《幼幼集成·指纹晰义》：指纹之法，起于宋人钱仲阳，以食指分为三关，寅曰风关，卯曰气关，辰曰命关。其诀谓风轻、气重、命危……盖位则自下而上，邪则自浅而深，证则自轻而重，人皆可信……盖此指纹，即太渊脉之旁支也，则纹之变易，亦即太渊之变易，不必另立异说，眩人心目。但当以浮沉分表里，红紫辨寒热，淡滞定虚实，则用之不尽矣。

《幼幼集成·指纹晰义》：小儿自弥月而至于三岁，犹未可以诊切，非无脉可诊，盖诊之难而虚实不易定也。小儿每怯生人，初见不无啼叫，呼吸先乱，神志仓忙，而迟数大小已失本来之象矣，诊之何益？不若以指纹之可见者，与面色病候相印证，此亦医中望切两兼之意也。

令人抱儿对立于向光之处，以左手握儿食指，以我右手拇指推儿三关，察其形色，细心体认，亦惟辨其表里寒热虚实足之矣。

《四诊抉微·审虎口三关法》：小儿三岁以下有病，须看男左女右手，虎口三关。从第二指侧看，第一节名风关，第二节名气关，第三节名命关。辨其纹色，紫者属热，红者属寒，青者惊风，白者疳病，黑者中恶，黄者脾之困也。若现于风关为轻，气关为重，过于命关，则难治矣。

《景岳全书·小儿则》：凡小儿形体既具，经脉已全，所以初脱胞胎，便有脉息可辨……自《水镜诀》及《全幼心鉴》等书，乃有三岁以上当察虎口，寅卯辰，风气命，三关之说。其中之可取者，惟曰：脉从寅关起，不至卯关者易治；若连卯关者，难治；若寅侵卯、卯侵过辰者，十不救一。只此数语，乃于危急之际，亦可用辨吉凶。

至若紫为风，红为伤寒，青为惊，白为疳，及青是四足惊，赤是水惊，黑是人惊，黄是雷惊之类，岂此一线之色，果能辨悉如此，最属无稽，乌足凭也。

第二章　闻　诊

　　闻诊是通过听声音、嗅气味来诊察病情的方法。听声音包括听辨患者的语声、语言、呼吸、咳嗽、呕吐、呃逆、嗳气、太息、喷嚏、呵欠、肠鸣等各种声响。嗅气味包括嗅病体发出的异常气味、排出物及病室的气味。

　　人体的各种声音和气味，都是在脏腑生理活动和病理变化过程中产生的，所以鉴别声音和气味的变化可以反映脏腑的生理和病理变化，为诊病、辨证提供依据。

　　《黄帝内经》首先提出五声五音应五脏的理论，而《难经》也指出"闻而知之者，闻其五音以别其病"。故古代的闻诊多以"五声五音"与五脏的相应来辨别病变：肝在音为角，在声为呼；心在音为徵，在声为笑；脾在音为宫，在声为歌；肺在音为商，在呼为哭；肾在音为羽，在呼为呻。这是根据五行学说而来，即以五音五声等以应相应五脏，从而辨其病变，尤其是情志方面的病变，可以从五音五声的变化推断其相应脏腑的病证。《黄帝内经》又有以声音、语言来辨病的论述，如《素问·脉要精微论》说："……声如从室中言，是中气之湿也；言而微，终日乃复言者，此夺气也；衣被不敛，言语善恶，不避亲疏者，此神明之乱也。"张仲景也以患者的语言、呼吸、喘息、咳嗽、呕吐、呃逆、肠鸣、呻吟等作为闻诊内容。后世医家又将病体气味及病室气味等列入闻诊范围，从而使闻诊从耳听扩展到鼻嗅，使闻诊的内容得以不断丰富。正如清代王秉衡所说："闻字虽从耳，但四诊之闻，不专主于听声也。"

　　闻诊是四诊不可或缺的一部分，是诊察疾病的重要方法之一，《难经·六十一难》言"闻而知之谓之圣"。医者须耐心、细心诊察患者，在望诊、问诊的同时进行闻诊，注意听取患者的语声、语言、呼吸、咳嗽等情况，并闻嗅其口气、身体或排泄物的异常气味。

第一节　听声音

　　听声音是指听辨患者语声、语言、气息的高低、强弱、清浊、缓急变化，以及咳嗽、呕吐、肠鸣等声响，以判断脏腑功能与病变性质的诊病方法。

　　声音的发出，大多是肺、喉、会厌、舌、齿、唇、鼻等器官的协调活动，共同发挥作用的结果。肺主气，司呼吸，气动则有声，故肺为发声的动力。喉是发声机关，声由喉出，其余部分则对声音起协调作用。此外，肾主纳气，为气之根，必由肾间动气上出于舌而后能发出声音；肝主疏泄，可调畅气机；脾又为气血生化之源；心主神志，言语发声受心神支配等，均与发声有关。而肠鸣之声则与胃的和降与肠的传导相关。因此，听辨声音不仅可以诊察发音器官的病变，还可以根据声音的变化，进一步诊察体内各脏腑的变化。《四诊抉微》曾说"听声审音，可察盛衰存亡"，并指出"声应于外者，有若桴鼓之捷也"。强调了听声音在疾病诊断中的重要作用。

一、正常声音

正常声音，是指人在正常生理状态下发出的声音，又称为"常声"，具有发声自然、声调和畅、语言流畅、应答自如、言与意符等特点。此为气血津液充盈，发音器官和脏腑功能正常的表现。

正常声音可因年龄、性别及禀赋之不同，或感情变化而有大小、高低、急缓的差异。一般男性多声低而浊，女性多声高而清，儿童则声音尖利清脆，老年人声音多浑厚而低沉，通常每个人的声音有其个性特征。此外，语声的变化亦与情志有关，如喜时发声多欢悦，怒时发声多忿厉而急，悲哀时发声多悲惨而断续，快乐时发声多舒畅而和缓，敬则发声多正直而严肃，爱则发声多温柔等，这些因一时情感触动而发的声音也属于正常范围，与疾病无关。

二、病变声音

病变声音是指疾病反映在语声、语言及人体其他声响方面的变化，除正常生理变化和个体差异外的声音，均属病变声音。听病变声音的内容主要包括听辨患者的发声、语言、呼吸、咳嗽、鼻鼾、呕吐、呃逆、嗳气、太息、喷嚏、肠鸣等。

（一）发声

发声的辨别要注意发声的有无，语调的高低、强弱、清浊、钝锐，以及有无异常声响，以供辨证参考。

1. 语声重浊　是指声音沉闷不清，或似有鼻音，其声响如从瓮中出，伴鼻塞流涕咳嗽，多是外感风寒或湿浊阻滞，以致肺气失宣，鼻窍不利。

2. 音哑与失音　语声嘶哑为音哑，语而无声为失音。两者病因病机基本相同，前者病轻，后者病重。病骤起，病程较短，一般先有声音嘶哑而后突然发音不出（暴喑），常见于外感风寒、风热，或感邪后又伤于饮食等证，即所谓"金实不鸣"。新病失声多属实证。病渐起，病程较长，声音逐渐难出至失声，常见于内伤，因肺肾阴虚，津液不能上承而致，或虚火灼伤肺金，即所谓"金破不鸣"。久病失声多属虚证。若妊娠末期失声，则常因胞胎影响肾的精气不足而致。

3. 惊呼　是指患者突然发出的惊叫声。小儿阵发性惊呼，声尖而高，面容恐惧，唇周发青，或有手足搐搦，多为惊风证。小儿振哭拒食，辗转不安，多因腹痛。小儿夜啼，可因惊恐、虫积、饥饱不调而致，或也有因不良习惯形成者。

（二）语言

语言的辨别主要是指辨别患者语言的表达与应答能力有无异常、吐字的清晰程度等。

语言的异常，主要是心神的病变。一般静默懒言，多属虚证、寒证；烦躁多言，多属热证、实证。语言的异常常有以下几种。

1. 谵语　妄言乱语，语无伦次，声音粗壮，为热邪扰乱心神之实证。常伴有发热、神志昏蒙、烦躁。《伤寒论》谓"实则谵语"。多见于外感热病，温病邪入心包或阳明腑实证，痰热扰乱心神等。

2. 郑声　神志不清，语言重复，时断时续，语声低弱模糊者，多因久病脏气衰竭，心神散乱所致，属虚证。《伤寒论》谓"虚则郑声"。多见于多种疾病的晚期、危重阶段。

3. 独语　自言自语，喃喃不休，见人语止，首尾不续，多因心气不足，神失所养，或气郁痰阻，蒙蔽心神所致，属阴证。常见于癫病、郁病。

4. 错语　神志清楚而语言时有错乱，说后自知言错。证有虚实之分，虚证多因心气不足，神失所养，多见于久病体虚或老年脏气衰微之人；实证多为痰浊、瘀血、气郁等阻碍心神所致。

5. 狂言　精神错乱，语无伦次，狂躁妄言。《素问·脉要精微论》说："衣被不敛，言语善恶，不避亲疏者，此神明之乱也。"多因情志不遂，气郁化火，痰火互结，内扰神明所致；多属阳证、实证。常见于狂病、伤寒蓄血证。

6. 语謇　神志清楚、思维正常，但语言不流利，或吐字不清。因习惯而成者，称为口吃，不属病态。病中语言謇涩，每与舌强并见者，多因风痰阻络所致，为中风之先兆或中风后遗症。

（三）呼吸

听呼吸是诊察患者呼吸的快慢、是否均匀通畅，气息的强弱粗细，呼吸音的清浊等。呼吸关乎肺、肾。肺主气，肾纳气。肺为气之主，肾为气之根。一般有病而呼吸正常是形病气未病，呼吸异常是行气俱病。呼吸的异常尤与肺、肾病变有关。听呼吸可辨虚实。呼吸声高气粗而促，发病较急，多为实证、热证，多见于外感邪气有余，痰热犯肺。呼吸声低气微而慢，发病较缓，多为虚证、寒证，多见于内伤正气不足，肺肾气虚。如呼吸急促而气息微弱，往往是元气大伤的危重证候。如久病肺肾之气欲绝，虽气粗而呼吸不匀或断绝，应为重证。

1. 喘　即气喘，指呼吸困难、短促急迫，甚至张口抬肩，鼻翼煽动，难以平卧的表现。其发病多与肺、肾等脏腑有关，临床有虚实之分。

（1）实喘：发作急骤，呼吸深长，声高息粗，唯以呼出为快，形体强壮，脉实有力者，为实喘。多为风寒袭肺或痰热壅肺、痰饮停肺，肺失清肃，肺气上逆或水气凌心射肺所致。

（2）虚喘：发病缓慢，声低气怯，息短不续，动则喘甚，唯以深吸为快，形体羸弱，脉虚无力者，为虚喘。多为肺气不足，肺肾亏虚，气失摄纳所致。

2. 哮　指呼吸急促似喘，喉间有哮鸣音，常反复发作，缠绵难愈的表现。多因痰饮内伏，复感外邪而诱发，或因久居寒湿之地，或过食酸咸生冷等诱发。

喘不兼哮，但哮必兼喘。明代虞抟《医学正传》说："夫喘促喉中如水鸡声者，谓之哮；气促而连续不能以息者，谓之喘。"喘以气息急迫、呼吸困难为主；哮以喉间哮鸣声为特征。临床上哮与喘常同时出现，所以常并称为哮喘。

3. 短气　指呼吸气急短促，气短不足以息，数而不相接续，似喘而不抬肩，喉中无痰鸣音。短气有虚实之别，虚证短气，兼有形瘦神疲、声低息微等，多因体质虚弱或元气亏损所致；实证短气，常兼有呼吸声粗，或胸部窒闷，或胸腹胀满等，多因痰饮、胃肠积滞或气滞或瘀阻所致。

4. 少气　又称气微，指呼吸微弱而声低，气少不足以息，言语无力的症状。主诸虚劳损，多因久病体虚或肺肾气虚所致。

5. 鼻鼾　指熟睡或昏迷时鼻喉发出的一种声响，是气道不利所发出的异常呼吸声。熟睡有鼾声，但又无其他明显症状者，多因慢性鼻病或睡姿不当所致，老年人及体胖多痰者较常见，肥人气血沉厚，迫隘咽喉间，呼吸涩而不利或大或小，或中有一止，常须防止意外。若昏睡不醒或神志昏迷而鼾声不断者，多属高热神昏，或中风入脏之危候。

6. 太息　时而发生长吁短叹的声音或以呼气为主的深呼吸，称为"叹息"（古称太息），因叹后觉舒，所以又称"喜太息"或"善太息"。多因情志抑郁，肝失疏泄，胸胁不适所致。若时常发出以吸气为主的深呼吸，亦可称为太息，此种太息多属气虚证。

（四）咳嗽

咳嗽指肺气上逆至喉咙，声道关闭，突然开放发出的一种"咳、咳"声音。其多因六淫外邪袭肺、内伤损肺，或有害气体刺激等使肺失宣降，肺气上逆所致。咳嗽多见于肺系疾病，然而其他脏腑病亦可影响肺而伴见有咳嗽。故《素问·咳论》曰："五脏六腑皆令人咳，非独肺也。"古人将其分为三种：有声无痰谓之咳，有痰无声谓之嗽，有痰有声谓之咳嗽。

临床上首先应分辨咳声和痰的色、量、质的变化，以及发病时间、病史及兼症等，以鉴别病证的寒热虚实。

咳声重浊沉闷，多属实证，是寒痰湿浊停聚于肺，肺失肃降所致。

咳声轻清低微，多属虚证，多因久病耗伤肺气，失于宣降所致。

咳声重浊，痰白清稀，鼻塞不通，多属寒证，常因风寒袭肺，肺失宣降所致。

咳嗽声高响亮，痰稠色黄，不易咯出，多属热证，多因热邪犯肺，灼伤肺津所致。

咳嗽痰多，易于咯出，多属痰浊阻肺所致。

干咳无痰或痰少而黏，不易咯出，多属燥邪犯肺或阴虚肺燥所致。

咳呈阵发连续不断，咳止时常有鸡鸣样回声，称为顿咳，因其病程较长，缠绵难愈，又称"百日咳"，多因风邪与痰热搏结所致，常见于小儿。

咳声如犬吠，伴有声音嘶哑，吸气困难，喉中有白膜生长，擦破流血，随之复生，是疫毒攻喉所致，多见于白喉。

（五）呕吐

呕吐指饮食物、痰涎等胃内容物上涌，由口中吐出的症状，是胃失和降，胃气上逆的表现。前人以有声无物为干呕，有物无声为吐，有声有物为呕吐，但临床上难以截然分开，故一般统称为呕吐。根据呕吐声音的强弱和吐势的缓急，可判断证的寒热虚实属性。一般暴病多实，久病多虚。对于某些比较特殊的呕吐，应四诊合参，综合分析，方可做出准确的诊断。

吐势徐缓，声音微弱，呕吐物清稀者，多属虚寒证，常因脾胃阳虚，脾失健运，胃失和降，胃气上逆所致。

吐势较猛，声音壮厉，呕吐出黏稠黄水，或酸或苦者，多属实热证，常因邪热犯胃，胃失和降，胃气上逆所致。

呕吐呈喷射状者，多为热扰神明，或因头颅外伤，或脑髓有病等。

呕吐酸腐味食物，多属伤食，多因暴饮暴食，或过食肥甘厚味，损伤脾胃，以致食滞胃脘，胃失和降，胃气上逆所致。

共同进餐后多人发生呕吐、泄泻，可能为食物中毒。

朝食暮吐、暮食朝吐者，为胃反，多属脾胃阳虚证。

口干欲饮，饮后则吐者，称为水逆，因饮邪停胃，胃气上逆所致。

（六）呃逆

呃逆指从咽喉发出的一种不由自主的冲击声，呃呃作响，声短而频，不能自制的症状。其俗称打呃，唐代以前称"哕"，是胃气上逆的表现。临床上根据呃声的高低强弱、间歇时间的长短不同，来判断病证的虚实寒热性质。

呃声频作，高亢而短，其声有力者，多属实证。呃声低沉，声弱无力，多属虚证。

新病呃逆，其声有力，多属寒邪或热邪客于胃；久病、重病呃逆不止，声低无力者，属胃气衰败之危候。故《形色外诊简摩》说："新病闻呃，非火即寒；久病闻呃，胃气欲绝也。"

突发呃逆，呃声不高不低，持续时间短暂，无其他病史及兼症者，多属饮食刺激，或偶感风寒，属一时胃气上逆动膈所致，一般为时短暂，不治自愈。

（七）嗳气

嗳气指胃中气体上出咽喉所发出的一种声长而缓的症状。其俗称"打饱嗝"，古称"噫"，是胃气上逆的一种表现。临床根据嗳声和气味的不同，可判断病证的虚实寒热。

嗳气酸腐，兼脘腹胀满者，多因宿食内停，属于实证。

嗳气频作而响亮，嗳气后脘腹胀减，嗳气发作因情志变化而增减者，多为肝气犯胃，属于实证。

嗳气频作，兼脘腹冷痛，得温症减者，多为寒邪犯胃或胃阳亏虚。

嗳声低沉断续，无酸腐气味，兼见食少纳呆者，为脾胃虚弱，属虚证，多见于老年人或体虚之人。

饱食或喝碳酸饮料之后，偶有嗳气，无其他兼症者，不属病态。

（八）喷嚏

喷嚏指肺气上逆于鼻而发出的声响。应注意喷嚏的次数及有无兼症。偶发喷嚏，不属病态。若新病喷嚏，兼有恶寒发热、鼻塞流清涕等症状，多因外感风寒，鼻窍不利之故，属表寒证。若季节变化，反复出现喷嚏、鼻痒、流清涕，多属于气虚、阳虚之体，易受风邪袭扰所致。若久病阳虚之人、突然出现喷嚏，多为阳气回复，病有好转趋势。

（九）肠鸣

肠鸣指腹中胃肠蠕动所产生的声响。在正常情况下，肠鸣声低弱而和缓，一般难以直接闻及，而当腹中气机不利，导致胃肠中水气相搏发出的声响，则可闻及。

临床根据肠鸣发生的频率、强度、音调等，结合进食、是否嗳气、呕吐与排便等情况加以辨别。当肠道传导失常或阻塞不通时，则肠鸣声高亢而频急，或肠鸣音减少甚至完全消失。

1. 肠鸣增多　脘腹部鸣响如囊裹浆，辘辘有声者，行走或推抚脘部时，其声下移者，称为振水声。若饮水过后出现多属正常；若非饮水而常见此声者，多为水饮留聚于胃，为中焦气机阻遏所致。

鸣响在脘腹，如饥肠辘辘，得温得食则减，饥寒则重者，为中气不足，胃肠虚寒。故《灵枢·口问》说："中气不足……肠为之苦鸣。"

肠鸣高亢而频急，脘腹痞满，大便泄泻者，多为感受风寒湿邪以致胃肠气机紊乱所致。若伴有腹痛，便急难忍，腹泻，或水样便，或伴见呕吐者，属饮食不洁。肠鸣阵作，伴有腹痛欲泻，泻后痛减，胸胁满闷不舒者，为肝脾不调。

2. 肠鸣稀少　肠鸣稀少多因肠道传导功能障碍所致。其可因实热蕴结肠胃，肠道气机受阻；肝脾不调，气机郁滞，肠道腑气欠通；脾肺气虚，肠道虚弱，传导无力；阴寒凝滞，气机闭阻，肠道不通等所致。

肠鸣音完全消失，脘腹部胀满疼痛拒按者，多属肠道气滞不通之重证，可见于肠痹或肠结等病。

【古代文献】

一、听声诊病原理

《难经·六十一难》：闻而知之者，闻其五音，以别其病。

《医门法律·闻声论》：凡闻声，不能分呼笑歌哭呻，以求五脏善恶，五邪所干，及神气所主之病者，医之过也。

《医门法律·明辨息之法·辨息论》：凡辨息，不分呼出吸入以求病情，毫厘千里，医之过也。

《难经正义·六十一难》：是以发言歌咏，出于五脏神之五志，故有音声。而语言不清者，当责之心肝；能言而无音者，当责之脾肺；能言语有音声，而气不接续者，当责之两肾。此音声之原委也。

《医宗金鉴·四诊心法要诀》：五声失正则谓之变，变则病生也。肝呼而声急，肝声失正，故知病生肝也。心笑而声雄，心声失正，故知病生心也。脾歌而声漫，脾声失正，故知病生脾也。肺哭而声促，肺声失正，故知病生肺也。肾呻而低微，肾声失正，故知病生肾也。

《内外伤辨惑论·辨气少气盛》：外伤风寒者，故其气壅盛而有余；内伤饮食劳役者，其口鼻皆气短促，不足以息。何以分之？盖外感风寒者，心肺元气初无减损，又添邪气助之，使鼻气壅塞不利，其面赤。不通其鼻，中气不能出，并从口出，但发一言，必前轻而后重，其言高，其声壮厉而有力。是以伤寒则鼻干无涕，面壅色赤，其言前轻后重，其声壮厉而有力者，乃有余之验也。伤风则鼻流清涕，其声嘎，其言响如从瓮中出，亦前轻而后重，高扬而有力，皆气盛有余之验。内伤饮食劳役者，心肺之气先损，为热所伤，热既伤气，四肢无力动，故口鼻皆少气、上喘、懒语，人有所问，十不欲对其一，纵勉强答之，其气亦怯，其声亦低，是其气短少不足之验也。

《四诊抉微·闻诊·声审寒热虚实》：喘粗气热为有余，喘急气寒为不足。息高者，心肺之气有余；吸弱者，肝肾之气不足。怒骂粗厉者，邪实内热也；怒骂微苦者，肝逆气虚也。鼻塞声重喷嚏，风寒未解也。言语轻迟气短，中气虚也。呻吟者，必有痛也。噫气者，脾乃困也。嗳气者，胃中不宽也。嗳逆冷气者，胃之寒也。呕吐酸苦者，肝之火也……干咳无痰者，胃中伏火也。嗽痰作而清白，寒也；稠黄，火也。谵语收财帛者，元已竭也；狂言多与人者，邪方实也。

《四诊抉微·闻诊·听音论》：万物有窍则鸣，中虚则鸣。肺叶中空，而有二十四空；肺梗硬直，而有十二重楼。故《内经》以肺属金而主声音。十二重楼之上为会厌，会厌为声音之户，舌为声音之机，唇为声音之扇，三者相须，则能出五音而宣达远近。音者杂比也，声者单出也，鼻能声而不能音者，以无唇之开阖，舌之启闭，其气则走颃颡之窍，达畜门，出鼻孔而为声。声音之道，分之则二。故得天地之和，五脏安惕，则气藏于心肺，声音能彰。

五脏者，中之守也，各有正声，中盛则气腾，中衰则气弱。脾应宫，其声漫以缓；肺应商，其声促以清；肝应角，其声呼以长；心应徵，其声雄以明；肾应羽，其声沉以细。此五脏之正音，得五脏之守者也。

《四诊抉微·闻诊·声审阴阳清浊新久》：审察阴阳，《中藏经》云：阳候多语，阴证无声。多语易清，无声难荣。声浊气急，痰壅胸膈；声清而缓，内元有寒。新病小病，其声不变；久病苛病，其声乃变。迨及声变，病机呈显，暗哑声嘶，莫逃大限。音声之道，岂独审病，死生亦关。《内经》有曰：弦绝音嘶，病深声哕，明讲深察，不可违悖。外感风寒，大荤不戒，厚味恣啖，声哑而咳。喉痛而干，病属初起，不同于前，速疗易治，不可不辨。

《四诊抉微·闻诊·脏诊》：大笑不止，独言独语，言谈无绪，心神他寄，思虑伤神，乃为心病。喘气太息，喉中有声，谓之肺鸣。咳逆上气，如木鸡声，火来乘金。不得其平，形羸声哑，咽中有疮，肺被火因。声音暴哑，风痰伏火，曾系喊伤，不可断病，声嘶色败。久病不治，气促喉声，痰火哮喘，中年声浊，痰火之殃，乃为肺病。怒而骂詈，乃为肝病。气不足息，乃为脾病。欲言不言，语轻多畏，乃为肾病。

二、发声异常

《通俗伤寒论》：声虽发于肺，实发自丹田。其轻清重浊，虽由基始，要以不异平时为吉。而声音清朗如常者，形病气不病也。始病即气壅声浊者，邪干清道也。病未久而语声不续者，其人中气本虚也。脉之呻吟者，痛也。言迟者，风也。多言者，火之用事也。声如从室中言者，中气之湿也。言而微，终日乃复言者，正气夺也。衣被不敛，言语善恶不避亲疏者，神明之乱也。出言懒怯，先重后轻者，内伤元气也。出言壮厉，先轻后重者，外感客邪也。攒眉呻吟者，头痛也。噫气以手抚心者，中脘痛也。呻吟不能转身，坐而下一脚者，腰痛也。摇头以手扪腮者，齿颊痛也。呻吟不能行步者，腰脚痛也。诊时吁气者，郁结也。摇头而言者，里痛也。形羸声哑者，劳瘵，咽中有肺花疮也。暴哑者，风痰伏火，或怒喊哀号所致也。语言謇涩者，风痰也。诊时独言独语，不知首尾者，思虑伤神也。伤寒坏病，声哑，唇口有疮者，狐惑也。平人无寒热，短气不足以息者，痰火也。此皆闻证之大要也。

《景岳全书·杂证谟·声喑》：声音出于脏气，凡脏实则声宏，脏虚则声怯。故凡五脏之病皆能喑，如以忧思积虑，久而致喑者，心之病也。惊恐愤郁，猝然致喑者，肝之病也。或以风寒袭于皮毛，火燥刑于金脏，为咳为嗽而致喑者，肺之病也。或以饥饱，或以疲劳，致败中气而喘促为喑者，脾之病也。至于酒色过伤，欲火燔烁，以致阴亏而盗气于阳，精竭而移槁于肺，肺燥而嗽，嗽久而喑者，此肾水枯涸之病也。

《张氏医通·诸气门·喑》：失音，大都不越于肺，然需以暴病得之为邪郁气逆，久病得之为津枯血槁；盖暴喑总是寒包热邪，或本内热而后受寒，或先外感而食寒物……若咽破声嘶而痛，是火邪遏闭伤肺……肥人痰湿壅滞，气道不通而声喑……至若久病失音，必是气虚挟痰之故……更有舌喑不能言者，亦当分新久，新病舌喑不能言，必是风痰为患。

《内科摘要·元气亏损内伤外感等症》：卒中昏愦，口眼㖞斜，痰气上涌，咽喉有声……若遗尿，手撒，口开，鼾睡，为不治。

《金匮要略·脏腑经络先后病脉证》：病人语声寂然，喜惊呼者，骨节间病；语声喑喑然不彻者，心膈间病；语声啾啾然细而长者，头中病。

《赤水玄珠·闻声》：病邪在表，其声清而响亮；邪入里，其声浊而不亮。

声轻声重：病在阳分，其声前轻后重；病在阴分，其声前重后轻。

声断声续：病邪表浅，并有余阳证，其声续；病邪入深，并内伤不足，其声断。

言壮言怯：外感阳病有余，出言壮厉，则寒热交作；内伤阴证不足，出言懒怯，则寒热间作。

叹：叹是心变动之声。

欠：肾主欠，阴气积下，阳气未尽，阳引而上，阴引而下，阴阳相引，故数欠也。

噫：噫是心变动之声，是胸中气不交通，寒气客于胃，厥逆从上，下复出于胃，故为噫。

嚏：嚏是肾变动之声。有病发嚏，是伤风或伤热；无病发嚏，是阳气和满于心。

吞：吞是脾变动之声。

呃：其声皆从胃中至胸嗌间而为呃。有胃中实热失下者，有胃中痰饮者，有服寒凉药过多者，有胃中虚冷者。

咳：咳是肺变动之声，俗呼为嗽。肺为邪干，气逆不下也。有肺寒咳者，有停食咳者，有邪在半表半里咳者。

唏：阴气实，阳气虚，阴气速，阳气迟，阴气盛，阳气绝，故为唏。

怒：怒是肝变动之声。

歌：歌是脾变动之声。

哭：哭是肺变动之声。

笑：笑是心变动之声。

太息：忧思则心系急，急则气约，气约则不利，故太息以伸屈之。

错语：意错言乱，自知言错，邪气尚轻；自不知觉，此热甚正气衰。

呢喃：病邪入轻，则睡中发此声也。

声嘶：肺有风热。

声哑：声哑唇口见生疮，是狐惑病。有风热伤心肺而声哑者，少阴病咽中生疮者，有痉病口噤者，有热病三四日不得汗出者，死。

口噤：口噤难言，见手足挛搐，是风痉。口噤不言，难治。阳明病渴欲饮水，口噤舌干，白虎加人参汤。咽干，不可汗。

舌硬舌短舌强：病邪入深，主难治。

口噤咬牙：是风痉。

喉中有声：喉中辘辘有声者，是痰也。

卒然无音：寒气客于厌会，则厌不能发，发不能下，至其开阖不便，故无音。

声如鼻鼾：声如鼻鼾者，难治。

久病耳聋：属气虚。

咽喉不得息：寸脉微浮或沉伏，胸中痞硬气上冲，此胸中有寒，宜吐之。

鼻息如鼾睡：属风温。

耳聋兼胁痛：宜和解。寒热，咽而口苦，属少阳。

耳聋兼耳肿耳痛：是少阳风热。

三、语言异常

《医宗金鉴·四诊心法要诀》：言语心主之也，心气实热而神有余，则发为谵语，谵语为实，故声长而壮，乱言无次数更端也。心气虚热而神不足，则发为郑声，郑声为虚，故音短而细，只将一言重复呢喃也。盖神有余，则能机变而乱言，神不足，则无机变而只守一声也。

《广瘟疫论·多言》：时疫多言者，谵语之渐也，疫热蒸心之所致，治同谵语。

《形色外诊简摩·闻法》：谵语者，言语谬妄，非常所见也，邪热乱其神明故也。有燥屎、有瘀血、有凝痰、有血热、热入血室，皆有余之证，下之清之而愈，宜养津液，疏心包络。若亡阳言语，为神离其舍，喃喃一二句，断续不匀，是汗多，津液无以养其心也。初起可治，急滋心阴，稍久延，即不治矣。仲景曰：身热脉浮大者生，逆冷脉沉细者不过一日死。又曰：直视言语喘满者死。又曰：循衣撮空，直视谵语，脉弦者生，涩者死。

《医学心悟·阳明腑病·谵语》：问曰：谵语何以属阳明腑证？答曰：……今胃中热盛，上乘心肺，故神气昏愦而语言错乱。轻则呢喃谬妄，重则喊叫骂詈，不避亲疏。由其热有轻重，故谵语亦有轻重也。又问曰：经云谵语有虚有实者，何也？答曰：实则谵语，虚则郑声。谵语者，乱言无次，数数更端；郑声者，郑重其辞，重迭频言，不换他言也。盖气有余，则能机变而乱语，气不足，则无机变而只守一音也。又同曰：妇人伤寒，昼则明了，夜则谵语者，何也？答曰：此热入血室证也。

《景岳全书·伤寒典下》：郑声为虚，虚者，神虚也……少有差谬，无不即死。治此者速宜察其精气，辨其阴阳，舍其外症，救其根本……甚至有自利身寒，或循衣撮空，面壁啐啐者，尤为逆候。

《伤寒指掌·瘥后诸病新法》：伤寒热退之后，其舌转动不灵，语言謇涩不清者，亦邪留肝脾所致……凡伤寒热病，每有身凉热退之后，其人如痴，言语谬妄者，此心神虚散不复所致。

《张氏医通·神志门》：癫之为证……精神恍惚，语言错乱，或歌或哭，或悲或泣，如醉如狂，言语有头无尾，秽洁不知，经年不愈，皆由郁痰鼓塞心包，神不守舍，俗名痰迷心窍。

《医学入门·癫狂》：癫者，异常也。平日能言，癫则沉默；平日不言，癫则呻吟，甚则僵卧直视，心常不乐，此阴虚血少，心火不宁……狂者，凶狂也。轻则自高自是，好歌好舞，甚则弃衣而走，逾垣上屋，又甚则披头大叫，不避水火，且好杀人，此心火独盛，阳气有余，神不守舍，痰火壅盛而然。

《伤寒指掌·瘥后诸病新法》：伤寒热退之后，其舌转动不灵，语言謇涩不清者，亦邪留肝脾所致……凡伤寒热病，每有身凉热退之后，其人如痴，言语谬妄者，此心神虚散不复所致。

四、呼吸异常

《医学正传·哮喘》：大抵哮以声响名，喘以气息言。夫喘促喉中如水鸡声者，谓之哮；气促而连属不能一息者，谓之喘。

《证治汇补·胸膈门·哮病》：哮即痰喘之久而常发者，因内有壅塞之气，外有非时之感，膈有胶固之痰，三者相合，闭拒气道，搏击有声，发为哮病。

《证治汇补·胸膈门·喘病》：诸病喘满，皆属于热。故病寒则气衰而息微，病热则气盛而息粗。盛则为喘，减则为枯。盛者，肺中之火邪盛也；减者，肺中之元气衰也。

内因：肺居五脏之上，升降往来，无过不及，或六淫七情之所伤，或食饱碍气之为病，由是呼吸之气，不得宣畅而生喘。

外候：气喘者，呼吸急促，无痰而有声；痰喘者，喘动有痰而有声；火喘者，午进午退，得食则减，食已大发；水喘者，辘辘有声，怔忡浮肿，此有余之喘也。气虚喘者，呼吸急促，不能接续；胃虚喘者，抬肩撷肚，饮食不进；阴虚喘者，气从脐下直冲清道，此不足之喘也。

喘分虚实：虚者，气乏身凉，冷痰如冰；实者，气壮胸满，身热便硬。

短气分辨：若夫少气不足以息，呼吸不相接续，出多入少，名曰气短。气短者，气微力弱，非若喘症之气粗奔迫也。

《医宗金鉴·杂病心法要诀·喘吼总括》：呼吸气出急促者，谓之喘急。若更喉中有声响者，谓之哮吼。气粗胸闷，不能布息而喘者，实邪也；而更有痰稠便硬者，热邪也。气乏息微，不能续息而喘者，虚邪也；若更痰稀清冷，寒邪也。

《类证治裁·哮症》：大率新病多实，久病多虚。喉如鼾声者虚，如水鸡声者实。遇风寒而发者为冷哮，为实。伤暑热而发者为热哮，为虚。其盐哮、酒哮、糖哮皆虚哮也。

《医宗必读·喘》：喘者，促促气急，喝喝痰声，张口抬肩，摇身撷肚。短气者，呼吸虽急而不能接续，似喘而无痰声，亦不抬肩，但肺壅而不能下。哮者与喘相类，但不似喘，开口出气之多，而有呀呷之音。

《四诊抉微·闻诊·诊息》：气短不续，言止复言，乃为夺气。气来短促，不足以息，呼吸难应，乃为虚甚。素无寒热，短气难续，知其为实。吸而微数，病在中焦，下之则愈。实则可生，虚则不治。上焦吸促，下焦吸远，上下睽违，何以施疗。

《杂病源流犀烛·少气》：少气，肺肾二经病也……肾虚则气无所生，即不克壮气之原；肺虚则气无由藏，又不克充气之府。曰少者，犹言所剩无多，虚虚怯怯，非如短气之不相接续也。

《赤水玄珠·哮喘门·哮喘辨》：哮之与喘，极须分别。疑似之间，虚实攸系，非细务也。夫哮以声响名，喉中痰盛，胶塞肺窍，气道塞滞，呼吸不畅，喉中如水鸡之声，故气高而喘，心热而烦，抬其肩，撷其项，不能屈体而拾物，贴席而伏枕也。原其痰火内郁，外被风寒，束其皮腠，肺气为之不利，皆上壅胸喉。斯乃有余之疾，虽多日不食，亦不死。治惟调气、豁痰、解表。盖痰出而声自寝也。顾喘以气息言，喉中无痰，气促不相接续，有虚有实。仲景云：汗出如油，喘而不休者，死。故前人治法，有补有泻，是故不可与哮同日而语也。

《赤水玄珠·喘门·喘与短气辨》：短气者，气急而不能相续者是也，似喘而非喘。若有喘上冲，而实非气上冲也。夫喘者，张口抬肩，摇身滚肚，谓之喘也。气上冲者，腹里时时气上冲也。所谓短气者，呼吸虽数，而不能相续，似喘而不摇肩，似呻吟而无痛者，此短气也。经所言短气者，众实为难辨，愚师莫识，误者多矣。要识短气之真者，气急而短促，谓之气短者是也。

《张氏医通·诸气门上·喘》：喻嘉言曰：喘病无不本于肺，惟兼三阴者为最剧，而三阴又以肾为最剧。有此证者，首重在节欲，收摄肾气，不使上攻可也。故喘病兼少阴肾者为最剧，肾火动则水气升；其次则太阴脾，脾火动则湿气升；又次则厥阴肝，肝火动则风气升，是故治喘以治火为先也。然浊气既随火而升，火降而气不降者，何耶？以浊气虽居于下，而肺之窠囊，可以侨寓其中，转使清气逼处不安。是虽以治火为先，然治火而不治痰无益也。治痰而不治窠囊之痰，虽治与不治等也，惟姜汁、竹沥可以透窠囊耳。

五、咳嗽

《素问病机气宜保命集·咳嗽论》：咳谓无痰而有声，肺气伤而不清也；嗽谓无声而有痰，脾湿动而为痰也；咳嗽谓有痰而有声，盖因伤于肺气，动于脾湿，咳而为嗽也。

《素问·咳论》：黄帝问曰：肺之令人咳何也？岐伯对曰：五脏六腑皆令人咳，非独肺也。帝曰：愿闻其状。岐伯曰：皮毛者，肺之合也。皮毛先受邪气，邪气以从其合也。其寒饮食入胃，从肺脉上至于肺则肺寒，肺寒则外内合邪，因而客之，则为肺咳。五脏各以其时受病，非其时，各传以与之。人与天地相参，故五脏各以治时，感于寒则受病，微则为咳，甚者为泄、为痛。乘秋则肺先受邪，乘春则肝先受之，乘夏则心先受之，乘至阴则脾先受之，乘冬则肾先受之。帝曰：何以异？岐伯曰：肺咳之状，咳而喘息有音，甚则唾血。心咳之状，咳则心痛，喉中介介如梗状，甚则咽肿喉痹。肝咳之状，咳则两胁下痛，甚则不可以转，转则两胠下满。脾咳之状，咳则右胁下痛，阴阴引肩背，甚则不可以动，动则咳剧。肾咳之状，咳则腰背相引而痛，甚则咳涎。帝曰：六腑之咳奈何？安所受病？岐伯曰：五脏之久咳，乃移于六腑。脾咳不已，则胃受之。胃咳之状，咳而呕，呕甚则长虫出。肝咳不已，则胆受之。胆咳之状，咳呕胆汁。肺咳不已，则大肠受之。大肠咳状，咳而遗失。心咳不已，则小肠受之。小肠咳状，咳而失气，气与咳俱失。肾咳不已，则膀胱受之。膀胱咳状，咳而遗溺。久咳不已，则三焦受之。三焦咳状，咳而腹满，不欲食饮。此皆聚于胃，关于肺，使人多涕唾，而面浮肿气逆也。帝曰：治之奈何？岐伯曰：治脏者治其俞，治腑者治其合，浮肿者治其经。

《赤水玄珠·咳嗽门》：干咳嗽者，无痰出，而咳咳连声者是也。此本于气涩，涩之微者，咳十数声方有痰出，涩之甚者，虽咳十数声亦无痰出。

《医学入门·杂病分类·咳嗽》：风乘肺，咳则鼻塞声重，口干喉痒，语未竟而咳……寒乘肺，咳则胸紧声哑……遇寒则咳者，谓之寒暄，乃寒包热也……暑乘肺，咳则口燥声嘶吐沫……湿乘肺，咳则声重，骨节烦疼洒淅……火咳，声多痰少。五更咳多者，食积湿热，火流肺中……上半午咳多者，胃有实火……下半午咳多者，阴虚……黄昏咳多者，火浮于肺……郁咳，即火咳久者，干咳无痰，乃肾水焦枯，邪火独炎于肺……痰咳，痰出咳止，胸膈多满……瘀血咳，则喉间常有腥气。

《儒门事亲·嗽分六气毋拘以寒述》：嗽与咳，一证也。后人或以嗽为阳，咳为阴。由是言之，咳即嗽也，嗽即咳也。

风乘肺者，日夜无度，汗出头痛，涎痰不利，非风咳之云乎？热乘肺者，急喘而嗽，面赤潮热，手足寒，乳子亦多有之，非暑咳之云乎？火乘肺者，咳喘上壅，涕唾出血，甚者七窍血溢，非火咳之云乎？燥乘肺者，气壅不利，百节内痛，头面汗出，寒热往来，皮肤干枯，细疮燥痒，大便秘涩，涕唾稠黏，非燥咳之云乎？寒乘肺者，或因形寒饮冷，冬月坐卧湿地，或冒冷风寒，秋冬水中感之，嗽急而喘，非寒咳之云乎？

《明医杂著·咳嗽》：咳谓有声，肺气伤而不清；嗽谓有痰，脾湿动而生痰。咳嗽者，因伤肺气而动脾湿也。病本虽分六气五脏之殊，而其要皆主于肺。盖肺主气而声出也。治法须分新久虚实。新病风寒则散之，火热则清之，湿热则泻之；久病便属虚属郁，气虚则补气，血虚则补血，兼郁则开郁。滋之、润之、敛之，则治虚之法也。

六、胃肠异常声

《灵枢·口问》：黄帝曰：人之欠者，何气使然？岐伯答曰：卫气昼日行于阳，夜半则行于阴。阴者主夜，夜者卧。阳者主上，阴者主下。故阴气积于下，阳气未尽，阳引而上，阴引而下，阴阳相引，故数欠……黄帝曰：人之哕者，何气使然？岐伯曰：谷入于胃，胃气上注于肺。今有故寒气与新谷气，俱还入于胃，新故相乱，真邪相攻，气并相逆，复出于胃，故为哕……黄帝曰：人之噫者，何气使然？岐伯曰：寒气客于胃，厥逆从下上散，复出于胃，故为噫……黄帝曰：人之嚏者，何气使然？岐伯曰：阳气和利，满于心，出于鼻，故为嚏……黄帝曰：人之太息者，何气使然？岐伯曰：忧思则心系急，心系急则气道约，约则不利，故太息以伸出之。

《景岳全书·杂证谟·呕吐》：呕吐一证最当详辨虚实。实者有邪，去其邪则愈；虚者无邪，则全由胃气之虚也。

《医学从众录·呕吐哕》：吐者，有物无声；哕者，有声无物；呕者，声物俱出。总属于胃……寒者，口和身冷，或兼腹痛，脉必迟细……热者，或为热渴，或为烦躁，脉必洪数，吐必涌猛，形气声色必皆壮历。

《随息居重订霍乱论·病情篇第一·热证》：凡伤暑霍乱，有身热烦渴，气粗喘闷，而兼厥逆躁扰者，慎勿认为阴证。但察其小便必黄赤，舌苔必黏腻，或白厚……察其吐出酸秽，泻下臭恶，小便黄赤热短，或吐下皆系清水，而泻出如火，小便点滴，或全无者，皆是热伏厥阴也。

《景岳全书·杂证谟·呃逆》：哕者，呃逆也，非咳逆也。咳逆者，咳嗽之甚者也，非呃逆也。干呕者，无物之吐，即呕也，非哕也。噫者，饱食之息，即嗳气也，非呃逆也……凡杂证之呃，虽由气逆，然有兼寒者，有兼热者，有因食滞而逆者，有因气滞而逆者，有因中气虚而逆者，有因阴气竭而逆者，但察其因而治其气，自无不愈。若轻易之呃，或偶然之呃，气顺则已，本不必治。唯屡呃为患，及呃之甚者，必其气有大逆，或脾肾元气大有亏竭而然。然实呃不难治，而唯元气败竭者，乃最危之候也。

《类证治裁·嗳气》：凡病后及老人脾胃虚弱者多有之。顾亦有肝气逆乘，嗳酸作饱，心下痞硬，噫气不除者。

《医碥·卷二》：仲景云：其人清涕出，发热色和者善嚏，可见嚏由气盛，郁勃使然，故阳虚者无嚏，得嚏则为佳兆。

《灵枢·口问》：人之嚏者，何气使然？岐伯曰：阳气和利，满于心，出于鼻，故为嚏。

《金匮要略·腹满寒疝宿食病脉证治》：夫中寒家喜欠，其人清涕出，发热色和者，善嚏。中寒，其人下利，以里虚也。欲嚏不能，此人肚中寒……腹中寒气，雷鸣切痛，胸胁逆满，呕吐……

《金匮要略·痰饮咳嗽病脉证并治》：其人素盛今瘦，水走肠间，沥沥有声，谓之痰饮。

《素问·至真要大论》：诸痿喘呕，皆属于上……诸逆冲上，皆属于火……诸呕吐酸，暴注下迫，皆属于热。

《素问·脉解》：太阴……所谓食则呕者，物盛满而上溢，故呕也……少阴……所谓呕咳上气喘者，阴气在下，阳气在上，诸阳气浮，无所依从，故呕咳上气喘也。

《灵枢·邪气脏腑病形》：胆病者，善太息，口苦，呕宿汁……

肝脉缓甚为善呕。

肾脉微缓为洞，洞者，食不化，下嗌还出。

《灵枢·四时气》：善呕，呕有苦，长太息，心中憺憺，恐人将捕之，邪在胆，逆在胃，胆液泄则口苦，胃气逆则呕苦，故曰呕胆。

《素问·刺禁论》：刺中胆，一日半死，其动为呕。

《素问·诊要经终论》：太阴终者，腹胀闭不得息，善噫，善呕，呕则逆，逆则面赤。

《灵枢·五味论》：苦走骨，多食之令人变呕。

第二节 嗅气味

嗅气味，是指嗅辨患者身体气味与病室气味以诊察疾病的方法。在疾病情况下，由于邪气侵扰，气血运行失常，脏腑功能失调，秽浊排出不利，产生腐浊之气，可表现出体气、口气、分泌物、排泄物的气味异常。一般气味酸腐臭秽者，多属实热；气味偏淡或微有腥臭者，多属虚寒。故嗅气味可以了解疾病的寒热虚实。

一、病体之气

病体散发的各种异常气味，临床上除医生直接闻及了解外，还可通过询问患者或陪诊者而获知。

（一）口气

口气，指从口中散发出的异常气味。正常人呼吸或讲话时，口中无异常气味散出。

若口中散发臭气者，称为口臭，多与口腔不洁、龋齿、便秘及消化不良等因素有关。

口气酸臭，兼见食少纳呆、脘腹胀满者，多属食积胃肠。

口气臭秽者，多属胃热。

口气腐臭，或兼咳吐脓血者，多内有溃腐脓疡。

口气臭秽难闻，牙龈腐烂者，为牙疳。

（二）汗气

汗气，指患者随汗出而散发出的气味。

汗出腥膻，多见于风温、湿温、热病，是风湿热邪久蕴皮肤，津液受到蒸变或汗后衣物不洁所致。

汗出腥臭，多见于瘟疫或暑热火毒炽盛所致。

腋下随汗散发阵阵臊臭气味者，是湿热内蕴所致，可见于狐臭。

（三）痰涕之气

正常状态下，人体排出少量痰和涕，无异常气味。

咳吐痰涎清稀量多，无特异气味者，属寒证。

咳痰黄稠味腥者，是肺热壅盛所致。

咳吐浊痰脓血，腥臭异常者，多是肺痈，为热毒炽盛所致。

鼻流浊涕腥秽如鱼脑者，为鼻渊。

鼻流清涕无气味者，为外感风寒。

（四）呕吐物之气

呕吐物清稀无臭味者，多属胃寒。

气味酸腐臭秽者，多属胃热。

呕吐未消化食物，气味酸腐者为食积。

呕吐脓血而腥臭者，多为内有痈疡。

（五）排泄物之气

排泄物包括二便及妇女经、带等的异常气味，应结合望诊、问诊综合判断。

大便臭秽难闻者，多为肠中郁热；大便溏泄而腥者，多属脾胃虚寒；大便泄泻臭如败卵，或夹有未消化食物，矢气酸臭者，为伤食。

小便黄赤混浊，臊臭异常者，多属膀胱湿热；尿液若散发出烂苹果样气味者，多属消渴病后期。

妇女月经臭秽者，多属热证；经血味腥者，多属寒证。带下臭秽而黄稠者，多属湿热；带下腥臭而清稀者，多属寒湿。崩漏或带下奇臭，兼见颜色异常者，应进一步检查，以判别是否为癌症所致。

二、病室之气

病室之气是由病体本身或排泄物、分泌物散发而形成。气味从病体发展到充斥病室，说明病情危重。临床上通过嗅病室气味，可作为推断病情及诊断特殊疾病的参考。

病室臭气触人，多为瘟疫类疾病。如戴天章《瘟疫明辨》说："瘟疫病气从中蒸达于外，病即有臭气触人，轻则盈于床帐，重则蒸然一室。"

病室有血腥味，病者多患失血证。

病室有腐臭气，病者多患溃腐疮疡。

病室尸臭，多为脏腑衰败，病情重笃。

病室有尿臊味，多见于水肿晚期患者。

病室有烂苹果样气味，多见于重症消渴病患者。

病室有蒜臭味，多见于有机磷农药中毒。

【古代文献】

《疫疹一得·卷上·口秽喷人》：口中臭气，令人难近。使非毒火侵炙于内，何以臭气喷人乃尔也。

《疡科心得集·卷上·辨走马牙疳风热牙疳牙菌论》：李东垣曰：走马疳者，肾经热毒上攻……始则口臭，继遂龈烂，色如干酱，后则齿黑，有时牙龈出血，或脓臭成虫，侵蚀口齿，甚则腮颊红肿。

《形色外诊简摩·嗅法》：病人尸臭不可近者，死。口气重者，胃热盛也，阳气尚充，其病虽剧，可治。汗出稠黏，有腥膻气或色黄者，风湿久蕴于皮肤，津液为之蒸变也，风湿、湿温、热病失汗者多有之。唾腥吐涎沫者，将为肺痈也。唾脓血腥腐者，肺痈已成也。（肺伤风热，痰多臭气，如腐脓状；肺内自热，痰多腥气，如啖生豆状。一宜凉散，一宜清降也。）小便臊甚者，心与膀胱热盛也。不禁而不臊者，火败也。大便色坏，无粪气者，大肠气绝胃败也。小儿粪有酸气者，停滞也。病后气极臭者，为胃有停食，肠有宿粪，为内实，易治；若不臭者，在平人为气滞；病剧而出多，连连不止者，为气虚下陷，恐将脱也。

《景岳全书·杂病谟·鼻证》：鼻渊者，总由太阳、督脉之火，甚者上连于脑，而津津不已，故又名为脑漏。此证多因酒醴肥甘，或久用热物，或火由寒郁，以致湿热上熏，津汁溶溢而下，离经腐败，有作臭者，有大臭不堪闻者。

《素问玄机原病式·六气为病》：吐利腥秽，肠胃寒而传化失常……而吐利腥秽也。腥者，金之嗅也。由是热则吐利酸臭，寒则吐利腥秽也。亦犹饭浆，热则易酸，寒则水腥也。

《傅青主女科·带下》：妇人有带下而色青者，甚则绿如绿豆汁，稠粘不断，其气腥臭，所谓青带也。夫青带乃肝经之湿热……妇人有带下而色黄者，宛如黄茶浓汁，其气腥秽，所谓黄带也。夫黄带乃任脉之湿热也。

《广瘟疫论·卷之一》：风寒，气从外收敛入内，病无臭气触人，间有作臭气者，必待数日转阳明腑证之时，亦只作腐气，不作尸气。瘟疫，气从中蒸达于外，病即有臭气触人，轻则盈于床帐，重则蒸然一室，且专作尸气，不作腐气。以人身脏腑、气血、津液，得生气则香，得败气则臭。瘟疫，败气也，人受之，自脏腑蒸出于肌表，气血、津液逢蒸而败，因败而溢，溢出有盛衰，充塞有远近也。五行原各有臭气：木臊，金腥，心焦，脾香，肾腐。以臭得其正，皆可指而名之。若瘟疫乃天地之杂气，非臊、非腥、非焦、非腐，其触人不可名状，非鼻观精者，不能辨之。

《儒门事亲·卷六·口臭》：赵平尚家一男子，年二十余岁，病口中气出，臭如发厕，虽亲戚莫肯与对语。戴人曰：肺金本主腥，金为火所炼，火主焦臭，故如是也。久则成腐，腐者肾也，此极热则反兼水化也。

第三章 问 诊

第一节 概 述

问诊是指医生有目的、有步骤地询问患者或陪诊者，了解疾病的发生、发展、诊治经过、现在症状以及其他与疾病有关的情况，以诊察病情，判断病证的方法。

问诊是中医诊察病证的基本方法，属四诊之一。问诊的历史久远，早在《黄帝内经》中就有关于问诊的重要性及所问内容的记载。如《素问·征四失论》所说："诊病不问其始，忧患饮食之失节，起居之过度，或伤于毒，不先言此，卒持寸口，何病能中。"《素问·疏五过论》亦说："凡欲诊病者，必问饮食居处。"《素问·三部九候论》亦说："必审问其所始病，与今之所方病，而后各切循其脉。"《灵枢·邪气脏腑病形》亦说"问其病，知其处，命曰工。"《难经·六十一难》则将望、闻、问、切四种诊法并列称为神圣工巧，曰"望而知之谓之神，闻而知之谓之圣，问而知之谓之工，切脉而知之谓之巧"。其后，历代医家不断充实完善问诊的内容，使其成为中医临床诊察病情的基本方法之一。如汉代张仲景《伤寒杂病论》以"脉证并治"为篇名，其中记载了大量的自觉症状无不是问诊所得，其所问内容广泛，包括问宿疾与素体状况、问治疗经过、问现症、问服药后情况等，为辨病、辨证提供重要依据，彰显了问诊在临证中的地位。唐代孙思邈《备急千金要方》强调"未诊先问"的重要性，提出"问而知之，别病深浅，名曰巧工"。明代张介宾认为问诊"乃诊治之要领，临证之首务"。其《景岳全书·十问篇》较全面地归纳总结了问诊的内容、顺序及其辨证意义，并编成《十问歌》，言简意赅，较易掌握，切合临床实用。清代林之翰《四诊抉微》将问诊始列为专篇。清代喻嘉言对问诊内容的论述更为系统，其《寓意草》中拟定了议病格式，对问诊的一般项目、现病史、既往史等内容都做了详细规定，为后世中医病案的书写奠定了基础。

一、问诊的原理与意义

脏腑、气血、经络与外在的形体、组织、官窍在生理上紧密相关，病理上相互影响，疾病的过程也必然是邪正交争、不断发展变化的动态过程。而疾病的发生、发展、演变亦会受到外界的自然气候、地理环境及各种社会因素的影响。所以，通过问诊，医生可以了解疾病的发生、发展、变化过程、诊治经过、自觉症状以及其他与疾病相关的情况，为临床分析脏腑气血阴阳的盛衰变化、邪正斗争的力量对比、推断病证的发展演变趋势、进退预后，进而得出病证诊断结论，为临床治疗提供重要依据。

（一）问诊的不可替代性

望闻问切四诊是医生获取疾病诊断线索的基本方法，而问诊可以收集其他三诊无法取得的病情资料，以弥补其他三诊的不足。如疾病的发生、发展、变化的过程、诊治经过，患者的自觉症状、既往病史、思想情绪、生活习惯、饮食嗜好、家族病史，以及疾病发生的季节气候、地理环境特点、人文因素等情况，只有通过问诊才能获得，而这些资料正是医生分析病位及病因病性、判断病证演变趋势的重要依据。尤其是在某些疾病的早期阶段，客观体征尚未出现或不明显，患者仅表现有自觉症状时，或某些精神情志病变患者仅有心悸、失眠、头晕、乏力、焦虑、恐惧等自觉症状而无明显客观体征时，通过问诊收集病情资料，获取病证信息，为诊断提供依据，并指导疾病的早期治疗及精神心理治疗就显得尤为重要。

（二）问诊的启发指导作用

中医诊断重视四诊合参，问诊对其他诊法的操作具有启发指导作用。事实上，临床医生在诊察病情、收集病情资料的过程中也不可能将四诊操作截然分开。一方面，问诊是通过医生与患者的语言交流来获取病情资料的，而语言是人的思维意识活动的突出表现，医生在问诊时不断地对问到的资料进行辨别思考、分析归纳，为下一步诊察提供线索，从而在下一步的检查内容及形式上启发指导其他三诊的操作。另一方面，临床的某些病证表现虽属其他三诊的检查范畴，但受各种具体因素的影响和条件限制不能进行诊察时，也常常需要通过问诊来收集资料。如分泌物与排泄物的形、色、量、质、味，以及疾病发作的即时状态等资料往往需要通过问诊获得。再如临床通过按诊收集压痛、叩击痛的程度、性质、喜恶等资料时，亦需配合问诊及时了解情况。

（三）问诊的桥梁作用

临床问诊的过程除收集病情资料为诊断提供依据外，还是医患沟通的桥梁，有助于对患者进行健康教育，甚至在与患者的沟通交流过程中可起到心理治疗的作用。临床上，有些疾病的发生、发展和演变，与患者的不良生活方式或习惯密切相关，医生在问诊时了解到这些情况，不仅有助于疾病的诊断，而且能及时给予患者适当的劝诫及指导，从而有利于疾病的有效治疗和康复。如某些疾病与不良情绪刺激或心理社会因素相关，医生通过问诊可及时了解患者的情绪变化和思想动态，在诊察病情的同时，给予患者适当的语言疏导，可帮助患者调整情绪，减轻心理负担，提高治疗的依从性，促进病情向好的方面发展以早日康复。

此外，问诊的重要性还在于问诊的过程是医患沟通、建立良好医患关系的重要时机。正确的问诊方法和良好的问诊技巧能使患者感到医生的亲切和可信，使其有信心与医生合作，从而对疾病诊治起到积极的促进作用。

二、问诊的方法与注意事项

问诊是中医诊断病证最基本的、不可或缺的方法。通过问诊采集病史和相关病情资料，是医生诊治疾病的重要环节。问诊中收集的病史资料是否具有真实性、系统性和完整性，能否为诊断提供可靠依据，与医生对问诊知识的掌握与运用、问诊的方法与技巧及临床医疗实践经验的多少等因素密切相关。因此，医生要想通过问诊及时、准确、全面、系统地获取相关病情资料，除必须熟练掌握中医学的基本理论、基本知识及问诊的具体内容外，还应加强临床实践训练，不断积累经验，掌握好问诊的方法与注意事项，同时，要有耐心细致、热忱友好的态度，认真负责、一丝不苟的精神，良好的沟通技巧和友好的医患关系，才能发挥好问诊在临床诊疗中的重要作用。

（一）问诊的方法

1. 抓住重点，确定主诉　临床问诊首先要抓住患者的主要症状或体征，确定主诉（患者就诊时的主要痛苦与不适），然后围绕主诉有目的、有步骤地询问现病史的情况，既要突出重点，又要详尽全面，切忌主次轻重不分，漫无边际，泛泛而问。主诉和现病史是问诊的核心内容，是中医诊病辨证的重要线索和主要依据。问诊时，医生要认真倾听患者叙述，学会从中找到重点，确定主诉，为初步诊断病位或病因病性提供重要线索。围绕主诉进行深入细致的询问，可为进一步确定病位、病性及病机演变，最终得出临床诊断或印象诊断提供可靠依据。如问到患者就诊时的主要痛苦与不适是"咳嗽1周"，将其确定为主诉，初步判断病位在肺与卫表，病因与感受外邪有关。然后围绕"咳嗽"出现的起因或诱因、持续时间、轻重程度及伴随症状等进一步详细询问，当问知咳嗽初起有外感着凉病史，咳嗽较轻，痰稀白，伴有明显的恶寒发热，头身疼痛、无汗等表现，未系统治疗，就诊时咳嗽加重，痰色转黄，伴有胸闷气紧，发热明显而恶寒减轻，提示初起病因属外感风寒，邪在卫表，累及与肺，就诊时病性已有表寒入里化热之变，病位虽仍在肺卫之间，但以肺为主，卫表为次，可初步诊断表寒未解，邪热犯肺。

2. 边问边辨，问辨结合　问诊的过程，实际上也是医生辨证思维的过程，临证不能将二者截然分开。因此，临床问诊时，不是全部问完之后再进行辨证分析，而是在问诊过程中，围绕主诉有目的、有步骤地进行深入细致的询问，并随时将问到的病情资料用中医理论加以分析归纳，并结合其他三诊的信息综合辨析，为下一步诊察提供线索，以便进一步做重点询问，从而减少问诊的盲目性，做到边问边辨，边辨边问，问辨结合，更有利于疾病的正确诊断。如问到患者以"发热"为主症时，中医思维就应考虑到发热的机制有阳盛实热与阴虚内热之别，先辨外感内伤、邪正虚实；再问"发热"出现的时间、持续时间，如"发热3天"多为外感；进一步询问发热特点、轻重程度及伴随症状等，则可辨别邪气的性质和病位层次等。

3. 注重整体，全面询问　整体观念是中医学的基本特点之一，为准确而全面地收集病情资料，不仅要掌握病变局部的情况，也要注重整体的病情变化；不仅要询问患者个体情况，而且要了解与疾病相关的季节气候、地理环境、生活工作状况、社会人际关系等资料。也就是说，临床在对患者进行重点询问的同时，还要兼顾患者的全身情况和一般情况，以免遗漏病情，导致漏诊甚至误诊。如饮食、睡眠、二便、精神情绪，妇女的月经、带下等情况，有时患者并未特别在意而主动表述，但医生也应仔细询问，以便从整体上把握病情，做出正确诊断。

（二）问诊的注意事项

问诊是医生与患者之间的语言交流与沟通，医患之间沟通的有效程度不仅直接影响医生获取病情资料的全面性和准确性，而且关系到临床的诊治效果以及患者的满意度等。因此，在认真学习掌握问诊方法的基础上，加强临床实践训练，并注意以下事项，不断积累经验，切实提高临床问诊水平及医患沟通能力。

1. 诊室环境适宜，避免外界干扰　临床上，由于患者对医疗环境的生疏和对疾病的恐惧心理，容易出现情绪紧张，畏缩不敢直言，或表述不清等情况，因此诊室环境应安静适宜，以免患者受到各种因素的干扰。当患者有难言之隐不便说出，或遇某些病情不便当众表述时，医生要尊重患者的隐私权，应单独询问，更不能强行逼问，以免获取的病情资料片面或失真，影响诊断的准确性。

2. 态度认真平和，争取患者信任　临床上，由于患者临诊前的紧张情绪，叙述病情往往缺乏系统性，易有遗漏，医生应当理解患者的疾苦，做到态度和蔼，认真倾听，尽量避免重复提问，主动创造一种宽松和谐的沟通环境，解除患者的不安情绪，缩短医患之间的距离，使患者能够平静而有条理地叙述病情，从而获取真实、详细的病情资料。在问诊中还要随时注意患者的精神、心理活动，对患者的叙述内容要反应平和，不要给患者各种不良刺激。如遇病情较重，或较难治愈的患者，医生切忌有悲观、惊讶的语言或表情，以免增加患者的思想负担。同时，耐心细致地做好解释工作，鼓励患者树立战胜疾病的信心。

3. 语言通俗易懂，避免诱导暗示　问诊时，医生应根据患者的具体情况，用患者听得懂的语言或方式进行询问，一般先由简易问题开始，围绕主诉，有目的、有顺序、有层次地询问。避免使用有特定含义的医学术语，如便溏、纳呆、里急后重等；如遇到患者的叙述不够清楚或有疑问时，医生可适当予以启发，及时核实患者表述中不确切或有疑问的情况，但不能凭自己的主观意愿去暗示或诱导患者回答问题，以免患者不解其意地随声附和，从而减损了病情资料的真实性和可靠性。此外，由于患者不一定能将病情一次叙述完整而准确，加之病情的不断发展变化，医生应对问诊的内容随时补充和验证，以便获取患者的病史规律和特点。

4. 医患直接交流，适当参询陪员　问诊时，医生应直接询问患者本人，如遇小儿或重病之人，意识不清，不能亲自叙述病情时，则需询问陪诊者，但为了保证病情资料的可靠性，待病情好转或意识清醒后，必须再直接询问患者对问诊内容加以核实及补充。对其他医院转来的病情介绍和病历资料只当作参考，决不能取代临诊医生的亲自问诊。

5. 危重患者问诊，抢救治疗为先　临证如遇危重患者急诊，应抓住主症扼要询问，重点检查后，立即进行抢救。详细的问诊与检查，可在病情缓解后再进行补充，切不可机械地苛求完整记录而延误抢救治疗的时机，造成不可挽回的严重后果。

【古代文献】

一、问诊的意义

《素问·三部九候论》：必审问其所始病，与今之所方病，而后各切循其脉。

《素问·疏五过论》：凡欲诊病者，必问饮食居处。

《难经·六十一难》：问而知之谓之工。

《素问·征四失论》：论病不问其始，忧患饮食之失节，起居之过度，或伤于毒，不先言此，卒持寸口，何病能中。

《存存斋医话稿续集》：脉居四诊之末，望、闻、问贵焉。其中一问字，尤为辨证之要。

《景岳全书·传忠录·十问篇》：右十问者，乃诊治之要领，临证之首务也。

《医门法律·明问病之法·律一条》：凡治病，不问病人所便，不得其情，草草诊过，用药无据，多所伤残，医之过也。

《薛氏医案·本草发挥·卷之四》：王海藏云：至于得病之由，及所伤之物，岂能以脉知乎？故医者不可不问其由，病者不可不说其故。孙真人云：未诊先问，最为有准。东波亦云：只图愈疾，不图困医。二公之言，良为有理。

《冷庐医话·诊法》：六经提纲，大半是凭乎问者。至于少阳病口苦、咽干、目眩，及小柴胡汤证往来寒热、胸胁苦满、默默不欲饮食、心烦喜呕等，则皆因问而知。此孙真人所以未诊先问也。

《冷庐医话·求医》：惟问可究病情，乃医之自以为是者，往往厌人琐语，而病家亦不能详述，此大误也。故凡求医诊治，必细述病源，勿惮其烦。

《脉诀汇辨·问诊》：入国问俗，何况治病？本末之因，了然胸臆，然后投剂，百无一失。

二、问诊的方法

《素问·疏五过论》：凡诊者，必知终始，有知余绪，切脉问名，当合男女……问年少长，勇怯之理，审于分部，知病本始。

《医学入门·观形察色问症·问症》：凡初症题目未定，最宜详审，病者不可讳疾忌医，医者必须委曲请问，决无一诊而能悉知其病情也。

《医门法律·明问病之法·问病论》：医，仁术也。仁人君子，必笃于情，笃于情，则视人犹己，问其所苦，自无不到之处。古人闭户塞牖，系之病者，数问其情，以从其意。诚以得其欢心，则问者不觉烦，病者不觉厌，庶可详求本末，而治无误也……人多偏执己见，逆之则拂其意，顺之则加其病，莫如之何。然苟设诚致问，明告以如此则善，如彼则败，谁甘死亡，而不降心以从耶！……如疑难证，着意对问，不得其情，他事间言，反呈真面。若不细问，而急遽妄投，宁不伤人乎。

《医原·问症求病论》：工于问者，非徒问其证，殆欲即其证见，以求其病因耳。

《脉诀汇辨·问诊·人品起居》：凡诊病者，先问何人，或男或女。男女有阴阳之殊，脉色有逆顺之别，故必辨男女而察其所合也。或老或幼。形之肥瘦。次问得病，起于何日。病之新者可攻，病之久者可补。饮食胃气。肝病好酸，心病好苦，脾病好甘，肺病好辛，肾病好咸。内热好冷，内寒好温。安谷则昌，绝谷则亡。梦寐有无。阴盛则梦大水恐惧，阳盛则梦大火燔灼，阴阳俱盛则梦相杀毁伤。上盛则梦飞，下盛则梦堕。甚饱则梦予，甚饥则梦取。肝气盛则梦怒，肺气盛则梦哭。

第二节　问诊的内容

问诊的内容包括一般情况、主诉、现病史、既往史、个人生活史、家族史等。临床上应根据就诊对象的具体情况，如初诊或复诊、门诊或住院等，系统而有重点地进行询问。

随着临床医学分科的发展和中医诊断规范化的进展，传统的问诊有可能分化为专科问诊、书面问诊和特异问诊。专科问诊是结合临床各科疾病，规范出一套完整的分科专门问诊内容；书面问诊是在中医病名、证名规范以后，根据鉴别各种病、证所需要的项目列出问诊内容，患者用书面方式填写是或否来回答；特异问诊是简化问诊内容，针对临床各种疾病的典型症状，规范出一两个具有明确鉴别意义的症状，在必要时供快速问诊使用，以提高诊断的速度。在中医诊断规范化以后，问诊的内容与方法将会有所更新与发展。

一、一般情况

一般情况主要包括患者姓名、性别、年龄、婚否、民族、职业、籍贯或出生地、工作单位、现住址、电话号码、发病节气、病史陈述者及可靠程度等。若病史陈述者不是本人，应注明与患者的关系。因年龄对某些疾病的诊断亦有参考价值，故记录年龄时应填写实际年龄，不能用"儿"或"成"代替。另外，为避免问诊初始过于生硬与不便，可将职业、婚姻等内容穿插在个人生活史中询问。

询问一般情况的目的与临床意义主要有两方面。一是便于与患者或家属进行联系和随访，对患者的诊断和治疗负责；二是获得与疾病有关的资料，为某些妇科病、男科、儿科病、老年病、地方病、职业病、传染病的诊治提供一定的参考依据。如不同年龄、性别、职业、籍贯的人群，各有不同的多发病。女性生理上有月经、带下、妊娠、分娩、哺乳等特点，病理上则有月经不调、带下、妊娠期病及产后病等特有的疾病；男性生理上有阴茎勃起及排泄精液等现象，病理上也有遗精、阳痿、睾丸肿痛等特有病证。小儿脏腑娇嫩，抵抗力差，易患水痘、麻疹、顿咳等病；青壮年气血充盛，抗病力强，患病多属实证；老年人气血已衰，抗病力弱，患病虚证居多。如癌病、胸痹、中风等病，多见于中老年人；长期从事水中作业者，易患寒湿痹病；硅肺、汞中毒、铅中毒等疾病，常与所从事的职业有关。某些地区因水土因素而使人易患瘿瘤病，疟疾在岭南等地发病率较高，蛊虫病见于长江中下游一带等。还有很多疾病与季节气候有密切关系，如冬春季节感冒、咳喘高发，夏秋季节易患痢疾、秋燥等。

二、主诉

主诉是指患者就诊时最感痛苦的症状或体征及其持续时间，和/或主要伴随症状，如"反复心悸 10 年，伴咳喘 1 个月""反复下肢水肿 1 年，加重 1 周"等。

主诉通常是患者就诊的主要原因，也是疾病的主要矛盾所在，是初步估计疾病的范畴、类别、病位、病性以及病势的轻重缓急的重要线索。确切的主诉常可作为疾病的诊断向导，具有重要的诊断价值。

问诊时，医生首先要善于抓住主诉，并围绕主诉进行深入、细致的询问，问清主诉中所述症状或体征的原因、部位、性质、程度、时间、加重缓解的因素及伴随症状等。一般病情简单，病程短者，主诉容易确定。当病情复杂，病程较长，多脏器病变，症状繁多者，提取主诉相对困难，这时应先以患者目前最感痛苦而急待解决的症状或体征作为主诉，进行详细深入的询问。如患者叙述有眩晕、汗出、心悸、胸痛、神疲、乏力等症状，若其中心悸、胸痛较突出，医生便可以此为主诉或主症，初步考虑为心病。然后围绕该主症进一步深入询问胸痛的确切部位、性质、程度、时间，相关兼症及病史等，再结合其他三诊的结果全面、综合辨证，便可较快做出正确诊断。

确定主诉的注意事项有以下三方面。

第一，记录主诉需简明。主诉是患者最痛苦的症状或体征，就诊时往往最先叙述，可能因叙述凌乱而主次不清，医生应抓住一个或相互关联的两三个症状确定为主诉，最多不能超过三个。记录主诉时，要求按症状发生的时间顺序用简洁、精练的文字予以归纳，一般不超过 20 个字，如"眩晕 10 年，突然昏倒半日"。

第二，主症特征需清晰。主症即主诉中归纳的主要症状或体征，它往往代表着疾病的中心环节或主要矛盾。将主诉所述症状或体征的部位、性质、程度、时间等询问清楚，对揭示病位或病因病性具有重要价值，因此不能笼统、含糊。

第三，不能写成诊断结论。记录主诉时，要用具体的症状和体征描述，不能把病名、证名或检查结果列为主诉。如"发热、咳嗽 3 天"，不能写成"感冒 3 天"或"风热袭肺 3 天"。若患者自觉无所苦而是在常规体检时发现异常检测指标而来就诊时，则可以例外。

三、现病史

现病史指围绕主诉从起病到就诊时疾病的发生、发展演变过程，以及诊疗的经过和患者现在的症状表现。它记录了疾病发生、发展演变的全过程，是整个病史的主体部分，为临床诊病辨证的主要依据。现病史的内容包括以下四方面。

（一）发病情况

发病情况，包括发病时间、新久缓急、发病时的环境、起因或诱因、最初的症状及其性质、部位，当时曾做何处理等。临床病证的发生或发作都有各自的特点，详细了解发病情况对探索病因、辨别病位、病性等具有重要的鉴别作用。如起病的时间急缓，可辨虚实内外。一般起病急、病程短者，多为外感病，属实证；起病较缓、病程较长、反复发作者，多为内伤病，属虚证或虚实夹杂证。而疾病的起因或诱因，可辨病位与病性。如因情绪刺激而发者，多属肝气不舒；随气候变化而发者，多属外邪袭肺；暴饮暴食或饮食不洁者，多伤脾胃等。

（二）演变过程

演变过程，是指从发病后至就诊时病情变化的主要情况。一般可按发病时间的先后顺序，询问其病情演变的主要过程。如发病后症状的性质、程度有何变化，何时好转或加重，何时出现新的症状、体征，病情变化有无规律等。通过询问病程经过，可以了解邪正斗争情况、病机演变情况及疾病发展趋势等。

（三）诊治经过

诊治经过，是指患者患病后至本次就诊前何时、何地曾做过的诊断和治疗情况。对初诊患者，应详细询问此前曾做过哪些检查，结果怎样，做过何种诊断，经过哪些治疗，治疗的效果及反应如何等。了解既往诊治情况，对当前的诊断与治疗有重要的参考和借鉴作用。

（四）现在症

现在症，指患者就诊时所感觉到的所有痛苦与不适，以及与疾病相关的全身情况，包括主要症状的特点（时间、部位、程度、性质等）、伴随症状以及饮食、睡眠、二便、精神情绪等。这些是临床诊病辨证的主要依据或基本依据，是问诊的核心内容。

现在症虽属现病史范畴，但因其内容丰富，将在下一节专门讨论。

四、既往史

既往史又称过去病史，包括患者患病以前的身体健康状况以及过去曾患其他疾病的情况。

（一）平素健康状况

患者平素的健康状况，指患者患病之前的健康状况，如强壮、无病或体弱多病等，与其现患疾病可能有一定关系，故可作为分析判断病情的参考依据。一般素体健壮，正气充足，抗病能力强，患病多为实证；素体衰弱，正气亏虚，抗病能力弱，患病多为虚证；素体阴虚，易热化燥化，病性多属热；素体阳虚，易寒化湿化，病性多属寒。

（二）既往患病情况

既往患病情况，指询问患者过去曾患过何种疾病，尤其是传染病、地方病、职业病等，是否复发过，现在是否痊愈，现在还有何病情表现，对现患疾病有无影响；是否接受过预防接种；有无药物或其他物品的过敏史；做过何种手术治疗等内容。由于这些情况可能对本次所患病证产生某些影响，故对现患疾病的诊断有一定作用。如"中风"患者多有"眩晕"病史，"肝病"患者可出现"传脾"的症状，而痢疾、疟疾、白喉、麻疹等疾病的发生与传染病接触史和预防接种情况有直接关系等。如哮病、痫病等，虽经治疗后症状消失，但尚未根除，某些诱因可导致其旧病复发；如患儿在麻疹流行季节出现某些类似麻疹的表现，若询问知其已患过此病，便可排除此病。

五、个人生活史

个人生活史主要包括患者的生活经历、饮食起居、精神情志、婚姻生育情况等。

（一）生活经历

生活经历，主要指询问患者的出生地、居住地、经历地及居留时间（尤其是疫源地和地方病流行区）、受教育程度、经济生活和业余爱好等情况，以便诊断或排除某些地方病和传染病。询问患者的出生地、居住地及经历地，有助于排除某些地方病或传染病的诊断。

（二）饮食起居

问饮食起居主要是了解患者平时的饮食嗜好、生活起居习惯等情况，对分析患者的体质、判断病因病性等有一定意义。如嗜食肥甘厚味，易致痰湿壅盛；嗜食辛辣香燥，易生热化燥；贪食生冷瓜果，易中寒伤阳；嗜烟伤肺；嗜酒则易伤肝胃；劳累过度者，耗伤精气，易损筋骨，常患诸虚劳损；好逸恶劳，多气血壅滞，易生痰湿、瘀血；起居失常，作息紊乱者，易患失眠、健忘、头昏诸疾。

（三）精神情志

问精神情志状况是指了解患者平素的性格特征，当前精神情志状况及其与疾病的关系等。由于精神情志的变化对许多疾病的发生发展、演变趋势有双向影响，仔细询问疾病发作的关系既有助于这些病证的诊断，又可提示医生在药物治疗的同时辅以思想开导等心理疗法，促使病情缓解，以利于疾病康复。尤其对因精神情志刺激所导致的疾病有特别意义。

（四）婚育状况

婚姻生育情况是指询问成年男女患者是否结婚、结婚年龄、生育情况、配偶健康状况、有无传染病与遗传病等，对诊断妇科病和男科病都有重要意义。如女性患者应询问其经、带、胎、产等情况，如月经周期、行经天数、经色、经量及带下的量、色、质、味等。青年女性注意问初潮年龄，老年女性应问绝经情况，育龄期女性还应询问妊娠次数、生产胎数及有无流产、堕胎、早产、难产等。对男性患者也应询问有无影响生育的疾病。

六、家族史

问家族史，指询问与患者有血缘关系的直系亲属以及与其生活工作密切接触的人（如父母、兄弟姐妹、爱人、子女等）的健康状况和患病情况。必要时应询问直系亲属的死亡原因。

问家族史的意义在于帮助诊断某些遗传性和传染性疾病，以及共同的不良生活条件、方式所造成的病证。如痫病、血友病、白化病等，常与先天关系密切；如肺痨、流行性感冒等常与生活接触有关。

【古代文献】

《灵枢·师传》：入国问俗，入家问讳，上堂问礼，临病人问所便。

《医部全录·医学准绳六要·问病必详》：凡诊病，必先问所看何人，或男或女，或老或幼，或婢妾，或童仆，次问得病之日，受病之原，及饮食胃气如何。

《医原·问证求病论》：妇人问其有无胎产，月事先期后期，有无胀痛。

《侣山堂类辨·问因论》：盖得其因，则能定其名；能定其名，则知所以治矣……故当详审其受病之因，所病之苦。

《医门法律·问病论》：至于受病情形，百端难尽，如初病口大渴，久病口中和，若不问而概以常法治之，宁不伤人乎？如未病素脾约，才病忽便利，若不问而计日以施治，宁不伤人乎？如未病先有痼疾，已病重添新患，若不问而概守成法治之，宁不伤人乎？

《医部全录·身经通考·问证》：问其病起于何日？日少为新病，实证居多。日多为久病，虚证居多……及问初起何证？如初起头疼、发热、恶寒，属外感。如初起心腹疼痛及泻痢等证，俱属内伤。后变何病？如痢变泻、变疟为轻，疟变泻、变痢为重。先喘后胀，病在肺；先胀后喘，病在脾；先渴后呕，为停水之类。

《医原·问症求病论》：再问其病，初起何因，前见何症，后变何症。恶寒发热，孰重孰轻。有汗无汗，汗多汗少，汗起何处，汗止何处。口淡口苦，渴与不渴，思饮不思饮，饮多饮少，喜热喜凉。思食不思食，能食不能食，食多食少，化速化迟。胸心胁腹，有无胀痛。二便通涩，大便为燥为溏，小便为清为浊，色黄色淡。种种详诘，就其见症，审其病因，方得轩岐治病求本之旨。岂徒见痰治痰，见血治血而已哉！

《医原·问证求病论》：法当先问其人之平昔有无宿疾，有无恚怒忧思，饮食喜淡喜浓，喜燥喜润，嗜茶嗜酒……再问其病，初起何因，前见何证，后变何证。

《医法心传·诊病须察阴脏阳脏论》：凡人阴脏、阳脏、平脏，本性使然。如素系阴脏者，一切饮食必喜热物，偶食生冷，腹中即觉凝滞不爽……若系阳脏者，一切饮食必喜寒冷，偶食辛热之物，口中便觉干燥……临证先当询问，再辨其病之阴阳。阳脏所感之病，阳者居多；阴脏所感之病，阴者居多。不独杂病，伤寒亦然。

《针灸甲乙经·问情志以察病》：所问病者，问所思何也？所惧何也？所欲何也？所疑何也？问之要，察阴阳之虚实，辨脏腑之寒热。疾病所生，不离阴阳脏腑、寒热虚实，辨之分明，治无误矣。

《医门法律·明问病之法·问病论》：饮食起居，失时过节。忧愁恐惧，荡志离魂。所喜所恶，气味偏殊。所宜所忌，禀性迥异。不问何以相体裁方耶？所以入国问俗，入家问讳，上堂问礼，临病人问所便。便者问其居处动静、阴阳寒热、性情之宜。

《医部全录·古今医统·问证》：好食甘者为脾虚，好食辛者为肺病，好食酸者为肝虚，好食咸者为肾弱，嗜食苦者为心病。此皆顺应而易治。若乃心病爱咸，肺伤欲苦，脾弱喜酸，肝病好辣，肾衰嗜甘，此为逆候。病轻必危，危者必死。治得其法，服药预防，犹可回生。

第三节　问现在症

问现在症是询问患者就诊时所感受到的痛苦和不适，以及与病情相关的全身情况。

症状是在疾病状态下，患者的异常感觉。因为疾病的变化甚为复杂，有些往往缺乏客观征象，如痞闷、疼痛、困倦、麻木、沉重等，这些症状都是患者的自身感觉，唯有通过询问才能得知。通过问诊掌握患者的现在症状，了解疾病目前的主要矛盾，并围绕主要矛盾进行辨证，从而揭示疾病的本质，对疾病做出确切的判断，这是医生诊病、辨证的主要依据。因此，询问现在症是问诊的主要内容，为历代医家所重视。

由于现在症的所问内容涉及范围广泛，明代医学家张景岳在总结前人问诊经验的基础上，编成《十问篇》，清代陈修园将其略做修改，而成《十问歌》，即"一问寒热二问汗，三问头身四问便，五问饮食六胸腹，七聋八渴俱当辨，九问旧病十问因，再兼服药参机变，妇女尤必问经期，迟速闭崩皆可见，再添片语告儿科，天花麻疹全占验。"《十问歌》的内容言简意赅，目前仍具有一定的指导意义，但在临床实际运用时，要根据患者的具体病情，灵活而有主次地进行询问，不能千篇一律地机械套问。

一、问寒热

问寒热是指询问患者有无怕冷或发热的感觉。寒与热是临床最常见症状，是问诊的重点内容。

"寒"指患者自觉怕冷的感觉。由于病因、病机的不同，这种主观的怕冷感又常分为三种：恶风、恶寒和畏寒。恶风，是指患者遇风觉冷，避之可缓；恶寒，是指患者自觉怕冷，多加衣被或近火取暖仍不能缓解；畏寒，是指患者自觉怕冷，多加衣被或近火取暖能够缓解。

"热"指发热，包括患者体温升高，或体温正常而患者自觉全身或局部（如手足心）有发热感觉。

寒与热的产生，主要取决于病邪的性质和机体阴阳的盛衰两方面。邪气致病者，由于寒为阴邪，其性清冷，故寒邪致病，怕冷症状突出；热为阳邪，其性炎热，故热邪致病，发热症状明显。机体阴阳失调时，阳盛则热，阴盛则寒，阴虚则热，阳虚则寒。由此可见，寒热是机体阴阳盛衰的反映，即寒为阴征，热为阳象。所以，询问患者怕冷与发热的情况可作为辨别病邪性质和机体阴阳盛衰的重要依据。诚如张介宾所说"阴阳不可见，寒热见之"，并将问寒热列为《十问篇》之首。

由于寒、热之间的相互关系，构成临床上常见的四种寒热类型，恶寒发热、但寒不热、但热不寒、寒热往来。

（一）恶寒发热

恶寒发热指患者恶寒与发热同时出现，是表证的特征性症状。古人有"有一分恶寒就有一分表证"的说法。其机制是外邪侵袭肌表，卫阳被遏，肌腠失于温煦则恶寒；因为关键病机是外邪袭表，卫阳被遏，卫阳失于宣发，则郁而发热。故本证特征是恶寒与发热并见。

由于感受外邪性质的不同，寒热症状可有轻重的区别。临床上常见以下三种类型。

1. 恶寒重发热轻 患者感觉怕冷明显，并有轻微发热的症状。多由外感风寒之邪所致，是风寒表证的特征。因寒为阴邪，其性收引，寒邪袭表，束表伤阳故恶寒；寒性收引，肌腠闭塞，卫阳郁闭则发热；因寒性收引，病初卫阳郁闭肌表不久，故恶寒重而发热轻。

2. 发热重恶寒轻 指患者自觉发热较重，同时又有轻微怕冷的症状。多由外感风热之邪所致，是风热表证的特征。因风热为阳邪，易致阳盛，阳盛则热，故发热明显；风热袭表，邪犯腠理，卫阳失于温煦肌表，故同时伴有轻微恶寒。

3. 发热轻而恶风 指患者自觉有轻微发热，并有遇风觉冷，避之可缓的症状。多由外感风邪所致，是伤风表证的特征。因风性开泄，肌腠疏松，卫阳外泄，阳气郁遏不甚，故发热轻；风邪开泄伤损卫阳，终非寒邪郁闭卫阳而恶寒，故发热轻而恶风。有的患者只有恶风的感觉，无（或尚无）发热之感，一般为外感风邪，或为肺卫气虚，卫表不固所致。

恶风、恶寒二者名称虽异，但症状特征相同，皆属恶寒，只是轻重程度不同而已。故许多医家认为，外感病中二者无本质区别。如《证治概要·恶寒》中说："恶寒有轻重程度不同，重则恶寒战栗，四肢厥冷；轻则微恶风寒而已，亦称恶风。"

外感表证的寒热轻重不仅与感受病邪的性质有关，而且与感受病邪的轻重密切相关。一般情况下，病邪轻者，则恶寒发热俱轻；病邪重者，则恶寒发热俱重。同时，外感表证的寒热轻重还常与机体正气与病邪的盛衰相关。如一般情况下，正气寒邪俱盛，则恶寒发热俱重；寒邪盛而正气衰，则恶寒重而发热轻。

外感病初期的表证阶段，有的患者虽然只有恶寒的感觉，并不觉得发热，但实际体温可能升高，随着病情的发展，患者很快就会伴有发热的感觉。因此，恶寒与发热并见是诊断表证的重要依据。特别是恶寒一症，为诊断表证所必须具备的症状。

（二）但寒不热

但寒不热指患者只感寒冷而不发热的症状，是里寒证的特征。其怕冷的产生，多为感受寒邪，阻遏或损伤机体阳气所致，或为阳气不足而阴寒内生。根据发病的缓急和病程的长短，其临床上常见以下两种类型。

1. 新病恶寒　指患者病初即感觉怕冷，但体温不高的症状。多伴见脘腹或其他局部冷痛剧烈，或四肢不温，或呕吐泄泻，或咳喘痰鸣，脉沉紧等症，主要见于里实寒证。多因感受寒邪较重，寒邪直中脏腑、经络，郁遏阳气，肌体失于温煦，故突起恶寒而体温不高。另外，表寒证初期也常见但寒不热，此当仔细分辨。

2. 久病畏寒　指患者经常怕冷，四肢凉，得温可缓的症状。常兼面色㿠白，舌淡胖嫩，脉弱等症，主要见于里虚寒证。因阳气虚衰，形体失于温煦所致。

（三）但热不寒

但热不寒指患者只觉发热，而无怕冷之感的症状。其多因阳盛或阴虚所致，是里热证的特征。根据发热的轻重、时间、特点等，其临床上常见以下三种类型。

1. 壮热　指高热（体温在39℃以上）持续不退，不恶寒只恶热的症状。常兼满面通红、口渴、大汗出、脉洪大等症。多因风热内传，或风寒入里化热，正邪相搏，正盛邪实，阳热内盛，蒸达于外所致，属里实热证。常见于伤寒阳明经证或温病气分证。

2. 潮热　指按时发热，或按时热势加重，如潮汐之有定时的症状。

（1）阳明潮热：日晡（下午3～5时，即申时）发热明显，也称日晡潮热；因常见于阳明腑实证，故又称阳明潮热。若兼见口渴饮冷、腹胀、便秘等症，则多为伤寒邪入阳明结为腑实之阳明腑实证，或温病热结肠腑之气分。此证核心为肠中有形燥屎与无形邪热相结，午后或日晡申时阴长阳消，胃肠有形燥屎得时令之助，正邪斗争剧烈，故在此时热势加重。治疗当以荡涤肠中燥屎为主。

（2）阴虚潮热：阴虚常见入暮潮热，或午后热甚，兼见颧红、盗汗、五心烦热（即胸中烦、手足心发热而喜就凉处）等症；严重者，感觉有热自骨内向外透发者，称为"骨蒸潮热"，多属阴虚火旺所致。此证由于阴液亏虚，不能制阳，机体阳气偏亢，午后卫阳渐入于里，夜间卫阳行于里，使体内偏亢的阳气更盛，故见发热。

（3）湿温潮热：午后热甚，兼见身热不扬（即肌肤初扪之不觉很热，但扪之稍久即感灼手），头身困重等症。本证多见湿温（有形湿邪与无形邪热），因湿邪黏腻，湿遏热伏，故身热不扬；因湿为有形之邪，本证乃有形湿邪与无形邪热相结，午后申时阴长阳消，有形湿邪得时令之助，正邪斗争剧烈，故在此时热势加重。其治疗也以祛除有形湿邪为主。

此外，如瘀热相结、痰热互结、水热互结等皆可见午后潮热或日晡所潮热，其发热机制同上，治疗总以祛除有形之邪为主。温病见之多为热入营分，耗伤营阴的表现。

3. 微热　指发热不高，体温一般在38℃以下，或仅自觉发热的症状。发热时间一般较长，病因病机较为复杂。常见于温病后期和某些内伤杂病。

（1）气虚发热：长期微热，劳累则甚，或仅面部发热而体温不高，兼倦怠乏乏、少气、自汗等症。

（2）阴虚发热：长期低热，兼颧红、五心烦热等症。

（3）气郁发热：每因情志不舒而时有微热，兼胸闷、急躁易怒等症，亦称郁热。

（4）小儿夏季热：小儿于夏季气候炎热时长期发热，兼有烦渴、多尿、无汗等症，至秋凉可自愈，多属气阴两虚发热。

（四）寒热往来

寒热往来指患者自觉恶寒与发热交替发作的症状，是正邪相争、互为进退的病理反映，常见于伤寒病的少阳病，或温病的邪伏膜原，为邪在半表半里证的特征。因外感病邪至半表半里阶段时，正邪相争，正胜则发热，邪胜则恶寒，故恶寒与发热交替发作，发无定时。

如果患者恶寒战栗与高热交替发作，每日或二三日发作一次，发有定时，则常见于疟疾。其特点是发作时先出现恶寒战栗，痛苦非常，伴有剧烈头痛，然后又出现发热较甚，热后大汗出，口渴引饮而热退。因疟邪侵入人体，潜伏于半表半里的部位，入与阴争则寒，出与阳争则热，故恶寒战栗与高热交替出现，休作有时。

此外，气郁化火及妇女热入血室等也可出现寒热往来，似疟非疟，临床应当结合病史及其他兼症详细辨识。

寒热的证型多样，故在问寒热时首先应该询问患者有无怕冷或发热的症状。如有寒热的症状，必须询问怕冷与发热是否同时出现，还应注意询问寒热的新久、轻重程度、持续时间的长短，寒热出现有无时间或部位特点，寒热与体温的关系，寒热消长或缓解的条件，以及兼症等。

二、问汗

汗是阳气蒸化津液经玄府达于体表而成。故《素问·阴阳别论》说："阳加于阴谓之汗。"正常汗出有调和营卫，调节体温，滋润皮肤的作用。正常人在体力活动、进食辛辣、气候炎热、衣被过厚、情绪激动等情况下容易出汗，属于正常生理现象。

若当汗出而无汗，不当汗出而多汗，或仅见身体的某一局部汗出，均属病理现象。病理性汗出的有无，与病邪的性质和机体正气的亏虚有着密切的关系。由于病邪的性质，或正气亏损的程度不同，可出现各种病理性的汗出异常。所以，询问患者汗出的异常情况，对于判断病邪的性质和机体阴阳的盛衰有着重要的意义。

出汗既是中医临床常见的症状之一，又是中医临床常见的疾病之一，也是中医临床常用的治疗方法之一。故询问时，应首先询问患者汗出与否。若有汗，则应进一步询问汗出的时间、多少、部位及其主要兼症，以及近期是否有服用发汗的中西药物等；若无汗，则应重点询问其兼症，以进一步明确诊断。

（一）有汗无汗

在疾病过程中，特别是外感病，汗的有无是判断病邪性质和卫阳盛衰、津液盈亏的重要依据。

1. 无汗　病理性无汗有表证、里证之分。表证无汗，若兼见恶寒重、发热轻者，多属风寒表证，因寒性收引，外感寒邪，则腠理致密，玄府闭塞所致。里证无汗，若兼见口不甚渴、舌绛而干者，多因阴津亏虚，化汗乏源；若兼见面唇色淡、舌色淡白，多为血虚，化源不足；若兼见畏寒乏力、舌淡苔白者，多因阳气亏虚，无力化汗所致。

2. 有汗　病理性有汗亦有表证、里证之分。表证有汗，若兼见发热恶寒、咽痛鼻塞，多见于风热表证，为热邪袭表，迫津外泄；若兼见恶风、脉浮缓，多见于风邪犯表证，为风性开泄，肌腠疏松。里证有汗，若兼见发热面赤、口渴饮冷者，多见于里热证，因里热炽盛，迫津外泄，则汗出量多。里证有汗亦可见于里虚证。如阳气亏虚，肌表不固，津液外泄而见汗出；或阴虚内热，阳多阴少，所谓"阳加于阴"者，蒸津外泄，也常有出汗的症状。

（二）特殊汗出

特殊汗出指具有某些特征的病理性汗出，见于里证。临床常见下列五种。

1. 自汗　指醒时经常汗出，活动后尤甚的症状。如兼见神疲乏力、少气懒言或畏寒肢冷等症状，多见于气虚证和阳虚证。因阳气亏虚，不能固护肌表，玄府不密，津液外泄而汗出，动则耗伤阳气，故活动后汗出尤甚。若自汗多见头面、上半身，饮食、活动时尤甚，舌红或舌坚敛，苔薄或黄腻，脉数或微数者，多为上、中焦有热，或中焦湿热。

2. 盗汗　指睡时汗出，醒则汗止的症状。常兼见潮热、舌红少苔、脉细数等症状，多见于阴虚证。因阴虚阳亢，虚热内生，入睡则卫阳由表入里，肌表不固，内热加重，蒸津外泄而汗出；醒后卫阳由里出表，内热减轻而肌表得以固密，故汗出止。若气阴两虚者，常自汗、盗汗并见。

3. 绝汗　指在病情危重的情况下，出现大汗不止的症状。常是亡阴或亡阳的表现，属危重证候，故其汗出谓之绝汗，又称为脱汗。若病势危重，冷汗淋漓如水，面色苍白，肢冷脉微者，属亡阳之汗，为阳气亡脱，津随气泄之危象。若病势危重，汗热而黏如油，烦躁口渴，脉细数或疾者，属亡阴之汗，为枯竭之阴津外泄之危象。

4. 战汗　指患者先恶寒战栗而后汗出的症状。因邪盛正衰，邪伏不去，一旦正气来复，正邪剧争，就可出现战汗。常见于外感热病或伤寒邪正剧烈斗争的阶段，是疾病发展的转折点。若汗出热退，脉静身凉，提示邪去正复，疾病向愈；若汗出而身热不退，烦躁不安，脉来急疾，提示邪盛正衰，病情恶化。

5. 黄汗　指汗出沾衣，色如黄柏汁的症状，多见于腋窝部。多因风湿热邪交蒸所致。

（三）局部汗出

身体某一部位的汗出，也是体内脏腑病变的反映。询问局部汗出的情况及其兼症，有助于病证的诊断。临床常见的局部汗出有以下五种。

1. 头汗　又称但头汗出，指汗出仅见于头部，或头颈部汗出量多的症状。若兼见心胸烦闷、口渴面赤，多因上焦热盛，迫津外泄；若兼见身重倦怠、胃脘痞满，多因中焦湿热蕴结，湿郁热蒸，迫津上越；若重病、久病突见额头大汗出，或兼见四肢厥冷、气喘脉微者，多因元气将脱，阴阳离决，虚阳上越，津随阳泄。小儿睡眠时常有头汗较多，若无其他不适者，属正常现象，俗称"蒸笼头"，因小儿为纯阳之体，睡时阳气聚会于头部，蒸津而外泄。

2. 手足汗出　指手足心汗出的症状。手足心微汗出，多为生理现象。手足心汗出量多，则为病理性汗出。若兼见五心烦热，咽干口燥者，多因阴虚内热，迫津外泄；若兼见腹胀便秘，日晡潮热者，多因阳明燥热内结；若兼见口干欲饮，牙龈肿痛，肢体困重，便溏呕恶者，多因脾胃湿热内盛所致。

3. 心胸汗出　指心胸部易出汗或汗出过多的症状，多见于虚证。若兼见心悸、失眠、腹胀、便溏者，多为心脾两虚；若兼见心悸心烦、失眠、腰膝酸软者，多为心肾不交。

4. 半身汗出　指患者仅一侧身体汗出的症状，或左侧，或右侧，或见于上半身，或见于下半身，但汗出常见于健侧，无汗的半身常是病变的部位，多见于痿病、中风及截瘫患者。其多因风痰、痰瘀、风湿等阻滞经络，营卫不能周流，气血失和所致，故《素问·生气通天论》说"汗出偏沮，使人偏枯"。也有因于上中焦有热或湿热者，则多见上半身汗出，饮食、活动则剧，舌红或舌坚敛，苔薄或厚、色白或黄，脉数或微数。

5. 外阴汗出　指男女患者外阴汗出，男子多见，在男子又称阴囊汗出。其多见肝经湿热，湿热熏蒸；或下焦湿热，湿热熏蒸；或肝肾阴虚、相火妄动，迫液外出；或肾阳不足，下焦寒湿，阳虚不固，津液外泄。

三、问疼痛

疼痛是临床最常见的症状之一，能发生于机体的任何部位。可以诊查疼痛发生的部位以及疼痛特征，来推测受病脏腑组织部位及病理改变的性质。

引发疼痛的病因病理可概括为虚、实两大类。因邪实而致痛者，或感受外邪，或饮食积滞，或气滞血瘀，或痰浊阻滞，或外伤虫积等，均可阻滞肌腠脉络、脏腑气血，阻碍气机，气血运行不畅，则发生"不通则痛"的病理；因正虚而致痛者，或气血不足，或阴精亏损，使机体脏腑脉络失养，则发生"不荣而痛"的病理。前者属实证，后者属虚证。

临床应根据疼痛起病的急缓，病程的新久，疼痛的特点、程度及患者的喜恶等情况，进行虚实辨证。一般情况下，若新病疼痛，起病急，病程短，痛势较剧，持续不止，痛而拒按者，多属实证；若久病疼痛，起病较缓，病程较长，痛势较轻，时痛时止，痛而喜揉按者，多属虚证（图 3-1）。

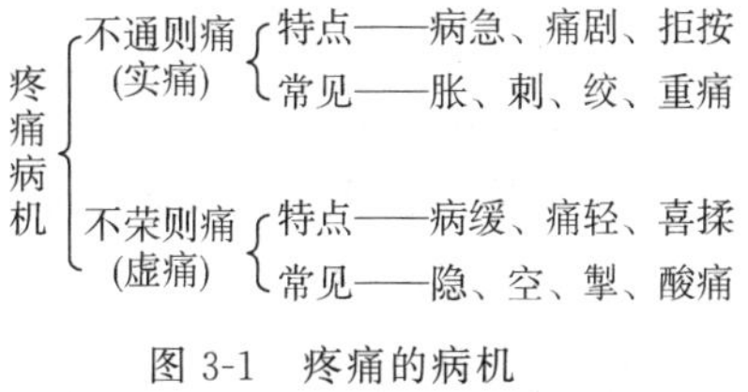

此外，还需询问疼痛的部位及伴随症，方可比较准确地辨别疾病发生的病位，以及寒热、虚实、痰阻、血瘀等病理性质。一些相关的医学辅助检查，如影像学检查，也对疼痛的诊断有参考意义。

疼痛病机 ┏ 不通则痛（实痛）┏ 特点——病急、痛剧、拒按
　　　　 ┃ 　　　　　　　　┗ 常见——胀、刺、绞、重痛
　　　　 ┗ 不荣则痛（虚痛）┏ 特点——病缓、痛轻、喜揉
　　　　 　　　　　　　　　┗ 常见——隐、空、掣、酸痛

图 3-1　疼痛的病机

（一）疼痛的特征

在辨别疼痛虚实的基础上，进一步询问疼痛的特征，可识别具体的病证性质。临床常见的疼痛特征有以下类型。参见表 3-1。

表 3-1　疼痛特征

特征	病理	好发部位
胀痛	气滞	胸、胁、脘、腹
	阳亢、火炎	头、目
刺痛	血瘀	头、胸、胁、脘、腹
灼痛	火毒、虚火	任何部位
冷痛	寒凝、阳虚	腰脊脘腹四肢关节
走窜痛	风湿痹病	肢体关节
	气滞	胸胁脘腹
固定痛	瘀血	胸、胁、脘、腹
	寒湿、湿热、痰瘀	四肢、关节
绞痛	心脉痹阻、瘀血、结石	虚里、胸胁、脘腹
	结石阻塞	小腹
重痛	湿邪困阻、气虚	头、四肢、腰部
掣痛	寒凝、血虚	腹部、四肢
空痛	气血精髓亏虚	头部、小腹
隐痛	精亏血虚、气阳不足	头、胸胁、脘腹

1. 胀痛　是指疼痛且有胀的感觉，多属气滞作痛。好发部位多为头及胸胁脘腹等处，或时发时止或走窜不定。如头目及胁肋胀痛者，多见于肝阳上亢或肝火上炎；脘腹胀满作痛者，多为胃肠气滞不舒；肢体胀满不舒，则多为邪阻肌肉脉络气滞不行。

2. 刺痛　是指疼痛如针刺之状，多属瘀血致痛。刺痛以头部及胸胁脘腹等处较为常见。如心胸部位刺痛多为胸中气血瘀滞，以心脉闭阻为常见；而小腹刺痛者多为寒凝胞宫，瘀阻不通所致。

3. 冷痛　是指疼痛有冷感，遇寒加重，得温则痛减，多为寒邪凝滞的疼痛特征。若新病疼痛急剧者，多因机体感寒、寒凝气血脉络所致，属实证；若久病冷痛徐缓者，多因机体阳气不足，脏腑、肢体失于温煦所致，属虚证。

4. 灼痛　是指疼痛有灼热感，喜凉恶热，遇热痛甚、遇冷痛缓，为热证的疼痛特征。灼痛常因火邪窜络、五志过极、饮食辛辣或久病体虚、阴虚火旺，脏腑组织被灼所致。

5. 绞痛　是指疼痛剧烈如刀绞，多属有形实邪阻闭气机，或寒邪凝滞气机所致。如心脉痹阻引起的"真心痛"；蛔虫窜扰或寒邪内侵肠胃所致的脘腹痛；结石阻塞肝胆及尿路引起的胁肋、小腹疼痛等。绞痛往往提示病情比较严重，应该高度重视。

6. 闷痛　是指疼痛伴有痞满憋闷的感觉，常见于胸、脘部，多因脾胃失调、运化失职、水湿痰浊湿内生。若痰湿阻肺，肺气不宣，则胸闷、咳嗽、气喘、吐痰；若痰阻心脉，或饮停胸膈或痰湿困脾，均可导致心胸及胃脘部闷痛不适。

7. 走窜痛　是指痛处游走不定，或走窜攻痛、痛位不固定，多为气滞或风邪所伤。风性善行数变而气属无形。若肢体关节疼痛而游走不定者，称为游走痛，多见于风寒湿痹证；若胸胁脘腹疼痛而走窜不定，称为走窜痛，多因脏腑气机运行受阻、气聚散不定所致。

8. 固定痛　是指痛处固定不移，为寒邪凝滞、痰瘀互结或结石阻滞的疼痛特征。如胸胁脘腹等处固定作痛，多属脏腑痰瘀阻滞或结石内停；肢体关节疼痛固定不移，多为寒凝脉络、气滞血瘀所致。

9. 隐痛　是指疼痛不甚剧烈，尚可忍耐，但绵绵不休者，为虚证的疼痛特征。隐痛常见于头部和胸胁脘腹等部位，多由气血不足、阴精亏损或气阳不足，机体失却充养、温煦所致。如胃阴不足则常感到胃脘部隐隐作痛，伴有饥而不欲食；精血亏虚，心神失养则心胸部位憋闷、隐痛不适，伴有心悸、失眠、健忘等。

10. 空痛　是指疼痛而有空虚感，多属虚证。其因气血精髓亏虚，脏腑组织失其荣养所致。如头脑空痛，多属肾精亏虚，髓海失充；女子小腹空痛，多属胞宫血海失养。

11. 掣痛　是指疼痛而抽掣牵扯其他部位，亦称为引痛、彻痛。其多因血少精亏，脏腑、经脉失养或寒凝气血，脉络不通所致，由于肝主筋脉，心主血脉，所以掣痛多与心肝病变有关。如四肢掣痛者，多为精血亏虚，经脉失养或寒凝经脉。

12. 酸痛　是指疼痛而有酸软感，多属虚证或为湿邪致病。若腰膝酸软而痛，多属脾肾亏虚或为寒湿所困；肢体酸痛者，多为脾虚湿阻。

13. 重痛　是指疼痛而有沉重感，常见于头部、四肢、腰部及全身，多为气虚清阳不升或湿浊内阻。若头部重痛，多为气虚或湿困清阳；亦可见于肝阳上亢，气血上壅；四肢重着疼痛者，多为湿浊困阻，经脉不畅。

（二）疼痛的部位

问疼痛的部位，可通过机体各部位与脏腑经络的相互联系性以了解病理发生的位置所在。

1. 头痛　是指整个头部或头的前后、两侧及顶部疼痛。头为诸阳之会，元神之府，脑为髓海。肾主骨生髓充脑。头部与十二经脉、奇经八脉都相关联，尤其三阳经脉均上行于头。所以，根据头痛部位，可确定病在何经、何脏（表3-2）。如头后痛连项者，病属太阳经；头两侧痛者，病属少阳经；头前额连眉棱骨痛者，属阳明经；颠顶痛者，属厥阴经；头痛连齿者，属少阴经等。

表 3-2　头痛

部位		病位
头痛	头后痛连项	太阳经
	前额连眉棱骨	阳明经
	两侧太阳穴	少阳经
	头痛连齿者	少阴经
	颠顶痛	厥阴经

头痛有虚实之分。凡外感风、寒、暑、湿、燥、火或瘀血、痰浊、郁火、阳亢、癥积、寄生虫等所致者，多属实证；凡气血阴精亏虚，不能上荣于头所致者，多属虚证。临床应根据病史、兼症及头痛的性质，辨别头痛的原因。

2. 胸痛　是指胸部正中或偏侧疼痛。胸位属上焦，内藏心肺。心肺异常，或因外邪侵袭，或痰瘀水气内阻或胸中阳气不足、气机不畅等，均可产生胸痛。如胸前"虚里"部位（左乳下，心尖搏动处）作痛，或痛彻臂内，病位多在心，多伴有心病常见症，如心悸、怔忡等；胸膺部位作痛，病位多在肺，常伴有咳喘、气短等肺疾。

3. 胁痛　是指胁的一侧或两侧疼痛。肝胆居于右胁部，足厥阴肝经和足少阳胆经循行经过两胁部位，故胁痛多与肝胆病变密切相关。如胁肋胀闷疼痛，多为肝胆气滞或肝胆湿热；胁肋刺痛者，多属于气滞血瘀证。

4. 脘痛　脘部，是大腹部正中央偏上剑突下，是胃所居之处，故称"胃脘"。胃脘痛或胀，是胃病的基本表现，常常伴有呕吐、恶心等胃腑失和，胃气上逆之象。比如胃脘胀痛，伴呕吐酸腐者，多为饮食积滞；若胃脘不适疼痛，伴喜暖畏寒、泛吐清水者，则多为脾胃虚寒。

5. 腹痛　腹部的范围较广，可分为大腹、小腹、少腹等部位。横膈以下，肚脐以上为大腹，包括胃脘部、左上腹和右上腹，内应于脾胃与肝胆；脐以下至耻骨毛际以上为小腹，属肾、膀胱、大肠、小肠、胞宫；小腹两侧为少腹，是足厥阴肝经经过之处。临床问腹痛常与按诊密切配合，查明疼痛的确切部位，以判断病变所属脏腑。

胸胁脘腹乃五脏六腑之宫城，若其疼痛发生，则多为寒凝、气滞、痰阻、血瘀，脏腑气血受阻而成不通则痛；或因于机体阴阳、气血不足，脏腑经脉失养所成不荣则痛。

6. 背痛　背部中央为脊骨，督脉行于脊里，脊背两侧为足太阳膀胱经所过之处，两肩背部又有手三阳经分布。故脊痛不可俯仰者，多因督脉损伤所致；背痛连及项部，多属风寒之邪客于太阳经腧；肩背作痛，多为风湿阻滞，经气不利。

7. 腰痛　是指腰脊正中或腰部两侧疼痛。腰部中间为脊骨，两侧为肾所在部位。临床结合按诊，询问患者腰部两侧有无叩击痛，作为肾病诊断的重要指征。如腰脊中间或腰骶部疼痛，多属寒湿痹证，亦有因瘀血阻络，或肾虚所致者；若腰痛以两侧为主，则多属肾虚；腰脊疼痛连及下肢者，多属经脉阻滞；腰痛连腹，绕如带状，为带脉损伤。

8. 四肢痛　是指四肢部位疼痛，痛在肌肉、关节，或经络、筋脉等。关节疼痛，屈伸不利者，见于痹证，多因风寒湿邪侵袭，或因湿热蕴结，阻滞气血运行所致。四肢肌肉作痛，多因脾胃虚损，水谷精微不能布达四肢。若独见足跟或胫膝酸痛者，多属肾虚，多见于年老体衰或产后体虚之人。

9. 周身痛　是指头身、腰背、四肢等部均觉疼痛。临床应注意询问疼痛时间、病程长短以辨虚实。一般来说，新病周身疼痛，多属实证，以感受风寒湿邪居多；若久病卧床不起而周身作痛，多属虚证，乃气血亏虚，失其荣养所致。

对于背部、腰部以及肢体发生的疼痛，大多与风寒湿等外邪入侵有关，也有因气血阴阳不足而机体失养所成，此外还应考虑心理因素的影响（表3-3）。

表3-3　全身痛

部位		病位	特征	病理
胸痛	虚里	心	痛如针刺 痛彻肩臂	瘀阻心脉
	胸膺	肺	咳吐脓血痰	肺痈
胁痛	一侧或两侧	肝、胆	胀痛、灼痛	气郁湿热、 火盛悬饮
脘痛	上腹或剑突下	胃脘	胀痛、冷痛、 灼痛、隐痛	食积寒凝、 热灼正虚
腹痛	大腹脐以上	脾、胃	冷痛、胀痛、 刺痛、隐痛等	寒凝气滞、血瘀、 食滞、虫积、 气虚血亏、 阴阳两虚
	小腹脐以下	肾、膀胱 胞宫、小肠		
	少腹小腹两侧	足厥阴肝经		
腰痛	腰正中及骶部	督脉	冷痛、刺痛	寒湿瘀血
	腰部两侧	肾	酸痛	肾虚
背痛	中央（脊骨）	督脉	冷痛、酸痛	督脉损伤
	两侧（脊背）	足太阳经	强痛	风寒入侵
	肩背	手三阳经	强痛、冷痛、酸痛	风寒湿阻滞
四肢痛	四肢肌肉筋脉	肝、脾	重痛、酸痛	寒湿、脾虚
	足跟、胫膝	肝、肾	酸痛、刺痛	肾虚、血瘀
周身痛	头、身、腰背、四肢	经脉	新病多实	风、寒、湿
		脏腑	久病多虚	气血不足

四、问头身胸腹不适

头身胸腹不适，主要有头晕、胸闷、心悸、胁胀、脘痞、腹胀、身重、麻木等症状，反映了相关脏腑的气血、阴阳失调的情况。

（一）头晕

头晕，是指患者自觉头脑有晕旋之感，轻者闭目则止，重者感觉自身或周边景或物在旋转，自身站立不稳，不能张目，甚则晕倒。其病因病机较为复杂，询问时，应注意头晕的特征并结合其伴随症状加以辨别。

若每因劳累而加重者，头晕面白，神疲体倦，心悸失眠，舌淡，脉细，多为心脾两虚，气血不足，不能上荣，脑府失养；头脑晕沉，记忆减退，腰酸遗精者，多属肾精亏虚，脑海失充；头晕且胀痛，耳鸣烘热，腰膝酸软，舌红少苔，脉弦细，每因恼怒而加剧者，多为肝肾阴虚，肝阳上亢；若头晕而胀，伴烦躁易怒，面赤耳鸣，口苦咽干，舌红，脉弦数者，多为肝胆火旺，气火上逆；头晕且重，如物裹缠，胸闷呕恶，舌苔白腻者，多为痰湿内阻，清阳不升；若外伤后头晕刺痛者，多属瘀血阻滞，脉络不通。

（二）胸闷

胸闷，是指胸部有痞塞满闷之感，亦称胸痞，多与心、肺病证有关，为胸中气机不能畅达所致。可根据其特征及伴随症以推测病理之寒热虚实及病位。如胸闷、心悸、气短者，多属心气不足，心阳不振；胸闷、心痛如刺者或绞痛者，多属心血瘀阻，心脉不畅；若胸闷、痰多、咳喘者，多属痰湿内阻，肺失宣降。

（三）心悸

心悸，是指患者经常自觉心慌、心跳、悸动不安，甚至不能自主的一种症证。心悸可见于久病体虚，或痰饮、瘀血内阻，或外邪侵袭，或情志刺激。

心悸因惊吓而生，或心悸易惊、恐惧不安者，称为"惊悸"。惊悸多由外界刺激所引起，如日见异物、遇险临危、恼怒愤慨等，导致心神浮动，心气不定，心神不宁而引发，多时发时止。其全身情况一般较好，病情较轻。

心跳剧烈，上至心胸，下至脐腹者，称为"怔忡"。怔忡常由惊悸进一步发展而来，多由久病体虚或过劳，或心脉瘀阻较重等因素引起。一般持续时间较长，全身情况较差，其病情比较严重。

惊悸、怔忡均属心悸的范畴。其病因病机较为复杂，临床应根据心悸的轻重缓急及其伴随症不同，进行虚实、寒热等病性的辨证。如惊骇气乱，心神不安；阴虚火旺，内扰心神；营血亏虚或心气阳亏虚不振，鼓搏乏力，心神失养；脾肾阳虚，水气凌心；心脉痹阻，血行不畅等，均可引起心悸或怔忡的发生。

（四）脘痞

脘痞，指患者自觉胃脘部痞塞满闷不舒，或伴脘胀或脘痛，属脾胃失调的常见症状。饮食失节或忧思过度、病后体虚为常见病因。如脘痞且胀，不思饮食，嗳气酸腐者，多为食滞胃肠；若脘痞且胀，时有呃逆，吞酸嘈杂者，多为肝胃不和；若脘痞食少，口淡便溏者，多属脾胃虚弱；若脘痞食少，口干口苦，或便秘或便溏者，多属脾胃不和，虚实错杂。

（五）胁胀

胁胀，是指胁的一侧或两侧有胀满不舒的感觉。胁肋部属肝胆所居之处，其经脉均分布于两胁，故胁胀多与肝胆及其经脉的病变有关。如胁胀，郁闷易怒者，多为情志不舒，肝失疏泄，肝气郁结所致；若胁胀，口苦，呕呃频发，舌苔黄腻者，多属肝胆湿热，气郁不舒；若胁胀并脘腹胀满不舒，嗳腐吞酸，口干口苦，便秘或便溏不爽者，多为肝胃不和或肝脾不调。

（六）腹胀

腹胀，是指患者自觉腹部胀满、痞塞不适，如有物支撑，多见于中焦脾胃肠道及肝胆的病变。其临床有虚实之分。如腹胀喜揉喜按者属虚证，多因脾胃虚弱，纳运失健，气机不利所致。若腹胀拒揉按者多属实证，多因邪阻中焦，水湿不化或饮食积滞，滞而不化；或邪热内结，阻塞气机；或寒湿内困，凝滞气机；或肝郁乘脾，胃肠气机紊乱失调等病理引起。甚者，出现腹胀如鼓，皮色苍黄，腹壁青筋暴露者，称臌胀。其多因酒食不节，或情志所伤，或虫积血腐，致使肝、脾、肾功能失常，气、血、水互结，聚于腹内而成。

（七）身重

身重，是指身体有沉重酸困的感觉，多伴有行动迟缓，多与痰饮水湿停积于体内有关，亦有因久病气虚，升举无力所成者，常见于肺、脾、肾三脏病变。如风邪外袭，肺失宣降，通调水道功能失司，水泛肌肤而见身重，甚则水肿且以眼睑肿明显，如卧蚕起之状；或饮食失节，脾气虚弱，失于健运，湿困肢体，阳气被遏，而见身重困倦、神疲、气短等症。此外，慢性久病、脾肾阳虚或温热之邪，耗伤气阴，机体失养，缺乏推动之力，也可有身体沉重之感。

（八）麻木

麻木，是指患者肢体肌肤感觉减退，抬举受限，甚至感觉消失、运动无能，亦称不仁。其多因久病体虚，气血不足，肌肉脉络失养；或因痰壅气盛，肝风内动，风夹痰瘀、阻滞脏腑脉络所致，临床病理比较复杂，亦不能排除一过性的风邪伤络的病理发生。

（九）拘挛

拘挛，是指手足筋肉挛急不舒、屈伸不利的症状。其多因寒邪凝滞或气血亏虚，筋脉失养所致。

（十）乏力

乏力，是指患者自觉肢体懈怠、疲乏无力的表现，多由气血亏虚或湿困阳气所致。

乏力，神疲气短，倦怠懒言，动则益甚，舌淡脉弱，多为气虚。

乏力，头晕，心悸气短，面色无华，多为气血亏虚。

乏力身重，困倦，或伴纳呆脘痞，苔腻脉濡，多为湿困；伴有面色萎黄，便溏，食少腹胀，多为脾虚湿盛。

五、问耳目

耳目为人体的感觉器官，分别与内脏、经络有着密切的联系。肾开窍于耳，手足少阳经脉分布于耳，耳为宗脉所聚；肝开窍于目，五脏六腑之精气皆上注于目。所以，问耳目不仅能够了解耳目局部有无病变，而且根据耳目的异常变化还可以了解肝、胆、肾、三焦等有关脏腑的病变情况。

（一）问耳

1. 耳鸣　指自觉耳内鸣响，重者影响听觉。耳鸣有虚实之分。一般来说，凡突发耳鸣，声大如潮声，按之鸣声不减，或加重者，多属实证，常因肝胆火盛，上扰清窍或痰瘀阻滞清窍所致。若渐觉耳鸣，声小如蝉鸣，按之鸣声减轻或暂停者，多属虚证，常因肝肾阴虚，肝阳上扰，或肾精亏虚，髓海不充，耳失所养，或脾虚气陷所致。

2. 耳聋　指听力减退，甚者听觉丧失。耳聋有虚实之分。一般突发耳鸣，声大如雷，按之尤甚，或新起耳暴聋者，多属实证，可因肝胆火扰、肝阳上亢，或痰火壅结、气血瘀阻、风邪上袭，或药毒损伤耳窍等所致。若渐起耳鸣，声细如蝉，按之可减，或耳渐失聪而听力减退者，多属虚证，可因肾精亏虚，或脾气亏虚，清阳不升，或肝阴、肝血不足，耳窍失养所致。此外，年老之人耳渐聋者，为年高气虚精衰之故。

耳鸣、耳聋均可为单侧或双侧。耳鸣与耳聋常同时出现，或先后发生，正如《杂病源流犀烛》所说："耳鸣者，聋之渐也，惟气闭而聋者则不鸣，其余诸般耳聋，未有不先鸣者。"耳鸣与耳聋的病因病机及辨证基本相同。

3. 重听　指自觉听力略有减退，听音不清，或听觉迟钝的症状。重听有虚实之分。若骤发重听，以实证居多，常因痰浊上蒙、肝胆火扰或风邪上袭耳窍所致；日久渐成者，以虚证居多，常见于老年体弱者，多因肾之精气亏虚、耳窍失荣所致。老年重听、耳聋渐成者，一般是生理现象，多是精衰气虚之故。

4. 耳胀　指自觉耳内胀闷不适的症状。耳胀多为病之初起，多由风邪侵袭、经气痞塞所致。

5. 耳闭　指耳内胀闷，且有堵塞感，听力减退的症状。耳闭多为耳胀反复发作，迁延日久，由邪毒滞留或痰湿蕴结于耳，或气血瘀阻所致。

耳胀、耳闭是同一疾病由轻变重的两个不同阶段。耳胀、耳闭的病因病机基本相同。

（二）问目

目的症状繁多，仅简要介绍几个常见症状及其临床意义。

1. 目痒　指自觉眼睑、眦内或目珠瘙痒的症状，轻者揉拭则止，重者极痒难忍。如两目痒甚如虫行，伴有畏光流泪，并有灼热感者，多属实证，因肝火上扰或风热上袭等所致。若目微痒干涩而势缓者，多属虚证，因血虚，目失濡养所致，亦可见于实性目痒初起或剧痒渐愈，邪退正复之时。

2. 目痛　指患者自觉单目或双目疼痛的症状。其可见于许多眼科疾病，原因复杂。一般痛剧者，多属实证；痛微者，多属虚证。

目剧痛难忍，面红目赤，急躁易怒者，多因肝火上炎所致。

目赤肿痛，羞明多眵者，多因风热上袭所致，常见于暴发火眼或天行赤眼。

目微痛微赤，时痛时止而干涩者，多因阴虚火旺所致。

3. 目眩　指患者自觉视物旋转动荡，如坐舟车，或眼前如有蚊蝇飞动的症状，又称眼花。

兼有头晕头胀、面赤口渴者，为风火上扰清窍；兼见头晕胸闷、脘痞恶心、苔腻脉滑者，为痰湿上蒙清窍所致，多属实证或本虚标实证。

兼有头晕乏力、气短食少、腹胀便溏者，属中气下陷，清阳不升。

兼有头晕腰酸，耳鸣健忘者，为肝肾不足、目窍失养所致，多属虚证。

4. 目昏、雀盲、歧视　目昏是指视物昏暗，模糊不清的症状。雀盲是指白昼视力正常，每至黄昏以后视力减退，视物不清，夜间尤甚的症状，如雀之盲，亦称夜盲、雀目、鸡盲。歧视是指视一物为二物而不清的症状。

目昏、雀盲、歧视三者，皆为视力有不同程度减退的病变，有各自的特点，但其病因、病机基本相同，多因肝肾亏虚，精血不足，目失所养引起，常见于年老、体弱或久病之人。

六、问睡眠

睡眠是人体为了适应自然界昼夜节律性变化，维持机体阴阳平衡协调的重要生理活动，是人体生命活动过程中不可缺少的一个重要组成部分。睡眠的情况与人体卫气的循行和阴阳的盛衰有着密切的关系。在正常情况下，卫气昼行于阳经，阳气盛则醒；夜行于阴经，阴气盛则眠。正如《灵枢·口问》所说："阳气尽，阴气盛，则目瞑；阴气尽而阳气盛，则寤矣。"

此外，睡眠还与人体气血的盛衰、心肾等脏腑的功能活动有着密切的关系。若机体气血充盈，心肾相交，阴平阳秘，则睡眠正常；若机体气血亏虚，心肾不交，阴阳失调，则睡眠出现异常。因此，通过询问睡眠时间的长短、入睡的难易与程度、是否易醒、有无多梦等情况，有助于了解机体阴阳气血的盛衰，心神是否健旺安宁等。睡眠失常可分为失眠和嗜睡两类。

（一）失眠

失眠指患者经常不易入睡，或睡而易醒，难以复睡，或时时惊醒，睡不安宁，甚至彻夜不眠的症状，又称为不寐或不得眠。失眠的主要病机是由于机体阴阳平衡失调，阴虚阳盛，阳不入阴，神不守舍所致，但有虚实之分。虚者多因阴血亏虚，心神失养；实者多因邪气内盛，心神被扰。

睡后易醒，不易再睡者，多属心脾两虚；心烦不寐，甚至彻夜不眠者，多为心肾不交。入睡而时时惊醒，不易安卧者，多见于胆郁痰扰。

失眠而频频太息，伴情绪异常，为肝气郁结，心气不宁。

夜卧不安，难以入眠，伴脘腹胀闷、嗳气频作、矢气恶臭者，多为食滞内停。

（二）嗜睡

嗜睡指患者精神疲倦，不论昼夜，睡意很浓，经常不自主地入睡的症状，亦称多寐、多眠睡。嗜睡的主要病机是由于机体阴阳平衡失调，阳虚阴盛或痰湿内盛所致。

如困倦嗜睡，头目昏沉，胸闷脘痞，肢体困重者，多是痰湿困脾，清阳不升所致。

饭后困倦嗜睡，纳呆腹胀，少气懒言者，多因脾失健运，清阳不升，脑失所养引起。

精神极度疲惫，意识朦胧，困倦易睡，肢冷脉微者，多因心肾阳虚，神失温养所致。

大病之后，神疲嗜睡，乃正气未复的表现。

如朦胧迷糊、似睡非睡、似醒非醒的状态，且精神萎靡、体力衰惫、反应能力低下称为但欲寐。但欲寐的主要病机是由于阳气虚衰，阴寒内盛，神失所养所致。若精神疲乏，意识朦胧，脉微细，多因少阴经阳虚阴盛，神失所养所致。若精神衰惫，欲吐不吐，心烦，自利而渴，多因下焦虚寒，水火不济所致。

嗜睡伴轻度意识障碍，叫醒后不能正确回答问题者，多因邪闭心神所致。其病邪以热邪、痰热、湿浊为多见。此种嗜睡常是昏睡、昏迷的前期表现。邪闭心神的嗜睡伴有轻度意识障碍，而上述各种嗜睡尽管睡意很浓，但神志始终清醒。

嗜睡与昏睡不同。嗜睡者，神疲困倦，时时欲睡，但呼之即醒，神志清楚，醒后复睡；而昏睡者，日夜沉睡，神志模糊，不能正确应答，甚则神志昏迷，对外界刺激无任何反应。

七、问饮食口味

问饮食口味，主要询问有无口渴、饮水多少、喜冷喜热，有无食欲、食量多少、食物的喜恶，以及口中有无异常味觉、气味等。饮食与口味的异常，不仅提示津液的盈亏、脾胃运化的失常，也能够反映疾病的寒热虚实性质。

（一）口渴与饮水

口渴是指口中干渴的感觉。饮水，是指饮水的欲望和实际饮水量的多少。口渴与饮水的情况，与体内津液的盈亏和输布、脏腑气化功能的状态、病证的寒热虚实性质密切相关。通过询问口渴与饮水情况，可以了解体内津液的盛衰、输布情况及病性寒热虚实。

1. 口不渴饮　指口不渴，亦不欲饮，提示津液未伤，多见于寒证、湿证，或无明显燥热的病证。由于寒邪或湿邪不耗津液，虽病而津液未伤，故口不渴而不欲饮。

2. 口渴欲饮　指口渴而欲饮水，提示体内津液损伤或不足，多见于燥证、热证。由于体内津液耗伤，阴液亏少，或气化不利，津液输布障碍，均可致津液不能承于口，而见口渴欲饮。口渴程度与饮水的多少能直接反映体内津伤的程度。

口渴咽干，鼻干唇燥，发于秋季者，多因燥邪伤津所致。

口干微渴，发热，脉浮数者，多见于温热病初期，邪热伤津不甚。

口渴咽干，夜间尤甚，颧红盗汗，五心烦热者，是阴虚津亏，虚火内炽的表现。

大渴喜冷饮，壮热，大汗出，脉洪数者，为里热炽盛，津液大伤的表现。

严重腹泻，或汗、吐、下及利尿太过，造成体内津液大量丢失，也可导致大渴引饮。

口渴多饮，伴小便量多、多食易饥、形体消瘦者，为消渴病。

3. 渴不多饮　指虽口干而渴，但饮水不多或虽口干但不欲饮水；多是津液损伤较轻，或津液未伤，但其气化、输布发生障碍，津液不能上承所致；常见于阴虚证、湿热证、痰饮内停、瘀血内停及热入营分证。

口燥咽干而不多饮，兼颧红盗汗、舌红少津者，属阴虚证。阴虚津液不足则口渴，虚热耗津较少，故饮水不多。

渴不多饮，兼身热不扬、头身困重、脘闷苔腻者，属湿热证。热伤津液，则口渴，内有湿郁，则渴不多饮。

渴喜热饮，饮水不多，或水入即吐者，多属痰饮内停或阳气虚弱所致。饮停阳弱，津液不得气化上承，则口渴喜热饮，饮水不多；饮停于胃，胃失和降，故水入即吐。

口干，但欲漱水而不欲咽，兼见面色黧黑或肌肤甲错，舌紫暗或有瘀斑者，多属瘀血内停。瘀血内阻，气不化津，津不上承，则口干；津液本不缺乏，则仅欲漱水润口而不欲下咽。

口渴饮水不多，兼见身热夜甚，心烦不寐，舌红绛者，属温病营分证。热必耗津，故口渴，邪热入营，可蒸腾营阴上承，故不甚渴饮。

（二）食欲与食量

食欲是指对进食的要求和进食的欣快感觉。食量是指进食量的多少。食欲和食量，与脾、胃、肠、肝等脏腑的功能状态密切相关。胃主受纳、腐熟水谷；脾主运化，化生与转输水谷精微；小肠泌别清浊、大肠传导糟粕；肝主疏泄，共同完成饮食物的消化吸收。如消化吸收功能正常，人有食欲，摄食量适当。若脾胃或相关的脏腑发生病变，常可引起食欲与食量异常。故询问患者的食欲与食量情况，对于判断患者脾胃及其相关脏腑功能的强弱，以及疾病的轻重和预后转归具有重要意义。

1. 食欲减退　指患者食欲不振，不思饮食，或食之无味，食量减少，甚至无饥饿感，不想进食的症状，又称不欲食、纳少或纳差，亦有称纳呆者。食欲减退是疾病过程中常见的病理现象，主要是脾胃病变的反映，也可是其他脏腑病变影响到脾胃功能的表现。

新病食欲减退，一般是邪气影响脾胃功能，正气抗邪的保护性反应，不一定是脾胃本身的病变，故病情较轻，预后良好。

久病食欲减退，兼有面色萎黄，腹胀便溏，神疲倦怠，舌淡脉虚者，多属脾胃虚弱，腐熟运化无力所致。

纳呆少食，脘闷腹胀，头身困重，苔腻脉濡者，多因湿邪困脾，运化功能障碍所致。

纳呆少食，脘腹胀闷，嗳腐食臭者，多因食滞胃脘，腐熟不及所致。

2. 厌食　指厌恶食物，甚至恶闻食臭的症状，或称恶食。

厌食，兼脘腹胀痛，嗳腐食臭，舌苔厚腻者，为食滞胃脘，腐熟不及所致。

厌食油腻，兼脘闷呕恶，便溏不爽，肢体困重者，为湿热蕴脾，运化功能障碍所致。

厌食油腻，胁肋灼热胀痛，口苦泛恶，身目发黄者，为肝胆湿热，肝失疏泄，脾失健运所致。

妇女在妊娠早期，若有择食或厌食反应，多为妊娠后冲脉之气上逆，影响胃之和降所致，属生理现象。但严重者，反复出现恶心呕吐、厌食，甚至食入即吐，则属病态，称为妊娠恶阻，是妊娠期常见疾病之一。

3. 消谷善饥　指患者食欲过于旺盛，进食量多，但食后不久即感饥饿的症状，亦称多食易饥。

多食易饥，兼见口渴心烦、口臭便秘者，为胃火亢盛，腐熟太过所致。

消谷善饥，兼多饮多尿，形体消瘦者，多见于消渴病，为胃肾阴亏火旺所致。

消谷善饥，兼大便溏泄者，属胃强脾弱。胃强则胃腐熟功能亢奋，故消谷善饥；脾弱则脾运化无力，故大便溏薄。

4. 饥不欲食　指患者虽然有饥饿的感觉，但不想进食，勉强进食，量亦很少的症状。

饥不欲食，兼脘痞，干呕呃逆者，多属胃阴虚证。胃阴不足，虚火内扰，则有饥饿感；阴虚失润，胃之腐熟功能减退，故不欲食。此外，蛔虫内扰，亦可见饥而不欲食的症状。

5. 偏嗜食物或异物　偏嗜食物，是指嗜食某种食物。偏嗜异物，是指对非食物之类的偏嗜现象。

正常人由于地域或生活习惯的不同，亦常有饮食的偏嗜，一般不会引起疾病。但若偏嗜太过，亦可能诱发或导致疾病。如偏嗜肥甘，易生痰湿；过食辛辣，易致燥热；偏嗜生冷，易伤脾胃等。妇女妊娠期间，偏嗜酸辣等食物，一般不属病态。

若嗜食泥土、生米、纸张等异物，兼见消瘦、腹胀腹痛者，多见虫积，常见于小儿。其因饮食不洁，虫卵入腹生虫，使脾胃的纳运失常所致。

6. 食量变化　主要指进食量的改变。在疾病过程中，食欲渐复，食量渐增，是胃气渐复，疾病向愈之征；若食欲渐退，食量渐减，是脾胃功能渐衰之兆，提示疾病逐渐加重。若久病或重病患者，本来毫无食欲，甚至不能食，突然欲食并索食，食量大增，称为"除中"，是中气衰败，脾胃之气将绝的危象，属于假神的表现之一。

若患者自觉吞咽艰涩，进食哽噎不顺，胸膈阻塞，饮食难下，甚至食入即吐者，称为噎膈。其多因肝脾肾功能失调，痰、气、血互结，津枯血燥，渐致食管狭窄不通所致。

（三）口味

口味指口中的异常味觉或气味。脾开窍于口，其他脏腑之气亦可循经上至口中，故口中异常味觉或气味，多是脏腑，特别是脾胃病变的反映。实际上口味异常可因感受外邪、饮食所伤、七情失调及劳倦过度等，导致脏腑功能失调或虚衰，引起脏气上溢于口使然。

1. 口淡 指患者味觉渐退，口中乏味，甚至无味的症状，多见于脾胃虚弱、寒湿中阻及寒邪犯胃。脾胃阳气亏虚，运化腐熟功能低下，故口淡乏味；寒湿与寒邪俱为阴邪，阴不耗液，因而口淡不渴。

2. 口甜 指患者自觉口中有甜味的症状。多因湿热蕴结于脾，与谷气相搏，上蒸于口，故口甜而黏腻不爽。口甜而少食、神疲乏力者，多属脾气亏虚，因甘味入脾，脾气虚则甘味上泛。

3. 口黏腻 指患者自觉口中黏腻不爽的症状，常伴舌苔厚腻，常见于痰热内盛、湿热中阻及寒湿困脾。因湿性浊腻，痰热、湿热上蒸，或寒湿上泛于口，导致口中黏腻不爽。口黏腻常与味觉异常同见，如黏腻而甜，多为脾胃湿热；黏腻而苦，多属肝胆湿热。

4. 口酸 指患者自觉口中有酸味，或泛酸，甚至闻之有酸腐气味的症状，多见于积食、肝胃郁热等。进食过量，食滞胃脘，化腐生酸，浊气上泛，则口中泛酸，气味酸腐。酸味入肝，肝郁化热犯胃，胃失和降，则泛吐酸水。

5. 口苦 指患者自觉口中有苦味的症状，多见于心火上炎或肝胆火热之证。心烦失眠者，常有口苦，乃心火上炎之故；胆汁味苦，故胆火上炎或胆气上泛，皆可致口苦。

6. 口涩 指患者自觉口有涩味，如食生柿子的症状，多与舌燥同时出现，为燥热伤津，或脏腑热盛，气火上逆所致。

7. 口咸 指患者自觉口中有咸味的症状，多认为是肾病及寒水上泛之故。

此外，患者尚有口麻、口腔疼痛者，虽不属口味的异常，但有一定临床意义。口舌麻木而感觉减退者，应注意肝阳化风之可能，亦有因某些药物过量所致者。口腔疼痛而糜烂者，多因脾胃有热，或心火上炎，或阴虚火旺所致。

八、问二便

大、小便的排出是正常的生理现象。大便的排泄，由大肠所主，与脾胃的受纳运化、肾阳的温煦、肝的疏泄、肺的肃降均有着密切的关系。小便由膀胱排出，与肾的气化、脾的运化、肺的肃降及三焦的通调等有着密切的关系。故询问二便的变化，可了解脏腑功能的盛衰以及疾病的寒热虚实。如《景岳全书》中说："二便为一身之门户，无论内伤外感，皆当察此，以辨其寒热虚实。盖前阴通膀胱之道，而其利与不利，热与不热，可察气化之强弱……后阴开大肠之门，而其通与不通，结与不结，可察阴阳之虚实。"

询问时，应着重了解二便的次数、气味、性状、颜色、便量、排便时间、排便时的感觉，以及伴随的症状。

（一）问大便

健康成人大便一般每日或隔日一次，质软成形，干湿适中，排便通畅，内无脓血、黏液及未消化的食物。大便改变包括便次、色、质及感觉方面的变化。

1. 便次异常 指大便次数的变化，有便秘和泄泻之分。

（1）便秘：指排便时间延长，便次减少，便质干燥，或时间虽不延长但排便困难者，又称"大便难"。便秘有虚实之分，实证多由热邪内结或寒邪凝滞大肠所致，或肝气郁结，气机壅滞，腑失通利；虚证多由阴血、津液亏虚，肠道失润，或气虚、阳虚，肠道传导无力所致。

若患者便秘，腹胀痛拒按，口渴喜饮，舌苔黄燥者，为热结便秘，因邪热结聚于胃肠，大肠津液受伤，肠失濡润所致。若患者大便艰涩，排出困难，面色苍白，手足不温，舌淡，脉沉迟或紧者，属冷秘，因阴寒内盛，凝滞大肠所致。若大便干结，或虽不干，但排出不畅，肠鸣矢气，腹部胀满，脉弦者，属气秘，因肝失疏泄，胃肠气滞所致。若大便秘结，排出困难，数日一行，兼口燥咽干，舌红少苔，脉象细数者，属阴虚，乃阴虚内热，肠中津亏，肠道失润所致。久病、年老、产后，致气阴亏虚者，亦常见便秘。大便秘结，难以排出，兼见面色无华，少气乏力，头晕目眩者，为气血亏虚，因气血不足，血虚失润，气虚传导无力所致。大便干或不干，排出困难，小便清长，面色㿠白，畏寒肢冷，舌淡苔白，脉沉迟无力者属阳虚，因阳气虚衰，阴寒凝结，津液不通，传导无力所致。

（2）泄泻：指大便次数增多，粪质稀薄，甚至泻下如水样。其亦有虚实之分，实证多因寒湿、湿热、食积或肝郁气滞等引起，虚证多由脾虚，或肾阳虚，命门火衰所致，其中尤与脾虚、湿盛关系最为密切，如《素问·阴阳应象大论》说"清气在下，则生飧泄……湿胜则濡泻"。

新病暴泻，泻下清稀如水，肠鸣腹痛，或伴恶寒发热者，属寒湿泄泻。泄泻腹痛，泻而不爽，粪色黄褐，气味臭秽，兼见肛门灼热，小便短黄者，属湿热泄泻。脘闷纳呆，腹痛泄泻，泻下臭秽，泻后痛减，或大便中伴有不消化之物，属伤食。患者纳少腹胀，大便溏泄，大腹隐痛喜按，面色萎黄，消瘦神疲者，属脾虚。患者黎明前腹痛作泻，泻后则安，腰膝酸冷，形寒肢冷者，称为"五更泻"，属脾肾阳虚。因肾阳不足，命门火衰，火不生土所致，黎明前为阳气未旺，阴气极盛之时，故此时腹痛作泻。患者腹痛作泻，泻后痛减，每因情志抑郁恼怒或精神紧张时症状加重，属肝郁乘脾。

2. 便色异常　指大便颜色的改变。询问便色的改变，可了解病性的寒热。此外，有些疾病可出现特异的便色，对诊断具有重要的意义。

（1）大便黄褐如糜而臭：大便黄褐而臭，兼发热，腹痛腹胀，口渴，舌苔黄腻者，属大肠湿热。

（2）大便灰白：大便颜色灰白如陶土，溏结不调者，见于黄疸，乃肝胆疏泄失职，胆汁不能正常排泄，影响脾胃运化所致。

（3）大便有黏冻、脓血：指大便脓血并见，或伴有黏液的症状，亦称为"下利赤白"，多见于痢疾。因湿热阻困肠道，壅阻气机，伤及气血，故见大便脓血。此外，肠癌患者，因气血瘀阻，肠络受损，也可见大便脓血。

3. 便质异常　指大便质地的改变。正常的大便应不燥不稀，软硬适中。除便秘和泄泻可伴见大便过干或过稀外，常见的便质改变还有以下几类。

（1）完谷不化：指大便中夹有较多未被消化的食物，多属脾肾阳虚或伤食。若大便泄泻日久，完谷不化，纳差，腹痛喜温喜按，面白神疲，或腰膝酸冷者，属脾肾阳虚。若暴饮暴食，见大便完谷不化，腹胀腹痛，泻下臭秽者，为伤食。是因饮食停滞，胃腑失和，不能腐熟水谷所致。

（2）溏结不调：指大便时稀时干，粪质难以正常者，多因肝郁或脾虚所致。若患者平素大便时干时稀，属肝郁乘脾。正常情况下，肝的疏泄有助于脾的运化，若肝气郁结，疏泄失职，影响脾脏的运化，故见大便溏结不调。若大便先硬而后溏者，是脾虚。因脾虚运化失职故便溏，而大肠传导不畅则便结。

（3）便血：指便中带血，为胃肠血络受伤的表现，有远血和近血之分。胃、食管等离肛门较远的部位出血，为远血；直肠或肛门附近的出血，为近血。远血大多表现为先便后血，便血暗红或紫黑，甚至色黑如柏油样，多由脾虚不能统摄血液，或瘀阻胃络所致。近血大多表现为大便带血，血色鲜红，血液附于粪便表面，或于排便前后点滴而出者，多由大肠湿热，或大肠风燥，伤及血络所致。

4. 排便感异常　正常排便时一般没有特别不适的感觉，病变时常有以下几方面的变化。

（1）肛门灼热：指排便时自觉肛门周围有灼热不适之感，多由大肠湿热所致。

（2）里急后重：指腹痛窘迫，时时欲泻，肛门重坠，便出不爽，常见于痢疾，是湿热内阻，肠道气滞所致。

（3）排便不爽：指排便不通畅，有涩滞难尽之感，是大肠气机阻滞，传导失司所致。

若患者腹痛欲便，排便不爽，抑郁易怒者，多属肝郁乘脾，大肠气滞所致。若患者排便不爽，腹痛泄泻，黄褐臭秽，肛门灼热，或伴里急后重者，为大肠湿热，肠道气机受阻所致。若大便不爽，腹胀腹泻，夹有未消化食物，酸臭难闻者，为伤食，是食滞内停，大肠气机不通所致。

（4）滑泄失禁：指大便不能随意控制，呈滑出之状，甚至便出而不自知的症状，属脾肾阳虚。

若患者滑泄不止，腹痛喜温喜按，形瘦纳少，倦怠乏力者，为脾阳虚。若患者滑泄失禁，兼见腰膝冷痛，或五更泻者，为肾阳虚。

（5）肛门重坠：指患者自觉肛门有沉重下坠的感觉，见于脾虚气陷或大肠湿热等证。

若患者觉肛门重坠，甚或脱肛，头晕乏力，面色少华者，为脾虚气陷。因脾气亏虚，中气下陷，清气不升，故有肛门下坠感。若肛门重坠，腹痛窘急，时时欲泻，大便黄褐臭秽，或见脓血便者，属大肠湿热，是湿热蕴结于大肠，气机郁滞之故。

（二）问小便

健康成人在一般情况下，白天小便 4～6 次，夜间 0～2 次，一天的尿量在 1000～2000mL。尿次和尿量受饮水、温度、汗出、年龄等因素影响。小便的改变包括尿量、尿次、色质及排尿感异常等几方面。

1. 尿量异常

（1）尿量增多：指每天的尿量较正常明显增多，见于虚寒证和消渴的患者。

若小便清长量多，形寒肢冷者，属虚寒证。因阳虚寒盛，不能温化水液，水液下渗，故小便清长量多。若患者小便量多，伴多饮、多食而身体消瘦者，属消渴病。此乃肾阴亏虚，开多合少之故。

（2）尿量减少：指每天的尿量较正常明显减少者，多由体内津液不足所致，亦可见于水肿病。

若高热汗出，小便短少，口渴者，属实热证。因热盛津伤，尿液化源不足所致。若汗、吐、下太过，耗伤津液，亦可见小便量少。尿少而见肌肤浮肿者，为水肿病，是肺、脾、肾三脏功能失常，津液输布障碍，水液停聚，泛滥肌肤，故见尿少水肿。

2. 尿次异常

（1）小便频数：指小便次数增多，时欲小便的症状。

患者小便频数、短赤、尿急、尿痛者，常见于淋病，多因湿热蕴结下焦，膀胱气化不利所致。老年人或久病患者小便频数，色清量多，夜间明显者，多因肾阳虚衰，或肾气不固，膀胱失约所致。

（2）癃闭：小便不畅，点滴而出者为"癃"；小便不通，点滴不出者为"闭"，统称"癃闭"。其有虚实之分：实证多因湿热下注、瘀血内阻、结石阻塞，引致尿路不通、膀胱气化失利；虚证乃由年老气虚，或肾阳不足，膀胱气化功能减退所致。

3. 尿色质异常

（1）小便清长：指小便色清量多，见于寒证。因寒盛、阳虚，不能温化水津，水液下渗膀胱过多所致。

（2）小便短黄：小便色黄而短少，多属热证。因热盛伤津所致，也可见于汗、吐、下太过，损伤津液。

（3）尿中带血：指小便色赤，混有血液，甚至血块的症状。

若尿血鲜红，小便黄赤，心烦口渴者，多因热伤膀胱血络，或心火亢盛移热小肠。若尿血日久，兼见面色不华，少气懒言，或见皮肤紫斑者，为脾不统血。若久病尿血，头晕耳鸣，腰膝酸痛者，为肾气不固。

（4）小便混浊：指小便混浊，如膏脂或米泔的症状。

若小便混浊如膏脂，或尿时疼痛，苔黄腻，脉滑数者，为膏淋，是湿热下注膀胱所致。若小便混浊如米泔，小腹坠胀，面色淡白，神疲乏力，劳则尤甚者，属中气下陷证，因脾虚不能升清，精微下泄所致。

（5）尿中有砂石：尿中夹有砂石，兼见小便短赤疼痛，或有尿血，属石淋。因湿热内蕴膀胱，煎熬尿液，结为砂石，伤及血络所致。

4. 排尿感异常

（1）小便涩痛：指排尿时自觉尿道灼热疼痛，小便涩滞不畅，见于淋证，多为湿热蕴结，膀胱气化不利所致。

（2）余沥不尽：指排尿后仍有小便点滴不尽的症状，多属肾阳虚、肾气不固。其常见于老年人或久病体虚者，因年老体弱，肾脏阳气虚衰，肾关不固，开合失司所致。

（3）小便失禁：指患者神志清醒时，小便不能随意控制而自行溢出的症状，多属肾气亏虚，膀胱失约。亦有因尿路损伤，或湿热、瘀血阻滞，以致膀胱失约，气机失常而见小便失禁。若患者神昏而见小便失禁者，病属危重。

（4）遗尿：指睡眠中经常不自主排尿的症状，多见于 3 岁以上小儿或老年人，多因禀赋不足，肾气未充，或肾气亏虚，不能固约膀胱所致。

九、问经带

妇女有月经、带下、妊娠、产育等生理特点，所以对妇女的问诊，除了一般问诊内容外，还应注意询问月经、带下、妊娠、产育等方面的情况。

妇女月经、带下的异常，不仅是妇科的常见病变，也是全身病理变化的反映。因而妇女即使患一般疾病，也应该询问月经、带下的情况，作为诊断妇科或其他疾病的依据。

询问妊娠、产育的情况，其目的是为了明确妊娠、产育与所患疾病的关系，以便指导正确的诊断治疗。该部分问诊主要在《中医妇科学》中论述。妇女在非妊娠、产育期间患病，妊娠、产育的情况则作为个人生活史询问。

（一）问月经

月经，是指健康且性发育成熟女子有规律的周期性的胞宫出血的生理现象。月经一般每月 1 次，周期 28 天左右，故称月经，又称月信、月事、月水、经水、经候等。月经行经天数为 3～5 天，经量中等（一般 50～100mL），经色正红或稍暗无块，质地不稀不稠，不夹血块。健康女子一般 14 岁（现在有明显提前）左右月经开始来潮，称为初潮。到 49 岁左右，月经停止，称为绝经。妇女在妊娠期和哺乳期月经不来潮。

由于月经的形成与肾、肝、脾、胞宫、冲任二脉及气血等关系密切，妇女发生疾病时常可影响月经，而出现异常改变，所以询问月经的有关情况可以判断机体的脏腑功能的状况及气血的盛衰，亦可推断疾病的寒热虚实性质。

问月经主要询问月经的周期，行经的天数，月经的色、质、量，以及有无闭经或行经腹痛等情况。必要时可询问末次月经日期，以及初潮或绝经年龄。

1. 周期异常　指每两次月经相隔的时间出现异常变化。周期异常主要表现为月经先期、月经后期和月经先后不定期。

（1）月经先期：指连续 2 个月经周期以上，出现月经提前 7 天以上来潮的症状。先期者多因血热妄行或气虚不摄所致。

月经先期，经色深红，质稠量多，为血热，多因素体阳盛，感受热邪，或肝郁化火，热扰于血，或肾阴亏损，阴血不足，虚热内生所致。月经先期，经色淡红，质稀量多，气短，乏力，为气虚不摄，多因脾气亏虚、肾气不足，冲任不固所致。

（2）月经后期：指连续 2 个月经周期以上，出现月经来潮延后超过 7 天以上的症状。后期者多因血虚、血瘀而致。

月经后期，经色淡红，质稀，唇淡面白，为血虚，多因营血亏损、肾精不足，或因阳气虚衰，无以化血，使血海不能按时蓄溢所致。月经后期，经色紫暗，夹有瘀血块等，为血瘀，亦可因气滞血瘀、寒凝血瘀、痰湿阻滞、冲任不畅所致。

（3）月经先后不定期：是指连续 3 个以上月经周期，时而提前，时而延后达 7 天以上的症状，亦称经期错乱，多因肝气郁滞，气机逆乱，或脾肾虚损，冲任失调，血海蓄溢失常所致。

经行无定期，经色紫红，有血块，兼见乳房胀痛，为气郁情志不舒，肝气郁结，失于条达所致。《傅青主女科》曰："妇人有经来断续，或前或后无定期，人以为气血之虚也，谁知是肝气郁结乎！"经行无定期，经色淡红，质稀，腰酸乏力，为脾肾虚衰，气血不足，冲任失调所致。

2. 经量异常   经量是指经期排出的血量。经量一般为 50～100mL，因个体素质、年龄等不同可略有差异。经量的异常主要表现为月经过多和月经过少。

（1）月经过多：指月经血量较以往明显增多，而月经周期、经期基本正常的症状。其多因血热内扰，迫血妄行；或因气虚，冲任不固，经血失约；或因瘀血阻滞冲任，血不归经所致。

月经过多，伴有月经先期，经色深红，身热或五心烦热，为血热；经色淡红，质稀量多，气短乏力，为气虚不摄。月经过多，伴有月经后期，经色紫暗，有血块，为血瘀。

（2）崩漏：指非行经期间阴道出血的症状。若来势迅猛，出血量多者，谓之崩（中）；势缓而量少，淋漓不断者，谓之漏（下），合称崩漏。崩与漏虽然在病势上有缓急之分，但发病机制基本相同，且在疾病演变过程中，崩与漏常互相转化，交替出现，故统称崩漏。其原因主要是气虚、血热、血瘀。

经血不止，经色深红，质稠，其势急骤者，多为血热妄行，损伤冲任所致。经血不止，经色淡红，质稀，其势缓和者，多为气虚冲任不固，血失摄纳所致。经行非时而下，时来时止，或时闭时崩，或久漏不止，血色紫暗或夹有血块，多为瘀血阻滞冲任，血不循经所致。

（3）月经过少：指月经血量较以往明显减少，甚至点滴即净，而月经周期基本正常的症状。其多因营血不足，或肾气亏虚，精血不足，血海不盈；或因寒凝、血瘀、痰湿阻滞，血行不畅所致。

（4）闭经：指女子年逾 16 周岁，月经尚未来潮；或已行经而又未受孕或不在哺乳期内，停经达 6 个月以上的症状，又称经闭。

闭经可由多种原因形成，如《冯氏锦囊秘录》说："妇人经闭不行者，有因脾胃久虚，形体羸弱，气血俱衰，以致经水断绝者。或因劳心过度，心火上行，不得下通胞脉，是以月事不来者。或因中消胃热，善饥渐瘦，津液不生，血海枯竭，名曰血枯经绝者。有因冷客胞门，血寒凝泣而不下者。有因躯肥脂满，痰多占住血海地位，闭塞不行者。有因或夹寒或夹热，而污血凝滞不行者。有因食与湿痰，填塞太阴，经闭作痛者。"其病因虽多，但总不外肝肾不足，气血亏虚，阴虚血燥，血海空虚；或因痨虫侵及胞宫，或气滞血瘀、阳虚寒凝、痰湿阻滞胞脉，冲任不通。

闭经，急躁易怒，太息，胸胁小腹胀，多为肝气郁结。经闭，面色暗黑，小腹胀痛拒按，舌紫暗或瘀斑，多为血瘀。经闭，体胖面浮，胸闷腹胀，纳少痰多，气短乏力，多为湿盛痰阻。经闭，潮热，盗汗，皮肤干燥，形体消瘦，多为阴虚。

闭经应注意与妊娠期、哺乳期、绝经期等生理性闭经，或青春期、更年期，因情绪、环境改变而致的一时性闭经及暗经等加以区别。

3. 经色、经质异常　指月经的颜色与质地发生异常改变的症状。经色淡红质稀，多为血少不荣；经色深红质稠，多为血热内炽；经色暗红或紫，夹有血块，多为血瘀。

4. 痛经　指在行经期间，或行经前后，出现下腹部疼痛，或痛引腰骶，甚至剧痛难忍，且随月经呈周期性发作的症状，亦称行经腹痛。临床多根据疼痛的性质及时间进行辨证。《景岳全书·妇人规》曰："实痛者，多痛于未行之前，经通而痛自减。虚痛者，于既行之后，血去而痛未止，或血去而痛益甚。大都可按可揉者为虚，拒按、拒揉者为实。"

若经前或经期小腹胀痛或刺痛拒按，多属气滞血瘀。月经后期或行经后小腹隐痛、空痛，多属气血两虚，或肾精不足，胞脉失养所致。小腹灼痛拒按，平素带下黄稠臭秽，多属湿热蕴结。小腹冷痛，遇暖则减者，多属寒凝或阳虚。

（二）问带下

在正常情况下，妇女阴道内有少量无色、无臭味的分泌物，谓之带下。带下具有濡润阴道的作用。如王孟英所说："带下，女子生而即有，津津常润，本非病也。"若带下明显过多，淋漓不断，或色、质、气味异常，均为病理性带下。但若在月经期前后、排卵期或妊娠期，带下量略有增加，仍属生理现象。

问带下，应注意询问带下量的多少、色、质和气味等情况。因带下颜色不同，有白带、黄带、赤带、青带、黑带、赤白带及五色带等名称，临床以白带、黄带、赤白带较为多见。一般情况下，带下色深，质地黏稠，有臭味，多属实热；质稀或有腥气味者，多属虚寒。

1. 白带　指带下色白量多，质稀如涕，淋漓不绝而无臭味的症状。多因脾肾阳虚，寒湿下注所致。

2. 黄带　指带下色黄，质黏臭秽的症状。多因湿热下注或湿毒蕴结所致。

3. 赤白带　指白带中混有血液，赤白杂见的症状。多因肝经郁热，或湿毒蕴结，损伤络脉所致。若绝经后仍见赤白带淋漓不断者，可能由癌瘤引起，应及早到专科检查，以防延误病情。

此外，对成年女性，应注意结合其是否结婚、结婚年龄、配偶的健康状况等询问，以及了解有无传染病或遗传性疾病。对育龄期女性应询问月经的初潮年龄以及绝经年龄和绝经前后的情况。已婚女性还应询问妊娠次数、生产胎数，以及有无流产、早产、难产等。

十、问小儿

儿科古称"哑科"，由于小儿理解及口语表达能力尚未发育完全，故其不会诉说病情或病情叙述不清，使得临床进行小儿问诊较困难，因此小儿问诊主要通过询问其父母亲属或陪诊者，以获得与小儿疾病有关的病情资料。如《景岳全书·小儿则》云："小儿之病，古人谓之哑科，以其言语不能通，病情不易测……此甚言小儿之难也。"

小儿问诊的基本内容与成人相似，但由于小儿在生理上具有脏腑娇嫩、形气未充、生机蓬勃、发育迅速的特点，在病理上具有发病较快、变化较多、易虚易实、易危易安的特点。因此，小儿问诊时除了解一般问诊的内容以外，还需结合小儿的生理、病理特点，询问小儿年龄、出生与发育情况和易导致小儿发病的因素，将所获的资料加以全面分析，四诊合参，才能全面了解小儿病情，不致误诊。故问小儿还应重点询问以下内容。

（一）问年龄

询问年龄对诊断小儿疾病具有重要意义，小儿疾病多与年龄密切相关，而且在治疗中小儿用药的剂量需要参考年龄大小。

问年龄要询问具体清楚。如新生儿应具体问清出生天数；2岁以内的小儿应问清楚足月龄；2岁以上的小儿，应问清楚实足岁数及月数。

1周内新生儿易患脐风、胎黄、脐湿、脐疮等；新生儿和乳婴儿易患鹅口疮、脐突、夜啼；婴幼儿易患泄泻；6个月以后的小儿易患麻疹，1岁左右的婴幼儿易患幼儿急疹等传染病；学龄前小儿易患水痘、百日咳等传染病；12岁以后疾病谱已基本上接近成人。

（二）问生长发育状况

其内容包括胎产状况、喂养状况、生长发育状等。

1. 胎产状况　指母亲在孕期、产育期及患儿出生的情况。注意询问母亲妊娠期及哺乳期的营养状况，有无疾病、药物服用情况，以及胎次、产次，是否足月，分娩方式、地点及分娩时是否难产、早产，颅脑是否受到损伤等。

2. 喂养状况　小儿发育较快，需要营养较多，但脾胃功能相对较弱，若喂养不当易致消化不良、吐泻、疳积等疾病，故应注意询问小儿的喂养情况，具体包括询问喂养方式和辅助食品添加情况，是否已经断奶和断奶后的情况。对年长儿还应询问饮食习惯，现在的食物种类和食欲等。

3. 问生长发育状况　小儿生长发育迅速，包括体格生长、运动和智能发育。如体重、身高（长）增长变化情况；抬头、翻身、坐、爬、立、行、出牙、学语等出现的时间；囟门闭合的时间；已入学小儿还应了解学习成绩，推测智力情况。了解小儿的生长发育是否符合规律，以分析婴幼儿发育迟缓的先天、后天病因及病机。

（三）问预防接种、传染病和传染病接触史

小儿6个月至5周岁，从母体获得的先天免疫力逐渐消失，而后天的免疫功能尚未健全。随着小儿会走，活动范围渐广，接触感染的机会增多，故易感染水痘、麻疹等多种传染病。而预防接种能帮助小儿建立后天免疫功能，以减少传染病的发生。若小儿密切接触过传染病的患者，如水痘、某些肝病等常可引起小儿感染发病。若小儿患过某些传染病如麻疹，痊愈之后常可获得终生免疫力，虽有与麻疹患儿密切接触史或出现相似症状，亦不必考虑麻疹；若小儿未曾患过麻疹或未注射麻疹疫苗，近期又有与麻疹患儿密切接触史，则小儿易患此病。此外，梅毒、艾滋病、病毒性肝炎等传染病可由母婴传播而使小儿染病。故应询问包括卡介苗、麻疹减毒活疫苗、脊髓灰质炎减毒活疫苗、白喉类毒素、百日咳菌苗、破伤风类毒素混合制剂、乙型脑炎疫苗、流行性脑膜炎菌苗，以及甲型肝炎减毒活疫苗、乙型肝炎血清疫苗等疫苗的预防接种情况，记录接种年龄和反应等，并结合传染病和传染病接触史等情况，为明确诊断提供依据。

（四）问发病原因

小儿的生理特点使其对某些致病因素反应较为敏感。如小儿脏腑娇嫩，抗病能力弱，易受寒热等气候、环境影响，易感受外邪，以致感冒、咳嗽、肺炎咳喘等；小儿脾胃薄弱，运化功能尚未健全，而小儿生长发育对水谷精微需求迫切，加之小儿饮食无节制，易伤食而出现积滞、呕吐、腹泻等症；小儿脑神发育不完善，易受惊吓，而见哭闹、惊叫、夜啼，甚至出现惊风抽搐等表现。故询问小儿的发病原因时，应注意围绕上述因素加以询问。

此外，还应询问小儿家族遗传病史。

【古代文献】

《景岳全书·传忠录·十问篇》：一问寒热二问汗，三问头身四问便，五问饮食六问胸，七聋八渴俱当辨，九因脉色察阴阳，十从气味章神见，见定虽然事不难，也须明哲毋招怨。

《医学实在易·问症诗》：一问寒热二问汗，三问头身四问便，五问饮食六问胸，七聋八渴俱当辨，九问旧病十问因，再兼服药参机变，妇人尤必问经期，迟速闭崩皆可见，再添片语告儿科，天花麻疹全占验。

一、问寒热

《东垣十书·内外伤辨惑论·辨寒热》：皮肤毛腠者，阳之分也，是卫之元气所滋养之分也。以寒邪乘之，郁遏阳分，阳不得伸，故发热也……其恶寒也，虽重衣下幕，逼近烈火，终不御其寒……其寒热齐作，无有间断也……内伤不足之病，表上无阳，不能禁风寒也……与外中寒邪，略不相似。其恶风寒也，因脾胃不足……若胃气平常，饮食入胃，其荣气上行，以舒于心肺，以滋养上焦之皮肤，腠理之元气也……其心肺无有禀受，皮肤间无阳，失其荣卫之外护，故阳分皮毛之间虚弱，但见风见寒，或居阴寒处，无日阳处，便恶之也，此常常有之，无间断者也。但避风寒及温暖处，或添衣盖，温养其皮肤，所恶风寒便不见矣。

《丹溪手镜·恶寒》：不待风而寒，虽身大热而不欲去衣，厚衣犹言冷也，向火不能遏其寒。又云：身大热不欲去衣，表热里寒也；身大寒不欲衣者，表寒里热也。有虚实之别：汗出恶寒，表虚也，可解肌；无汗恶寒，表实也，可汗。有阴阳之别：恶寒而蜷，脉沉细而紧者，发于阴也，可温之；寒热相继者，发于阳也，可发汗。

《景岳全书·传忠录·十问篇》：问寒热者，问内外之寒热，欲以辨其在表在里也。人伤于寒则病为热，故凡病身热、脉紧、头疼、体痛拘急无汗，而且得于暂者，必外感也。盖寒邪在经，所以头痛身疼，邪闭皮毛，所以拘急发热。若素日无疾，而忽见脉证若是者，多因外感……若无表证，而身热不解，多属内伤，然必有内证相应，合而察之，自得其真……凡内证发热者，多属阴虚，或因积热，然必有内证相应，而其来也渐。盖阴虚者必伤精，伤精者必连脏，故其在上而连肺者，必为喘急咳嗽；在中而连脾者，或妨饮食，或生懊恼，或为躁烦焦渴；在下而连肾者，或精血遗淋，或二便失节。然必寒热往来，时作时止，或气怯声微，是皆阴虚证也……凡内伤积热者，在症瘕必有形证，在血气必有明征，或九窍热于上下，或脏腑热于三焦。若果因实热，凡火伤在形体而无涉于真元者，则其形气声色脉候，自然壮丽，无弗有可据而察者，此当以实火治之。凡寒证尤属显然，或外寒者阳亏于表，或内寒者火衰于中，诸如前证。但热者多实，而虚热者最不可误，寒者多虚，而实寒者间亦有之，此寒热之在表在里，不可不辨也。

《景岳全书·杂证谟·寒热》：病有寒热者，由阴阳之有偏胜也。凡阳胜则热，以阴之衰也；阴盛则寒，以阳之衰也。故曰：发热恶寒者，发于阳也，无热恶寒者，发于阴也。

《医碥·杂症·发热》：昼热夜静，是阳邪自旺于阳分也；昼静夜热，是阳邪下陷于阴分也；昼夜俱热，烦躁，是重阳无阴，当亟泻其阳，峻补其阴。

《医碥·杂症·恶寒》：夜寒者，阴气旺于阴分，昼寒者，阴邪加于阳分，昼夜俱寒者，重阴也。按阳虚则畏寒而恶阴，故旦安而暮乱，阴虚则畏热而恶阳，故夜宁而朝争，此正虚之候也。阳邪实者遇阳而愈旺，故朝热而暮轻，阴邪实者，逢阴而更强，故夜寒而昼减，此邪实之候也。阳虚而邪乘于阳分，则气行阳二十五度而病发，故日寒而夜息，阴虚而阳邪陷于阴分也，则气行阴二十五度而病发，故夜热而昼凉，此正虚夹邪之候也。其有昼夜俱热甚者，为重阳无阴；昼夜俱寒甚者，为重阴无阳；昼寒夜热者，为阴阳交错也。其有久病虚弱，无分昼夜，作止不时者，以正气不能主持，而阴阳相乘，胜复无常也。

《医学心悟·发热》：又问曰：据子之言，凡发热皆在阳经而不在阴经，仲景云，少阴症反发热者，当用麻黄附子细辛汤，何以故？对曰：少阴发热者，表里皆寒，是直中而兼外感，非传经少阴也。故用麻黄、细辛、附子温中发散，令表里两解。夫直中少阴，本无发热，而曰反发热者，盖兼太阳表症也。总之传经入里而发热，清药中必兼发散；直中入里而发热，温药中必兼发散，可见发热属表症无可疑惑，故曰：三阴无头痛，无身热。

《医学心悟·恶寒》：或曰：恶寒何以是表症？答曰：人身外为阳、为表，寒邪属阴，由表虚为寒所乘，名曰阴盛阳虚也。阳虚不能温其肤卫，致表空虚，虽在密室，亦引衣盖覆，谓之恶寒。经云：阴盛阳虚，汗之则愈。故恶寒属表症。

又问曰：诸书言里症亦恶寒，何也？答曰：里症恶寒直中也，非传经也。传经入里则为热邪，必然恶热，岂有恶寒之理？然太阳恶寒，与直中恶寒，何以别之？病人头痛发热而恶寒者，表症也；无头痛发热而恶寒者，直中里症也。经曰：发热恶寒发于阳，无热恶寒发于阴也。

又问曰：阳明腑病，口燥渴而背微恶寒者，岂非传经里症乎？答曰：恶寒者，表未尽也，因其燥渴之甚，故用白虎加人参汤，此活法也。仲景云：发热无汗，表未解者，不可与白虎汤，渴欲饮水，无表症者，白虎加人参汤主之。此症微恶寒，则表邪将解，口燥渴，则里热已炽，故用此方。设口不燥渴，亦安得而用之乎？

又问曰：误下而成结胸，胀痛甚急，倘恶寒者，何以治之？答曰：结胸为医误下而成，今恶寒者，是表邪未尽结于胸中，必先解表，方服陷胸汤、丸，若误攻之，表邪又结于胸，则更危矣。故结胸症，有一毫恶寒，必先散之而后攻之。可见恶寒属太阳表症也。

《四诊抉微·问诊·问寒热》：问寒热者，问内外之寒热，欲以辨其在表在里也。人伤以寒，则病为热，故凡身热脉紧，头疼体痛，拘急无汗，而且得以暂者，必外感也。盖寒邪在经，所以头痛身疼，邪闭皮毛，所以拘急发热。若素日无疾，而忽见脉症若是者，多因外感。盖寒邪非素所有，而突然见此，此表症也。若无表症，而身热不解，多属内伤，然必有内症相应，合而察之，自得其真矣。

一凡身热经旬，或至月余不解，亦有仍属表症者。盖因初感寒邪，身热头痛，医不能辨，误认为火，辄用寒凉，以致邪不能散。或虽经解散，而药未及病，以致留蓄在经，其病必外症多而里症少，此非里也，仍当解散。

一凡内症发热者，多属阴虚，或因积热，然必有内症相应，而其来也渐。盖阴者必伤精，伤精者必连脏，故其在上而连肺者，必为喘急咳嗽；在中而连脾者，或妨饮食，或生懊恼，或为躁烦焦渴；在下而连肾者，或精血遗淋，或二便失节，然必倏然往来，时作时止，或气怯声微，是皆阴虚证也。

一凡怒气七情，伤肝伤脏而为热者，总属真阴不足，所以邪火易炽，亦阴虚也。

一凡劳倦伤脾而发热者，以脾阴不足，故易于伤。伤则热生于肌肉之分，亦阴虚也。

一凡内伤积热者，在癥瘕必有形证，在血气必有明征。或九窍热于上下，或脏腑热于三焦。若果因实热，凡火伤在形体而无涉于真元者，则其形气声色脉候，自然壮厉，无弗有可据而察者，此当以实火治之。

一凡寒症尤属显然，或外寒者，阳亏于表；或内寒者，火衰于中。诸如前证，但热者多实，而虚热者最不可误，寒者多虚，而实寒者间亦有之，此寒热之在表在里，不可不辨也。

《玉机微义·热门·叙阴阳虚盛为热》：经曰：夫热病者，皆伤寒之类也。阳胜则热。阴虚则内热，阳盛则外热。内外皆热，则喘而渴，故欲冷饮也。阳盛则身热，腠理闭，喘粗为之俯仰，汗不出而热，齿干以烦冤，腹满死，能冬不能夏。有四肢热，逢风寒如炙于火者，是人阴气虚，阳气盛。人身非常热也，为之热而烦满者，阴气少而阳气盛，故热而烦满也。三阳之病发寒热。病热而有所痛者，是三阳之动也。

《此事难知·辨内外伤》：一身尽热，先太阳也。从外而之内者，先无形也，为外伤。

《素问·厥论》：此人必数醉，若饱以入房，气聚于脾中不得散，酒气与谷气相薄，热盛于中，故热遍于身，内热而溺赤也。

《活人书·卷第七》：伤食令人头痛，脉数，发热，但左手人迎脉平和，身不疼是也。

《张氏医通·发热》：人迎气口俱紧盛，或举按皆实大。发热而恶寒，腹不和而口液，此内外俱伤也。

《张氏医通·寒热门》：发热身疼，而身如熏黄者，湿热也。一身尽痛，发热，日晡所剧者，风湿也。汗出而身热者，风热也。

中脘有痰，令人憎寒发热，恶风自汗，寸口脉浮，胸膈痞满，有类伤寒，但头不疼，项不强为异。

发热而渴，或微恶风寒，右手脉来浮数盛者，温病也。身热头疼，自汗多眠，阳脉浮滑，阴脉濡弱者，风温也。

《伤寒六书》：脉虚身热，得之伤暑。

二、问汗出

《景岳全书·传忠录·十问篇》：问汗者，亦以察表里也。凡表邪盛者，必无汗。而有汗者，邪随汗去，已无表邪，此理之自然也。故有邪尽而汗者，身凉热退，此邪去也。有邪在经而汗在皮毛者，此非真汗也。有得汗后，邪虽稍减，而未得尽全者，犹有余邪，又不可因汗而必谓其无表邪也，须因脉症而详察之。凡温暑等证，有因邪而作汗者，有虽汗而邪未去者，皆表证也。总之，表邪未除者，在外则连经，故头身或有疼痛，在内则连脏，故胸膈或生躁烦，在表在里，有证可凭，或紧或数，有脉可辨，须察其真假虚实，孰微孰甚而治之。

《景岳全书·杂证谟·汗证》：汗证有阴阳。阳汗者，热汗也；阴汗者，冷汗也。人但知热能致汗，而不知寒亦致汗。所谓寒者，非曰外寒，正以阳气内虚，则寒生于中而阴中无阳，阴中无阳则阴无所主而汗随气泄。故凡大惊、大恐、大惧，皆能令人汗出，是皆阳气顿消，真元失守之兆。至其甚者，则如病后、产后，或大吐、大泻、失血之后，必多有汗出者，是岂非气去而然乎？故经曰：阴胜则身寒汗出，身常清，数栗而寒，寒则厥，厥则腹满死。仲景曰：极寒反汗出，身必冷如冰，是皆阴汗之谓也。

《张氏医通·汗》：自汗虽由卫气不固，胃中之津液外泄，而实关乎脏腑蒸发使然。心之阳不能卫外而为固，则自汗出，包络之火郁发也；肾之阴不能退藏于密，则盗汗出，阴火乘虚蒸发也。

《医碥·问证》：外感身热有汗为伤风，无汗为伤寒。盗汗为邪初传阳明，又为阳入扰阴。白汗为阳明邪实（手足心、腋下皆汗），又为表虚不固。自汗身重鼾睡为风温。服药后得汗，表应解，不解是汗未彻也（必汗出至足乃为彻）……凡热汗必涩（肌肉热而涩也），冷汗必滑（肌肉冷而滑也）。汗味淡而不咸，缀而不流者为绝汗，即死。

《素问·阴阳应象大论》：阳之汗，以天地之雨名之。

《素问·阴阳别论》：阳加于阴谓之汗。

《素问·评热病论》：阴虚者，阳必凑之，故少气时热而汗出也。

《灵枢·决气》：津脱者，腠理开，汗大泄。

《素问·骨空论》：风从外入，令人振寒，汗出头痛，身重恶寒……大风汗出，灸譩谵，譩谵在背下挟脊傍三寸所。

《素问·金匮真言论》：夏暑汗不出者，秋成风疟。

《素问·热论》：暑当与汗皆出，勿止。

《素问·生气通天论》：因于暑，汗，烦则喘喝，静则多言，体若燔炭，汗出而散……汗出偏沮，使人偏枯。汗出见湿，乃生痤疿。高粱之变，足生大丁，受如持虚。劳汗当风，寒薄为皶，郁乃痤……魄汗未尽，形弱而气烁，穴俞以闭，发为风疟。

《素问·评热病论》：人所以汗出者，皆生于谷，谷生于精，今邪气交争于骨肉而得汗者，是邪却而精胜也，精胜则当能食而不复热。复热者，邪气也。汗者，精气也。今汗出而辄复热者，是邪胜也……汗出而脉尚躁盛者死。

《景岳全书·热病》：热病已得汗出，而脉尚躁，喘且复热。喘甚者，死。热病已得汗而脉尚躁盛，此阴极之脉也，死；其得汗而脉静者，生。热病者脉尚盛躁而不得汗者，此阳极之脉也，死；脉盛躁得汗静者，生。热病而汗且出，及脉顺可汗者，取之鱼际、太渊、大都、太白，泻之则热去，补之则汗出，汗出太甚，取内踝上横脉以止之。

《灵枢·寒热病》曰：臂太阴可汗出，足阳明可汗出。故取阴而汗出甚者，止之于阳；取阳而汗出甚者，止之于阴。

《灵枢·逆顺》：无刺熇熇之热，无刺漉漉之汗。

《灵枢·五禁》：五禁、五夺、五逆者，皆不可刺。曰：大汗出之后，是三夺也。

《素问·平人气象论》：尺涩脉滑谓之多汗。

《灵枢·邪气脏腑病形》：肺脉……缓甚为多汗；微缓为痿瘘、偏风，头以下汗出不可止。

《灵枢·本脏》：卫气者，所以温分肉，充皮毛，肥腠理，司开阖者也。

《素问·经脉别论》：饮食饱甚，汗出于胃。惊而夺精，汗出于心。持重远行，汗出于肾。疾走恐惧，汗出于肝。摇体劳苦，汗出于脾。

《素问·本病论》：醉饱行房，汗出于脾。

《素问·水热穴论》：勇而劳甚则肾汗出……所谓玄府者，汗空也。

《素问·举痛论》：炅则腠理开，营卫通，汗大泄，故气泄矣。劳则喘息汗出，外内皆越，故气耗矣。

《灵枢·五变》：肉不坚，腠理疏，则善病风。

《素问·痹论》：风寒湿三气杂至，合而为痹也……其多汗而濡者，此其逢湿甚也。阳气少，阴气盛，两气相感，故汗出而濡也。

《素问·脏气法时论》：肺病者，喘咳逆气，肩背痛，汗出……肾病者，腹大胫肿，喘咳身重，寝汗出，憎风。

《素问·阴阳应象大论》：阳胜则身热，腠理闭，喘粗为之俯仰，汗不出而热，齿干以烦冤，腹满死，能冬不能夏。阴胜则身寒，汗出，身常清，数栗而寒，寒则厥，厥则腹满，死，能夏不能冬。

《素问·脉要精微论》：阳气有余为身热无汗；阴气有余为多汗身寒；阴阳有余则无汗而寒。

《灵枢·营卫生会》：故血之与气，异名同类焉。故夺血者无汗，夺汗者无血，故人有两死而无两生。

《素问·脉要精微论》：肺脉搏坚而长，当病唾血；其软而散者，当病灌汗。

《素问·六元正纪大论》：太阳所至为寝汗、痉。

《素问·诊要经终论》：太阳之脉，其终也，戴眼、反折、瘛疭，其色白，绝汗乃出，出则死矣。

《灵枢·经脉》：六阳气绝，则阴与阳相离，离则腠理发泄，绝汗乃出，故旦占夕死，夕占旦死。

三、问疼痛

《素问·举痛论》：按之则热气至，热气至则痛止矣。

《素问·脏气法时论》：肝病者，两胁下痛引少腹。

《灵枢·经脉》：胆足少阳脉……是动则病，口苦，善太息，心胁痛不能转侧。

《灵枢·邪气脏腑病形》：胃病者，腹䐜胀，胃脘当心而痛。

《金匮要略·五脏风寒积聚病脉证并治》：身劳汗出，衣里冷湿，久久得之，腰以下冷痛，腹重如带五千钱。

《金匮要略·胸痹心痛短气病脉证治》：心痛彻背，背痛彻心。

《圣济总录·心痛门》：心痛诸候……其候不一，有寒气卒客于脏腑，发卒痛者；有阳虚阴厥，痛引喉者；有心背相引，善伛偻者；有腹胀归于心而痛甚者；有急痛如针锥所刺者；有其色苍苍，终日不得太息者；有卧则从心间痛，动作愈甚者；有发作肿聚，往来上下，痛有休止者。或因于饮食，或从于外风，中脏既虚，邪气客之，痞而不散，宜通而塞，故为痛也。若夫真心不痛，痛即实气相搏，手足厥冷，非治疗之所及，不可不辨也。

《丹溪心法·痛风》：如肥人肢节痛，多是风湿与痰饮，流注经络而痛……如瘦人性急躁而肢节痛发热，是血热。

《卫生宝鉴·气虚头痛治验》：清阳之气愈亏损，不能上荣……所以头苦痛。

《古今医统·身体痛》：身体痛者，种种不同，风、寒、湿、痰者多。风寒痛，明知得于寒邪，而脉浮紧，湿痰留滞关节，一身尽痛。有风湿相搏，肢体重痛；有阴毒伤寒，身如被杖之痛者；有湿郁而周身作痛，有伤食滞而身作痛；痰滞经络而作块痛；致于骨节酸疼，或寒或热，皆宜随证审其病机……所感寒热虚实而施治之，无不中也。

《古今医鉴·胁痛》：胁痛者……若因暴怒伤触悲哀气结，饮食过度，冷热失调，颠仆伤形，或痰积流注于血，与血相搏，皆能为痛。

《景岳全书·传忠录·十问篇》：问其头可察上下，问其身可察表里，头痛者邪居阳分，身痛者邪在诸经，前后左右阴阳可辨，有热无热内外可分，但属表邪，可散之而愈也。凡火盛于内而为头痛者，必有内应之证，或在喉口，或在耳目，别无身热恶寒在表等候者，此热盛于上，病在里也，察在何经，宜清宜降……凡阴虚头痛者，举发无时，是因酒色过度，或遇劳苦，或逢情欲，其发则甚，此为里证。或精或气，非补不可也。凡头痛属里者，多因于火，此其常也。然亦有阴寒在上，阳虚不能上达而痛甚者，其证则恶寒呕恶，六脉沉微或兼弦细，诸治不效，余以桂附参熟之类而愈之，是头痛之有阳虚也。凡云头风者，此世俗之混名，然必有所因，须求其本，辨而治之。

　　凡身痛之甚者，亦当察其表里，以分寒热，其若感寒作痛者，或上或下，原无定所，随散而愈，此表邪也。若有定处而别无表证，乃痛痹之属，邪气虽亦在经，此当以里证视之，但有寒热之异耳。若因火盛者，或肌肤灼热，或红肿不消，或内生烦渴，必有热证相应，治宜以清、以寒。若并无热候而疼痛不止，多属阴寒，以致血气凝滞而然。经曰：痛者寒气多也，有寒故痛也……凡劳损病剧，而忽加身痛之甚者，此阴虚之极，不能滋养筋骨而然，营气惫矣，无能为也。

　　《景岳全书·杂证谟·心腹痛》：胃脘痛证，多有因食、因寒、因气不顺者，然因食因寒，亦无不皆关于气。盖食停则气滞，寒留则气凝。

　　《证治汇补·腹痛》：腹痛乃脾家受病，或受有形而痛，或受无形而痛。盖暴伤饮食，则胃脘先痛而后入腹；暴触怒气，则两胁先痛而后入腹；血积上焦，脾火熏蒸，则痛从腹而攻上；血积下部，胃气下陷，则痛从腹而下坠；伤于寒者，痛无间断，得热则缓；伤于热者，痛作有时，得寒则减；因饥而痛者，过饥即痛，得食则止；因食而痛者，多食则痛，得便乃安；吞酸腹痛，为痰郁中焦，痞闷腹痛，为气搏中州；火痛，肠内雷鸣，冲斥无定，痛处觉热，心烦口渴；虫痛，肚大青筋，饥即咬啮，痛必吐水，痛定能食；气虚痛者，痛必喜按，呼吸短浅；血虚痛者，痛如芒刺，牵引不宁。

　　《医学真传·心腹痛门》：夫痛则不通，理也。但通之之法各有不同，调气以和血，调血以和气，通也……虚者助之使通。

　　《冯氏锦囊秘录·杂症·方脉腰腿痛合参》：腿痛者，有属湿者，六脉沉濡或伏，两膝隐隐作痛，或麻木作肿，遍身沉重，天阴益甚，初宜微表，后兼分利。有属湿热者，脉濡细而数，痛自腰胯以至足肿，或上或下，或肿或红，小便赤涩……有属痰流注者，脉沉滑或弦，腰脐一块互换作痛，及恶心头眩者，痰也……有属阴虚者脉细而数，或两尺洪盛，肌体羸瘦，足心及胫俱痛，不能任地……

　　《东医宝鉴·外形篇·腰》：腰痛有十：有肾虚，有痰饮，有食积，有挫闪，有瘀血，有风，有寒，有湿，有湿热，有气，凡十种。

　　《医学心悟·腰痛》：腰痛拘急，牵引腿足，脉浮弦者，风也；腰冷如冰，喜得热手熨，脉沉迟，或紧者，寒也……腰痛如坐水中，身体沉重，腰间如带重物，脉濡细者，湿也……若腰重疼痛，腰间发热，痿软无力，脉弦数者，湿热也，恐成痿症……若因闪挫跌仆，瘀积于内，转侧若刀锥之刺，大便黑色，脉涩，或芤者，瘀血也……走注刺痛，忽聚忽散，脉弦急者，气滞也；腰间肿，按之濡软不痛，脉滑者，痰也……腰痛似脱，重按稍止，脉细弱无力者，虚也。

　　《医学心悟·身痛》：身体痛，内伤外感均有之，如身痛而拘急者外感风寒也。身痛如受杖者，中寒也。身痛而重坠者，湿也。若劳力辛苦之人，一身酸软无力而痛者，虚也。

　　《医碥·头痛》：头为清阳之分，外而六淫之邪气相侵，内而六腑经脉之邪气上逆，皆能乱其清气，相搏击致痛，须分内外虚实。实者其人血气本不虚，为外邪所犯，或蔽复其清明，或壅塞其经络，或内之实火上炎，因而血瘀涩滞，不得通行而痛，其痛必甚，此为实。虚者其人气血本虚，为外邪所犯，或内之浊阴上干，虽亦血瘀涩滞，不能通行，而搏击无力，其痛不甚，此为虚。

四、问不适

《灵枢·海论》：髓海不足，则脑转耳鸣，胫酸眩冒，目无所见，懈怠安卧。

《素问·至真要大论》：诸风掉眩，皆属于肝。

《证治汇补·上窍门·眩晕》：眩者，言视物皆黑。晕者，言视物皆转，二者兼有，方曰眩晕。

《景岳全书·传忠录·十问篇》：凡眩晕者，或头重者，可因之以辨虚实。凡病中眩晕，多因清阳不升，上虚而然。如丹溪云：无痰不作晕。殊非真确之论，但当兼形气分久暂以察之。观《内经》曰：上虚则眩，上盛则热。痛其义可知。至于头重，尤属上虚，经曰：上气不足，脑为之不满，头为之苦倾。此之谓也。

《景岳全书·杂证谟·眩运》：丹溪则曰：无痰不能作眩，当以治痰为主，而兼用他药，余则曰：无虚不能作眩，当以治虚为主，而酌兼其标。

《金匮要略·胸痹心痛短气病脉证治》：胸痹，心中痞气，气结在胸，胸满，胁下逆抢心，枳实薤白桂枝汤主之。

《景岳全书·杂证谟·怔忡》：怔忡之病，心胸筑筑振动，惶惶惕惕，无时得宁者是也。然古无是名，其在《内经》则曰：胃之大络，名曰虚里，出于左乳下，其动应衣，宗气泄也。在越人、仲景则有动气在上下左右之辨，云诸动气皆不可汗下也。凡此者，即皆怔忡之类。此证惟阴虚劳损之人乃有之。盖阴虚于下，则宗气无根而气不归源，所以在上则浮撼于胸臆，在下则振动于脐旁。虚微者动亦微，虚甚者动亦甚。

《医碥·悸》：悸者，心筑筑惕惕然，动而不安也。

《济生方·怔忡》：夫怔忡者，由心血不足也……血富则心君自安矣。多因汲汲富贵，戚戚贫贱，久思所爱，触事不意，真血虚耗，心帝失辅，遂成怔忡。

《红炉点雪·惊悸怔忡健忘》：惊者，心卒动而不宁也；悸者，心跳动而怕惊也；怔忡者，心中躁动不安，惕惕然如人将捕之也。

《医学入门·惊悸怔忡健忘》：怔忡因惊悸久而成。

《秘传证治要诀及类方·怔忡》：怔忡……与惊悸若相类而实不同。

《灵枢·水胀》：臌胀如何？岐伯曰：腹胀，身皆大，大与肤胀等也。色苍黄，腹筋起，此其候也。

《丹溪心法·厥》：手足麻者，属气虚；手足木者，有湿痰死血。十指麻木，是胃中有湿痰死血。

《张氏医通·痿痹门》：著痹者，肢体重著不移，疼痛麻木是也。盖气虚则麻，血虚则木，治当利湿为主，祛风解寒，亦不可缺，更须参以理脾补气之剂。

五、问耳目

《灵枢·海论》：脑为髓之海……髓海不足，则脑转耳鸣，胫酸眩冒，目无所见，懈怠安卧。

《灵枢·决气》：精脱者，耳聋；气脱者，目不明；津脱者，腠理开，汗大泄；液脱者，骨属屈伸不利，色夭，脑髓消，胫酸，耳数鸣；血脱者，色白，夭然不泽；其脉空虚，此其候也。

《灵枢·口问》：上气不足，脑为之不满，耳为之苦鸣。

《医学入门·卷五》：耳鸣乃是聋之渐。

《景岳全书·杂证谟·耳证》：凡暴鸣而声大者多实；渐鸣而声细者多虚；少壮热盛者多实；中衰无火者多虚，饮酒味厚，素多痰火者多实；质清脉细，素多劳倦者多虚。

《医学心悟·耳》：凡伤寒邪热耳聋者，属少阳证……若病非外感，有暴发耳聋者，乃气火上冲，名曰气闭耳聋……若久患耳聋，则属肾虚，精气不足，不能上通于耳。

《医贯·耳论》：耳鸣以手按之而不鸣，或少减者，虚也；手按之而愈鸣者，实也。

《证治准绳·杂病·七窍门》：瞳神乃照物者……乃先天之气所生，后天之气所成，阴阳之妙用，水火之精华，血养水，水养膏，膏护瞳神，气为运用，神则维持。

《素问·五脏生成》：徇蒙招尤，目冥耳聋，下实上虚，过在足少阳、厥阴，其则入肝。

《灵枢·决气》：精脱者耳聋，气脱者目不明。

《灵枢·经脉》：督脉……实则脊强，虚则头重，高摇之……五阴气俱绝，则目系转，转则目运；目运者，为志先死；志先死，则远一日半死矣。

《明医杂著·续医论·耳鸣如蝉》：耳鸣证，或鸣甚如蝉，或左或右，或时闭塞，世人多作肾虚治，不效。殊不知此是痰火上升，郁于耳中而为鸣，郁甚则壅闭矣。若遇此症，但审其平昔饮酒厚味，上焦素有痰火，只作清痰降火治之。大抵此症多先有痰火在上，又感恼怒而得，怒则气上，少阳之火客于耳也。若肾虚而鸣者，其鸣不甚，其人多欲，当见在劳怯等症。

《四诊抉微·问诊·问耳》：耳虽少阳之经，而实为肾脏之官，又为宗脉之所聚，问之非惟可辨虚实，亦且可知生死。

凡人之久聋者，此一经之闭，无足为怪，惟是因病而聋者，不可不辨。其在《热论篇》则曰：伤寒三日，少阳受之，故为耳聋。此以寒邪在经，气闭而然。然以余所验，则未有不因气虚而然者。《素问》曰：精脱者耳聋。仲景曰：耳聋无闻者，阳气虚也。由此观之，则凡病是症，其属气虚者十九，气闭者十一耳。

聋有轻重。轻者病轻，重者病重。若随治渐轻，可察其病之渐退也，进则病亦进矣；若病至聋极，甚至绝然无闻者，此诚精脱之症。

《景岳全书·传忠录·十问篇》：耳虽少阳之经，而实为肾脏之官，又为宗脉之所聚，问之非惟可辨虚实，亦且可知死生。凡人之久聋者，此一经之闭，无足为怪，惟是因病而聋者，不可不辨……聋有轻重，轻者病轻，重者病重，若随治渐轻，可察其病之渐退也，进则病亦进矣。若病至聋极，甚至绝然无闻者，此诚精脱之证，余经历者数人矣，皆至不治。

《审视瑶函·内外二障论》：眼乃五脏六腑之精华，上注于目而为明。如屋之有天窗也，皆从肝胆发源，内有脉道孔窍，上通于目而为光明。如地中泉脉流通，一有瘀塞，则水不通矣……至目日昏，药之无效，良由通光脉道之瘀塞耳。

《杂病源流犀烛·目病源流》：雀目者，日落即不见物也，此由肝虚血少，时时花起，或时头痛，久则双目盲……亦有生成如此，并由父母遗体，日落即不见物。

《杂病源流犀烛·耳病源流》：然耳聋者，音声闭隔，竟一无所闻者也，亦有不至无闻，但闻之不真者，名为重听。其症之来，或由风气壅耳，常觉重听，头目不清，或由肾经热，致右耳听事不真，不得竟为耳聋……若乃耳鸣者，聋之渐也。

六、问睡眠

《素问·逆调论》：胃不和则卧不安。

《灵枢·邪客》：今厥气客于五脏六腑，则卫气独卫其外，行于阳不得入于阴，行于阳则阳盛，阳气盛则阴陷，不得入于阴，阴虚，故目不瞑。

《医学心悟》：问曰：但欲寐，何以是直中寒证？答曰：寒邪属阴，阴主静，静则多眠。

《丹溪心法·中湿》：脾胃受湿，沉困无力，怠惰好卧。

《景岳全书·杂证谟·不寐》：病辨邪正不寐证，虽病有不一，然惟知邪正二字则尽之矣。盖寐本乎阴，神其主也，神安则寐，神不安则不寐。其所以不安者，一由邪气之扰，一由营气之不足耳。有邪则多实证，无邪者皆虚证。凡如伤寒、伤风、疟疾之不寐者，此皆外邪深入之扰也。如痰如火，如寒气水气，如饮食忿怒之不寐者，此皆内邪滞逆之扰也。舍此之外，则凡思虑劳倦、惊恐忧疑，及别无所累而常多不寐者，总属真阴精血之不足，阴阳不交，而神有不安其室耳。知此二者，则知所以治此矣。

《灵枢·寒热病》：阳气盛则瞋目，阴气盛则瞑目。

《脾胃论·肺之脾胃虚论》：脾胃之虚，怠惰嗜卧。

七、问饮食口味

《景岳全书·传忠录·问饮食》：问饮食者，一可查胃口之清浊，二可查脏腑之阴阳。病由外感而食不断者，知其邪未及脏，而恶食不恶食者可知。病因内伤而食饮变常者，辨其味有喜恶，而爱冷爱热者可知。素欲温热者，知阴脏之宜暖；素好寒冷者，知阳脏之可清。或口腹之失节以致误伤，而一时之权变，可因以辨。故饮食之性情，所当详察，而药饵之宜否，可因以推也。凡诸病得食稍安者，必是虚证；得食更甚者，或虚或实皆有之，当辨而治也。

《景岳全书·传忠录·问渴》：问渴与不渴，可以察里证之寒热，而虚实之辨亦从以见。凡内热之甚，则大渴喜冷，冰水不绝，而腹坚便结，脉实气壮者，此阳证也。凡口虽渴而喜热不喜冷者，此非火证，中寒可知，既非火证，何以作渴？则水亏故耳。凡病人问其渴否，则曰口渴；问其欲汤水否，则曰不欲。盖其内无邪火，所以不欲汤水；真阴内亏，所以口无津液。此口干也，非口渴也，不可以干作渴治。凡阳邪虽盛而真阴又虚者，不可因其火盛喜冷，便云实热。盖其内水不足，欲得外水以济水涸精亏，真阴枯也，必兼脉症细察之。

《证治汇补·上窍门·口病》：心热口苦……肝热口酸……脾热口臭……肺热口辛……肾热口咸……如谋虑不决，胆虚口苦……如中气不足，木乘土位口苦。

《医碥·问证》：外感邪未入里，则知味而食如常，入里则不思食矣。喜冷者，内热也；喜热者，内寒也。得食稍安者，虚也；得食更甚者，实也。（虚人过食亦不安。）病由饮食而致者，须问所伤何物。热者必渴，喜冷冻饮料，饮必多。若喜热饮，或冷冻饮料而不多，乃虚热，非实热也。（火虚者，必不能饮冷。水虚者，虽火燥津干，然少得清润即止，以本虚，不能胜水之冷气，故不能多饮也。）

《医法心传·诊病须察阴脏阳脏论》：凡人阴脏、阳脏、平脏，本性使然。如素系阴脏者，一切饮食必喜热物，偶食生冷，腹中即觉凝滞不爽；大便一日一度，决不坚燥，甚则稀溏，食难消化。若系阳脏，一切饮食必喜寒冷，偶食辛热之物，口中便觉干燥，甚则口疮咽痛；大便数日一次，必然坚硬，甚则燥结。

《医宗己任篇·口渴》：有一等中气虚寒，寒水泛上，逼其浮游之火于咽喉口舌之间者，渴欲引饮，但饮水不过一二口即厌，少顷复渴饮，亦不过若此……又有一等口欲饮水，但饮下少顷即吐，吐出少顷复求饮，药食毫不能下，此是阴盛格阳，肾经伤寒之证。

《张氏医通·诸伤门·伤饮食》：经言：水谷之寒热，感则害人六腑。又曰：阴气者，静则神藏，躁则消亡，饮食自倍，肠胃乃伤。此乃混言之也，分之为二：饮也，食也。饮者，水也。因而大饮则气逆，形寒饮冷则伤肺，肺病则为喘咳，为肿满，为水泻。轻则发汗利小便，上下分消其湿；如重而蓄积为满者，利下之。食者，物也。因而饱食，筋脉横解，肠澼为痔。又饱食劳力，伤太阴厥阴，则气口滑大于人迎两倍、三倍，或呕吐痞满，或下利肠澼，当分寒热轻重治之。轻则内消，重则除下，亦有宜吐者，所谓在上者因而越之也，然不可过剂，过则反伤脾胃。盖先饮食自伤，加之药过，脾胃复伤而气不能化，食愈难消矣。

《证治汇补·内因门·伤食》：饮食自倍，肠胃乃伤。一或有伤，脾胃便损，饮食减少，元气渐惫。

内因：有过食生冷、瓜果、鱼腥、寒物者，有过食辛辣、炙煿、酒面、热物者，有壮实人恣食大嚼者，有虚弱人贪食不化者。有饮食不调之后，加之劳力，劳力过度之后，继以不调者。

外候：令人腹胀气逆，胸膈痞塞，咽酸噫气，如败卵臭，或呕逆恶心，欲吐不吐，恶闻食气，或胃口作痛，或手按腹疼，或泄泻黄白而绞痛尤甚，或憎寒壮热头疼。似外感疟疾，但外感则身多疼痛，左脉浮盛；伤食则身无疼痛，右脉滑大。亦有旧谷未消，新谷遽入，脾气虚弱，经宿不化者。其有热者，令人吞酸；其无热者，令人噫臭。

八、问二便

《景岳全书·传忠录》：二便为一身之门户，无论内伤外感，皆当察此，以辨其寒热虚实。

《诸病源候论·大便病诸候》：……大便难也。又云：邪在肾，亦令大便难。所以尔者，肾脏受邪，虚而不能制小便，则小便利，津液枯燥，肠胃干涩，故大便难。又，渴利之家，大便也难，所以尔者，为津液枯竭，致令肠胃干燥。

《诸病源候论·血病诸候·大便下血候》：热气在内，亦大便下鲜血而腹痛；冷气在内，亦大便下血，色如小豆汁，出而疼时不甚痛。前便后下血者，血来远；前下血后便者，血来近。

《医碥·杂症·大便不通》：大便不通有热结者，热耗血液干燥，故结也。

《诸病源候论·小便病诸候》：夫小便难者，此是肾与膀胱热故也。此二经为表里，俱主水，水行于小肠，入胞为小便，热气在于脏腑，水气则涩，其热势微，但小便难也。

《诸病源候论·小便病诸候》：小便数者，膀胱与肾俱虚，而有客热乘之故也。肾与膀胱为表里，俱主水，肾气下通于阴。此二经既虚，致受于客热。虚则不能制水，故令数小便热则水行涩，涩则小便不快，故令数起也。

《景岳全书·杂证谟·秘结》：阳结证，必因邪火有余，以致津液干燥……凡因暴病，或以年壮气实之人，方有此证……凡下焦阳虚……不能传送而阴凝于下，此阳虚而阴结也；下焦阴虚，则精血枯燥……此阴虚而阴结也。

《丹溪心法·泄泻》：寒泄，寒气在腹，攻刺作痛，洞下清水，腹内雷鸣，米饮不化……热泻，粪色赤黄，肛门焦痛……小便不利。

《医述·泻》：泻黄腹痛者，湿也；泻白腹痛者，寒也；痛一阵泻一阵，泻后涩滞者，火也；痛一阵泻一阵，泻后痛减者，食也；腹中胀痛，泻不减者，肝气也；腹中绞痛，暴泻烦渴者，霍乱也；腹中绞痛，下无休时，去如蟹渤者，气食交并也；腹中隐痛，下如稠饮者，痰也。

《赤水玄珠·癃闭门》：小便频而清白长者为虚寒，频而少，黄赤涩者为热。及脉洪数，有力、无力，或滑，或涩，参验之，始无差误。凡热天小便少，寒月小便多，寒热之理亦易见尔。

《医宗金鉴·杂病心法要诀·小便闭癃遗尿不禁总括》：膀胱热结，轻者为癃，重者为闭。膀胱寒虚，轻者为遗尿，重者为不禁。闭者，即小便闭无点滴下出，故少腹满胀痛也。癃者，即淋漓点滴而出，一日数十次，或勤出无度，故茎中涩痛也。不知而尿出，谓之遗尿。知而不能固，谓之小便不禁。

《证治汇补·下窍门·淋病》：滴沥涩痛，谓之淋；急满不通，谓之闭。五淋之别，虽有气、砂、血、膏、劳之异，然皆肾虚而膀胱生热也。

内因：由膏粱厚味，郁遏成疾，致脾土受害，不能化精微，别清浊，使肺金无助，而水道不清，渐成淋病；或用心过度，房欲无节，以致水火不交，心肾气郁，遂使阴阳乖格，清浊相干，蓄于下焦膀胱，而水道涩焉。

外候：小便涩痛，欲去不去，不去又来，滴沥不断，甚则闷塞。

淋病分辨：气淋涩滞，余沥不断；血淋溺血，遇热则发；石淋茎痛，溺有砂石，又名砂淋；膏淋稠浊，凝如膏糊，又名肉淋；劳淋遇劳即发，痛引气冲，又名虚淋。

五淋微甚：淋虽五，总属于热。初为热淋，重为血淋，久则煎熬水液，或凝块如血，或稠浊如膏，或火烁而成砂石。此即煮海为盐之义也。

虚淋宜审：淋有虚实，不可不辨。如气淋脐下妨闷，诚为气滞，法当疏利；若气虚不运者，又宜补中。血淋腹硬茎痛，知为死血，法当去瘀；然血虚血冷者，又当补肾。惟膏淋有精溺混浊之异，非滋阴不效；劳淋有脾肾困败之状，非养正不除。

《证治汇补·下窍门·便浊》：水液混浊，皆属于热。故赤白浊，皆因湿热浊气，渗入膀胱而为病。

内因：其因有二。肥人多湿热，瘦人多肾虚。肾虚者，因思想过度，嗜欲无节，肾水虚少，膀胱火盛，小便去涩，所以成浊。湿热者，中焦不清，下流膀胱，故便溲浑浊。又有思虑劳心者，房欲伤肾者，脾虚下陷者，脾移热于肾者，下元虚冷者，湿痰流注者，有属虚劳者，有因伏暑者。

外候：小溺浊涩，茎中大痛，其状漩面如油，光彩不定，漩脚下澄，凝如膏糊。若初起先有消渴善饮，而后下便见浊者，即下消症也。

浊分气血：血虚而热甚者，则为赤浊，心与小肠主之；气虚热微者，则为白浊，肺与大肠主之。

浊分虚实：大约窍端结盖者，为多火；不结盖者，为兼湿；小水赤涩而痛，或浊带赤色者，为小肠湿热；小水不涩不痛，而所下色白，或渗利转甚者，为脾气下陷；茎中痛痒，而发寒热，或有结痛者，为毒邪所侵。

浊分精溺：要知浊出精窍，淋出溺道，由败精瘀腐者，十常六七；由湿热流注，与脾虚而下陷者，十中二三。

脉法：两尺洪数，为阴火不宁；左寸短小，为心虚不摄；右脉大而涩，按之无力，或微细，或沉紧而涩，皆为虚。尺脉虚浮，急疾者难治，迟者易治。

《赤水玄珠·白浊门》：白浊乃小病，今人亦有一二年不愈者，皆是用药无律。今将吃紧要处，次第条陈，庶初学者有取则焉。大抵属湿热为多，缘中宫不清，痰浊下流，渗入膀胱，治当审小便痛与不痛。若小便将行而痛者，气之滞也；行后而痛者，气之陷也；若小便频数而痛，此名淋浊。

九、问经带

《素问·上古天真论》：女子七岁，肾气盛，齿更发长；二七而天癸至，任脉通，太冲脉盛，月事以时下，故有子。

《景岳全书·妇人规·经脉诸脏病因》：女人以血为主，血王则经调，而子嗣、身体之盛衰，无不肇端于此。故治妇人之病，当以经血为先。而血之所主，在古方书皆言心主血，肝藏血，脾统血，故凡伤心、伤脾、伤肝者，均能为经脉之病。

《景岳全书·妇人规·辨血色》：凡血色有辨，固可以察虚实，亦可以察寒热。若血浓而多者，血之盛也；色淡而少者，血之衰也……至于紫黑之辨……紫赤鲜红，浓而成片成条者，是皆新血妄行，多由内热；紫而兼黑，或散或薄，沉黑色败者，多以真气内损，必属虚寒……或如屋漏水，或如腐败之宿血，是皆紫黑之变象也。

《医原·问症求病论》：妇人问其有无胎产，月事先期后期，有无胀痛。

《医述·女科原旨·崩漏》：崩为急证，漏是缓病。

《先醒斋医学广笔记·带下》：白带多属气虚……带下如浓泔而臭秽特甚者，湿热。

《妇人良方·带下》：妇人带下其名有五……若伤足厥阴肝经，色如青泥；伤手少阴心经，色如红津；伤手太阴肺经，形如白涕；伤足太阴脾经，黄如烂瓜；伤足少阴肾经，黑如衃血。

《傅青主女科·女科上卷·带下》：夫带下俱是湿症。而以"带"名者，因带脉不能约束而有此病，故以名之。

《沈氏女科辑要·卷上·第九节·带下》：带下，女子生而即有，津津常润，本非病也。故扁鹊自称带下医，即今所谓女科是矣。

《傅青主女科·女科上卷·调经》：妇人有先期经来者，其经甚多，人以为血热之极也，谁知是肾中水火太旺乎！夫火太旺则血热，水太旺则血多，此有余之病，非不足之症也，似宜不药有喜。

《胎产心法·临产须知十四则》：临产自有先兆，须知凡孕妇临产，或半月数日前，胎胚必下垂，小便多频数。

《诸病源候论·妇人杂病诸候·月水不调候》：妇人月水不调，由劳伤气血，致体虚受风冷，风冷之气，客于胞内，伤冲脉、任脉，损手太阳、少阴之经也。冲、任之脉，皆起于胞内，为经络之海……若冷热调和，则冲脉、任脉气盛，太阳、少阴所主之血宣流，以时而下。若寒温乖适，经脉则虚，有风冷乘之，邪搏于血，或寒或温，寒则血结，温则血消，故月水乍多乍少，为不调也。

《圣济总录·妇人血气门·妇人月水不调》：月水不调者，经血或多或少，或清或浊，或先期而来，或后期而至是也。盖由失于调养，而冲任虚损，天癸之气，乖于常度，故《内经》曰：任脉通，冲脉盛，月事以时下，言其有常度也。

《女科百问·第五问·何以谓之经候》：何以谓之经候？答曰：夫女子十四天癸至，肾气全盛，冲流任通，血渐盈，应时而下。常以三旬一见，愆期者病，故谓之经候。然经者，常也。候者，谓候一身之阴阳也。经常之气，伺候而至，若潮候之应乎时也，天真之气与之流通，故一月一次行，平和则不失乎期，所以谓之经候，又名月水也。

十、问小儿

《备急千金要方·卷五》：夫初生一腊之内，夭在八风之邪，岂能避害，良由在胎之时，母失爱护……蕴毒于内，损伤胎儿，降生之后，故有胎热……胎黄，诸病生焉。

《临证指南医案·卷十·幼科要略》：婴儿肌肉柔脆，不耐风寒，六腑五脏气弱，乳汁难化，内外二因之病自多。

《医述·幼科集要·杂病》：小儿百病，先从热起。有感风热者，则恶风头痛，脉浮嗽嚏。有伤食热者，则手心热甚，嗳气吐食。有瘀积热者，则颊赤口疮。有痘疹热者，则耳鼻尖冷，两目含泪，耳纹现，中指冷。有惊热者，则面青心悸，啼叫恍惚。有疳热者，则形瘦多渴，骨蒸盗汗，泄泻肚大。种种不同，随证治之。

《幼幼新书·卷第三·病源形色》：小儿不与大人同，得病多由惊热风。先治心神次除热，脉宜紧数及浮洪。

《证治准绳·幼科集之三》：小儿多因乳母之气不调而致，当戒怒气，调饮食，适寒温，则可以远病矣。

《太平圣惠方·卷第八十二·治小儿夜啼诸方》：夫小儿夜啼者，由脏冷故也。夜阴气盛，与冷相搏，则冷动，冷动与脏气相并，或烦或痛，故令小儿夜啼也。

《保婴撮要·卷六·发热》：盖小儿脏腑脆弱，元气易虚，补泄宜用轻和之剂，庶无变症。若乳下婴儿，当兼治其母，仍参诸热症治之。

《玉机微义·小儿门·论发搐有风有热有痰有食补泻不同》：凡目鲜目眨，目白目青；目斜目斗，目转目瞪；声焦声嘎，声颤声轻；呷口弄舌，卷舌露筋；嘘气哽气，噫气撮唇；噫乳噫食，忽然定睛；吐涎吐沫，拗颈仰身；摇头擦面，藏头畏明；手挛手颤，脚弯不伸；忽撩忽乱，恍惚精神；失张失志，眠睡不宁；睡中喜笑，困戛齿龈；心烦躁热，啼哭咬人；面脸弄色，或红或青；伸舒用力，微微作声。

《玉机微义·小儿门·论疳证虚实》：大抵小儿疳病，肌羸，血气不足，同大人痨瘵之疾。

《赤水玄珠·虫门》：小儿好食肥甘生冷，伤于脾胃，脾胃既伤，则不能运化精微，而生湿热，湿热久则生虫也。发则腹中疼痛，上下往来，无有休止，或亦攻心则合眼啼哭，仆手仰身，神思闷乱，呕哕涎沫，或吐清水，四肢羸困，面色青黄，饮食难进，不生肌肤，或寒或热，沉沉嘿嘿，不的知其病之所在。

《张氏医通·婴儿门上·五脏虚实寒热》：心主惊，实则叫哭，发热饮水而搐，虚则困卧而悸。心热则合面睡，或上窜咬牙，心气实则喜仰卧。

肝主风，实则面青目直，叫哭壮热，项急顿闷，虚则咬牙呵欠。肝热则手循衣领，及乱捻物，壮热饮水喘闷。肝有风则目连劄，得心热则发搐，或筋脉牵紧而直视。肝热则目赤，兼青则发搐，风甚则身反张强直。

脾主困，实则身热引饮，虚则吐泻生风。若面白腹痛，口中气冷，不思饮食，或吐清水者，脾胃虚寒也。呵欠多睡者，脾气虚而欲发惊也。

肺主喘，实则闷乱气急喘促饮水，虚则哽气出息。肺热则手掐眉目鼻面。肺盛复感风寒，则胸满气急，喘嗽上气。肺脏怯则唇白，若闷乱气粗，喘促哽气者，肺虚而邪实也。

肾主嘘，皆胎禀虚怯，神气不足，目无精光，面白颅解，此皆难育，虽育不寿。或目畏明下窜者，盖骨重则身缩也。咬牙者，肾水虚而不能制心火也。惟痘疮有实则黑陷证，乃邪火亢盛，非正气之实也。

《张氏医通·婴儿门上·五迟五硬五软》：五迟者，立迟、行迟、齿迟、发迟、语迟是也。盖肾主骨，齿者骨之余，发者肾之荣。若齿久不生，生而不固，发久不生，生则不黑，皆胎弱也。良由父母精血不足，肾气虚弱，不能荣养而然。若长不可立，立而骨软，大不能行，行则筋软，皆肝肾气血不充，筋骨痿弱之故。有肝血虚而筋不荣膝，膝盖不成，手足拳挛者；有胃气虚而髓不温骨，骨不能用，而足胫无力者，并用地黄丸为主。齿迟，加骨碎补、补骨脂；发迟，加龟板、鹿茸、何首乌；立迟，加鹿茸、桂、附；行迟，加牛膝、鹿茸、五加皮。语迟之因不一，有因妊母卒然惊动，邪乘儿心不能言者；有禀父肾气不足而言迟者；有乳母五火遗热，闭塞气道者；有病后津液内亡，会厌干涸者；亦有脾胃虚弱，清气不升而言迟者。邪乘儿心，菖蒲丸；肾气不足，地黄丸加远志；闭塞气道，加味逍遥散；津液内亡，七味白术散；脾胃虚弱，补中益气汤。若病久或五疳所致者，但调补脾胃为主。

五硬者，仰头哽气，手脚心坚，口紧肉硬，此阳气不荣于四末，独阳无阴之候。若腹筋青急者，木乘土位也，六味丸加麦冬、五味；若系风邪，小续命去附子。

五软者，头项、手足、口肉皆软，胎禀脾肾气弱也。若口软不能啮物，肉软不能辅骨，必先用补中益气以补中州；若项软天柱不正，手软持物无力，足软不能立地，皆当六味丸加鹿茸、五味，兼补中益气。

第四章　切　诊

　　切是接触、靠近、按压之意。切诊是医生用手对就诊者的某些部位进行触、摸、按、压，从而了解健康状态、诊察病情的方法。切诊作为中医四诊之一，在获取健康与疾病相关信息方面有着十分重要的作用，古人有"切而知之谓之巧"之说。切诊主要包括脉诊和按诊两个部分。

第一节　概　述

　　切诊是中医重要的诊察方法之一。《素问·三部九候论》曰"人有三部，部有三候，以决死生，以处百病，以调虚实，而除邪疾"，强调了切诊的重要性。切诊起源于古代对病痛诊察的医疗实践过程，其发展和完善与经络学说密切相关。《灵枢·刺节真邪》曰："凡用针者，必先察其经络之实虚，切而循之，按而弹之，视其应动者，乃后取之而下之。"《灵枢·经水》曰："审切循扪按，视其寒温盛衰而调之。"通过循经切按、查察异常，可以了解健康状态、诊察病情。由于经络"内联于脏腑，外络于肢节"，为气血运行之通道，气血随经脉循行遍布周身，外充皮肤，内濡脏腑，无处不在。故切按局部，可知全身脏腑之虚实、气血之盛衰，在外可审而验之，在内可扪而得之。因此，除了循经切按，《黄帝内经》中还记载了尺肤按诊、手足按诊等方法。《素问·脉要精微论》有尺肤候全身脏腑组织的论述，《灵枢·论疾诊尺》又曰："审其尺之缓急、小大、滑涩，肉之坚脆，而病形定矣。"《素问·厥论》有诊手足以候病形。因此，在《黄帝内经》中，切诊中之按诊的内容和方法非常丰富。张仲景在临证时很重视按诊，尤其重视探究腹证，使腹诊的证和治合为一体，形成诊疗体系。如《伤寒论》曰："伤寒六七日，结胸热实，脉沉而紧，心下痛，按之石硬者，大陷胸汤主之。"又如《伤寒论》曰："心下痞，按之濡，其脉上浮者，大黄黄连泻心汤主之。"后世医家对按诊也有诸多论述。《类经》曰："脏腑在内，经络在外，脏腑为里，经络为表……故可按之以察周身之病。"李杲通过触手心、手背来辨外感和内伤。俞根初设立按胸腹专篇，详尽记载了内痈、肝痈、虫病及虚里等按诊方法。按诊经过不断充实和发展，成为独具特色而又简便易行的诊病方法，在临床上具有重要的实用价值。按诊为切诊的组成部分之一。

　　在循经切按以诊病的过程中，人们发现了经脉循行处浅表动脉的异常搏动，可以来候气血之虚实、脏腑之盛衰、全身之病情。《灵枢·经脉》有"十二经诊法"，各取手足三阴三阳十二经脉中一处部位较为表浅、易于观察的动脉，以候经脉之气；《素问·三部九候论》则诊察上、中、下三部有关的动脉，以判断病情，使得脉诊逐渐从循经诊病中脱离出来，因此，脉诊和按诊实为同出一源。《素问·脉要精微论》曰："夫脉者血之府也。"《素问·五脏别论》曰："气口何以独为五脏主？岐伯曰：胃者，水谷之海，六腑之大源也。五味入口，藏于胃，以养五脏气；气口亦太阴也，是以五脏六腑之气味，皆出于胃，变见于气口。""独取寸口"经《难经》首倡、《脉诊》确立，成为后世主要的诊脉部位。历代医家不断完善脉诊理论，并在临床上广泛应用，使脉诊逐渐趋于成熟，成为切诊的主要内容。

一、切诊的原理与意义

病变有浅深之别，有发于局部与全身之分。人体是一个有机的整体，全身的病变可反映于相应的局部，局部的病变也可影响至全身，故切按局部的异常变化既可诊断局部相应具体疾病，也有助于了解整体的病变。

（一）人体是一个有机整体

经络系统包括十二经脉、奇经八脉、十二经别、十五络脉、十二经筋和十二皮部，"内联于脏腑，外络于肢节"，将人体内外连接成一个有机的整体。经络的生理功能主要表现在沟通表里上下，联系脏腑器官；通行气血，濡养脏腑组织；感应传导；调节脏腑器官的功能活动。

当人体患病时，经络又是病邪传递的途径。当外邪侵入人体，首先导致经络之气失调，进而内传脏腑；反之，如果脏腑发生病变时，同样也可循经络反映于体表，在体表经络循行的部位，出现各种异常反应，如麻木、疼痛，对冷热等刺激的敏感度异常，肿块、结节或皮肤色泽改变等。《素问·刺腰痛论》曰"循之累累然"、《素问·骨空论》曰"坚痛如筋者"，均是通过切诊发现局部结节之病变。《灵枢·邪客》曰："肺心有邪，其气留于两肘；肝有邪，其气流于两腋；脾有邪，其气留于两髀；肾有邪，其气留于两腘……住留则伤筋络骨节，机关不得屈伸，故拘挛也。"腧穴是脏腑、经络之气血聚汇、转输的部位，特定穴与脏腑、经络的关系更为密切。《灵枢·九针十二原》曰："五脏有疾也，应出十二原。"《灵枢·背俞》曰："则与得而验之，按其处，应在中而痛解，乃其俞也。"如肺经的原穴太渊和其背俞穴肺俞出现压痛等反应，提示肺经有病；肝经原穴太冲和其背俞穴肝俞出现不适，可知病邪在肝；按压肾经原穴太溪和背俞穴肾俞，指下有虚浮空软之感，表明肾经虚弱。《灵枢·经脉》论述了十二经脉病变时体表反应和全身状况，如"大肠手阳明之脉……是动则病，齿痛，颈肿……肩前臑痛，大指次指痛不用。气有余则当脉所过者热肿，虚则寒栗不复"。这样，通过切按查体表部位之异常反应，便可辨别病变所在的经络、脏腑及病性之寒热虚实。

（二）体表局部反映脏腑分候

见微知著是中医诊断的基本原理之一，局部的变化常可反映整体的状况。以尺肤部为例，诊尺肤可候全身脏腑组织的病变情况。《素问·脉要精微论》曰："尺内两旁则季胁也，尺外以候肾，尺里以候腹中……上竟上者，胸喉中事也。下竟下者，少腹腰股膝胫足中事也。"图4-1为尺肤分候脏腑组织图。

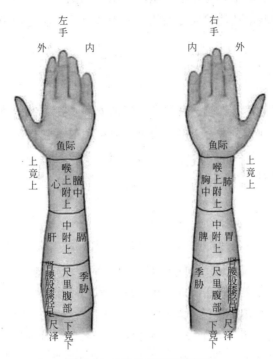

图 4-1　尺肤分候脏腑组织图

其他如耳、手掌、鱼际等部也可分候脏腑，故有耳诊、手诊、鱼际诊等诊法，说明内脏病变在体表变化方面有一定的规律。

（三）气血津液随经络循行输布于周身

《灵枢·本神》曰："经脉者，所以行血气而营阴阳，濡筋骨，利关节者也。"《灵枢·卫气行》曰："卫气之在于身也，上下往来不以期。"《素问·逆调论》指出："荣气虚则不仁，卫气虚则不用，荣卫俱虚，则不仁且不用，肉如故也。"寒凝血脉或阳气不足，则肌肤凉而喜温；热邪窜络或阴虚内热，则肌肤温热喜凉。气血津液充足，则肌肤滑润；若气血不足或津液亏虚，则肌肤枯涩；瘀血内阻、新血不生，则肌肤甲错。气血津液凝聚不散，还可形成积、聚、痰核等肿块。此外，诊虚里还可候宗气之强弱、疾病之虚实、预后之吉凶。

众所周知，切诊中脉诊是中医最重要的诊察手段之一。脉为血府，贯通周身，五脏六腑的气血都要通过血脉周流全身。当机体受到内外因素刺激时，必然会影响到气血的周流，随之脉搏发生相应的变化，医生可以通过了解脉位的深浅、脉搏的快慢、强弱（有力无力）、节律（齐否），以及脉的形态（大小）及流利度、紧张度等不同表现而测知脏腑、气血的盛衰和邪正消长的情况，以及病的表里、虚实、寒热。脉诊可以识别疾病的病位和病性，推测疾病的病因和病证，判断疾病的进退和预后。

二、切诊的方法与注意事项

切诊依靠医生手指的灵敏触觉加以体验而识别，因此，学习切诊既要熟悉有关的基本知识，又要掌握切诊的基本技能，反复训练，仔细体会，才能逐步识别各种病理现象，并有效地运用于临床。

（一）切诊的环境

检查患者前要注意诊室的光线、室温和环境的安静，注意保护患者隐私。医生应事先修剪指甲，避免按诊时刺激患者。天冷检查患者时医生要事先把手暖和。要准备好脉枕与诊断床的被褥、被单、低枕等。有条件时一对一的诊察方式更有利于患者的放松，有利于获得更加准确的生理病理信息。

（二）患者的体位

切诊体位根据检查的目的和部位不同，采取不同的体位。一般患者应取坐位或仰卧位或侧卧位。患者取坐位时，医生应面对患者而坐或站立进行。诊脉时多取坐位，皮肤、手足、腧穴的按诊可用左手稍扶病体，右手触摸按压某一局部。

按胸腹部时，患者须采取仰卧位，头垫低枕，全身放松，两手臂自然放在躯干两侧，两腿自然伸直，医生站在患者右侧，用右手或双手对患者胸腹某些部位进行切按。在切按患者腹内肿块或腹肌紧张度时，可让患者屈起双膝，使腹肌松弛或做深呼吸，以便于切按。

（三）切诊的手法

脉诊时有选指、布指、运指等，详见脉诊部分。按诊主要有触、摸、按、叩四法，详见按诊部分。

（四）注意事项

1. 诊脉前，医生必须让患者在较为安静的环境中休息片刻，以减少各种因素的干扰，这样诊察到的信息才更符合原本的生理或病理状态。诊室应尽可能保持安静。

2. 操作必须细致、精确、规范、全面而有重点。操作手法要轻巧柔和，避免突然暴力或冷手按诊。

3. 检查时依次暴露各被检部位，力求系统、全面，但要避免反复翻动患者。综合检查的顺序一般是先触摸，后按压，由轻而重，由浅入深，从健康部位开始，逐渐移向病变区域，先远后近，先上后下，先左后右地进行。应注意左右对比。

4. 注意争取患者的主动配合，使患者能准确地反映病位的感觉。要边检查边注意观察患者的反应及表情变化，以了解病痛所在的准确部位及程度。对精神紧张或有痛苦者要给以安慰和解释。亦可边按诊检查，边与患者交谈，转移其注意力而减少腹肌紧张，以便顺利完成检查。

【古代文献】

《素问·五脏生成》：心之合脉也。

《素问·平人气象》：胃之大络，名曰虚里，贯膈络肺，出于左乳下，其动应衣，脉宗气也。

《灵枢·邪客》：宗气积于胸中，出于喉咙，以贯心脉。

《灵枢·动输》：黄帝曰：经脉十二，而手太阴、足少阴、阳明独动不休，何也？岐伯曰：足阳明胃脉也。胃为五脏六腑之海，其清气上注于肺，肺气从太阴而行之。其行也，以息往来，故人一呼脉再动，一吸脉亦再动，呼吸不已，故动而不止。黄帝曰：气之过于寸口也，上十焉息？下八焉伏？何道从还？不知其极。岐伯曰：气之离脏也，卒然如弓弩之发，如水之下岸，上于鱼以反衰，其余气衰散以逆上，故其行微。

《灵枢·五十营》：黄帝曰：余愿闻五十营，奈何？岐伯答曰：天周二十八宿，宿三十六分，人气行一周，千八分。日行二十八宿，人经脉上下、左右、前后二十八脉，周身十六丈二尺，以应二十八宿，漏水下百刻，以分昼夜。故人一呼脉再动，气行三寸；一吸脉亦再动，气行三寸；呼吸定息，气行六寸。十息，气行六尺；二十七息，气行一丈六尺二寸，日行二分；二百七十息，气行十六丈二尺，气行交通于中，一周于身，下水二刻，日行二十五分；五百四十息，气行再周于身，下水四刻，日行四十分有奇；二千七百息，气行十周于身，下水二十刻，日行五宿二十分；一万三千五百息，气行五十营于身，水下百刻，日行二十八宿，漏水皆尽，脉终矣。

《中藏经·脉要论》：脉者，乃气血之先也。气血盛则脉盛，气血衰则脉衰，气血热则脉数，气血寒则脉迟，气血微则脉弱，气血平则脉缓。

《四言举要》：脉乃血脉，气血之先，血之隧道，气息应焉。其象法地，血之府也，心之合也，皮之部也。资始于肾、资生于胃……脉不自行，随气而至；气动脉应，阴阳之义。气如橐籥，血如波澜；血脉气息，上下循环。

第二节　脉　诊

脉诊又称切脉、按脉、持脉、把脉、候脉、摸脉等，是医生运用手指对患者身体某些特定部位的浅表动脉进行切按，体验脉动应指的形象，以了解健康状态或病情变化，并辨别病证的一种诊察方法。

一、脉诊的原理与方法

(一) 脉诊的原理

脉象是手指感觉脉搏跳动的形象，或称为脉动应指的形象。中医学认为，人体的血脉贯通全身，内连脏腑，外达肌表，心主血脉，脉为血府，心得阳气推动气血运行于脉管中，周流全身，如环无端，周而复始。因此，脉象能够反映全身脏腑功能、气血、阴阳变化的综合信息。脉象的产生，与心脏的搏动、心气的盛衰、脉管的通利、气血的盈亏及各脏腑的协调作用直接有关。

1. 心脏搏动是形成脉象的主要动力　心主血脉，在宗气和心气的作用下，心脏一缩一张有节律地搏动，推动血液在脉管中运行，使气血流布全身，同时亦使脉管随之产生有节律的搏动，形成脉搏。《灵枢·邪客》曰："宗气积于胸中，出于喉咙，以贯心脉，而行呼吸焉。"《素问·五脏生成》曰："诸血者，皆属于心。"《素问·六节藏象论》曰："心者……其充在血脉。"这些论述说明，脉动源于心，脉搏是心功能的具体体现。因此，脉搏的跳动与心脏搏动的频率、节律基本一致。

心血和心阴是心脏生理功能活动的物质基础，心气和心阳主导心脏的功能活动。心阴心阳的协调，是维持脉搏正常的基本条件。当心气旺盛，血液充盈，心阴心阳调和时，心脏搏动的节奏和谐有力，脉搏亦从容和缓，均匀有力。反之，可出现脉搏的过大过小、过强过弱、过速过迟或节律失常等变化。

2. 脉管舒缩是产生脉搏的重要条件　脉是气血运行的通道，《素问·脉要精微论》曰："夫脉者，血之府也。"《灵枢·决气》曰："壅遏营气，令无所避，是谓脉。"说明脉管有约束、控制和推进血液沿着脉管运行的作用。当血液由心脏排入脉管，则脉管必然扩张，脉管自身有一定的弹性，弹性回缩的压力也是血液向前运行动力之一。脉管的一舒一缩，既是气血周流、循行不息的重要条件，也是产生脉搏的重要因素。所以脉管的舒缩功能正常与否，能直接影响脉搏，产生相应的变化。若脉管通利，舒缩良好，脉象则徐和、软滑。反之，可出现脉象弦硬、应指坚搏等变化。若脉道阻遏，甚可导致无脉。

3. 气血运行是形成脉象的基础　气、血是构成人体组织和维持生命活动的基本物质。脉道依赖血液以充盈，因而血液的盈亏直接关系到脉象的大小；气属阳主动，气为血帅，血液的运行全赖于气的推动，脉的壅遏营气有赖于气的固摄，心搏的强弱和节律亦赖于气的调节，因此气的作用对脉象的影响更为重大。若气血充足，运行良好，则脉象和缓有力。气血不足，则脉象细弱或虚软无力；气滞血瘀，可出现脉细涩而不畅；气盛血流薄疾，则脉多洪大滑数等。

脉乃血脉，赖血以充，赖气以行。心与脉、血相互作用，共同形成脉象。崔嘉彦在《四言举要》中做了简要的概括："脉乃血脉，血之府也，心之合也……脉不自行，随气而至，气动脉应，阴阳之义，气如囊籥，血如波澜，血脉气息，上下循环。"

4. 脏腑协同是脉象正常的前提　脉象的形成不仅与心、脉、气、血有关，同时与脏腑的整体功能活动亦有密切关系。肺主气，司呼吸，肺对脉的影响体现在肺与心，以及气与血的功能联系上。肺朝百脉，全身的血液都通过百脉流经于肺，经肺的呼吸，进行体内外清浊之气的交换，然后再通过肺气宣降作用，将富有清气的血液通过百脉输送到全身。肺的呼吸运动是主宰脉动的重要因素，一般情况下，呼吸平缓则脉象徐和；呼吸加快，脉率亦随之急促；呼吸匀和深长，脉象流利盈实；呼吸急迫浅促，或肺气壅滞而呼吸困难，脉象多呈细涩；呼吸不已则脉动不止，呼吸停息则脉搏亦难以维持。肺通过呼吸运动，调节全身气机，促进血液运行，肺吸入的清气与脾胃运化的水谷精气相合形成宗气，"贯心脉"推动血液运行。

脾胃能运化水谷精微，为气血生化之源，为"后天之本"。气血的盛衰和水谷精微的多寡，表现为脉之"胃气"的多少。脉有胃气为平脉（健康人的脉象），胃气少为病脉，无胃气为死脉，所以临床上根据胃气的盛衰可以判断疾病预后的善恶。同时，血液之所以能在脉管中正常运行而形成脉搏，还依赖于脾气的统摄与裹护，使血液不溢于脉管之外而在脉管内运行，即"脾主统血"之谓。

肝藏血，具有贮藏血液、调节血量的作用。肝主疏泄，可使气血调畅，经脉通利。肝的生理功能失调，可以影响气血的正常运行，从而引起脉象的变化。

肾藏精，为元气之根，是脏腑功能的动力源泉，亦是全身阴阳的根本。肾气充盛则脉搏重按不绝，尺脉有力，是谓"有根"。若精血衰竭，虚阳浮越则脉象变浮，重按不应指，是为无根脉，提示阴阳离散，病情危笃。

（二）诊脉部位

在中医脉诊发展史上，诊脉部位经历了由遍诊法到寸口诊脉法的演化。《黄帝内经》中主要采用遍诊法。《灵枢·经脉》应用十二经诊法，通过诊察各经脉脉动最明显处的异常变化，以推测本经的病变。《素问·三部九候论》论述了三部九候诊法，采用的分析方法主要是察独和辨异。《灵枢·终始》和《灵枢·禁服》提出人迎寸口相参合的诊法。虽然在《素问·五脏别论》有独取寸口可以诊察全身状况的论述，但仅有理论阐释而无具体内容。张仲景《伤寒杂病论》上承《黄帝内经》，沿袭了遍诊诊脉法，如寸口——趺阳诊脉法，趺阳——少阴诊脉法，尺脉——趺阳诊脉法等，其中，关于少阴脉、少阳脉等的论述是十二经诊法的保留，在张仲景之后的医家著述中已很少见到该诊法的论述。受《难经》的影响，在《伤寒杂病论》有关脉象记载的条文中，主要采用的是寸口诊脉法，说明诊脉部位发生了由遍诊法到寸口诊脉法的演化。而"独取寸口"的理论，经《难经》的阐发，到晋代王叔和的《脉经》，不仅理论上已趋完善，方法亦已确立，从而得到推广运用，一直沿用至今。尽管如此，在某些特殊疾病和危重病症中，遍诊法依然具有一定价值。

1. 十二经诊法 十二经诊法即各取手足三阴三阳十二经脉中一处部位较为表浅、易于观察的动脉，以候经脉之气、诊察经脉病变的方法。此部位一般为本经之腧穴，根据《黄帝内经》记载，其具体部位如下。

太渊：称寸口，候手太阴。

阳溪：位于手合谷上，候手阳明。

冲阳：位于足跗处，候足阳明。

冲门：位于腹下前股沟缝处，候足太阴。

阴郄：位于神门内，候手少阴。

天窗：位于喉旁，候手太阳。

委中：位于腘窝处，候足太阳。

太溪：位于内踝后方，候足少阴。

内关：位于腕横纹上，候手厥阴。

和髎：位于鬓发后缘，候手少阳。

悬钟：位于外廉踝之上，候足少阳。

太冲：位于足大趾上跗，候足厥阴。

2. 三部九候诊法 三部九候诊法源自《素问·三部九候论》，是诊察上、中、下三部有关的动脉，以判断病情的一种诊脉方法。上为头部，中为手部，下为足部。上、中、下三部又各分为天、地、人三候，三三合而为九，故称为三部九候诊法。

《黄帝内经》中所述三部九候诊法，其诊脉部位及各自所候之气归纳如下（图 4-2、表 4-1）。

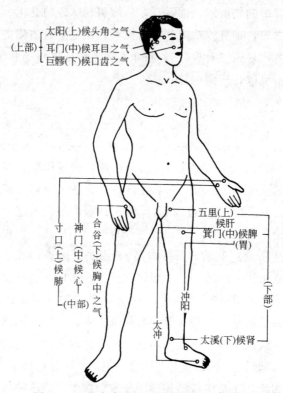

图 4-2　《黄帝内经》三部九候诊法示意图

表 4-1　《黄帝内经》三部九候诊法诊脉部位及所候之气

三部	九候	相应经脉和穴位	所属动脉	所候之气
上部（头）	天	足少阳经（两额动脉）太阳穴	颞浅动脉	候头角之气
	地	足阳明经（两颊动脉）巨髎穴	面动脉（颌内动脉）	候口齿之气
	人	手少阳经（耳前动脉）耳门穴	颞浅动脉	候耳目之气
中部（手）	天	手太阴经寸口部的太渊穴、经渠穴（寸口脉）	桡动脉	候肺之气
	地	手阳明经合谷穴	拇主要动脉	候胸中之气
	人	手少阳经神门穴	尺动脉	候心之气
下部（足）	天	足厥阴经太冲穴	跖背动脉	候肝之气
	地	足少阴经太溪穴	胫后动脉跟支	候肾之气
	人	足太阴经箕门或足阳明经冲阳穴	股动脉或足背动脉	候脾胃之气

三部九候之脉象须相应，上下若一，不得相失。若发现哪一处脉象有变化，便可提示相应部位有病变的可能，故曰："察九候，独小者病，独大者病，独疾者病，独迟者病，独热者病，独寒者病，独陷下者病。""一候后则病，二候后则病甚，三候后则病危。所谓后者，应不俱也。""上下左右之脉相应如参舂者病甚，上下左右相失不可数者死。中部之候虽独调，与众脏相失者死。"不仅如此，通过与形色等相结合，尚可判断疾病之转归预后，故有"形肉已脱，九候虽调犹死。七诊虽见，九候皆从者不死……若有七诊之病，其脉候亦败者死矣……必审问其所始病，与今之所方病，而后各切循其脉，视其经络浮沉，以上下逆从循之。其脉疾者不病，其脉迟者病；脉不往来者死，皮肤着者死"。可见，应用三部九候诊法，不仅可发现局部之病变，亦可测知全身之状况。察独和辨异，是三部九候诊法采用的主要分析方法。

3. 三部诊法 三部诊法，即诊人迎、寸口、趺阳三脉，亦有去趺阳加诊太溪脉者（图4-3、图4-4、图4-5、图4-6）。人迎、寸口诊法同样源自《黄帝内经》，是对人迎和寸口脉象互相参照，进行分析的一种方法。《灵枢·终始》曰："持其脉口（寸口）人迎，以知阴阳有余不足，平与不平。"人迎是指颈外动脉，即喉结外旁之人迎穴；寸口是指桡动脉即寸口部。人迎主外，候阳；寸口主内，候阴。《灵枢·禁服》曰："寸口主中，人迎主外，两者相应，俱往俱来……人迎大一倍于寸口，病在足少阳，一倍而躁，在手少阳。人迎二倍，病在足太阳，二倍而躁，病在手太阳。人迎三倍，病在足阳明，三倍而躁，病在

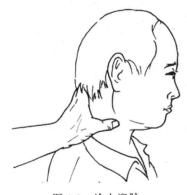

图 4-3 诊人迎脉

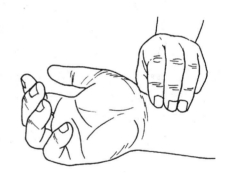

图 4-4 诊寸口脉

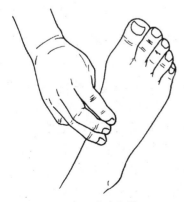

图 4-5 诊趺阳脉

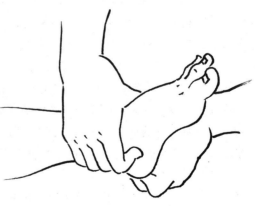

图 4-6 诊太溪脉

手阳明……寸口大于人迎一倍，病在足厥阴，一倍而躁，在手心主。寸口二倍，病在足少阴，二倍而躁，在手少阴。寸口三倍，病在足太阴，三倍而躁，在手太阴。"张仲景在人迎-寸口诊法基础上，提出三部诊法，其诊脉部位为人迎、寸口、趺阳三部，以人迎、趺阳候胃气，以寸口候十二经的变化。现在这种方法多在切两手寸口无脉或观察危重患者时运用。但在《伤寒杂病论》中，寸口、趺阳脉互参经常使用，尤其是在阳明病脉证并治中。这一方法值得进一步发掘。

4. 寸口诊法　寸口，又称气口、脉口。寸口诊法是指切按桡骨茎突内侧桡动脉的搏动，根据其脉动形象，以推测人体生理、病理状况的一种诊察方法。寸口诊法是目前临床上采用的主要诊脉方法。

寸口诊法源出《黄帝内经》。《素问·五脏别论》曰："气口何以独为五脏主？岐伯曰：胃者，水谷之海，六腑之大源也。五味入口，藏于胃，以养五脏气；气口亦太阴也，是以五脏六腑之气味，皆出于胃，变见于气口。"《难经》始倡"独取寸口"之说，提出尺寸共一寸九分之地，其交界处为关。《难经·十八难》曰："三部者，寸、关、尺也；九候者，浮、中、沉也。上部法天，主胸以上至头之有疾也；中部法人，主膈下至脐之有疾也；下部法地，主脐下至足之有疾也。"在《难经·六难》和《难经·十四难》中，分别以上下取候和浮沉取候做比较，来分析病情和判断预后。这一方法为历代所沿用。《脉经》明确了浮中沉三种取法。现行的脉诊部位，以桡骨茎突为掌后高骨稍内侧定关，关前一指为寸，关后一指为尺，每手三部，共为六部。这与《脉经》所说"从鱼际至高骨，却行一寸，其中名曰寸口；从寸止尺，名曰尺泽，故曰尺寸。寸后尺前，名曰关"是一致的。张介宾《景岳全书·脉神章·察独》中曰："详此独字，即医中精一之义，诊家纲领，莫切于此。"而脉象辨异和对比分析，大量记载于历代医籍和医案中。因此，虽然自《黄帝内经》以降，基于遍诊法的三部九候诊法在临床上已很少采用，但其思想却沿袭了下来，察独和辨异成为脉诊临床运用的主要分析方法之一。

（1）寸口部位：寸口脉分为寸、关、尺三部（图4-7），是以腕后高骨（桡骨茎突）为标记，其内侧的部位关前（腕侧）为寸，关后（肘侧）为尺。《难经·二难》曰："尺寸者，脉之大要会也。从关至尺是尺内，阴之所治也；从关至鱼际是寸内，阳之所治也。故分寸为尺，分尺为寸。故阴得尺内一寸，阳得寸内九分。尺寸终始，

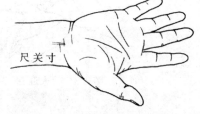

图4-7　寸口脉寸关尺示意图

一寸九分，故曰尺寸也。"其长度约为一寸九分（中指同身寸）。两手各有寸、关、尺三部，共六部脉。寸关尺三部又可根据取脉压力的变化施行浮、中、沉三候的诊察。《难经·十八难》说："三部者，寸、关、尺也；九候者，浮、中、沉也。"寸口诊法的三部九候和遍诊法的三部九候名同而实异，要注意区别。

（2）寸口脉诊病的原理：①寸口部为"脉之大会"：寸口脉属手太阴肺经之脉，气血循环流注起始于手太阴肺经，营卫气血遍布周身，循环五十度又终止于肺经，复会于寸口，为十二经脉的始终。脉气流注肺而总会聚于寸口，故全身各脏腑生理功能的盛衰、营卫气血的盈亏均可从寸口部的脉象上反映出来。②寸口部脉气最明显：寸口部是手太阴肺

经"经穴"（经渠）和"输穴"（太渊）的所在处，为手太阴肺经经气流注和经气渐旺，以至于达到最旺盛的特殊反应点，故前人有"脉会太渊"之说，其脉象变化最有代表性。③可反映宗气的盛衰：肺脾同属太阴经，脉气相通，手太阴肺经起于中焦，而中焦为脾胃所居之处，脾将通过胃所受纳腐熟的食物之精微上输于肺，肺朝百脉而将营气与呼吸之气布散至全身，脉气变化见于寸口，故寸口脉动与宗气一致。④诊察方便：寸口处为桡动脉，该动脉所在桡骨茎突处，其行径较为固定，解剖位置亦较浅表，毗邻组织比较分明，方便易行，便于诊察，脉搏强弱易于分辨。同时诊寸口脉沿用已久，在长期医疗实践中积累了丰富的经验，所以说寸口部为诊脉的理想部位。

（3）寸口分候脏腑：关于寸口分候脏腑，有两种对应方法，一种是以不同指力取候来对应脏腑，一种是根据寸关尺部位来对应脏腑。

现在临床上一般是根据《黄帝内经》"上竟上""下竟下"的原则，即上（寸脉）以候上（身躯上部），下（尺脉）以候下（身躯下部），来划分寸口三部所分候的脏腑：左寸候心，右寸候肺，并统括胸以上及头部的疾病；左关候肝胆，右关候脾胃，统括膈以下至脐以上部位的疾病；两尺候肾，并包括脐以下至足部疾病（表 4-2）。

表 4-2　常用寸口三部分候脏腑

寸口	寸	关	尺
左	心 膻中	肝胆 膈	肾 小腹（膀胱、小肠）
右	肺 胸中	脾胃	肾 小腹（大肠）

（三）诊脉方法

诊脉前应做好操作准备工作，选择比较安静的诊室，准备脉枕备用。医生应修剪指甲，避免诊脉时留下甲痕。

1. 时间　清晨是诊脉的最佳时间。《素问·脉要精微论》曰："诊法常以平旦，阴气未动，阳气未散，饮食未进，经脉未盛，络脉调匀，气血未乱，故乃可诊有过之脉。"脉象是非常灵敏的生理与病理信息，它的变化与气血的运行有密切关系，并受饮食、运动、情绪等方面因素的影响。清晨未起床、未进食时，机体内外环境比较安定，脉象能比较准确地反映机体的基础生理情况，同时亦比较容易发现病理性脉象。但临床上这样的要求一般难以实现，特别是对门诊、急诊的患者，要及时诊察病情，而不能拘泥于平旦。但是，诊脉时应保持诊室安静。为尽量减少各种因素的干扰，在诊脉前必须要让患者稍作休息，这样诊察的脉象才能比较准确地反映病情。

2. 体位　诊脉时患者应取正坐位或仰卧位，前臂自然向前平展，与心脏置于同一水平，手腕伸直，手掌向上，手指微微弯曲，在腕关节下面垫一松软的脉枕，使寸口部位充分伸展，局部气血畅通，便于诊察脉象。如果是侧卧，下面的手臂受压，或上臂扭转，脉气不能畅通，或手臂过高或过低，与心脏不在一个水平面时，都可能影响气血的运行，使脉象失真。《王氏医存》指出："病者侧卧，则在下之臂受压，而脉不能行；若覆其手，则腕扭而脉行不利；若低其手，则血下注而脉滞；若举其手，则气上窜而脉弛；若身覆，则气压而脉困；若身动，则气扰而脉忙。故病轻者，宜正坐、直腕、仰掌；病重者，宜正卧、直腕、仰掌，乃可诊脉。"所以，诊脉时必须注意让患者采取正确的体位，才能获得较为准确的脉象。

3. 平息　一呼一吸谓之一息。医生在诊脉时要保持呼吸自然均匀，清心宁神，以自己的呼吸计算患者脉搏的至数。平息的意义，一是指以医生的一次正常呼吸为时间单位，来测量患者的脉搏搏动次数；二是医生要思想集中，专注指下，以便仔细地辨别脉象，即所谓"持脉有道，虚静为保"。

4. 定三关　医生以食指、中指、无名指进行诊脉。下指时，先以中指按在掌后高骨内侧桡动脉处，称为中指定关；然后用食指按在关前（腕侧）定寸；用无名指按在关后（肘侧）定尺。

5. 布指　寸、关、尺三部位置确定后，三指略呈弓形倾斜，指端平齐，与受诊者体表约呈45°角为宜，以指目紧贴于脉搏搏动处。指目即指尖与指腹交界棱起之处，与指甲二角连线指尖的部位（图4-8）。其形如人目，是手指触觉比较灵敏的部位，而且推移灵活，便于寻找指感最清晰的部位。切脉时，要根据患者的手臂长短和医生的手指粗细，布指疏密有间。

6. 运指　指医生布指之后，运用指力的轻重、挪移及布指变化以体察脉象。常用的指法有举、按、寻、循、总按和单按等，其中举、按、寻（图4-9）是诊脉指力的大小（纵向）变化，循是诊时手指沿脉管长轴的移动，总按和单诊是指诊脉时使用手指及诊察部位的变化，要注意诊察患者的脉位（浮沉、长短）、脉次（至数与均匀度）、脉形（大小、软硬、紧张度等）、脉势（强弱与流利度等）及左右手寸关尺各部表现。

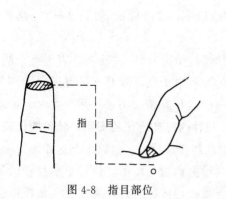

图4-8　指目部位

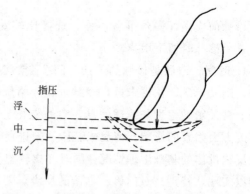

图4-9　手指以浮、中、沉三个等级的压力取脉

（1）举法：举法是指医生用较轻的指力，按在寸口脉搏跳动部位，以体察脉搏部位的方法，亦称"轻取"或"浮取"。

（2）按法：按法是指医生用较重的指力，甚至按到筋骨体察脉象的方法。此法又称"重取"或"沉取"。医生手指用力适中，按至肌肉以体察脉象的方法称为"中取"。

（3）寻法：寻是指切脉时指力从轻到重，或从重到轻，左右推寻，调节最适当指力的方法。在寸口三部细细寻找脉动最明显的部位，统称寻法，以捕获最丰富的脉象信息。

（4）循法：循是指切脉时三指沿寸口脉长轴循行，诊察脉之长短，比较寸、关、尺三部脉象的特点。

（5）总按：总按即三指同时用力诊脉的方法，可从总体上辨别寸、关、尺三部和左右两手脉象的形态、脉位的浮沉等。总按时一般指力均匀，但亦有三指用力不一致的情况。

（6）单按：用一个手指诊察一部脉象的方法，主要用于分别了解寸、关、尺各部脉象的形态特征。

首先应用总按的方法，从总体上辨别脉象的形态、脉位的浮沉，然后再使用循法和单诊手法等，辨别左右手寸、关、尺各部脉象的形态特征。

7. 候五十动　是指医生对患者诊脉时间一般不应少于 50 次脉搏跳动的时间。"五十动"一说出自《黄帝内经》，在《伤寒论》自序中有"动数发息，不满五十，短期未知决诊，九候曾无仿佛……夫欲视死别生，实为难矣"的论述。诊脉时间过短，则不能仔细辨别脉象的节律等变化；诊脉时间过长，则因指压过久亦可使脉象发生变化，所诊之脉有可能失真。古人提出诊脉需要诊"五十动"，其意义有二：一是有利于仔细辨别脉搏的节律变化，了解脉搏跳动 50 次中有没有出现脉搏节律失常的促、结、代等脉象，或者是否出现时快时慢、三五不调的脉象；二是提醒医生在诊脉时态度要严肃认真，不得随便触按而草率从事。现代临床上诊脉每手应不少于 1 分钟，两手以 3 分钟为宜，必要时可延至 3～5分钟。

（四）诊脉注意事项

1. 保持环境安静　诊脉时应注意诊室环境安静，避免因环境嘈杂给医生和患者带来干扰。

2. 注意静心宁神　医生诊脉时应安神定志，集中注意力认真体察脉象，最好不要同时问诊，以避免医生分散精力。

3. 选择正确体位　诊脉时避免让患者坐得太低或太高，以保证手与心脏在同一水平；患者不宜佩戴手表或其他首饰，肩、手臂不宜挎包，也不要将一手搭在另一手上，以避免脉管受到压迫。

4. 注意排除脉象生理异常　如脉位变异、年龄、性别、体质、情志、四时等因素，均可导致脉象出现生理异常，要注意排除。

5. 注重脉证合参　注意脉象与患者临床表现之间的内在联系。

（五）脉象要素

中医脉象的辨识主要依靠手指的感觉，体会脉搏的部位、至数、力度和形态等方面。历史上曾有过四要素、七要素、八要素等多种分法。医家周学海说："盖求明脉理者，须将位、数、形、势四字讲得真切，便于百脉无所不赅，不必立二十八脉之名可也。"可见脉象要素意义之重大。目前临床应用最多的是八要素法，将复杂的脉象表现按八要素分析辨别是一种执简驭繁的重要方法。脉象的各种因素，大致归纳为脉象的脉位、至数、脉长、脉宽、脉力、脉律、流利度、紧张度八方面，每种脉象可用不同的脉象要素来描述与区分。

脉位：指脉动显现部位的浅深。脉位表浅为浮脉，脉位深沉为沉脉。

至数：指脉搏的频率。中医以一个呼吸周期为脉搏的计量单位，一呼一吸为"一息"。一息脉来四五至为平脉，一息五至以上为数脉，一息三至或三至以下为迟脉。

脉长：指脉动应指的轴向范围长短。脉动范围超越寸、关、尺三部称为长脉，应指不及三部称为短脉。

脉力：指脉搏的强弱。脉搏应指有力为实脉，应指无力为虚脉。

脉宽：指脉动应指的径向范围大小，即手指感觉到脉道的粗细（不等于血管的粗细）。脉道宽大者为大脉，脉道狭小者为细脉。

脉律：指脉动节律的均匀度。其包括两个方面：一是脉动节律是否均匀，有无停歇；二是停歇的至数、时间是否规律。

流利度：指脉搏来势的流利通畅程度。脉来流利圆滑者为滑脉；来势艰难，不流利者为涩脉。

紧张度：指脉管的紧急或弛缓程度。脉管紧张度高如弦脉、紧脉；脉弛缓者可见于缓脉。

在二十八脉中，有些脉象仅表现为某一个脉象要素方面的改变。如浮脉、沉脉主要表现在脉位上的异常，迟脉、数脉、疾脉主要表现为至数方面的改变，滑脉、涩脉主要在于流利度的改变，弦脉主要表现为紧张度的增高，细脉主要表现在脉宽的细小，长脉、短脉主要在脉长度方面的异常，虚脉、实脉的特点主要在于脉力的异常。这些脉象在其他七个脉象要素方面则一般没有明显的变化。若有变化，则属于相兼脉，如浮数脉、沉细脉、弦滑脉、沉涩脉等。而有些脉象本身就表现为两个或两个以上脉象要素方面的变化。如促脉、结脉表现为至数与均匀度的改变，洪脉、弱脉表现为脉位、脉力、脉宽上的改变，濡脉表现为脉位、脉宽、紧张度、脉力的变化等。

二、正常脉象

正常脉象也称为平脉、常脉，是指正常人在生理条件下出现的脉象，既具有基本的特点，又有一定的变化规律和范围，而不是指固定不变的某种脉象。正常脉象反映机体气血充盈、气机健旺、阴阳平衡、精神安和的生理状态，是健康的象征。

（一）正常脉象的特点

正常脉搏的形象特征是：寸关尺三部皆有脉，不浮不沉，不快不慢，一息四五至，相当于每分钟 72～80 次（成年人），不大不小，从容和缓，节律一致，尺部沉取有一定的力量，并随生理活动、气候、季节和环境等的不同而有相应变化。古人将正常脉象的特点概括称为"有胃""有神""有根"。

1. 有胃 指脉有胃气。脉之胃气，主要反映脾胃运化功能的盛衰及全身气血的盈亏。正如《素问·平人气象论》所说："人以水谷为本，故人绝水谷则死，脉无胃气亦死。"

脉象中的"胃气"，在切脉时可以感知。《灵枢·终始》认为是"谷气来也徐而和"，就是说有胃气的脉应是不疾不徐、从容和缓的。《素问·玉机真脏论》曰："脉弱以滑，是有胃气。"《伤寒论·平脉法》篇曰："濡弱何以反适十一头？师曰：五脏六腑相乘，故令十一。"即是讲脉之胃气。五脏六腑皆禀气于胃，反应于脉，有胃气之脉濡弱，濡则软也，有冲和之象，濡弱和缓的脉就是有胃气的脉。戴启宗《脉诀刊误》则称："凡脉不大不细，不长不短，不浮不沉，不滑不涩，应手中和，意思欣欣，难以名状者，为胃气。"陈士铎《脉诀阐微》指出："毋论寸关尺，下指之时觉有平和之象，即是有胃气也。"这些论述，虽说法不一，但均可供参考。

一般认为，脉有胃气的表现是指下具有从容、徐和、软滑的感觉。平人脉象不浮不沉，不疾不徐，来去从容，节律一致，是为有胃气。即使是病脉，不论浮沉迟数，但有冲和之象，便是有胃气。反之，若应指坚搏，甚如循刀刃，则是无胃气之脉。

胃为"水谷之海"，是人体营卫气血生化之源，各脏腑、组织、经络的功能活动，有赖于胃气的充养，脉之胃气亦赖水谷之气的充养，在一定程度上亦决定于胃气的有无。人以胃气为本，脉亦以胃气为本，有胃气则生，少胃气则病，无胃气则死。正如清·程国彭《医学心悟·脉法金针》所言："凡诊脉之要，有胃气曰生，胃气少曰病，胃气尽曰不治。"因此，诊察脉象有无胃气，对于推断疾病的预后具有重要的意义。

2. 有神 即脉有神气。诊脉神之有无，可察精气之盈亏，脏腑之虚实。

脉之有神的表现，李杲认为"脉中有力，即为有神"，周学霆认为"缓即为有神"，陈士铎《脉诀阐微》曰："无论浮沉、迟数、滑涩、大小之各脉，按指之下若有条理，先后秩然不乱者，此有神之至也。若按指而充然有力者，有神之次也。其余按指而微微鼓动者，亦谓有神。"综合各家之说，脉之有神是指脉律整齐、柔和有力。即使微弱之脉，但未至于散乱而完全无力，即属脉有神气。反之，若脉来散乱，脉至无伦，或微弱欲无，都是无神的脉象。

值得注意的是，神是人体生命活动的整体外在表现，脉之神气是其中的一方面。因此，观察脉神推测病情，须与全身情况相结合，患者形神充沛，虽见脉神不振，尚有挽回之望；若形神已失，虽脉无凶象，亦不能掉以轻心。故《素问·三部九候论》曰："形肉已脱，九候虽调犹死。七诊虽见，九候皆从者不死……若有七诊之病，其脉候亦败者死矣。"

3. 有根 即脉有根基。脉之有根无根主要说明肾气的盛衰。由于肾藏精，乃先天之本，元气之根，人身十二经脉全赖肾间动气之生发。故《难经·八难》曰："诸十二经脉者，皆系于生气之原，所谓生气之原者，谓十二经之根本也，谓肾间动气也，此五脏六腑之本，十二经脉之根。"

脉之有根，主要表现在尺脉有力、沉取不绝两方面。因为尺脉候肾，沉取候肾，尺脉沉取应指有力，就是有根的脉象。若在病中，证虽危重，但尺脉沉取尚可摸得，则为肾气未绝，犹如树木之有根，枝叶虽枯，根本不坏，尚有生机。《伤寒论·平脉法》篇曰："假令下利，寸口关上尺中，悉不见脉，然尺中时一小见，脉再举头者，肾气也。"如此尚为可治。王叔和曰："寸口虽无，尺犹不绝，如此之流，何忧陨灭。"相反，若脉浮大散乱而稍按则无，或尺脉沉取绝不应手，则说明肾气已败，病情危笃。

总之，脉贵有胃、有神、有根，是从不同侧面强调正常脉象的必备条件。胃、神、根三者是三位一体的，相互补充而不能截然分开，有胃必然有神、有根，即不论何种脉象，只要节律整齐，有力中不失柔和，和缓中不失有力，尺部沉取应指有力，就是有胃、有神、有根的表现，说明脾胃、心、肾等脏腑功能不衰，气血精神未绝，虽病而病尚轻浅，正气未伤，生机仍在，预后良好。

（二）脉象的生理变异

脉象受年龄、性别、形体、生活起居、职业和精神情志等因素的影响，机体为适应内外环境的变化而进行自身调节，因而可以出现各种生理变异。当然，这些脉象的变异，往往是暂时的，或者是可逆的，只要有胃、有神、有根，仍属平脉范围，临床应与病脉相鉴别。

1. 个体因素影响

（1）性别：性别不同，脉象亦随之有异。一般来说，女性的脉势较男性的脉势弱，且至数稍快，脉形较细小。

（2）年龄：健康人的脉象，随年龄的增长而产生各种变化。3岁以内的小儿，一息七八至为平脉；5～6岁的小儿，一息六至为平脉；青年人的脉象较大且有力，老年人脉象多弦。

（3）体质：身躯高大的人，脉的显现部位较长；矮小的人，脉的显现部位较短。瘦人脉多浮，胖人脉多沉；运动员脉多缓而有力。由于禀赋的不同，体质的差异，有六脉同等沉细而无病者，称为六阴脉；有六脉同等洪大而无病者，称为六阳脉，均不属病脉。

（4）脉位变异：有的人脉不见于寸口，而从尺部斜向手背，名叫斜飞脉；若脉出现在寸口的背侧，名叫反关脉；还有出现于腕侧其他位置的，都是生理特异的脉位，即桡动脉解剖位置的变异，不属病脉。

2. 外部因素影响

（1）情志：恐惧、兴奋、忧虑、紧张等情绪的变化常导致脉象的变异，当情绪恢复宁静之后，脉象亦随之恢复正常。《素问·经脉别论》指出："人之居处、动静、勇怯，脉亦为之变乎？……凡人之惊恐、恚劳、动静，皆为变也。"例如，喜则气缓而脉多缓；怒则气上而脉多弦；惊则气乱而脉动暂时无序。

（2）劳逸：剧烈活动之后，脉多洪数；入睡之后，脉多迟缓。长期从事体力劳动之人与从事脑力劳动之人比较，脉多大而有力。

（3）饮食：酒后、饭后脉稍数而有力；饥饿时脉多缓弱。

（4）季节：季节气候的变化时时影响着人体的生理活动，人体为适应自然而进行的生理性调节亦可反映在脉象上。《素问·脉要精微论》曰："万物之外，六合之内，天地之变，阴阳之应……四变之动，脉与之上下。"因此，正常人形成了与时令气候相应的四季脉象，《素问·平人气象论》总结为"春胃微弦""夏胃微钩""秋胃微毛""冬胃微石"曰平脉。《素问·玉机真脏论》曰："脉从四时，谓之可治……脉逆四时，为不可治。"

（5）昼夜：一日之中随着平旦、日中、日西、夜半的阴阳消长，脉象也有昼夜节律的变化，总的趋势是，昼日脉象偏浮而有力，夜间脉象偏沉而细缓。

（6）地理环境：长时期生活在不同地区的人，由于受地理环境的影响，以致体质有别，因而出现的平脉亦不同。如我国东南方地势低下，气候偏温，空气湿润，人体肌腠缓疏，故脉多细软偏数；西北方地势高，空气干燥，气候偏寒，人体肌腠致密紧缩，故脉象多沉实。

三、病理脉象

疾病反映于脉象的变化，叫病理脉象，简称"病脉"。一般来说，除了正常生理变化范围以内及个体生理特异变化之外的脉象，均属病脉。

（一）常见病理脉象

由于对脉象感觉与体会的差异，历代医家对常见病脉的分类和命名亦存在着差别。《黄帝内经》记载有21种脉象，《伤寒杂病论》中记载26种，《脉经》总结分为24种，《景岳全书》只分为16种脉象，《濒湖脉学》《三指禅》则分为27种，《诊家正眼》增疾脉而为28脉，《脉理求真》增至30种，《辨证录》则更有38脉之多。近代临床所提的脉象有浮、沉、迟、数、洪、细、虚、实、滑、涩、弦、紧、结、代、促、长、短、缓、濡、弱、微、散、礼、伏、牢、革、动、疾28种。

1. 浮脉

【脉象特征】轻取即得，重按稍减而不空，举之有余，按之不足。

浮脉位置表浅，《四言举要》云："浮脉法天，轻手可得，泛泛在上，如水漂木。"《难经·八十一难》曰："浮者，脉在肉上行也。"其脉象特点是脉管的搏动在皮下较浅表的部位，即位于皮下浅层。因此，轻取即得，按之稍减而不空。

【临床意义】一般见于表证，亦主虚证。瘦人脉多浮，秋季脉象偏浮。

【机制分析】浮脉为阳脉，《黄帝内经》称为毛脉，在时应秋，在脏应肺。桡动脉部位浅表而显浮象，瘦人皮脂薄，脉象显现，故呈浮象，此时虽浮非病脉。秋季脉象偏浮，属应四时之常脉。

邪在表，正邪相争，正气驱邪外出，气血壅盛于肌表，故脉浮。如《伤寒论》第1条云："太阳之为病，脉浮，头项强痛而恶寒。"表证见浮脉是机体驱邪向外的表现。外邪侵袭肤表，卫阳抗邪于外，人体气血趋向于肤表，脉气亦鼓动于外，故见浮脉；邪盛而正气不虚时，脉浮而有力；虚人外感，或邪盛正虚时，脉多浮而无力。外感风寒，寒主收引，血管拘急，故脉多浮紧；外感风热，热则血流薄急，故脉多浮数。

脉浮亦可见于里虚证。《景岳全书》曰："若脉浮而无力空豁者，为阴不足，阴不足则水亏之候或血不营心，或精不化气，中虚可知也。若以此等为表证则害莫大焉。"《濒湖脉学》有"无力而浮是血虚"，指出脉浮而搏动无力，属血虚的里证。久病里证见脉浮是脉证相逆，预后多不良。《素问·通评虚实论》曰："肠澼下白沫何如？岐伯曰：脉沉则生，脉浮则死。"

若久病体虚，脉见浮而无力，散乱无根，可能为虚阳外越、病情危重之征象，故《濒湖脉学》曰："久病逢之却可惊。"

2. 沉脉

【脉象特征】轻取不应，重按始得，举之不足，按之有余。

沉脉显现的部位较正常脉深，《脉诀汇辨》云"沉行筋骨，如水投石"。其脉象特点是脉管搏动的部位在皮肉之下靠近筋骨之处，因此用轻指按触不能察觉，用中等指力按触搏动也不明显，只有用重指力按才能感觉到脉搏明显的跳动。

【临床意义】多见于里证，有力为里实，无力为里虚，亦可见于正常人。

【机制分析】沉脉为阴脉，《黄帝内经》称之为"石脉"，在时应冬，在脏应肾。肥人脂厚，脉管深沉，故脉多沉；冬季气血收敛，脉象亦偏沉；有的人两手六脉皆沉细而无临床症状，均可视为平脉，不一定是病脉。

病理性沉脉的形成，一为邪实内郁，正气尚盛，邪正相争于里，致气滞血阻，阳气被遏，不能鼓搏脉气于外，故脉沉而有力，可见于气滞、血瘀、食积、痰饮等病症；二为气血不足，或阳虚气乏，无力升举鼓动，故脉沉而无力。

3. 迟脉

【脉象特征】脉来迟缓，一息不足四至。

迟以至数而言，即脉搏跳动次数少于正常，正常是一息四五至，迟则一息三至，或三至以下，约每分钟脉搏跳动 60 次以下，来去较慢。《脉经》谓："迟脉，呼吸三至，去来极迟。"

【临床意义】多见于寒证，亦见于邪热结聚之实热证，亦可见于常人。

【机制分析】脉管的搏动源于血流，而血的运行有赖于阳气的推动。当寒邪侵袭人体，困遏阳气，或阳气亏损，均可导致心动缓慢，气血凝滞，脉流不畅，使脉来迟慢。若为阴寒内盛而正气不衰的实寒证，则脉来迟而有力；若心阳不振，无力鼓动气血，则脉来迟而无力。《濒湖脉学》曰："有力而迟为冷痛，迟而无力定虚寒。"

阳明腑实证多因邪热亢盛与糟粕相搏，结为燥屎，阻塞肠道，腑气壅滞不通，气血运行受阻，脉道不利，故脉迟而有力。《伤寒论》曰："阳明病、脉迟，虽汗出不恶寒者，其身必重，短气腹满而喘，有潮热者，此外欲解，可攻里也，手足濈然汗出者，此大便已硬也，大承气汤主之。"此为脉证相逆。所以脉迟不可概认为寒，临床当脉证合参。

此外，运动员或经过锻炼之人，在静息状态下脉来迟而和缓，正常人入睡后脉率较慢，都属于生理性迟脉。

4. 数脉

【脉象特征】脉来急促，一息六七至。

数脉为脉搏跳动的次数快于正常，一息六七至，往来快。滑伯仁曰："数，太快也，一息六至，超过平脉两至也。"

【临床意义】多见于热证，亦见于里虚证。

【机制分析】实热内盛，或外感病邪热亢盛，正气不衰，邪正相争，气血受邪热鼓动而运行加速，则见数而有力，往往热势越高脉搏越快。病久阴虚，虚热内生也可使气血运行加快，且因阴虚不能充盈脉道，而脉体细小，故阴虚者可见脉细数无力。

数脉还可见于气血不足的虚证，尤其是心气不足、心血不足的病证更为多见。心主血脉，主要依赖于心气的推动。若人体气血亏虚，为满足身体各脏腑、组织、器官生理功能的需要，心气勉其力而行之，则表现为心动变快而脉动加速、脉率增快，但必数而无力。若为阳虚阴盛，逼阳上浮；或为精血亏甚，无以敛阳，而致阳气外越，亦可见数而无力之脉。此即"暴数者多外邪，久数者必虚损"之谓，又有"越虚越数，越数越虚"之说。总之，数脉主病较广，表里寒热虚实皆可见之，不可概作热论。

5. 虚脉

【脉象特征】三部脉举之不足，按之无力，应指松软。虚脉的脉象特点是脉搏搏动力量软弱，寸、关、尺三部，浮、中、沉三候均无力。

虚脉是应指无力的脉象，但按之并不空。《诊宗三昧》曰："指下虚大而软，如循鸡羽之状，中取重按皆弱而无力，久按仍不乏根。"

【临床意义】见于虚证，为元气亏虚的典型脉象。

【机制分析】气虚无力推动血行，搏击力弱故脉来无力；元气亏虚，各脏腑功能低下，故寸、关、尺三部举按寻均无力。

6. 实脉

【脉象特征】三部脉充实有力，其势来去皆盛，应指幅幅。

实脉的脉象特点是脉搏搏动力量强，寸、关、尺三部，浮、中、沉三候均有力，脉管宽大。《脉经》载："实脉大而长，微弦，按之应指幅幅然。"

【临床意义】见于实证，亦见于正常人。

【机制分析】实脉含义有二：一为有力脉的总称，凡指下感觉脉搏搏动力量强之脉，都属实脉；实脉的另一含义则专指脉管充实有力。邪气亢盛而正气不虚，邪正相搏，气血壅盛，脉管内充盈度较高，脉管呈紧张状态，故脉来充实有力。

若为久病虚证见实脉，为脉证相逆。久病之人，正气虚衰，脉当虚弱，若脉反实，是邪气盛，正虚邪盛，故曰难治。《伤寒论·辨太阴病脉证并治》曰："伤寒下利，日十余行，脉反实者死。"《金匮要略·痰饮咳嗽病脉证并治》曰："久咳数岁，其脉弱者，可治；实大数者，死。"

实脉也见于正常人，必兼和缓之象，且无病证表现。若两手六部脉均实大而无病候，称为六阳脉，可见于正常人。

7. 洪脉

【脉象特征】脉体宽大，充实有力，来盛去衰，状若波涛汹涌。

洪脉的脉象特点主要表现在脉搏显现的部位、形态和气势三方面。脉体宽大，脉动部位浅表，指下有力。由于脉管内的血流量增加，且充实有力，来时具有浮、大、强的特点。脉来如波峰高大陡峻的波涛，汹涌盛满。充实有力即所谓"来盛"；脉去如落下之波涛，较来时势缓力弱，即所谓"去衰"。《濒湖脉学》曰："洪脉指下极大，来盛去衰，来大去长。"

【临床意义】多见于阳明气分热盛，亦见于虚证。

【机制分析】洪脉为阳脉，在时应夏，在脏应心。夏令阳气亢盛，肤表开泄，气血向外，故脉象稍现洪大，为夏令之平脉。

洪脉多见于外感热病的中期，即阳明（气分）热盛证。此时邪热亢盛，充斥内外，且正气不衰而奋起抗邪，邪正剧烈交争，气盛血涌，脉管扩大，故脉大充实有力。

洪脉应与实脉相鉴别，实脉与洪脉，二者在脉势上都是充实有力。但实脉应指有力，举按皆然，来去俱盛；而洪脉状若波涛汹涌，盛大满指，来盛去衰。

洪脉的特点主要是脉形盛大，来去如波涛汹涌，但若重按无力，则不可妄断为实热。血虚阳浮发热，脉洪大而虚，必重按无力。《内外伤辨惑论》曰："肌热面赤，烦渴欲饮，脉洪大而虚，重按无力……证象白虎，惟脉不长实，有辨耳，误服白虎汤必死。"

8. 细脉

【脉象特征】脉细如线，但应指明显。

细脉的脉象特点是脉道狭小，指下寻之往来如线，应指明显，但按之不绝，应指起落明显。李中梓曰："细直而软，累累萦萦，状如丝线，较显于微。"

【临床意义】多见于气血两虚，又主湿邪为病。细数为阴虚。

【机制分析】阴血亏虚不能充盈脉管，气虚则无力鼓动血行，致脉管的充盈度减小，故脉来细小而无力。湿性重浊黏滞，脉管受湿邪阻遏，气血运行不利而致脉体细小而缓。

《脉经》曰："细为血少气衰，有此证则顺，无此证则逆。"在吐、泻、失血或忧劳过度，耗伤气血，或虚劳失精，出现细脉，此为证与脉相应，为顺。又见于秋冬、老人、体弱者，亦为相应，是顺证。若在春夏时令，青壮年者见细脉，时令与形体均不相合，则有病亦难愈。

虚劳脉细，低热久不愈，为阴虚内热，脉来细而略数，治疗用药要慎重，忌用寒凉药攻邪。李中梓曰："尝见虚损之人，脉已细而身常热，医者不究其元，而以凉剂投之，何异于恶醉而强酒？"

细脉又可见于湿证。《金匮要略·辨痉湿暍病脉证并治》曰："太阳病，关节疼痛而烦，脉沉而细者，此名湿痹。湿痹之候，其人小便不利，大便反快，但当利其小便。"《医宗金鉴·金匮要略注》曰："湿家脉浮细，湿在外也，当汗之。今太阳病，关节疼痛而烦，小便不利，大便反快，脉不浮细而沉细，是湿邪内盛而为湿痹不通之候也。故但当利其小便，使湿从小便而去，乃湿淫于内之正治也。"

9. 滑脉

【脉象特征】往来流利，应指圆滑，如盘走珠。

滑脉的脉象特点是脉搏形态应指圆滑，流利度好。李中梓曰："滑脉替替往来流利，盘珠之形，荷露之义。"

【临床意义】多见于痰湿、食积和实热等病证，亦是青壮年的常脉、妇女的孕脉。

【机制分析】痰湿留聚、食积停滞，邪气充溃脉道，鼓动脉气，故脉见圆滑流利。火热之邪波及血分，血行加速，则脉来亦滑但必兼大或数。

《脉经》载："滑者痰食，滑燥者有热。"张景岳说："滑乃气血涌盛之候，为痰逆，为食滞，为呕吐，为满闷，滑大滑数为内热。"

滑而和缓之脉为平人之脉，多见于青壮年，《景岳全书·脉神章》说："若平人脉滑而冲和，此是荣卫充实之佳兆。"育龄妇女脉滑而经停，应考虑有妊娠的可能。

滑脉应与数脉、动脉相鉴别。滑、数、动脉都有流利带数的共同特征。其不同点在于数脉频率快，一息六七至；滑脉往来流利，如盘走珠，应指圆滑；动脉多见于关部，具有滑、数、短三种脉象的特征。

10. 散脉

【脉象特征】浮取散漫，中候似无，沉候不应，并常伴有脉律不规则，时快时慢而不匀，或脉力不一致。

散脉为浮而无根之脉，《脉经》谓："散脉大而散……有表无里。"《诊家正眼》曰："散有二义，自有渐无之象，亦有散乱不整之象也。"《濒湖脉学》形容其为"散似杨花无定踪"。

【临床意义】多见于元气离散，脏腑精气衰败，尤其是心、肾之气将绝的危重病证。

【机制分析】由于气血虚衰，精气欲竭，阴不敛阳，阳气离散，脉气不能内敛，涣散不收，无力鼓动于脉，以致浮大无根，至数不匀。

散为肾败之应。《素问·脉要精微论》载："其脉软而散者，当病少血至今不复也。"在温病中，高热，大汗伤津，微喘，甚则呼吸困难，亦可出现散脉，《温病条辨》载："太阴温病脉……若散大者，白虎加人参汤倍人参急用之。"

11. 芤脉

【脉象特征】浮大中空，如按葱管。

芤为草名，又指草茎中空。《本草纲目》释："芤者，草中有孔也。"脉象取芤为名，是类比慈葱，脉形浮而大，脉的来势柔软，按之中央空，两边实，有如按葱的感觉。《四言脉诀》说："芤乃草名，绝类慈葱，浮沉俱有，中候独空。"

【临床意义】主脱血、失精、伤津亡液。

【机制分析】脉为血之府。气血充足，脉管充盈，脉动应指圆润和缓从容均匀。精、血、津液亡脱则脉空，气无所归，阳无所附而浮散在外，致脉来浮大中空。如《景岳全书·脉神章》载："芤脉为孤阳脱阴之候，为失血脱血，为气无所归，为阳无所附。"

脱血、亡精可见芤脉。《金匮要略·血痹虚劳病脉证并治》载："夫失精家，少腹弦急，阴头寒，目眩，发落，脉极虚芤迟，为清谷，亡血，失精。"

温病高热大汗伤津亦可见芤脉。《温病条辨》曰："太阴温病，脉浮大而芤，汗大出，微喘，甚至鼻孔煽者，白虎加人参汤主之。"

12. 革脉

【脉象特征】浮而搏指，中空外坚，如按鼓皮。

革脉的脉象特点是浮取感觉脉管搏动的范围较大并且较硬，有搏指感，但重按则乏力，有豁然而空之感，因而恰似以指按压鼓皮上的外急内空之状。《诊家正眼》曰："革大弦急，浮取即得，按之乃空，浑如鼓革。"

革脉与芤脉虽均有按之豁然中空之感，但革脉为浮弦而硬，如按鼓皮；芤脉形大势软，如按葱管。

【临床意义】多见于亡血、失精、半产、漏下等病证。

【机制分析】因精血耗伤，脉管不充，正气不固，气无所恋而浮越于外，以致脉来浮大搏指。外急内空，恰似绷急的鼓皮，有刚无柔，此为太过。革脉为无胃气的真脏脉，多属危候。

《金匮要略·惊悸吐衄下血胸满瘀血病脉证治》曰："寸口脉弦而大，弦则为减，大则为芤，减则为寒，芤则为虚，寒虚相搏，此名曰革，妇人则半产漏下，男子则亡血。"但临床所见，半产漏下，亡血失精的患者，多为芤脉，很少有如按鼓皮的革脉。

13. 伏脉

【脉象特征】重按推筋着骨始得，甚则暂伏而不显。

伏为深沉与伏匿之象，伏脉的脉象特点是脉管搏动的部位比沉脉更深，隐伏于筋下，附着于骨上。因此，诊脉时浮取、中取均不见，需用重指力直接按至骨上，然后推动筋肉才能触到脉动，甚至伏而不见。《脉经》载："伏脉，极重指按之，着骨乃得。"李中梓更明确地说："伏为隐伏，更下于沉，推筋着骨，始得其形。"

【临床意义】常见于邪闭、厥病和痛极病证。

【机制分析】伏脉多为邪气内伏，不得宣通而致。邪气闭塞，气血凝结，乃致正气不能宣通，脉管潜伏而不显，但必伏而有力，多见于暴病。如实邪内伏，气血阻滞所致气闭、热闭、痰闭等。

剧痛可见伏脉。张三锡曰："痛极脉必伏，凡心腹胃脘暴痛皆然。"

阴寒邪气内结，经脉壅遏，阳气沉潜可致脉伏。然火热邪郁致脉伏，亦不可忽视，并多有误诊。《温疫论》载："温疫得里证，别无怪证，忽六脉如丝，微细而软，甚至无，或两手俱无，或一手先伏，察其人不应有此脉者，缘应下失下，内部壅闭，营气逆于内，不能达于四肢，此脉厥也……致邪愈结，脉愈不行，医者见脉微欲绝，以为阳证得阴脉，为不治，因而弃之，以此误人甚众，若更用人参生脉辈，祸不旋踵，宜承气缓缓下之，六脉自复。"

14. 牢脉

【脉象特征】沉取实大弦长，坚牢不移。

"牢"者，深居于内，坚固牢实之义。脉行于肌肉深部，轻取中候均不应，重按始得清楚，脉跳应指实大弦长，坚牢不移。《脉经》谓："革脉（实为牢脉），有似沉伏，实大而长，微弦。"《诊家枢要》谓："牢，坚牢也，沉而有力，动而不移。"《诊家正眼》谓："牢有二义，坚牢固实之义，又深居在内之义也。"综上所述，牢脉的脉象，一是脉居沉位，二是脉体实大弦长，三是坚牢不移。

【临床意义】多见于阴寒内盛，疝气癥积之实证。

【机制分析】邪气牢固，而正气未衰者，如阴寒内积，阳气沉潜于下，或气血瘀滞，凝结成癥积而固结不移，在脉象上则可表现为沉弦实大的牢脉。

牢脉多主实证，多为顽固性难以治愈的疾病，病气牢固，病程较长。因病邪深伏在内，结聚阻滞所致，如疝气、喘逆、拘急及痛证等出现牢脉。许叔微曰："牢则病气牢固，在虚证绝无此脉，惟湿痉拘急、寒疝暴逆、坚积内伏，乃有是脉。"

然牢脉亦可见于虚证，若失血、阴虚等患者反见牢脉，是脉证相逆，当属危重征象。临证时不能见牢脉即行攻伐，这样易于造成虚者更虚，实者更实，即所谓"虚虚实实"。《诊宗三昧》说："若以牢为内实，不问所以，而妄行速扫，能无实实虚虚之咎哉！大抵牢为坚积内著，胃气竭绝，故诸家以为危殆之象云。"指出既有大积大聚，又有正气衰微，虚实夹杂，当脉证合参，权衡治疗。

牢脉应与沉脉、伏脉相鉴别。三种脉象的脉位均在皮下深层，故轻取不应。不同的是沉脉重按乃得；伏脉较沉脉部位更深，须推筋着骨始得，甚则暂时伏而不见；牢脉沉取实大弦长，坚牢不移。

15. 缓脉

【脉象特征】其义有二：一是脉来和缓，一息四至（每分钟 60～72 次），应指均匀，是脉有胃气的一种表现，称为平缓，多见于正常人；二是脉来怠缓无力，弛纵不鼓的病脉。

缓脉的脉象特点是脉搏的跳动不疾不徐，稍慢于正常而快于迟脉。缓为脾胃本脉，和缓有神，为脾气健旺，身体健康之征。《三指禅》曰："不浮不沉，恰在中取，不迟不数，正好四至，欣欣然，悠悠然，洋洋然，从容柔顺。"若在病中，则为怠缓无力。

【临床意义】多见于湿病，脾胃虚弱，亦可见于正常人。

【机制分析】脾胃为气血生化之源，脾胃虚弱，气血不足，则脉管不充，亦无力鼓动，其脉必见怠缓弛纵之象。湿性黏滞，阻遏脉管，气机被困，则脉来虽缓，必见怠慢不振，脉管弛缓。

病理缓脉常见有脾虚或脾虚夹湿，《景岳全书》曰："若虚寒者，必缓而迟细，为阳虚，为畏寒……为饮食不化，为鹜溏飧泄。"

若有病之人，脉转和缓，是正气恢复之征，疾病将愈。《伤寒论》曰："太阳病，得之八九日，如疟状，发热恶寒，热多寒少，其人不呕，清便欲自可，一日二三度发。脉微缓者，为欲愈也。"

16. 疾脉

【脉象特点】脉来急疾，一息七八至以上。

疾脉的脉象特点是脉率比数脉更快，相当于脉搏每分钟 120 次以上。

【临床意义】多见于阳极阴竭，元气欲脱证。

【机制分析】若疾而有力，按之愈坚，为阳亢无制之候，可见于外感热病之热极时。若脉疾而弱，按之不鼓指，多为虚阳外越，元阳欲脱使然。

17. 短脉

【脉象特征】首尾俱短，显于关部，寸尺两部不显。

短脉的脉象特点是脉搏搏动的范围短小，脉体不如平脉之长，脉动不满本位，多在关部应指较明显，而寸部及尺部常不能触及。李中梓说："短脉涩小，首尾俱俯，中间突起，不能满部。"

【临床意义】多为气郁或气虚。

【机制意义】《素问·脉要精微论》说："短则气病。"心气亏虚，无力鼓动血行，则气血不仅难以达于四末，亦不能充盈脉道，致使寸口脉搏动短小且无力。气滞血瘀或痰凝食积，致使气机阻滞，脉气不能伸展而见短脉者，必短涩而有力。故短而有力为气郁，短而无力为气虚。

痰饮食积阻碍气道，血行不畅，可出现短涩或促或结。如《诊宗三昧》曰："良由胃气厄塞，不能调畅百脉，或因痰气食积，阻碍气道，所以脉见短涩促结之状。"

阳气虚衰也可见短脉。《伤寒论·辨阳明病脉证并治》曰："发汗多，若重发汗者，亡其阳，谵语，脉短者死。"

18. 长脉

【脉象特征】首尾端直，超过本位。

长脉的脉象特点是脉搏的搏动范围显示较长，超过寸、关、尺三部。

【临床意义】常见于阳证、热证、实证，亦可见于平人。

【机制分析】长为有余过盛的脉象。身体健旺，气血充盛，血行通畅，血脉和利，脉来和缓而长，如循长竿末梢，是阴阳调和的平脉。《素问·脉要精微论》云"长则气治"，说明长脉是气血充盛，气机调畅的反映。若阳亢、热盛、痰火内蕴，致阴阳失调，气逆血壅，脉道充盈以长，过于本位，状如长竿，来势硬满，为病理之长脉。

19. 濡脉

【脉象特征】浮细无力而软。

濡脉又称软脉。濡脉的脉位很表浅，轻按即得，极软而浮细，举之有余，按之渐无。《脉经》谓："软脉极软而浮细，一曰按之无有……一曰极小软，软作濡，濡者如帛衣在水中，轻手相得。"

【临床意义】多见于虚证或湿困。

【机制分析】气血亏虚，气虚不敛，脉气松弛而软；阴虚不敛，虚阳上泛，致脉浮；阴血虚损，脉道不充，则脉细。湿困脾胃，阻遏阳气，脉气不振，也可见濡脉。

崩中漏下、失精、泄泻、自汗喘息等病证，致精血阳气亏虚，可见濡脉，如《诊宗三昧》曰："内伤虚劳，泄泻少食，自汗喘乏，精伤痿弱之人，脉濡软乏力。"

湿病亦可见濡脉。《温病条辨》曰："头痛恶寒，身重疼痛，舌白不渴，脉弦细而濡，面色淡黄，胸闷不饥，午后身热，状若阴虚，病难速已，名曰湿温。"

20. 弱脉

【脉象特征】沉细无力而软。

弱脉的脉象特点是位沉、形细、势软。由于脉管细小不充盈，其搏动部位在皮肉之下靠近筋骨处，指下感到细而无力。李中梓《诊家正眼》曰："弱脉细小，见于沉分，举之则无，按之乃得。"

【临床意义】多见于阳气虚衰、气血俱虚。

【机制分析】脉为血之府，阴血亏少，不能充其脉管，故脉形细小；阳气衰少，无力推动血液运行，脉气不能外鼓，则脉位深沉，脉势软弱。

21. 微脉

【脉象特征】极细极软，按之欲绝，若有若无。

微脉的脉象特点是脉形极细小，脉势极软弱，以至于轻取不见，重按起落不明显，似有似无。《脉经》曰："极细而软，或欲绝，若有若无。"

【临床意义】多见于气血大虚，阳气衰微。

【机制分析】营血大虚，脉管失充则脉细；阳气衰微，鼓动无力则脉弱，按之欲绝，似有似无。临床上以心肾阳气衰微较为多见。久病脉微是正气将绝，新病脉微主阳气暴脱。

微脉应与细脉、弱脉、濡脉相鉴别，此四种脉象都是脉形细小且脉势软弱无力。细脉脉形小而应指明显，主要从脉搏的形态而言；微脉则极软极细，按之欲绝，若有若无，起落模糊，不仅从脉形言，而且主要指脉搏的力量弱；弱脉为沉细而无力；濡脉为浮细而无力，即脉位与弱脉相反，轻取即得，重按反不明显。

22. 动脉

【脉象特征】应指跳动如豆，厥厥动摇，滑数有力，关部较为明显。

动脉的脉象特点是具有短、滑、数三种脉象的特点，其脉搏搏动部位在关部明显，应指如豆粒动摇。《伤寒论·辨脉法》曰："若脉数见于关上，上下无头尾，如豆大厥厥动摇者，名曰动也。"

【临床意义】常见于惊恐、疼痛等症。

【机制分析】惊则气乱，痛则气结，阴阳不和，气血阻滞，故因惊、因痛致使阴阳相搏，气血运行乖乱，脉行躁动不安，则出现滑数而短的动脉。

动为阴阳相搏之候，妊娠后亦可出现动脉。《素问·平人气象论》载："妇人手少阴脉动甚者，妊子也。"

动脉应与短脉相鉴别。二者在脉搏搏动范围上都较小，仅关部明显。但短脉常兼迟涩；动脉其形如豆，常兼滑数有力之象。

23. 涩脉

【脉象特征】形细而行迟，往来艰涩不畅，脉势不匀。

涩脉的脉象特点是脉形较细，脉势滞涩不畅，如"轻刀刮竹"；至数较缓而不匀，脉力大小亦不均，呈三五不调之状。李中梓曰："涩脉蹇滞，如刀刮竹，迟细而短，三象俱足。"

【临床意义】多见于气滞、血瘀和精伤、血少。

【机制分析】气滞、血瘀，邪气内停，阻滞脉道，血脉被遏，以致脉气往来艰涩，此系实邪内盛，正气未衰，故脉涩而有力。精血亏少，津液耗伤，不能充盈脉管，久而脉管失去濡润，血行不畅，以致脉气往来艰涩而无力。

涩脉以有力无力来辨虚实，脉涩而有力者为实证，脉涩而无力者为虚证。然脉涩总属血行不畅，故涩脉为血瘀证典型脉象。

24. 弦脉

【脉象特征】端直以长，如按琴弦。

弦脉的脉象特点是脉形端直而似长，脉势较强，脉道较硬，切脉时有挺然指下、直起直落的感觉，故形容为"从中直过""挺然于指下"。其弦硬程度随病情轻重而不同，轻则如按琴弦，重则如按弓弦，甚者如循刀刃。

【临床意义】见于肝胆病、疼痛、痰饮等，亦见于老年健康者。

【机制分析】肝主筋，脉道的柔软、弦硬与筋之弛缓、强劲之性相同；肝病多郁滞，肝气失于条达则脉多弦劲，故称弦脉"在脏应肝"，多主肝胆病变。

寒热诸邪、痰饮内停、情志不遂、疼痛等，均可使肝失疏泄，气机郁滞，血气敛束不伸，脉管失去柔和之性，故脉来强硬而为弦。

弦脉主病范围甚广，临床所见亦弦脉居多，张石顽曰："历诊诸病之脉，属邪盛而见弦者，十常二三，属正虚而弦者，十常六七，如腹痛、膜胀、胃反、胸痹、癥瘕、蓄血、中暍伤风、霍乱、带下、肝气郁结、寒热痞满等病，皆由中气无权，土败木贼所致。弦实弦虚，以证邪气之虚实。浮弦沉弦，以证表里之阴阳……无论所患何证，兼何脉，但以和缓有神，不乏胃气，咸为可治。"

肝脉本弦，肝旺克伐脾胃之气，故脉弦又为少胃气之表现。若脉弦硬坚搏，毫无冲和之象，乃无胃气之脉象。

弦脉在时应春，春季平人脉象多稍弦，此为春季平脉。健康人中年之后，脉亦兼弦，老年人脉象多弦硬，为精血衰减，脉道失其濡养而弹性降低的征象。朱丹溪指出"脉无水而不软也"，《黄帝内经》云"年四十而阴气自半"，故随年龄增长，脉象失其柔和之性而变弦，属于生理性退化表现。

25. 紧脉

【脉象特征】绷急弹指，状如牵绳转索。

紧脉的脉象特点是脉势紧张有力，坚搏抗指，脉管的紧张度、力度均比弦脉高，其指感比弦脉更加绷急有力，且有旋转绞动或左右弹指感，屈曲不直。李中梓曰："紧脉有力，左右弹指，如绞转索，如切紧绳。"

【临床意义】多见于实寒证、疼痛和食积等。

【机制分析】寒为阴邪，主收引凝涩，困遏阳气。寒邪侵袭机体，则脉管收缩紧束而拘急，正气未衰，正邪相争剧烈，气血向外冲击有力，则脉来绷急而搏指，状如切绳，故主实寒证。寒邪侵袭，阳气被困而不得宣通，气血凝滞而不通，不通则痛。

紧脉多主寒证，然临证亦不可拘泥。《伤寒论》第135条曰："伤寒六七日，结胸热实，脉沉而紧，心下痛，按之石硬者，大陷胸汤主之。"此处脉沉紧是热实于里，为脉证相逆，需综合审察。

紧脉应与弦脉、革脉、牢脉相鉴别。弦脉主要是脉管较硬，弹性差，端直以长，如按琴弦；紧脉主要是脉管绷急、弹性高，脉体不大而脉势有力，弹指如转索；革脉则浮取弦大，重按中空，如按鼓皮；牢脉浮取不应指，重按弦实而长，推之不移。

26. 结脉

【脉象特征】脉来缓慢，时有中止，止无定数。

《脉经》曰："结脉往来缓，时一止复来。"《诊家正眼》称结脉是"迟滞中时见一止"。

故结脉的脉象特点是脉来迟缓，脉律不齐，有不规则的歇止。

【临床意义】多见于阴盛气结、寒痰血瘀，亦可见于气血虚衰。

【机制分析】阴寒偏盛则脉气凝滞，故脉率缓慢；气结、痰凝、血瘀等积滞不散，心阳被抑，脉气阻滞而失于宣畅，故脉来缓慢而时有一止，且为结而有力；若久病气血衰弱，尤其是心气、心阳虚衰，脉气不续，故脉来缓慢而时有一止，且为结而无力。

正常人亦有因情绪激动、过劳、酗酒、饮用浓茶等而偶见结脉者。

27. 代脉

【脉象特征】脉来一止，止有定数，良久方还。

代脉的脉象特点是脉律不齐，表现为有规则的歇止，歇止的时间较长。李中梓说"代为禅代，止有常数，不能自还，良久复动"，又说"蝉代之义也，如四时之蝉代，不愆其期也"，说明代脉停止有定时，停时较长。

【临床意义】见于脏气衰微、疼痛、惊恐、跌仆损伤等病证。

【机制分析】脏气衰微，元气不足，以致脉气不相接续，故脉来时有中止，止有定数，脉势软弱，常见于心脏器质性病变。疼痛、惊恐、跌仆损伤等见代脉，是因暂时性的气结、血瘀、痰凝等阻抑脉道，血行涩滞，脉气不能衔接，而致脉代而应指有力。

28. 促脉

【脉象特征】脉来数而时有一止，止无定数。

促脉往来急促，时有歇止，歇止时间较短，歇止无一定规律，即止无定数。如李时珍说："促脉来去数，时一止复来。"

【临床意义】多见于阳盛实热、气血痰食停滞，亦见于脏气衰败。促而有力属阳盛，促而无力多有心悸、喘咳。促脉止数渐稀为病向愈，止数渐增为病加重。

【机制分析】阳邪亢盛，热迫血行，心气亢奋，故脉来急数；热灼阴津则津血衰少，心气受损，脉气不相接续，故脉有歇止；气滞、血瘀、痰饮、食积等有形实邪阻滞，脉气接续不及，亦可形成间歇。两者均为邪气内扰，脏气失常所致，故其脉来促而有力。若因真元衰惫，心气衰败，虚阳浮动，亦可致脉气不相顺接而见促脉，但必促而无力。正常人有因情绪激动、过劳、酗酒、饮用浓茶等而偶见促脉者。

促脉应与结脉、代脉相鉴别。三者均属有歇止的脉象。但促脉为脉数而中止，结脉为脉缓而中止，二者歇止均不规则；代脉是脉来一止，其脉率可快可慢，且歇止有规则，歇止时间较长。

（二）相似脉的鉴别

在28种常见病脉中，有些脉象很相似，容易混淆不清，正如王叔和在《脉经》序中所云："脉理精微，其体难辨……在心易了，指下难明。"故必须注意相似脉的鉴别。对此历代医家积累了丰富的经验，如李时珍在《濒湖脉学》中编有言简意赅的"相类诗"加以鉴别，徐灵胎更具体地说明脉象的鉴别可用近似脉象相比的比类法，以及用相反脉象对比的对举法。

1. 比类法　比类法可从两方面着手：一是归类，或称分纲，即将相似的脉象归为一类；二是辨异，即分析相似脉象的区别。

（1）归类：由于脉象繁多，且有很多脉象彼此相似，不易掌握和记忆，将28种脉进行归类、分纲，就能提纲挈领，执简驭繁。

以往对脉象的分类标准并不一致。东汉张仲景把脉象分成阴阳两大类：浮、数、大、动、滑诸脉为阳脉；沉、涩、弱、弦、微诸脉为阴脉。宋代崔嘉彦以浮、沉、迟、数四脉为纲，将24脉隶属其下，元代滑伯仁主张以浮、沉、迟、数、滑、涩六脉统辖各脉。清代陈修园则主张以浮、沉、迟、数、细、大、短、长八脉为纲，以统各脉。

各种病脉均是在邪正斗争中形成的，辨证以表里寒热虚实为纲，脉象则有浮沉迟数虚实之相应。因此，现按浮、沉、迟、数、虚、实六个纲脉加以归类比较。临床常见病脉的脉象和主病归类见表4-3。

表4-3　常见病脉归类简表

脉纲	共同特点	相类脉		
		脉名	脉象	主病
浮脉类	轻取即得	浮	举之有余，按之不足	表证，亦见于虚阳浮越证
		洪	脉体阔大，充实有力，来盛去衰	热盛
		濡	浮细无力而软	虚证，湿困
		散	浮取散漫而无根，伴至数或脉力不匀	元气离散，脏气将绝
		芤	浮大中空，如按葱管	失血，伤阴之际
		革	浮而搏指，中空边坚	亡血、失精、半产、崩漏
沉脉类	重按始得	沉	轻取不应，重按始得	里证
		伏	重按推至筋骨始得	邪闭、厥病、痛极
		弱	沉细无力而软	阳气虚衰、气血俱虚
		牢	沉按实大弦长	阴寒内积、疝气、癥积
迟脉类	一息不足四至	迟	一息不足四至	寒证，亦见于邪热积聚
		缓	一息四至，脉来怠缓	湿病，脾胃虚弱，亦见于平人
		涩	往来艰涩，迟滞不畅	精伤、血少、气滞、血瘀、痰食内停
		结	迟而时一止，止无定数	阴盛气结，寒痰瘀血，气血虚衰
数脉类	一息五至以上	数	一息五至以上，不足七至	热证，亦主里虚证
		疾	脉来急疾，一息七八至	阳极阴竭，元气欲脱
		促	数而时一止，止无定数	阳热亢盛，瘀滞、痰食停积，脏气衰败
		动	脉短如豆，滑数有力	疼痛、惊恐

续表

脉纲	共同特点	相类脉		
		脉名	脉象	主病
虚脉类	应指无力	虚	举按无力，应指松软	气血两虚
		细	脉细如线，应指明显	气血俱虚，湿证
		微	脉细极软，似有似无	气血大虚，阳气暴脱
		代	迟而中止，止有定数	脏气衰微，疼痛、惊恐、跌仆损伤
		短	首尾俱短，不及本部	有力主气郁，无力主气损
实脉类	应指有力	实	举按充实有力	实证，平人
		滑	往来流利，应指圆滑	痰湿、食积、实热，青壮年，孕妇
		弦	端直以长，如按琴弦	肝胆病、疼痛、痰饮等，老年健康者
		紧	绷急弹指，状如转索	实寒证、疼痛、宿食
		长	首尾端直，超过本位	阳气有余，阳证、热证、实证，平人
		大	脉体宽大，无汹涌之势	健康人，病进

（2）辨异：在了解同类脉象相似特征的基础上，再将不同之处进行比较而予以区别，这就是脉象的辨异。这样有比较有鉴别，更易于掌握，也便于诊察。

1）浮脉与濡脉、芤脉、革脉、散脉：五种脉象的脉位均表浅，轻取皆可得。

不同的是浮脉举之有余，重按稍减而不空，脉形不大不小；芤脉浮大无力，中间独空，如按葱管；濡脉浮细无力而软，重按若无；革脉是浮取弦大搏指，外急中空，如按鼓皮；散脉是浮而无根，至数不齐，脉力不匀。

2）沉脉、伏脉、牢脉、弱脉：四种脉象的脉位均在皮下深层，故轻取不应。不同的是沉脉重按乃得；伏脉较沉脉部位更深，须推筋着骨始得其形，甚则暂时伏而不见；牢脉沉取实大弦长，坚牢不移；弱脉是沉而细软，搏动无力，按之乃得。

3）迟脉与缓脉、结脉：三者脉率均小于五至。但迟脉一息不足四至；缓脉虽然一息四至，但脉来怠缓无力；结脉不仅脉率不及四至，而且有不规则的歇止。

4）数脉与疾脉、滑脉、促脉：数脉、疾脉与促脉的共同点是脉率均快于正常脉象。不同的是数脉一息五至以上，不足七至；疾脉一息七八至；促脉不仅脉率每息在五至以上，且有不规则的歇止；而滑脉仅指脉势上往来流利，应指圆滑，不受脉率限定，可似数但并不数。

5）细脉与微脉、弱脉、濡脉：四种脉象都是脉形细小且脉势软弱无力。细脉

形小如线而应指明显；微脉则极软极细，按之欲绝，若有若无，起落模糊；弱脉为沉而细软，搏动无力；濡脉为浮细而无力，即脉位与弱脉相反，轻取即得，重按反不明显。

6）弦脉与紧脉、长脉：弦脉与紧脉，二者均为脉气紧张，但弦脉如按琴弦之上，无绷急之势；紧脉端直绷急，弹指如牵绳转索，紧脉比弦脉更有力，更紧急。弦脉与长脉相似，长脉首尾端直，过于本位，如循长杆，但长而不急；弦脉端直以长，但脉气紧张，指下如按琴弦。

7）实脉与洪脉：二者在脉势上都充实有力。但实脉应指有力，举按皆然，来去俱盛；而洪脉浮而有力，状若波涛汹涌，盛大满指，来盛去衰。

8）短脉与动脉：二者在脉搏搏动范围上都较小，仅关部明显。但短脉常兼迟涩；动脉其形如豆，常兼滑数有力之象。

9）结脉与代脉、促脉：三者均属有歇止的脉象。但促脉为脉数而中止，结脉为脉缓而中止，二者歇止均不规则；代脉是脉来一止，其歇止有规则，且歇止时间较长。

2. 对举法　对举法就是把两种相反的脉象对比而加以鉴别的方法。除上述六纲脉的分类，包含有对举的内容之外，再举例说明如下。

（1）浮脉与沉脉：是脉位浅深相反的两种脉象。浮脉脉位浅表，轻取即得，重按反弱，"如水漂木"；沉脉脉位深沉，轻取不应，重按始得，"如水投石"。

（2）迟脉和数脉：是脉率慢快相反的两种脉象。迟脉脉率比平脉慢，一息不足四至；数脉脉率比平脉快，一息五至以上不足七至。

（3）虚脉与实脉：是脉搏气势相反的两种脉象。虚脉三部脉举按均无力；实脉三部脉举按皆有力。

（4）滑脉与涩脉：是脉搏流利度相反的两种脉象。滑脉是往来流利，应指圆滑，"如盘走珠"；涩脉是往来艰涩，滞涩不畅，"如轻刀刮竹"。

（5）洪脉与细脉：是脉体大小和气势强弱相反的两种脉象。洪脉的脉体宽大，充实有力，来势盛而去势衰；细脉脉体细小如线，其势软弱无力，但应指明显。

（6）长脉与短脉：是脉位长短相反的两种脉象。长脉的脉象是脉管搏动的范围超过寸、关、尺三部；短脉的脉象是脉管的搏动短小，仅在关部明显，而在寸、尺两部不明显。

（7）紧脉与缓脉：是脉搏气势相反的两种脉象。紧脉脉势紧张有力，如按切绞绳转索，脉管的紧张度较高；缓脉脉势怠缓，脉管的紧张度较低，且脉来一息仅四至。

（8）散脉与牢脉：是脉位与气势相反的两种脉象。散脉脉位浅表，浮取应指，脉势软弱，散而零乱，至数不清，中取、沉取不应；牢脉脉位深沉，脉势充实有力，大而弦长，坚牢不移。

四、真脏脉

真脏脉是在疾病危重期出现的无胃、无神、无根的脉象，是病邪深重，元气衰竭，胃气已败的征象，故又称"败脉""绝脉""死脉""怪脉"。其主要表现为节律极度不整，或极快或极慢，脉动或极硬或极软。根据真脏脉的主要形态特征，大致可以分成三类。

（一）无胃之脉

无胃的脉象以无冲和之意，应指坚搏为主要特征。如脉来弦急，如循刀刃称偃刀脉；脉动短小而坚搏，如循薏苡仁为转豆脉；或急促而坚硬，如弹石称弹石脉等。其临床提示邪盛正衰，胃气不能相从，心、肝、肾等脏气独现，是病情重危的征兆之一。

（二）无神之脉

无神之脉象以脉律无序，脉形散乱为主要特征。如脉在筋肉间连连数急，三五不调，止而复作，如雀啄食状，称雀啄脉；如屋漏残滴，良久一滴者，称屋漏脉；脉来乍疏乍密，如解乱绳状，称解索脉。其主要由脾（胃）肾阳气衰败所致，提示神气涣散，生命即将告终。

（三）无根之脉

无根脉象以虚大无根或微弱不应指为主要特征。若浮数之极，至数不清，如釜中沸水，浮泛无根，称釜沸脉，为三阳热极，阴液枯竭之候；脉在皮肤，头定而尾摇，似有似无，如鱼在水中游动，称鱼翔脉；脉在皮肤，如虾游水，时而跃然而去，须臾又来，伴有急促躁动之象，称虾游脉。其均为三阴寒极，亡阳于外，虚阳浮越的征象。

（四）"七绝脉、十怪脉"

《医学入门》总结云："雀啄连来三五啄，屋漏半日一滴落，弹石硬来寻即散，搭指散乱真解索，鱼翔似有又似无，虾游静中跳一跃，更有釜沸涌如羹，旦占夕死不须药。"《世医得效方》中总结了"十怪脉者，釜沸、鱼翔、弹石、解索、屋漏、虾游、雀啄、偃刀、转豆、麻促"，即为七绝脉加上偃刀、转豆、麻促三种脉象表现，见分述如下。

1. 釜沸脉

【脉象特征】脉在皮肤，浮数之极，至数不清，如釜中沸水，浮泛无根。

《世医得效方》曰："釜沸如汤涌沸，息数俱无。"其特点为脉位极表浅，至数极快，脉力弱且重按无根。

【临床意义】三阳热极，阴液枯竭。

2. 鱼翔脉

【脉象特征】脉在皮肤，头定而尾摇，似有似无，如鱼在水中游动。

《医学入门》曰："鱼翔脉在皮肤，其本不动，而末强摇，如鱼之在水中，身尾帖然，而尾独悠飏之状。"其特点是脉位极浮，至数极慢，脉律严重不齐，似有似无，重按无根。

【临床意义】三阴寒极，亡阳于外。

3. 虾游脉

【脉象特征】脉在皮肤，来则隐隐其形，时而跃然而去，如虾游冉冉，忽而一跃的状态。

《世医得效方》曰："状如虾游水面，杳然不见，须臾又来，隐隐然不动。"其特点为脉位极浮，至数极慢，脉律严重紊乱，脉力极弱而不匀，时而突然一跳随即隐没，重按无根。

【临床意义】阴绝阳败，主死。

4. 屋漏脉

【脉象特征】脉在筋肉之间，如屋漏残滴，良久一滴，溅起无力，状如水滴溅地貌。

《脉经》曰："屋漏者，其来既绝而止，时时复起而不相连属也。"其特点为脉位居中或沉，至数极慢，一息二至，脉律规则或不规则，脉力弱。

【临床意义】脾气衰败，化源枯竭，胃气荣卫俱绝。

5. 雀啄脉

【脉象特征】脉在筋肉之间，连连数急，三五不调，止而复作，如雀啄食之状。

《脉诀乳海》曰："凡雀之啄食，必连连啄之……脉来甚数而疾，绝止复顿来也。"其特点为脉位居中或沉，至数快，脉律不齐，在连续三五次快速搏动后出现一次较长的歇止，反复出现，并伴有脉力不匀。

【临床意义】脾之谷气绝于内。

6. 解索脉

【脉象特征】脉在筋肉之间，乍疏乍密，散乱无序，如解乱绳状。

《医学入门》曰："解索脉如解乱绳之状，指下散散无复次第，五脏绝也。"其特点为脉位居中或沉，至数时快时慢，脉律严重紊乱，散乱无序，脉力强弱不等，绝无规律。

【临床意义】肾与命门之气皆亡。

7. 弹石脉

【脉象特征】脉在筋骨之间，如指弹石，劈劈凑指。

《脉诀乳海》曰："弹石者，如指弹于石上，劈劈而坚硬也。"其特点为脉位偏沉，至数偏快，脉律基本规则，紧张度极高，毫无柔和软缓之象。

【临床意义】肾水枯竭，阴亡液绝，孤阳独亢，风火内燔。

8. 偃刀脉

【脉象特征】如抚刀刃，浮之小急。即脉弦细紧急，如手触刀刃之感。

《世医得效方》口："偃刀之脉，寻之如手循刀刃，无进无退，其数无准，由心元血枯，卫气独居，无所归宿，见之四日难疗。"

【临床意义】为肝之危脉。

9. 转豆脉

【脉象特征】脉来累累，如循薏苡仁之状。即脉来如豆转，来去捉摸不定，并无息数。

《世医得效方》曰："转豆，脉形如豆，周旋展转，并无息数。脏腑空虚，正气飘散，象曰行尸，其死可立待也。"

【临床意义】为心之死脉。

10. 麻促脉

【脉象特征】脉如麻子纷乱，细微至甚。即脉急促零乱，极细而微。

《世医得效方》曰："麻促之脉，应指如麻子之纷乱，细微至甚。盖卫枯荣血独涩，轻者三日，重者一日殂矣。"

【临床意义】卫枯荣血独涩，乃危重之候。

五、诊妇人小儿脉

（一）诊妇人脉

妇人有经、孕、产育等特殊的生理活动及其病变，因而其脉诊亦有一定的特殊性。

1. 诊月经脉　月经将至，或正值经期，脉形一般较大较滑，且左手脉洪大于右手，若妇人左关、尺脉忽洪大于右手，口不苦，身不热，腹不胀，是月经将至。若经期脉弦数或滑数有力，为冲任伏热，常见于月经先期、经量多、崩漏等疾病。脉沉细而迟，为阳虚内寒，血海不足，常见于月经后期、月经过少；脉细而数者，为虚热伤津，阴亏血少之候，多见于血虚闭经、经间期出血等；若脉沉细而涩者，多为肝肾亏损，血海空虚，常见于闭经、不孕等；若脉沉涩而不细者，多为气滞血瘀，冲任受阻，常见于痛经、崩漏、癥瘕等病；若脉大而芤，常见于血崩气脱之重症。寸关脉调和而尺脉弱或细涩者，月经多不利。妇人闭经，尺脉虚细而涩者，多为精血亏少的虚闭；尺脉弦涩者，多为气滞血瘀的实闭；脉象弦滑者，多为痰湿阻于胞宫。

2. 诊妊娠脉　已婚妇女，平时月经正常，突然停经，脉来滑数冲和，兼饮食偏嗜者，多为妊娠之征。《素问·阴阳别论》云："阴搏阳别，谓之有子。"《素问·平人气象论》又云："妇人手少阴脉动甚者，妊子也。"其指出妇人两尺脉搏动强于寸脉或左寸脉滑数动甚者，均为妊娠之征。尺脉候肾，胞宫系于肾，妊娠后胎气鼓动，故两尺脉滑数搏指，异于寸部脉者为有孕之征。此两说可供临床参考。

3. 诊临产脉　妇人临产时，脉象会异于平常。《诸病源候论·妇人难产病诸候》中云："诊其尺脉，转急如切绳转珠者，即产也。"《脉经》谓："妇人怀娠离经，其脉浮，设腹痛引腰脊，为今欲生也。"《医宗必读·新著四言脉诀》认为："离经者，离乎经常之脉也。由上可知，临产妇人可出现不同于平常的脉象，其脉多浮，或脉数而滑或紧。"清代王燕昌《医存》云："妇人两中指顶节之两旁，非正产时则无脉……若此处脉跳，腹连腰痛，一阵紧一阵，二目乱出金花，乃正产时也。"薛己《女科撮要》亦指出："欲产之时，觉腹内转动……试捏产母中指中节或本节跳动，方临盆，即产矣。"这说明孕妇在平时无脉的中指中节或本节的两旁出现脉搏跳动，即临产之兆。

（二）诊小儿脉

诊小儿脉在《黄帝内经》中已有记述，自后世医家提出望小儿指纹的诊法以后，对于3岁以内的婴幼儿往往以望指纹代替脉诊，对3岁以上者才采用脉诊。

1. 诊小儿脉方法　小儿寸口部位短，难以布三指以分三关，故诊小儿脉的方法与诊成人不同，常采用一指总候三部诊法，简称一指定三关。

操作方法：医生用左手握小儿手，对3岁以内婴幼儿，可用右手拇指或食指按于掌后高骨处诊得脉动，不分三部，以定至数为主；对3～5岁患儿，以高骨中线为关，向高骨的前后两侧（掌端和肘端）滚转寻三部；对 6～8 岁患儿，可以向高骨的前后两侧（掌端和肘端）挪动拇指，分别诊寸、关、尺三部；对 9～10 岁患儿，可以次第下指，依寸、关、尺三部诊脉；对 10 岁以上的患儿，则可按诊成人脉的方法取脉。

2. 小儿正常脉象的特点　由于小儿脏腑娇嫩，形气未充，且又生机旺盛，发育迅速，故正常小儿的平和脉象较成人脉软而速，年龄越小，脉搏越快。若按成人正常呼吸定息，2～3 岁的小儿，一息脉动六七至为常脉，每分钟脉跳 100～120 次；5～10 岁的小儿，息脉动六至为常脉，约每分钟脉跳 100 次，四五至为迟脉。

3. 小儿病脉　由于小儿疾病一般比较单纯，故其病脉也不似成人那么复杂，主要以脉的浮、沉、迟、数辨病证的表、里、寒、热，以脉的有力、无力定病证的虚、实。浮脉多见于表证，浮而有力为表实，浮而无力为表虚；沉脉多见于里证，沉而有力为里实，沉而无力为里虚；迟脉多见于寒证，迟而有力为实寒，迟而无力为虚寒；数脉多见于热证，浮数为表热，沉数为里热，数而有力为实热，数而无力为虚热。

六、脉诊的临床运用与意义

（一）脉诊的临床运用

临床脉象表现多样，脉象与主病之间的关系十分复杂，因此对脉象分析方法的把握十分重要。脉诊临床运用中，需要注意下列几个问题。

1. 独异脉的诊断意义　独异脉是指与疾病相关的某种特殊的脉象变化。《景岳全书·脉神章·独论》说："独之为义，有部位之独也，有脏气之独也，有脉体之独也。部位之独者，谓诸部无恙，唯此稍乖，乖处藏奸，此其独也。脏气之独者，不得以部位为拘也，如诸见洪者皆心脉……五脏之中，各有五脉，五脉互见，独乖者病……脉体之独者，如经所云，独小者病，独大者病，独疾者病，独迟者病……但得其一而即见病之本矣。"

"部位之独"是指某种脉象仅见于某一部，例如左关脉独弦，右寸脉独弱之类。这些脉的主病多与该部所属脏腑有关，如左关脉弦为肝郁，右寸脉弱为肺虚，左尺脉弱多肾虚等。部位之独往往可显示疾病的早期征兆，值得人们重视。曾有人总结出"左寸浮主心悸，右寸浮主外感"之说，右寸浮的外感即感冒欲发时的表现。

"脏气之独"是指某些脉常见于相应脏腑的病证，如结、代、促脉常是心病的表现，其他如肝病多见弦脉、肺病常见浮脉、脾病常见缓脉、肾病的脉象多沉等。五脏之中，各有本脉，独见者病也。有人统计浮脉十之七八与肺系疾病有关。

"脉体之独"是指病中突出表现为某种脉象，其所主的病证自明，如滑脉主痰湿、湿热、食积，紧脉主伤寒、痛证，濡脉主脾虚、湿困，伏脉主邪闭、厥病、痛极，芤脉见于亡血、伤阴之际等。

2. 辨脉主病不可拘泥　脉象一般以浮为主表，沉为在里，数多热，迟多寒，弦大为实，细微为虚。但这些表、里、寒、热、虚、实之间又有真假疑似，如《景岳全书·脉神章·真辨》说："浮虽属表，而凡阴虚血少，中气亏损者，必浮而无力，是浮不可以概言表；沉虽属里，而凡外邪初感之深者，寒束皮毛，脉不能达，其必沉紧，是沉不可以概言里。数为热，而真热者未必数，凡虚损之证，阴阳俱困，气血张皇，虚甚者数必甚，是数不可以概言热；迟虽为寒，凡伤寒初退，余热未清，脉多迟滑，是迟不可以概言寒。"

脉与症有时有不相应者，故临床时当根据疾病的本质决定从舍，或舍脉从症，或舍症从脉。如自觉烦热，而脉见微弱者，必属虚火；腹虽胀满，而脉微弱者，则是脾胃虚弱之故。胸腹不灼，而见脉大者，必非火邪；本无胀满疼痛，而脉见弦强者，并非实证。脉有从舍，说明脉象只是疾病表现的一方面，因而要四诊合参，才能全面认识疾病的本质。

3. 相兼脉　凡两种或两种以上的单因素脉相兼出现，复合构成的脉象即称为"相兼脉"或"复合脉"。由于疾病是一个复杂的过程，在多种致病因素的影响下，患者的脉象经常是两种或两种以上相兼出现。

在二十八脉中，有的脉象属于单因素脉，如浮、沉、迟、数、长、短、大、细等脉便属此类；而有些脉本身就是由几种单因素脉合成的，如弱脉是由沉、细、软三种因素合成，濡脉是由浮、细、软三种因素合成，动脉由滑、数、短三者合成，牢脉由沉、实、大、弦、长五种合成。临床所见脉象基本上都是复合脉。因为脉位、脉次、脉形、脉势等都只是从一个侧面论脉，而诊脉时则必须从多方面进行综合考察，论脉位不可能不涉及脉之次、形、势，其余亦然。如数脉，必究其是有力还是无力，是浮数还是沉数，是洪数还是细数等。

相兼脉的主病，往往就是各种脉象主病的综合。临床常见相兼脉及其主病列举如下。

浮紧脉：多见于外感寒邪之表寒证，或风寒痹病疼痛。

浮缓脉：多见于风邪伤卫，营卫不和的太阳中风证。

浮数脉：多见于风热袭表的表热证。

浮滑脉：多见于表证夹痰，常见于素体多痰湿而又感受外邪者。

沉迟脉：多见于里寒证。

沉弦脉：多见于肝郁气滞，或水饮内停。

沉涩脉：多见于血瘀，尤常见于阳虚而寒凝血瘀者。

沉缓脉：多见于脾虚，水湿停留。

沉细数脉：多见于阴虚内热或血虚。

弦紧脉：多见于寒证、痛证，常见于寒滞肝脉，或肝郁气滞等所致疼痛等。

弦数脉：多见于肝郁化火或肝胆湿热、肝阳上亢。

弦滑数脉：多见于肝火夹痰，肝胆湿热或肝阳上扰，痰火内蕴等病证。

弦细脉：多见于肝肾阴虚或血虚肝郁，或肝郁脾虚等证。

滑数脉：多见于痰热（火）、湿热或食积内热。

洪数脉：多见于阳明经证、气分热盛，常见于外感热病。

综上所述，任何脉象都包含着位、次、形、势等方面的因素，当某一因素突出表现异常时，就以此单一因素而命名。如以脉位浮为单一的突出表现，而脉率适中，脉的形和势不大不小、和缓从容，即称为浮脉；如脉位浮而脉率速，其他因素无异常时，称为浮数脉。又如脉沉而脉形小，脉软无力时，可采用已经定义了脉名——弱脉，亦可将几种特征并列而命名为沉细无力脉。总之辨脉时务必考察诸方面的因素，并将各种变化因素作为辨证诊断的依据。

（二）脉诊的意义

脉诊是最具有中医特色的诊断方法，临床意义可归纳为以下四方面。

1. 辨别病证的部位　病证的部位就是指机体发生疾病时，病邪在表或在里，或侵犯机体的何脏何腑等。五脏六腑之气血，无不通于心脉。因此，当脏腑生理功能发生病理改变时，便会影响气血的正常运行而在脉象上反映出来。如浮脉多主表证，沉脉多为里证。寸口部的寸、关、尺三部，在左分属心、肝胆、肾，在右分属肺、脾胃、肾，若某部脉象发生特异变化，则应考虑其相应脏腑发生病变的可能。如两手尺部脉见微弱，多为肾气虚衰；右关部见弱脉，多为脾胃气虚；左寸部见洪脉，多为心火上炎或上焦实热等。

"心主身之血脉。""诸血者，皆属于心。"脉与心息息相关，脉搏是心功能的具体表现，故诊察脉象尤可帮助诊断心的病证。如促、结、代三脉多见于心血、心阴不足或心气亏虚、心阳不振的患者。又如随着医疗技术的不断发展，在大量的临床实践中，证实真脏脉中的大部分是心律失常的脉象，而其中绝大部分又是由心脏器质性病变所造成的。

2. 判断病证的性质　病证的性质就是指病证属寒或属热，以及痰饮瘀滞等。《素问·脉要精微论》说："长则气治，短则气病，数则烦心，大则病进，上盛则气高，下盛则气胀，代则气衰，细则气少，涩则心痛……"说明各种脉象都能在一定程度上反映证候的病理特点。如寒与热均可改变气血在体内运行的速率，常反映出不同的脉象，故可从不同的脉象上判断病变的性质。数脉、洪脉、滑脉、长脉等多见于热证，有力为实热，无力为虚热；迟脉、紧脉等多见于寒证，有力为实寒，无力为虚寒。

3. 分辨邪正的盛衰　疾病过程中邪正双方的盛衰必然影响脉象的变化，故诊察脉象可以分辨疾病过程中的邪正盛衰。如脉见虚、细、弱、微、革、代等无力脉象，多为气血不足、精亏、阳气衰微所致之虚证；若脉见实、洪、滑、弦、紧、长等有力脉象，则多为邪气亢盛，正气不衰，正邪交争剧烈所致之实证。

4. 推断病证的进退　通过诊脉能及时反馈病变的信息，可以判断病情的轻重，推测预后的凶吉，观察疗效的好坏。观察脉象推断疾病的进退和预后，必须结合症状，脉症合参，并要注意对脉象的动态观察。如外感病脉象由浮转沉，表示病邪由表入里。久病而脉象和缓，或脉力逐渐增强，是胃气渐复，病退向愈之兆；久病气虚或失血、泄泻而脉象虚大，则多属邪盛正衰，病情加重的征兆。热病脉象多滑数，若汗出热退而脉转和为病退；若大汗后热退身凉而脉反促急、烦躁者为病进，并有亡阳虚脱的可能。正如《景岳全书·脉神章·胃气解》所说："若欲察病之进退吉凶者，但当以胃气为主。察之法，如今日尚和缓，明日更弦急，知邪气之愈进，邪愈进则病愈甚矣。今日甚弦急，明日稍和缓，知胃气之渐至，胃气至则病渐轻矣。即如顷刻之间，初急后缓者，胃气之来也；初缓后急者，胃气之去也。此察邪正进退之法也。"故缺乏和缓从容之势的脉象，是预后凶险的征兆。

此外，脉象和症状都是疾病的表现，二者的反映通常是一致的。若脉与症的表现不一致时，则提示病情比较复杂，治疗比较困难，预后较差。如脱血者脉反洪，是元气外脱的征兆；病寒热而脉反细弱，是元气亏虚，正不胜邪的现象。这些多反映机体邪正的消长和病情进退，对推测疾病的预后吉凶有一定意义。此时要注意对病机的辨别，一种脉象往往有多种病理意义，古人多有"舍脉从症"或"舍症从脉"一说，所谓舍脉就是提醒我们要从复杂的表现中，运用四诊合参的方法，正确理解脉象表现的意义。

【古代文献】

一、诊脉的部位

《素问·三部九候论》：帝曰：何谓三部？岐伯曰：有下部，有中部，有上部。部各有三候，三候者，有天、有地、有人也。必指而导之，乃以为真。上部天，两额之动脉；上部地，两颊之动脉；上部人，耳前之动脉。中部天，手太阴也；中部地，手阳明也；中部人，手少阴也。下部天，足厥阴也；下部地，足少阴也；下部人，足太阴也。故下部之天以候肝，地以候肾，人以候脾胃之气。帝曰：中部之候奈何？岐伯曰：亦有天，亦有地，亦有人。天以候肺，地以候胸中之气，人以候心。帝曰：上部以何候之？岐伯曰：亦有天，亦有地，亦有人。天以候头角之气，地以候口齿之气，人以候耳目之气。三部者，各有天，各有地，各有人，三而成天，三而成地，三而成人，三而三之，合则为九。

《灵枢·禁服》：寸口主中，人迎主外，两者相应，俱往俱来，若引绳大小齐等。春夏人迎微大，秋冬寸口微大。如是者，名曰平人。

《伤寒论·序》：按寸不及尺，握手不及足，人迎趺阳。三部不参，动数发息，不满五十。短期未知决诊，九候曾无仿佛，明堂阙庭，尽不见察，所谓窥管而已。夫欲视死别生，实为难矣。

《难经·二难》：脉有尺寸，何谓也？然：尺寸者，脉之大要会也。从关至尺是尺内，阴之所治也；从关至鱼际是寸口内，阳之所治也。故分寸为尺，分尺为寸。故阴得尺内一寸，阳得寸内九分，尺寸终始，一寸九分，故曰尺寸也。

《素问·五脏别论》：帝曰：气口何以独为五脏主？岐伯曰：胃者，水谷之海，六腑之大源也。五味入口，藏于胃，以养五脏气。气口亦太阴也。是以五脏六腑之气味皆出于胃，变见于气口。

《难经·一难》：十二经皆有动脉，独取寸口，以决五脏六腑死生吉凶之法，何谓也？然：寸口者，脉之大会，手太阴之动脉也（按：原文为脉动，根据《针灸甲乙经》改之）。

《素问·经脉别论》：食气入胃，散精于肝，淫气于筋。食气入胃，浊气归心，淫精于脉。脉气流经，经气归于肺，肺朝百脉，输精于皮毛。毛脉合精，行气于府。府精神明，留于四脏，气归于权衡。权衡以平，气口成寸，以决死生。

《难经·十八难》：脉有三部，部有四经，手有太阴、阳明，足有太阳、少阴，为上下部，何谓也？然：手太阴、阳明金也，足少阴、太阳水也，金生水，水流下行而不能上，故在下部也。足厥阴、少阳木也，生手太阳、少阴火也，火炎上行而不能下，故为上部。手心主、少阳火，生足太阴、阳明土也，土主中宫，故在中部也。此皆五行子母更相生养者也。

《脉经·两手六脉所主五脏六腑阴阳逆顺第七》：肝心出左，脾肺出右，肾与命门俱出尺部……心部在左手关前寸口是也，即手少阴经也，与手太阳为表里，以小肠合为府，合于上焦，名曰神庭，在鸠尾下五分。肝部在左手关上是也，足厥阴经也，与足少阳为表里，以胆合为府，合于中焦，名曰胞门，在太仓左右三寸。肾部在左手关后尺中是也，足少阴经也，与足太阳为表里，以膀胱合为府，合于下焦，在关元左。肺部在右手关前寸口是也，手太阴经也，与手阳明为表里，以大肠合为府，合于上焦，名呼吸之府，在云门。脾部在右手关上是也，足太阴经也，与足阳明为表里，以胃合为府，合于中焦脾胃之间，名曰章门，在季胁前一寸半。肾部在右手关后尺中是也，足少阴经也，与足太阳为表里，以膀胱合为府，合于下焦，在关元右。左属肾，右为子户，名曰三焦。

《景岳全书·脉神章·部位解》：左寸，心部也，其候在心与心包络，得南方君火之气，脾土受生，肺金受制，其主神明清浊。右寸，肺部也，其候在肺与膻中，得西方燥金之气，肾水受生，肝木受制，其主情志善恶……左关，肝部也，其候在肝胆，得东方风木之气，心火受生，脾土受制，其主官禄贵贱。右关，脾部也，其候在脾胃，得中央湿土之气，肺金受生，肾水受制，其主财帛厚薄……左尺，肾部也，其候在肾与膀胱、大肠，得北方寒水之气，肝木受生，心火受制，其主阴气之寿元。右尺，三焦部也，其候在肾与三焦、命门、小肠，得北方天一相火之气，脾土受生，肺金受制，其主阳气之寿元。

《医宗金鉴·四诊心法要诀》：右寸肺胸，左寸心膻。右关脾胃，左肝膈胆。三部三焦，两尺两肾。左小膀胱，右大肠认。

二、诊脉的方法

《素问·方盛衰论》：圣人持诊之道，先后阴阳而持之，奇恒之势，乃六十首，诊合微之事，追阴阳之变，章五中之情，其中之论，取虚实之要，定五度之事。知此乃足以诊。是以切阴不得阳，诊消亡。得阳不得阴，守学不湛。

《素问·脉要精微论》：持脉有道，虚静为保。

《素问·脉要相微论》：诊法常以平旦，阴气未动，阳气未散，饮食未进，经脉未盛，络脉调匀，气血未乱，故乃可诊有过之脉。

《灵枢·根结》：一日一夜五十营，以营五脏之精。不应数者，名曰狂生。所谓五十营者，五脏皆受气。持其脉口，数其至也。五十动而不一代者，五脏皆受气；四十动一代者，一脏无气；三十动一代者，二脏无气；二十动一代者，三脏无气；十动一代者，四脏无气；不满十动一代者，五脏无气。予之短期，要在终始。所谓五十动而不一代者，以为常也。

《难经·五难》：脉有轻重，何谓也？然：初持脉，如三菽之重，与皮毛相得者，肺部也。如六菽之重，与血脉相得者，心部也。如九菽之重，与肌肉相得者，脾部也。如十二菽之重，与筋平者，肝部也。按之至骨，举指来疾者，肾部也。故曰轻重也。

《难经·十八难》：脉有三部九候，各何主之？然：三部者，寸、关、尺也；九候者，浮、中、沉也。上部法天，主胸以上至头之有疾也；中部法人，主膈以下至脐之有疾也；下部法地，主脐以下至足之有疾也。

《诊家枢要》：持脉之要有三：曰举，曰按，曰寻。轻手循之曰举；重手取之曰按；不轻不重，委曲求之曰寻。

《备急千金要方·平脉大法》：夫诊脉当以意先自消息，压取病人呼吸以自同，而后察其脉数，计于定息之限，五至者为平人，若有盈缩，寻状论病源之所宜也。

《活人书》：凡初下指，先以中指揣按得关位，乃齐下前后二指，为三部脉，前指寸口也，后指尺部也。若人臂长，乃疏下指；若臂短，乃密下指。先诊寸口，浮按消息之，次中按消息之，次重按消息之；次上竟消息之，次下竟消息之；次推指外消息之；次推指内消息之。凡诊脉以气息平定方下指，以一呼一吸为一息。其一息之间，脉息四至或五至，不大不小，与所部分四时相应者，为平和脉也。

《医宗必读·新著四言脉诀》：诊人之脉，令仰其掌，掌后高骨，是名关上。关前为阳，关后为阴，阳寸阴尺，先后推寻。

《重订诊家直诀·指法总义》：诊脉之指法，见于经论者，曰举，曰按，曰寻，曰推，曰初持，曰久按，曰单持，曰总按。无求子消息七法，曰上竟下竟，曰内推外推，曰浮按中按沉按。更有侧指法、挽指法、辗转指法、俯仰指法；举而复按、按而复举，是操纵指法。若是者，皆有旧论可考也。至于私心所创获，与得诸益友所训示者，则又有移指法、直压指法。夫脉有四科，位数形势而已。位者，浮沉尺寸也；数者，迟数促结也；形者，长短广狭厚薄粗细刚柔，犹算学家之有线面体也；势者，敛舒伸缩进退起伏之有盛衰也。势因形显，敛舒成形于广狭，伸缩成形于长短，进退成形于前后，起伏成形于高下，而盛衰则贯于诸势之中，以为之纲者也。此所谓脉之四科也。指法即由此而辨。曰举按以诊高深也；曰上下以诊长短也；曰寻推以诊广狭厚薄曲直也；曰初持久按，以诊迟数滑涩止代也；曰单持总按，以诊去来断续也。病者气口处骨肉不平，须用侧指法，病者不能平臂而侧置，须用挽指法；俯仰者，三指轻重相畸也；辗转者，一指左右相倾也；操纵者，举按迭用，以察根气之强弱，《难经》所谓按之软，举指来疾者此也。唯三指总按，拦度三关，三指缝中，各有其隙。若三部脉形不同，如寸涩尺滑，前小后大，即无由得其接续之真迹。昔有同学示以移指法，如先诊三关，再略退半部，以食指加寸关之交，中指加关尺之交，终以有隙，而其真不见，后乃自创一指直压之法，以食指直压三关，而真象并露矣。小儿脉位狭小，以食指横度脉上，而展转以诊之。

《重订诊家直读·单诊总按不同》：脉有单诊总按不同者，或单诊强，总按弱也。或单诊弱，总按强也。或单诊细，总按大也。或单诊大，总按细也。凡单按弱总按强者，此必其脉弦滑。指单按，气行自畅，无所搏激。三指总按，则所按之部位大，气行不畅，而搏激矣。此脉本强，而总按更强于单按也。单按强，总按弱者，此必其脉气本弱，但食指较灵，单指按下较显。名中二指较木，总按即不显其振指也。此脉本弱，而总按更弱于单按也。单按细，总按大者，是其脉体弦细，而两旁有晕也。总按指下部位大，而晕亦鼓而应指矣。单按大，总按细者，必其人血气虚燥，脉体细弱，而两旁之晕较盛也，食指灵而晕能应指，名中二指木，而晕不能应指矣。更有单按浮，总按沉，单按沉，总按浮者，其浮即晕也。抑或脉体本弱，轻按气无所搏，力不能鼓，重按气乃搏鼓也。

三、平脉的特点

《素问·平人气象论》：人一呼脉再动，一吸脉亦再动，呼吸定息，脉五动，闰以太息，命曰平人。平人者，不病也。

《素问·平人气象论》：平人之常气禀于胃，胃者，平人之常气也。人无胃气曰逆，逆者死。

《素问·平人气象论》：人以水谷为本，故人绝水谷则死，脉无胃气亦死。所谓无胃气者，但得真脏脉不得胃气也。所谓脉不得胃气者，肝不弦，肾不石也。

《难经·八难》：寸口脉平而死者，何谓也？然：诸十二经脉者，皆系于生气之原。所谓生气之原者，谓十二经之根本也，谓肾间动气也。此五脏六腑之本，十二经脉之根，呼吸之门，三焦之原，一名守邪之神。故气者，人之根本也，根绝则茎叶枯矣，寸口脉平而死者，生气独绝于内也。

《难经·十四难》：上部有脉，下部无脉，其人当吐，不吐者死。上部无脉，下部有脉，虽困无能为害。所以然者，譬如人之有尺，树之有根，枝叶虽枯槁，根本将自生。脉有根本，人有元气，故知不死。

《景岳全书·脉神章·胃气解》：凡诊脉须知胃气。如经曰：人以水谷为本，故人绝水谷则死，脉无胃气亦死。又曰：脉弱以滑，是有胃气。又曰：邪气来也紧而疾，谷气来也徐而和。又曰：五味入口，藏于胃以养五脏气，是以五脏六腑之气味，皆出于胃而变见于气口。是可见谷气即胃气，胃气即元气也。夫元气之来，力和而缓；邪气之至，力强而峻。高阳生曰：阿阿软若春杨柳，此是脾家脉四季。即胃气之谓也。故凡诊脉者，无论浮沉迟数，虽值诸病叠见，而但于邪脉中，得兼软滑徐和之象者，便是五脏中俱有胃气，病必无害也。何也？盖胃气者正气也，病气者邪气也。夫邪正不两立，一胜则一负。凡邪气胜则正气败，正气至则邪气退矣。若欲察病之进退吉凶者，但当以胃气为主。察之之法，如今日尚和缓，明日更弦急，知邪气之愈进，邪愈进则病愈甚矣；今日甚弦急，明日稍和缓，知胃气之渐至，胃气至则病渐轻矣。即如顷刻之间，初急后缓者，胃气之来也；初缓后急者，胃气之去也。此察邪正进退之法也。至于死生之兆，亦惟从胃气为主。夫胃气中和，王于四季，故春脉微弦而和缓，夏脉微钩而和缓，秋脉微毛而和缓，冬脉微石而和缓，此胃气之常，即平人之脉也。若脉无胃气，即名真脏。脉见真脏，何以当死？盖人有元气，出自先天，即大气也，为精神之父；人有胃气，出乎后天，即地气也，为血气之母。其在后天，必本先天为主持；在先天，必赖后天为滋养。无所本者死，无所养者亦死。何以验之？如但弦、但钩、但毛、但石之类，皆真脏也，此以孤脏之气独见，而胃气不能相及，故当死也。且脾胃属土，脉本和缓；土惟畏木，脉则弦强。凡脉见弦急者，此为土败木贼，大非佳兆。若弦急之微者，尚可救疗；弦急之甚者，胃气其穷矣。

《医宗必读·脉以胃气为本》：至哉坤元，万物资生，唯人应之，胃气是也。故脉以胃气为本。夫肝心肺肾四脏之气，各有偏胜，但赖胃气调剂之，使各得和平，故曰：土位居中，兼乎五行。

《诊家枢要·脉贵有神》：不病之脉，不求其神，而神无不在也。有病之脉，则当求其神之有无。谓如六数七极，热也。脉中有力即有神矣，为泄其热。三迟二败，寒也。脉中有力，即有神矣，为去其寒。若数、极、迟、败中，不复有力，为无神也，将何所恃邪？苟不知此，而遽泄之、去之，人将何以依而主邪？故经曰：脉者，气血之先。气血者，人之神也。

《灵枢·终始》：谨奉天道，请言终始。终始者，经脉为纪。持其脉口人迎，以知阴阳有余不足，平与不平，天道毕矣。所谓平人者不病，不病者，脉口人迎应四时也，上下相应而俱往来也，六经之脉不结动也，本末之寒温之相守司也，形肉血气必相称也，是谓平人。

四、平脉的生理变异

《素问·玉机真脏论》：黄帝问曰：春脉如弦，何如而弦？岐伯对曰：春脉者，肝也，东方木也，万物之所以始生也。故其气来软弱，轻虚而滑，端直以长，故曰弦。反此者病……帝曰：善。

夏脉如钩，何如而钩？岐伯曰：夏脉者，心也，南方火也，万物之所以盛长也，故其气来盛去衰，故曰钩。反此者病……帝曰：善。

秋脉如浮，何如而浮？岐伯曰：秋脉者，肺也，西方金也，万物之所以收成也，故其气来轻虚以浮，来急去散，故曰浮。反此者病……帝曰：善。

冬脉如营，何如而营？岐伯曰：冬脉者，肾也，北方水也，万物之所以含藏也，故其气来沉以搏，故曰营。反此者病……

《难经·十五难》：经言，春脉弦，夏脉钩，秋脉毛，冬脉石，是王脉耶？将病脉也。然：弦钩毛石者，四时之脉也。春脉弦者，肝东方木也，万物始生，未有枝叶，故其脉之来，濡弱而长，故曰弦。夏脉钩者，心南方火也，万物之所茂，垂枝布叶，皆下曲如钩，故其脉之来疾去迟，故曰钩。秋脉毛者，肺西方金也，万物之所终，草木华叶，皆秋而落，其枝独在，若毫毛也，故其脉之来，轻虚以浮，故曰毛。冬脉石者，肾北方水也，万物之所藏也，盛冬之时，水凝如石，故其脉之来，沉濡而滑，故曰石。此四时之脉也。

《素问·脉要精微论》：春日浮，如鱼之游在波；夏日在肤，泛泛乎万物有余；秋日下肤，蛰虫将去；冬日在骨，蛰虫周密，君子居室。故曰：知内者按而纪之，知外者终而始之。此六者，持脉之大法。

《素问·至真要大论》：帝曰：其脉应，皆何如？岐伯曰：差同正法，待时而去也。《脉要》曰：春不沉，夏不弦，冬不涩，秋不数，是谓四塞。沉甚曰病，弦甚曰病，涩甚曰病，数甚曰病，参见曰病，复见曰病，未去而去曰病，去而不去曰病，反者死。故曰：气之相守司也，如权衡之不得相失也。

《素问·平人气象论》：夫平心脉来，累累如连珠，如循琅玕，曰心平，夏以胃气为本……平肺脉来，厌厌聂聂，如落榆荚，曰肺平，秋以胃气为本……平肝脉来，软弱招招，如揭长竿末梢，曰肝平，春以胃气为本……平脾脉来，和柔相离，如鸡践地，曰脾平，长夏以胃气为本……平肾脉来，喘喘累累如钩，按之而坚，曰肾平。冬以胃气为本。

《脉经·平脉视人大小长短男女逆顺法》：凡诊脉当视其人大小长短及性气缓急。脉之迟速大小长短皆如其人形性者则吉，反之者则为逆也。脉三部大都欲等，只如小人、细人、妇人脉小软。小儿四五岁，脉呼吸八至细数者吉。

《活人书·问消息之证》：长人脉长，短人脉短；性急则脉急，性缓则脉缓。

《河间六书·原脉论》：人性候躁急，怀促，迟缓，软弱，长短，大小，皮坚肉厚，各随其状，而脉应之……长人脉长，短人脉短；肥人脉沉，瘦人脉浮；大人脉壮，小人脉弱。

《脉诀汇辨·因形气以定诊》：形体各有不同，则脉之来去，因之亦异，又不可执一说以概病情也。何则？肥盛之人，气居于表，六脉常带浮洪；瘦小之人，气敛于中，六脉常带沉数；性急之人，五至方为平脉；性缓之人，四至便作热医；身长之人，下指宜疏；身短之人，下指宜密；北方之人，每见实强；南方之人，恒多软弱；少壮之脉多大，老年之脉多虚；醉后之脉常数，饮后之脉常洪；室女尼姑多濡弱，婴儿之脉常七至。

《医学正传·卷一·医学或问》：或问：有人寸、关、尺三部之脉，按之绝无形迹，而移于手阳明经阳溪与合谷之地动者，何与？曰：手太阴经肺与手阳明大肠，一脏一腑，相为表里，其列缺穴，乃二经之络脉，故脉从络而出于阳明之经，此为妻乘夫位，地天交泰，生成无病之。

《医学准绳六要·反关脉》：平人正取无脉，即侧手于大指后外廉一路诊之乃得，名反关脉……有平生六脉极清虚，不禁寻按者，不可便断为虚。贵人多此，稍大易常，即是有病矣。

五、常见病脉

《脉经·脉形状指下秘诀》：浮脉：举之有余，按之不足（浮于手下）。芤脉：浮大而软，按之中央空，两边实（一曰手下无，两旁有）。洪脉：极大在指下（一曰浮而大）。滑脉：往来前却，流利展转，替替然与数相似（一曰浮中如有力；一曰漉漉如欲脱）。数脉：去来促急（一曰一息六七至，一曰数者进之名）。促脉：来去数，时一止复来。弦脉：举之无有，按之如弓弦状（一曰如张弓弦，按之不移；又曰浮紧为弦）。紧脉：数如切绳状（一曰如转索之无常）。沉脉：举之不足，按之有余（一曰重按之乃得）。伏脉：极重指按之，著骨乃得（一曰手下裁动；一曰按之不足，举之无有；一曰关上沉不出，名曰伏）。革脉：有似沉伏，实大而长，微弦（《千金翼》以革为牢）。实脉：大而长，微强，按之隐指幅幅然（一曰沉浮皆得）。微脉：极细而软，或欲绝，若有若无（一曰小也，一曰手下快，一曰浮而薄，一曰按之如欲尽）。涩脉：细而迟，往来难且散，或一止复来（一曰浮而短，一曰短而止。或曰散也）。细脉：小大于微，常有，但细耳。软脉：极软而浮细（一曰按之无有，举之有余；一曰小细而软。软，一作濡，曰濡者，如帛衣在水中，轻手相得）。弱脉：极软而沉细，按之欲绝指下（一曰按之乃得，举之无有）。虚脉：迟大而软，按之不足，隐指豁豁然空。散脉：大而散，散者气实血虚，有表无里。缓脉：去来亦迟，小驶于迟（一曰浮大而软，阴浮与阳同等）。迟脉：呼吸三至，去来极迟（一曰举之不足，按之尽牢；一曰按之尽牢，举之无有）。结脉：往来缓，时一止复来（按之来缓，时一止者，名结阳；初来动止，更来小数，不能自还，举之则动，名结阴）。代脉：来数中止，不能自还，因而复动。脉结者生，代者死。动脉：见于关上，无头尾，大如豆，厥厥然动摇。

《脉经·平杂病脉》：滑为实，为下（又为阳气衰）。数为虚，为热。浮为风，为虚。动为痛，为惊；沉为水，为实（又为鬼疰）。弱为虚，为悸。迟则为寒。涩则少血。缓则为虚。洪则为气（一作热）。紧则为寒。弦数为疟。疟脉自弦，弦数多热，弦迟多寒。微则为虚，代散则死。弦为痛痹（一作浮为风疰）。偏弦为饮，双弦则胁下拘急而痛，其人啬啬恶寒。脉大，寒热在中，伏者霍乱。

《四言举要·脉诀》：浮脉法天，轻手可得，泛泛在上，如水漂木。有力洪大，来盛去悠；无力虚大，迟而且柔；虚甚则散，涣漫不收；有边无中，其名曰芤；浮小为濡，绵浮水面；濡甚则微，不任寻按。沉脉法地，近于筋骨，深深在下，沉极为伏。有力为牢，实大弦长；牢甚则实，愊愊而强；无力为弱，柔小如绵；弱甚则细，如蛛丝然。迟脉属阴，一息三至。小驶于迟，缓不及四；二损一败，病不可治；两息夺精，脉已无气。浮大虚散，或见芤革；浮小濡微，沉小细弱。迟细为涩，往来极难；易散一止，止而复还。结则来缓，止而复来；代则来缓，止不能回。数脉属阳，六至一息；七疾八极，九至为脱。浮大者洪；沉大牢实；往来流利，是谓之滑；有力为紧，弹如转索；数见寸口，有止为促；数见关中，动脉可候；厥厥动摇，状如小豆。长则气治，过于本位；长而端直，弦脉应指。短则气病，不能满部；不见于关，惟尺寸候。

一脉一形，各有主病，数脉相兼，则见诸证。浮脉主表，里必不足；有力风热，无力血弱。浮迟风虚，浮数风热，浮紧风寒，浮缓风湿，浮虚伤暑，浮芤失血，浮洪虚火，浮微劳极，浮濡阴虚，浮散虚剧，浮弦痰饮，浮滑痰热。沉脉主里，主寒主积；有力痰食，无力气郁。沉迟虚寒，沉数热伏，沉紧冷痛，沉缓水蓄，沉牢痼冷，沉实热极，沉弱阴虚，沉细痹湿，沉弦饮痛，沉滑宿食，沉伏吐利，阴毒聚积。迟脉主脏，阳气伏潜；有力为痛，无力虚寒。数脉主腑，主吐主狂；有力为热，无力为疮。滑脉主痰，或伤于食，下为蓄血，上为吐逆。涩脉少血，或中寒湿，反胃结肠，自汗厥逆。弦脉主饮，病属肝胆；弦数多热，弦迟多寒。浮弦支饮，沉弦悬痛，阳弦头痛，阴弦腹痛。紧脉主寒，又主诸痛；浮紧表寒，沉紧里痛。长脉气平，短脉气病。细则气少，大则病进。浮长风痫，沉短宿食。血虚脉虚，气实脉实。洪脉为热，其阴则虚。细脉为湿，其血则虚。缓大者风，缓细者湿，缓涩血少，缓滑内热。濡小阴虚，弱小阳竭，阳竭恶寒，阴虚发热。阳微恶寒，阴微发热，男微虚损，女微泻血。阳动汗出，阴动发热，为痛为惊，崩中失血。虚寒相搏，其名为革，男子失精，女子失血。阳盛则促，肺痈阳毒；阴盛则结，疝瘕积郁。代则气衰，或泄脓血；伤寒心悸，女胎三月。

《诊家枢要·脉阴阳类成》：浮，不沉也。按之不足，轻举有余，满指浮上，曰浮。为风虚动之候，为胀，为风，为痞，为满不食，为表热，为喘……

沉，不浮也。轻手不见，重手乃得，为阴逆阳郁之候。为实，为寒，为气，为水，为停饮，为癥瘕，为胁胀，为厥逆，为洞泄……

迟，不及也。以至数言之，呼吸之间，脉仅三至，减于平脉一至也。为阴盛阳亏之候，为寒，为不足……

数，太过也。一息六至，过平脉两至也。为烦满，上为头疼，上为热，中为脾热口臭，胃烦呕逆，左为肝热目赤。左下为小便黄赤，大便秘涩……

虚，不实也。散大而软，举按豁然，不能自固，气血俱虚之诊。为暑，为虚烦多汗，为恍惚多惊，为小儿惊风……

实，不虚也。按举不绝，愊愊而长，动而有力，不疾不迟。为三焦气满之候。为呕，为痛，为气塞，为食积，为气聚，为利，为伏阳在内……

洪，大而实也。举按有余，来至大而去且长，腾上满指。为荣络太热、血气燔灼之候，为表里皆热，为烦，为咽干，为大小便不通……

微，不显也。依稀轻细，若有若无。为血气俱虚之候，为虚弱，为泄，为虚汗，为崩漏败血不止，为少气……

弦，按之不移，举之应手，端直如弓弦。为血气收敛，为阳中伏阴。或经络间为寒所滞，为痛，为疟，为拘急，为寒热，为血虚，为盗汗，为寒凝气结，为冷痹，为疝，为饮，为劳倦……

缓，不紧也。往来纡缓，呼吸徐徐，以气血向衰，故脉体为之徐缓耳。为风，为虚，为痹，为弱，为疼，在上为项强，在下为脚弱……

滑，不涩也。往来流利，如盘走珠，不进不退，为血实气壅之候，盖气不胜于血也。为呕吐，为痰逆，为宿食，为经闭。滑而不断绝，经不闭；其断绝者，经闭。上为吐逆，下为气结……

涩，不滑也。虚细而迟，往来极难，三五不调，如雨沾沙，如轻刀刮竹然。为气多血少之候，为少血，为无汗，为血痹痛，为伤精。女人有孕为胎痛，无孕为败血病……

长，不短也。指下有余，而过于本位，气血皆有余也。为阳毒内蕴，三焦烦郁，为壮热……

短，不长也。两头无，中间有，不及本位，气不足以前导其血也。为阴中伏阳，为三焦气壅，为宿食不消……

大，不小也。浮取之若浮而洪，沉取之大而无力。为血虚，气不能相入也。经曰：大为病进……

小，不大也。浮沉取之，悉皆损小。在阳为阳不足，在阴为阴不足，前大后小，则头疼目眩，前小后大，则胸满气短……

紧，有力而不缓也。其来劲急，按之长，举之若牵绳转索之状。为邪风激搏，伏于荣卫之间，为痛，为寒……

弱，不盛也。极沉细而软，怏怏不前，按之欲绝未绝，举之即无。由精气不足，故脉息痿弱而不振也。为元气方耗，为痿弱不前，为痼冷，为烘热，为泄精，为虚汗……

动，其状如大豆，厥厥动摇，寻之有，举之无，不往不来，不离其处，多于关部见之。动为痛，为惊，为虚劳体痛，为崩脱，为泄利。阳动则汗出，阴动则发热……

伏，不见也。轻手取之，绝不可见；重取之，附著于骨。为阴阳潜伏，关膈闭塞之候。为积聚，为瘕疝，为食不消，为霍乱，为水气，为荣卫气闭而厥逆。关前得之为阳伏；关后得之为阴伏……

促，阳脉之极也。脉来数，时一止复来者，曰促。阳独盛而阴不能相和也。或怒气逆上，亦令脉促。为气粗，为狂闷，为瘀血发狂。又为气，为血，为饮，为食，为痰。盖先以气热脉数，而五者或有一留滞其间，则因之而为促，非恶脉也。虽然，加即死，退则生。亦可畏哉……

结，阴脉之极也。脉来缓，时一止复来者，曰结。阴独盛，而阳不能相入也。为癥结，为七情所郁……

芤，浮大而软。寻之中空旁实，旁有中无。诊在浮举重按之间，为失血之候。大抵气有余血不足，血不能统气，故虚而大，若芤之状也……

革，沉伏实大，如鼓皮，曰革。气血虚寒，革易常度也。妇人则半产漏下，男子则亡血失精。又为中风寒湿之诊也……

濡，无力也。虚软无力，应手散细，如绵絮之浮水中，轻手乍来，重手却去。为气血俱不足之候，为少血，为无血，为瘀损，为自汗，为下冷，为痹……

牢，坚牢也。沉而有力，动而不移，为里实表虚。胸中气促，为劳伤。大抵其脉近乎无胃气者，故诸家皆为危殆之脉云。亦主骨间疼痛，气居于表……

疾，盛也。快于数为疾，呼吸之间脉七至，热极之脉也。在阳犹可，在阴为逆。

细，微眇也。指下寻之，往来如线。盖血冷气虚，不足以充故也。为元气不足，乏力无精，内外俱冷，痿弱洞泄，为忧劳过度，为伤湿，为积，为痛在内及在下……

代，更代也。动而中止，不能自还，因而复动，由是复止，寻之良久，乃复强起，为代。主形容羸瘦，口不能言。若不因病而人羸瘦，其脉代止是一脏无气，他脏代止，真危亡之兆也。若因病而气血骤损，以致元气不续，或风家痛家，脉见止代，只为病脉。故伤寒家亦有心悸而脉代者，腹心痛亦有结涩止代不匀者，盖凡痛之脉不可准也。又妊娠亦有脉代者，此必二月余之胎也，亦无虑焉。

散，不聚也。有阳无阴，按之满指，散而不聚，来去不明，漫无根柢。为气血耗散，腑脏气绝。在病脉主虚阳不敛，又主心气不足。大抵非佳脉也。

《外科精义·论脉证名状二十六种》：夫脉之大体二十六种，此诊脉之纪纲也。细而论之，毫厘少差，举治必远。总而言之，逆从虚实，阴阳而已。两者议之，以要其中。谨于诸家脉法中，撮其机要，剪去繁芜，载其精义。

浮脉之诊，浮于指下，按之不足，举之有余，冉冉寻之，状如太过，瞥瞥然见于皮毛间。其主表证，或为风，或为虚。

洪脉之诊，似浮而大，按举之则泛泛然满三部，其状如水之洪流、波之涌起。其主血实积热。《疮肿论》曰：脉洪大者，疮疽之病进也。如疮疽结脓未成者，宜下之；脓溃之后，脉见洪大则难治；若自利者不可救治。

滑脉之诊，实大相兼，往来流利如珠，按之则累累然滑也。其主或为热，或为虚，此阳脉也。疮疽之病，脓未溃者，宜内消也。脓溃之后，宜托里也。所谓始为热，而后为虚也。

数脉之诊，按之则呼吸之间，动及六至，其状似滑而数也。若浮而数则表热也；沉而数则里热也。又曰诸数为热。仲景曰：脉数不时见，则生恶疮也。又曰：肺脉洪数，则生疮也。诊诸疮洪数者，里欲有脓结也。

散脉之诊，似浮而散，按之则散而欲去，举之则大而无力。其主气实而血虚，有表无里。疮肿脓溃之后，而烦痛尚未全退者，诊其脉洪滑粗散，难治也，以其正气虚而邪气实也。又曰：肢体沉重，肺脉大则毙，谓浮散者也。

芤脉之诊，似浮而软，按之中央空两边实。其主血虚，或为失血。疮肿之病，诊得芤脉，脓溃后易治，以其脉病相应也。

长脉之诊，按之则洪大而长，出于本位。其主阳气有余也。伤寒得之，欲汗出自解也。长而缓者，胃脉也，百病皆愈，谓之长则气治也。

牢脉之诊，按之则实大而弦，且沉且浮，而有牢坚之意。若瘰疬结肿，诊得牢脉者，不可内消也。

实脉之诊，按举有力而类结，曰实。经曰：邪气盛则实。久病虚人，得此最忌。疮疽之人得此，宜急下之，以其邪气与脏腑俱实故也。

弦脉之诊，按之则紧而弦。其似紧者，谓弦如按弦而不移，紧如切绳而转动，以此为异。春脉浮弦而平，不时见则为饮为痛，主寒主虚。《疮疽论》曰：弦洪相搏，外紧内热，欲发疮疽也。

紧脉之诊，似弦而紧，按之如切绳而转动。其主切痛积癖也。疮肿得之，气血沉涩也，亦主痛也。

涩脉之诊，按之则散而复来，举之则细而不足。脉涩则气涩也，亦主血虚。疮肿溃后得之，无妨也。

短脉之诊，按举则不及本位。《内经》曰：短则气病。以其无胃气也。诸病脉短皆难治也。疮肿脉短，真气短也。

细脉之诊，按之则萦萦如蜘蛛之丝而欲绝，举之如无而似有，细而微。其主亡阳衰也。疮肿之病，脉来细而沉，时直者，里虚而欲变证也。

微脉之诊，按之则软小而极微，其主虚也。真气复者生，邪气胜者危。疮肿之病，溃后脉微而匀，举自差也。

迟脉之诊，按举来迟，呼吸定息，方得三至，其脉似缓而稍迟。痼疾得之则善，新疾得之则正气虚惫。疮肿得之，溃后自痊。

缓脉之诊，按举似迟，而稍驶于迟。仲景曰：阳脉浮大而濡，阴脉浮大而濡，阴阳同等，谓之缓。脉见长缓，百疾自瘳。凡诸疮肿溃后，其脉涩迟缓者，皆易愈，以其脉候相应，是有胃气也。

沉脉之诊，举之不足，按之方见，如烂绵。其主邪气在脏也，水气得之则逆。此阴脉也，疮肿得之，邪气深也。

伏脉之诊，比沉而伏，举之则无，按之至骨方得，与沉相类，而邪气益深矣。

　　虚脉之诊，按之不足，迟大而软，轻举指下豁然而空。经曰：脉虚则血虚。血虚生寒，阳气不足也。疮肿脉虚，宜托里和气养血也。

　　软脉之诊，按之则如帛在水中，极软而沉细，亦谓之濡。其主胃气弱。疮肿得之，补虚排脓托里。

　　弱脉之诊，似软而极微，来迟而似有。仲景曰：微弱之脉，绵绵如泻漆之绝。其主血气俱虚，形精不足。大抵疮家沉迟濡弱，皆宜托里。

　　促脉之诊，按之则去来数，时一止而复来。仲景曰：阳盛则促。主热蓄于里也，下之则和。疮肿脉促，亦急下之。

　　结脉之诊，按之则往来迟缓，时一止而复来。仲景曰：阴盛则结。经曰：促结则生，代则死。

　　代脉之诊，按之则往来，动而中止，不能自还，因而复动者，曰代脉也。代者气衰也，诸病见之不祥。大凡疮肿之病，脉促结者难治，而况见代脉乎？

　　动脉之诊，见于关上，无头尾，如豆大，厥厥然而动摇者是也。《脉经》曰：阴阳相搏，故谓之动。动于阳，则阳气虚而发厥；动于阴，则阴气虚而发热。是阳生于尺，而动于寸；阴生于寸，而动于尺，不可不辨也。

　　《濒湖脉学》：

　　浮脉，举之有余，按之不足，如微风吹鸟背上毛，厌厌聂聂如循榆荚，如水漂木，如捻葱叶。

　　体状诗：浮脉惟从肉上行，如循榆荚似毛轻，三秋得令知无恙，久病逢之却可惊。

　　主病诗：浮脉为阳表病居，迟风数热紧寒拘，浮而有力多风热，无力而浮是血虚。寸浮头痛眩生风，或有风痰聚在胸，关上土衰兼木旺，尺中溲便不流通。

　　沉脉，重手按至筋骨乃得，如绵裹砂，内刚外柔，如石投水，必极其底。

　　体状诗：水行润下脉来沉，筋骨之间软滑匀，女子寸兮男子尺，四时如此号为平。

　　主病诗：沉潜水蓄阴经病，数热迟寒滑有痰，无力而沉虚与气，沉而有力积并寒。寸沉痰郁水停胸，关主中寒痛不通，尺部浊遗并泄痢，肾虚腰及下元疴。

　　迟脉，一息三至，去来极慢。

　　体状诗：迟来一息至惟三，阳不胜阴气血寒，但把浮沉分表里，消阴须益火之原。

　　主病诗：迟司脏病或多痰，沉痼癥瘕仔细看，有力而迟为冷痛，迟而无力定虚寒。寸迟必是上焦寒，关主中寒痛不堪，尺是肾虚腰脚重，溲便不禁疝牵丸。

　　数脉，一息六至，脉流而薄疾。

　　体状诗：数脉息间常六至，阴微阳盛必狂烦，浮沉表里分虚实，惟有儿童作吉看。

　　主病诗：数脉为阳热可知，只将君相火来医，实宜凉泻虚温补，肺病秋深却畏之。寸数咽喉口舌疮，吐红咳嗽肺生疡，当关胃火并肝火，尺属滋阴降火汤。

　　滑脉，往来前却，流利展转，替替然如珠之应指，漉漉如欲脱。

　　体状诗：滑脉如珠替替然，往来流利却还前，莫将滑数为同类，数脉唯看至数间。

　　主病诗：滑脉为阳元气衰，痰生百病食生灾，上为吐逆下蓄血，女脉调时定有胎。寸滑膈痰生呕吐，吞酸舌强或咳嗽，当关宿食肝脾热，渴痢癫（癎）淋看尺部。

涩脉，细而迟，往来难，短且散，或一止复来，叄伍不调，如轻刀刮竹，如雨沾沙，如病蚕食叶。

体状诗：细迟短涩往来难，散止依稀应指间，如雨沾沙容易散，病蚕食叶慢而艰。

主病诗：涩缘血少或伤精，反胃亡阳汗雨淋，寒湿入营为血痹，女人非孕即无经。寸涩心虚痛对胸，胃虚胁胀察关中，尺为精血俱伤候，肠结溲淋或下红。

虚脉，迟大而软，按之无力，隐指豁豁然空。

体状相类诗：举之迟大按之松，脉状无涯类谷空，莫把芤虚为一例，芤来浮大似慈葱。

主病诗：脉虚身热为伤暑，自汗怔忡惊悸多，发热阴虚须早治，养营益气莫蹉跎。血不荣心寸口虚，关中腹胀食难舒，骨蒸痿痹伤精血，却在神门两部居。

实脉，浮沉皆得，脉大而长、微弦，应指愊愊然。

体状诗：浮沉皆得大而长，应指无虚愊愊强，热蕴三焦成壮火，通肠发汗始安康。

主病诗：实脉为阳火郁成，发狂谵语吐频频，或为阳毒或伤食，大便不通或气疼。寸实应知面热风，咽疼舌强气填胸，当关脾热中宫满，尺实腰肠痛不通。

长脉，不小不大，迢迢自若，如揭长竿末梢，为平；如引绳，如循长竿，为病。

体状相类诗：过于本位脉名长，弦则非然但满张，弦脉与长争较远，良工尺度自能量。

主病诗：长脉迢迢大小匀，反常为病似牵绳，若非阳毒癫痫病，即是阳明热势深。

短脉，不及本位，应指而回，不能满部。

体状相类诗：两头缩缩名为短，涩短迟迟细且难，短涩而浮秋喜见，三春为贼有邪干。

主病诗：短脉惟于尺寸寻，短而滑数酒伤神，浮为血涩沉为痞，寸主头疼尺腹疼。

洪脉，指下极大，来盛去衰，来大去长。

体状诗：脉来洪盛去还衰，满指滔滔应夏时，若在春秋冬月份，升阳散火莫狐疑。

主病诗：脉洪阳盛血应虚，相火炎炎热病居，胀满胃翻须早治，阴虚泄痢可踌躇。寸洪心火上焦炎，肺脉洪时金不堪，肝火胃虚关内察，肾虚阴火尺中看。

微脉，极细而软，按之如欲绝，若有若无，细而稍长。

体状相类诗：微脉轻微瀎瀎乎，按之欲绝有如无，微为阳弱细阴弱，细比于微略较粗。

主病诗：气血微兮脉亦微，恶寒发热汗淋漓，男为劳极诸虚候，女作崩中带下医。寸微气促或心惊，关脉微时胀满形，尺部见之精血弱，恶寒消瘅痛呻吟。

紧脉，来往有力，左右弹人手，如转索无常，数如切绳，如纫箄线。

体状诗：举如转索切如绳，脉象因之得紧名，总是寒邪来作寇，内为腹痛外身疼。

主病诗：紧为诸痛主于寒，喘咳风痫吐冷痰，浮紧表寒须发越，紧沉温散自然安。寸紧人迎气口分，当关心腹痛沉沉，尺中有紧为阴冷，定是奔豚与疝疼。

缓脉，去来小快于迟，一息四至，如丝在经，不卷其轴，应指和缓，往来甚匀，如初春杨柳舞风之象，如微风轻飏柳梢。

体状诗：缓脉阿阿四至通，柳梢袅袅飐轻风，欲从脉里求神气，只在从容和缓中。

主病诗：缓脉营衰卫有余，或风或湿或脾虚，上为项强下痿痹，分别浮沉大小区。寸缓风邪项背拘，关为风眩胃家虚，神门濡泄或风秘，或是蹒跚足力迂。

芤脉，浮大而软，按之中央空，两边实，中空外实，状如慈葱。

体状诗：芤形浮大软如葱，边实须知内已空，火犯阳经血上溢，热侵阴络下流红。

主病诗：寸芤积血在于胸，关里逢芤肠胃痈，尺部见之多下血，赤淋红痢漏崩中。

弦脉，端直以长，如张弓弦，按之不移，绰绰如按琴瑟弦，状若筝弦，从中直过，挺然指下。

体状诗：弦脉迢迢端直长，肝经木旺土应伤，怒气满胸常欲叫，翳蒙瞳子泪淋浪。

主病诗：弦应东方肝胆经，饮痰寒热疟缠身，浮沉迟数须分别，大小单双有重轻。寸弦头痛膈多痰，寒热癥瘕察左关，关右胃寒心腹痛，尺中阴疝脚拘挛。

革脉，弦而芤，如按鼓皮。

体状主病诗：革脉形如按鼓皮，芤弦相合脉寒虚，女人半产并崩漏，男子营虚或梦遗。

牢脉，似沉似伏，实大而长，微弦。

体状相类诗：弦长实大脉牢坚，牢位常居沉伏间，革脉芤弦自浮起，革虚牢实要详看。

主病诗：寒则牢坚里有余，腹心寒痛木乘脾，疝癩癥瘕何愁也，失血阴虚却忌之。

濡脉，极软而浮细，如帛在水中，轻手相得，按之无有，如水上浮沤。

体状诗：濡形浮细按须轻，水面浮绵力不禁，病后产中犹有药，平人若见是无根。

主病诗：濡为亡血阴虚病，髓海丹田暗已亏，汗雨夜来蒸入骨，血山崩倒湿浸脾。寸濡阳微自汗多，关中其奈气虚何，尺伤精血虚寒甚，温补真阴可起疴。

弱脉，极软而沉细，按之乃得，举手无有。

体状诗：弱来无力按之柔，柔细而沉不见浮，阳陷入阴精血弱，白头犹可少年愁。

主病诗：弱脉阴虚阳气衰，恶寒发热骨筋痿，多惊多汗精神减，益气调营急早医。寸弱阳虚病可知，关为胃弱与脾衰，欲求阳陷阴虚病，须把神门两部推。

散脉，大而散，有表无里，涣漫不收，无统纪，无拘束，至数不齐，或来多去少，或去多来少，涣散不收，如杨花散漫之象。

体状诗：散似杨花散漫飞，去来无定至难齐，产为生兆胎为堕，久病逢之不必医。

主病诗：左寸怔忡右寸汗，溢饮左关应软散，右关软散胻胕肿，散居两尺魂应断。

细脉，小于微而常有，细直而软，若丝线之应指。

体状诗：细来累累细如丝，应指沉沉无绝期，春夏少年俱不利，秋冬老弱却相宜。

主病诗：细脉萦萦血气衰，诸虚劳损七情乖，若非湿气侵腰肾，即是伤精汗泄来。寸细应知呕吐频，入关腹胀胃虚形，尺逢定是丹田冷，泄痢遗精号脱阴。

伏脉，重按着骨，指下裁动，脉行筋下。

体状诗：伏脉推筋着骨寻，指间裁动隐然深，伤寒欲汗阳将解，厥逆脐疼证属阴。

主病诗：伏为霍乱吐频频，腹痛多缘宿食停，蓄饮老痰成积聚，散寒温里莫因循。食郁胸中双寸伏，欲吐不吐常兀兀，当关腹痛困沉沉，关后疝疼还破腹。

动脉，动乃数脉，见于关上下，无头尾，如豆大，厥厥动摇。

体状诗：动脉摇摇数在关，无头无尾豆形圆，其原本是阴阳搏，虚者摇兮胜者安。

主病诗：动脉专司痛与惊，汗因阳动热因阴，或为泄痢拘挛病，男子亡精女子崩。

促脉，来去数，时一止复来，如蹶之趣，徐疾不常。

体状诗：促脉数而时一止，此为阳极欲亡阴，三焦郁火炎炎盛，进必无生退可生。

主病诗：促脉惟将火病医，其因有五细推之，时时喘咳皆痰积，或发狂斑与毒疽。

结脉，往来缓，时一止复来。

体状诗：结脉缓而时一止，独阴偏盛欲亡阳，浮为气滞沉为积，汗下分明在主张。

主病诗：结脉皆因气血凝，老痰结滞苦沉吟，内生积聚外痈肿，疝瘕为殃病属阴。

代脉，动而中止，不能自还，因而复动，脉至还入尺，良久方来。

体状诗：动而中止不能还，复动因而作代看，病者得之犹可疗，平人却与寿相关。

主病诗：代脉元因脏气衰，腹疼泄痢下元亏，或为吐泻中宫病，女子怀胎三月兮。

《诊家正眼·诊脉法象论》：

浮脉（阳）：

体象：浮在皮毛，如水漂木，举之有余，按之不足。

主病：浮脉为阳，其病在表。寸浮伤风，头疼鼻塞。左关浮者，风在中焦；右关浮者，风痰在膈。尺部得浮，下焦风客，小便不利，大便秘涩。

沉脉（阴）：

体象：沉行筋骨，如水投石，按之有余，举之不足。

主病：沉脉为阴，其病在里。寸沉短气，胸痛引胁；或为痰饮，或水与血。关主中寒，因而痛结，或为满闷，吞酸筋急。尺主背痛，亦主腰膝，阴下湿痒，淋浊痢泄。

迟脉（阴）：

体象：迟脉为阴，象为不及，往来迟慢，三至一息。

主病：迟脉主脏，其病为寒。寸迟上寒，心痛停凝。关迟中寒，癥瘕挛筋。尺迟火衰，溲便不禁，或病腰足，疝痛牵阴。

数脉（阳）：

体象：数脉属阳，象为太过，一息六至，往来越度。

主病：数脉主腑，其病为热。寸数喘咳，口疮肺痈。关数胃热，邪火上攻。尺为相火，遗浊淋癃。

滑脉（阳中之阴）：

体象：滑脉替替，往来流利，盘珠之形，荷露之义。

主病：滑脉为阳，多主痰液。寸滑咳嗽，胸满吐逆。关滑胃热，壅气伤食、尺滑病淋，或为痢疾，男子溺血，妇人经郁。

涩脉（阴）：

体象：涩脉蹇滞，如刀刮竹，迟细而短，三象俱足。

主病：涩为血滞，亦主精伤。寸涩心痛，或为怔忡。关涩阴虚，因而中热。右关上虚，左关胁胀。尺涩遗淋，血痢可决。孕为胎病，无孕血竭。

虚脉（阴）：

体象：虚合四形，浮大迟软，及乎寻按，几不可见。

主病：虚主血虚，又主伤暑。左寸心亏，惊悸怔忡；右寸肺亏，自汗气怯。左关肝伤，血不营筋；右关脾寒，食不消化。左尺水衰，腰膝痿痹；右尺火衰，寒证蜂起。

实脉（阳）：

体象：实脉有力，长大而坚，应指幅幅，三候皆然。

主病：血实脉实，火热壅结。左寸心劳，舌强气涌；右寸肺病，呕逆咽疼。左关见实，肝火胁痛；右关见实，中满气疼。左尺见之，便闭腹疼；右尺见之，相火亢逆。

长脉（阳）：

体象：长脉迢迢，首尾俱端，直上直下，如循长竿。

主病：长主有余，气逆火盛。左寸见长，君火为病；右寸见长，满逆为定。左关见长，木实之殃；右关见长，土郁胀闷。左尺见之，奔豚冲竞；右尺见之，相火专令。

短脉（阴）：

体象：短脉涩小，首尾俱俯，中间突起，不能满部。

主病：短主不及，为气虚证。短居左寸，心神不定；短见右寸，肺虚头痛。短在左关，肝气有伤；短在右关，膈间为殃。左尺短时，少腹必疼；右尺短时，真火不隆。

洪脉（阳）：

体象：洪脉极大，状如洪水，来盛去衰，滔滔满指。

主病：洪为盛满，气壅火亢。左寸洪大，心烦舌破；右寸洪大，胸满气逆。左关见洪，肝木太过；右关见洪，脾土胀热。左尺洪大，水枯便难；右尺洪大，龙火燔灼。

微脉（阴）：

体象：微脉极细，而又极软，似有若无，欲绝非绝。

主病：微脉模糊，气血大衰。左寸惊怯，右寸气促。左关寒挛，右关胃冷。左尺得微，髓绝精枯；右尺得微，阳衰命绝。

细脉（阴）：

体象：细直而软，累累萦萦，状如丝线，较显于微。

主病：细主气衰，诸虚劳损。细居左寸，怔忡不寐；细居右寸，呕吐气怯。细入左关，肝阴枯竭；细入右关，胃虚胀满。左尺若细，泄痢遗精；右尺若细，下元冷惫。

濡脉（阴中之阳）：

体象：濡脉细软，见于浮分，举之乃见，按之即空。

主病：濡主阴虚，髓绝精伤。左寸见濡，健忘惊悸；右寸见濡，腠虚自汗。左关逢之，血不营筋；右关逢之，脾虚湿侵。左尺得濡，精血枯损；右尺得之，火败命垂。

弱脉（阴）：

体象：弱脉细小，见于沉分，举之则无，按之乃得。

主病：弱为阳陷，真气衰竭。左寸心虚，惊悸健忘；右寸肺虚，自汗短气。左关木枯，必苦挛急；右关土寒，水谷之病。左尺弱形，涸流可征；右尺若见，阳陷可验。

紧脉（阴中之阳）：

体象：紧脉有力，左右弹指，如绞转索，如切紧绳。

主病：紧主寒邪，又主诸痛。左寸逢紧，心满急痛；右寸逢紧，伤寒喘嗽。左关人迎，浮紧伤寒；右关气口，沉紧伤食。左尺见之，脐下痛极；右尺见之，奔豚疝疾。

缓脉（阴）：

体象：缓脉四至，来往和匀，微风轻飐，初春杨柳。

兼脉主病：缓为胃气，不主于病；取其兼见，方可断证。浮缓风伤，沉缓寒湿。缓大风虚，缓细湿痹，缓涩脾薄，缓弱气虚。左寸涩缓，少阴血虚；右寸浮缓，风邪所居。左关浮缓，肝风内鼓；右关沉缓，土弱湿侵。左尺缓涩，精宫不及；右尺缓细，真阳衰极。

弦脉（阳中之阴）：

体象：弦如琴弦，轻虚而滑，端直以长，指下挺然。

主病：弦为肝风，主痛主疟，主痰主饮。弦在左寸，心中必痛；弦在右寸，胸及头疼。左关弦见，痰疟癥瘕；右关弦见，胃寒膈痛。左尺逢弦，饮在下焦；右尺逢弦，足挛疝痛。

动脉（阳）：

体象：动无头尾，其形如豆，厥厥动摇，必兼滑数。

主病：动脉主痛，亦主于惊。左寸得动，惊悸可断；右寸得动，自汗无疑。左关若动，惊悸拘挛；右关若动，心脾疼痛。左尺见之，亡精为病；右尺见之，龙火迅奋。

促脉（阳）：

体象：促为急促，数时一止，如趋而蹶，进则必死。

主病：促因火亢，亦因物停。左寸见促，心火炎炎；右寸见促，肺鸣咯咯。促见左关，血滞为殃；促居右关，脾宫食滞。左尺逢之，遗滑堪忧；右尺逢之，灼热为定。

结脉（阴）：

体象：结为凝结，缓时一止，徐行而怠，颇得其旨。

主病：结属阴寒，亦主凝积。左寸心寒，疼痛可决；右寸肺虚，气寒凝结。左关结见，疝瘕必现；右关结形，痰滞食停。左尺结见，痿躄之疴；右尺见结，阴寒为楚。

代脉（阴）：

体象：代为禅代，止有常数，不能自还，良久复动。

主病：代主脏衰、危恶之候。脾土败坏，吐利为咎；中寒不食，腹疼难救。两动一止，三四日死；四动一止，六七日死。次第推求，不失经旨。

革脉（阳中之阴）：

体象：革大弦急，浮取即得，按之乃空，浑如鼓革。

主病：革主表寒，亦属中虚。左寸之革，心血虚痛；右寸之革，金衰气壅。左关遇之，疝瘕为祟；右关遇之，土虚为痛。左尺诊革，精空可必；右尺诊革，殒命为忧。女人得之，半产漏下。

牢脉（阴中之阳）：

体象：牢脉沉分，大而弦实，浮中二候，了不可得。

主病：牢主坚积，病在乎内。左寸之牢，伏梁为病；右寸之牢，息贲可定。左关见牢，肝家血积；右关见牢，阴寒痞癖。左尺牢形，奔豚为患；右尺牢形，疝瘕痛甚。

散脉（阴）：

体象：散脉浮乱，有表无里，中候见空，按则绝矣。

主病：散为本伤，见则危殆。左寸之散，怔忡不卧；右寸之散，自汗淋漓。左关之散，胀满蛊疾；右关之散，当有溢饮。居于左尺，北方水竭；右尺得之，阳消命绝。

芤脉（阳中之阴）：

体象：芤乃草名，绝类慈葱，浮沉俱有，中候独空。

主病：芤脉中空，故主失血。左寸呈芤，心主丧血；右寸呈芤，相傅阴亡。芤入左关，肝血不藏；芤现右关，脾血不摄。左尺如芤，便红为咎；右尺如芤，火炎精漏。

伏脉（阴）：

体象：伏为隐伏，更下于沉，推筋着骨，始得其形。

主病：伏脉为阴，受病入深。伏犯左寸，血郁之症；伏居右寸，气郁之疴。左关值伏，肝血在腹；右关值伏，寒凝水谷。左尺伏见，疝瘕可验；右尺伏藏，少火消亡。

疾脉（阳）：

体象：疾为急疾，数之至极，七至八至，脉流薄疾。

主病：疾为阳极，阴气欲竭。脉号离经，虚魂将绝。渐进渐疾，旦夕殒灭。左寸居疾，弗戢自焚；右寸居疾，金被火乘。左关疾也，肝阴已绝；右关疾也，脾阴消竭。左尺疾兮，涸辙难濡；右尺疾也，赫曦过极。

《医学入门·诸脉体状》：浮按不足举有余，沉按有余举则无；迟脉一息刚三至，数来六至一呼吸。滑似累珠来往疾，涩滞往来刮竹皮；大浮满指沉无力，缓比迟脉快些儿。洪似洪水涌波起，实按愊愊力自殊；弦若张弓弦劲直，紧似牵绳转索初。长脉过指出位外，芤两头有中空疏；微似蛛丝容易断，细线往来更可观。濡全无力不耐按，弱则欲绝有无间；虚虽豁大不能固，革如按鼓最牢坚。动如转豆无往来，散漫乍时注指端；伏潜骨里形方见，绝则全无推亦闲。短于本位犹不及，促急来数喜渐宽；结脉缓时来一止，代脉中止不自还。

《医学入门·诸脉主病》：浮风芤血滑多痰，实热弦劳紧痛间。洪热微寒脐下积，沉因气痛缓肤顽。涩则伤精阴败血，又闻迟冷伏格关。濡多自汗偏宜老，弱脉精虚骨体酸。长则气短则病，细气少兮代气衰。促为热极结为积，虚惊动脱血频来。数则心烦大病进，革去精血亦奇哉。

《景岳全书·脉神章·正脉十六部》：

浮脉，举之有余，按之不足。浮脉为阳，凡洪、大、芤、革之属，皆其类也。为中气虚，为阴不足，为风，为暑，为胀满，为不食，为表热，为喘急。

沉脉，轻手不见，重取乃得。沉脉为阴，凡细、小、隐伏、反关之属，皆其类也。为阳郁之候，为寒，为水，为气，为郁，为停饮，为癥瘕，为胀实，为厥逆，为洞泄。

迟脉，不及四至者皆是也。迟为阴脉，凡代、缓、结、涩之属，皆其相类。乃阴盛阳亏之候，为寒，为虚。

数脉，五至六至以上。凡急疾、紧促之属，皆其类也。为寒热，为虚劳，为外邪，为痈疡……暴数者多外邪，久数者必虚损。

洪脉，大而实也，举按皆有余。洪脉为阳，凡浮、芤、实、大之属，皆其类也。为血气燔灼，大热之候。

微脉，纤细无神，柔软之极，是为阴脉。凡细、小、虚、濡之属，皆其类也。乃血气俱虚之候。为畏寒，为恐惧，为怯弱，为少气，为中寒，为胀满，为呕哕，为泄泻，为虚汗，为食不化，为腰腹疼痛，为伤精失血，为眩晕厥逆。此虽气血俱虚，而尤为元阳亏损，最是阴寒之候。

滑脉，往来流利，如盘走珠。凡洪、大、芤、实之属，皆其类也。乃气实血壅之候。为痰逆，为食滞，为呕吐，为满闷……妇人脉滑数而经断者，为有孕。若平人脉滑而和缓，此自营卫充实之佳兆。

涩脉，往来艰涩，动不流利，如雨沾沙，如刀刮竹，言其象也。涩为阴脉，凡虚、细、微、迟之属，皆其类。为血气俱虚之候。为少气，为忧烦，为痹痛，为拘挛，为麻木，为无汗，为脾寒少食，为胃寒多呕，为二便违和，为四肢厥冷。男子为伤精，女子为失血，为不孕，为经脉不调。

弦脉，按之不移，硬如弓弦。凡滑、大、坚搏之属，皆其类也。为阳中伏阴，为血气不和，为气逆，为邪胜，为肝强，为脾弱，为寒热，为痰饮，为宿食，为积聚，为胀满，为虚劳，为疼痛，为拘急，为疟痢，为疝痹，为胸胁痛，为疮疽。

芤脉，浮大中空，按如葱管。芤为阳脉，凡浮豁、弦、洪之属，皆相类也。为孤阳脱阴之候。为失血脱血，为气无所归，为阳无所附，为阴虚发热，为头晕目眩，为惊悸怔忡，为喘急盗汗。芤虽阳脉，而阳实无根，总属大虚之候。

紧脉，急疾有力，坚搏抗指，有转索之状。凡弦、数之属，皆相类也。紧脉阴多阳少，乃阴邪激搏之候。主为痛，为寒。

缓脉，和缓不紧也。缓脉有阴有阳，其义有三：凡从容和缓，浮沉得中者，此平人之正脉；若缓而滑大者多实热，如《内经》所言者是也；缓而迟细者多虚寒，即诸家所言者是也。

结脉，脉来忽止，止而复起，总谓之结。旧以数来一止为促，促者为热，为阳极；缓来一止为结，结者为寒，为阴极。通谓其为气，为血，为食，为痰，为积聚，为癥瘕，为七情郁结。浮结为寒邪在经，沉结为积聚在内，此固结促之旧说矣。然以予之验，则促类数也，未必热；结类缓也，未必寒。但见中止者总是结脉，多由血气渐衰，精力不继，所以断而复续，续而复断，常见久病者多有之，虚劳者多有之，或误用攻击消伐者亦有之。但缓而结者为阳虚，数而结者为阴虚，缓者犹可，数者更剧。此可以结之微甚，察元气之消长，最显最切者也。

伏脉，如有如无，附骨乃见。此阴阳潜伏，阻隔闭塞之候。或火闭而伏，或寒闭而伏，或气闭而伏。为痛极，为霍乱，为疝瘕，为闭结，为气逆，为食滞，为忿怒，为厥逆水气。

虚脉，正气虚也，无力也，无神也。有阴有阳。浮而无力为血虚，沉而无力为气虚，数而无力为阴虚，迟而无力为阳虚。虽曰微、濡、迟、涩之属，皆为虚类，然而无论诸脉，但见指下无神者，总是虚脉。

实脉，邪气实也，举按皆强，鼓动有力。实脉有阴有阳，凡弦、洪、紧、滑之属，皆相类也。为三焦壅滞之候。表邪实者，浮大有力，以风寒暑湿外感于经，为伤寒瘴疟，为发热头痛、鼻塞头肿，为筋骨肢体酸疼、痈毒等症。里邪实者，沉实有力，因饮食七情内伤于脏。为胀满，为闭结，为癥瘕，为瘀血，为痰饮，为腹痛，为喘呕咳逆等症。火邪实者，洪滑有力，为诸实热等证。寒邪实者，沉弦有力，为诸痛滞等证。凡在气在血，脉有兼见者，当以类求。

《医宗金鉴·四诊心法要诀》：一呼一吸，合为一息。脉来四至，平和之则。五至无疴，闰以太息。三至为迟，迟则为冷。六至为数，数则热证。转迟转冷，转数转热。迟数既明，浮沉须别。浮沉迟数，辨内外因。外因于天，内因于人。天有阴阳，风雨晦明。人喜忧怒，思悲恐惊。浮沉已辨，滑涩当明。涩为血滞，滑为气壅。浮脉皮脉，沉脉筋骨，肌肉候中，部位统属。浮无力濡，沉无力弱，沉极力牢，浮极力革。三部有力，其名曰实。三部无力，其名曰虚。三部无力，按之且小，似有似无，微脉可考。三部无力，按之且大，涣漫不收，散脉可察。惟中无力，其名曰芤。推筋着骨，伏脉可求。三至为迟，六至为数。四至为缓，七至疾脉。缓止曰结，数止曰促。凡此之诊，皆统至数。动而中止，不能自还，至数不乖，代则难瘥。形状如珠，滑溜不定。往来涩滞，涩脉可证。弦细端直，且劲曰弦。紧比弦粗，劲左右弹。来盛去衰，洪脉名显。大则宽阔，小则细减。如豆乱动，不移约约。长则迢迢，短则缩缩。浮阳主表，风淫六气，有力表实，无力表虚。浮迟表冷，浮缓风湿，浮濡伤暑，浮散虚极，浮洪阳盛，浮大阳实，浮细气少，浮涩血虚，浮数风热，浮紧风寒，浮弦风饮，浮滑风痰。沉阴主里，七情气食。沉大里实，沉小里虚，沉迟里冷，沉缓里湿，沉紧冷痛，沉数热极，沉涩痹气，沉滑痰食，沉伏闭郁，沉弦饮疾。濡阳虚病，弱阴虚疾。微主诸虚，散为虚剧。革伤精血，半产带崩。牢疝癥瘕，心腹寒疼。虚主诸虚，实主诸实，芤主失血，随见可知。迟寒主脏，阴冷相干，有力寒痛，无力虚寒。数热主腑，数细阴伤，有力寒热，无力虚疮。缓湿脾胃，坚大湿壅。促为阳郁，结则阴凝。代则气乏，跌打闷绝，夺气痛疮，女胎三月。滑司痰病，关主食风，寸候吐逆，尺便血脓。涩虚湿痹，尺精血伤，寸汗津竭，关膈液亡。弦关主饮，木侮脾经，寸弦头痛，尺弦腹疼。紧主寒痛，洪是火伤。动主痛热，崩汗惊狂。长则气治，短则气病，细则气衰，大则病进。脉之主病，有宜不宜，阴阳顺逆，吉凶可推。

《脉义简摩·主病类》：浮，轻手乃得，重手不见，为阳为表。浮而中空为芤，主失血。浮而搏指为革，主阴阳不交。浮而不聚为散，主气散。沉，轻手不见，重手乃得，按至肌肉以下，为阴为里。沉而几无为伏，主邪闭。沉而有力为牢，主内实。迟，一息二三至或二至，为在脏，为寒。迟而时止为结，主气郁、血壅、痰滞，亦主气血渐衰。迟而更代为代，主气绝，亦主经隧有阻，妊妇见之不妨。数，一息五六至，为在腑，为热。数而牵转为紧，主寒邪内痛，亦主表邪。数而时止为促，主邪气内陷。数见关中为动，主阴阳相搏，主气与惊，男子伤阳，女子血崩。虚，不实也，应指无力，浮中沉三候俱有之，前人谓豁然空大，见于浮脉者非，主虚。虚而沉小为弱，主血虚。虚而浮小为濡，主气虚，亦主外湿。虚而模糊为微，主阴阳气绝。虚而势滞为涩，主血虚，亦主死血。虚而形小为细，主气冷。虚而形缩为短，主气损，亦主气郁。实，不虚也，应指有力，浮中沉俱有之，主实。实而流利为滑，主血治，亦主痰饮。实而迢长为长，主气治，亦主阳盛阴衰。实而涌沸为洪，主热极，亦主内虚。实而端直为弦，主肝邪，亦主寒主痛。大，即洪脉而兼脉形之阔大也，邪气盛则胃气衰，故脉大而不缓。缓，脉来四至，从容不迫，主正复，和缓之缓主正复，怠缓之缓主中湿。数者，脉息辐辏。六至以上，主阳盛燔灼，侵剥真阴之病，为寒热，为虚劳，为外邪，为痈疽。

《医宗必读·脉有相似宜辨》：洪与虚皆浮也，浮而有力为洪，浮而无力为虚。沉与伏皆沉也，沉脉行于筋间，重按即见；伏脉行于骨间，重按不见，必推筋至骨乃见也。数与紧皆急也，数脉以六至得名；而紧则不必六至，惟弦急而左有弹，状如切紧绳也。迟与缓皆慢也，迟则三至，极其迟慢；缓则四至，徐而不迫。实与牢，皆兼弦大实长之四象合为一脉也，实则浮中沉三取皆然……牢则沉取而见也。濡与弱皆细小也，濡在浮分，重按即不见也；弱主沉分，轻取不可见也。细与微皆无力也，细则指下分明；微则似有若无，模糊难见也。促、结、涩、代皆有止者也，数时一止为促；缓时一止为结；往来迟滞，似止非止为涩；动而中止，不能自还，止有定数为代。

《脉诀汇辨·审象论》：迟之与缓似乎同也，而迟则一息三至，脉小而衰；缓则一息四至，脉大而徐。沉之与伏似乎同也，而沉则轻举则无，重按乃得；伏则重按亦无，推筋乃见。数紧滑似乎同也，而数则来往急迫，呼吸六至；紧则左右弹指，状如切绳；滑则往来流利，如珠圆滑。浮虚芤似乎同也，浮则举之有余，按之不足；虚则举之迟大，按之则无；芤则浮沉可见，中候则无。濡之与弱似乎同也，而濡则细软而浮，弱则细微而沉。微之与细似乎同也，而微则不及于细，若有若无，状类蛛丝；细则稍胜于微，应指极细，状比一线。弦长似乎同也，而弦则状如弓弦，端直挺然而不搏指；长如长竿，过于本位而不搏指。短与动似乎同也，而短为阴脉，无头无尾，其来迟滞；动为阳脉，无头无尾，其来数滑。洪之与实似乎同也，而洪则状如洪水，盛大满指，重按稍弱；实乃充实应指有力，举按皆然。牢之与革似乎同也，而牢则实大而弦，牢守其位；革则虚大浮弦，内虚外急。促结涩代似乎同也，而促则急促，数时暂止；结为凝结，迟则暂止；涩则迟短涩滞，至至带止，三五不调；代则动而中止，不能自还，止数有常，非暂之比。

一曰，对举以明相反之脉，有可因此而悟彼者，令阴阳不乱也。如浮沉者，脉之升降也，以察阴阳，以分表里。浮法天为轻清，沉法地为重浊也。迟数者，脉之急慢也，脉以四至为平，如见五至，必形气壮盛，或间以太息，五至皆为无疴之象。不及为迟，太过为数。迟阴在脏，数阳在腑。数在上为阳中之阴，在下为阴中之阳；迟在上为阳中之阴，在下为阴中之阳。虚实者，脉之刚柔也，皆以内之有余不足，故咸以按而知。长短者，脉之盈缩也，长有见于尺寸，有通于三部，短只见于尺寸。盖必质于中而后知，过于中为长，不及于中为短。滑涩者，脉之通滞也。《千金》曰：滑者血多气少，血多故流利圆滑；涩者气多血少，血少故艰涩而散。洪微者，脉之盛衰也。血热而盛，气随以溢，满指洪大，冲涌有余，故洪为盛；气虚而寒，血随以涩，应指而细，欲绝非绝，故微为衰。紧缓者，脉之张弛也。紧为寒伤营血，脉络激搏，若风起水涌，又如切绳转索；缓为风伤卫气，营血不流，不能疾速。数见关上，形如豆大，厥厥动摇，异于他部者，动也。藏于内，不见其形，脉在筋下者，伏也。结促者，脉之阴阳也，阳甚则促，促疾而时止；阴甚则结，脉徐而时止。至于代、牢、弦、革、芤、濡、细、弱八脉，则又不可对举也。

六、相兼脉

《脉经·平杂病脉》：浮而大者，风。浮而大者，中风，头重，鼻塞。浮而缓，皮肤不仁，风寒入肌肉。滑而浮散者，瘫缓风。滑者，鬼疰。涩而紧，痹病。浮洪大长者，风眩癫疾。大坚疾者，癫病。弦而钩，胁下如刀刺，状如蜚尸，至困不死。紧而急者，遁尸。洪大者，伤寒热病。浮洪大者，伤寒，秋吉，春成病。浮而滑者，宿食。浮滑而疾者，食不消，脾不磨。短疾而滑，酒病。浮而细滑，伤饮。迟而滑，中寒，有癥结。快而紧，积聚，有击痛。弦急，疝瘕，小腹痛，又为癖病（一作痹病）。迟而滑者，胀。盛而紧，曰胀。弦小者，寒癖。沉而弦者，悬饮，内痛。弦数，有寒饮。冬夏难治。紧而滑者，吐逆。小弱而涩，胃反。迟而缓者，有寒。微而紧者，有寒。沉而迟，腹藏有冷病。微弱者，有寒，少气。实紧，胃中有寒，苦不能食，时时利者，难治（一作时时呕，稽留难治）。滑数，心下结，热盛。滑疾，胃中有热。缓而滑，曰热中。沉（一作浮）而急，病伤寒，暴发虚热。浮而绝者，气急。辟大而滑，中有短气。浮短者，其人肺伤，诸气微少，不过一年死，法当嗽也。沉而数，中水，冬不治自愈。短而数，心痛，心烦。弦而紧，胁痛，脏伤，有瘀血（一作有寒血）。沉而滑，为下重，亦为背膂痛。脉来细而滑，按之能虚，因急持直者，僵仆，从高堕下，病在内。微浮，秋吉，冬成病。微数，虽甚不成病，不可劳。浮滑疾紧者，以合百病，久易愈。阳邪来，见浮洪；阴邪来，见沉细；水谷来，见坚实。

《四言举要·脉诀》：一脉一形，各有主病，数脉相兼，则见诸证。浮脉主表，里必不足，有力风热，无力血弱。浮迟风虚，浮数风热，浮紧风寒，浮缓风湿，浮虚伤暑，浮芤失血，浮洪虚火，浮微劳极，浮濡阴虚，浮散虚剧，浮弦痰饮，浮滑痰热。沉脉主里，主寒主积，有力痰食，无力气郁。沉迟虚寒，沉数热伏，沉紧冷痛，沉缓水蓄，沉牢痼冷，沉实热极，沉弱阴虚，沉细痹湿，沉弦饮痛，沉滑宿食，沉伏吐利，阴毒聚积。迟脉主脏，阳气伏潜，有力为痛，无力虚寒。数脉主腑，主吐主狂；有力为热，无力为疮。滑脉主痰，或伤于食，下为蓄血，上为吐逆。涩脉少血，或中寒湿，反胃结肠，自汗厥逆。弦脉主饮，病属肝胆，弦数多热，弦迟多寒。浮弦支饮，沉弦悬痛，阳弦头痛，阴弦腹痛。紧脉主寒，又主诸痛，浮紧表寒，沉紧里痛。长脉气平，短脉气病，细则气少，大则病进。浮长风痫，沉短宿食。血虚脉虚，气实脉实。洪脉为热，其阴则虚。细脉为湿，其血则虚。缓大者风，缓细者湿，缓涩血少，缓滑内热。

《诊家枢要·脉阴阳类成》：浮大伤风鼻塞，浮滑疾为宿食，浮滑为饮。沉细为少气，沉迟为痼冷，沉滑为宿食，沉伏为霍乱，沉而数内热，沉而迟内寒，沉而弦心腹冷痛。浮而迟，表有寒；沉而迟，里有寒。浮数表有热，沉数里有热……浮而微者，阳不足，必身体恶寒；沉而微者，阴不足，主脏寒下利……浮缓为风，沉缓血气虚……滑数为结热……浮紧，为伤寒身痛；沉紧，为腹中有寒，为风痫……浮结，为寒邪滞经；沉结，为积气在内。

《诊家正眼》：浮脉（阳）兼脉：无力表虚，有力表实，浮紧风寒，浮迟中风，浮数风热，浮缓风湿，浮芤失血，浮短气病，浮洪虚热，浮虚暑惫，浮涩血伤，浮濡气败。

沉脉（阴）兼脉：无力里虚，有力里实，沉迟痼冷，沉数内热，沉滑痰饮，沉涩血结，沉弱虚衰，沉牢坚积，沉紧冷疼，沉缓寒湿。

迟脉（阴）兼脉：有力积冷，无力虚寒，浮迟表冷，沉迟里寒，迟涩血少，迟缓湿寒，迟滑胀满，迟微难安。

数脉（阳）兼脉：有力实火，无力虚火，浮数表热，沉数里热，阳数君火，阴数相火，右数火亢，左数阴戕。

滑脉（阳中之阴）兼脉：浮滑风痰，沉滑痰食，滑数痰火，滑短气塞。滑而浮大，尿则阴痛；滑而浮散，中风瘫痪；滑而冲和，娠孕可决。

实脉（阳）兼脉：实而且紧，寒积稽留；实而且滑，痰凝为祟。

紧脉（阴中之阳）兼脉：浮紧伤寒；沉紧伤食；急而紧者，是为遁尸；数而紧者，当主鬼击。

缓脉（阴）兼脉：缓大风虚，缓细湿痹，缓涩脾薄，缓弱气虚。

弦脉（阳中之阴）兼脉：浮弦支饮，沉弦悬饮，弦数多热，弦迟多寒，弦大主虚，弦细拘急，阳弦头痛，阴弦腹疼，单弦饮癖，双弦寒痼。

《脉诀汇辨》：缓脉兼脉：缓为胃气，不主于病，取其兼见，方可断证。浮缓伤风，沉缓寒湿，缓大风虚，缓细湿痹，缓涩脾薄，缓弱气虚。左寸涩缓，少阴血虚；左关浮缓，肝风内鼓；左尺缓涩，精宫不及。右寸浮缓，风邪所居；右关沉缓，土弱湿侵；右尺缓细，真阳衰极。

七、真脏脉

《素问·玉机真脏论》：真肝脉至，中外急，如循刀刃责责然，如按琴瑟弦，色青白不泽，毛折，乃死。真心脉至，坚而搏，如循薏苡子累累然，色赤黑不泽，毛折，乃死。真肺脉至，大而虚，如以毛羽中人肤，色白赤不泽，毛折，乃死。真肾脉至，搏而绝，如指弹石辟辟然，色黑黄不泽，毛折，乃死。真脾脉至，弱而乍数乍疏，色黄青不泽，毛折，乃死。诸真脏脉见者，皆死不治也。黄帝曰：见真脏曰死，何也？岐伯曰：五脏者，皆禀气于胃，胃者五脏之本也。脏气者，不能自至于手太阴，必因于胃气，乃至于手太阴也。故五脏各以其时，自为而至于手太阴也。故邪气胜者，精气衰也。故病甚者，胃气不能与之俱至于手太阴。故真脏之气独见，独见者病胜脏也，故曰死。

《素问·平人气象论》：死心脉来，前屈后居，如操带钩，曰心死……死肺脉来，如物之浮，如风吹毛，曰肺死……死肝脉来，急益劲，如新张弓弦，曰肝死……死脾脉来，锐坚如鸟之喙，如鸟之距，如屋之漏，如水之流，曰脾死……死肾脉来，发如夺索，辟辟如弹石，曰肾死。

《素问·大奇论》：脉至浮合，浮合如数，一息十至以上，是经气予不足也，微见九十日死。脉至如火薪然，是心精之予夺也，草干而死。脉至如散叶，是肝气予虚也，木叶落而死。脉至如省客，省客者脉塞而鼓，是肾气予不足也，悬去枣华而死。脉至如丸泥，是胃精予不足也，榆荚落而死。脉至如横格，是胆气予不足也，禾熟而死。脉至如弦缕，是胞精予不足也，病善言，下霜而死，不言，可治。脉至如交漆，交漆者左右傍至也，微见，三十日死。脉至如涌泉，浮鼓肌中，太阳气予不足也，少气味，韭英而死。脉至如颓土之状，按之不得，是肌气予不足也，五色先见黑，白垒发死。脉至如悬雍，悬雍者，浮揣切之益大，是十二俞之予不足也，水凝而死。脉至如偃刀，偃刀者，浮之小急，按之坚大急，五脏菀熟，寒热独并于肾也，如此其人不得坐，立春而死。脉至如丸滑不直手，不直手者，按之不可得也，是大肠气予不足也，枣叶生而死。脉至如华者，令人善恐，不欲坐卧，行立常听，是小肠气予不足也，季秋而死。

《世医得效方·十怪脉》：一曰釜沸，二曰鱼翔，三曰弹石，四曰解索，五曰屋漏，六曰虾游，七曰雀啄，八曰偃刀，九曰转豆，十曰麻促。

釜沸：脉在皮肤，有出无入。如汤涌沸，息数俱无。乃三阳数极，无阴之候。朝见夕死，夕见朝死。

鱼翔：脉在皮肤，头定而尾摇。浮浮泛泛，三阴数极曰亡阳。当以死断。鱼翔脉似有似无。

弹石：脉在筋肉间，辟辟凑指，促而坚。乃肾经真脏脉见。遇戊己日，则不治。曰：弹石硬来寻即散。

解索：脉如解乱绳之状，散散无序。肾与命门之气皆亡。戊己日笃，辰巳日不治。

屋漏：脉在筋肉间，如残霤之下，良久一滴，溅起无力，状如水滴溅地貌。胃气荣卫俱绝，七八日死。

虾游：脉在皮肤，如虾游水面，杳然不见，须臾又来甚急，又依前隐然不动。醒者七日死，困者三日死。

雀啄：脉在筋肉间，连连凑指，忽然顿无，如雀啄食之状，盖来三而去一也。脾元谷气已绝于内。醒者十一日死，困者六七日死。

偃刀：脉如手循刀刃，无进无退，其数无准。由心元血枯，卫气独居，无所归宿。见之四日难疗。

转豆：脉形如豆，周旋展转，并无息数。脏腑空虚，正气飘散，象曰行尸。其死可立待也。

麻促：脉如麻子之纷乱，细微至甚。盖卫枯荣血独涩。轻者三日死，重者一日殂矣。

《医学入门·死脉总诀》：万机四脉既包含，生死何尝另有元。浮散沉无迟一点，数来无数病难痊。雀啄连来三五啄，屋漏半日一滴落。弹石硬来寻即散，搭指散乱真解索。鱼翔似有又似无，虾游静中跳一跃。更有釜沸涌如羹，且占夕死不须药。

八、脉象分析病证

《灵枢·邪气脏腑病形》：黄帝曰：请问脉之缓、急、大、小、滑、涩之病形何如？岐伯曰：臣请言五脏之病变也。心脉急甚者为瘛疭；微急为心痛引背，食不下。缓甚为狂笑；微缓为伏梁，在心下，上下行，时唾血。大甚为喉玢；微大为心痹引背，善泪出。小甚为善哕；微小为消瘅。滑甚为善渴；微滑为心疝引脐，小腹鸣。涩甚为瘖；微涩为血溢，维厥，耳鸣，癫疾。

　　肺脉急甚为癫疾；微急为肺寒热，怠惰，咳唾血，引腰背胸，若鼻息肉不通。缓甚为多汗；微缓为痿瘘，偏风，头以下汗出不可止。大甚为胫肿；微大为肺痹，引胸背起，恶日光。小甚为泄；微小为消瘅。滑甚为息贲上气；微滑为上下出血。涩甚为呕血；微涩为鼠瘘，在颈支腋之间，下不胜其上，其应善酸矣。

　　肝脉急甚者为恶言；微急为肥气，在胁下若覆杯。缓甚为善呕；微缓为水瘕痹也。大甚为内痈，善呕衄；微大为肝痹，阴缩，咳引小腹。小甚为多饮；微小为消瘅。滑甚为癀疝；微滑为遗溺。涩甚为溢饮；微涩为瘛挛，筋痹。

　　脾脉急甚为瘛疭；微急为膈中，食饮入而还出，后沃沫；缓甚为痿厥；微缓为风痿，四肢不用，心慧然若无病。大甚为击仆；微大为疝气，腹里大脓血在肠胃之外；小甚为寒热；微小为消瘅。滑甚为癀癃；微滑为虫毒，蛔蝎，腹热。涩甚为肠癀；微涩为内癀，多下脓血。

　　肾脉急甚为骨癫疾；微急为沉厥，奔豚，足不收，不得前后。缓甚为折脊；微缓为洞，洞者食不化，下嗌还出。大甚为阴痿；微大为石水，起脐已下至小腹腄腄然，上至胃脘，死不治。小甚为洞泄；微小为消瘅。滑甚为癃癀；微滑为骨痿，坐不能起，起则目无所见。涩甚为大痈；微涩为不月，沉痔……诸急者多寒；缓者多热；大者多气少血；小者血气皆少；滑者阳气盛，微有热；涩者多血少气，微有寒。

　　《素问·平人气象论》：脉盛滑坚者，曰病在外。脉小实而坚者，曰病在内。脉小弱以涩，谓之久病。脉滑浮而疾者，谓之新病。脉急者，曰疝瘕，少腹痛。脉滑曰风。脉涩曰痹。缓而滑，曰热中。盛而紧，曰胀。

　　《难经·十八难》：人病有沉滞久积聚，可切脉而知之耶？然：诊在右胁有积气，得肺脉结，脉结甚则积甚，结微则气微。诊不得肺脉，而右胁有积气者，何也？然：肺脉虽不见，右手脉当沉伏。其外痼疾同法耶？将异也？然：结者，脉来去时一止，无常数，名曰结也。伏者，脉行筋下也。浮者，脉在肉上行也。左右表里，法皆如此。假令脉结伏者，内无积聚；脉浮结者，外无痼疾。有积聚，脉不结伏；有痼疾，脉不浮结，为脉不应病，病不应脉，是为死病也。

　　《脉经·平三关病候并治宜》：寸口脉浮，中风，发热，头痛……寸口脉紧，苦头痛，骨肉疼，是伤寒……寸口脉微，苦寒为衄……寸口脉数，即为吐，以有热在胃管，熏胸中。寸口脉缓，皮肤不仁，风寒在肌肉……寸口脉滑，阳实，胸中壅满，吐逆……寸口脉弦，心下愊愊，微头痛，心下有水气……寸口脉弱，阳气虚，自汗出而短气……寸口脉涩，是胃气不足……寸口脉芤，吐血；微芤者衄血，空虚，去血故也……寸口脉伏，胸中逆气，噎塞不通，是胃中冷气上冲心胸。寸口脉沉，胸中引胁痛，胸中有水气……寸口脉濡，阳气弱，自汗出，是虚损病……寸口脉迟，上焦有寒，心痛咽酸，吐酸水，寸口脉实，即生热，在脾肺，呕逆气塞，虚即生寒，在脾胃，食不消化……寸口脉细，发热，吸吐……寸口脉洪大，胸胁满。

九、脉象阐述病机

《素问·病能论》：黄帝问曰：人病胃脘痛者，诊当何如？岐伯对曰：诊此者，当候胃脉，其脉当沉细。沉细者气逆，逆者人迎甚盛，甚盛则热。人迎者，胃脉也。逆而盛，则热聚于胃口而不行，故胃脘为痛也。

《金匮要略·胸痹心痛短气病脉证并治》：夫脉当取太过不及，阳微阴弦，即胸痹而痛，所以然者，责其极虚也。今阳虚知在上焦，所以胸痹心痛者，以其阴弦故也。

《金匮要略·水气病脉证并治》：脉浮而洪，浮则为风，洪则为气，风气相搏，风强则为隐疹，身体为痒，痒为泄风，久为痂癞；气强则为水，难以俯仰。风气相击，身体洪肿，汗出乃愈。

《金匮要略·五脏风寒积聚病脉证并治》：趺阳脉浮而涩，浮则胃气强，涩则小便数，浮涩相搏，大便则坚，其脾为约。

《金匮要略·黄疸病脉证并治》：寸口脉浮而缓，浮则为风，缓则为痹。痹非中风，四肢苦烦，脾色必黄，瘀热以行。趺阳脉紧而数，数则为热，热则消谷，紧则为寒，食即为满。尺脉浮为伤肾，趺阳脉紧为伤脾。

十、脉象指导治疗

《伤寒论·辨太阳病脉证并治》：太阳中风，阳浮而阴弱。阳浮者，热自发；阴弱者，汗自出。啬啬恶寒，淅淅恶风，翕翕发热，鼻鸣干呕者，桂枝汤主之。

《伤寒论·辨太阳病脉证并治》：太阳中风，脉浮紧，发热恶寒，身疼痛，不汗出而烦躁者，大青龙汤主之。若脉微弱，汗出恶风者，不可服之。服之则厥逆，筋惕肉瞤，此为逆也。

伤寒脉浮缓，身不疼，但重，乍有轻时，无少阴者，大青龙汤发之。

脉浮紧者，法当身疼痛，宜以汗解之。假令尺中迟者，不可发汗。何以知然，以荣气不足，血少故也。

十一、脉象推断预后

《素问·玉机真脏论》：脉从四时，谓之可治。脉弱以滑，是有胃气，命曰易治……脉实以坚，谓之益甚。脉逆四时，为不可治。

《灵枢·四时气》：持气口人迎以视其脉，坚且盛且滑者病日进，脉软者病将下，诸经实者病三日已。

《难经·十七难》：经言病或有死，或有不治自愈，或连年月不已，其死生存亡，可切脉而知之耶？然：可尽知也。诊病若闭目不欲见人者，脉当得肝脉强急而长，而反得肺脉浮短而涩者，死也。病若开目而渴，心下牢者，脉当得紧实而数，反得沉涩而微者，死也。病若吐血，复鼽衄血者，脉当沉细，而反浮大而牢者，死也。病若谵言妄语，身当有热，脉当洪大，而反手足厥逆，脉沉细而微者，死也。病若大腹而泄者，脉当微细而涩，反紧大而滑者，死也。

第三节　按　诊

按诊是医生用手直接触摸或按压患者身体的某些部位，以了解局部冷热、润燥、软硬、压痛、肿块或其他异常变化，从而推断疾病部位、性质和病情轻重等情况的一种诊察方法。

一、按诊的原理和意义

中医认为人体是一个有机的整体，局部的病变可以影响全身，全身的病理变化又可反映于局部。按诊是切诊的重要组成部分，按诊所获得的信息可以补充和完善望、闻、问诊所获资料，例如按诊不仅可以进一步确定望诊之所见，补充望诊之不足，亦可为问诊提示重点，特别是对脘腹部疾病的诊断有着更为重要的作用。因此，在望、闻、问诊法运用的基础上，通过按诊可以更进一步深入探明疾病的部位、性质和程度，为诊断和治疗疾病提供重要依据。

按诊运用于诊病和辨证由来已久，早在《黄帝内经》中就对按诊有许多记载。如《素问·调经论》曰"实者外坚充满，不可按之，按之则痛……虚者聂辟，气不足，按之则气足以温之，故快然而不痛"，指出了临床上实证多为拒按，虚证多为喜按。汉代张仲景在《伤寒论》和《金匮要略》中对按诊的记述更多，并将胸腹部按诊作为辨别病证的重要依据。清代以后，许多医家对按诊也十分重视，在许多医书中就列有关于按诊的专门论述，拓宽了应用范围。如俞根初《通俗伤寒论》就设立按胸腹专篇，详尽记载了内痈、肝痈、虫病及虚里等按诊方法，简便实用。后世医家在前人成就的基础上不断充实和发展，使中医按诊成为独具特色而又简便易行的诊察方法，在临床上具有重要的实用价值。值得注意的是，按诊应根据望诊、闻诊、问诊等采集的情况，有目的地进行，并结合患者的异常感觉和形态变化，进行综合分析，才能做出较为正确的判断。

二、按诊的方法和注意事项

（一）按诊的方法

根据按诊的目的和检查部位的不同，应采取不同的体位和手法。主要包括触法、摸法、按法和叩法。浅部按诊用触法、摸法，深部按诊用按法和叩法。

1. 触法　是医生以手掌（图 4-10）或手指轻轻接触患者局部皮肤，如额部、胸腹部及四肢的皮肤，以了解肌肤的凉热、润燥等情况，分辨病属外感还是内伤，是否汗出，以及阳气阴津之盈亏等情况的检查方法。

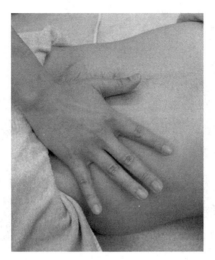

图 4-10　触法

2. 摸法　是医生用右手中指指端轻轻按压局部（图 4-11A），如原穴、背俞穴，察看穴位是否有低陷或高凸的表现，以了解经络及脏腑的虚实情况；或用指掌稍用力寻抚局部（图 4-11B），如胸腹、肿胀部位等，探明局部的感觉情况，如有无疼痛以及喜按或拒按，有无肿物以及肿物的形态、大小，肿胀部位的范围及肿胀程度等，以辨别病位及虚实的检查方法。

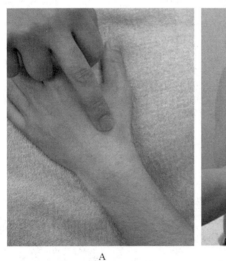
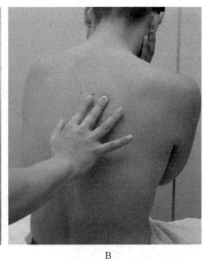

A　　　　　　　　　　　　　B

图 4-11　摸法

3. 按法　是医生以重手按压或推寻局部（图 4-12），如胸腹、腧穴、肿胀或肿块部位，了解深部有无压痛或肿块，肿块的形态、大小，质地的软硬、光滑度、活动程度等，以辨脏腑虚实和邪气的痼结情况的检查方法。

以上三法的区别表现在指力轻重不同，所达部位浅深有别。触则用手轻诊皮肤，摸则稍用力达于肌层，按则以重指力诊筋骨或腹腔深部。临床操作时可综合运用。按诊的顺序

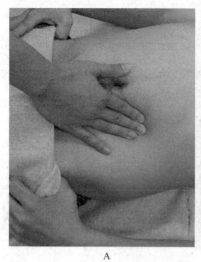 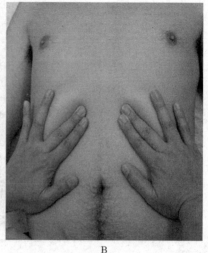

图 4-12　按法

一般是先触摸，后按压，由轻而重，由浅入深，从健康部位开始，逐渐移向病变区域，先远后近，先上后下地进行诊察。如《通俗伤寒论》曰："轻手循抚，自胸上而脐下，知皮肤之润燥，可以辨寒热。中手寻扪，问其痛不痛，以察邪气之有无，重手推按，察其硬否，更问其痛否，以辨脏腑之虚实、沉积之何如。"

4. 叩法　是医生用手叩击患者身体某部位，使之振动产生叩击音或振动波，以确定病变的性质和程度的检查方法。其一般分为直接叩击法和间接叩击法两种。

直接叩击法（图 4-13）是医生用手指或掌面轻轻地直接叩击或拍打诊察部位，通过听音响和叩击手指的感觉来判断病变部位的情况。若叩音如鼓者为气臌；叩音浊者为水臌。也可将手放于患者腹部两侧对称部位，叩击单侧时，查看对侧手掌是否感应到振动波，阳性者为积水的表现。

间接叩击法有拳掌叩击法和指指叩击法两种。拳掌叩击法（图 4-14）是医生用左手掌

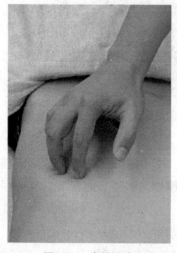 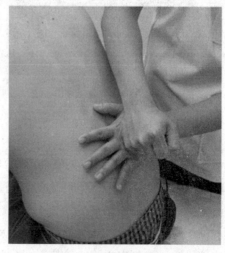

图 4-13　直接叩击　　　　　　　　图 4-14　拳掌叩击法

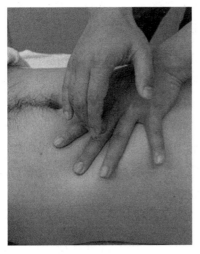

图 4-15　指指叩击法

平贴患者检查部位，右手轻握空拳叩击自己的左手背，边叩边询问患者叩击部位的感觉，有无局部疼痛，根据患者感觉以及医生左手震动感推测病变部位、性质和程度。该法临床常用以诊察腰部疾病，多与肾脏疾病有关。

指指叩击法（图 4-15）是医生左手中指第二节紧贴患者检查部位，其他左手指稍抬起离开患者体表，右手指自然弯曲，以中指指端叩击左手中指第二指节远端，方向须与叩击部位垂直。叩击时利用腕关节与掌指关节活动力，动作要灵活、短促、富有弹性，叩击后右手指立即抬起，以免影响音响。如《素问·至真要大论》提到"诸病有声，鼓之如鼓，皆属于热"等。

（二）按诊的注意事项

医生在进行按诊时应注意以下事项。

1. 医患配合　因按诊需要直接触摸患者的身体，并且需要患者充分暴露按诊部位，检查前要与患者及家属充分说明检查的方式与诊察目的，必须征得患者的理解和同意，消除患者的紧张情绪，以得到患者的主动配合，才能获得按诊部位的准确信息。

2. 患者准备　腹部检查必要时应事先嘱咐患者饮食不要过饱。提醒患者检查前排尿，必要时排出大便，以免误认为腹部包块。

3. 体位　根据按诊的目的和准备检查的部位不同，选择相应的体位和手法。一般采取的体位有坐位、仰卧位或侧卧位。选择好体位后，让患者充分暴露按诊部位，并让患者全身放松，医生站在患者右侧，用右手或双手对患者进行按诊。患者仰卧位出现腹肌高度紧张时，可让患者屈起双膝，缓慢呼气，以使腹肌松弛，便于按诊。

4. 手法　操作手法要轻巧柔和、规范，避免突然暴力或冷手按诊。操作时边检查边注意观察患者的反应和表情变化，调节手法，以便了解病变的准确部位和程度。按诊操作必须细致、精确、全面而有重点，避免反复翻动患者。

5. 注意对比　胸、腹、背部、四肢、腧穴和经络的按诊要左右双侧对比。腹诊时，以脐为中心，上下左右多方向对比。手足心与手足背，募穴与背俞穴，所属经络的表里特定穴都是对比对象。

三、按诊的内容

按诊的运用相当广泛，涉及全身各个部位，临床常用的按诊检查有按头颈部、按额部、按胸胁、按脘腹、按背部、按肌肤、按手足、按经络腧穴等。

（一）按头颈部

1. 头部按诊　头为精明之府，诸阳之会。在颈项部，任脉行于前正中线，督脉行于后正中线，手足三阳并行两侧，为人体呼吸、饮食之路径，脑髓之门户，三阳之通汇。因此，诊头颈部不仅可以诊查头颈的局部病变，还可以探知其相关经络脏腑之病变。

按头部常用来诊察小儿囟门及骨缝闭合的情况，需结合望诊进行诊察。注意其有无高而凸起或低陷的变异。高凸者，是肝风内动，即将发痉的征兆；若是囟门低陷者，则为津液亏损，阴液衰竭之象。

2. 颈部按诊　颈部按诊主要检查有无肿块、瘿瘤、结节，肿块与周围组织有无粘连等。瘿瘤质地形态随瘤的性质而变。肉瘤柔软如棉团，外形如碗覆盖于颈部；筋瘤质地坚硬青筋盘曲；血瘤软硬相间，半球状或扁平状隆起，边缘明显，可触及波动，皮肤上血丝压之可暂时褪色；气瘤软而不坚，或消或长；骨瘤坚硬如石，紧贴于骨，按推不动；结节、瘰疬三五成串，日久可粘连成片，按之不动，质地坚硬，可有压痛，日久可溃破。

（二）按额部

额部按诊主要检查患者有无发热，低热还是高热。发热时需要与手心热度对比，可推测是外感还是内伤所致。一般额上热甚于手心热者为表热，手心热甚于额上热者为里热。额部属心，按额部的冷暖还可以探知心阳的盛衰。《素问·刺热》记载："肝热病者，左颊先赤；心热病者，颜先赤；脾热病者，鼻先赤；肺热病者，右颊先赤；肾热病者，颐先赤。"

（三）按胸胁

胸胁是前胸和侧胸部的统称（图 4-16）。前胸部指锁骨上窝至横膈以上的部分；侧胸部又称胁肋部，即胸部两侧，由腋下至第 11、第 12 肋骨端的区域。胸为人体上焦的主要组成部分，包含胸廓、虚里、乳房等重要组织，胸内藏心肺，胁内包括肝胆。所以胸胁按诊除可排除局部皮肤、经络、骨骼病变外，主要是用以诊察心、肺、肝、胆、乳房等脏器组织的病变。

1. 胸部按诊　中医所指的"胸"为缺盆（锁骨上窝）下至腹之上有骨之处，胸骨体下端剑突谓之"鸠尾"，胸肌部分谓之"膺"，软肋处谓"季肋"，左乳下心尖搏动处谓之"虚里"。胸为心肺之所居，按胸部可以了解心肺、虚里及腔内（胸膜）等的病变情况。

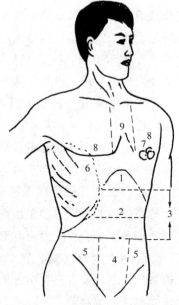

图 4-16　胸腹部位划分图
1. 心下　2. 胃脘　3. 大腹
4. 小腹　5. 少腹　6. 胁肋
7. 虚里　8. 左、右胸　9. 胸膺

胸部按诊时，患者最好采取坐位。若患者不能坐时，可先选择仰卧位察前胸，然后侧卧位察侧胸及背部。手法多采用触法、摸法、指指叩击法等。叩击胸部时，医生左手中指应沿肋间隙滑行，右手指力适中，顺序由上而下，由前胸至侧胸、背部进行，并应注意两侧对称部位的对比。

前胸高起，叩之膨膨然，其音清者，多为肺胀，亦见于气胸；若按之胸痛，叩之音实者，常为饮停胸膈或痰热壅肺；若胸部外伤瘀血，则见局部青紫肿胀而拒按。

2. 胸（肺）部叩诊　呈清音，但胸肌发达者、肥胖者或乳房较大者叩诊稍浊，背部较前胸音浊，上方较下方音浊。胸部自上而下叩诊时，浊音与实音交界处即为肺下界。平静呼吸时，肺下界正常位于锁骨中线第6肋（左侧可因胃脘鼓音区影响而有变动）、腋中线第8肋、肩胛线第10肋。

肺下界下移可见于肺胀、腹腔脏器下垂等；肺下界上移可见于肺痿、悬饮、臌胀、腹内积聚或癥瘕等。前胸高突，叩之膨膨然有如鼓音，其音清者，系肺气壅滞所致，多为肺胀，可见于气胸；叩之音浊或呈实音，并有胸痛，亦多为饮停胸膈，或肺痨损伤，或肺内有积聚，或为肺痈、痰热壅肺者。胸部压痛，有局限性青紫肿胀者，多因外伤（肋骨骨折等）所致。同时很多要穴居于胸胁部，通过探查腧穴的不良反应可以了解病位及病势情况，具体请参考本章切经内容。

3. 按胁部　按胁部常采取仰卧位或侧卧位，除在胸侧腋下至肋弓部位进行按、叩外，还应从上腹部中线向两侧肋弓方向轻循，并按至肋弓下，以了解胁内脏器状况。按诊时应注意是否有肿块及压痛，肿块的质地、大小、形态等。正常情况下，两胁部（包括肋缘下）无脏可触及，无压痛。只有腹壁松弛的瘦人，深吸气时在肋弓下缘可触到肝脏下缘，质地柔软，无压痛。肝胆居于右胁，肝胆经脉分布两胁，按胁部可以了解肝胆疾病。

若胁痛喜按，胁下按之空虚无力为肝虚；胁下肿块，刺痛拒按为血瘀。若右胁下肿块，质软，表面光滑，边缘钝，有压痛者，多为肝热病、肝著等；若右胁下肿块，质硬，表面平或呈小结节状，边缘锐利，压痛不明显，为肝积；若右胁下肿块，质地坚硬，按之表面凹凸不平，边缘不规则，常有压痛，应考虑肝癌；若右侧腹直肌外缘与肋缘交界处附近触到梨形囊状物，并有压痛，多为胆石、胆胀等胆囊病变。左胁下痞块，多为肥气等病变；疟疾后左胁下可触及痞块，按之硬者为疟母。

（四）乳房按诊

乳房局部压痛，可见于乳痈、乳发、乳疽等病变。若发现乳房内肿块时，应注意肿块的数目、部位、大小、外形、硬度、压痛和活动度，以及腋窝、锁骨下淋巴结的情况。妇女乳房有大小不一的肿块，边界不清，质地不硬，活动度好，伴有疼痛者，多见于乳癖。乳房有形如鸡卵的硬结肿块，边界清楚，表面光滑，推之活动而不痛者，多为乳核。乳房有结节如梅李，边缘不清，皮肉相连，病变发展缓慢，日久破溃，流稀脓夹有豆渣样物者，多为乳痨。乳房块肿质硬，形状不规则，高低不平，边界不清，腋窝多可扪及肿块，应考虑乳癌的可能。女子月经将行的青春发育期，或男子、儿童一侧或两侧乳晕部有扁圆形稍硬肿块，触之疼痛，称为乳疬。

（五）按虚里

虚里为诸脉之所宗，位于左乳下第4、第5肋间，乳头下稍内侧（图4-16）。按虚里可测知宗气之强弱，疾病之虚实，预后之凶吉。尤以危急病证寸口脉难凭时，诊虚里更具有重要诊断价值。

如《素问·平人气象论》中记载："胃之大络，名曰虚里，贯膈络肺，出于左乳下。其动应衣，脉宗气也。盛喘数绝者，则病在中；结而横，有积矣；绝不至死。"

诊虚里时，患者一般取仰卧位，医生站在其右侧，用右手平抚于虚里部，诊察其动气之强弱、至数和聚散。

正常情况下，虚里搏动不显，仅按之应手，其搏动范围直径在 2.5cm 以内，动而不紧，缓而不急，动气聚而不散，节律清晰，是心气充盛，宗气积于胸中的正常征象。

虚里按之其动微弱者为不及，是宗气内虚之征；动而应衣为太过，是宗气外泄之象；按之弹手，洪大而搏，或绝而不应者，是心气衰绝，证属危候；孕妇胎前产后，虚里动高者为危候；虚损劳瘵之病，虚里日渐动高者为病进。虚里搏动数急而时有一止，为中气不守；搏动迟弱，或久病体虚而动数者，为心阳不足；胸高而喘，虚里搏动散漫而数者，为心肺气绝之兆；虚里动高，聚而不散为热甚，多见于外感热邪或小儿实滞，痘疹将发之时。

因惊恐、大怒或剧烈运动后，虚里动高，片刻即能平复如常者，不属病态；肥胖之人因胸壁较厚，虚里搏动不明显，亦属生理现象。

（六）背部按诊

背部按诊，姿势分坐位与俯卧位。

1. 坐位　用于双侧肩胛骨下角连线以上的背部检查，一般嘱咐患者做开甲法（图 4-17）。医生用右手心轻轻触摸患者第 7 颈椎棘突下，查看大椎穴的寒热反应，鉴别是外感风寒还是风热。医生站在患者左侧，先用左手扶稳患者前胸部，避免按背时患者向前倾，再用右手循背部正中线，由第 3 胸椎棘突间开始探查至第 7 胸椎棘突间是否有压痛点，一般第 3 胸椎下压痛为肺热表现，第 4 胸椎下压痛为心热表现，第 5 胸椎下压痛为肝热表现，第 6 胸椎下压痛为脾热表现，第 7 胸椎下压痛为肾热表现等。如《素问·刺热》曰："热病气穴，三椎下间主胸中热，四椎下间主膈中热，五椎下间主肝热，六椎下间主脾热，七椎下间主肾热。"

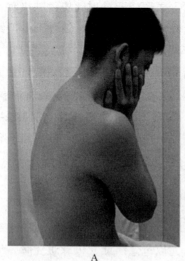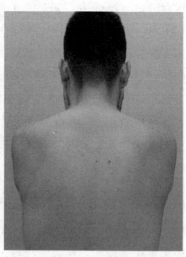

A   B

图 4-17　开甲法

然后，医生用右手中指触按患者膀胱经第一线风门及背俞穴，探查其相应脏腑气血的充盈；再用右手中指触按患者膀胱经第二线，探查相应脏腑阴精之耗损程度。

2. 俯卧位 用于检查肩胛骨以下腰背部的反应。医生站在患者左侧，用手掌触摸患者下背至腰部，查看冷热、出汗，或用右手中指探查背俞穴的凹凸，条索及压痛，喜按及拒按等来辨别脏腑虚实情况。

（八）按肌肤

按肌肤是指用手触摸某些部位的肌肤，通过诊察其寒热、润燥、滑涩、疼痛、肿胀、皮疹、疮疡等情况，以分析疾病的寒热虚实及气血阴阳盛衰的诊察方法。正常的肌肤温润而有光泽，有弹性，无皮疹、肿胀、疼痛、疮疡、结节等。

1. 按肌肤的方法 按肌肤时，可根据病变部位不同，选择适宜体位，以充分暴露按诊部位为原则。医生位于患者右侧，右手手指自然并拢，掌面平贴诊部肌肤之上轻轻滑动，以诊肌肤的寒热、润燥、滑涩，有无皮疹、结节、肿胀、疼痛等。若患者有疼痛时，医生应在局部进行轻重不同程度的按压，以找准疼痛的部位、范围、程度和性质。若发现有结节时，应对结节进一步按诊，可用右手拇指与食指寻其结节边缘及根部，以确定结节的大小、形态、软硬程度、活动情况等。若诊察有肿胀时，医生应用右手拇指或食指在肿胀部位进行按压，以掌握肿胀的范围、性质等。疮疡按诊，医生可用两手拇指和食指自然伸出，其余三指自然屈曲，用两食指寻按疮疡根底及周围肿胀状况。未破溃的疮疡，可用两手食指对应夹按，或用一食指轻按疮疡顶部，另一食指置于疮疡旁侧，诊其软坚，有无波动感，以了解成脓的程度。

2. 按肌肤的内容

（1）诊寒热：按肌肤的寒热可了解人体阴阳的盛衰、病邪的性质等。一般肌肤寒冷、体温偏低者，为阳气衰少；若肌肤冷而大汗淋漓、脉微欲绝者，为亡阳之征。肌肤灼热，体温升高者，多为实热证；若汗出如油，四肢肌肤尚温而脉躁疾无力者，为亡阴之征。身灼热而肢厥，为阳热内闭，不得外达，属真热假寒证。外感病汗出热退身凉，为表邪已解；皮肤无汗而灼热者，为热甚。身热，初按热甚，久按热反转轻者，为热在表；久按其热反甚者，为热在里。肌肤初扪之不觉很热，但扪之稍久即感灼手者，称身热不扬，常兼头身困重、脘痞、苔腻等症，主湿热蕴结证。由于湿性黏滞，湿邪遏制，阳热内伏而难以透达于外，湿郁热蒸，故身热而不扬。局部病变通过按肌肤之寒热可辨证之阴阳。皮肤不热，红肿不明显者，多为阴证；皮肤灼热而红肿疼痛者，多为阳证。

（2）诊润燥滑涩：通过触摸患者皮肤的滑润和燥涩，可以了解汗出与否及气血津液的盈亏。一般皮肤干燥者，尚未出汗；湿润者，身已出汗；干瘪者，为津液不足；肌肤滑润者，为气血充盛；肌肤枯涩者，为气血不足。新病皮肤多滑润而有光泽，为气血未伤之表现。久病肌肤枯涩者，为气血两伤；肌肤甲错者，多为血虚失荣或瘀血所致。

（3）诊疼痛：通过触摸肌肤疼痛的程度，可以分辨疾病的虚实。一般肌肤濡软，按之痛减者，为虚证；硬痛拒按者，为实证；轻按即痛者，病在表浅；重按方痛者，病在深部。

（4）诊肿胀：用重手按压肌肤肿胀程度，以辨别水肿和气肿。按之凹陷，不能即起者，为水肿；按之凹陷，举手即起者，为气肿。其还可辨别病证属阴属阳和是否成脓。肿硬不热者，属寒证；肿处烙手、压痛者，为热证。根盘平塌漫肿的属虚，根盘收束而高起的属实。患处坚硬，多属无脓，边硬顶软，内必成脓。至于肌肉深部的脓肿，则以"应手"或"不应手"来决定有脓无脓。方法是两手分放在肿物的两侧，一手时轻时重地加以压力，一手静候深处有无波动感，若有波动感应手，即为有脓，根据波动范围的大小，即可测知脓液的多少。

（5）诊疮疡：触按疮疡局部的凉热、软硬，可判断证之阴阳寒热。一般肿硬不热者，属寒证；肿处灼手而有压痛者，属热证；根盘平塌漫肿者，属虚证；根盘收束而隆起者，属实证。患处坚硬多无脓；边硬顶软的已成脓。

（6）诊尺肤：在按肌肤中，中医学尚有颇具特色的尺肤诊法，又称诊尺肤，即通过触摸患者肘部内侧至掌后横纹处之间的肌肤，以了解疾病虚实、寒热性质的诊察方法。尺肤诊法最早于《黄帝内经》。《灵枢·论疾诊尺》中有记载："余欲无视色持脉，独调其尺，以言其病，从外知内，为之奈何？岐伯曰：审其尺之缓急小大滑涩，肉之坚脆，而病形定矣。"

1）关于"尺肤"的部位：一般认为"尺"指尺肤，其部位在肘至腕（手掌横纹到肘部内侧横纹）之皮肤。这种理解比较普遍，但此部位应包括内与外两侧之肌肤。其部又分为上、中、里三部，近寸口部位为上；近尺泽部位为尺里，两部之间为中；沿鱼际前缘上肘部尺泽穴处为外，沿尺侧后缘上肘部为内（图4-18）。

2）诊尺肤的原理：尺肤与全身脏腑经气相通，并有一定的相应部位。通过尺肤可以了解全身五脏六腑的信息。《素问·脉要精微论》说："尺内两旁，则季胁也；尺外以候肾，尺里以候腹。中附上，左外以候肝，内以候膈；右外以候胃，内以候脾。上附上，右外以候肺，内以候胸中；左外以候心，内以候膻中。前以候前，后以候后。上竟上者，胸喉中事也；下竟

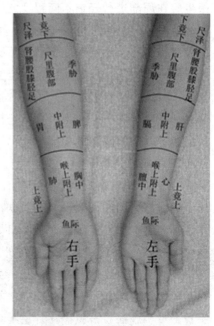

图4-18　"尺肤"的部位

下者，少腹腰股膝胫足中事也。"这段原文的意思，即认为尺肤是全身脏腑、组织器官的缩影。如"上竟上""上附上""中附上""尺内""下竟下"，即是从腕至肘，依次而下，十分准确地对应着从头至足的肢体和器官。

《黄帝内经》的论述，即是将人体从头至足按比例缩小，依次排列在尺肤上，因而尺肤诊法亦是生物全息理论在中医诊断学上的一个典型例证。所以说，尺肤为全身皮肤的缩影，五脏六腑于尺肤部位皆有全息投射区域，故诊病往往可以独取尺肤，诊尺肤和诊寸口一样，可以反映全身脏腑组织器官的病变，判断机体的盛衰虚实。正如《灵枢·论疾诊尺》说："审其尺之急缓大小滑涩，肉之坚脆，而病形定矣。"

3）尺肤的主病：从尺肤部位包括内外二侧肌肤这一观点及角度来看，由于尺肤是手三阳经、手三阴经循行经过的部位，故其辨病定位为：尺肤阳面（即手背侧）主要诊察大肠、小肠、三焦的病变；尺肤阴面（即手掌面侧）主要诊察心、肺、心包的病变。从尺肤肌肤的张力与弹性程度，以及润泽与寒热状况，如缓、急、滑、涩、冷、热、浮、沉等，可以推测出疾病的阴阳、虚实、寒热、表里之病理变化。

尺肤缓：指尺肤部位的肌肤缓纵不急，其证主热、主气虚，多见于温热病及久病虚损。热性开泄，故热邪可使肌肤弛缓不收；气虚不能充养肌肤，则尺肤缓纵不急。

尺肤急：指尺肤部位的肌肤拘急绷紧而不弛缓。其证主寒、主痛，属实，多见于外感风寒及寒痹、诸痛。寒性收引、凝涩，寒束于肌肤与经脉，则尺肤拘紧；寒凝血脉，不通则痛。

尺肤滑：指尺肤部位的肌肤光滑而润泽，有流利光彩之容。其证属阳，主阳气绰泽，多见于风病，亦多为正常之象。阳气充盛则外泽温煦肌肤，以使尺肤润泽而滑；风为阳邪，外风袭于肌表，卫气为之激荡，可使尺肤扬溢光泽，亦显滑利。

尺肤枯：指尺肤部位的肌肤枯涩、粗糙或肌肤甲错。其证属阴，主阴血亏虚或气血瘀阻，多见于血痹、虚痨之病。阴血不足，肌肤失于濡养滋润，则尺肤之部见枯萎凹陷不光泽之貌；气血凝滞，经脉失畅，肌肤失养，以致尺肤部肌肤失荣而枯涩、粗糙，严重者则出现肌肤甲错。

尺肤浮：指尺肤部位之肌肤愤然沸起，肌肤丰满，呈升腾浮发之状。其证主表，属实，多见于诸病初起，外感风湿、湿温病等。邪气入侵肌腠，正气奋起抗御，正邪斗争，故为实证、表证。

尺肤沉：指尺肤形损而减，肌肉瘦削，显萎缩沉伏之态。其证主气血亏虚，津液耗损，多见于久病、虚劳，以及大吐大泻，气血大虚或吐泻津液大损。肌肤失于充养及濡润，以致尺肤形损而减，肌肤不丰。

尺肤冷：指尺肤部肌肤自觉冷感，触之不温，甚或有如触及冰块之感。其证主寒、主阳虚，多见于外感、虚劳。风寒袭于肌表，或寒邪直中太阴，或阳气亏虚，以致肌肤为寒邪所束，阳气不能达外，或阳气不足，失于温养，则出现尺肤冷感或触之有不温发凉之感。

尺肤热：自觉尺肤部灼热，触之有烫手之感，或见尺肤红肿而热。其证主热、主阳盛阴虚，多见于外感热病、中暑、肺热咳嗽等病。阳明实热内盛，或暑热外袭，或热邪蕴肺等，均可使肌肤灼热，从而出现尺肤部灼热烫手，或自觉温热难受。

（九）按手足

按手足指通过触摸患者手足部位的冷热程度，判断病情的寒热虚实及表里内外顺逆的检查方法。按诊时患者可取坐位或卧位（仰、侧皆可），充分暴露手足。医生可单手抚摸，亦可用双手分别抚握患者两侧手足，并做左右比较。按诊的重点在手足心寒热的程度。正常情况下，手足一般是温润的。诊手足寒温，对判断阳气存亡、推测疾病预后具有重要意义。若阳虚之证，四肢犹温，为阳气尚存；若四肢厥冷，多病情深重。手足俱冷者，为阳虚寒盛，属寒证；手足俱热者，多为阳盛热炽，属热证。热证见手足热者，属顺候；热证反见手足逆冷者，属逆候，多因热盛而阳气闭结于内，不得外达，即热深厥亦深的表现，应注意鉴别。

诊手足时，还可做比较诊法，以辨别外感病或内伤病。如手足心与手足背比较，若手足背热甚者，多为外感发热；手足心热甚者，多为内伤发热。此即《内外伤辨惑论·辨手心手背》所说："内伤及劳役饮食不节，病手心热，手背不热；外伤风寒，则手背热，手心不热。"还可将手心热与额上热比较，若额上热甚于手心热者为表热，手心热甚于额上热者为里热。

按手足主要在探明寒热，以判断病证性质属虚属实，在内在外，以及预后。凡疾病初起，手足俱冷的，是阳虚寒盛，属寒证；手足俱热的，多为阳盛热炽，属热证。

在儿科方面，小儿指尖冷，主惊厥；中指独热，主外感风寒；中指末独冷，为麻痘将发之象。

（十）切经

切经是医生用手法顺着患者手足十二经脉以及奇经八脉循行部位探测其经脉、腧穴情况，从而推测病位、病势、病性的一种诊断方法。切经要求医生对病变经脉与其所生病即经脉病症，是动病即脏腑病症有一定的了解（表 4-4）。

表 4-4　十二经脉切经与病症

经脉	脏腑病症	经脉病症
手太阴肺经	肺胀满，膨膨而喘咳，缺盆中痛，甚则交两手而瞀，此为臂厥	咳，上气，喘喝，烦心，胸满，臑臂内前廉痛厥，掌中热。气盛有余，则肩背痛，风寒汗出中风，小便数而欠。气虚则肩背痛寒，少气不足以息，溺色变
手阳明大肠经	齿痛，颈肿	目黄口干，鼽衄，喉痹，肩前臑痛，大指次指痛不用。气有余则当脉所过者热肿，虚则寒栗不复
足阳明胃经	洒洒振寒，善伸，数欠，颜黑，病至则恶人与火，闻木声则惕然而惊，心欲动，独闭户塞牖而处，甚则欲上高而歌，弃衣而走，贲响腹胀，是为骭厥	狂，疟，温淫，汗出，鼽衄，口喎唇胗，颈肿喉痹，大腹水肿，膝髌肿痛，循膺、乳、气街、股、伏兔、骭外廉、足跗上皆痛，中指不用。气盛则身以前皆热，其有余于胃则消谷善饥，溺色黄。气不足则身以前皆寒栗，胃中寒则胀满
足太阴脾经	舌本强，食则呕，胃脘胀，腹胀善噫，得后与气则快然如衰，身体皆重	舌本痛，体不能动摇，食不下，烦心，心下急痛，溏瘕泄，水闭，黄疸，不能卧，强立，股膝内肿、厥，足大指不用。脾之大络，实则身尽痛，虚则百节皆纵
手少阴心经	嗌干，心痛，渴而欲饮，是为臂厥	目黄胁痛，臑臂内后廉痛、厥，掌中热

续表

经脉	脏腑病症	经脉病症
手太阳小肠经	嗌痛颔肿，不可以顾，肩似拔，臑似折	耳聋，目黄，颊肿，颈、颔、肩、臑、肘臂外后廉痛
足太阳膀胱经	冲头痛，目似脱，项如拔，脊痛，腰似折，髀不可以曲，腘如结，踹如裂，是为踝厥	痔，疟，狂，癫疾，头囟项痛，目黄泪出，鼽衄，项、背、腰、尻、腘、踹、脚皆痛，小指不用
足少阴肾经	饥不欲食，面如漆柴，咳唾则有血，喝喝而喘，坐而欲起，目䀮䀮如无所见，心如悬若饥状，气不足则善恐，心惕惕如人将捕之，是为骨厥	口热，舌干，咽肿，上气，嗌干及痛，烦心，心痛，黄疸，肠澼，脊、股内后廉痛，痿厥嗜卧，足下热而痛
手厥阴心包经	手心热，臂肘挛急，腋肿，甚则胸胁支满，心中憺憺大动，面赤目黄，喜笑不休	烦心，心痛，掌中热
手少阳三焦经	耳聋，浑浑焞焞，嗌肿，喉痹	汗出，目锐眦痛，颊肿，耳后、肩、臑、肘臂外皆痛，小指次指不用
足少阳胆经	口苦，善太息，心胁痛，不能转侧，甚则面微有尘，体无膏泽，足外反热，是为阳厥	头痛，颔痛，目锐眦痛，缺盆中肿痛，腋下肿，马刀侠瘿，汗出振寒，疟，胸、胁、肋、髀、膝外至胫、绝骨、外踝前及诸节皆痛，小指次指不用
足厥阴肝经	腰痛不可以俯仰，丈夫㿉疝，妇人少妇胀，甚则嗌干，面尘脱色	胸满，呕逆，飧泄，狐疝，遗溺，闭癃

《黄帝内经》记载，十二经病候一般以《灵枢·经脉》"是动病"与"所生病"为主。另外，根据十二经脉的特点，如每条经脉都有内连脏腑、外络肢节的两个部分，都隶属一个脏腑；在脏与腑之间，又有表（腑）里（脏）经的关系，可将其病候分为以下三方面：一是本经经脉所过肢节部位的病候；二是本经所属脏腑的病候；三是与其表里经之间合病与并病的病候。

例如，手太阴肺经可见胸膺、缺盆、肩背以及手臂前廉的疼痛，是它所过肢节部分的病候；又可以出现咳嗽、哮喘、寒热、鼻塞不利等本经所属肺脏的病候；同时还可以出现表经（大肠）的病候，如大便溏泄等。足少阴肾经可见腰痛或髀部和大腿内侧后廉痛、足下热等本经经脉所过肢节部位的病候；又可见眩晕、面色灰暗、面肿、目视模糊、口干、气短促、心烦嗜卧、大便溏薄久泄、阳痿、两足厥冷、足痿无力等本经所属脏腑的病候。因此，在应用十二经脉病候辨证时，可以结合以上三点辨明病症在哪一条经，再辨别寒热、虚实，给予相应的治疗等。

1. 切经的顺序　切经按照全体的轻擦，经脉的轻擦，撮诊，手指捏诊，轻按经脉，重按经脉的顺序进行。范围主要包括手太阴肺经的鱼际穴到尺泽穴，手厥阴心包经的劳宫穴到曲泽穴，手少阴心经的少府穴到少海穴，手太阳小肠经的腕骨穴到小海穴，手阳明大肠经的合谷穴到曲池穴，手少阳三焦经的阳池穴到天井穴，足阳明胃经的冲阳穴到足三里穴，足少阳胆经的足临泣穴到阳陵泉穴，足太阳膀胱经的京骨穴到委中穴，足太阴脾经的商丘穴到阴陵泉穴，足厥阴肝经的太冲到曲泉穴，足少阴肾经的然谷穴到阴谷穴。

2. 切经手法

（1）轻擦：轻擦皮肤表面，诊察腠理的状态、温度和有无汗出。腠理粗皮肤表现多处细小凹陷缺乏光泽，腠理密皮肤表现部分毛孔收缩突起一般有光泽。出汗部位摩擦力较强，温度较低。一般腠理粗、有汗、肤温发凉为虚证表现；相反，腠理密、无汗、皮肤温度高为实证表现。触诊时最先用手掌大面积地轻擦，然后用食指、中指推动各经脉循行部位，实者肌肤较紧密不易推动，虚者肌肤较松弛较易推动。

（2）撮诊：撮诊是切经的一种特殊手法，即医生用拇指和食指头沿着经脉将皮肤轻轻提起顺着经脉循行前行，同时感知患者皮肤被提起时的抵抗及皮肤的张力、硬度等，以医生察觉的信息与患者知觉过敏部位综合分析异常经脉。

（3）手指压诊：医生用拇指、食指捏住患者手指按压，从手指远端指甲根开始按压至手指根底部，查看是否有压痛，一般喜按为虚证，拒按为实证，都可作为经筋病变的诊断依据。

（4）轻按经脉：医生用食指或中指轻按患者的经脉循行部位，探查其表层软组织的紧张度、陷凹、结节、压痛等。紧张度较强、局部突起、条状结节、压痛拒按为实证表现，陷凹、压痛喜按为虚证。

（5）重按经脉：医生用拇指、食指或中指重按患者的经脉循行部位，探查其深部结节与压痛等，深部结节多为表虚里实之象。

4. 十二经筋切经　　《黄帝内经》记载，十二经筋的分布与十二经脉相一致，是经脉在肢体外周的连属部分有其所结和所盛的部位大部分在四肢的筋肉。十二经筋皆起于四肢指、趾之间，而后上行于腕、踝、肘、膝，联于肌肉，上于颈项，终于头面，不进入脏腑，是十二经脉所属的筋肉系统。经筋的病候大部分表现在本条经筋循行部位的功能障碍和肌肉的牵引、拘挛、弛缓、转筋、强直和抽搐等症状，很少有本经脏腑的症状，这是与十二经脉病候不同之处。然而，经筋的功能活动要依赖经络气血的濡养，它的病候不是孤立的某一经的病候，有时可以和经络病候同时出现，这是在辨证时应注意之处。

依据以上情况，经筋的病候可以从两方面来分析：一是寒邪侵袭引起经筋的反折、筋急等病候；二是热邪所伤引起经筋的弛纵不收、阴痿不用等病候。临床上可以根据经筋之病候，辨别发病部位，结合寒热、虚实进行治疗。

5. 按腧穴　　是按压身体的某些特定穴位，通过穴位的变化和反映来判断内脏某些疾病的方法。腧穴是脏腑经络之气转输之处，是内脏病变反映于体表的反应点。因此，早在《灵枢·背腧》就有记载："欲得而验之，按其处，应在中而痛解，乃其输也。"按腧穴可据按诊需要，取坐位或卧（仰卧、俯卧、侧卧）位，关键在于找准腧穴。医生用单手或双手的食指或拇指按压腧穴，若有结节或条索状物时，手指应在穴位处滑动按寻，进一步了解指下物的形态、大小、软硬程度、活动情况等。

按腧穴要注意发现穴位上是否有结节或条索状物，有无压痛或其他敏感反应，然后结合望、闻、问诊所得资料综合分析判断疾病。

正常腧穴按压时有酸胀感，无压痛，无结节或条索状物，无异常感觉和反应。腧穴的病理反应，则有明显压痛，或有结节，或有条索状物，或其他敏感反应等。如肺俞穴摸到结节，或按中府穴有明显压痛者，为肺病的反应；按上巨虚穴下 1～2 寸处有显著压痛者，为肠痈的表现；肝病患者在肝俞或期门穴常有压痛等。这种具有诊断意义的特定腧穴，在《灵枢·九针十二原》记载有十二原穴："五脏有疾也，应出十二原，而原各有所出，明知其原，睹其应，而知五脏之害矣。"临床观察发现，背部腧穴的按诊具有重要的诊断价值。

（1）脏腑病变与腧穴：脏腑病变程度与穴位有一定规律，一般原穴反映脏腑元气不足，郄穴反映急性病，络穴反映慢性病及表里两经变化，募穴、背俞穴多用以诊断和治疗本脏腑病证。

（2）五输穴按诊：井穴主治心下满为肝病反应；荥穴主身热为心病反应，体现人体发热情况；输穴主体重节痛为脾病反应；经穴主喘咳寒热为肺病反应；合穴主逆气而泄为肾病及六腑疾病反应。

（3）八会穴按诊：八会穴指脏、腑、气、血、筋、脉、骨、髓等精气聚会的八个腧穴。一般章门反映脏病，中脘反映腑病，膻中反映气病，膈俞反映血病，大杼反映骨病，阳陵泉反映筋病，太渊反映脉病，悬钟反映髓病。

（4）下合穴按诊：下合穴是六腑之气下合足三阳的腧穴。胃病下合于足三里，大肠病下合于上巨虚，小肠病下合于上巨虚，胆病下合于阳陵泉，膀胱病下合于委中，三焦病变下合于委阳。

第四节　腹　诊

腹诊指通过四诊而全面获取人体脏腑病理变化反映于腹部的客观指征，用以诊断疾病及指导辨证论治。其包括胸腹部体表经络、腧穴及脏腑特定部位的望闻问切四诊的全面诊察。腹诊中最重要的部分是按脘腹。按脘腹，是通过触按胃脘部及腹部，了解其凉热、软硬、胀满、肿块、压痛等情况，以辨别不同脏腑的发病及寒热虚实、气血盛衰，以及是否循行流畅的诊断方法。腹诊主要以按诊为主，但同时也要结合望诊、闻诊和问诊，以便充分把握病情，判断疾病性质、转归及预后。

一、腹诊的方法与注意事项

（一）腹诊的方法

根据腹诊的目的和准备检查的部位不同，应采取不同的手法。其主要包括触法、摸法、按法和叩法。浅部诊察用触法、摸法，深部诊察用按法和叩法，具体可参照按诊的方法。

（二）腹诊的注意事项

医生在进行腹诊时应注意以下事项。

1. 医患配合　因腹诊需要直接触摸患者的腹部，并且需要患者充分暴露腹诊部位，故检查前要与患者及家属充分说明检查的方式与诊察目的，必须得到患者的理解和同意，消除患者的紧张情绪，以得到患者的主动配合，这样才能获得腹诊部位的准确信息。

2. 患者准备　腹部检查必要时应事先嘱咐患者饮食不要太饱。提醒患者检查前排尿，必要时排出大便，以免误认为腹部包块。

3. 体位　根据腹诊的目的和准备检查的部位不同，选择相应的体位和手法。一般采取的体位有仰卧位或侧卧位。选择好体位后，让患者充分暴露诊察部位，并让患者全身放松，医生站在患者右侧，用右手或双手对患者进行腹诊。患者仰卧位时，最好双腿伸直，双手放在躯体两侧，医生用右手掌或右食指、中指和无名指并拢诊察其相应部位。

如患者仰卧位时出现腹肌高度紧张有可能影响正常判断时，可让患者屈起双膝，慢慢呼气，以使腹肌松弛，便于腹诊。

4. 手法　操作手法要轻巧柔和、规范，避免突然暴力或冷手腹诊。操作时边检查边注意观察患者的反应和表情变化，调节手法，以便了解病变的准确部位和程度。腹诊操作必须细致、精确、全面而有重点，避免反复翻动患者。

上下、左右、表里对比腹诊时，以脐为中心，上下左右多方向对比。

二、腹诊的内容

（一）腹部名称

膈以下为腹部，上腹部剑突下方为心下，上腹部又称胃脘部，脐上部称大腹，脐下部至耻骨上缘称小腹，小腹两侧称少腹。

（二）《难经》的腹诊

难经腹诊（五脏腹诊）以脐为中心，分上下左右归属五脏的关系诊断疾病。腹诊时脐左、上、中、右、下有动气，按之有坚硬或疼痛感，是判断病位分别在肝、心、脾、肺、肾的重要依据（图4-19）。

让患者仰卧，两腿屈曲，两臂沿身体两侧平伸，露出腹部。以中指同身寸为度量标准，分别按压其脐上1寸处即任脉水分穴，脐下1.5寸处即任脉气海穴，脐左5分、脐右5分处即足少阴肾经肓俞穴，脐中处即任脉神阙穴。脐左属肝，脐上属心，脐中属脾，脐右属肺，脐下属肾。如《难经·十六难》提及，肝病其内证，脐左有动气，按之牢苦痛；心病其内证，脐上有动气；脾病其内证，当脐有动气；肺病其内证，脐右有动气；肾病其内证，脐下有动气等。这与《难经·五十六难》之五脏积的性质类同。五行与易、《难经》五十六难及十六难的腹证见表4-5。

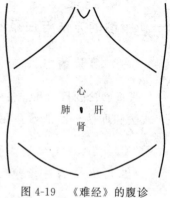

图4-19　《难经》的腹诊

表 4-5 五行与易、《难经》五十六难及十六难的腹证

	肝/木	心/火	脾/土	肺/金	肾/水
方位	东	南	中央	西	北
季节	春	夏	晚冬～初春	秋	冬
易卦	震雷	离火	艮山	兑泽	坎水
阴阳	阴/阴/阳	阳/阴/阳	阳/阴/阴	阴/阳/阳	阴/阳/阴
五十六难 五积	肥气 左胁下 覆杯/头足	伏梁 脐上 臂形	痞气 胃脘 盘形	息贲 右胁下 覆杯	奔豚豚 少腹至心下 豚状
十六难 内证	左天枢	鸠尾（心下）	脐中（含中脘）	右天枢	脐下（含肓俞）
腹形	左肋胁 紧张陷下	心下陷 下腹部膨满	扣碗状	马蹄状	舟底状

五脏异常判定方法如下。

1. 肝病 肝经分布胁肋，所以肝病者腹诊两胁。轻按胁下，皮肉满实而有力者为肝之平，即无病。两胁下空虚无力者为肝虚，是中风和筋病的证候。另外《诊病奇侅》提及，男子积在左肋者多属疝气，女子块在左肋者多属瘀血，动气在左胁者为肝火亢进的表现。

2. 心病 膏之源出于鸠尾，所以心病者腹诊应查看鸠尾穴。轻按有力而无动气者为心坚之候；轻按有动气，重按其动有根者为心虚之候；手下跳动，重手却无根者为触物惊心之候；心下动气牵脐间者为心肾兼虚之候；心下有动气，身如摇者为心神衰乏之候。

3. 脾病 太仓下口为幽门，大肠小肠会为阑门。此为传送幽阴，分阑化物，输当脐上一二寸之分，名曰下脘、水分，胃气之所行也。所以此处是诊断脾胃盛衰之地。脐上充实，按之有力者为脾胃健实之候；脐上柔虚，按之无力者为脾胃虚损之候；脐上虚满，如按囊水者为胃气下陷之候。

4. 肺病 左右膈下肤润，举按有力者，为肺气充实之候；轻按胸上，腠理枯而不密者，为肺虚之候；左右膈下柔虚，随手陷者，为胃气下陷，肺气大虚之候，其人多为短气。

5. 肾病 脐下肾间动气者，人之生命也，十二经之根本也，故按脐下和缓有力，一息二至，绕脐充实者，肾气之是也。一息五六至属热，手下虚冷，其动沉微者，命门之大虚也；手下热燥不润，其动细数，上至中脘者，阴虚之动也；按之分散者，一止者原气虚败之候；一切卒病，诸脉虽绝，脐尚温者，其动未绝者，仍有复苏之机。

临床上，应用《难经》腹证与贺式（贺普仁）三通法腹诊等综合判断脏腑虚实较为实用（图 4-20）。

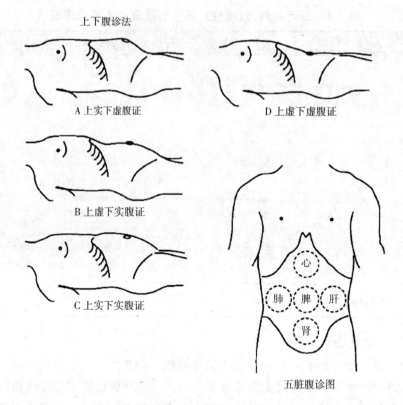

上下腹诊法

A 上实下虚腹证

D 上虚下虚腹证

B 上虚下实腹证

C 上实下实腹证

五脏腹诊图

*舌、胸、腹都为诊察点也是诊断点
*腹诊的方法主要可用上下诊法、五脏诊法

图 4-20　三通法腹诊图

（三）《伤寒杂病论》的腹证

在《黄帝内经》《难经》的基础上，张仲景的《伤寒杂病论》对腹诊进行了发挥，将腹诊部位分为心下、胸胁、脐上、脐下、少腹等，并且将所得到的腹证创立专名，如心下痞、胸胁苦满、少腹急结等，每一腹证都有对应的方剂治疗。正常人的腹部无膨满、紧张，心下部舒适，少腹肌张力适中，肌肉和皮肤不分离，无硬结肿块、动悸、压痛等。在病理情况下，可见以下几种腹证。

1. 腹满　腹满为一种自觉或他觉的全腹部膨满的状态。其有虚实之分，如《金匮要略》曰："腹满按之痛者为实，不痛者为虚。"但仅凭痛与不痛还不能准确判断虚实。实证的腹满，内容充实，紧张，用力按压腹壁有抵力；虚证的腹满，腹壁张力低或松弛，小或紧张但按之无抵力。腹壁虽软弱但有抵力的为实证，相反腹壁硬但无抵力者属虚。腹满便秘者多实，腹满腹泻者多虚，伴有腹水者多为虚证。腹满应与妊娠、腹腔肿瘤相鉴别。

2. 心下痞及心下痞满　心下痞以自觉心下部痞塞不适但触摸时没有抵抗和压痛为特点，如有膨满状的为心下痞满，多属虚证（图 4-21）。

3. 心下痞硬　心下痞硬与心下痞部位相同，只是心下痞硬有心下部的腹直肌紧张，按之有抵抗感。其可单独出现，也可与胸胁苦满同时存在，亦多出现于邪在半表半里时，有虚实之分。

诊察心下痞硬时注意以下三点。

（1）如中年妇女，皮下脂肪多者，有时腹壁的表面柔软，没有抵抗，但深部有抵抗时亦为心下痞硬。

（2）因腹壁没有自然放松，腹直肌紧张似乎有心下痞硬，但仔细检查可发现腹直肌有如板样的痉挛，可让患者屈膝，使腹直肌松弛后再行诊察，即可鉴别。

（3）范围广至脐周围，有膨满抵抗者不是心下痞硬，应于腹满中论治。此外根据心下痞硬的程度可分为心下硬满、心下痞坚、心下石硬等，多属实证。

4. 心下支结 心下支结为上部腹直肌拘紧，支撑心下的一种状态。触诊可有紧张感，下腹部柔软。心下支结易与后面谈到的里急相混淆，应注意鉴别（图4-22）。

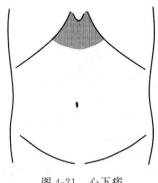

图4-21 心下痞

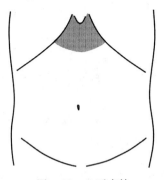

图4-22 心下支结

5. 心下软 指心下部软弱无力，无任何抵抗感的一种腹证，多为虚证，亦有实证者，实证多深部有力。

6. 胃内停水 胃内停水为在心下部闻及振水音的一种腹证，多为水饮凌心，心阳受阻。腹诊时医生一般用右手触摸患者心下部，同时结合闻诊获取信息。检查前需询问患者，是否在30分钟以内饮水，否则易呈现暂时性胃内停水，造成误诊（图4-23）。

7. 胸胁苦满 胸胁苦满是一种两季肋区撑胀痞塞的痛苦感，如用手由肋下向胸腔内上方按压时有明显抵抗感，同时患者感到气短痛苦加重。其可两侧同时出现，也可单见于一侧，一般右侧多见，多为实证（图4-24）。

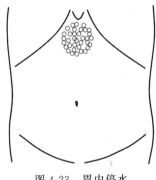

图4-23 胃内停水

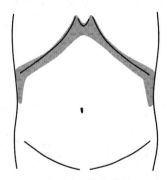

图4-24 胸胁苦满

8. 少腹满及少腹硬满　下腹部的膨满叫少腹满，同时有抵抗感者叫少腹硬满。少腹满有自觉与他觉同时都见者，也有仅自觉满者。自觉他觉都有者多为虚证。本证应注意与水证及血证相鉴别。水证者小便不利，血证者小便自利。如《伤寒论》说"少腹硬，小便不利者，为无血也；小便自利，其人如狂者，血证谛也。"瘀血证多只有自觉的膨满而体征上无膨满（图4-25）。

9. 少腹拘急与少腹弦急　少腹拘急为下腹部的一种拘挛状态，可见到腹直肌从脐下至耻骨联合附近痉挛。少腹弦急在程度上较前者为重。这种腹证提示下焦虚衰及肾虚（图4-26）。

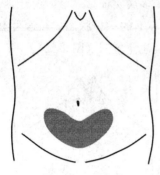

图 4-25　少腹满

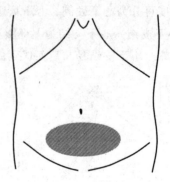

图 4-26　少腹拘急

10. 里急　里急是腹壁的深层拘挛而被触到的一种状态，一般认为是整个腹直肌的拘挛而引起的。无腹直肌拘挛，腹部软弱无力，但肠管蠕动亢进，"上冲皮起，出见头足，上下痛而不可触近"也属里急。里急多为虚证。

11. 少腹急结　少腹急结可见于少腹左侧，触之如条索状，对于擦过性之压力有急迫性疼痛。该腹证多见于女性。腹诊时让患者伸直两腿，用手指尖轻轻地触及皮肤，然后迅速从脐旁擦过样移向髂窝。如有少腹急结证，患者就会突然感到疼痛而屈膝，即使意识不清的患者也会皱眉，并努力避开医生的手。仅用力按压时产生的疼痛并不是少腹急结。少腹急结是瘀血的体征（图4-27）。

12. 小腹不仁　小腹不仁为小腹麻痹之意，并有无力空虚感。小腹不仁亦为肾虚的一种体征，即肾虚元气不足的腹证。不仁又为感觉不灵及功能障碍的意思，所以截瘫、昏迷患者或腹部手术后大小便功能未恢复等，亦属于小腹不仁的性质（图4-28）。

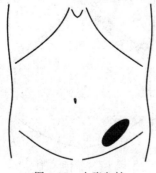

图 4-27　小腹急结

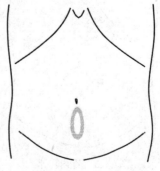

图 4-28　小腹不仁

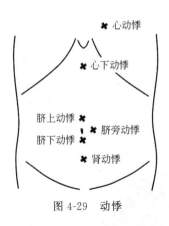

图 4-29　动悸

13. 胸腹动悸　动悸是腹动脉搏动而显现出来的一种跳动，体瘦者在腹诊时易从腹部表面望到，并可通过指掌感到一种腹部他觉症状。如果诊者感觉不到，仅患者自我感觉到的则叫悸，即自觉心跳不安的感觉。动悸的部位因病情而异，如有心下悸、脐下悸、水分动、肾间动、脐旁大动悸等（图 4-29）。

（1）心下悸：按之逆满，气上冲胸，为心下部有痰饮水气。

（2）脐下悸：其动轻按之即陷下，为肾虚；其动重按之陷下，为真水不足。

（3）水分动：其动在脐下属肝肾虚火、水毒停留。

（4）肾间动：有称脐中动、脐下丹田动、气海动，属肾虚证。

（5）脐旁大动悸：属肝木虚、痰火旺。

正常人动脉的搏动位于腹底，其程度使人感觉不到，病理情况下就会产生自觉或他觉的动悸。动悸均为虚证，禁发汗、催吐、攻下。

14. 全腹紧张　为一种危重的腹证。其多兼腹痛，常是外科、妇科急腹症的表现，多为实证，应及时处理。这种腹证出现痉挛性疾病（破伤风、脑膜炎等）及腹水证时，应与上述的腹满进行鉴别。

15. 全腹软弱　多为虚证，可有不同的程度，有稍微按压即能触及脊椎的，有软弱同时伴有腹满者，有软弱伴有局部紧张者，有软弱伴有振水音者，应详细诊察。一般全腹软弱无力，脉沉弱，手足逆冷者为里虚证；虽然软弱但重按有力者为实证。

（四）募穴诊

五脏六腑之气结聚于胸腹部的腧穴称为募穴（图 4-30）。《素问·通评虚实论》"腹暴满，按之不下，取……胃之募也"是有关募穴的最早记载，但未及穴名。其后《脉经》《针灸甲乙经》等逐步补出。募穴共 12 个，每一脏腑各有一个募穴，临床上主要用以治疗和诊断相应脏腑的病证。五脏、心包络及六腑各有募穴一个，如肺为中府，心为巨阙，肝为期门，脾为章门，肾为京门，心包为膻中，胃为中脘，胆为日月，大肠为天枢，膀胱为中极，小肠为关元，三焦为石门穴等。募穴多用以诊断和治疗本脏腑病证。《素问·奇病论》云："胆虚气上溢而口为之苦，治之以胆募俞。"又《太平圣惠方》云："募中府隐隐而痛者，肺疽也；上肉微起者，肺痈也。"

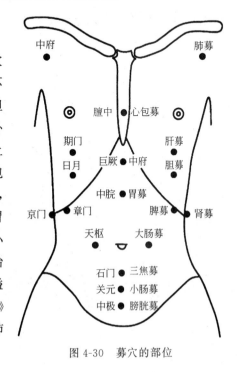

图 4-30　募穴的部位

（五）梦分流腹诊

梦分流腹诊法是在日本安土桃山时期，京都大德寺禅僧梦分斋所创立的，经针灸家御菌意斋、奥田意伯下转发展（《针道秘诀集》，奥田意伯，1685 年刊），成为日本腹诊的一个重要流派。其脏腑配当，不限于大体指示脏腑的位置，更重要的是指示邪气所在的部位。另外，梦分流腹诊法还可诊知腹部脏腑经络的反应，又可显现全身的缩影，体现腹部与机体各部的相关性（图 4-31）。

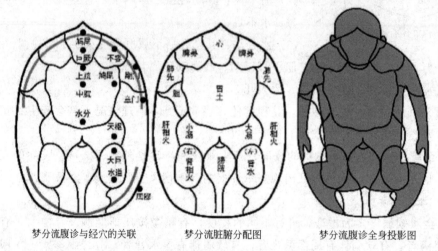

　　梦分流腹诊与经穴的关联　　　　梦分流脏腑分配图　　　　梦分流腹诊全身投影图

图 4-31　梦分流脏腑之图与全身缩影图

腹诊与脏腑位置大致如图 4-32，可供参考。

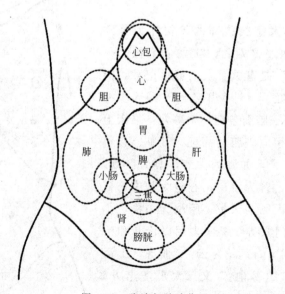

图 4-32　腹诊与脏腑位置

【古代文献】

一、按胸胁

《望诊遵经》：胸膈之上，心肺之部也。胁肋之间，肝胆之部也。脐上属胃，脐下属肠，大腹属太阴，脐腹属少阴，少腹属厥阴。

《素问·平人气象论》：胃之大络，名曰虚里，贯膈络肺，出于左乳下，其动应衣，脉宗气也。盛喘数绝者，则病在中；结而横，有积矣；绝不至曰死。

《通俗伤寒论·按胸腹》：按之胸痞者，湿阻气机，或肝气上逆。按之胸痛者，水结气分，或肺气上壅……胸前高起，按之气喘者，则为肺胀……水结胸者，按之疼痛，推之漉漉；食结胸者，按之满痛，摩之嗳腐；血结胸者，痛不可按……按之微动而不应者，宗气内虚。按之跃动而应衣者，宗气外泄。按之应手，动而不紧，缓而不急者，宗气积于膻中也，是为常。按之弹手，洪大而搏，或绝而不应者，皆心胃气绝也，病不治。虚里无动脉者必死。即虚里搏动而高者，亦为恶候。孕妇胎前症最忌。产后三冲症尤忌。虚损痨瘵症，逐日动高者切忌。唯猝惊疾走大怒后，或强力而动肢体者，虚里脉动虽高，移时即如平人者不忌……寸口脉结者，虚里脉亦必结。往往脉候难凭时，按虚里脉确有可据。

《金匮要略·疟病脉证并治》：病疟……如其不差，当云何？师曰：此结为癥瘕，名曰疟母。

《诸病源候论·痰饮病诸候·癖饮候》：此由饮水多，水气停聚两胁之间，遇寒气相搏，则结聚而成块，谓之癖饮。在胁下，弦亘起，按之则作水声。

《诸病源候论·癖病诸候·久癖候》：在于两肋下，经久不瘥，乃结聚成形，段而起，按之乃水鸣，积有岁年，故云久癖。

《通俗伤寒论·按胸腹》：按其胁肋胀痛者，非痰热与气互结，即蓄饮与气相搏……若肝病须按两胁，两胁满实而有力者肝平，两胁下痛引小腹者肝郁。男子积在左胁下者属疝气，女子块在右胁下者属瘀血。两胁空虚。按之无力者为肝虚。两胁胀痛，手不可按者为肝痈。

二、按脘腹

《素问·气厥论》：涌水者，按腹不坚。

《灵枢·水胀》：水始起也……足胫肿，腹乃大，其水已成矣。以手按其腹，随手而起，如裹水之状。

《灵枢·水胀》：肠覃何如？……其始生也，大如鸡卵，稍以益大，至其成如怀子之状，久者离岁，按之则坚，推之则移，月事以时下。

《灵枢·刺节真邪》：肠溜，久者数岁乃成，以手按之柔……昔瘤，以手按之坚。

《金匮要略·腹满寒疝宿食病脉证治》：病者腹满，按之不痛为虚，痛者为实。按之心下满痛者，此为实也，当下之，宜大柴胡汤。

《金匮要略·疮痈肠痈浸淫病脉证并治》：肠痈之为病，其身甲错，腹皮急，按之濡，如肿状……薏苡附子败酱散主之……肠痈者，少腹肿痞，按之即痛如淋，小便自调……大黄牡丹汤主之。

《金匮要略·呕吐哕下利病脉证治》：下利三部脉皆平，按之心下坚者，急下之。

《诸病源候论·癥瘕病诸候·谷瘕候》：人有能食而不大便，初亦不觉为患，久乃腹内成块结，推之可动，故名为谷瘕也。

《诸病源候论·水肿病诸候·水瘕候》：水瘕者……在于心腹之间，抑按作水声，但欲饮而不用食，遍身虚肿是也。

《景岳全书·杂证谟·积聚》：积聚之病……诸有形者，或以饮食之滞，或以脓血之留，凡汁沫凝聚，旋成癥块者，皆积之类，其病多在血分，血有形而静也。诸无形者，或胀或不胀，或痛或不痛，凡随触随发，时来时往者，皆聚之类，其病多在气分，气无形而动也。

《通俗伤寒论·按胸腹》：胃家者，指上中二脘而言。以手按之痞硬者，为胃家实。按其中脘，虽痞硬而揉之漉漉有声者，饮癖也。如上中下三脘，以指抚之，平而无涩滞者，胃中平和而无宿滞也。凡满腹痛，喜按者属虚，拒按者属实；喜暖手按抚者属寒，喜冷物按放者属热。按腹而其热灼手，愈按愈甚者伏热；按腹而其热烙手，痛不可忍者内痈。痛在心下脐上，硬痛拒按，按之则痛益甚者食积；痛在脐旁小腹，按之则有块应手者血瘀……唯虫病按腹有三候，腹有凝结如筋而硬者，以指久按，其硬移它处，又就所移者按之，其硬又移它处，或大腹，或脐旁，或小腹，无定处，是一候也。右手轻轻按腹，为时稍久，潜心候之，有物如蚯蚓蠢动，隐然应手，是二候也。高低凸凹，如畎亩状，熟按之，起伏聚散，上下往来，浮沉出没，是三候也。若绕脐痛，按之磊磊者，乃燥屎结于肠中。

《杂病源流犀烛·身形门·腹少腹疝疡》：若少腹痛……痛连阴茎，按之则止，肝血虚也……痛而按之有块，时胀闷，其痛不移处，瘀血已久也。

三、按肌肤

《素问·生气通天论》：汗出偏沮，使人偏枯。

《灵枢·官能》：审皮肤之寒温滑涩，知其所苦。

《灵枢·胀论》：三焦胀者，气满于皮肤中，轻轻然而不坚。

《灵枢·卫气失常》：营气濡然者，病在血气……膏者其肉淖，而粗理者身寒，细理者身热。脂者其肉坚，细理者热，粗理者寒。

《灵枢·邪客》：持其尺，察其肉之坚脆、大小、滑涩、寒温、燥湿。

《灵枢·邪气脏腑病形》：脉急者，尺之皮肤亦急；脉缓者，尺之皮肤亦缓。

《金匮要略·水气病脉证并治》：皮水其脉亦浮，外证跗肿，按之没指，不恶风，其腹如鼓，不渴，当发其汗。

《诸病源候论·水肿病诸候·水通身肿候》：水病者……令人上气体重，小便黄涩，肿处按之随手而起是也。

《诸病源候论·水肿病诸候·风水候》：风水病者……令人身浮肿，如里水之状，颈脉动，时咳，按肿上凹而不起也，骨节疼痛而恶风是也。

《诸病源候论·水肿病诸候·皮水候》：身体面目悉肿，按之没指，而无汗也，腹如故而不满，亦不渴，四肢重而不恶风是也。脉浮者，名曰皮水也。

《诸病源候论·肿病诸候·日游肿候》：日游肿，其候与前游肿相似，但手近之微痛，如复小痒为异。

《诸病源候论·丁疮病诸候·丁疮候》：丁疮者……亦有全不令人知，忽以衣物触及摸著则痛，若故取便不知处。

《三因极一病证方论·痈疽证治》：欲知有脓无脓，以手掩肿上，热者为有脓，不热者为无脓。

四、按手足

《素问·三部九候论》：以左手足上，上去踝五寸按之，庶右手足当踝而弹之，其应过五寸以上，蠕蠕然者不病；其应疾，中手浑浑然者病；中手徐徐然者病；其应上不能至五寸，弹之不应者死。

《素问·通评虚实论》：何谓从则生，逆则死？岐伯曰：所谓从者，手足温也。所谓逆者，手足寒也。帝曰：乳子而病热，脉悬小者何如？岐伯曰：手足温则生，寒则死。

《灵枢·厥病》：真头痛，头痛甚，脑尽痛，手足寒至节，死不治……真心痛，手足青至节，心痛甚，且发夕死，夕发旦死。

《灵枢·论疾诊尺》：视人之目窠上微痈，如新卧起状，其颈脉动，时咳，按其手足上，窅而不起者，风水肤胀也……肘所独热者，腰以上热；手所独热者，腰以下热。肘前独热者，膺前热；肘后独热者，肩背热。臂中独热者，腰腹热；肘后粗以下三四寸热者，肠中有虫。掌中热者，腹中热；掌中寒者，腹中寒……婴儿病，其头毛皆逆上者，必死。耳间青脉起者，掣痛。大便赤瓣飧泄，脉小者，手足寒，难已；飧泄，脉小，手足温，泄易已。

《伤寒论·辨少阴病脉证并治》：少阴病，下利，若利自止，恶寒而蜷卧，手足温者，可治……少阴病，恶寒身蜷而利，手足逆冷者，不治。

《东垣十书·辨手心手背》：内伤及劳役饮食不节病，手心热，手背不热。外伤风寒，则手背热，手心不热。

五、按腧穴

《灵枢·背腧》：背中大腧，在杼骨之端，肺腧在三焦之间……则欲得而验之，按其处，应在中而痛解，乃其腧也。

《灵枢·九针十二原》：五脏有疾也，应出十二原，而原各有所出，明知其原，睹其应，而知五脏之害矣。

第五章　特色诊法

中医有些诊法散见于民间，或用于某些独特病证诊断中，未被纳入中医诊断学一般诊法中。它们虽可归为四诊，如山根诊法，从方法上讲当属望诊，但由于其诊断方法、作用相对独立，有其独特性，故纳入特色诊法中。

第一节　山根诊法

山根，位于两目内眦之间的鼻根部，又称阙、下极、王宫。《灵枢·五色》有云，"阙者，眉间也""王宫在于下极"。山根诊法是指通过观察山根脉络的部位、色泽、形态等变化，借以判断五脏寒热虚实的诊察方法。由于小儿皮肤较薄而嫩，便于观察山根部位的脉络变化，故山根诊法在小儿科的运用相对较广泛。

一、原理

（一）山根分候心肺

按照《黄帝内经》面部明堂分候脏腑理论，山根所在区域分候心、肺。《灵枢·五色》："阙中者，肺也；下极者，心也。"因肺开窍于鼻；山根位于两目内眦之间，手少阴心经系目系，手太阳小肠经脉到达目眦，如《灵枢·经脉》所说手少阴心经之脉"其支者……系目系"，手太阳小肠经"其支者，别颊上䪼抵鼻，至目内眦"。心与小肠经脉相络属，故心的经气能上达目内眦。又有张介宾于《类经》中注道："下极居两目之中，心之部也。心为君主，故曰王宫。"因此，山根色泽的变化最能反映心、肺功能的盛衰变化。

（二）頞中之处胃经所过

頞，鼻梁的凹陷处，亦即山根所在区域，为足阳明胃经之脉经过之处。《灵枢·经脉》："胃足阳明之脉，起于鼻，交頞中"，故《幼幼集成》明确提出："山根，足阳明胃脉所起"。脾与胃经脉相络属，脏腑互为表里，故脾胃后天之本皆可通过其经脉上达而彰显于山根部。根据山根络脉的变化，便可测知脾、胃等脏腑功能，并借以推测人体后天精气盛衰。如《灵枢·五色》："阙者……其间欲方大，去之十步，皆见于外，如是者寿，必中百岁。"

二、方法

在充足的自然光线下，受检者取正坐位，面向光源。检查者详细观察山根部位脉纹的形态（竖形、横形、斜形等）、色泽（青色、黄色、黑色、红色）、脉络显现位置等变化。正常情况下，健康婴幼儿山根皮肤及脉络表现为皮肤明润色亮，脉络隐而不显，或青筋隐隐，或脉纹连及鼻梁、眉毛。如《幼幼集成》中所说："大凡小儿脾胃无伤，则山根之脉不现。"

三、临床运用

临床运用山根诊法，可以从山根的色泽、形态、部位、淡浓、散抟等方面进行观察。

（一）色泽

根据山根脉络的色泽，能够判断病证寒热虚实。

1. 白色　白色属肺，山根色白主寒、主虚。因寒性凝滞，血性迟缓；或气血亏虚，脉络失于充盈，故山根脉纹色见淡白。

山根色白，可见于肺中寒饮、湿痰之证。因寒饮、痰湿阻遏肺脾气机，气滞则血行缓慢，气血不能上荣。故《石室秘录》中说山根"色白者，肺中有痰"。

山根色淡白为气虚；㿠白，见于心脏病患者，心阳虚时尤甚。

2. 红色　山根色红，主热，提示心、肺热证。热性炎上，易于动血，故心、肺有热则血行加速，脉络充盈，故见山根脉纹红色。

小儿山根色红，常见于感冒、发热、咳嗽、哮喘等肺系病证，若外感风热结于咽喉，亦可见于乳蛾。小儿山根色红赤，并见夜啼者，提示心火亢盛，因火热上扰，神不舍心，故夜卧不宁。如《医学正传》云："山根……色红啼夜不曾停。"

3. 黄色　山根色黄，多属脾虚或湿盛，因脾虚则气血生化不足，血不上荣，故见色黄；或因湿盛困阻脾土，脾失运化，土色外现，亦见色黄。

小儿山根色黄，常见于积滞、泄泻、痢疾、疳积等病证。积滞者，多因脾虚湿困或脾胃有热；泄泻及痢疾者，多系乳食积滞或湿热内蕴；疳积患者，多属脾胃虚损，运化功能失调。故山根色黄，提示脾胃受病。正如《石室秘录》所云："黄筋现于山根，不论横直，总皆脾胃之症。"

病后他色渐隐，黄色见于山根、鼻头、目眦者，为将愈之兆，因黄色属脾，病后山根见黄色，为胃气将复之故。

4. 青色　山根色青包括淡青、青黑、青灰，多见于惊风、中寒腹痛等。

山根脉青筋直现者，为肝热而风上行，见于急惊风，如高热抽搐等，多因肝阳妄动或心肝火盛，引动肝风所致。

山根脉青筋横现者，为肝热而风下行，见于久病脾虚之慢惊风，如四肢缓缓搐搦、睡卧露睛等，亦见于脾胃病变，如泄泻、惊泄、大便色青等。其为小儿脾常不足而肝常旺，以致木强侮土之故。

山根青黑，多因肝经气滞寒凝或肝脾不和、乳食积滞所致，出现盘肠气痛；亦可见于肠蛔虫、泄泻、痢疾等病所致之腹痛。如《幼幼集成》："倘乳食过度，胃气抑郁，则青黑之纹，横截于山根之位。"

小儿山根青灰，提示心阳不足，心血瘀阻，轻则出现青灰色，重则出现紫暗色。

（二）形态

观察山根的形态，主要是观察山根部皮肤下脉络形成的纹形，有横向型、竖向型、勾字型、斜向型等。

1. 横向型　小儿山根脉纹呈"一"字形，称为横向型，多见于呕吐、泄泻、积滞、虫病、疳积等脾胃病证。

2. 竖向型　小儿山根脉纹呈"I"字形，称为竖向型，多见于咳嗽、哮病、肺炎喘嗽、感冒等肺经病证。

3. 混合型　小儿山根脉纹呈横向型与竖向型并见的混合型者，多为消化系统疾病和呼吸系统疾病同时发病，可同时出现脾胃与心肺疾病证候。

4. 其他型　小儿山根脉纹形如"U"字形，称为勾字型；小儿山根脉纹形如"＼"或"／"，称为斜向型。勾字型或斜向型的脉纹，其临床价值均不大。

（三）部位

根据山根脉络所在的位置，可以判断病证所在的脏腑。

脉络位置高者，所患疾病病位多偏于上焦。青晦布于山根偏高之处，或于眉心印堂者，提示邪在胸肺；若印堂青筋，多主心热发惊。

脉络位置居中者，所患疾病病位多偏于中焦。如《厘正按摩要术》云："山根为足阳明胃之脉络，小儿乳食过度，胃气抑郁，则青黑之纹横截于山根，主生灾。"

脉络位置低者，所患疾病病位多偏于下焦。如鼻梁偏低处见赤色脉络，多为大肠痢下脓血之病，因湿热蕴结下焦肠道，与气血相搏，大肠传导失常则下痢脓血。

（四）淡浓、散抟

山根色泽光亮鲜明，均匀疏散，多为新病，证较轻而易治。因新病感邪轻浅，气血运行畅达，故山根脉纹色泽明亮润泽，其色为开。

山根色泽深浓晦暗，壅滞抟聚，多为久病，证较重而缠绵难愈。因久病邪气深入，气血受困；或久病正虚，气血无力推动运行，故脉纹色泽晦暗壅滞。

山根脉络色泽由明润转晦槁，说明邪渐深入，病趋重危；由晦槁转明润，说明正气渐复，病趋好转。

第二节　人中诊法

人中，又名水沟，位于鼻下唇上正中处。古代医籍中常用"鼻下"表示人中部位。人中诊法，即通过观察人中的长短、宽度和局部形态及色泽的变化，了解人体生理功能和病理变化的诊察方法。人中诊法是面部望诊的重要内容之一，属于中医独具特色的诊法，对于临床诊断具有重要意义。

一、原理

人中一词，首见于《灵枢·师传》："唇厚，人中长，以候小肠"。《灵枢·五色》面部划分法，将面部划分为庭——前额、阙——眉间、明堂——鼻、藩——颊侧、蔽——耳门，每个部位与不同脏腑相互络属，人中所处部位为面王之下，所候脏腑为膀胱、子处（即胞宫）。《类经》曰："面王以下者，人中也，是为膀胱子处之应。子处，子宫也。"人中为水沟穴（即人中穴），所处部位是众多经络交错、经气渗灌流注的要处。手阳明大肠经"交人中"；足阳明胃经亦行于人中，还出夹口、环唇；足厥阴肝经循行于唇内；督脉乃阳脉之海，其气与肾经相通，亦贯穿循行于人中；冲任起于胞中，冲脉循行于人中邻近部位；任脉为阴脉之海，总司一身之阴，过人中部位，与女性生殖生理、病理密切相关。

人中乃一身之经气汇聚之地，是膀胱及子宫的外应。人中的变化可反映机体阳气的盛衰、肾气的存亡，对于男、女泌尿生殖系统疾病的诊断也具有一定的指导意义。此外，又因脾为至阴，为气血生化之源。脾主统血，在体合肌肉，主四肢，故望人中又可反映脾之运化功能。

二、方法

人中诊法的重点是通过测量其长度、宽窄度、深度及纹痕和色泽变化等，辨别机体健康状态或诊察所患病证。

其以《人体测量手册》中的有关规定为标准。方法：受检者正面对坐，以聚焦光源用30°～45°角侧面照射人中沟。以鼻中隔与上唇顶部交点至上唇缘中点的连线作为人中的长度，长度范围12～19mm。以左右人中嵴顶端之间的连线长度作为人中上宽，以左右人中嵴下端之间的连线长度作为人中下宽，人中略成上窄下宽形，宽度范围7～10mm。

三、临床运用

正常情况下，人中形态端直，上窄下略宽，深度适中，红黄隐隐，为脾肾健旺，阴精阳气充盛之征，表明男女泌尿、生殖器官发育良好且功能正常。临床运用人中诊法，可以从人中的光泽、形态、颜色等几方面进行观察。此外，对于人中诊法不能过于拘泥，一定要结合患者病情及其他四诊资料，综合分析，全面判断。

（一）光泽

若人中色青隐现，多属寒性痛经，见于素体阳虚、脾肾虚寒之人。人中下端唇际潮红，多提示瘀血发热、痛经类病证；若孕妇人中色偏红，甚则肌肤布满红疹，灼热瘙痒，提示内有胎毒；若妇人人中色红，伴有星点状肿物者，多提示可能患有子宫肿瘤。

（二）形态

《灵枢·经脉》曰："足太阴气绝者，则脉不荣肌肉……人中满，则唇反；唇反者，肉先死，甲笃乙死。"故人中部位可候脾胃的生理病理变化。《灵枢·师传》曰"唇厚，人中长，以候小肠"，其义为唇部肌肤厚，人中长，可以候察小肠泌别清浊的功能。

人中部位颤动，多属动风之兆，见于气血亏虚，血虚生风。人中短缩，兼口唇变薄为脾气阴不足之象；若人中短缩、满、平坦，甚者不见者，乃脏腑真气欲绝、阴阳离别之重症；人中满者，乃脾阳欲绝之象；若人中满兼口唇外翻，则为阴阳离决之危候。

有临床资料表明，在男性人群中如其中指同身寸大于人中同身寸 0.5cm 以上，多与子痛、狐疝、阳痿、早泄和不射精、死精有关，有的患者还伴有上消化道出血。这类患者会同时伴有人中部位望诊色泽异常，如人中色黑晦暗或青。

（三）颜色

人中色白，多属虚寒证；人中色淡白，人中沟变浅者，多见于阳痿、遗精患者；人中色淡白而干枯，多属血枯经闭；人中近鼻际色淡白，多属气虚崩漏。

人中色黄，多属脾胃气虚；人中色黄晦暗，多属中阳不足，脾胃虚寒，见于慢性胃肠道疾患；人中色青，多属里寒证、痛证，见于女性痛经或男性睾丸疼痛。

人中色黑，多属里实寒证，女性多主宫寒不孕，男性多主阳痿、遗精；人中部位见紫斑、色滞晦暗者，多属泌尿生殖系统恶性肿瘤、结核、静脉曲张先兆，或见于肾病综合征、肾衰竭；人中色青黑，多见于前列腺、睾丸炎等疾病；人中色灰暗，多提示阳气亏虚，多见于性功能障碍、生殖系统炎症等。

第三节　腭、颊黏膜诊法

腭即口腔上壁，解剖学上将其分为软腭与硬腭两部分。硬腭以腭骨为基础，表面覆以黏膜构成。软腭由肌与黏膜构成，位于硬腭后方，与硬腭相连。两侧软腭后缘汇聚处有向下的悬雍垂。

颊部是口腔左右两侧的内壁，是口腔两侧的主要构成部分，参与口腔封闭环境的构成和口腔前庭外侧壁的构成，结构主要包括皮肤、面浅层表情肌、颊脂体、颊肌和黏膜。

腭颊部位黏膜下组织疏松，且有丰富的血液供应。在疾病状态下，腭颊部位可出现不同程度的小静脉曲张、微小动脉扩张、出血及黏膜表面的色泽改变，这些表现统称为腭、颊黏膜征。通过观察腭、颊黏膜病理改变以诊断疾病的方法，称为腭、颊黏膜诊法。

一、原理

（一）腭、颊黏膜血管及经络分布丰富

《素问·阴阳应象大论》曰："中央生湿，湿生土，土生甘，甘生脾，脾生肉，肉生

肺，脾主口。"《素问·金匮真言论》曰："中央黄色，入通于脾，开窍于口。"《灵枢·脉度》曰："脾气通于口。"腭、颊部位黏膜是人体表里交界部位，血运丰富，位置浅显，易于观察，是观察小动脉、静脉的较佳部位。中医学基础理论认为，腭、颊部位为阳经、阴经所循行交汇之处。唇周及腭部位内外组织有手足阳明经、足厥阴肝经、冲脉、任脉及督脉所循行分布。颊部内、外组织是手足阳明经、手足少阳经、手太阳小肠经、足厥阴肝经、冲脉、任脉及督脉所循行的部位。此外，足太阳膀胱经、足少阴肾经及足厥阴肝经均有分支络属于腭、颊黏膜，故望腭、颊黏膜有助于诊察上述经络的气血盛衰及阴阳变化。

（二）正常人腭、颊黏膜分部及特征

传统中医诊法将腭黏膜分为五个区域，即齿后部、分线、分线前部、中柱、软腭部。各个部位分属于不同的脏腑。其中腭前络属于肺，分线络属于脾胃，中柱络属于心、肺，腭后部及第三磨牙处黏膜络属于肝、肾。健康小儿、成年人上腭、中柱、软腭黏膜呈粉红色为主，表面光滑润泽，软腭、分线、中柱部位附近无充血、淤血表现。健康老年人中柱为淡黄或粉红色，各部位分界清晰，轮廓结构完整，无断裂及弯曲等畸形，腭黏膜表面光滑，无异常分泌物，无充血及小静脉淤血，无出血点。硬腭齿后部有沿中柱对称排列的横向粉红色黏膜皱襞，黏膜表面光滑，呈粉红色，无出血点及静脉分布。分线前部可有颗粒状紫褐色透明小点。分线前部近中柱侧黏膜呈粉红色或略带紫色，偶现细小静脉。软腭黏膜一般呈淡黄色，在咽淋巴环附近，腭黏膜可伴有充血等表现。

二、方法

诊察腭、颊黏膜时间应以饭后一小时最适宜，受检者取正位坐，口尽可能张开，头后仰，令上腭及两颊黏膜充分暴露。医生在自然光源条件下，或以日光灯照射局部，依次序观察上腭前部、中柱、分线、硬腭齿后部及软腭部位的颜色、形态变化。

观察腭黏膜主要目的是了解局部有无淤血、出血及充血、小血管扩张等异常，黏膜是否出现颜色改变、颗粒状增生等变化。观察颊黏膜主要目的是了解局部有无淤血、出血，局部有无颜色变浅，或起白膜，或出现粟粒状浅黄色突起，或观察局部有无瘤样突起，观察其形态、质地及活动度等情况。

三、临床运用

正常腭、颊黏膜的形态及颜色特征，随年龄不同而有所变化。

正常健康儿童上腭色泽红润，中柱、软腭、硬腭均以粉红色为主，软腭部分极少出现充血、淤血等改变，中柱部分极少见小静脉。

正常中老年人的中柱呈淡黄或粉红色，各部位轮廓清晰，无断裂、弯曲等异常，黏膜表面洁净，极少出现褐色斑点，无小动脉分布以及出血点可见，左右分别具有一条小静脉。硬腭齿后部黏膜皱襞粉红光泽、无肿胀，分列于中柱两侧，呈平行状排列，对称整齐，无出血点及动静脉分布，分线前部可见紫褐色透明小点，邻近中柱侧其色泽粉红或略兼显紫色。软腭部位黏膜多成淡黄色，半数以上可见黏膜充血、黏膜下淤血等表现，部位以咽腭弓、腭垂最显著。有些人在该部位会出现透明状小颗粒或凹陷。

（一）望腭黏膜

1. 小儿上腭黏膜色泽淡黄者，多属脾胃虚弱，水湿邪气内停；上腭黏膜色泽黄、坚敛苍老者，多属脾胃有实邪积滞，湿热熏蒸所致。腭黏膜淡白或萎黄者，多属脾胃运化失调，气血亏虚，黏膜失养。腭黏膜色紫暗，兼有紫斑者多属瘀血、出血或瘀热所致；腭黏膜呈绛紫色者，多属热入营血之实热证。

2. 小儿上腭黏膜色白，如蒙乳皮状者，多属脾胃虚弱；小儿腭前、腭后深红，二白齿处红、黄色，中柱色淡白者，多属实热型腹泻；腭前、后黏膜均呈粉红色，二白齿处及中柱呈乳白色者，多属虚寒型腹泻；小儿泄泻，臼齿处呈乳白色，且厚腻者，属泄泻重证，脾肾阳气亏虚，病情笃重；小儿上腭白齿及腭前黏膜呈乳白色，中柱顶部粉红，提示脾胃虚寒，多见小儿消化不良。

3. 小儿腭前黏膜色深红，分线两侧呈橘黄色，两侧分线突出，臼齿处黏膜色红，多属外感风热，内有积滞之证。

4. 小儿腭前后黏膜色红，中柱、分线处黏膜色淡黄，白齿部位黏膜浅红或干黄者，属疫毒痢疾。

5. 上腭分线部位黏膜紫黑色，中柱两侧黏膜呈深紫红色，腭前、白齿黏膜紫红色，多属于血热壅盛、严重出血者；凡是见腭黏膜部位有紫红色出血点、中柱两侧部位黏膜紫红色小点出血较多者，多属出血性疾病。

6. 上腭及中柱部黏膜色泽正常或淡黄色，但中柱两侧各有 2～4 个针尖样孔（或 6～8 个小孔），多见于肝肾阴虚型失眠、健忘或遗尿。

7. 上腭中柱平直，黏膜轮廓清晰，未见弯曲、断裂等异型改变，中柱部位有褐色斑点可见，硬腭部位出现散发紫褐色透明状小点，硬腭黏膜呈紫暗或紫红色为主的改变，同时伴有软腭部小凹陷改变者，多属于胸痹。

8. 上腭黏膜生疮，局部红肿胀痛明显，难以进食者，多属风热邪毒或胎热内伏，邪热扰动心脾上攻口腔所致。

（二）望颊黏膜

1. 凡颊黏膜部位出现紫斑、小血管绛紫色充血、淡黄色粟粒样小硬结等改变，多属患消化道疾病之征象，多见于慢性浅表性胃炎、胃及十二指肠溃疡甚至食管癌等。若颊黏膜青斑呈淡青色且其形细如丝线、青斑隐隐者，多属虚寒证，多见于噎膈（食管癌）晚期患者；若颊黏膜青斑表面再现萎膜增生者，提示机体正气不足，食管毒邪熏蒸上扰所致，属于食管癌危重证候。

2. 若颊黏膜部位出现蓝黑色色素斑块沉着，多属于肾阳亏虚，主要见于肾上腺皮质功能减退者，如阿狄森氏病（肾上腺皮质功能减退症）、慢性痢疾等。

3. 若上腭第二磨牙颊黏膜处出现针尖样大小白色斑点，周围伴见红晕，兼有羞明流

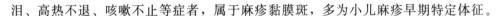

泪、高热不退、咳嗽不止等症者，属于麻疹黏膜斑，多为小儿麻疹早期特定体征。

4. 若颊黏膜处出现大小、形态不一的紫斑及出血点，多属血热妄行，或脾虚血失统摄、血溢脉外。若颊黏膜肿胀、充血，同时兼点状出血者属黏膜疹，常呈双侧对称性发病，为风热邪毒内郁所致，可见于风疹、乳蛾等病。

5. 若唇、舌及颊黏膜出现白色、大小不一，或聚集成片状的牛奶膜样物质，易于形成溃疡、脱落，多属气阴亏虚、湿热邪毒蕴积于脾所致，多见于麻疹、白喉、久泻不止的患儿。

6. 颊黏膜白斑多见于中老年男性。口腔内颊黏膜处多发，其次尚可见于唇、腭、舌等部位。其发生多与吸烟、嗜食辛辣、口腔不洁等有关。该类白斑大约有 5% 的癌变率。

7. 颊黏膜黑斑呈青蓝色、青黑色或黑色，其边界清晰，大小、形态各异，其发病率男性高于女性。除颊部以外，该类黑斑尚可出现于上腭或牙槽嵴等处。临床资料表明，该类黑斑的恶变率在 30% 左右。当出现恶变时，原先清晰的边界变得不清，周围可见充血及星芒状改变。

8. 磨牙处颊黏膜复发性肿胀、溃烂、出血等，多与白血病关系密切；颊黏膜呈多发性齿痕，多由脾胃阳虚，寒痰湿浊内蕴，上扰于口所致。

附：腭黏膜异常表现是诊断血瘀证的重要体征

上腭黏膜出现色深红、紫红、紫暗等异常改变，或伴有微小动脉充血、静脉淤血、出血等表现时，即可诊断为血瘀证。《腭黏膜征——血证望诊的新尝试》（日本，伊原信夫，《日本东洋医学会志》，1981 年第 3 期）一文将上腭硬、软腭黏膜上基本看不到小血管，黏膜呈淡红色者，定为 0 度。其后依据硬、软腭黏膜特征改变，分为 3 度。

（1）软腭黏膜主要表现特征

Ⅰ度：腭弓处黏膜稍红，可见到较清晰的细小血管显露，此型基本属于正常范围。

Ⅱ度：在Ⅰ度腭黏膜表现的基础上，同时并见充血扩张的小动脉及小静脉曲张。

Ⅲ度：在Ⅱ度腭黏膜表现的基础上，同时出现黏膜色调深红或紫暗的改变，或位于软腭黏膜的小动脉明显充血扩张或小静脉明显迂曲扩张淤血。

（2）硬腭黏膜主要表现特征

Ⅰ度：硬腭黏膜部位可有清晰的小血管。

Ⅱ度：硬腭黏膜小动脉充血、扩张，或伴有小血管迂曲、淤血。

Ⅲ度：硬腭黏膜小动脉明显扩张、充血，或兼有小静脉曲张、淤血、出血，或在Ⅱ度黏膜变化基础上再出现黏膜色调呈深红或紫暗样特征改变。

临床资料证实，软腭黏膜Ⅱ度、Ⅲ度改变及硬腭黏膜Ⅰ度、Ⅱ度、Ⅲ度变化多反映瘀血相关病证，且级别越高则瘀血程度越重。腭黏膜的淤血、充血性改变多于心血管、肝病、泌尿生殖系统疾病、眼疾、骨关节病、皮肤及妇科等疾病，此外尚可见于恶性肿瘤患者。

可见腭黏膜出现瘀血特征时往往提示患者所患疾病易于迁延、复发，治疗比较棘手。腭黏膜诊断时关注重点主要是小动脉有无充血表现、小静脉有无迂曲淤血表现、腭黏膜有无颗粒状增生或出血等改变。

第四节　手部诊法

手部诊法是指通过观察手部的色泽、掌纹、形态以及指甲等变化，以辨别健康与否的一种传统诊法。手部诊法在中医诊法中有悠久的历史，《黄帝内经》中便有诊鱼际脉络及爪甲等诊法的记载，历经后世诸多医家的不断丰富、发展，逐步形成对临床诊病辨证具有一定参考价值的特色诊法。

一、原理

（一）手三阴、三阳经交接于指端

手三阴、三阳经均循行于手部，并起止交接于指端，即手与肺、心、心包络、大肠、小肠、三焦等脏腑经络有着密切的联系，指端甲旁正是相应脏腑沟通表里之气的所在，故《灵枢·动输》云"夫四末，阴阳之会者"。且手三阴经又在胸腹与足三阴经相联系，手三阳经在头面交会于足三阳经，故手之阴经、阳经把体内各脏腑器官与手联系起来，脏腑气血可通过十二经脉外达于手。

（二）手与诸多脏腑功能密切相关

肝主筋，其华在爪，爪甲有赖肝之血气所养，肝的盛衰可影响爪甲的荣枯。脾主四肢，四肢皆禀气于胃，脾胃健旺，气血化源充足，则肌肉丰满，四肢强劲，手运动灵活有力。因此，手部、爪甲是洞察经络及其相应脏腑盛衰的窗口，通过其色泽、形态等变化可以反映机体功能的正常与否。

二、方法

诊察手部的方法主要分为望法和切法两类。望法包括望手的色泽、形态、掌纹、指甲等；切法是切手部肌肉的丰瘦、润燥和触其寒热等。

进行手诊时，最好应在充足的自然光线下，注意环境温度适宜，若手部刚进行过劳作或经历过热、过冷环境，如洗浴之后等，应稍事休息之后再行手诊。医生双手洗净或用酒精擦净，要求被查者双手自然伸平进行检查，对某些手部异常变化还可进行双侧对比。另外，还应注意患者年龄、性别、职业、生活环境等对色泽、形态的影响。

三、临床运用

手部诊法在临床实际运用中，主要应注意观察手部的色泽、形态、掌纹及指甲等变化。

（一）色泽

正常人手部通常呈淡红色或粉红色，明润有光泽，富有弹性。当人体脏腑气血发生变化而产生疾病时，手部颜色会随之变淡或加深，出现淡白、红紫、黄、青黑等颜色的变化。

1. 淡白　手部色淡白者，多属脏腑气血虚弱，失于濡养。若白而虚浮者多为阳气不足，淡白而消瘦者多为营血亏虚，色白夹有青色者多属里虚寒证。贫血和失血可导致整个手掌，包括指甲均呈现出白色。虚劳病及慢性虚弱性疾病手掌部多可见苍白色。

2. 红紫　手色红赤，属热；深红色可提示存在一定炎症。紫红色多为瘀血所致，指端皮色发绀提示存在缺氧，可见于肺功能不全、肺心病等。掌面暗红或紫色斑点，多见于肝郁积聚。若大小鱼际见暗红色斑点或片状暗斑，可提示肝硬化或肝癌。若高血压患者突然双手掌变为茶红色，应警惕脑出血的可能。双手十指指腹发红如染，呈现鲜红色，多见于糖尿病患者。

3. 黄　手部肌肤色黄，可见于肝胆湿热，如阻塞性黄疸，因湿热蕴结，胆汁外溢而成；亦见于严重血虚证，因脾胃虚弱或慢性消耗性疾病，气血失于荣润所致。若中指指根咽喉反射区呈淡黄色，可提示慢性咽炎。若掌心胃反射区皮肤发黄且较粗糙者，多为慢性胃病所致；若伴有皮肤局部凸起，可提示胃黏膜增厚。

4. 青黑　手部色青黑者，多主寒证、痛证，如《难经·六十难》云"手足青者，即名真心痛"。鱼际至腕的肌肤呈黑色或暗紫色条状变化，常为肾虚腰痛。手指青紫色提示存在血流不畅的可能，易于出现微循环障碍。若整个大鱼际色泽发青甚则紫暗，有青筋浮露，可见于冠心病患者。

（二）形态

《灵枢·阴阳二十五人》曰："血气盛则掌肉充满，血气皆少则掌瘦以寒。"故观察手掌、手指的形态，可以诊察脏腑经气的盛衰。

1. 手指形态　某些疾病可导致手指的形态改变。如指节粗如梭状，伴疼痛者，多为痹病。指端粗大如鼓槌状，多属气虚血瘀，可见于久病咳喘、肺胀及心阳虚证等。手指颤动，多为肝肾阴虚风动；手指搐搦蠕动，多为血虚生风。小指和无名指关节部若现青筋暴露，常提示胸痹。

2. 手掌形态　通过观察、切触手掌之肥瘦及润枯，以判断脾胃之气的强弱盛衰。手掌肌肉丰满而有力，为脾胃健旺；手形瘦弱而无力，为脾胃气衰；若大、小鱼际肌肉萎缩陷下，大肉尽脱，是脾胃之气衰惫之象。同时察手形还须结合光泽综合分析，因为肥瘦在血，泽夭在气。肥而不泽者，即血有余而气不足；虽瘦而有光泽者，为血不足而气有余，表明虽病但脏腑精气未衰，预后良好。正如《望诊遵经》所说："肥而泽者，血气有余；肥而不泽者，血有余、气不足。瘦而无泽者，血气不足；瘦而泽者，血不足、气有余。"

（三）掌纹

自《黄帝内经》即有以皮纹诊病的记载，如《灵枢·五变》"粗理而肉不坚者，善病痹"，《灵枢·卫气失常》"粗理者身寒，细理者身热"。掌纹通常主要观察三条褶纹，手掌上方指根之下的横纹，称为远心横曲纹（又称为心脏线、天纹）；紧靠大鱼际的粗大纹，称为鱼际横曲纹（又称为生命线、地纹）；介于天、地纹之间的称为近心横曲纹（又称为脑线、人纹）。正常情况下，掌纹以纹路清晰深刻，头尾连带无间断、无斑点、无过多杂纹干扰为佳。

1. 远心横曲纹　若远心横曲纹深长明晰，颜色红润，向下的支线少，向上的支线或辅助线多，则表示其心脏功能健全。该纹也用于反映情绪状况，如无此纹或过于浅淡者，提示情感冷落；毛纹色赤者，提示相火妄动，情绪不稳，易于波动。

2. 鱼际横曲纹　鱼际横曲纹粗而深长，呈淡淡的粉红色。线端渐形变细进而消失，则提示身体健康，精力充沛，不易患病。若纹色淡白者多体虚，色黑者恐有胃疾，过赤者为热证，易患中风。

3. 近心横曲纹　此纹粗深而长，略微下垂，且弯曲呈优美的弧形，近掌心末端可有分支。若该纹明晰不断，颜色红润，多说明身体健康，充满活力，思维敏捷。若纹色红赤者易于肝阳上亢，色苍白且低垂者多中气不足，纹过弱者易患头痛、眩晕。

（四）指甲

《素问·痿论》云"肝热者色苍而爪枯"，《灵枢·阴阳二十五人》云"感于寒湿则善痹，骨痛爪枯也"，可见通过观察爪甲的颜色、形态等能够测知脏腑病变。

1. 颜色　在病理情况下，指甲亦可呈白、赤、黄、青、黑色的异常变化，其临床意义与五色诊类似：①甲白主虚、主寒：如甲萎软白而无华，多是元气亏损，肝血不荣；若以指压甲板，色苍白者为血虚，松指仍显苍白者说明气弱。②甲赤主热、主心病：如色红绛或紫，为风热毒盛，邪犯心经。若甲游离缘现纵行线状出血，可提示凝血功能障碍。甲床紫红，可见于心气衰竭、心血瘀阻。③甲黄主湿、黄疸：若指甲呈暗黄，而无黄疸表现者，多见于失血等慢性疾病；肝癌、胃癌等患者，指甲多见暗黄。④甲青为寒、主瘀：若虚证见甲青紫，多属恶候；若病久而见爪青，手足亦青者，多为肝绝。若孕妇十指甲床皆见青色，多为胎死腹中征兆。⑤甲黑主肾病、血瘀、痛证等：若甲黑而枯槁，并伴肢厥、呕逆、面青者，其病凶险，若久病见之，多属肾绝之象；小儿爪甲青黑，忽作鸦声，为肝绝。

2. 形态

（1）厚薄：①软薄甲：指甲软而薄，韧性下降，色淡者，多因气弱血亏，爪甲失养，可见于久病、慢性出血和钙质缺乏患者。②萎缩甲：甲体薄而萎缩，状如初生虫壳，或为疠风大毒所致，亦可见于硬皮病、扁平苔藓等。③剥离甲：甲板软薄，初起指甲游离缘处发白变空，后向甲根蔓延，与甲床逐渐分离，常见于各种出血、营养不良等所致贫血。④粗厚甲：甲体远端或侧端日渐增厚，质粗变脆，色灰白而表面失去光泽，呈粉状蛀蚀或缺损，甲板下生污黄色斑，为鹅爪风，多因气虚血燥而受风，可见于先天性厚甲病、甲周角化病、甲癣等。

（2）润枯：①干枯甲：爪甲干枯多主肝热，或为心肝阴血亏虚；若爪甲干枯如鱼之鳞，多为肾气衰竭。②脆裂甲：甲板干燥不坚，失去韧性，质脆易裂，多因血虚风燥所致，可见于营养不良。③柴糠甲：甲面光泽暗淡，变脆枯槁，呈朽木黄色，且自远端两侧增厚，粉状蛀蚀或缺损，表面高低不平，提示循环功能障碍，指端不得荣养。④脱落甲：爪甲干枯脱落，多因气血化生乏源所致，常见于甲板炎、梅毒、银屑病等。若指甲自行脱落，可见于脱疽、疠风、蛇疗等病；若非外科疾病所致脱落，且不再复生者为危候，提示命门火衰，身体虚弱至极。

（3）甲征：①云斑甲：指甲的中心部有条状或细块状白色云斑，边缘不整齐，多见于小儿，提示有蛔虫。②花斑甲：在儿童拇指、食指甲面见点状如大头针针头大小、形圆的白色斑，亦为蛔虫病征象，其白色斑的大小、多少常与蛔虫的多少呈正比。③胬肉甲：甲皱襞增殖，贯入甲床，胬肉盘根，甲板缺损，为血不循经，以致赘生胬肉。④甲印（半月形）：正常甲印不超过指甲总长度的1/4，边缘整齐。甲印过大（一般超过甲长1/3）者，多为气血旺盛；甲印过小（稍露边缘）或无甲印者，多为气阴不足；甲印边缘不齐者，多为气血不调；甲印黑灰色，可提示血脂高、动脉硬化。

（4）异形：①钩状甲：甲板向指端屈曲，中间隆起呈山尖状，甚则如鹰爪，甲面粗糙不平，提示慢性炎症、银屑病、湿疹等。②勺形甲：甲板变薄发软，周边卷起，中央凹下，状如小勺，甲面色白，多因气虚血亏失养，常见于大病之后，或脾胃素虚患者，或久痹之人。③横沟甲：甲板表面上出现凹陷之横沟，凹凸不平，多提示肺肝功能异常，或燥热伤肺，气津不布，或肝郁血瘀，爪甲失养。④纵沟甲：由甲根向远端起纵行嵴棱，形成纵沟，多少不等，多因肝肾不足，气血两虚所致。⑤凸甲：甲板中央凸起高于四周，似贝壳或倒覆的汤匙，对光观察甲面上有凹点，多与阴虚火旺有关，提示易患痨病。⑥筒状甲：指甲卷曲如筒状，多见于久病体虚，机体抵抗力弱，或安逸少劳之人。⑦球形甲：指甲板增宽，并向指尖弯曲，呈球面，指端粗大如蒜头，压之甲下络脉如细丝涌沸，多为气虚血瘀所致，常见于咳喘、痰饮、肺痿、痨瘵、心阳虚衰之胸痹，以及肝郁之癥瘕积聚。⑧瘪螺甲：指甲瘪缩，甲床苍白，为津涸液竭以致指甲瘪缩，多见于大吐、大泻、大汗，或暴病亡阴之危重者。

第五节　其他特色诊法

中医学中还有一些特色诊法对病证的诊断有特殊的意义，如足部诊法、虹膜诊法、穴位探测诊法等。足部诊法是指通过观察足部的皮肤色泽、形态变化，按摩足部各部位有无压痛等，寻找相应部位的敏感点，来诊断疾病的方法。我国古代医籍中有关足部诊法的内容很少，相关内容散在民间的经验或书籍中。而在西方，近几十年来把足掌看作人的第二心脏。目前，无论是国内还是国外，都有人把观足识病作为疾病的一种辅助诊断手段。虹膜诊法是通过检查眼睛虹膜的颜色、斑点变化、纤维形状及瞳孔等判断人体体质、健康水平、炎症部位及阶段等状态的诊断方法，是一种简便、无创伤、非侵入的健康检测方法，目前在临床应用已逐步广泛。穴位探测诊法是通过收集穴位的病理表现作为诊断依据，结合发病原因、病情变化进行全面细致的考察，辨别其病变的部位、性质，对疾病做出诊断。

一、足部诊法

近年来国内外的研究结果均发现，人体各个脏腑器官在足部都有各自的投影反射区。足部反射区是客观存在于足部的与人体各脏腑组织器官相对应的功能分区，分布于整个足部，包括足底、足内、外侧及足背，甚至延伸到小腿。反射区是一个区域，而不是一个点，有别于穴位的概念。反射区出现压痛，提示相应的组织器官发生了病理变化。故足部和耳、目一样，也是人体的缩影。诊察足部的信息，就可诊断全身各组织器官的病变。

（一）原理

中医认为足部通过经络系统与脏腑有着密切的联系，十二经络中足三阴经始于足部（足少阴肾经、足太阴脾经、足厥阴肝经），足三阳经止于足部（足阳明胃经、足太阳膀胱经、足少阳胆经），二者在足部相交接。奇经八脉中有四条经脉始止于足部，即阴维脉、阴跷脉始于足部，阳维脉、阳跷脉止于足部。人体有十二正经和奇经八脉，它们有各自的循行路线和分布部位，相互关联，相互影响。足部是十二经中的足三阴经和足三阳经的起止点。这些经络的起止点可以直接或间接地反映全身脏腑和各个器官的生理病理状态。

脏腑经络的生理病理变化均可通过经络表现于足部。《素问·厥论》云"阳气起于足五指之表，阴脉者，集于足下，而聚于足心"，说明足部与人体周身阴阳气血关系密切，是人体元气的发源之地。气血之盛衰可以通过足部进行诊察。中医学认为，"人之有脚，犹树之有根，树枯根先竭，人老脚先衰"。有人认为，人有四根，鼻根为苗窍之根，乳根为宗气之根，耳根为神机之根，脚跟是精气之根，精气的盛衰可以在足部表现出来。

（二）方法

目前常用的足诊法有足部病理反射诊法、传统足诊法和足部经穴诊法三种，其中以足部病理反射诊法应用最为普遍，后两种诊法也可作为辅助方法，三法联用，可获得更好的效果。

1. 方法

（1）医生在检诊之前应嘱患者洗脚，询问有无足癣和其他传染性足疾，如无法触诊，可借助工具检查。

（2）净足后，让患者坐位或卧位，两脚自然伸直，两足并拢自然展开。

（3）医生检查前需将指（趾）甲修剪得短而圆，以免损伤皮肤。

（4）检查方法包括以下几种：

1）望诊法：观察足的大小与厚薄，趾与趾甲的长短软硬，局部的颜色形态等，这都是人体健康状况的客观表现。医生依次从足背至足趾，从足趾至足掌，从足掌至足跟，仔细察看。

2）触诊法：医生用拇指指尖自上而下，自内而外进行触压，根据局部的软硬和组织异常产物（结节、包块、小窝等）以及患者在触压时的酸、麻、胀、痛等感觉，来判断是何脏器的疾病。触诊时应注意患者的足部温度、湿度及皮肤弹性。如无压痛反应及阳性物等病理变化，则说明人体健康。

3）经络与足部病理反射区压痛检测：根据疼痛不适部位找到该部位所属的经脉（或足部病理反射区），按压经脉穴位痛不可忍者为有病。在该经脉的路线上找到靠近不适或疼痛的穴位进行按压，有加重者为实证，减轻者为虚证。根据病变的情况选择最适合于该病的经络，循经按压，疼痛最明显处即为病变部位。若压迫该穴位时全身不适均明显消失者，也可确立诊断。

2. 注意事项

（1）凡有脚气、脚癣或其他疾病时，可采用工具或仪器检查，工具用后应及时消毒，防止交叉感染。

（2）触诊时医生用力要均匀、适度，避免过轻或过重，以免影响诊断的准确性。

（3）认真仔细触摸观察，并同时观察患者的表情变化，以防漏诊。

（三）临床运用

足部诊法可分为传统足部诊法、足部经络诊法和足部反射区切诊三种。足部经络诊法是按照经络腧穴理论将足部穴位与经络脏腑气血相联系，通过探查足部特定穴位的状态，了解机体经络脏腑的病理情况与气血的虚实。足部反射区切诊是根据生物全息胚胎论的观点，将人体组织器官缩微投影于局部，并通过局部投影区的特异性变化诊察疾病。

1. 传统足部诊法

（1）足趾甲：正常趾甲为透明有光泽，是健康的象征。趾甲有纵沟、不平、薄软、剥脱，为人体气血不足的表现。趾甲干枯色败，为足三阴经气败落之象。畸形趾甲，如嵌甲，为神经系统有病及失眠。趾甲透裂、直贯甲顶，为中风先兆。趾甲下有一条或数条纵行黑线，为内分泌失调、痛经、月经紊乱。趾甲凹凸不平，提示有慢性肝肾疾病。趾甲青紫，说明人体循环系统有障碍。趾甲苍白无血色，可见于贫血及再生障碍性贫血患者。趾甲有白斑或红白相间斑点者，为小儿有虫积。趾甲下有瘀斑，说明有出血性隐患。趾甲麻木无感觉，为心血管疾病的表现。趾甲动摇松脱，为肝病血虚。趾甲变形，说明脏腑功能失调。

（2）足趾：大踇趾饱满红润，表示人体功能健康。足踇趾偏斜，为脏腑失调的表现。大踇趾暗红或紫色，为气血瘀滞。踇趾肿胀，可能为糖尿病。大踇趾内侧的鼻反射区部位隆起，为鼻炎。大踇趾外侧的三叉神经反射区被二趾挤压严重，为颞部头痛。右足第5趾的跖骨关节部出现鸡眼，为肩部出现损伤。足第4趾侧苍白水肿者，为高血压、动脉硬化的表现。第2、第3趾的足底浮肿者，为眼底病变的表现。踇趾腹侧若有不自然的凹凸现象，多属于药物使用种类过多，用量过大，时间过长等积蓄中毒的表现。踇趾翘起，提示肝胆有病变。

（3）足底：足底塌陷者称为扁平足，可由于骨骼、韧带、肌肉受损及先天性发育不良所引起。右扁平足者，多有肝脏和胆囊疾病。左扁平足者，多有心脏疾病。扁平足兼有皮肤苍白者，常伴脊椎病症。足底内侧缘的骨突畸形，多有脊椎畸形。足底踇趾外侧出现突起，应为五官科炎症。足底踇趾关节趾骨突起，为颈椎病变的表现。左右踇趾底端并列起来一高一低，应考虑头部肿瘤病变。

（4）足背：足背的足趾根部有小白脂肪块为高血压病的表现。足背部趾关节部分出现水肿，暗示有盆腔炎及胸膜炎。足踝部水肿，为肾脏炎症或多由内脏或循环系统疾病引起。足背部出现紫红色斑点，多见于造血系统疾病。足背部出现隆起，多见于泌尿系统结石。足背部出现凹陷，多见于肝硬化或肝癌等。足背部出现隆起肿大的结节，多见于各种肿瘤。内踝内侧出现紫色斑点，多见于痛经或子宫疾病；内踝内侧出现苍白，多见于少腹疝气。

2. 足部经络诊法

（1）大敦穴及窍阴穴出现压痛或紫暗点时，说明人体肝胆系统出现疾病，可表现胸胁痛、易怒、腰腹痛、皮肤粗糙有黑斑、足痛、性功能低下、痛经等。

（2）隐白穴及厉兑穴出现压痛及紫暗点时，说明人体消化系统有疾病，表现为消化不良、嗳气、腹泻、腹胀、足部发凉等。胃经有病则出现便秘、下痢、头痛、鼻塞、腿部酸痛等。

（3）涌泉穴及至阴穴出现压痛及紫暗点时，说明人体肾及膀胱经有病，出现头颈背腰酸痛不适、发凉、疲劳感等，而且可引起多个脏器的病证。肾经有异常时，可见面色发黑、肿胀、头晕、食欲不佳、全身无力、泌尿生殖系统症状及失眠等。

3. 足部反射区切诊　在健康情况下，对足部进行触摸不会引起疼痛等异常反应。当人体发生病变时，足部反射区除出现压痛外，还可出现皮下结节、小硬块等病理产物。人体的各脏腑器官在足部都有其相应的反射区，这些反射区位置的确定是长期实践观察的总结，有一定的规律性。从足底来看，双足并拢在一起，可以看成一个坐着的人体。两大踇趾为头盖骨，从踇趾以下，两足内侧缘依次为颈椎、胸椎、腰椎、骶椎、尾骨；两足底上半部为左右胸腔、肋骨；其上半侧有肩胛骨，下有肘关节、下肢。两足并拢后，脚的踇趾相当于人的头部；脚底的前半部相当于人的胸部，包括肺与心脏；脚底中部相当于人的腹部，有胃、肠、胰、肾等器官，右脚有肝、胆，左脚有心、脾等；脚跟相当于盆腔、生殖器，有子宫、卵巢、前列腺、睾丸、膀胱、尿道、阴道及肛门等。

当某种器官或脏腑发生病变时，则相应的反射点（病理反射区），即将发生或轻或重的压痛现象，这种疼痛感觉说明该部气血运行发生了障碍。通过对疼痛点的探查，我们可以了解疾病的性质与病位。有研究显示，在病变程度达到10％，足部反射区就会出现各种征兆，而只有病变程度达到70％，患者才能自我感觉或检查到异常结果。

（1）头（大脑）：位于两足足底踇趾趾腹的下部，左、右侧大脑的反射区在足部呈交叉反射，适用于诊察高血压病、脑血管病变、脑震荡、头晕、头痛、失眠、中枢性瘫痪、视觉受损等病症。如呈现包块状、气泡样或沙粒状等疼痛敏感点，提示头部微循环差。如触摸到较硬的颗粒样疼痛敏感点，常见于脑外伤患者。若双足踇趾中上段偏外侧皮肤颜色青紫、稍稍突起，触摸到质硬片状剧痛包块，提示患者有中风前兆或中风后遗症。

（2）额窦（前额）：位于两足踇趾靠尖端1cm的范围及其他8个足趾尖端，呈交叉反射，适用于诊察脑中风、脑震荡、鼻窦炎、头痛、头晕、失眠、发热及眼、耳、鼻、口等病症。如触及密集的沙粒状疼痛敏感点，见于高脂血症。肌质硬有压痛，见于鼻窦炎、头痛、头晕、失眠等脑供血不足。

（3）小脑（脑干）：位于大脑反射区的后外侧，左、右侧小脑在足底部呈交叉反射，适用于诊察脑震荡、高血压病、头痛、失眠、头昏、头重等病症。若发现小包块样疼痛点，提示小脑或脑干存在病变。若在此区触摸不到阳性疼痛点、感应区不敏感，提示可能存在小脑萎缩。

（4）脑垂体：位于两足踇趾趾腹正中央，适用于诊察脑垂体、甲状腺、甲状旁腺、肾上腺、性腺、脾、胰等内分泌系统的病症。如出现质地稍硬的小包块，提示可能有垂体肿瘤。如见到小沙粒状疼痛敏感点，提示垂体内分泌失调。

（5）三叉神经：位于两足踇趾趾腹的外侧约45°处，呈交叉反射，适用于诊察偏头痛、面瘫、腮腺炎、耳疾、鼻咽癌、失眠、头重等病症。触摸到质地较硬的小条索样剧烈敏感点，见于三叉神经病变引起的颜面部感觉和运动障碍性疾病。如感应区呈现似肌肉样疼痛的硬结，见于三叉神经痛。

（6）鼻：位于两足踇趾第1节趾腹底部内侧，约45°处，呈交叉反射，适用于诊察急慢性鼻炎、鼻出血、过敏性鼻炎、鼻息肉、鼻窦炎等病症。若靠近趾甲根部的位置触摸到沙粒大小的气泡样疼痛敏感点，见于鼻塞、流涕、急慢性鼻炎、过敏性鼻炎、鼻窦炎、鼻出血等患者。感应区无阳性物，仅按之疼痛者，提示嗅觉功能低下或丧失。

（7）颈：位于两足踇趾根部，即小脑反射区下方，适用于诊察颈部酸痛、颈部扭伤、落枕、高血压病、甲状腺病变等病症。

（8）眼：位于两足底第2、3趾根部，适用于诊察视神经炎、结膜炎、角膜炎、近视、远视、复视、斜视、散光、视网膜出血、白内障、青光眼等病症。左足触及气泡样疼痛敏感点，右眼有病变，反之亦然。

（9）斜方肌（颈、肩部）：位于两足底眼、耳反射区下方，适用于诊察颈肩背酸痛、手无力、麻木、肩活动障碍等病症。如触及条索状或块状阳性疼痛点，提示斜方肌受损。

（10）甲状腺：位于两足底第1趾骨和第2趾骨之间，呈带状，适用于诊察甲状腺功能亢进、甲状腺功能减退、慢性甲状腺炎、亚急性甲状腺炎等病症。如触及圆形疼痛敏感点，见于单纯性甲状腺肿。如触及条索状阳性疼痛点，提示甲状腺功能减退或甲状腺功能亢进。

(11) 甲状旁腺：位于两足底内缘第 1 趾骨与第 1 趾关节处，适用于诊察甲状旁腺功能减退、甲状旁腺功能亢进等病症。如出现小结节样疼痛敏感点，提示甲状腺功能低下。如一侧感应区扁平，触摸不到阳性物，仅在感应区扁平部位轻按时，患者即有明显的疼痛感，提示同侧甲状旁腺被切除。如触摸到圆形剧痛敏感点，见于单纯性甲状腺肿。如触摸到条索状疼痛敏感点，提示有甲状腺功能亢进或甲状腺功能减退。如触摸到沙粒样疼痛阳性物，见于甲状腺炎。

(12) 肺、支气管：位于两足斜方肌反射区外侧，自甲状腺反射区向外呈带状到足底外侧的肩反射区下方，前后宽约 1cm，适用于诊察上呼吸道炎症、肺结核、肺气肿、胸闷等病症。如触摸到海绵样无痛阳性物，提示肺部有旧病灶存在，如肺结核钙化灶等。如触摸到质硬片状的疼痛敏感点，提示肺部有炎症。

(13) 胃：位于两足底跖骨的中、下部，适用于诊察胃痛、胃酸增多、胃溃疡、消化不良、急慢性胃炎、胃下垂等病症。若触摸到海绵样疼痛敏感点，如在左足感应区，提示浅表性胃炎；如在右足感应区，提示浅表性胃窦炎。在感应区用拇指指腹用力按压触摸，如触摸到海绵样阳性物，质地稍硬且平滑，提示慢性胃炎向萎缩性胃炎发展。在感应区用指腹轻度用力滑压触摸，如触摸到扁圆状、质地软而光滑、与周围组织界限清晰且推之不移的水泡样疼痛阳性物，提示有胃溃疡。

(14) 十二指肠：位于胃反射区的后方，第 1 趾骨的基底部，适用于诊察腹部饱胀、消化不良、十二指肠球部溃疡等病症。若触摸到凹凸不平、质地软硬不等的疼痛敏感点，提示有十二指肠炎性病变。若触摸到圆滑且与周围组织界限清晰的泡状疼痛敏感点，提示有十二指肠溃疡。

(15) 胰腺：位于两足足底胃反射区与十二指肠反射区连接处，适用于诊察糖尿病、胰腺囊肿、胰腺炎等病症。如仅在右足胰感应区呈现凸起的质地稍硬的较大包块样疼痛敏感点，提示有慢性胰腺炎。如在右足感应区呈现质地较硬的疼痛包块，且左足感应区的包块大于右足的阳性物，再检查糖代谢感应区，同时可触摸到数个或单个米粒大小的硬包块样疼痛敏感点，提示早期糖尿病。

(16) 肝脏：位于右足底第 4 趾骨与第 5 趾骨间，在肺反射区下方，适用于诊察肝炎、肝硬化等病症。望诊发现感应区呈现扇形凸起，触摸到一个质硬而剧痛的阳性物，提示重度脂肪肝。若感应区组织松软，压痛感明显，则为更年期综合征。若感应区皮肤温度低，形态凹陷，按之不痛，提示肝血不足证。

(17) 胆囊：位于右足底第 3 趾骨与第 4 趾骨间，在肝脏反射区之内，适用于诊察胆结石、消化不良、胆囊炎等病症。如触摸到沙粒样疼痛敏感点，提示胆囊有炎性病变。如触摸到硬结样剧痛阳性物，同时在侠溪穴也触摸到米粒大小的剧痛硬结，可诊断为胆结石。如触摸感应区空虚且无疼痛感，提示胆囊被摘除。

(18) 肾上腺：位于肾脏反射区上方，适用于诊察生殖系统疾病、哮喘、关节炎等。如有黄豆大小的片状阳性物，按之疼痛者，见于心律失常、哮喘等患者。如有沙粒样阳性物，按之剧痛者，见于机体某部位有炎症、内分泌失调、肾上腺功能不全等患者。

（19）肾脏：位于两足底中央的深部，适用于诊察肾盂肾炎、肾结石、动脉硬化、静脉曲张、风湿热、关节炎、湿疹、浮肿、尿毒症、肾功能不全等病症。如触摸到质软、形似小拇指、压之水泡感且患者自感疼痛的敏感点，见于急性肾盂肾炎、慢性肾盂肾炎、肾积水、肾囊肿。如触摸到米粒大小质硬且按之疼痛明显的敏感点，见于肾结石。尿毒症患者双足感应区内按压没有任何疼痛感和阳性物出现，感应区内组织质软呈凹陷状，按之空扁。

（20）输尿管：位于足底胃反射区至膀胱反射区连成的一斜线形条状区域，适用于诊察输尿管结石、输尿管炎、风湿热、关节炎、高血压病、动脉硬化、输尿管狭窄造成的肾盂积水等病症。如手下触摸到小包块、气泡样阳性物，按之疼痛者，见于输尿管炎。触摸到油菜籽样颗粒，按之剧痛者，见于输尿管结石。感应区呈现细条索样物，按之疼痛不甚者，见于先天性输尿管狭窄等疾病。

（21）膀胱：位于两足足底内侧舟骨下方踇展肌之侧约45°处，适用于诊察肾结石、输尿管结石、膀胱炎、尿道炎、高血压病、动脉硬化等病症。如在感应区深层触摸到细沙样疼痛感应点，见于老年膀胱括约肌功能减退、尿频、尿失禁患者。如手下有数个柔软、光滑、小气泡样的阳性物，见于急性膀胱炎患者。如触摸到黄豆、麦粒等大小的一两个硬结，则是膀胱结石的敏感点表现。

（22）盲肠（阑尾）：位于右足底骨前缘靠近外侧，与小肠、升结肠连接，适用于诊察下腹部胀气、阑尾炎等病症。如触摸到小结节样疼痛敏感点或按压时患者仅感疼痛，提示有慢性盲肠炎或阑尾炎。急性阑尾炎时，此感应区触之剧痛。

（23）回盲瓣：位于右足底跟骨前缘靠近外侧，在盲肠反射区的上方，适用于诊察下腹部胀气、阑尾炎等病症。

（24）升结肠：位于右足足底，小肠反射区之外侧带状区域，适用于诊察便秘、腹泻、腹痛、急慢性肠炎等病症。若触摸到硬结或沙粒样疼痛敏感点，提示有肠道炎症性疾病。

（25）横结肠：位于两足底间，横越足掌之带状区域，适用于诊察便秘、腹泻、腹痛、急慢性肠炎等病症。

（26）降结肠：位于左足掌，小肠反射区之外侧带状区域，适用于诊察便秘、腹泻、腹痛、急慢性肠炎等病症。若触摸到圆形光滑的疼痛敏感点，提示肠道的占位性病变。

（27）生殖腺（卵巢或睾丸）：位于两足底跟骨中央，另一部位在足跟骨外侧区，适用于诊察性功能低下、男子不育、女子不孕（功能失调所致），如女性月经量少、经期紊乱、经闭、痛经、卵巢囊肿等病症。男性有阳性疼痛点，提示性功能不全；女性有水波样阳性疼痛点，提示卵巢囊肿。

（28）小肠（空肠、回肠）：位于两足跖骨，楔骨至跟骨的凹下区域，为升结肠、横结肠、降结肠、直肠的反射区所包围，适用于诊察胃肠胀气、腹泻、腹部闷痛等病症。如触摸到质地较硬的条索样疼痛敏感带，提示器质性小肠吸收功能差。如触摸到气泡样疼痛敏感点，提示有小肠炎性病变所致的腹痛、腹泻。

（29）胸部淋巴：位于两足背第1跖骨与第2跖骨间缝处区域，适用于诊察各种炎症、发热、囊肿、子宫肌瘤、胸痛、乳房或胸部肿瘤等病症。按压有明显疼痛，提示有炎症。

（30）喉：位于两足背第 1 跖趾关节的外侧缘，适用于诊察喉炎、支气管炎、失音、嘶哑。如触摸到较硬的沙粒样疼痛敏感点为咽炎。带状敏感点见于气管炎，条索状敏感点见于食管疾病。

（31）上颌：位于两足蹈趾第 1 趾间关节背侧近甲根部，适用于诊察牙痛、上颌感染、上颌关节炎、牙周病、打鼾等病症。

（32）下颌：位于两足蹈趾第 1 趾间关节的背侧，与上颌反射区相接。如触及小颗粒状疼痛点，提示可能有牙痛、下颌感染、下颌关节炎、牙周病、打鼾等病症。

4. 常见疾病的足诊

（1）青光眼：头、眼反射区青紫压陷。颈椎、上肢带、上部淋巴结、牙齿、肾脏、胰腺、腹腔神经丛反射区有麻胀感。

（2）过敏性鼻炎（花粉症）：鼻腔、咽喉反射区有疹点。上部淋巴结、肝脏、小肠（特别是回盲瓣）、大肠、支气管、内分泌系统、肾脏、脾脏反射区有充血。

（3）副鼻窦炎：额窦、上额窦、颈部淋巴结（特别是扁桃体）反射区有压痛。头、上肢带、支气管、脾脏、小肠（特别是回盲瓣）、肝脏、大肠、胰腺、膀胱、生殖系统反射区有红肿痛。

（4）失眠：腹腔神经丛反射区有压痛。内分泌系统（特别是肾上腺、垂体）、心、脊椎、脚掌部的胆囊区、小肠、大肠、上肢带反射区有红肿痛。

（5）头痛、偏头痛：头（特别是乳突）、颈、颈椎反射区压痛。上肢带、小肠、大肠、胃、肝、胆囊、脊椎、泌尿生殖系统、腹腔神经丛、病灶感染部反射区有麻木感放射。

（6）中风：头部反射区，特别是蹈趾和腹腔神经丛反射区出现苍白麻木感。肾、心、生殖器、肠、颈椎、脾、颈的反射区紫青色或充血点。

（7）中耳炎：耳、颈部淋巴结反射区有充血。牙、上部淋巴结、腹腔神经丛、脾、盲肠、胃、小肠、大肠反射区有水肿压痛。

（8）癫痫：内分泌系统、腹腔神经丛、头、淋巴系统反射区压痛。脊椎、胆囊、小肠、大肠、肝反射区有苍白、凹陷。

（9）扁桃体炎：扁桃体、颈部淋巴结反射区有充血点。整个淋巴系统，所有的头部反射区。脖、颈椎、上肢带、回盲瓣、盲肠、消化系统，肝、小肠、心反射区有放射感。

（10）甲状腺疾病：甲状腺、（前）颈反射区有压痛。内分泌系统（女性与卵巢关系密切）、上肢带、颈椎、腹腔神经丛、心、淋巴系统、牙反射区有压痛。

（11）支气管哮喘：呼吸系统、咽喉、上部淋巴结、横膈膜、胸骨反射区充血。颈、头后部、上肢带、消化系统、内分泌系统、脾、心、脊椎、横膈膜反射区有压痛。

（12）支气管炎、支气管扩张：呼吸系统、咽喉、上部淋巴结、横膈膜反射区充血。小肠、回盲瓣、大肠、胆囊、上肢带、脾、生殖器、膀胱、心反射区等出现压痛。

（13）颈部症候群：颈椎、颈、上肢带、头部反射区出现麻木。脊椎下部、腹腔神经丛、齿部反射区出现压痛、胀痛。

（14）脑震荡：头部反射区（特别是头后部）和颈椎反射区有放射痛。腹腔神经丛、心、上部淋巴结、脊椎下部、胃反射区有不适压痛。

（15）心脏痛及循环系统障碍：心、左上肢带、从肘至肩关节、胸骨反射区有压榨性疼痛。横膈膜、上部淋巴结、胆囊区、胃、小肠、大肠、颈椎、脾、腹腔神经丛、牙齿反射区有敏感的压痛并放射。

（16）高血压及低血压：头、颈、心、腹腔神经丛反射区有压痛。上肢带、肾、生殖系统、脊椎、消化系统、内分泌系统反射区有虚空感。

（17）末梢血管障碍：盆腔及上肢带的淋巴结、脊椎反射区有麻木感。胆囊、小肠、大肠、腹腔神经丛、内分泌系统反射区苍白及凹陷。

（18）胆囊炎：胆囊、肝、小肠（特别是十二指肠）反射区有压痛。右上肢带、腹腔神经丛、大肠、肝、胸椎反射区有放射痛。

（19）便秘：大肠（尤其是乙状结肠、直肠、肛门）、胆囊区、小肠反射区有压痛。骨盆部位的淋巴结、脊椎下部、腹腔神经丛、胃、胰、头、内分泌系统反射区有充血性出血点。

（20）糖尿病：胰腺反射区有水肿、白斑。内分泌系统、腹腔神经丛、小肠、大肠、胃、胆囊、脾、牙齿反射区有压痛。

（21）腹泻：小肠、幽门、回盲瓣反射区有压痛。腹腔神经丛、胆囊、大肠、胃、胰腺、内分泌系统、脊椎中部反射区出现陷塌软感。

（22）过敏、湿疹：内分泌系统、淋巴系统区出现苍白、疹点。胆囊、大肠、小肠、肾、脾、腹腔神经丛出现压痛。

（23）关节炎：关节、脊椎等反射区出现压痛。小肠、大肠、胃、胆囊、淋巴系统、肾、肾上腺、腹腔神经丛、脾、鼻窦、牙等反射区等均有不适压痛。

（24）自主神经功能失调症：腹腔神经丛、头部反射区出现充血点。心、内分泌系统（特别是垂体、生殖器）、肝、大肠、小肠、肾、脊椎、上肢带、胸骨、脾等反射区出现苍白。

（25）遗尿症：泌尿系统、生殖器、盆腔部位的淋巴结、腹股沟等反射区有不适压痛。脊椎下部、腹腔神经丛、内分泌系统反射区有压痛。

（26）骨折：骨折部位周围、淋巴系统、腹腔神经丛反射区均有麻木感，脊椎、肾、颈椎反射区有压痛。

（27）前列腺炎：生殖系统、盆腔部位的淋巴结反射区苍白。内分泌系统、泌尿系统、脊椎下部、腹腔神经丛、腹股沟管、咽喉、牙反射区有压痛。

（28）肾病：肾、输尿管、膀胱反射区有充血点状疹。脊椎下部、盆腔及腹股沟的淋巴结、脾、心、消化系统、内分泌系统和病灶感染部反射区有典型压痛。

（29）风湿病：有痛感的所有关节，肌肉组织的反射区有压痛。肝、小肠、大肠、淋巴结（上肢带水平反射区）、脊椎、腹腔神经丛、肾、肾上腺、脾、病灶感染部反射区有麻木、苍白。

（30）坐骨神经痛、腰痛：脊椎下部、盆腔反射区有苍白、压痛。肾、肝病灶感染部、腹腔神经丛反射区有放射感。

（31）胃炎：胃、贲门、幽门反射区有苍白点。腹腔神经丛、脊椎中部、小肠（特别是十二指肠）、大肠、胆囊、胰腺、内分泌系统（特别是垂体）、牙反射区有凹陷感。

（32）静脉瘤、静脉炎：骨盆部位的淋巴结、肝反射区有压痛。小肠、大肠（特别是直肠、肛门）、心、脾、横膈膜、脊椎反射区有不适感。

（33）月经不调：盆腔部位的淋巴结、生殖系统、输卵管反射区青紫有压痛。内分泌系统、脊椎下部、腹腔神经丛、盆腔、大腿部反射区有压痛。

二、虹膜诊法

150 多年以前，10 岁的匈牙利人 Ignatz von Peczely（1826—1911）和他的猫头鹰玩耍时，折断了猫头鹰的腿，他注意到猫头鹰的眼睛虹膜的下半部出现了黑色条纹，随着猫头鹰腿伤的好转，这条纹也慢慢消退了。童年的经历给这位未来的医生留下了深刻的印象，对他从事虹膜诊断研究起到了重要的启示作用。在教会行医时他在对无数患者虹膜的观察记录中，得以验证虹膜与全身组织器官的联系，于 1866 年出版虹膜医学专著《自然领域与痊愈艺术的巡礼》（*Discovery in the Realm of Nature and Art of Healing*），描绘出第一张虹膜图谱（图 5-1），将虹膜划为 30 多个与身体部分对应的分区，开创了虹膜医学领域。

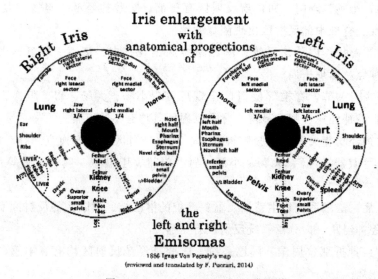

图 5-1   Ignatz von Peczely 虹膜图谱

德国人 Gaston Verdier 把虹膜 30 多个分区发展为 160 个对应点和片，发现两侧身体与虹膜投射区有对应关系，绘制了 Vega 氏虹膜分区表。

Bernard Jensen（1908—2001），美国虹膜学领导者，在近 50 年时间内观察了 35 万患者，认为"自然打开了一扇视窗通过神经反射来观察远处的身体部位"，虹膜医学可揭示"组织强弱"及"人体营养与化学需求"，1980 年出版著作《简明虹膜学》（*Iridology Simplified*），认为超过 30 种疾病、体质状态及矿物质缺乏与虹膜相关，制作左右眼虹膜反射区的虹膜图（图 5-2）。他的虹膜图被认为是最精确的，获得了世界多数虹膜医生的认可，也是我国虹膜医学主要使用的区位反射图。

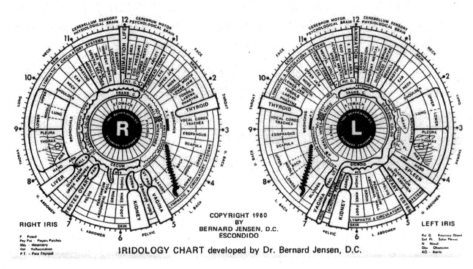

图 5-2　Bernard Jensen 区位反射图

（一）虹膜的形态结构、颜色及功能

1. 虹膜的形态结构　虹膜由前向后分为 5 层：上皮层、前缘层、基质层、后界膜和后上皮层。悬吊在角膜与晶体之间，其中前缘层、基质层、后上皮层组织中含有色素细胞，决定了虹膜的颜色。

（1）前缘层：由一层不连续的纤维细胞和色素细胞组成，与角膜上皮相延续。这层组织的色素和密度决定虹膜的颜色，细胞含色素越多，虹膜的颜色就越深，反之就浅。当虹膜出现坑洞时，这一层组织变得稀疏。

（2）基质层：是富含血管和色素细胞的疏松结缔组织，为构成虹膜的主要组织，含有无数脉管纤维和神经末梢，含有放射状的血管，形成小梁，其密度显示体质能力、耐力和抵抗能力的强弱。基质层可分 4 层，坑洞的深度一直可以达到第 4 层以下。这些纤维组织在出生的时候没有发育完全，直到 6 岁以后才完全成形。因此，6 岁以下的儿童不宜行虹膜诊法。

（3）上皮层：由两层色素上皮细胞组成，前层已分化为肌上皮细胞，虹膜内有两种不同方向排列的平滑肌，即瞳孔扩大肌和瞳孔括约肌。

（4）细动脉环：即虹膜卷缩轮——虹膜医学中提到的自主神经环，是显示肠道功能和内脏神经系统功能的重要虹膜标识。

（5）神经线：每个虹膜含成千上万条神经末梢，包括控制虹膜肌肉的交感神经和副交感神经、控制血液流变量的血管舒缩神经和感觉神经，这些神经调控着虹膜的运动和虹膜组织的生命活动。

2. 虹膜的颜色

（1）基础色：取决于细胞色素的含量，主要有蓝色和褐色。

（2）外来色：外来色素沉淀主要有白色、黄色、绿色、褐色、红色、黑色等，不同的颜色和所在的部位有不同的意义。虹膜诊断主要观察外来色，或是外来色在基础色上的叠加。

3. 虹膜的血液供应　虹膜的动脉位于基质层内，呈放射状排列。虹膜根部和睫状体前部有一粗大的血管环，称为虹膜动脉大环。该血管环是近视眼手术由睫状后长动脉和来自 4 条眼外直肌的睫状前动脉交汇而成。虹膜大环从虹膜周边发出放射状分支走向中央，在瞳孔卷缩轮处发出许多小支并改变方向呈环形走行，形成虹膜动脉小环。

4. 虹膜的神经支配　虹膜受睫状长、短神经的支配。睫状长神经含有来自三叉神经眼支的感觉神经纤维，还含有来自上颈交感神经节的节后交感神经纤维，后者支配瞳孔开大肌和血管的舒缩运动。睫状短神经含有来自动眼神经的副交感神经节后纤维，支配瞳孔括约肌。

（二）虹膜诊法的原理

目前，虹膜诊法主要运用于实际操作，理论研究尚未成熟，在逐步完善中，主要有以下 3 种假说。

1. 神经反射学说　虹膜是身体外部中最复杂的组织，它是大脑的延伸，包括万千个神经末梢、毛细血管、肌肉及其他组织。虹膜通过大脑眼神经、视丘脑及脊髓与人体器官、组织连接，因此虹膜神经可以接收来自这些组织器官的冲动。此神经连接在胚胎形成中，发育自中胚层及神经外胚层，特定组织及部位的变化在虹膜会发生相应的生理反射。另外，交感及副交感神经系统均存在于虹膜中，也能反映身体其他部位的变化。此"神经视觉反射"说尚未得到解剖学证明。

2. 振动原理学说　宇宙中的物质，大到星球，小到原子，都以一个或多个固定频率振动，人体组织也不例外。身体其他部位的振动在虹膜的特定区块有反应，类似《周易》所论述的"同声相应，同气相求"，即"同声相应，同气相求。水流湿，火就燥。云从龙，风从虎。圣人作而万物睹。本乎天者亲上，本乎地者亲下，则各从其类也"。

3. 全息论　从中医整体观来看，身体是个有机整体，局部的功能受整体的影响，同时，整体功能在局部有反应，所以观察局部的生理、病理现象能够推测五脏六腑的情况，这种诊断方式即"司外揣内"。中医传统望目的五轮八廓学说即基于此。

张颖清开创的全息生物学，其基本内涵是：生物体每一相对独立的部分，在化学组成的模式上与整体相同，是整体成比例缩小，整体与部分、部分与部分之间，在形态、生理、病理、生化、遗传等生物学特性上存在较大的相似性。此学说已被广泛证实，并在世界范围内得到普遍认同，也填补了神经反射学说的不足。

（三）虹膜诊法的检测方法及局限性

1. 虹膜诊法的检测方法

（1）裂隙灯直接观察：可在检查时随意调换倍数，但需要固定下腭和额部。

（2）虹膜诊断仪拍摄：受检者坐正，平视前方，固定位置，检测者站在受检者对面，把虹膜检测的镜头对准虹膜并拍摄，观察拍摄图片。

2. 虹膜诊法的局限性

（1）不能预知血糖、血压、血脂、尿酸指标等化验结果。

（2）无法判断服用过何种药物和做过什么手术。

（3）不能鉴别疾病的名称。

（4）无法看出是否怀孕或宫外孕。

（5）不能看出肿瘤的性质或大小。

（6）无法分辨男女性别。

（7）不能判断喜欢吃什么和不喜欢吃什么。

（8）不能辨别症状是由药物引起或疾病本身引起。

（9）不能判定是否有多发性硬化症或帕金森病。

（10）不能判定梅毒、淋病、艾滋病或同性恋。

（四）虹膜诊法的临床运用

1. 虹膜诊法的适用范围

（1）亚健康状态诊断：亚健康的主要特征包括：①身心上不适应的感觉所反映出来的种种症状，如疲劳、虚弱、情绪改变等，其状况在相当时期内难以明确。②与年龄不相适应的组织结构或生理功能减退所致的各种虚弱表现。③微生态失衡状态。④某些疾病的病前生理病理学改变。目前的疾病诊断方法很难界定病前的生理病理学改变，疾病诊断标准在健康检测和评估活动中只能做疾病筛查，但虹膜可在疾病出现症状及可被常规诊断确诊之前 15 天以上甚至几年前即出现变化，是诊断病前生理病理状态的重要手段。

（2）健康管理：健康管理将成为主流医学对预防采取的普及型方法。①虹膜诊断可以是健康管理的检测评估手段，可以弥补临床检验在基层预防领域的不足。因其操作简单、无损，相应的治疗也多为无损的自然疗法，符合当今世界对健康追求的潮流，易为人们接受。②虹膜诊断可作为内源性疾病的筛查手段，指导患者进一步检查。③虹膜诊断是健康教育有效的辅助工具，它以形态变化说明问题，容易引起教育对象的重视，而且在虹膜诊断过程中，对遗传、生活方式、环境、精神等因素的全面问诊分析方式，正好是健康教育的过程。

2. 虹膜诊法的临床意义

（1）疾病预测与筛查：虹膜检查提供的大多是病因和疾病倾向，从而为预防提供依据，方法简、便、廉，易于在基层医生及健康管理人员中推广应用，适合对身体进行较全面的疾病预测性检查，尤其是对内源性发展性的慢性疾病提前预测和筛查。杨文辉等参考 Jensen 虹膜诊断定位法，对 350 例患者进行观察分析，结果在 323 例心、肝、胆道、胃、肠道、泌尿系统疾病和咽炎、痔疮患者中，有 276 例在虹膜相对应的分区出现特征性改变，其诊断一致率达 85.5%。且有些疾病在临床症状没有表现时，虹膜上就已经提示某部位有疾病，因此虹膜诊断学还具有对疾病早期诊断的价值。

（2）辨证论治：董飞侠等经过对 150 例慢性肾病患者与 30 例体检正常的人做对照，

利用虹膜诊断方法来进行慢性肾病分期的研究，以及虹膜特征性改变在慢性肾病中医证型诊断的意义，结果提示：病情越严重，虹膜表面色素缺失的程度与中医辨证分型越是具有相关性。当中医辨证为肺气虚证时，大部分慢性肾病患者疾病分期处于慢性肾病Ⅰ期；当虹膜辐射分离，脾肾气虚证时，大部分患者处于慢性肾病Ⅱ期；虹膜蜂窝穹隆，气阴两虚证时，大部分患者的病情发展至慢性肾病Ⅲ期；当虹膜出现色素沉积时，脾肾阳虚证，大部分患者发展为慢性肾病Ⅳ期；当虹膜小洼损伤，阴阳两虚证时，大部分患者病情已发展成慢性肾病Ⅴ期。

3. 虹膜诊法的内容

（1）虹膜的 6 大异常特征（表 5-1）

表 5-1　虹膜的 6 大异常特征

坑洞（lacunae）	呈立体状，分为两种： A. 开放型：循环较好，形状模糊，不完整 B. 封闭型：循环不好，闭合成梭形，外缘闭合，指向中心	坑洞越多，体质越弱，或孕妇营养不良、遗传基因相对较差
线条（toxic radii）	阳光放射线和裂纹两种	器官衰退，通常伴疼痛、酸痛，线条越多、越大、越长，色泽越深，代表身体衰退越严重
斑块（pigment dot）	又叫毒素斑（含药物斑），呈平面状	经常服药物产生，通常出现在组织纤维较弱或缺氧的部位。斑块色泽越深，对该器官危害越大
精神压力环 （nerve rings）	又叫压力环，以瞳孔为中心向外形成同心圆，多为浅白色或凹凸不平	神经长时间紧张，或新陈代谢缓慢、血液循环不良；越多表明情况越严重，相连接更严重
颜色（color）	反映体内的反射区组织器官的功能状况，结合坑洞、斑块等可以判断炎症及分期	
	急性期	呈乳黄至金黄色，表面向上突起，易形成酸性体质
	亚急性期	呈浅棕色（褐色虹膜）或浅灰色（蓝色虹膜），相应的反射区可见较浅沉洞，洞内颜色较深，同时有白色纤维状存在
	慢性期	呈深灰色或暗褐色，相应的反射区可见较深沉洞，颜色深，质地陈旧，组织显示不新鲜
	器官功能退化期	呈深黑色，严重部位色泽与瞳孔相仿，可见非常深的沉洞，色素层露出，质地不新鲜，且呈萎缩退化状

续表

密度（density）	由遗传决定，表现在肌肉弹性，提示抗疾病力、复原力及其他组织的再生能力。当虹膜的密度有变化时，虹膜纤维的排列就不均匀，而显得零乱，有些凹陷，有些闭锁，形成一个洞穴，有时则弯曲杂乱地混合在一起。虹膜的组织紧密，则表示身体健康；当虹膜纤维呈现分开或洞穴状时则表示身体状况不佳。当人体免疫力不佳时，虹膜纤维会呈现像麻布的疏松现象；若身体组织功能的免疫力强，则虹膜的纤维会像绸缎般紧密。虹膜的纤维密度分为6个等级，1级最好，6级最差，2~3级常见	
	第1级	如丝绸般紧密，光泽明亮
	第2级	密度如棉布般，光泽一般
	第3级	密度如粗布纤维，较疏松，无光泽
	第4级	密度如麻布般，颜色较暗
	第5级	密度很疏散，纤维扭曲，颜色混浊
	第6级	纤维结构极松弛，有先天遗传缺陷，存在不易克服的虚弱体质现象

（2）虹膜常见的14种征象分析（表5-2）

表5-2　虹膜常见的14种征象分析

相对健康的虹膜	健康体质的虹膜结构细密均匀，无坑洞、线条、斑块等病灶现象，自主神经环也清晰可见
虚弱体质	虚弱体质的虹膜结构疏松不均匀，充满各期病灶
毒素沉淀斑	毒素沉着说明两个问题：A.附着处的脏器有遗传素衰弱。B.附着的脏器组织有疾病性衰弱
阳光放射线	来源于肠道和自身压力，提示有慢性病症，可在任何区域出现，颜色越深代表毒素越多，反映毒素积累的器官其血液循环会较慢，功能减退
纤维弯曲	代表身体较多的组织和器官功能较弱，新陈代谢的过程缓慢和低下
坑洞	因过度精神压力、睡眠欠缺、过食酸性饮食、运动不足、不良嗜好、生活不规律、生活习惯不合理
精神压力环	精神过度紧张疲劳和体内毒素对身体的伤害，主要影响睡眠和心脏，并对各器官都有影响，造成身心不能协调
自主神经环	有老化弧，自主神经环很明显的人钠盐摄入过多会造成动脉硬化，是患心脑血管疾病的外部条件，同时会有高血压、体力衰退、记忆力差、精神不能集中等现象，提示全身动脉硬化。有中风点提示可能另一侧会患中风
横结肠下坠	导致横结肠以下器官血液循环不畅而引起盆腔受压缺血，抵抗力下降易引起盆腔炎症
憩室	肠环和自主神经环交界处三角形小黑洞，很少单个存在，经常发生便秘和便溏，有时左下腹隐痛，伴有急慢性炎症，是肠道肿瘤的生长条件

续表

肠膨胀	肠道菌群失调，经常肠胀气、便稀、腹部胀满感
肠收缩（肠痉挛）	分为先天性收缩、痉挛性收缩、宿便堆积性收缩，大多数容易发生经常性便秘，排泄功能紊乱
老化弧	提示脑供血不足，常引起动脉硬化、颈项僵硬，以及嗜睡、健忘、头昏等脑力衰退现象。自主神经环很明显者易患高血压，是脑中风的前期表现；自主神经环不明显者易患低血压，也是阿尔茨海默病的早期信号
淋巴玫瑰环	代表全身毒素沉积过多，进而破坏人体免疫功能，积累过多毒素会导致身体炎症，是肿瘤体质

4. 各个系统异常在虹膜反射区的征象　左眼联系左侧身体，右眼联系右侧身体，虹膜主要有 2 种分区方式，即环状分区与时钟分区划分。

（1）虹膜的 7 环定位：按 Vega 氏法，从中心到周边分别如下。

1）胃环：位于虹膜与瞳孔的交接处，表现胃黏膜组织的变化和消化能力。

2）肠环：位于胃环外围的 1/3 处，占整个虹膜的 1/3，表现小肠和结肠的组织状况和吸收排泄能力，毒素及其走向和肠道排泄情况。

3）自主神经环：也称虹膜卷缩轮，紧贴肠环，是肠道与器官的分界线，随肠道而变动，由血管及神经构成，表现内脏自主神经系统。

4）内脏器官反射环：位于自主神经环外侧，为小脏器环，主要有内分泌器官。

5）大脏器环：表现四肢百骸、五脏六腑。

6）淋巴（血液）环：位于内脏器官反射环外与皮肤代谢环内，表现血液的微循环系统和外周淋巴循环，表层的血液、淋巴供应，淋巴毒素的沉积，身体组织的排毒状态。

7）皮肤代谢环：位于虹膜的最外环与巩膜的交接处，表现皮肤的排泄、排毒能力，以及皮肤的滋润等。

（2）虹膜时钟定位：虹膜是圆形的，可以按照时钟钟点位置来分区，图 5-3 是 Jensen 虹膜区位反射图，被认为是比较精确的虹膜图，经翻译后成为我国最常用的虹膜图（图 5-4）。需要注意的是，虹膜区位图虽是基于现代医学解剖、生理、病理及诊断之上，但虹膜诊断无法直接诊断出西医病名，多数情况下，只能得出患者所处的状态，如生活环境、生活习惯、遗传状态及脏器关系等。

5. 虹膜诊法与中医的眼诊

（1）相似点：①都是基于整体观或全息理论：局部是整体的缩影，观察局部可以推测整体情况，故二者都是间接诊察。中医除眼诊外，其他中医诊疗方法如头针、耳针、眼针、舌诊、脚诊、面诊等都与虹膜诊法相似。虹膜映射图与中医的面部明堂图、耳穴图、舌面脏腑分布图、脚部穴位分部图相似。全息有不同的层次，面部—眼—虹膜，它们的级别是由高到低分别称为第 1、2、3 级全息胚。如面部全息胚目窍属肝、眼部五轮分属五脏及虹膜诊断术，临床中只是应用了其中某一级或某几级全息胚来进行辨证，"目窍属肝""五轮学说""虹膜诊断术"只是整体在不同层次全息胚中的分布不同。②诊断结果相似：

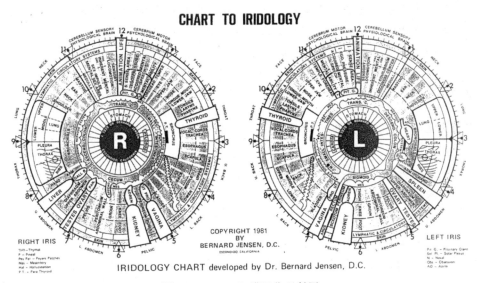

图 5-3 Jensen 虹膜区位反射图

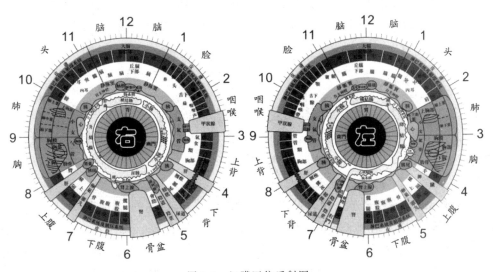

图 5-4 虹膜区位反射图

虹膜诊断结果往往不是西医特定疾病，而是诸如遗传状态、脏器强弱、毒素沉积等整体情况，与中医"证"的概念类似，如气虚、阳虚等反映的也是整体情况；另外，虹膜诊断的"体质（constitutionion）、易感状态（susceptibility to disease）"与中医体质相似。

（2）不同点：①连接媒介：虹膜诊法认为连接虹膜与全身的是神经与体液，而中医眼诊则认为是经络与气血津液。②理论基础：二者虽都基于整体观或全息理论，但虹膜诊断建立在现代医学的解剖、生理、病理等知识之上的，虹膜映射区是按全身解剖位划分的，诊断结果及治疗方法也是以现代医学为基础。而中医目诊，如五轮、八廓学说则是在阴阳五行、天人相应等整体观的基础上发展而来。③映射关系：目诊将整个眼睛分为五轮，映射的是中医五脏，虹膜诊断则是虹膜（风轮）映射全身，是中医眼诊的细化、微观化。

总之，虹膜诊断理论基于现代医学脏器定位，其与中医证候的关系研究才刚刚开始，初步显示虹膜变化对辨证有一定的意义，但从发表的文献来看，目前的研究非常不充分、不系统，需继续深入，以冀形成一个如舌诊、脉诊一样的有系统理论和临床的研究成果。

三、穴位探测诊法

穴位探测诊法是以中医理论为基础，运用中医望、闻、问、切（包括现代科技仪器）等手段收集经络、腧穴（包括耳穴、眼穴、鼻穴、手诊、足诊等）的生理、病理表现来诊断疾病的一种方法。它具有灵敏、简便、客观、实用等特点。

穴位探测诊断包括腧穴（体穴）诊断和微观（包括耳诊、手诊、足诊、眼诊、鼻诊、鱼际诊等）系统。穴位探测诊断的形成经历了一个漫长的过程，早在《黄帝内经》中就有论述，但它在近几十年进行了理论体系的完善、诊断方法的发展和临床的应用。随着科学技术的发展和后世医家临床的大量摸索，穴位探测诊断日趋完善，逐渐成为一种独特诊法。

穴位探测诊法的意义在于通过穴位判别疾病，了解健康状态，为防病治病提供依据。因此，穴位探测诊法是一个实践性很强的诊察方法，对临床诊断和治疗疾病具有重要意义。

（一）腧穴诊断法

腧穴诊断法是根据中医经络学说，通过检查经络腧穴部位的病理反应，测定经络和腧穴部位的皮肤电和皮肤温度等，借以辨别病位、病经及虚实状态的一种诊察方法。由于经络分布于四肢百骸、头面躯干，无所不到，体内各脏腑器官的病变往往通过经络途径反映到体表的一定部位，因此腧穴诊断法对临床有重要意义。

1. 原理　腧穴诊断是中医司外揣内理论的具体体现，腧穴是人体脏腑经络气血输注出入的特殊部位。《素问·气府论》认为腧穴是"脉气所发"，《灵枢·九针十二原》认为腧穴是"神气之所游行出入也，非皮肉筋骨也"，说明腧穴并不是孤立于体表的点，而是与深部组织器官有着密切联系、互相输通的特殊部位，是疾病的反应点和治疗的刺激点。经络是运行全身气血，联络脏腑形体官窍，沟通上下内外，感应传导信息的通路系统。腧穴既可以通过经络的循行联系反映脏腑的病变，如迎香穴通过手阳明大肠经连通可反映大肠的问题，也可以通过腧穴与脏腑的直接"感通"反映内在脏腑的状态，如上巨虚穴通过大肠腑与之"下合"通应，亦可反映大肠问题。腧穴是脏腑经络之气转输之处，是内脏病变反映于体表的反应点。因此，早在《灵枢·背腧》就有记载："欲得而验之，按其处，应在中而痛解，乃其输也。"

2. 方法

（1）检查前准备：①要求室内光线充足，室温适宜，环境安静，并充分暴露检查部位。②根据检查需要准备穴位探测仪、探测棒、线香等。③患者取仰卧位，进行头部前面、胸、腹部及上肢和下肢的穴位检查。患者取骑椅坐位或面向里坐在床上，进行头项部、颈部、背部的穴位检查。患者取俯卧位，进行臀部和下肢后侧的穴位检查。

（2）检查方法

1）腧穴望诊：通过对腧穴部位皮肤进行细致观察，以其病理形态诊断疾病的方法。观测内容有：①穴位皮肤色泽的异常变化，包括红晕、苍白、灰黑、暗紫、紫点等。②穴位皮肤形态的改变，包括丘疹、脱屑、凹陷、隆起、皱褶、增厚等。

2）腧穴切诊：主要通过对腧穴部位的皮肤进行点压、推寻，以其病理形态改变来诊断疾病。切诊的手法如下。

① 测试患者的肌张力：用食指指腹轻轻触压，观察患者腧穴处肌张力高、中、低。此法适用于项部穴位、关元穴、脾俞穴、肾俞穴，要注意双侧穴对比。

② 滑动法：用拇指指腹沿经络线，轻轻滑动，便于发现表层的"阳性反应物"，适用于四肢穴位的检查。

③ 按揉法：此法是较滑动法用力稍重，便于发现皮下组织的"阳性反应物"。

④ 移压法：是以拇指侧腹沿经络，穴位推察，适用于胸背部、腰部和郄穴的检查。

3）穴位电测定法：穴位探测是根据机体在生理及病理条件下，穴位部位具有某些生物物理特性而发展起来的一种客观显示穴位、辅助诊断疾病的检测技术。穴位电学探测包括穴位电阻（导电量）探测和电位探测。

① 测试方法：受试者测试前应安静休息 10 分钟以上，测试时取卧位或坐位，肌肉放松，在测试过程中应保持安定。其他人不要接触电极和患者皮肤。被测区域的皮肤可用生理盐水棉球或乙醇棉球擦拭以清除污垢或脱脂。由于机械、温热或化学刺激均可改变皮肤的电学特性，故擦拭时应轻柔，并等皮肤外观恢复正常后方可按常规的操作方法和程序进行测试。测定时，电流由小到大，防止突然过大。探测头每次接触皮肤的压力应轻重一致，否则影响测试结果。测定时，避免电极过多摩擦穴位。腧穴部有畸形、瘢痕、皮肤病、水肿、外伤破口等情况，测定会不准确，应改其他穴位。

② 临床使用方法：a. 探测原穴：原穴最能反映人体十二经的状况，检查时，每经都按左侧、右侧，逐点测量，测定后填表做记录。b. 探测井穴：原穴不能正常测定时，可改测两侧井穴，以检查经络状况。c. 探测背俞穴：探测背俞穴可了解脏腑情况。d. 探测阿是穴：用手指寻找阿是穴不够精确，用诊疗仪探测寻找低电阻点较准确。

③ 数据分析：用仪器测得数字后，根据数字差大小对结果进行判断。应掌握以下原则：a. 高数和最高数：高数是指高于一般数字 1/3 的数，如果出现几个高数，还可选最高数，高数多表示病情属实。b. 低数和最低数：低数是指低于一般数字 1/3 的数，如果出现几个低数，还可选出最低数，低数多表示病情属虚。c. 左右差数；即同一经左右相差的数值，如左右相差一倍以上，即表示该经有病。这种差数情况有时用于没有高数和低数的情况。用上述方法测定患者某经有病后，最后确定诊断，还应当根据临床辨证，进行综合分析，才能得到正确结论。此外，在正常情况下，手比足的导电量高些，头、面部比四肢的导电量也高些。

4）知热感度测定：知热感度测定是一种经络诊断方法，是用线香点火烘烤两侧十二井穴或背俞穴，测定其对热的敏感度并比较左右穴位的差别，进而分析左右不平衡和各经的虚实情况。

① 测定方法：让患者露出手足，寒冷时待手足温暖后再进行测定。足少阴井穴不便测定，改为足小趾甲内侧，称"内至阴"，测定十二井穴。井穴不便测定时可改用背俞穴。测定的操作方法：用右手持燃着的线香，左手握被测者的手指或足趾端，将线香上下移动，速度要均匀，每上下移动一次约 2 秒钟。在测定时按顺序进行，测定一经的左右穴，再测另一经。一般先手后足，从左至右。在测定时，以秒计算，以点到被测者觉得痛时为止，然后把每经测定的数值记录在表上。测定时一般采用特制线香，若用其他电热器，要求热度应稳定，不要过高或过低。测定时应与被测者说明，点到有热烫感时，就要告诉施术者。要注意热烫程度必须一致。

② 结果判定：左右井穴测定的数值相等或差别不大，即为无病。左右相差一倍或数倍以上，有时一侧全无热感，一侧非常敏感，就表示某一经有病。左右相比，数字高者为虚，数字低者为实。经络间相比，高于平均数者为虚，低于平均数者为实。

（3）注意事项

1）与患者做好沟通：让患者了解腧穴诊断方法及特点，让患者具有良好的心理状态，放松躯体，积极配合。医生自身也要秉着认真严肃的态度，心无旁骛，专心一意。在检查之前，一定准确定位检查的穴位，再进行压按、循触检查。在取穴过程中，根据穴位所在的部位，分别采取仰卧、正坐、俯首、平肩等姿势，便于操作顺利进行。

2）注意检查室内光线：要求检查室内的光线要明亮柔和，切忌在昏暗或有色的光线下检查，以免遗漏重要的线索或造成误判。

3）详细询问病史：使用经络腧穴诊断时会用手按压穴位，若用力过大会产生较大的刺激反应，故在施术检查穴位之前要详细了解患者的全身情况，以及其晕针史、孕育史，从而避免检查用力过度而产生晕针现象，或引起堕胎、流产等发生。

4）望诊前注意不要用手触按腧穴部位：应先望诊，再切诊，以免引起血管扩张而变色，或把阳性反应物擦掉。

5）取穴需准确：通过患者对循按穴位的反应来判断病证的方法是经络诊断的重要内容。取穴的准确与否关系到诊断的准确率。所以在检查之前，要认真定穴，然后进行按压、循触检查。当受检穴位局部出现红肿、瘢痕、溃疡、创伤等情况时，应改选其他穴位进行检查。

6）用力轻重适中，施力均匀：对穴位进行触摸、按压时，用力轻重适中，施力均匀，左右对比，反复审察，以免用力不当，轻重无度，影响检查的准确性。按穴位要注意发现穴位上是否有结节或条索状物，有无压痛或其他敏感反应，然后结合望、闻、问诊所得的资料综合分析判断疾病。

7）采用比较测量：由于穴位的阻抗或导电量测定值，常因所测部位、仪器和实验条件的不同而有很大出入，故皮肤电阻测定均采用比较法，即把穴位与周围非穴位的测值或把两侧同名穴位的测值进行比较，然后评价其差值的意义。

8）注意各种检查方法的适用范围：①肌张力检查法：用食指指腹轻轻触压，观察患者肌张力分高、中、低不同，适用于项肌检查。②滑动检查法：用指腹沿经络循行路线轻轻滑动，便于发现表层的阳性反应物，适用于四肢检查。③按揉检查法：用较重的滑动法，便于发现皮下组织的阳性反应物。④移动检查法：用拇指侧腹沿经络、穴位推察，适用于胸、背、腰部的诊断。要认真审察穴位的反应，正确评定压痛等级。

3. 临床运用

（1）腧穴望诊的临床意义

1）变色：腧穴部位出现点状或结状红晕、充血并有光泽者，多属实证、热证或急性病；苍白色或暗灰色、晦暗无光者，多属虚证、寒证或慢性病变。若边缘有红色光晕则多为慢性病的急性发作；紫斑说明气滞血瘀或热毒炽盛。皮肤片状干黄者，多属阴虚内燥。

2）变形：常见的变形有结节状隆起、凹陷、条索状隆起、皱褶等。一般来说，皮肤隆起、皱褶或皮肤增厚多见于脏腑疾病及某些器官肿瘤、肿大、结核、组织增生或慢性病。皮肤凹陷、塌陷则多见于正气虚损，精血亏耗之体。

3）丘疹：有类似鸡皮疙瘩样血疹、红色或白色丘疹，多见于湿热凝滞为患之疾病。

4）脱屑：多为糠皮样皮屑，不易擦去，多与阴虚内燥证有关。

（2）腧穴切诊的临床意义

1）体表穴位压痛：体表压痛的表现形式大致有以下4种。

①皮肤痛：患者主诉有疼痛症状，并能指出哪里最明显。一般来说，其疼痛范围较大，常因肌肉纤维组织炎、关节炎或外伤性疾病引起等。

②动痛点：患者常主诉其疼痛或不适是在做某动作或姿势时疼痛最明显。这种"动痛点"常由于软组织损伤引起。

③穴位压痛：患者没有疼痛的主诉，在检查穴位时才能发现穴位存在着客观压痛反应。这种穴位压痛反应就是内脏病变引起的体表"穴位病理信息"反应，也是穴位诊断的主要依据。

④穴位快点：所谓穴位快点反应，是指当检查到穴位快点反应时，患者往往是长出一口气，立即感到全身轻松，有舒适感。这种穴位快点反应，常常是由于功能性疾病所引起的。

2）穴位阳性反应物：穴位阳性反应物，是指在穴位上出现人可以摸得到的"物体"，如梭状形粗条索、细条索、扁圆形结节等。不同部位的阳性反应物，提示着不同的病证。

梭状形粗条索阳性反应物出现表示急性病，也表示中医的"实证"。扁圆形和细条索阳性反应物的出现表示慢性病，也表示中医的"虚证"。穴位处肌张力增强，如关元穴肌张力正常表示元气足，体质好；肌张力低，提示元气不足，体质弱。在同一个穴位上出现不同形状的反应物时，则提示不同的疾病。如肺俞穴出现梭形结节，提示肺炎，实证；出现条索则提示慢性气管炎；如果出现扁平或椭圆形结节，则提示肺结核。

（3）穴位病理改变与疾病

1）头项部：天柱和完骨穴出现硬结或压痛，多为高血压、偏头痛、眼鼻咽喉及甲状腺疾病。百会出现压痛并有鼓起感时多为高血压，而睡眠不足、神经衰弱、脑萎缩及脑软化等病证时，百会穴指压有软而下陷的感觉。副鼻窦炎时囟会和上星有压痛，鼻窦炎在迎香穴处有压痛。偏头痛和癫痫患者的左侧正营或通天穴有压痛。

2）脊椎：脊椎上出现自觉痛或压痛时，如果怀疑骨疽，应首先在头顶部的百会压诊，如百会也出现明显的压痛时，则在百会穴施针或施灸，针灸后，脊椎上的压痛消失或减半时，则可排除骨疽的诊断，而多数为神经衰弱或脑过度兴奋所致。

3）胸部：俞府穴在锁骨下，正中线旁开2寸，在肺结核、气管炎、哮喘、扁桃体炎、咽喉炎、甲状腺病时，患侧穴位出现压痛。第2肋间的神藏穴，在高血压伴有大动脉炎，以及心脏神经症、心动过速时，有压痛出现。中府压痛常可作为哮喘的诊断依据。膻中有压痛，一般见于抑郁症，情绪变动较剧烈，以及冠状动脉粥样硬化性心脏病等疾病。乳根压痛，特别是左侧，提示有心脏疾病的可能。期门部的压痛，右侧多见于肝胆疾患，而左侧则多见于胃和胰脏病变。

4）腹部：中脘穴在胃病患者常出现压痛，实证者穴位肌肉硬而压痛明显，虚证多为钝痛，而且压痛多出现在穴位的深层。胃炎，胃酸过多时，不容穴出现压痛。而右侧不容压痛，常提示患者有胆石症或幽门部溃疡。梁门的压痛以胃病多见，一般胆石症右侧有压痛，糖尿病则左侧梁门出现压痛。肓俞有压痛时，患者可能患肾病、糖尿病或急性肠炎。神经症的患者，左侧肓俞压痛有胃肠疾病及子宫疾病。痛经的患者大巨穴压痛明显。大赫压痛，一般见于膀胱、尿道疾病。

5）背腰部：扁桃体炎及肠炎时，在大杼和脊椎之间有压痛。天宗压痛右侧为肝脏疾病，左侧为心脏疾病。胃酸过多和食管狭窄时，至阳和膈俞有压痛。胃痉挛时，胃仓穴压痛最明显。胃溃疡时，脾俞、胃俞及膈俞部出现压痛。坐骨神经痛，次髎有压痛并向下肢放射，患侧的大肠俞也出现明显压痛。痔疾者中髎压痛最显著，其次是次髎和阳关穴。

6）四肢：心脏病患者郄门部有压痛，如合并少海穴也出现压痛，多提示患者有冠状动脉粥样硬化性心脏病。仅出现少海压痛，常见于耳鸣、鼻窦炎等症。孔最穴压痛多见于痔疾。外丘或阳交压痛，常见于胸膜炎的患者。胃肠疾病在足三里和地机处有反应点。阑尾炎在足三里下有压痛，胆囊炎及胆石症则在阳陵泉下有压痛出现。胆石症在足临泣处压痛反应剧烈。

（二）原穴诊法

原穴是脏腑原气经过和留止的部位。十二经脉在腕、踝关节附近各有一个原穴，合为十二原穴。阴经的原穴即本经五输穴的输穴，阳经则于输穴之外另有原穴。"原"为本源、原气之意，原气导于肾间动气，是人体生命活动的原动力，通过三焦经运行于五脏六腑，为十二经的根本并流注，汇聚于十二穴。因此，脏腑发生病变时必然相应地反映在原穴上。

1. 原理 原穴是人体原气（即元气）作用集中反应的地方，脏腑、经脉病变在原穴反应也较敏感。原穴多分布在腕踝关节附近，如太渊（肺）、神门（心）、大陵（心包）、太白（脾）、太冲（肝）、太溪（肾）、合谷（大肠）、腕骨（小肠）、阳池（三焦）、冲阳（胃）、丘墟（胆）、京骨（膀胱）。原穴多用于检测或治疗脏腑有关病证。《灵枢·九针十二原》："五脏有疾，当取之十二原。十二原者，五脏之所以禀三百六十五节气味也。"《灵枢·顺气一日分为四时》："原独不应五时，以经合之，以应其数。"原穴在临床上可以治疗各自所属脏腑病变，也可以根据原穴的反应变化推测经络脏腑功能的盛衰。《黄帝内经》

中明确提及原穴可反映脏腑问题。《灵枢·九针十二原》曰："五脏有疾也，应出十二原，十二原各有所出，明知其原，睹其应，而知五脏之害矣。"其中"睹其应，而知五脏之害矣"，即通过观察十二原穴的反应而诊察五脏之疾。

脏腑原气经过和流注的穴位可反应体内五脏六腑的变化，且易于诱发循经感传，导电量较平稳。原穴为人体特殊作用的特定穴之一，有良好的本经代表性，可以反映本经及相关脏腑经络的状况，已被证实具有低电阻、高导电量、高振声及较周围部位更易反映出体内变化。

2. 方法 对原穴进行望诊及触诊，方法同前。使用穴位探测仪分别探测左右两侧的原穴电阻值或电位值，比较左右是否平衡，比较各经原穴测定值有无过高或过低值。

3. 临床运用 诊察十二原穴，可了解脉气的盛衰，推断脏腑的疾病。如心肌炎的患者常在大陵穴处有明显压痛，肾小球肾炎与肾盂肾炎的患者则可在太溪穴处出现压痛，依据压痛、局部形态改变及电阻值或电位值的改变就可以对病位及病性做出推断。络穴是络脉在本经分出部位的腧穴，常可配合原穴诊察疾病（表5-3）。

表 5-3 原穴与络穴的阳性反应及主病表

经脉	原穴	络穴	阳性反应	主病
肺经	太渊	列缺	压痛或敏感或伴条索	咳嗽、气喘、咯血、胸痛
大肠经	合谷	偏历	压痛或敏感或伴条索	头面痛、齿痛、咽痛、颊肿
胃经	冲阳	丰隆	压痛或敏感或伴条索	头痛、齿龈痛、癫狂、热病
脾经	太白	公孙	压痛或敏感	腹痛、泄泻、痢疾
心经	神门	通里	压痛或敏感	心痛、低血压、心动过速
小肠经	腕骨	支正	压痛或敏感	头痛、耳鸣、耳聋、项强、手腕痛
膀胱经	京骨	飞扬	压痛或敏感	头痛、目眩、腰痛、痔
肾经	太溪	大钟	压痛或敏感，伴结节或条索	急性肾炎、咽痛、气喘
心包经	大陵	内关	压痛或敏感	心绞痛、心肌炎
三焦经	阳池	外关	压痛或敏感	热病、偏头痛、耳鸣、耳聋
胆经	丘墟	光明	压痛伴条索或结节	胆囊疾病、目疾
肝经	太冲	蠡沟	压痛或敏感	肝脏疾病、肝炎、肝硬化、高血压
督脉		长强	压痛或敏感	痔、痢疾、泄泻、腰脊痛
任脉		鸠尾	压痛或敏感	心胸疾病、焦虑
脾之大络		大包	压痛或敏感	胸痛、关节痛

（三）俞募穴诊法

俞募穴，是五脏六腑之气聚集输注于胸背部的特定穴。"俞"，有转输、输注之义。脏腑之气输注于背腰部的腧穴，称为"背俞穴"，又称为"俞穴"。背俞穴全部分布于背部足太阳膀胱经第一侧线，即后正中线旁开1.5寸，其上下排列与脏腑位置的高低基本一致。背俞穴主要依据接近某脏腑的部位来命名，如肺俞、心俞等。"募"，有聚集、汇合之义。脏腑之气汇聚于胸腹部的腧穴，称为"募穴"，又称为"腹募穴"。募穴均位于胸腹部有关经脉上，其位置与其相关脏腑所处部位相近。募穴不一定分布在脏腑所属经脉上，分布于任脉者为单穴，分布于其他经脉者一名二穴。

1. 原理 俞募穴是脏腑之气所输注、结聚的部位，最能反映脏腑功能的盛衰，故可用于诊治相应脏腑的疾病。俞、募穴局部出现的各种异常反应，如敏感、压痛、结节、凹陷、出血点、丘疹及温度、电阻变化等，常被用来诊察相应的脏腑病症。如肺癌患者肺俞穴常有压痛，气管炎患者膻中穴多有压痛，肾俞穴出现结节、压痛者，常可辅助诊断泌尿系统疾病。

2. 方法 对俞募穴进行望诊及触诊，方法同前。使用穴位探测仪分别探测左右两侧的俞募穴电阻值或电位值，比较左右是否平衡，比较各经俞募穴测定值有无过高或过低值。

3. 临床运用 从俞募穴的主治范围来看，它主要用于反映脏腑的病理变化。为了做到辨证准、取穴精、见效快，在临床具体运用时，应根据患者的病情，初步认清某脏或某腑病证，再进行俞募诊察或结合"经穴触诊"，找出俞募穴体表的异常反应，大致有以下两种情况：一是诊察俞募穴位都有阳性反应，如压痛、硬结、肌肉紧张等；二是募穴部位有症状，俞穴部位有隐痛或压痛，或俞穴部位有症状，募穴部有压痛。由于俞募穴与各自所属的脏腑有着横向的密切联系，因此当脏腑发生病变时，常在其相应的俞募穴上出现压痛、过敏、组织板硬、凹陷、隆凸、变色、丘疹、结节状或条索状物、皮肤电阻降低、导电量增高等阳性反应，临床上常可据此异常反应诊断疾病（表5-4）。俞穴出现的结节形状不同，其所主之病亦不一样。如肾俞有条索状结节，压痛敏感者，一般是阳痿、头晕、头痛、耳鸣之症；梭状结节兼有明显压痛者，多为血尿、尿痛、浮肿之症；局部皮肤隆起有如卵形结节伴有压痛者，是肾虚有瘀，见耳鸣、头痛等。一般来说，在肺俞穴摸到结节，或在中府穴有压痛，提示肺病；在肝俞或期门穴有压痛，提示肝病。若腹痛，指压双侧胆俞穴而剧烈腹痛缓解，可能是蛔厥；胃脘痛，亦可在胃俞、中脘上找到阳性反应点。

表 5-4 背俞穴与募穴触诊的阳性反应及主病表

俞穴	募穴	阳性反应	主病
肺俞	中府	条索状结节，伴压痛 链珠样结节，伴压痛	咳嗽、气急、哮喘、胸痛 肺结核、硅肺、肺癌
心俞	巨阙	梭状结节，伴显著压痛 压痛敏感，伴皮肤凹陷	上肢内侧疼痛、心悸怔忡 风心病、心绞痛、健忘、纳呆
肾俞	京门	扁平结节，伴压痛敏感 梭状结节，伴压痛	阳痿、腰痛、耳鸣、月经不调 尿血、水肿、肾炎、肾结核

续表

俞穴	募穴	阳性反应	主病
肝俞	期门	条索状结节，伴明显压痛 圆形结节，伴压痛明显 梭形结节，伴压痛明显 气泡样结节或皮肤凹陷	眩晕、失眠、烦躁易怒、慢性肝炎 失眠 肝炎、胆囊炎、胆道蛔虫、肝癌
脾俞	章门	按之松软如棉或皮肤凹陷 条索状结节，伴压痛 链珠样结节，伴显著压痛	脾虚证、四肢无力 消化不良、胃下垂 下肢内侧红肿疼痛、胰腺炎
大肠俞	天枢	圆形结节，伴压痛敏感 索状结节，伴压痛	便秘、牙痛、腹痛 急性肠炎、阑尾炎、肠痉挛
小肠俞	关元	扁平或条索状结节，伴压痛 椭圆状结节，伴压痛	不孕症、子宫下垂、月经不调 头痛、项强、耳鸣、眼病
胆俞	日月	梭状结节，伴明显压痛 条索状或圆形结节，伴压痛	黄疸、胆石症、急性胆囊炎 慢性胆囊炎、偏头痛、下肢外侧疼痛
胃俞	中脘	条索状结节，伴压痛 梭状结节，压痛明显	胃溃疡、慢性胃炎 呕吐、厌食、关节红肿
膀胱俞	中极	椭圆形结节且皮肤松软 梭状结节，伴压痛明显 条索状结节，伴压痛	遗尿 尿频急、腰痛、下肢痛 带下、闭经、遗精、腰痛

（四）特异穴诊法

1. 肿瘤诊察法 此法为盖国才教授报告，主要有 2 个穴位，一是"新大郄穴"，该穴位于大腿后侧承扶穴与委中穴连线的中点，外开 5 分、下 5 分（同身寸）处；另一对反映全身良性肿瘤信息的穴位命名为"新内郄穴"，位于承扶穴与委中穴连线的中点，内开 5 分、下 5 分（同身寸）处。拇指按在穴位上有压痛者即为身体某处癌变，如果该穴有结节则提示肿瘤已经形成。

若新大郄穴检查时，刺痛明显，有像米粒样的结节，同时伴有肌肉松弛，弹性较差则提示可能是癌症晚期。新内郄穴有压痛，提示可能是良性肿瘤；如果有刺痛，提示气滞。穴位压痛一般分为 4 级，一般压痛为"＋"，明显压痛为"＋＋"，皱眉呼痛为"＋＋＋"，疼痛拒按者为"＋＋＋＋"。正常时：新大郄穴与新内郄穴均出现阴性反应（包括穴位压痛及阳性反应物）。新内郄穴一侧穴位呈现病理信息反应，出现压痛或结节，则可诊断患者为良性肿瘤。新大郄穴一侧穴位病理信息反应，压痛在"＋＋"符号以上，或出现结节，则可诊断患者为恶性肿瘤。新内郄穴与新大郄穴：两组穴位均出现阳性反应时，则可诊断为交界瘤（良性恶变）。凡是定性穴出现阳性结果时，无论是良性瘤还是恶性瘤，都必须根据穴位诊断原则做进一步检查，做出明确的部位和性质的诊断。

新大郄穴出现压痛时，只能说明患者有癌症，但还不能做出定位诊断，只有配合背俞穴才能做出定位诊断。如新大郄穴配胃脘下俞诊断食管癌，配肺俞诊断肺癌，配肝俞诊断肝癌，配中脘、承满诊断胃癌，配胃脘下俞、地机诊断胰腺癌，配生殖点诊断前列腺癌，配次髎、带脉诊断子宫癌，配天枢、大肠俞诊断直肠癌等。

2. 奇穴诊病　经外奇穴是指不归属于十四经，但具有一定名称、固定位置和一定主治作用的腧穴，简称奇穴。经外奇穴一般都是在阿是穴的基础上发展来的，其中部分穴位如膏肓俞、厥阴俞等，后来还补充到十四经穴中，可见经外奇穴本身又是经穴发展的来源。奇穴与脏腑有密切联系，可反映脏腑病变，如阑尾点（足三里下 2 寸）有压痛，提示阑尾炎；胆囊点（阳陵泉下一横指）有压痛，提示有胆囊炎或胆道结石的可能。肝炎点（内踝上 1.8 寸）有压痛，提示有肝功能异常的可能。结核穴（大椎旁开 3.5 寸）有压痛，提示应注意排除肺结核的可能。子宫点（中极旁开 3 寸）有压痛，提示有月经不调或子宫肌瘤的可能。溃疡点（胃仓旁开 2 寸）有压痛，提示有胃、十二指肠溃疡的可能。

各系统常见疾病的病理反应穴位及各经脉郄穴阳性反应的常见疾病见下表（表 5-5、表 5-6）。

表 5-5　各系统常见疾病的病理反应穴位表

系统	疾病名称	病理反应的穴位	
呼吸系统	支气管炎	肺俞	库房
	支气管哮喘	肺俞	气户
	支气管扩张	肺俞	膺窗
	肺气肿	肺俞	痰喘
	肺结核	肺俞	结核穴
	肺门淋巴结核	肺俞	玉堂
	肺癌	肺俞	新大郄
消化系统	胃炎	中脘	左承满
	胃溃疡	中脘	右溃疡点
	胃癌	中脘　新大郄	左承满
	十二指肠溃疡	中脘　右溃疡点	右梁门
	急性胰腺炎	胃脘下俞	地机
	（压痛需在"＋＋＋"以上才有诊断意义）		
	阑尾炎	天枢	阑尾穴
肝胆系统	肝炎	肝俞	肝炎点
	肝癌	肝俞	新大郄
	急性胆囊炎	胆俞	胆囊点
	胆石症	胆囊点	足临泣

续表

系统	疾病名称	病理反应的穴位	
	心肌炎	神堂	大陵
	心内膜炎	神堂	督俞
心血管系统	心包炎	神堂	譩譆
	冠心病	神堂	灵道
	心肌梗死	神堂	极泉
	肾炎	肾俞	太溪
	肾盂肾炎	肾俞	子宫穴
	肾盂结石	足临泣	子宫穴
	输尿管结石	足临泣	肓俞
	输尿管炎	肾俞	肓俞
泌尿生殖系统	膀胱炎	肾俞	大巨
	膀胱结石	足临泣	大巨
	子宫内膜炎	次髎	带脉
	盆腔炎	次髎	三阴交
	子宫癌	次髎	新大郄
	卵巢囊肿	次髎	积聚块

表 5-6　各经脉郄穴阳性反应的常见疾病表

经脉	郄穴	阳性反应	主病
肺经	孔最	大型结节	气管炎、支气管炎、哮喘、肺炎、肺结核、咯血、胸痛、盗汗、皮肤病
大肠经	温溜	1～2个大结节	肠炎、腹泻、便秘、腰痛、痔
心经	阴郄	硬胀并有条索	心慌、心跳、心律失常、心悸、贫血、癔病、神经衰弱
小肠经	养老	细条索	小腹胀痛、疝气、阑尾炎、不孕、遗精、腰痛、坐骨神经痛
心包经	郄门	连串结节	心脏病、心动过速、神经衰弱、多梦、失眠、头痛、胸闷、癫痫
三焦经	会宗	肌肉硬胀或结节	小便不利、泄泻、腹痛、水肿、腹水、腰痛、遗尿、耳鸣、耳聋、妇科病
胆经	外丘	连串结节	胆囊炎、胆石症、胆道感染、肝炎、偏头痛、胃痛、关节炎、坐骨神经痛
肝经	中都	大小或连串结节	胁痛、肝病、眩晕、呕吐、肝炎、神经衰弱、月经不调、目疾

续表

经脉	郄穴	阳性反应	主病
阴维脉	筑宾	条索状结节	情志病、生殖系统病、癫狂、疝痛
阳维脉	阳交	硬胀结节	热狂、癫痫、痹证、运动系统疾病
阴跷脉	交信	硬胀结节伴压痛	妇科病、泄泻、大便难、睾丸胀痛
阳跷脉	跗阳	连串结节	失眠、腰痛、脚气、头痛

(五) 耳穴诊法

耳穴诊法简称耳诊，是根据耳郭穴位上出现的异常反应进行辅助诊断的一种方法。实践证明，当躯体或内脏有病时，往往会在耳郭的相应部位出现色泽、形态的异常变化，以及压痛敏感、皮肤低电阻等改变。近 30 年来，我国在挖掘古代耳诊经验的基础上，吸收借鉴了国外的一些耳诊研究成果，逐步形成了我国耳穴诊断的学术体系。耳诊的方法主要有望诊法、触诊压痛法及电测定法。望诊法就是直接通过肉眼或借助于放大镜，在自然光线下查找与躯体、内脏有关的耳郭相应部位所出现的"阳性反应物"，包括变形、丘疹、瘢痕、血管充盈、脱屑、油脂等色泽形态的改变，并加以分析，从而对疾病做出判断。触诊压痛法是用探棒按压耳穴，寻找最为敏感的压痛点，或用手指触摸耳郭以检查有无结节、条索、增厚等现象及耳郭的弹性情况，并根据这些反应来诊断疾病，临床上多用于急性炎症及痛证的探查及鉴别诊断。电测定法是根据与疾病有关的耳穴电阻较低、与疾病无关的耳穴电阻较高的原理，用各种耳穴探测仪进行探测诊病。此外，现代还常采用耳穴染色诊断法，它可以使与疾病有关的耳穴染色，而周围皮肤和无关耳穴不着色或不集中染色。耳穴诊断具有独特的优势，安全可靠，无痛苦、无伤害、无不良反应，现已作为百余种病症的辅助诊断方法。从目前的发展水平看，它在疾病的定位诊断上可为临床提供一定的参考依据，但在定性诊断方面尚有不足，最后的诊断还应结合各种临床检验综合分析确定。

(一) 原理

耳是人体重要的信息接收站，前人称之为"采听宫"。耳是人体信息的窗口，也是人体脏腑重要的外相。耳为人体宗脉之所聚，故《灵枢·口问》说"耳者，宗脉之所聚也"。脏腑经络的病理尤可反映于耳，通过耳可以较早预报体内疾病，通过耳相可以窥测内脏的疾病。耳部是人体信息输出输入最强和最集中的地方之一，人体各脏器、各部位于耳部皆有集中反应点，故耳具有重要的预测疾病的意义。据有关报告，在疾病诊断中，耳诊的准确率为 70% 左右。

1. 耳与经络　《灵枢·邪气脏腑病形》曰："十二经脉，三百六十五络，其血气皆上于面而走空窍，其精阳气上走于目而为睛，其别气走于耳为听。"说明经络与耳的关系是十分密切的。其中直接循环耳部的经络有足阳明胃经"上耳前"；手太阳小肠经"其支者……却入耳中"；足太阳膀胱经"其支者……从巅至耳上角"；手少阳三焦经"其支者……上项，系耳系，直上出耳上角……其支者，从耳后入耳中，走出耳前"。因此，胃、膀胱、三焦、胆经，其经气皆直通于耳，其病候也皆反映于耳。如手少阳三焦经"是动则病，耳聋，浑浑焞焞，嗌肿喉痹。是主气所生病者……耳后肩臑肘臂外皆痛"。在十五络脉中，手太阴之络会于耳中，因此手太阴肺经与耳也有经络联系基础。经气间接影响耳的经络有六阴经别，借其阳经通路上达于耳。此外，阴跷、阳跷其经气也上通于耳。《灵枢·口问》曰"耳者，宗脉所聚也"，即是对耳与经络关系的总括。

2. 耳与脏腑　耳与肾、心的关系最为密切。耳为肾之窍，故耳为肾之外候。肾藏精，精充耳始能听，故《灵枢·脉度》曰"肾气通于耳，肾和则耳能闻五音矣"。《素问·金匮真言论》曰："心开窍于耳，藏精于心。"杨上善《黄帝内经太素》指出心开窍于耳，是因"肾者水也，心者火也，水火相济，心气通耳，故以窍言之，即心以耳为窍。"唐代医家孙思邈也提出了"心之窍寄见于耳"的观点，从而使"君主之官"的心与耳密切相关的理论得到阐发，这一认识被后世所接受。清代《厘正按摩要术》一书则提出耳背分属五脏的理论。此外，肝藏血，耳受血始能听。心主血，肺生气，心肺合司宗气，肺朝百脉，宗气上置于耳，耳方能闻。脾胃为升降之中枢，脾胃升降有序，清阳之气上达贯耳，耳方能聪。因此，耳不仅为肾窍、心窍，同样亦为肝窍、肺窍、脾窍。耳虽为人体的一小部分，不过占人体总面积的百分之一而已，然而却具有对全身脏器预报的全息作用，就是耳通过经络系统与内脏有着纵深联系的缘故。

（二）方法

目前，耳诊也由以前的单一耳穴望诊法，发展到了包括耳穴望诊法、耳穴触诊法、耳穴压痕法、耳穴电测定法、耳穴染色法、耳痛原因分析法、耳穴知热感度测定法、耳温测定法、耳穴压痛法、耳心反射法等多种方法，并在临床中得到了广泛应用。现将目前临床常用的几种方法介绍如下。

1. 望诊法　望诊法是通过观察耳郭皮肤上出现的变色、变形、丘疹、血管变化、脱屑等阳性改变，并依据其所出现的耳穴部位对疾病做出诊断的方法。变色反应约占阳性物出现率的40%，分为红色反应、白色反应和灰色反应。灰色反应多见于陈旧性疾病和肿瘤，白色反应属慢性疾病，点白边缘红晕属慢性疾病急性发作，红色反应常见于急性病症，淡红或暗红色常见于疾病的恢复期或病史较长的慢性疾病。变形反应约占阳性反应物出现率的20%，常见于慢性器质性疾病、可出现结节状、链球状、条索状、凹陷、皱褶等改变。丘疹反应约占阳性反应物出现率的15%，常见于急性或慢性器质性疾病、过敏性疾病、皮肤病等，以点状丘疹和水泡样丘疹较为常见。血管变化约占阳性反应物出现率的15%，血管变化常见于心血管疾病、脑血管疾病、急性炎症性疾病、急性出血性疾病等。常见的耳穴血管变化有血管充盈，扩张或网状、条索状、海星状、环球状、弧状、蝌蚪状或鼓槌状等。脱屑反应约占阳性反应物出现率的10%，常见于皮肤病、吸收功能低下、带下及内分泌失调等疾病，多为白色糠皮或鳞状，不易擦去。

2. 触摸法　触摸法是用手指指腹、探笔、探棒进行探触探压耳穴的形态改变，以诊断疾病的方法。该法适用于单纯检查身体各部位有无病变，各种慢性病的定位和定性诊断。复诊患者多用此法进行复查。此法主要观察耳穴形态有无凹陷、软骨增生，软组织隆起、结节、条索、水肿等。操作时用右手拇指指腹放于被测耳穴上，食指指腹衬于耳背相对部位，两指腹互相配合触摸耳穴形态变化。触摸顺序：耳垂→对耳屏→耳舟→对耳轮→耳甲→耳轮→耳背。触摸耳轮内侧缘、耳甲腔、耳甲艇和检查肝、胆、胃、胰、胆道、十二指肠区时，常用中指配合将触摸部位从耳背顶起，以辨别阳性反应点、范围大小及软硬度。亦可用耳穴探测仪的探笔或探棒在耳郭各区进行划动，以先上后下、先内后外，先右后左的顺序，按耳郭解剖部位进行探触，寻找阳性反应点。在系统探触的基础上，右耳以触摸和探压肝、胆、胃、十二指肠、阑尾穴为主；左耳以触摸和探压胰、心、脾、肺、大、小肠穴位为主，记录探触的各阳性反应点。

3. 耳穴压痛法　耳穴压痛法是用探笔、探棒等金属，或非金属棒状物按压耳穴，以寻找耳郭各区压痛敏感点进行诊断的一种方法。

4. 耳穴探触法　耳穴探触法是用探笔或探棒进行探触、按压耳穴，通过了解耳穴形态改变以诊断疾病的一种方法。

（1）观察内容：观察耳穴形态有无凹陷、隆起、水肿等变化，以及探压耳穴后有无压痕、压痕深浅和压痕凹陷恢复平坦的时间等。

（2）诊断方法

1）运用耳穴探触法检查时，要注意检查之前不要擦洗、揉搓耳郭，以免出现假阳性反应。

2）划动法所用之探笔头面积大小要适中，一般以 2mm×2mm 为宜。笔头过尖细，易造成假阳性反应。

3）用耳穴电测探笔进行探触时，要注意耳穴皮肤方面的改变，在探笔划动中有无异常感觉，如敏感压痛、形态改变、有无压痕等。

4）探测耳穴时，要注意探笔按压之方向，注意耳穴在耳郭上有向轮性、低凹性的分布特点。

5）在耳穴探测中，对无颜色改变而有形态变化的耳穴也应注意，因为无颜色而有形态改变的耳穴常提示慢性病或既往病史。

5. 耳穴电测法　耳穴电测法是应用仪器测定耳穴的皮肤电阻，并以电阻降低的部位作为躯体内脏疾病诊断的参考点及治疗取穴依据的一种方法。用于测定耳穴皮肤电阻的仪器多称为耳穴探测仪，其显示疾病的方式很多，如声响式、灯光式、仪表指示式、电脑显示式等，多用于定位和定性诊断。耳穴电测仪的诊断原理是借耳通过神经、体液、经络等联系，系统反映出人体全部信息，包括机体健康状况、病变情况，通过异常低电阻信息转化为声、光及计算机数据的转换方式显示出来，借此来诊断疾病。

耳穴电测仪操作方法如下。

（1）将探测电极插头插入探测插口内，检查者手持探测电极的探笔，患者手持手握电极，打开开关，先将灵敏度调至最低位置，然后将手握电极及探测电极的探笔形成短路，当电测仪发出声响则表示仪器工作正常，可开始进行耳穴检查。

（2）调整电阻值。在探测耳穴前，必须调整仪器灵敏度，使之与被测者的基础电阻值相符。

（3）调整的方法。打开电位器开关，把探测电极置于上耳根穴上，慢慢地调整电位器，探测仪发出微弱的声响反应，此时的电阻值称该患者的基础电阻值。以此为标准进行耳穴电测，反应强于此标准的敏感点，为阳性敏感点。探测穴位要注意声响出现的速度、音量的强弱和音调的改变，特别是音调（频率）的变化，对判断阳性反应点和强阳性反应点有重要意义。耳穴电阻值高，仪器的振荡频率快、音调高、音量强；耳穴电阻值低，仪器的振荡频率慢、音调低、音量弱。

（4）探测方法：探测方法有点压法和线形划动法。

1）点压法：多用于临床鉴别诊断、复诊患者和治疗前取穴。用探棒或耳穴电测仪的探笔在某一穴及与其邻近的相关联的穴位进行点压，寻找敏感的良导点，当探查到某一穴阳性反应时，要把和这个阳性反应相关的并可构成诊断疾病的有关耳穴全部探测，注意各部位疼痛反应程度，区分反应点的真伪。

2）线形划动法：即全身系统探测法，多用于初诊患者、普查和系统检查身体各部位的病变，并了解既往史，按系统进行探测。

按解剖部位探测：三角窝→耳甲窝→耳轮脚周围→耳甲腔→对耳屏→屏间切迹→耳屏→耳垂→对耳轮→对耳轮上脚→对耳轮下脚→耳舟→耳轮→耳背。

按疾病系统探测：测血压→妇科及生殖系统→泌尿系统→肝、胆、胰系统→胃肠系统→心、血管及呼吸系统→神经系统→颜面及五官、鼻、咽喉→运动系统（躯干及四肢）。

两侧耳郭分别探测：先右耳后左耳，通常按人体解剖部位、脏器分布，右左耳有所侧重，右耳侧重于肝、胆、胆道、阑尾等部位，左耳侧重于胰、小肠、大肠、心、脾等部位。

（5）探测手法：探测时压力要均匀适中。过重时导电量增加，易出现假阳性反应点；过轻则易遗漏阳性反应点，并不易触及耳穴形态改变。探测各穴位停留的时间要一致，探测的速度要相同，要避免重复刺激同一穴位，以免出现假阳性反应。

（6）记录方法：正常穴位用"－"表示；弱阳性穴位以"±"表示；阳性穴位以"＋"表示；强阳性穴位以"＋＋"表示。由于婴儿、儿童耳郭皮肤细嫩，平均电阻值比成人低，故在耳穴电测中出现良导点均应注意鉴别分析。

（7）记录结束：仪器使用完毕后拔出探笔插头，关闭电源。

6. 耳穴染色法　耳穴染色法是使用染色液和相应的活体染色技术，使与疾病相关的耳穴着色的一种直观耳诊法。由于人体在发生疾病时，相应耳穴神经末梢感受器的兴奋性提高，代谢加快，皮肤角质层更新也快。耳郭各处角质层不均匀，角质层薄的耳穴处就容易染色。本法采用特别配制的染色液涂染在经过处理的耳郭上，然后使用脱色剂擦洗染色的部位，与患病脏腑相对应的耳穴不能被脱色剂洗去而呈紫色，此为着色阳性。依据阳性染色所在的部位判断患者情况，如早孕妇女可在子宫、食道、肾、肺等处出现染色。这种通过染色使耳郭有病理变化的穴位着色以诊断疾病的方法叫耳穴染色法。

（1）染色液配方：依来格黑 T 0.2g，龙胆紫 1g，苯胺 2mL，用 95% 或 99% 乙醇 98mL 充分搅匀，使之溶解后以备用。

（2）操作步骤

1）染色前不要摩擦、按压耳穴，以免出现假阳性反应；并用脱脂棉球少许填塞外耳道，以阻止染色液流入耳内。

2）用5％碳酸氢钠液清洗耳郭，以洗脱皮肤上皮脂等脂类物质。

3）用0.25％高锰酸钾液清洗耳郭，以还原去污。

4）用5％草酸液清洗耳郭，以还原去污。用清洁液去污必须彻底，尤其要注意三角窝、耳甲腔、耳甲艇等凹陷部位的清洗，用5％草酸液清洗时，以白净为度。

5）用蒸馏水清洗耳郭，擦干。

6）用棉球蘸饱染色液，在耳郭上均匀涂染2～3遍。染色时，用棉球蘸染色液，均匀连续地把耳郭涂抹2遍后，立即进行分化，其染色时间从开始涂抹染色液至开始分化约30秒钟。染色从内至外，即由耳甲腔、耳甲艇、三角窝、耳舟、对耳轮、耳轮、耳垂的顺序。

7）约30秒钟后，立即用95％的乙醇分化（即用棉球蘸乙醇轻轻冲洗），冲洗2～3次，以大部分皮肤出现本色为度。掌握好分化程度，分化程度以绝大部分皮肤显现本色为度。分化不足，则全耳呈紫色；分化不均匀，则易造成假染色区、点；分化太过，把应染的穴位色除去，出现假阳性不染色。分化的时机也要掌握好，若染色时间过长或染色液干后再分化，则出现假阳性，反之则敏感点得不到充分染色。分化时，不可用乙醇棉球硬擦，而是用蘸饱乙醇的棉球在轻压时所流下的乙醇冲洗。

8）立即用干棉球轻轻擦干，观察耳郭着色区。

9）记录着色阳性的紫色耳穴。

10）分析时注意排除假阳性，如耳部原有破损、色素痣，或染色时间过短，分化过度或不足等。

7. 其他方法　除上述常用耳穴诊断方法外，尚有日光反射法、耳-心反射诊断法、耳穴钾-酚酞电化学反应诊断法等。据称上述方法均有相当的准确性，也有研究的必要，如使用日光反射法诊断冠心病，确诊率可达95％，而对照组阳性反应物只有2.5％，但因资料不多，故在此不予详述。耳穴诊断方法的注意事项如下。

（1）探查时手法必须轻、慢、均匀。点压穴位时，密切观察受检者表情及对疼痛的耐受程度，有无耳穴触压异常感觉。点压到可疑的阳性痛点时，对邻近的耳穴区内要进行反复按压比较，忌用力过度。

（2）探笔或探棒头部要圆钝，避免因其过于尖锐而造成人为的痛点。探测时要注意探测极探笔大小及尖锐度，探极笔头一般为1.5～2mm，探极过细则影响导电量，易出现假阳性。

（3）少数患者耳郭上一时测不到压痛点，可用手指按摩一下该区域，而后再测；或者在对侧耳郭的反应区探查，如仍无压痛反应，可休息片刻再测。

（4）检测前一般不要擦洗、按摩耳穴，以免充血，出现假阳性。

（5）冬季从室外进入室内，患者需休息片刻再检查。

（6）从事露天作业阳光照射多的人，或耳郭油脂分泌多，或运动后出汗等，检查前可用生理盐水棉球擦洗耳郭，待休息片刻后再进行电测。若患者在探测时灵敏度很低，必要时将手握电极和患者手接触的部位用75％乙醇或生理盐水棉球擦拭，以提高灵敏度。

（7）进行耳穴染色时，染色液 3～4 个月要更换一次。染色液含有少量有毒物质，不能入口，避免涂抹在黏膜上。

（三）常用耳穴

1. 神门

位置：在三角窝前 1/3 的上部，即三角窝 4 区。

意义：阳性反应多提示机体患有神经衰弱或疼痛性疾病。

2. 枕

位置：在对耳屏外侧面的后部，即对耳屏 3 区。

意义：①隆起，多提示后头痛。②阳性反应并见凹陷或低平红润，多提示头晕。

3. 额

位置：在对耳屏外侧面的前部，即对耳屏 1 区。

意义：①圆形或条状隆起，多提示前头痛。②如与顶、枕穴同时出现阳性反应并有不规则隆起，多提示全头痛、头昏和头胀。

4. 颞

位置：在对耳屏外侧面的中部，即对耳屏 2 区。

意义：①双耳颞穴阳性反应，多提示双侧头痛；单侧颞穴阳性反应并可见片状隆起，触及条片状质硬隆起，多提示偏头痛。②若与额、顶、枕等穴同时隆起，电测反应阳性，多提示全头痛。

5. 皮质下

位置：在对耳屏内侧面，即对耳屏 4 区。

意义：对鉴别诊断消化系统、心血管系统、神经系统疾病有一定参考意义。

6. 神经衰弱区

位置：颈椎与枕顶两穴之间。

意义：电反应阳性，触之凹陷，为神经衰弱，提示存在失眠症状。

7. 顶

位置：枕穴垂直向下 0.15cm 处。

意义：顶区片状隆起，电测阳性反应多提示颠顶痛。

8. 内分泌

位置：在屏间切际内，耳甲腔的前下部，即耳甲 18 区。

意义：本穴阳性反应提示可能有泌尿生殖系统疾病，如肾炎、月经失调、性功能低下等，对肿瘤诊断有参考意义。

9. 胰胆

位置：在耳甲艇的后上部，即耳甲 11 区。

意义：对胰腺炎、糖尿病的诊断有参考价值。

10. 卵巢

位置：屏间切迹外缘与耳屏内侧缘之间。

意义：①本穴阳性反应，提示患侧卵巢疾病。②本穴隆起、肿胀、触之有条索，多提示患侧卵巢囊肿。

11. 睾丸

位置：在对耳屏内侧面，腮腺后 0.2cm 处。

意义：①本穴阳性反应，多提示睾丸病变。②若本穴与内生殖器、盆腔、肾、内分泌有关的穴位反应阳性，多提示阳痿、性功能减退。

12. 前列腺（艇角）

位置：在对耳轮下脚下方前部，即耳甲 8 区。

意义：①男性本穴阳性，提示前列腺炎。②女性本穴与尿道穴阳性，提示尿路感染。

13. 升压点

位置：屏间切迹外下方。

意义：判断血压高低值的参考点，是诊断低血压的特定点。

14. 降压点（角窝上）

位置：三角窝内的前上角。

意义：判断血压高低值的参考点，是诊断高血压的特定点。

15. 肝炎点

位置：降压点与盆腔穴连线的中、上 1/3 交界处。

意义：判断肝功能有无变化的主要参考穴。

16. 腹胀区

位置：在肾、输尿管、膀胱、十二指肠、小肠、阑尾、大肠穴区处。

意义：若本区呈阳性反应，视诊为色泽光亮、呈现大片状充血隆起肿胀，触之有压痕，多提示腹胀，可能与肝胃不和、肝脾不和、脾虚不运有关。

17. 风溪（过敏区、荨麻疹区）

位置：在耳轮结节前方，指区与腕区之间，即耳舟 1 区、2 区交界处。

意义：①穴呈片状充血红润，提示急性荨麻疹或过敏反应。②本穴电测阳性，色白，凹陷性水肿，提示慢性过敏性疾病或某种食物、药物及气味过敏。

18. 晕点（晕区）

位置：对耳屏外侧面外上方，在缘中与枕两穴之间取一点，此点与缘中，脑干之间即晕点。

意义：本穴有条片状充血红润凹陷时，多提示头晕。

19. 风湿线

位置：指、锁骨两穴的连线为风湿线。

意义：电测呈阳性反应时，提示风湿病。

20. 便秘点

位置：与坐骨神经、交感神经呈等边三角形的对耳轮下脚的上缘处。

意义：本点触及条索，多提示便秘。

21. 心脏点（降率穴）

位置：在耳甲腔正中凹陷处，即耳甲 15 区。

意义：若本穴呈阳性反应，心区下方 1/4 处可触及条索，同时心、心血管皮质下区均呈阳性反应时，提示心动过速。

22. 平喘

位置：腮腺穴向外下 0.2cm 处。

意义：①本穴与支气管、风溪穴电测阳性反应，提示为哮喘。②本穴阴性，支气管穴阳性，则提示支天气管炎或支气管扩张。

23. 肾炎点

位置：肩关节、锁骨两穴外缘中点。

意义：本穴阳性反应伴有刺痛，同时过敏区、内分泌均呈阳性反应者，多为肾小球肾炎。

24. 结核点

位置：心与下肺外侧三穴形成等边三角形。

意义：①本穴呈阳性，提示体内有结核病灶。②若电测双肺区、双结核点均为阳性反应则提示双肺有结核病灶点，若一侧阳性则提示同侧有结核病灶。

25. 肿瘤特异区Ⅰ

位置：右耳轮尾至耳垂 8 等分区呈弧形条状区域。

意义：是诊断肿瘤的特定穴。若本区耳垂前及耳垂后均呈强阳性，并伴有刺痛，同时耳郭相应部位某穴点呈强阳性反应，则提示体内某部位有存在肿瘤疾病的可能性。

26. 肿瘤特异区Ⅱ

位置：在耳轮的外上方，耳轮结节的上、下缘。

意义：是诊断肿瘤的特定穴，以视诊与触诊为主。本区阳性色泽为暗灰色、暗褐色，如蝇屎状，压之褪色，触之有小结节，多提示体内某部有肿瘤疾病。

27. 冠心沟

位置：自屏间切迹下至扁桃体。

意义：是诊断冠心病及心律失常的特定沟，局部可呈现皮肤皱褶，电测呈阳性，触诊亦可能有阳性反应。

28. 耳鸣沟

位置：自屏间切迹外侧目二穴至内耳。

意义：是诊断耳鸣和听力下降的特定沟，耳鸣轻重和病程长短与耳鸣沟皱襞的深浅及长短有关。

29. 缺齿沟

位置：自轮屏切迹或缘中穴至下颌或上颌穴均为缺齿沟。

意义：诊断缺齿的特定穴。

30. 癫痫点

位置：在对耳屏内侧面下 1/3 处，消化系统皮质下与对耳屏内侧中线相平行的睾丸穴的内侧缘。

意义：诊断癫痫的特定穴。

31. 肝大区

位置：在肋缘下内侧、胃区外侧和脾大区处。

意义：判断肝大的特定区。

32. 脾大区

位置：在耳轮脚消失处与外耳轮内侧缘画一平行线，取之中点，由此点向脾穴画一垂直线，脾大区在平行线、垂直线与对耳轮内侧缘所构成的区域处。

意义：诊断脾大和脾虚的特定穴。

33. 心

位置：耳甲腔中的凹陷处，即耳甲 15 区。

意义：①与神经衰弱区、神经系统皮质下区、神门同呈阳性反应时，提示神经衰弱。②心区呈圆形凹陷红晕、水纹状波形时，提示患者心悸、多梦。③心穴视诊、触诊、电诊阳性，提示冠心病、心律失常。

34. 肝

位置：耳甲艇的后下方，即耳甲 12 区。

意义：本区阳性，对肝病及肝脾大有诊断意义。

35. 脾

位置：在 BD 线下方，耳甲腔的后上部，肝穴的下方，即耳甲 13 区。

意义：①本穴阳性反应，多为脾虚。②脾区隆起，反应点上移并触及索条，多提示脾大。

36. 肺

位置：在心、气管区周围处，即耳甲 14 区。

意义：肺区阳性，提示肺及支气管疾病。

37. 肾

位置：在对耳轮下脚下方后部，即耳甲 10 区。

意义：弱阳性可不做分析，强阳性或阳性反应可考虑肾脏本身病变。

38. 膀胱

位置：在对耳轮下脚下方中部，即耳甲 9 区。

意义：①膀胱穴刺痛明显，尿道亦呈阳性反应，多提示急性泌尿系统感染。②本穴与尿道穴同呈阳性反应，并可触及条索，多提示为泌尿系统慢性炎症。

39. 小肠

位置：在耳轮脚及部分耳轮与 AB 线的中 1/3 处，即耳甲 6 区。

意义：①本穴阳性反应，多提示肠道消化吸收功能差。②本穴呈片状隆起，触之略有水肿，提示为肠功能紊乱。

40. 三焦

位置：在外耳门后下，肺与内分泌区之间，即耳甲 17 区。

意义：本穴阳性反应，多提示腹胀、水肿。

41. 口

位置：在耳轮脚下方前 1/3 处，即耳甲 1 区。

意义：①点状凹陷，为缺齿。②大片水肿，触之凹陷，为牙龈出血。

42. 食管

位置：耳轮脚下方中 1/3 处，即耳甲 2 区。

意义：①正常敏感点，弱阳性反应不必分析。②本穴强阳性反应，肿瘤特异区Ⅰ、Ⅱ呈阴性反应，多为食管炎。③本穴与肿瘤特异区Ⅰ均呈强阳性反应，应考虑食道癌。

43. 贲门

位置：耳轮脚下方后 1/3 处，即耳甲 3 区。

意义：①本穴阳性反应，多见恶心、呕吐。②本穴触之有压痕，多见贲门失弛缓症。③本穴与肿瘤特异区Ⅰ均呈强阳性反应，可考虑贲门癌。

44. 阑尾

位置：在小肠区与大肠区之间，即耳甲 6/7 区交界处。

意义：①本穴色红、触痛、电测阳性，可考虑急性阑尾炎。②本穴色白隆起，触之有条索，电测阳性，则提示慢性阑尾炎。③本穴近耳轮脚处触及条索，视诊似有瘢痕样改变，多提示阑尾切除术后。

45. 支气管

位置：气管与上、下肺连线的中点。

意义：①本穴呈强阳性反应，多提示急性支气管炎。②本穴呈片状隆起或伴有丘疹，触及条索，电测呈阳性反应，多提示慢性支气管炎。③若触及数目不等的条索，并可见毛细血管条段扩张，横贯肺区时，可考虑支气管扩张。

46. 内鼻

位置：耳屏内侧面下 1/2 处，即耳屏 4 区。

意义：①电测阳性、无变形、变色，多提示单纯性鼻炎。②电测阳性、色白、呈片状隆起，隆起处触之较硬，多提示肥大性鼻炎。③本穴肿胀、色白、片状隆起，触诊可见凹陷性水肿，压痕深，风溪穴亦呈阳性反应，触之点状压痛者，可考虑过敏性鼻炎。④本穴片状隆起、质硬，额穴呈不规则隆起，电测本穴与肺、额均阳性，多提示副鼻窦炎。

47. 内耳

位置：在耳垂正面后中部，即耳垂 6 区。

意义：①电测阳性，并可触及点状或线状凹陷，为轻度耳鸣，若可见放射状线形皱褶或耳鸣沟阳性反应，则为持续性耳鸣或病程较长者。②电测强阳性反应，耳鸣沟明显，多提示听力减退。③本穴点状凹陷，触诊时凹陷明显，不易恢复，提示鼓膜内陷。④本穴可见片状隆起，肿胀，色红，并见毛细血管呈网状充盈，触痛Ⅰ，电测阳性，提示中耳炎。

48. 扁桃体

位置：在耳垂正面下部，即耳垂 7、8、9 区。

意义：①本穴片状充血，肿胀，红润，毛细血管呈网状充盈，触痛Ⅱ～Ⅲ，电测强阳性，提示急性扁桃体炎。②本穴色白隆起，可见点片状红润，电测阳性，可考虑慢性扁桃体炎。

49. 上颌

位置：耳垂 3 区中点。

意义：①本穴凹陷，提示缺齿。②电测阳性，触痛Ⅱ～Ⅲ者，多为牙痛。③本穴片状隆起，压痛Ⅰ多为炎症。④本穴隆起，触痛Ⅱ～Ⅲ，多为三叉神经痛。

50. 上腭

位置：耳垂2区外线，下1/4与上3/4交界处。

意义：①电测强阳性，触痛Ⅱ～Ⅲ，多为三叉神经痛。②与下腭、舌穴同呈隆起不平者，多提示口腔溃疡。

51. 盆腔

位置：在三角窝后1/3的下部，即三角窝5区。

意义：①已婚女性，本穴充血红润，电测阳性多提示盆腔炎。②未婚女性电测阳性，提示痛经。③男性出现阳性反应，提示前列腺炎、小腹痛。

52. 附件

位置：子宫与盆腔连线的中、后1/3交界处。

意义：①已婚女性呈条片状隆起，触之条段状增生或可触及条索，电测阳性，多为附件炎，双耳附件穴均为阳性反应则提示双侧附件炎。②未婚女性阳性反应，多为痛经。③男性患者阳性反应，多为慢性前列腺炎、小腹坠痛。

53. 宫颈

位置：子宫与盆腔连线的中、前1/3交界处。

意义：已婚女性阳性反应，多为宫颈炎、宫颈糜烂；未婚女性阳性反应，多提示带下症；男性电测阳性，多提示前列腺炎症。

54. 内生殖器

位置：在三角窝前1/3的下部，即三角窝2区。

意义：①本区条片状隆起至三角窝底边，质硬，多为子宫内膜炎、增生等。②本区大片充血红润，并见毛细血管充盈为月经期。③本穴大片暗红，毛细血管暗紫色充盈，为月经刚过。④男性患者若本穴与肾、内分泌、睾丸、心、皮质下均呈阳性，提示性功能减退。⑤男性患者本穴与盆腔、前列腺均为阳性者，提示前列腺炎。

55. 尿道

位置：与对耳轮下脚下缘同水平的耳轮处。

意义：①本穴与艇角穴电测阳性为尿路感染，若可触及条索则为慢性尿路感染。②若本穴与膀胱穴阳性反应，可考虑为膀胱炎。③若本穴与肾为阳性，多为肾盂肾炎。④为鉴别肾小球肾炎与肾盂肾炎的要穴，患肾小球肾炎时，本穴为阴性。

56. 胸椎

位置：在胸区后方，即对耳轮11区。

意义：①触及条索，多为胸椎增生。②触及条索，伴结核点电测阳性，提示胸椎结核。

57. 腰椎

位置：在腹区后方，即对耳轮9区。

意义：①本穴触及条索，多提示骨质增生。②本穴色白肿胀，有点状压痛，为肾虚腰痛。③本穴触之点凹，电测阳性，多为腰部软组织损坏。

58. 胸

位置：在对耳轮体前部中 2/5 处，即对耳轮 10 区。

意义：①本穴电测阳性，多提示胸闷。②触诊有条索状改变，多提示肋软骨炎。

59. 腰肌

位置：腰骶椎穴外侧缘近耳舟处。

意义：①本穴片状充血红润或见毛细血管为条段或放射状扩张，触诊疼痛Ⅰ～Ⅱ，电测阳性，多提示急性腰痛。②本穴色白隆起，对耳轮外侧边缘不整，触之隆起，质硬，电测弱阳性，多提示慢性腰肌劳损。

60. 肩背

位置：颈椎穴外侧缘近耳舟处。

意义：本穴色白片状隆起，对耳轮外侧边缘不整，触之隆起处质硬或有条索感，电测弱阳性反应，多提示肩背部肌纤维炎、肩背部疼痛。

（四）临床运用

临床可采用一看（望诊法）、二摸（触诊法）、三压（压痛法）、四电（电测法）进行系列诊察。这样不仅可排除各种假阳性点，而且也只有在对出现的各种阳性反应全面分析后，方可得出比较正确的结论。

1. 根据藏象学说理论进行分析　如骨折患者在肾穴有阳性反应，胃炎患者在肝穴上有阳性信号，可根据"肾主骨""肝气犯胃"的理论进行分析。

2. 根据胚胎倒影学说进行分析　许多耳穴是根据胚胎倒影学说进行定位和命名的。如胃区或肝区出现阳性信号，可提示胃病和肝病。按投影关系定位往往可以准确地诊断出疾病所在。如脊椎病变时，可按投影关系大致判断出病变发生在第几椎骨。

3. 根据特定穴位进行分析　在耳穴中有一些特定穴位，分别代表一种病或某种症状，或可用来区分某一种疾病的急慢性。如支气管扩张点，可以用来诊断支气管扩张；肝阳 1 点、肝阳 2 点可以用来区分急慢性肝炎等。

4. 根据各种疾病的诊断参考穴进行分析　如经过长期临床诊断资料的积累和大量临床病例的观察，发现肾、肾炎点、膀胱、输尿管、腰痛点等穴在肾炎中出现率很高，于是将它们作为诊断肾炎的重要参考穴。

5. 根据经络学说进行分析　利用经络与耳穴之间的关系进行分析，对排除假阳性及帮助正确诊断有重要意义。如睾丸有病变，往往在肝区出现一个明显的信号，这时不能误认为是肝脏发生病变。

6. 根据阳性反应物进行分析　常见的阳性反应物有隆起、条索、结节、软骨增生、凹陷、压痕、水肿、水纹波动感等。点状隆起多见于腰腿痛、腰肌劳损、偏头痛、后头痛、慢性浅表性胃炎、慢性阑尾炎、肠功能紊乱、腹胀、口腔溃疡、牙周炎等；条片状隆起多见于肌纤维组织炎、腰肌劳损、慢性胆囊炎、附件炎、便秘、肩背痛等；条索多见于子宫肌瘤、慢性胃炎、十二指肠溃疡、慢性胆囊炎、冠心病、阵发性心动过速、痔、支气管炎、颈椎病、腰椎骨质增生、外伤性关节炎等；结节多见于子宫肌瘤、头痛、乳腺纤维瘤等；点状凹陷多见于散光、耳鸣、龋齿及十二指肠溃疡等；片状凹陷多见于慢性结肠炎、十二指肠溃疡、眩晕、龋齿；线状凹陷又称耳折征，多见于耳鸣、冠心病等；压痕较深，色白，恢复平坦时间慢者多为虚证，如贫血、肾虚、水肿等；压痕较浅、色红、恢复平坦时间快者为实证，如高血压、肝炎、胃炎、胆道感染、阑尾炎等。凹陷性水肿多见于慢性肾炎、腹水、内分泌失调、下肢深部静脉炎、下肢淋巴管阻塞、肾盂肾炎、月经过多、功能性子宫出血等；水纹波动感多见于冠心病、心律失常、功能性子宫出血、糖尿病等。

参 考 文 献

[1] 王龄. 观虹膜知健康 [M]. 沈阳：辽宁科学技术出版社，2010：8-14.

[2] 王彩霞，秦微，王健. 五轮八廓理论经典诠释眼针与虹膜诊断法 [J]. 中华中医药学刊，2011，29 (7)：1453-1454.

[3] 董飞侠，程锦国，黄蔚霞. 虹膜诊断与慢性肾病分期以及中医辨证的相关研究 [J]. 世界中医药，2011，6 (6)：471-472.

[4] 黄惠勇，胡淑娟，彭清华. 中医目诊的研究进展与评述 [J]. 中华中医药学刊，2013，31 (7)：1479-1483.

[5] 陈月娥，刘继洪，陈诗慧，等. 耳穴诊断技术研究进展 [J]. 辽宁中医药大学学报，2016，18 (3)：91-93.

[6] 王莉珍. 耳穴不同诊法与颈椎病相关性的研究 [D]. 济南：山东中医药大学，2012.

[7] 赵磊，张丽丽，李小花，等. 腰椎病耳诊与影像学检查对比观察 [J]. 上海针灸杂志，2012，31 (3)：198-199.

[8] 王虹峥. 耳穴诊断法及其发展 [J]. 中国中西医结合杂志，1999，19 (5)：62-64.

[9] 董勤，杨兆民. 略论耳诊中的辨证观 [J]. 针灸临床杂志，1996，12 (2)：1-3.

[10] 向家伦. 耳穴望诊、探测法诊断早期癌症及其原理 [J]. 预防医学情报杂志，1993 (S1)：147.

[11] 效守成. 耳诊在诊断中的价值 [J]. 陕西中医，1991，12 (11)：527.

[12] 彭清华. 耳诊研究进展（二）[J]. 山东中医学院学报，1989，13 (3)：55-60.

[13] 彭清华. 耳诊研究进展（一）[J]. 山东中医学院学报，1989，13 (2)：53-59.

[14] 薄智云. 耳诊定位浅谈 [J]. 山西中医，1988，4 (5)：46-47.

[15] 王洁，崇桂琴. 耳穴诊病的应用与研究 [J]. 中国针灸，1988 (5)：45-47.

[16] 崔瑾. 耳诊临床应用概况 [J]. 贵阳中医学院学报，1986 (4)：24，54-56.

[17] 唐贤伟，向家伦，张尚武，等. 人体耳穴电参数的分布规律及其临床应用 [J]. 中国针灸，1986 (1)：32-35.

[18] 赵荫生，钱连根. 耳穴辨癌之探讨 [J]. 河南中医，1985 (2)：9.

第六章　八纲辨证

八纲，即阴、阳、表、里、寒、热、虚、实，是八个辨证的纲领，其中阴阳为总纲。医生对诊法所获得的病情资料，运用八纲进行分析综合，从而辨别病变部位的深浅、病邪性质的寒热、邪正斗争的盛衰，以及病证类别的阴阳，以作为辨证纲领的方法，称为八纲辨证。

疾病的表现尽管复杂，但基本上都可以用八纲进行归纳。如病证的类别，大致可归纳为阴证和阳证；病位的深浅，可分表证和里证；疾病的性质，可分寒证和热证；邪正斗争的盛衰，邪气盛则为实证，精气夺则为虚证。运用八纲辨证，将错综复杂的病情资料归纳为表与里、寒与热、虚与实、阴与阳四对纲领性证候，以此掌握病证的要领，确定大致类型，预测病情发展趋势，为治疗指出大致方向。其中，八纲之中阴阳两纲为总纲，可以概括其他六纲，即里、虚、寒证属阴，表、实、热证属阳。同时，八纲证候并非截然分开的八个孤立证候，而是既相互区别，又相互联系，存在着相兼、错杂、转化、真假等复杂关系。所以，既要掌握八纲基本证，又要根据八纲证候之间的关系，综合分析病情。

八纲辨证是分析疾病共性的辨证方法，是各种辨证的总纲，具有执简驭繁、提纲挈领的作用，适用于临床各科的辨证。如在八纲基础上，结合各脏腑病变的特点，即为脏腑辨证；结合气血津液病变的特点，即为气血津液辨证；结合伤寒六经病变的特点，即为六经辨证；结合温病卫气营血病变的特点，即为卫气营血辨证；结合三焦病变的特点，即为三焦辨证；等等。总之，八纲辨证是各种辨证方法的基础。

从历史渊源而言，八纲内容的确立远远早于"八纲"名称的提出。早在《黄帝内经》中即有阴、阳、表、里、寒、热、虚、实内容的散在论述，奠定了八纲辨证的基础。如《素问·阴阳应象大论》指出"察色按脉，先别阴阳""阴盛则阳病，阳盛则阴病"，又说"审其阴阳，以别柔刚，阳病治阴，阴病治阳"，提示阴阳可作为辨治的总纲。对于表里辨证和寒热辨证，《素问·阴阳应象大论》言"外内之应，皆有表里""阳胜则热，阴胜则寒"；《素问·调经论》还说"阳虚则外寒，阴虚则内热，阳盛则外热，阴盛则内寒"。有关虚实的内涵，在《素问·通评虚实论》就已经明确指出"邪气盛则实，精气夺则虚"。汉代张仲景将外感病发生、发展过程中所表现的不同证候，以阴阳为总纲，归纳为三阳病和三阴病，三阳病表现为表证、热证、实证，三阴病表现为里证、寒证、虚证。虽然阴阳、表里、寒热、虚实贯穿于六经病变的过程，但八纲作为一个独立的辨证纲领并未被明确提出。

此后，明代孙一奎和张三锡等医家虽然明确提出了八纲的范围，但论述欠详。张景岳在总结前人理论的基础上，在《景岳全书·传忠录》专设"阴阳篇"和"六变辨"。其中

"阴阳篇"指出：阴阳为医道之纲领，"凡诊病施治，必须先审阴阳"，"阴阳无缪，治焉有差"。"六变辨"中说："六变者，表里寒热虚实也，是即医中之关键。明此六者，万病皆指诸掌矣。"另外，"明理篇"云："阴阳既明，则表与里对，虚与实对，寒与热对，明此六变，明此阴阳，则天下之病固不能出此八者。"《景岳全书·传忠录》在"表证篇""里证篇""虚实篇""寒热篇"中对表、里、寒、热、虚、实各个证候特点进行了全面系统的阐述，明确地提出将"二纲""六变"作为辨证纲领，且以"二纲"统"六变"。

清代程钟龄、徐灵胎等对张景岳理论进一步阐述，至近代祝味菊在《伤寒质难》中言道"所谓八纲者，阴、阳、表、里、寒、热、虚、实是也。古昔医工，观察各种疾病之证候，就其性能之不同，归纳于八种纲要，执简驭繁，以应无穷之变"，正式提出"八纲"的名称，之后"八纲"一名才逐渐被使用于各类中医书籍。

第一节　八纲基本证

一、表里辨证

表里是辨别病位外内、浅深的两个纲领。

表与里是一对相对的部位概念。如皮肤与筋骨相对而言，皮肤为表，筋骨为里；躯壳与脏腑相对而言，躯壳为表，脏腑为里；经络与脏腑相对而言，经络属表，脏腑属里等；脏与腑相对而言，腑属表，脏属里；经与络相对而言，络脉属表，经脉属里。一般而言，躯体的皮毛、肌腠、经络相对在外，属表，这些部位受邪，为表证；脏腑、气血、骨髓相对在内，属里，这些部位发病，为里证。

表里辨证，可判断病位的深浅、病情的轻重及病变趋势。一般表证邪浅病轻，里证邪深病重。表邪入里则病进，里邪出表则病退。由于内伤杂病一般属于里证范畴，重在辨别所在的脏腑具体病位；而外感病往往具有由表入里，由浅而深，由轻而重的发展过程。因此，表里辨证对于外感病辨证具有重要意义。

（一）表证

表证是指六淫、疫疠等邪气，经皮毛、口鼻侵入机体的初期阶段，正气抗邪于肌表，以新起恶寒发热为主要表现的证。

【临床表现】新起恶风寒，或恶寒发热并见，头身疼痛，苔薄，脉浮。兼鼻塞流涕、喷嚏、咽喉痒痛、微咳、喘等。

【证的成因】因感受外邪所致。

【证候分析】六淫、疫疠等邪气客于肌表，首犯卫阳。卫阳被遏，一方面卫气不能正常宣发，肌表失其温煦，可见恶寒、恶风症状；另一方面遏阳与邪气相争，郁而发热，以致恶寒发热并见。外邪郁滞经络，气血运行不畅，不通则痛，故见头身疼痛。邪气在表，

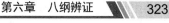

尚未入里，苔薄而无明显变化；外邪袭表，正气趋表抗邪，脉气鼓动于外，故脉浮。肺外合皮毛，开窍于鼻，外邪从皮毛、口鼻而入，首先犯肺，肺气失宣，则见鼻塞流涕、喷嚏、咽喉不适或痒痛、咳嗽等肺系症状。

表证多见于外感病初期，具有起病急、病位浅、病程短、病情轻的特点。

【治法】辛散解表。

（二）里证

里证是指病变部位深在于内，脏腑、气血、骨髓等受病，以脏腑受损或功能失调症状为主要表现的证。

【临床表现】病因复杂，病位广泛，症状繁多，难以归纳共有典型症状。凡不属表证及半表半里证的证候，都属于里证的范畴，即"非表即里"。里证表现无新起恶寒发热并见，以脏腑症状为主要表现。

【证的成因】里证的成因大致有三：一是外邪不解，内传入里；二是外邪直接入里，侵犯脏腑；三是情志内伤、饮食劳倦等直接损伤脏腑，功能失调，气血逆乱。

【证候分析】里证可见于外感疾病的中后期阶段，或内伤疾病。不同的里证可有不同的临床表现，故很难用几个症状或体征全面概括。

与表证相对而言，具有病位深、病程长、病情重的特点。

【治法】由于里证的内容很广泛，治法也多种多样，但总的原则是"和里"，采取"寒者热之""热者寒之""虚则补之""实则泻之"的治疗原则。

（三）半表半里证

半表半里证指病变既未完全在表，又未完全入里，病位处于表里进退变化之中，以寒热往来等为主要表现的证。

【临床表现】寒热往来，胸胁苦满，心烦喜呕，默默不欲饮食，口苦，咽干，目眩，脉弦。

【证的成因】外邪由表入里的过程中产生。

【证候分析】半表半里证在六经辨证中称为少阳病证，多为外感病邪由表入里的过程中，邪正分争，少阳枢机不利所表现的证（详见"六经辨证"中的"少阳病证"）。

（四）表证与里证的鉴别

鉴别表证和里证，主要审察寒热症状特点，脏腑症状是否突出，舌象、脉象等变化（表6-1）。一般而言，外感病恶寒发热并见者，属表证；但热不寒或但寒不热或无明显寒热者，属里证；寒热往来者，属半表半里证。表证可见鼻塞流涕、喷嚏及咽喉不适肺系症状，脏腑症状不突出；而里证可见咳喘、心悸、腹痛、呕泻、烦躁等明显的脏腑症状；半表半里证则有胸胁苦满等独特表现。表证、半表半里证舌象变化不明显；里证舌象多变化。表证多见浮脉；里证可见多种脉象；半表半里证则见弦脉。

表 6-1　表证、半表半里证、里证鉴别要点

鉴别要点	表证	半表半里证	里证
寒热症状	恶寒发热并见	寒热往来	但热不寒，或但寒不热，或无寒热
脏腑症状	不明显	胸胁苦满等	明显
舌象	变化不明显	变化不明显	多有变化
脉象	浮脉	弦脉	多种脉象

二、寒热辨证

寒热是辨别疾病性质的两个纲领。

寒证与热证反映机体阴阳的偏盛与偏衰。机体阳盛或阴虚表现为热证，阴盛或阳虚则表现为寒证。《景岳全书·传忠录》谓"寒热者，阴阳之化也"。

需要注意的是，八纲中的寒证、热证与恶寒（畏寒）、发热不同。恶寒、发热是症状，是辨别寒证、热证的主要依据之一，而寒证、热证则是辨证的结论，反映疾病的本质。一般而言，寒证可见寒象，热证可见热象。但出现寒象或热象，疾病本质不一定为寒证或热证。如表寒证，既可表现有恶寒之象，但也可见发热、苔白润、脉浮紧等表现；表热证，既可见发热之象，又可见恶寒、口渴、脉浮数等表现。所以，临证不能见寒则为寒证，见热即为热证，而应根据四诊病情资料，进行综合分析病性的寒热。

（一）寒证

寒证是指感受寒邪，或阴盛阳虚，导致机体功能活动受抑制而表现出具有"冷、凉"等症状特点的证。由于阴盛或阳虚都可表现为寒证，故寒证有实寒证和虚寒证之分。

【临床表现】恶寒或畏寒喜暖，面色淡白或㿠白，肢冷蜷卧，冷痛，口淡不渴，或痰、涎、涕清稀，小便清长，大便稀溏，舌淡苔白而润，脉迟或紧等。

【证的成因】多因外感阴寒邪气，或内伤久病而阳气耗伤，或过服生冷寒凉，阴寒内盛所致。起病急骤，体质壮实，病程较短者，多为实寒证；内伤久病，阳气耗损，而阴寒偏盛者，多为虚寒证；风寒邪气袭于肌表，起病急，病程短，多为表寒证；寒邪客于脏腑，或阳虚阴盛所致者，多为里寒证。

【证候分析】寒邪侵袭或阳气不足，形体失于温煦，故见恶寒或畏寒喜暖，面色淡白或㿠白，肢冷蜷卧；寒邪凝滞，气血不通，不通则痛；阴寒内盛，津液未伤，故口淡不渴；阴盛或阳虚不能温化津液，以致痰、涎、涕、尿等分泌物、排泄物皆澄澈清冷；寒邪伤脾，运化失司，可见大便稀溏。阳虚不化，寒湿内盛，则舌淡苔白而润。阳弱则鼓动血脉运行之力不足，故脉迟；寒主收引，脉道受寒则收缩而拘急，可见紧脉。

【治法】总的治法以温阳散寒为主。

（二）热证

热证是指感受热邪，或阳盛阴虚，导致机体活动功能亢进而表现出具有"温、热"等症状特点的证。

【临床表现】发热，恶热喜冷，口渴喜冷饮，面赤，烦躁不宁，痰、涕黄稠，小便短赤，大便干结，舌红苔黄而干燥，脉数等。

【证的成因】多因外感阳热之邪，或七情所伤，五志化火，或饮食不节，食积化热，或寒湿等邪郁化热，或内伤久病，房事劳伤，阴虚阳亢所致。病势急骤，形体壮实者，多为实热证；内伤久病而阴虚阳亢者，多为虚热证；外感风热袭表，多为表热证；体内热邪偏盛，或阴液不足，而阳气偏亢者，多为里热证。

【证候分析】外感热邪或机体阳热偏盛，则发热、恶热而喜冷；热盛伤津，故口渴喜冷饮；火性上炎，气血上壅，则见面赤；热扰心神，则烦躁不宁，甚者神昏谵语；热盛伤阴，津液被阳热煎熬浓缩，则见痰、涕等分泌物黄稠，小便短赤；肠道热盛，津液亏耗，传导失司，故大便干结。舌红苔黄而干燥为热盛阴伤之征。阳热亢盛，脉气鼓动，血行加速，故脉数。

【治法】总的治法以滋阴清热为主。

（三）寒证与热证的鉴别

寒证与热证，是疾病性质的体现，寒证临床表现以"冷、白、清（稀）、润"为特点，热证临床表现以"热、红、黄（稠）、干"为特点。辨别寒热与热证，应对疾病的整体表现进行综合判断，尤其是寒热的喜恶、渴饮与否、面色的赤白、四肢的凉温、二便、舌象、脉象等方面对于寒热证的鉴别尤为重要（表 6-2）。

表 6-2　寒证、热证鉴别要点

鉴别要点	寒证	热证
寒热喜恶	恶寒喜温	恶热喜凉
渴饮与否	口淡不渴	渴喜冷饮
面色	白	赤
四肢	凉	温
小便	小便清长	小便短赤
大便	大便稀溏	大便干结
舌象	舌淡苔白润	舌红苔黄
脉象	迟或紧	数

三、虚实辨证

虚实是辨别邪正盛衰的两个纲领。

《素问·通评虚实论》言："邪气盛则实，精气夺则虚。"虚主要指正气不足，实主要指邪气盛实。虚与实主要反映疾病发展过程中机体正气的强弱和邪气的盛衰。

邪正斗争是贯穿于疾病全过程的根本矛盾，分析疾病过程中虚实的关系是辨证最基本的要求，如《素问·调经论》所言"百病之生，皆有虚实"，万病皆可以分虚实。通过虚实辨证，了解机体的邪正盛衰情况，实证宜攻，虚证宜补，为治疗提供依据。

（一）虚证

虚证是指人体正气亏虚，以"不足、松弛、衰退"为主要症状特征的证。其具有正气亏虚、邪气不著的病机特点。

【临床表现】阳、阴、气、血、津液及各脏腑的虚损等，都属于虚证的范畴。不同的虚证，表现不一，难以全面概括。

【证的成因】虚证的形成原因，不外有三：一先天禀赋不足，二后天失调，三疾病耗损。先天不足，肾精亏虚；饮食失调，气血生化之源不足；久病失治、误治，正气虚衰；或汗、吐、下、出血、失精太过，气血精津液亏耗等，均可形成虚证。

【治法】补虚扶正。

【证的类型】虚证，可分为气虚证、血虚证、津液亏虚证、阳虚证、阴虚证和各脏腑虚损证等，阳虚至极为亡阳证，阴虚至极为亡阴证，也属于虚证范畴。在此，仅介绍阳虚、阴虚、亡阳、亡阴四证，其余见气血津液辨证与脏腑辨证内容。

1. 阳虚证　阳虚证是指由于机体阳气亏损，其温养、推动、气化等功能减退，以畏寒肢冷为主要表现的证。

【临床表现】精神不振，畏寒肢冷，面色淡白或㿠白，口淡不渴，或喜热饮，或自汗，小便清长或尿少浮肿，大便溏薄，舌淡胖嫩，苔白润滑，脉沉迟无力。兼有神疲、乏力、气短等气虚表现。

【证的成因】久病伤阳，或气虚进一步发展，或久居寒湿之处，或久服寒凉之品，或年老体弱命门火衰等，均可致阳气亏虚。

【证候分析】阳虚，机体失于温煦，则见精神不振，畏寒肢冷，面色淡白；失于固摄，则见自汗；阳虚气化无权，则见小便清长或尿少；水湿不化，津液无以上承，则口淡不渴，或喜热饮；水液内停，水湿上泛外溢，则见面色㿠白，肢体浮肿，舌淡胖嫩，苔润滑；阳虚，推动无力，脉沉迟无力。神疲、乏力、气短为气虚之象。

【治法】以温阳祛寒为总的治法。

2. 阴虚证　阴虚证是指由于机体阴液亏损，其滋润、濡养等功能减退，或阴不制阳，阳气偏亢，以口咽干燥、五心烦热、潮热盗汗等为主要表现的证。

【临床表现】五心烦热，两颧潮红，口燥咽干，潮热盗汗，形体消瘦，舌红少津（苔），脉细数。

【证的成因】热病后期，阴液暗耗，或五志化火，或汗、吐、下过多，或过服温燥之品等，均可导致阴液亏耗。

【证候分析】阴液亏虚，机体失其濡养滋润，则见形体消瘦，口燥咽干，舌红少津（苔），脉细等；又由于阴虚不能制阳，虚热内生，则可见五心烦热，两颧潮红，潮热盗汗，脉数等。

【治法】以滋阴清热为总的治法。

3. 亡阳证　亡阳证是指由于阳气极度衰微，以致欲将亡脱，以冷汗、肢厥、面白、脉微为主要表现的证。

【临床表现】冷汗淋漓，质稀味淡，面色苍白，四肢厥冷，蜷卧神疲，气息微弱，口淡不渴或喜热饮，舌淡苔润，脉微细欲绝。

【证的成因】可因阳虚进一步发展，或因阴寒之邪过盛，暴伤阳气，或汗、吐、下、失血、伤精太过，阴液枯竭，阳随阴脱，或严重外伤、剧毒、瘀血阻滞心脉，均可致阳气暴脱。

【证候分析】阳气极度衰微，失其温煦、推动、固摄、气化功能，则见冷汗、神疲、面白、肢厥、息弱、脉微等危重表现。

【治法】回阳救逆。

4. 亡阴证　亡阴证是指由于机体阴液严重耗损而衰竭，以汗出如油、身热烦渴、面赤唇焦、脉数疾为主要表现的证。

【临床表现】汗热如油，质黏味咸，面赤颧红，手足温和，烦躁不安，呼吸气急，口渴咽干，唇干舌燥，肌肤皱瘪，小便极少，舌红而干，脉细数疾无力。

【证的成因】可因病久阴液亏虚发展而成，或因高热大汗，或吐、下、失血、伤精太过，严重烧伤等致阴液暴失而成。

【证候分析】阴液欲脱，阴竭阳浮，迫津外泄，则见汗出如油，呼吸气急；阴液衰竭，失其濡润滋养，则见口渴咽干，唇干舌燥，肌肤皱瘪，小便极少；阴虚生内热，则见面赤颧红，手足温和；虚热上扰，则躁扰不安。舌红而干，脉细数疾无力，为津竭虚热之象。

【治法】救逆补阴。

【鉴别诊断】亡阳证与亡阴证的鉴别。亡阳与亡阴均属于疾病的危重证，辨证稍有偏差，救治稍迟，即可危及人命。由于阴阳互根，相互依存，亡阳可导致亡阴，亡阴也可导致亡阳。汗、吐、下太过，或出血过多，均可导致体内阴液迅速亡失，而气随津脱，气随血脱，也可出现亡阳。亡阳之证，阳气脱失，固摄气化无权，也可致阴液耗损。所以，临床宜准确辨识亡阳、亡阴之主次，以及时施治。一般从汗出特点，结合四肢、面色、气息、舌象、脉象情况，不难鉴别（表6-3）。

表 6-3　亡阳证与亡阴证鉴别

鉴别要点	亡阳证	亡阴证
汗出	冷汗淋漓，质稀味淡	汗热如油，质黏味咸
四肢	厥冷	温和
面色	苍白	面赤颧红
神志	神疲蜷卧	烦躁不安

续表

鉴别要点	亡阳证	亡阴证
气息	微弱	急促
渴饮	口淡不渴，或喜热饮	口渴喜凉饮
舌象	舌淡苔润	舌红而干
脉象	脉微欲绝	细数疾无力

（二）实证

实证是指机体感受外邪，或体内病理产物蓄积，以"有余、亢盛、停聚"为主要症状特征的证。其具有邪气盛实、正气不虚的病机特点。

【临床表现】由于感受邪气或体内病理产物的性质不同，侵袭、停留的部位不同，临床表现不一，同样难以全面概括。

【证的成因】实证的形成原因不外有二：一是风寒暑湿燥火、疫疠及虫毒等邪气从外侵入人体，正气奋起抗邪，正邪交争，以寒热显著、疼痛剧烈、呕吐咳喘明显、二便不通、脉实等突出表现为特点；二是情志、饮食、劳倦等导致脏腑功能失调，产生痰、饮、水、湿、气滞、瘀血、宿食等病理产物，停积体内而成。

【治法】泻实祛邪。

（三）虚证与实证的鉴别

虚证与实证，主要从发病、病程、病势、临床表现、体质等方面加以鉴别。实证患者体质多壮实，多新病、暴病，病程较短，病势多急，临床症状多表现剧烈有余。而虚证患者体质多虚羸，多久病耗损，病程较长，病势多缓，临床症状多表现不突出（表6-4）。

表6-4　虚证与实证鉴别

鉴别要点	虚证	实证
病程	长（久病）	短（新病）
体质	虚弱	壮实
精神	萎靡	亢奋
声息	声低息微	声高息粗
疼痛	喜按	拒按
胸腹胀满	按之不痛，胀满时减	按之疼痛，胀满不减
发热	微热，或五心烦热，或潮热	壮热
怕冷	畏寒，得衣近火则解	恶寒，得衣近火不减
舌象	舌质嫩，苔少或无苔	舌质老，苔厚
脉象	无力	有力

四、阴阳辨证

阴阳是八纲的总纲，是归纳病证类别的两个纲领。

阴、阳代表事物相互对立的两方面，根据阴阳的基本属性和临床证候所表现的病理本质，可以将一切病证归纳为阴阳两大类。凡临床上具有兴奋、躁动、亢进、明亮等表现的表证、热证、实证，都可归属于阳证；凡具有抑制、沉静、衰退、晦暗等表现的里证、寒证、虚证，均可归属于阴证。所以，八纲中的阴阳两纲可以概括其余六纲，成为辨证归类的总纲领。

（一）阴证

阴证是指机体阳气虚衰，阴寒内盛所表现的证。

【临床表现】一般常见面色暗淡，精神萎靡，身重蜷卧，形寒肢冷，倦怠无力，语声低怯，纳差，口淡不渴，小便清长或短少，大便溏薄，舌淡胖嫩，脉沉迟或弱或细等。

【证的成因】阴证的病因有四：一是由于寒邪传里；二是过服生冷寒凉；三是虚损（久病、房事、七情）；四是年老，体弱，先天不足。

【证候分析】里证、寒证、虚证，属于阴证。精神萎靡，倦怠无力，语声低怯，纳差，脉弱或细，为虚证表现；面色暗淡，形寒肢冷，口淡不渴，小便清长，大便溏薄，为里寒表现；舌淡胖嫩，脉沉迟，为里虚寒的表现。

【治法】温阳散寒。

（二）阳证

阳证是指机体阴气虚衰，阳热亢盛所表现。

【临床表现】一般常见面色红赤，恶寒发热，肌肤灼热，烦躁不安，语声高亢，呼吸气粗，喘促痰鸣，口干渴饮，大便秘结，小便短赤，舌红绛，苔黄黑生芒刺，脉浮数、洪大、滑实等。

【证的成因】本证的病因有三：一是外邪化热传里；二是过服辛辣燥热；三是脏腑阳气偏亢。

【证候分析】表证、热证、实证，属于阳证。恶寒发热，为表证表现；面色红赤，肌肤灼热，烦躁不安，口干渴饮，为热证表现；语声高亢，呼吸气粗，喘促痰鸣，大便秘结，小便短赤，为实证表现；舌红绛，苔黄黑生芒刺，脉洪大、数滑，为实热证表现。

【古代文献】

一、八纲的含义

《重修政和经史政类备用本草·序例上》：夫治病有八要……其一曰虚，五虚是也。脉细、皮寒、气少、泄泻前后、饮食不进，此为五虚。二曰实，五实是也。脉盛、皮热、腹胀、前后不通、闷瞀，此五实也。三曰冷，脏腑受其积冷是也。四曰热，脏腑受其积热是也。五曰邪，非脏腑正病也。六曰正，非外邪所中也；七曰内，病不在外也。八曰外，病不在内也。审此八要，参以脉候病机，乃不至有误。

《东垣先生伤寒正脉》：治病八字，虚实阴阳表里寒热，八字不分。杀人反掌。

《赤水玄珠·凡例》：凡证不拘大小轻重，俱有寒热虚实表里气血。

《医学心悟·医有彻始彻终之理》：医道至繁，何以得其要领，而执简驭繁也？……受病多端，不过寒热虚实表里阴阳八字尽之，则变而不变矣。

《景岳全书·传忠录·六变辨》：六变者，表里寒热虚实也，是即医中之关键。明此六者，万病皆指诸掌矣。以表言之，则风、寒、暑、湿、火、燥感于外者是也。以里言之，则七情、劳欲、饮食伤于内者是也。寒者，阴之类也。或为内寒，或为外寒，寒者多虚。热者，阳之类也。或为内热，或为外热，热者多实。虚者，正气不足也，内出之病多不足。实者，邪气有余也，外入之病多有余。

《医学心悟·寒热虚实表里阴阳辨》：病有总要，寒、热、虚、实、表、里、阴、阳八字而已。病情既不外此，则辨证之法亦不出此。一病之寒热，全在口渴与不渴，渴而消水与不消水，饮食喜热与喜冷，烦躁与厥逆，溺之长短、赤白，便之溏结，脉之迟数以分之。假如口渴而能消水，喜冷饮食，烦躁，溺短赤，便结，脉数，此热也。假如口不渴，或假渴而不能消水，喜饮热汤，手足厥冷，溺清长，便溏，脉迟，此寒也。一病之虚实，全在有汗与无汗，胸腹胀痛与否，胀之减与不减，痛之拒按与喜按，病之新久，禀之厚薄，脉之虚实以分之。假如病中无汗，腹胀不减，痛而拒按，病新得，人禀厚，脉实有力，此实也。假如病中多汗，腹胀时减，复如故，痛而喜按，按之则痛止，病久，禀弱，脉虚无力，此虚也。一病之表里，全在发热与潮热，恶寒与恶热，头痛与腹痛，鼻塞与口燥，舌苔之有无，脉之浮沉以分之。假如发热恶寒，头痛鼻塞，舌上无苔，脉息浮，此表也。假如潮热恶热，腹痛口燥，舌苔黄黑，脉息沉，此里也。至于病之阴阳，统上六字而言，所包者广。热者为阳，实者为阳，在表者为阳；寒者为阴，虚者为阴，在里者为阴。寒邪客表，阳中之阴；热邪入里，阴中之阳。寒邪入里，阴中之阴；热邪达表，阳中之阳。而真阴、真阳之别，则又不同。假如脉数无力，虚火时炎，口燥唇焦，内热便结，气逆上冲，此真阴不足也；假如脉大无力，四肢倦怠，唇淡口和，肌冷便溏，饮食不化，此真阳不足也。寒、热、虚、实、表、里、阴、阳之别，总不外此。然病中有热证而喜热饮者，同气相求也。有寒证而喜冷饮，却不能饮者，假渴之象也。有热证而大便溏泻者，挟热下利也。有寒证而大便反硬者，名曰阴结也。有热证而手足厥冷者，所谓热深厥亦深、热微厥亦微是也。有寒证而反烦躁，欲坐卧泥水之中者，名曰阴躁也。有有汗而为实证者，热邪传里也。有无汗而为虚证者，津液不足也。有恶寒而为里证者，直中于寒也。有恶热、口渴而为表证者，温热之病自里达表也。此乃阴阳变化之理，为治病之权衡，尤辨之不可不早也。

《医学心悟·医有彻始彻终之理》：医道至繁，何以得其要领，而执简以驭繁也？余曰：病不在人身之外，而在人身之中。子试静坐内观，从头面推想，自胸至足；从足跟推想，自背至头；从皮肉推想，内至筋骨脏腑，则全书之目录，在其中矣。凡病之来，不过内伤外感，与不内外伤，三者而已。内伤者，气病、血病、伤食，以及喜、怒、忧、思、悲、恐、惊是也。外感者，风、寒、暑、湿、燥、火是也。不内外伤者，跌打损伤五绝之类是也。病有三因，不外此矣。至于变症百端，不过寒、热、虚、实、表、里、阴、阳八字尽之，则变而不变矣。

二、表里辨证

《素问·玉机真脏论》：今风寒客于人，使人毫毛毕直，皮肤闭而为热，当是之时，可汗而发也。

《素问·热论》：伤寒一日，巨阳受之，故头项痛，腰脊强。

《素问·骨空论》：风从外入，令人振寒，汗出头痛，身重恶寒。

《伤寒论·辨太阳病脉证并治》：太阳之为病，脉浮，头项强痛而恶寒。

太阳病，发热，汗出，恶风，脉缓者，名曰中风。

太阳病，或已发热，或未发热，必恶寒，体痛，呕逆，脉阴阳俱紧者，名为伤寒。

《活人书·问表证》：发热恶寒，身体痛而脉浮者，表证也。

《注解伤寒论·辨太阳病脉证并治》：汗出而恶寒者，表虚也；汗出而不恶寒，但热者，里实也。

《医统正脉全书·伤寒锁言》：如有一毫头痛、恶寒，尚在太阳，便是表证未罢，不可攻里。

《景岳全书·传忠录·表证篇》：表证者，邪气之自外而入者也。凡风寒暑湿火燥，气有不正，皆是也。经曰：清气大来，燥之胜也，风木受邪，肝病生焉；热气大来，火之胜也，金燥受邪，肺病生焉；寒气大来，水之胜也，火热受邪，心病生焉；湿气大来，土之胜也，寒水受邪，肾病生焉；风气大来，木之胜也，土湿受邪，脾病生焉。又曰：冬伤于寒，春必病温；春伤于风，夏生飧泄；夏伤于暑，秋必痎疟；秋伤于湿，冬生咳嗽。又曰：风从其冲后来者为虚风，伤人者也，主杀主害者。凡此之类，皆言外来之邪。但邪有阴阳之辨，而所伤各自不同。盖邪虽有六，化止阴阳。阳邪化热，热则伤气；阴邪化寒，寒则伤形。伤气者，气通于鼻，鼻通于脏，故凡外受暑热而病，有发于中者，以热邪伤气也。伤形者，浅则皮毛，深则经络，故凡外受风寒而病为身热体痛者，以寒邪伤形也。

《伤寒大白·宜发表论》：恶寒身痛者，宜发表。肢节烦痛者，宜发表。头痛项强者，宜发表。四肢常冷者，宜发表。四肢拘紧不能转侧者，宜发表。面赤身热，两足常冷，或脉沉伏者，宜发表。时刻呻吟，语言不足，无汗烦躁者，宜发表。身体乍轻乍重，转侧或难或易，宜发表。身痛乍在四肢，乍在胸背，到底无定者，宜发表。洒洒恶风，皮肤大热，宜发表。以上三阳经表邪之证，故用发表之法。

《医门法律·中寒门》：未汗而恶寒，邪盛而表实；已汗而恶风，邪退而表虚。

《医方集解·发表之剂》：但有一毫头痛恶寒，尚为在表。

《杂病源·表证》：风寒在表，脉必浮紧。浮则为风，紧则为寒。风则伤卫，寒则伤营。营卫俱伤，骨节烦痛，当发其汗也。风为阳，卫亦为阳，寒为阴，营亦为阴。阳邪伤卫，阴邪伤营，各从其类也。卫得风则热，营得寒则痛，营卫俱病，故骨节烦痛也。

《伤寒论·辨阳明病脉证并治》：阳明病，脉迟，虽汗出不恶寒者，其身必重，短气，腹满而喘，有潮热者，此外欲解，可攻里也。手足濈然汗出者，此大便已硬也，大承气汤主之。

《伤寒论·辨少阴病脉证并治》：少阴病，脉细沉数，病为在里。

《活人书·问里证》：不恶寒，反恶热，手掌心并腋下汗出，胃中干涸，燥粪结聚，潮热，大便硬，小便如常，腹满而喘，或谵语，脉沉而滑者，里证也。

《景岳全书·传忠录·里证篇》：里证者，病之在内、在脏也。凡病自内生，则或因七情，或因劳倦，或因饮食所伤，或为酒色所困，皆为里证。以此言之，似属易见，第于内伤外感之间，疑似之际，若有不明，未免以表作里，以里作表，乃至大害，故当详辨也。

身虽微热，而汗出不止，及无身体酸疼拘急，而脉来不紧数者，此皆非在表也。

证似外感，不恶寒，反恶热，而绝无表证者，此热盛于内也。

凡病表证，而小便清利者，知邪未入里也。

表证已毕，而饮食如故，胸腹无碍者，病不及里也。若见呕恶口苦，或心胸满闷不食，乃表邪传至胸中，渐入于里也。若烦躁不眠、干呕、谵语、腹痛自利等症，皆邪入于里也。若腹胀、喘满、大便结硬、潮热、斑黄、脉滑而实者，此正阳明胃腑里实之证，可下之也。

七情内伤，过于喜者，伤心而气散，心气散者，收之养之；过于怒者，伤肝而气逆，肝气逆者，平之抑之；过于思者，伤脾而气结，脾气结者，温之豁之；过于忧者，伤肺而气沉，肺气沉者，舒之举之；过于恐者，伤肾而气怯，肾气怯者，安之壮之。

饮食内伤，气滞而积者，脾之实也，宜消之逐之；不能运化者，脾之虚也，宜暖之助之。

酒湿伤阴，热而烦满者，湿热为病也，清之泻之；酒湿伤阳，腹痛泻利呕恶者，寒湿之病也，温之补之。

劳倦伤脾者，脾主四肢也，须补其中气。

色欲伤肾而阳虚无火者，兼培其气血；阴虚有火者，纯补其真阴。

痰饮为患者，必有所本，求所从来，方为至治。若但治标，非良法也，详具本条。

五脏受伤，本不易辨，但有诸中必形诸外。故肝病则目不能视而色青，心病则舌不能言而色赤，脾病则口不知味而色黄，肺病则鼻不能闻香臭而色白，肾病则耳不能听而色黑。

《伤寒论纲目·表里》：里证，有虚、有实、有寒、有热。其邪之入里也，皆为里证，不专指邪实、阳盛一边说也。

《医宗金鉴·伤寒心法要诀》：里证宜下不大便，恶热潮热汗蒸蒸，燥干谵语满硬痛，便溏为虚不可攻。

《医彻·伤寒·里证论》：伤寒传里，发热口干，胸满烦躁，甚则谵语揭衣，皆里实也，攻之无疑，又何慎焉？

《类证活人书》：治伤寒，须辨表里，表里不分，汗下差误。古人所以云：桂枝下咽，阳盛则弊；承气入胃，阴盛必亡。

《医碥·口问》：凡平素无病，而突然恶寒发热，多属外感，必有头痛、体痛、拘急、无汗或有汗等表症，浮紧浮大等表脉可据。若无表症、表脉，病由渐至者，属内伤。外感则寒热齐作而无间，内伤则寒热间作而不齐。外感恶寒，虽近烈火不除；内伤恶寒，得就温暖即解。外感恶风乃不禁，一切风寒内伤恶风，惟恶失些小贼风。外感手背热，手心不热；内伤手心热，手背不热。

《医学心悟·寒热虚实阴阳表里辨》：一病之表里，全在发热与潮热，恶寒与恶热，头痛与腹痛，鼻塞与口燥，舌苔之有无，脉之浮沉以别之。若发热恶寒，头痛鼻塞，舌上无苔，脉息浮，此表也。假如潮热恶热，腹痛口燥，舌苔黄黑，脉息沉，此里也。

《伤寒绪论·总论》：有里恶寒，认作表恶寒者。初起不热，但恶寒而体倦息微，脉沉迟无力，此寒中三阴，里恶寒也；若初起恶寒而体重气促，脉阴阳俱紧，为表恶寒，后必发热也。

《伤寒绪论·背恶寒》：身背为阳，背恶寒者，阳虚之验也。然阳气内陷，亦有此症，是以背恶寒有阴阳之分异。若内寒在表，则一身尽寒矣。但背恶寒者，阴寒气盛可知。

《重订通俗伤寒论·表里寒热》：有一分恶寒，即有一分表证。

三、寒热辨证

《素问·阴阳应象大论》：阴胜则阳病，阳胜则阴病。阳胜则热，阴胜则寒。重寒则热，重热则寒……阳胜则身热，腠理闭，喘促为之俯仰。汗不出而热，齿干以烦冤，腹满死，能冬不能夏。阴胜则身寒，汗出，身常清，数栗而寒，寒则厥，厥则腹满死，能夏不能冬。此阴阳更胜之变，病之形能也。

《素问·脉要精微论》：是知阴盛则梦涉大水恐惧；阳盛则梦大火燔灼；阴阳俱盛则梦相杀毁伤；上盛则梦飞，下盛则梦堕；甚饱则梦予，甚饥则梦取……阳气有余为身热无汗，阴气有余为多汗身寒，阴阳有余则无汗而寒。

《重订严氏济生方·痼冷积热门》：一阴一阳之谓道，偏阴偏阳之谓疾。夫人一身，不外乎阴阳气血相与交通耳。如阴阳得其平，则疾不生；阴阳偏盛，则为痼冷积热之患也。所谓痼冷者，阴毒沉痼而不解也；积热者，阳毒蕴积而不散也。故阴偏盛则偏而为痼冷，阳偏盛则偏而为积热。故贤云：偏盛则有偏害，偏害则致偏绝，不可不察也。

《素问·至真要大论》：诸胀腹大，皆属于热……诸病有声，鼓之如鼓，皆属于热……诸转反戾，水液浑浊，皆属于热；诸病水液，澄彻清冷，皆属于寒；诸呕吐酸，暴注下迫，皆属于热。

《素问·刺志论》：气实者，热也；气虚者，寒也。

《素问·调经论》：经言阳虚则外寒，阴虚则内热，阳盛则外热，阴盛则内寒，余已闻之矣，不知其所由然也。岐伯曰：阳受气于上焦，以温皮肤分肉之间，今寒气在外，则上焦不通，上焦不通，则寒气独留于外，故寒栗。帝曰：阴虚生内热奈何？岐伯曰：有所劳倦，形气衰少，谷气不盛，上焦不行，下脘不通，胃气热，热气熏胸中，故内热。帝曰：

阳盛生外热奈何？岐伯曰：上焦不通利，则皮肤致密，腠理闭塞，玄府不通，卫气不得泄越，故外热。帝曰：阴盛生内寒奈何？岐伯曰：厥气上逆，寒气积于胸中而不泻，不泻则温气去，寒独留，则血凝泣，凝则脉不通，其脉盛大以涩，故中寒。

《灵枢·刺节真邪》：阳气有余而阴气不足，阴气不足则内热，阳气有余则外热，内热相搏，热于怀炭。

《景岳全书·杂证谟·饮食门》：素喜冷食者，内必多热；素喜热食者，内必多寒。故内寒者不喜寒，内热者不喜热。

《明医杂著·或问东垣丹溪治病之法》：大抵病热作渴饮冷，便秘，此证属实为热故也。或恶寒发热，引衣蜷卧，或四肢逆冷，大便清利，此属真寒。

《景岳全书·传忠录·寒热篇》：寒热者，阴阳之化也。阴不足则阳乘之，其变为热；阳不足则阴乘之，其变为寒。故阴胜则阳病，阴胜为寒也；阳胜则阴病，阳胜为热也。热极则生寒，因热之盛也；寒极则生热，因寒之盛也。阳虚生外寒，寒必伤阳也；阴虚则内热，热必伤阴也。阳盛则外热，阳归阳分也；阴盛则内寒，阴归阴分也。寒则伤形，形言表也；热则伤气，气言里也。故火旺之时，阳有余而热病生；水旺之时，阳不足而寒病起。人事之病，由于内；气交之病，由于外。寒热之表里当知，寒热之虚实亦不可不辨。

热在表者，为发热头痛，为丹肿斑黄，为揭去衣被，为诸痛疮疡。

热在里者，为瞀闷胀满，为烦渴喘结，或气急叫吼，或躁扰狂越。

热在上者，为头痛目赤，为喉疮牙痛，为诸逆冲上，为喜冷舌黑。

热在下者，为腰足肿痛，为二便秘涩，或热痛遗精，或溲混便赤。

寒在表者，为憎寒，为身冷，为浮肿，为容颜青惨，为四肢寒厥。

寒在里者，为冷咽肠鸣，为恶心呕吐，为心腹疼痛，为恶寒喜热。

寒在上者，为吞酸，为膈噎，为饮食不化，为嗳腐胀哕。

寒在下者，为清浊不分，为鹜溏痛泄，为阳痿，为遗尿，为膝寒足冷。

病人身大热，反欲得近衣者，热在皮肤，寒在骨髓也；身大寒，反不欲近衣者，寒在皮肤，热在骨髓也。此表证之辨。若内热之甚者，亦每多畏寒，此当以脉症参合以察之。

真寒之脉，必迟弱无神；真热之脉，必滑实有力。

阳脏之人多热，阴脏之人多寒。阳脏者，必平生喜冷畏热，即朝夕食冷，一无所病，此其阳之有余也。阴脏者，一犯寒凉，则脾肾必伤，此其阳之不足也。第阳强者少，十惟二三；阳弱者多，十常五六。然恃强者，多反病；畏弱者，多安宁。若或见彼之强，而忌我之弱，则与侏儒观场、丑妇效颦者无异矣。

《玉机微义·热门·论五脏有邪身热各异》：以手扪摸有三法：以轻手扪之则热，重按之则不热，是热在皮毛血脉也；重按之至筋骨之分则热，蒸手极甚，轻手则不热，是邪在筋骨之间也；轻手扪之不热，重力以按之不热，不轻不重按之而热，是在筋骨之上，皮毛血脉之下，乃热在肌肉也。

肺热者，轻手乃得，微按全无，日西热甚，乃皮毛之热。其证必见喘咳，寒热。轻者泻白散，重者凉膈散、地骨皮散。

心热者，微按至皮肤之下，肌肉之上，轻手乃得，微按至皮毛之下则热，少加力按之则全不热，是热在血脉也。其证烦心，心痛，掌中热而哕。以黄连泻心汤、导赤散、朱砂安神丸。

脾热者，轻手扪之不热，重按至筋骨又不热，不轻不重，在轻手重手之间，热在肌肉，遇夜尤甚。其证必怠惰嗜卧，四肢不收，无气以动。泻黄散。

肝热者，重按之肌肉之下，至骨之上，乃肝之热，寅卯间尤甚。其脉弦，四肢满闷，便难，转筋，多怒多惊，四肢困热，筋痿不能起于床。泻青丸、柴胡饮子。

肾热者，轻手重手俱不热，如重手按至骨分，其热蒸手如火。其人骨苏苏如虫蚀，其骨困热不任，亦不能起于床。滋肾丸主之。

四、虚实辨证

《素问·通评虚实论》：邪气盛则实，精气夺则虚。

《素问·调经论》：有余有五，不足亦有五，帝欲何问？帝曰：愿尽闻之。岐伯曰：神有余有不足，气有余有不足，血有余有不足，形有余有不足，志有余有不足，凡此十者，其气不等也。帝曰：人有精气津液，四肢九窍，五脏十六部，三百六十五节，乃生百病，百病之生，皆有虚实……神有余则笑不休，神不足则悲……气有余则喘咳上气，不足则息利少气……血有余则怒，不足则恐……形有余则腹胀，泾溲不利，不足则四肢不用……志有余则腹胀飧泄，不足则厥。

《素问·玉机真脏论》：脉盛，皮热，腹胀，前后不通，闷瞀，此谓五实。脉细，皮寒，气少，泄利前后，饮食不入，此谓五虚。

《灵枢·决气》：黄帝曰：六气者，有余不足，气之多少，脑髓之虚实，血脉之清浊，何以知之？岐伯曰：精脱者，耳聋；气脱者，目不明；津脱者，腠理开，汗大泄；液脱者，骨属屈伸不利，色夭，脑髓消，胫酸，耳数鸣；血脱者，色白，夭然不泽，其脉空虚。此其候也。

《灵枢·五禁》：黄帝曰：何谓五夺？岐伯曰：形肉已夺，是一夺也；大夺血之后，是二夺也；大汗出之后，是三夺也；大泄之后，是四夺也；新产及大血之后，是五夺也。此皆不可泻。

《灵枢·奇病论》：身热如炭，颈膺如格，人迎躁盛，喘息气逆，此有余也。

《灵枢·海论》：气海有余者，气满胸中，悗息，面赤；气海不足，则气少不足以言。血海有余，则常想其身大，怫然不知其所病；血海不足，亦常想其身小，狭然不知其所病。水谷之海有余，则腹满；水谷之海不足，则饥不受谷食。髓海有余，则轻劲多力，自过其度；髓海不足，则脑转耳鸣，胫酸眩冒，目无所见，懈怠安卧。

《难经·四十八难》：脉之虚实者，濡者为虚，紧牢者为实。病之虚实者，出者为虚，入者为实；言者为虚，不言者为实；缓者为虚，急者为实。

《伤寒质难·退行期及恢复期》：所谓虚实者，指正邪消长之形势而言也。机能有亢盛、有虚弱，物质有缺乏、有过剩，此正气有虚实也。病毒袭人，有良性者，有恶性者，有限制于一部者，有蔓延于遍体者，邪伏有深浅，邪发有迟速，此邪毒之虚实也。

《读医随笔·虚实补泻论》：有以病在气分无形为虚，血分有形为实……有以病之微者为虚，甚者为实者……有以病之动者为虚，静者为实者，在脏曰积，在腑曰聚是也。有以病之痼者为实，新者为虚者，久病邪深，新病邪浅也。有以寒为阴实阳虚，热为阳实阴虚者，阴阳对待，各从其类之义也。有以气上壅为实，下陷为虚，气内结为实，外散为虚者，是以病形之积散空坚言之也。

《医家必读·水肿胀满》：先肿于内而后肿于外者为实，先肿于外而后肿于内者为虚。小便黄赤，大便秘结者为实，小便清白，大便溏泻者为虚。滑数有力者为实，弦浮微细者为虚。

《弄丸心法·杂论》：表虚者，汗液大出，而九窍空虚也；表实者，汗液不出，腠理闭密，而九窍壅滞也。里虚者，上则吐之，而下则二便不禁也；里实者，上则痞闷，而下则二便不通也。

《儿科醒·虚证第七》：小儿虚证，无论病之新久，邪之有无，但见面色青白，恍惚神疲，口鼻虚冷，嘘气怫郁，肢体倦怠软弱，喜热恶凉，泄泻多尿，或乍冷乍温，呕恶惊惕，上盛下泻，夜则虚汗，睡而露睛，屈体而卧，手足肢冷，声音短怯，脉象缓弱虚细，是皆属虚之证。

《素问·调经论》：实者外坚充满，不可按之，按之则痛……虚者聂辟，气不足，血泣，按之则气足以温之，故快然而不痛。

《医学心悟·寒热虚实表里阴阳辨》：一病之虚实，全在有汗与无汗，胸腹胀痛与否，胀之减与不减，痛之拒按与喜按，病之新久，禀之厚薄，脉之虚实以分之。假如病中无汗，腹胀不减，痛而拒按，病新得，人禀厚，脉实有力，此实也。假如病中多汗，腹胀时减复如故，痛而喜按，按之则痛止，病久，禀弱，脉虚无力，此虚也。

《玉机微义·卷十九·虚损门·论虚为劳倦所伤》：经云：阴虚生内热云云。又云：劳则气耗。劳则喘且汗出，内外皆越，故气耗矣。夫喜怒不节，起居不时，有所劳伤，皆损其气。气衰则火旺，火旺则乘其脾土。脾主四肢，故困热无气以动，懒于言语，动作喘乏，表热自汗，心烦不安。当病之时，宜安心静坐，以养其气，以甘寒泻其火热，以酸味收其散气，以甘温补其中气。经言劳者温之，损者温之者是也。《要略》云：平人脉大为劳，以黄芪建中汤治之之意也。

五、阴阳辨证

《素问·阴阳应象大论》：善诊者，察色按脉，先别阴阳。

《伤寒论·太阳病》：发热恶寒者，发于阳也；无热恶寒者，发于阴也。

《笔花医镜·表里虚实寒热辨》：凡人之病，不外乎阴阳，而阴阳之分，总不离乎表、里、虚、实、寒、热，六字尽之。夫里为阴，表为阳；虚为阴，实为阳；寒为阴，热为阳。良医之救人，不过能辨此阴阳而已；庸医之杀人，不过错认此阴阳而已。

《医学心悟·寒热虚实表里阴阳辨》：至于病之阴阳，统以六字而言，所包者广。热者为阳，实者为阳，表者为阳；寒者为阴，虚者为阴，在里者为阴。

《卫生宝鉴·阴证阳证辨》：凡阴证者，身不热而手足厥冷，恶寒蜷卧，面向壁卧，恶闻人声，或自引衣盖覆，不烦渴，小便自利，大便反快，其脉沉细而微迟者，皆阴证也。

凡阳证者，身须大热而手足不厥，卧则坦然，起则有力，不恶寒，反恶热，不呕不泻，渴而饮水，烦躁不得眠，能食而多语，其脉浮大而数者，阳证也。

《世医得效方·大方脉杂医科·集证说》：伤寒有阴阳表里。阳证多语，阴证无声；阳证则昼剧，阴证则夜争；阳证似阴，粪黑而脉滑；阴证似阳，面赤脉微矣。

《活人书》：治伤寒须识阴阳二证……阳务于上，阴务于下；阳行也速，阴行也缓；阳之体轻，阴之体重；阴家脉重，阳家脉轻；阳候多语，阴证无语；阳病则旦静，阴病则夜宁；阳虚则暮乱，阴虚则夜争；阴阳消息，症状各异。

《医学集成·舌辨阴阳水枯三证》：阴证……其证必目瞑嗜卧，声低息短，少气懒言，身重恶寒，此辨阴证十六字诀。阳证……其证必张目不眠，声音响亮，口臭气粗，身轻恶热，此辨阳证十六字诀。

《伤寒质难·退行期及恢复期》：所谓阴阳者，盖指病能而言也。阴为物质，阳为机能。形体有缺，名曰阴损，机能不全，是为阳亏。营养不足者，都为阴虚，动作无力者，尽是阳衰。一切废料郁结，弊在阴凝，举凡非常兴奋，咎出阳亢。疾病多端，非机能之失调，即形质之有变。病之分阴阳，所以别体用之盛衰，测气质之变化也。至于寒化为阴，火化为阳，入里为阴，出表为阳，虚者为阴，实者为阳，隐然又执八纲中之大纲矣。

《医学汇海·疗病三法》：凡阴证则身静，声音缓弱，呼吸力微，目睛不了了，口鼻气冷，水浆不入，二便不禁，面上恶寒有如刀刮。凡阳证则身动，声音粗重，呼吸有力，目睛了了，口鼻气热，或饮冷水，二便不滑，面上无寒素之状也。

《杨氏提纲·要领·阴阳绪论》：认证先辨阴阳。如畏热者为阳，怯寒者为阴；在表者为阳，在里者为阴；病在上者为阳，病在下者为阴；喜冷者为阳，喜热者为阴；好动者为阳，好静者为阴；喜明者为阳（应为阴），喜暗者为阴（应为阳）；多言者为阳，不语者为阴；面赤者为阳，面黯者为阴；新病朝急者为阳邪盛，暮急者为阴邪盛也；久病昼静者为阳虚，夜静者阴虚也。

《景岳全书·传忠录·阴阳篇》：凡诊病施治，必须先审阴阳，乃为医道之纲领。阴阳无缪，治焉有差？医道虽繁，而可以一言蔽之者，曰阴阳而已。故证有阴阳，脉有阴阳，药有阴阳。以证而言，则表为阳，里为阴；热为阳，寒为阴；上为阳，下为阴；气为阳，血为阴；动为阳，静为阴；多言者为阳，无声者为阴；喜明者为阳，欲暗者为阴。阳微者不能呼，阴微者不能吸；阳病者不能俯，阴病者不能仰。以脉而言，则浮大滑数之类，皆阳也；沉微细涩之类，皆阴也。以药而言，则升散者为阳，敛降者为阴；辛热者为阳，苦寒者为阴；行气分者为阳，行血分者为阴；性动而走者为阳，性静而守者为阴。此皆医中之大法。

《医学启蒙汇编·医略·先天元阴病证论》：真阴亏损则精神恍惚，夜卧不安，其目则眈眈然羞明怕日，白昼虚见蛇行鼠走，或妄见烟火满室，或恶人与犬，喜静则畏动，所恶所见皆阳也。

《医理真传·辨认一切阳虚证法》：凡阳虚之人，阴气自然必盛，外虽现一切火证，近似实火，俱当以此法辨之，万无一失。阳虚病，其人必面色唇口青白无神，目瞑蜷卧，声低息短，少气懒言，身重畏寒，口吐清水，饮食无味，舌青滑或黑润青白色，淡黄润滑色，满口津液，不思水饮，即饮亦喜热汤，二便自利，脉浮空细微无力，自汗肢冷，爪甲青，腹痛囊缩，种种病形，皆是阳虚的真面目。

《医理真传·辨认一切阴虚证法》：凡阴虚之人，阳气自然必盛，外虽现一切阴象，近似阳虚证，俱当以此法辨之，万无一失。阴虚病，其人必面目唇口红色，精神不倦，张目不眠，声音响亮，口臭气粗，身轻恶热，二便不利，口渴饮冷，舌苔干黄或黑黄，全无津液，芒刺满口，烦躁谵语，或潮热盗汗，干咳无痰，饮水不休，六脉长大有力，种种病形，皆是阴虚的真面目。

《医学集成·阴虚证论》：阴虚者，水亏其源。如口渴咽焦，引水自救，或躁扰狂越，欲卧泥中，或五心烦热而消瘅骨蒸，或二便秘结而溺如浆汁，或吐血衄血、咳嗽遗精，或斑黄无汗者，由津液之枯涸；或中风瘛疭者，以精血之败伤，凡此皆无根之焰。有因火不归源，皆阴不足以配阳，病在阴中之水也。

《医学集成·阳虚证论》：阳虚者，火衰其本。火亏于下，则阳衰于上。或神气昏沉，或动履困倦，或头目眩晕而七窍偏废，咽喉哽噎而呕恶气短，皆上焦之阳虚也。有饮食不化而吞酸反胃，痞满膈塞而水泛为痰，皆中焦之阳虚也。有清浊不分而肠鸣滑泄，阳痿精寒而脐腹多痛，皆下焦之阳虚也。又或畏寒洒洒，火脏之阳虚，不能御寒也；肌肉臌胀，土脏之阳虚，不能制水也；拘挛痛痹，木脏之阳虚，不能营筋也；寒嗽虚喘，身凉自汗，金脏之阳虚，不能保肺也；精遗血泄，二便失禁，腰脊如折，筋骨疼痛，水脏之阳虚，精髓内竭也。凡此皆阳虚之证也。

《医粹精言·水弱火弱论》：阳虚之候多得之愁忧思虑以伤神，或劳逸以伤力，或色欲过度而气随精去，或素禀元气不足，而寒凉致伤等证，皆阳气受损之所由也。

《灵枢·经脉》：六阳气绝，则阴与阳相离，离则腠理发泄，绝汗乃出，故旦占夕死，夕占旦死。

《医学汇海·伤寒变证》：亡阴证者，下多而失其真阴也。证亦头眩目晕，肉瞤筋惕，脉虚无神。攻下过剂多有此证，失治则死。亡阳证者，汗多而伤损真阳也。其证头眩目晕欲倒地，或肉瞤筋惕，脉虚无神，发表太过多有此证。若再失治，死无救矣。

《医学源流论·亡阴亡阳论》：医者能于亡阴亡阳之交分其界限，则用药无误矣。其亡阴亡阳之辨法何如？亡阴之汗，身畏热，手足温，肌热，汗亦热而味咸，口渴喜凉饮，气粗，脉洪实，此其验也；亡阳之汗，身反恶寒，手足冷，肌凉，汗冷而味淡微黏，口不渴而喜热饮，气微，脉浮数而空，此其验也。

第二节　八纲证之间的关系

表、里、寒、热、虚、实、阴、阳八纲，在辨证过程中，均有各自不同的证候特征，然而由于临床上疾病的病理变化及其临床表现极其复杂，因此，八纲之间并不是彼此孤立、静止不变、绝对对立的关系。随着疾病的发展变化，证也不断发生变化，因此，八纲之间互相交织在一起，呈现出不可分割的关系。

在辨证时，既要注意对八纲基本证的辨识，又要了解它们之间的兼夹关系，还要注意到彼此间在一定条件下的相互转化，以及证的真假等，才能对病情做出全面、正确的判别。

八纲证之间的关系，主要有证的相兼、证的错杂、证的转化、证的真假。

一、证的相兼

证的相兼，是指八纲之中不相对立的两纲或两纲以上的证同时并见。由于临床上的证，不可能只涉及病位而无病因或病性，反之，也不可能只有病因病性而无病位。而表里、寒热、虚实各自只从不同的侧面反映疾病某一方面的本质，不能互相概括、替代。因此，证的相兼在临床上是极其常见的，论病位之在表或在里，必然要进而区分表证、里证的不同性质；辨病情之属寒属热，必然要审察其属邪气盛所致，亦或精气夺所致，寒或热的病位是在表还是在里；分析邪正的盛衰，应当辨别属于何种性质之虚，何种原因所成之实。

证的相兼是从表里病位、寒热虚实病性等不同角度，对病情进行综合辨别。如新起恶寒发热，脉浮，苔薄白，此为表证。但其性质如何？若无汗、脉浮紧，则为表寒证；若有汗、脉浮数，则为表热证。这就是病位与病因病性相兼辨证的结果。表寒证、表热证，即属证的相兼。

八纲辨证在临床上常见的相兼证有表实寒证、表实热证、里实寒证、里实热证、里虚寒证、里虚热证等，其临床表现一般是有关纲领证候的相加。按理尚应有表虚寒证、表虚热证，但临床实际中很少见到真正的表虚寒证与表虚热证。所谓表虚，除了指卫表不固证（卫阳不固，偏于虚寒）外，以往常将表证有汗者，称为"表虚"，表证无汗者，称为表实。其实表证的有无汗出，只是在外邪的作用下，毛窍的闭与未闭、邪正相争的不同反映而已，毛窍未闭、肤表疏松而有汗出，不等于疾病的本质属虚。所以，表虚寒证、表虚热证，实际上分别是阳气虚衰所致的里虚寒证和阴液亏少所致的里虚热证。

二、证的错杂

证的错杂，是指疾病的某一阶段同时存在八纲中互相对立两纲的证。因而证候显得相互矛盾、错杂。它包括有表里同病、寒热错杂、虚实夹杂三类。

错杂的证中，所含矛盾着的两方面，都反映了疾病的本质，但是临床应当辨别表里病位的缓急，寒热虚实病性的主次。

（一）表里同病

表里同病是指在疾病过程中，同一患者身上既有表证，又有里证的情况。表里同病的形成可概括为以下三种情况：一是发病即同时出现表证和里证的表现；二是先有表证未罢，又及于里；三是先有内伤病未愈而又感外邪。临床上常见的表里同病有以下几种情况。

1. 表里病性相同 表里同病，而寒热或虚实性质并无矛盾者，有表里俱寒、表里俱热、表里俱实。如素体脾阳亏虚之人，复感风寒之邪，或外感寒邪之后，同时伤及表里，出现恶寒发热、头身疼痛、腹部冷痛、便溏等表里俱寒的症状。

2. 表里病性相反 表里同病，但寒热或虚实性质相反者，有表寒里热、表热里寒、表实里虚。如先有表证未罢，又入里化热，或先有里热之人，复感外寒之邪，出现恶寒发热、无汗、头身疼痛、口渴、烦躁、便秘等表寒里热的症状，即俗称的"寒包火"。

表里同病，且寒热、虚实性质均相反者，除可有表实寒里虚热证外，其余组合临床极少见到。

在表里同病的情况下，疾病的证一般是由内在的病理本质所决定，如内有积热或阳气偏亢者，其外感表证多从热化；内在阳气不足者，其外感表证很少见有表热证者。所以，理论上的所谓表实热里虚寒证、表虚寒里虚热证、表实寒里虚热证、表虚热里实寒证之类，临床上实际难以见到。

（二）寒热错杂

寒热错杂是在同一患者身上，既有寒证，又有热证，寒热交错的情况。寒热错杂的形成可概括为以下三种情况：一是先有热证，复感寒邪，或先有寒证，复感热邪；二是先有外感寒证，寒郁而化热，虽已入里，但表寒未解；三是机体阴阳失调，出现寒热错杂。

寒热错杂是就病情的性质而言，尚应结合病位，除表里同病中所说表实寒里实热证、表实寒里虚寒证等之外，还有上下寒热的错杂，如上热下寒证、上寒下热证等。如患者同时存在胸中烦热、咽痛口干等上焦热证及腹痛喜暖、大便稀溏等中焦脾胃虚寒证的表现，或患者既有胃脘冷痛、呕吐清涎等上部脾胃虚寒的症状，又有尿频、尿痛、小便短黄等下部膀胱湿热的表现，可见对于寒热错杂而言，机体的上下部位是相对的。

（三）虚实夹杂

虚实夹杂是指在同一患者身上，既有虚证，又有实证的情况。虚实夹杂的形成可概括为以下两种情况：一是先有实证，邪气太盛，损伤正气，以致正气亦虚，而出现虚证；二是先有正气不足的虚证，无力祛除病邪，以致病邪积聚，或复感外邪，又出现实证。

结合病位不同，虚实夹杂可概括为表虚里实、表实里虚，或上实下虚、上虚下实等证，而虚实夹杂的辨证关键，在于分辨其虚实的孰多、孰少，病势的孰缓、孰急，为临床确立治则提供依据。故可将虚实夹杂概括为以虚证为主的虚中夹实、以实证为主的实中夹虚和虚证、实证难分轻重的虚实并重三种类型。

1. 虚证夹实 指以正虚为主，又夹有某些邪实的表现，即为虚证夹实。如脾胃虚弱之人，复伤饮食，此时邪少虚多，虽有呕恶、腹痛，但以食少、纳呆、腹胀等虚证的症状为主，出现脾虚食滞的虚中夹实证。虚证夹实常见于久病不愈者。

2. 实证夹虚 指以邪实为主，正虚为次。如外感伤寒，经发汗之后，心下痞硬，噫

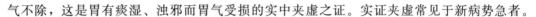

气不除，这是胃有痰湿、浊邪而胃气受损的实中夹虚之证。实证夹虚常见于新病势急者。

3. 虚实并重 指正虚与邪实均明显。如小儿疳积，既有大便泄泻、完谷不化、形瘦骨立等脾胃虚弱的表现，又有腹部膨大、烦躁不安、食欲亢进、舌苔厚浊等积滞化热的表现。

三、证的转化

证的转化是指在疾病发展变化过程中，八纲中相互对立的证，在一定条件下可以相互转化。

证的转化，是一种证转化为与之对立的另一证，矛盾的性质已变，现象与本质都已变换。但是证的转化这种质变之前，往往有一个量变的过程，即转化之前常表现为证的相兼和夹杂。

（一）表里出入

1. 表证入里 疾病在发展过程中，正邪相争，表证不解而内传，变成里证，即为表证入里。其表现是先有表证，然后出现里证，并且表证随之消失，其病机谓外邪入里。其常见于外感病过程中的初、中期阶段，是病情由浅入深，病势发展的反映。如外感病初期，症见恶寒发热，头身疼痛，脉浮，苔薄白，此为表证。若病情发展，出现但发热不恶寒，汗出口渴，舌红苔黄，脉洪数等，则为表证已转化为里（热）证。

2. 里邪出表 是指某些里证因治疗及时、护理得当，机体抵抗力增强，祛邪外出，邪气有向外透达之势，是邪有出路，病情有向愈的趋势。如麻疹患儿，热毒内闭则疹不得出而见发热、喘咳、烦躁，若热毒外透则疹出而烦热喘咳亦除；外感温热病中，高热烦渴之里热证，随汗出而热退身凉；热入营血，随斑疹的出现而身热、谵语、烦躁减轻。又如肝胆湿热随黄疸的出现而胁肋胀痛、发热呕恶等症减轻；病位较深的痈疽，若向外溃破而脓出毒泄等，一般都可视之为在里之邪毒有向外透达之机。但这并不是里证转化成了表证，因此不能称为"里证出表"，因为其既不具备恶寒发热并见、脉浮等表证的特有症状，也不是里证的消除。

（二）寒热转化

寒热转化是指寒证或热证在一定条件下相互转化，形成相反的证。寒证化热提示阳气旺盛，热证转寒提示阳气衰惫。

1. 寒证化热 寒证化热是指原为寒证，后表现为热证，并且寒证随之消失。其常见于外感寒邪未及时解散，而机体阳气偏盛，阳热内郁到一定程度，则寒证转化为热或寒湿之邪郁遏而机体阳气不衰，常易由寒而化热；或因使用温燥之品太过，亦可使寒证转化为热证。如哮病患者，因寒引发，痰白清稀，久之而见舌红苔黄，痰黄而稠，脉滑数，则为寒证转化为热证的表现。

2. 热证转寒 热证转寒是指原为热证，后出现寒证，并且热证随之消失。其常见于邪热毒气严重的情况下，或因失治、误治，以致邪气过盛，耗伤正气，正不胜邪，功能衰败，阳气散失，故而转化为虚寒证甚至表现为亡阳的证候。

寒证与热证的相互转化，是由邪正力量的对比所决定的，其关键又在阳气的盛衰。寒证转化为热证，是人体正气尚强，阳气较为旺盛，邪气才会从阳化热，提示人体正气尚能抗邪；热证转化为寒证，是邪气衰而正气不支，阳气耗伤并处于衰败状态，提示正不胜邪，病情加重。

（三）虚实转化

虚实转化是指在疾病的发展过程中，由于正邪力量对比的变化，致使虚证和实证相互转化，形成相反的证。实证转虚为疾病的一般规律，虚证转实临床较少见到，多表现为因虚致实、本虚标实的错杂证。

1. 实证转虚　实证转虚是指原为实证，后出现虚证，而实证随之消失。由于失治、误治，以及邪正斗争的必然趋势等原因，以致病邪耗伤正气，或病程迁延，虽邪气渐却，但阳气或阴血已伤，渐由实证变为虚证。实证转虚临床上极其常见，基本上是病情演变的一般规律。

2. 虚证转实　临床上真正的虚证转实极其少见，实际上常常是因虚而致实，形成虚实夹杂的证。

所谓虚证转实是指病情本来表现为以虚为主的证候，由于积极的治疗、休养、锻炼等，正气逐渐来复，能与邪气相争，以祛邪外出，从而表现为属实的证。如腹痛加剧，或出现发热汗出，或咳嗽而吐出痰涎等，此时虽然症状反应激烈、亢奋，但为正气奋起欲祛邪外出，故脉象较前有力，这对病情有利。还有一种情况，患者素为虚证，因新感外邪，或伤食、外伤等，以致当前症状表现以实为主，虚证症状暂时不够突出，辨证诊断应为实证。这虽然不是直接由虚证转化成实证，但从虚证与实证之间的先后诊断来看，亦可视为一种虚证转实。另外，本为虚证，由于正气不足，气化失常，以致病理产物停积体内，而表现某些实证的证候者，一般不能理解为虚证转实，而应属于因虚致实、虚实夹杂的范畴。

四、证的真假

证的真假是指某些疾病的发展过程中，特别是病情危重的阶段，可以出现一些与疾病本质相反的"假象"，甚至掩盖病情的"真象"。所谓"真"，是指与疾病的内在本质相符的证候；所谓"假"，是指疾病表现的某些不符合常规认识的所谓假象，即与病理本质所反映的常规证候不相符的某些表现。对于证候的真假必须认真辨别，才能抓住疾病的本质，当机立断，做出正确的诊断和处理。

（一）寒热真假

在某些疾病的危重阶段，如病情发展到寒极或热极的时候，有时会出现一些与其寒热病理本质相反的"假象",即所谓"热极似寒，寒极似热"，从而影响对寒证、热证的准确判断，具体有真寒假热和真热假寒两种情况。

1. 真热假寒 指疾病的本质为热证，却出现某些"寒象"，又称"热极似寒"。其临床表现是恶寒、手足逆冷、大便下利、苔黑、脉沉等，好像是寒证，但患者虽然恶寒，却不欲盖衣被；虽手足逆冷，但体温增高、胸腹灼热；虽大便下利，但其气味特别臭秽，或夹燥屎；舌苔虽黑，但干而不润；脉虽沉，但按之有力，更见咽干口臭、渴喜冷饮、舌质红绛、唇红或焦等，故寒象是假，内热才是疾病的本质。

这些真热假寒的表现，是由于邪热炽盛，阳气闭郁于内，不能布达于外所致，而且邪热越盛，厥冷的程度可能越重，即所谓"热深厥亦深"；或者说由于阳盛于内，以致阴阳之气不相顺接，而出现所谓"阳盛格阴""阳极似阴"的现象。据其阳郁热盛而四肢厥冷的特点，又习惯将其称为"热厥""阳厥"。

2. 真寒假热 指疾病的本质为寒证，却出现某些"热象"，又称"寒极似热"。其临床表现是身热、面色浮红如妆、躁扰不宁、咽痛、脉大等，好像是热证，但患者虽觉身热，却胸腹并不灼热，并有下肢厥冷；面色为两颧浮红时隐时现，而不似真热之满面通红；虽口渴却欲热饮，且饮水不多；咽喉虽痛，但不红肿；虽神志躁扰不宁，却自觉疲乏无力；脉虽大，但按之无力，并可见到小便色清、大便质溏、舌淡苔白等症，故热象是假，阳虚寒盛才是疾病的本质。

这种真寒假热的表现，是由于久病而阳气虚衰，阴寒内盛，逼阳于外，形成虚阳浮游于上、格越于外的阴极似阳现象，也就是阴盛于内、拒阳于外的阴盛格阳证，又称为虚阳浮越证、戴阳证。

当临床出现上述真热假寒或真寒假热的情况时，要注意在四诊合参的基础上全面分析，透过现象抓本质。在具体辨别时，应注意以下几方面：①了解疾病发展的全过程，一般情况下"假象"容易出现在疾病的后期及危重期。②辨证时应以表现于内部、中心的症状作为判断的主要依据，外部、四肢的症状可能为"假象"。③"假象"和真象存在不同，如"假热"之面赤，是面色㿠白而仅在颧颊上浅红娇嫩，时隐时现，而里热炽盛的面赤却满面通红；"假寒"常表现为四肢厥冷伴随胸腹部灼热，揭衣蹬被，而阴寒内盛者则往往身体蜷卧，欲加衣被。

（二）虚实真假

疾病处于较为复杂或发展到严重阶段，如当患者的正气虚损严重，或病邪极其盛实时，会出现一些与其虚实病理本质相反的"假象"，从而影响对虚实证的准确判断，具体有真实假虚和真虚假实两种情况。

1. 真实假虚 指疾病的本质为实证，却出现某些"虚羸"的现象，即所谓"大实有羸状"。如热结肠胃，痰食阻滞，湿热内蕴，瘀血停蓄，大积大聚，以致经脉不通，气血不能畅达，因而出现一些类似虚证的假象，如神情默默、不愿多言、身体倦怠、大便下利、脉象沉细等。但仔细观察，患者虽神疲懒言，但语声高亢而气粗，身倦而动之觉舒，大便下利却泻后反快，脉虽沉细但按之有力，因而病变的本质是实而不是虚。

2. 真虚假实　指疾病的本质为虚证，反出现某些"盛实"的现象，即所谓"至虚有盛候"。如脏腑虚衰，气血不足，运化无力，因而出现腹部胀满、腹痛、呼吸喘促、二便秘涩、脉沉等类似实证的假象。但患者虽然腹部胀满，却有时减轻，不似实证之常满不减；腹虽痛，但不拒按，而是按之痛减；虽喘促而气短息弱；大便虽秘而腹部并不坚硬胀满；脉虽沉，但重按则无力，并可有舌淡胖、面色萎黄或苍白等症。所以病变的本质是虚而不是实。

临床上反映于虚实方面的证候，往往是虚实夹杂者为多，即既有正虚的证候，又有邪实的证候。病性的虚实夹杂与虚实"真假"较难截然区分。当出现上述真实假虚或真虚假实的情况时，要注意围绕虚、实证的表现特点及鉴别要点综合分析，仔细辨别，分清虚实真假。应注意以下几点：①脉象的有力无力、有神无神、浮沉如何，尤以沉取之象为真谛。②舌质的胖嫩与苍老，舌苔的厚腻与否。③言语发声的响亮与低怯。④患者平素体质的强弱，发病的原因，病程的新久，以及治疗经过等。

【古代文献】

一、证的错杂

《灵枢·刺节真邪》：一经上实下虚而不通者，此必有横络盛加于大经，令之不通，视而泻之，此所谓解结也。上寒下热，先刺其项太阳，久留之，已刺则熨项与肩胛，令热下合乃止，此所谓推而上之者也。上热下寒，视其虚脉而陷之于经络者取之，气下乃止，此所谓引而下之者也。

《灵枢·师传》：胃中寒，肠中热，则胀而且泄；胃中热，肠中寒，则疾饮，小腹痛胀。

《伤寒论·辨太阳病脉证并治》：太阳中风，脉浮紧，发热恶寒，身疼痛，不汗出而烦躁者，大青龙汤主之。

《伤寒论·辨少阴病脉证并治》：少阴病，始得之，反发热，脉沉者，麻黄附子细辛汤主之。

《伤寒论·辨厥阴病脉证并治》：厥阴之为病，消渴，气上撞心，心中疼热，饥而不欲食，食则吐蛔。下之利不止。

《重订通俗伤寒论·表里寒热》：凡勘伤寒，必先明表里寒热：有表寒，有里寒，有表里皆寒；有表热，有里热，有表里皆热；有表寒里热，有表热里寒；有里真热而表假寒，有里真寒而表假热。发现于表者易明，隐伏于里者难辨。凡温病伏暑将发，适受风寒搏束者，此为外寒束内热，一名客寒包火。但要辨表急里急，寒重热重。外寒重而表证急者，先解其表，葱豉桔梗汤加减。伏热重而里证急者，先清其里，柴芩清膈煎加减。

《重订通俗伤寒论·气血虚实》：总而言之，纯虚者不多见，纯实者则常有。虚中夹实，虽通体皆现虚象，一二处独见实证，则实证反为吃紧；实中夹虚，虽通体皆现实象，一二处独见虚证，则虚证反为吃紧。景岳所谓独处藏奸是也。医必操独见以治之。

二、证的转化

《素问·阴阳应象大论》：寒极生热，热极生寒。

《灵枢·论疾诊尺》：四时之变，寒暑之胜，重阴必阳，重阳必阴。故阴主寒，阳主热，故寒甚则热，热甚则寒。故曰寒生热，热生寒，此阴阳之变也。

《伤寒论·辨太阳病脉证并治》：服桂枝汤，大汗出后，大烦渴不解，脉洪大者，白虎加人参汤主之。发汗病不解，反恶寒者，虚故也，芍药甘草附子汤主之。发汗，若下之，病仍不解，烦躁者，茯苓四逆汤主之。

《景岳全书·杂证谟·积聚》：凡脾肾不足及虚弱失调之人，多有积聚之病。盖脾虚则中焦不运，肾虚则下焦不化，正气不行，则邪滞得以居之。若此辈者，无论其有形无形，但当察其缓急，皆以正气为主。

《医学心悟·伤寒纲领》：传经之邪，在表为寒，入里即为热证。不比直中之邪，则但寒而无热也。

《伤寒质难·退行期恢复期》：所谓表里者，指疾病之部位而言也。病灶之所在，近表者为表病，附里者为里病；病势之趋向，外越者为邪出于表，向内者为邪入于里；病发于躯壳之外层者为表，深藏于躯壳之内部者为里。病在表为轻，在里为重，出表为顺，入里为逆。病之分表里，所以明内外，定远近，别亲疏，知逆顺也。何以故？人体主要脏腑蕴藏于里，犹树之有根也；肌腠皮毛，骨肉经络，附丽于人体者，犹枝干叶苗也。邪之中人，在表为微，在里为甚，入腑者重，入脏者危。病由里出表者为顺，由表内陷者为逆。所以然者，部位不同，影响亦异也。

《读过伤寒论》：三阳有三阳之表里，三阴有三阴之表里，便有三阳三阴之其外、其表、其里。盖从表面透入一层，层层是里，不言里则言内。从里面透出层，层层是表，不言表则言外。此十二经阴阳离合之表里。

三、证的真假

《伤寒论·辨太阳病脉证并治》：病人身大热，反欲得衣者，热在皮肤，寒在骨髓也。身大寒，反不欲近衣者，寒在皮肤，热在骨髓也。

《伤寒论·辨少阴病脉证并治》：少阴病，下利清谷，里寒外热，手足厥逆，脉微欲绝，身反不恶寒，其人面色赤，或腹痛，或干呕，或咽痛，或利止脉不出者，通脉四逆汤主之。

《伤寒论·辨厥阴病脉证并治》：伤寒，一二日至四五日，厥者必发热，前热者后必厥，厥深者热亦深，厥微者热亦微。

《古今医案按·伤寒》：症有真假凭诸脉，脉有真假凭诸舌。果系实证，则脉必洪大躁疾，而重按愈有力者也。果系实火，则舌必干燥焦黄，而敛束且坚牢者也。岂有重按全无脉者，而尚得谓之实证；满舌俱胖大者，而尚得谓之实火哉？

《医学源流论·寒热虚实真假论》：病之大端，不外乎寒热虚实，然必辨其真假，而后治之无误。假寒者，寒在外而热在内也，虽大寒而恶热饮；假热者，热在外而寒在内也，虽大热而恶寒饮。此其大较也。

《顾氏医镜》：心下痞痛，按之则止，色猝声短，脉来无力，虚也；甚则胀极而不得食，气不舒，便不利，是至虚有盛候。聚积在中，按之则痛，色红气粗，脉来有力，实也；甚则嘿嘿不欲语，肢体不欲动，或眩晕眼花，或泄泻不实，是大实有羸状。

《类经·十二卷·论治类》：然至虚有盛候，则有假实矣，大实有羸状，则有假虚矣，总之，虚者正气虚也，为色惨形疲，为神衰气怯，或自汗不收，或二便失禁，或梦遗精滑，或呕吐膈塞，或病久攻多，或气短似喘，或劳伤过度，或暴困失志。虽外证似实而脉弱无神者，皆虚证之当补也。实者邪气实也，或外闭于经络，或内结于脏腑，或气壅而不行，或血留而凝滞，必脉病俱盛者，乃实证之当攻也。

《重订通俗伤寒论·表里寒热》：凡口燥舌干，苔起芒刺，咽喉肿痛，脘满腹胀，按之痛甚，渴思冰水，小便赤涩，得涓滴则痛甚，大便胶闭，或自利纯青水，臭气极重，此皆里真热之证据。惟通身肌表如冰，指甲青黑，或红而温，六脉细小如丝，寻之则有，按之则无，吴又可所谓体厥脉厥是也。但必辨其手足自热而至温，从四逆而至厥，土肢则冷不过肘，下肢则冷不过膝。按其胸腹，久之又久则灼手，始为阳盛格阴之真候。

《温疫论·论阳证似阴》：捷要辨法，凡阳证似阴，外寒而内必热，故小便血赤；凡阴证似阳者，格阳之证也，上热下寒，故小便清白。但以小便赤白为据，以此推之，万不失一。

第七章　病因辨证

　　病因，是指导致人体发生疾病的原因。病因有多种多样，包括六淫、疫疠、七情、饮食、劳倦、外伤，以及病理产物痰饮、瘀血、结石等。病因辨证，是以病因学说为指导，通过分析患者的症状和体征，结合发病的客观因素，依据各种病因的致病特点，以推求病因、辨别证候属性的辨证方法。中医病因辨证包括两层含义：一是指辨别疾病发生的直接病因（病源），即导致疾病发生的最直接因素，如受凉、精神因素、外伤等；二是指分析疾病的症状和体征，依据疾病发生的客观规律或特定趋势，推断人体受到的各种因素，这一过程也称为"辨证求因"或"审证求因"。这是中医病因学的特点，也是中医病因辨证总的指导思想。

　　病因辨证包括六淫辨证、疫疠辨证、情志辨证、饮食伤证、劳逸伤证、跌仆伤证等。

一、病因辨证的发展概要

　　病因辨证，是中医辨证体系的重要组成部分，随着病因学理论的发展而逐渐完善。中医的病因学源于《黄帝内经》，将引起发病的原因归纳为阴阳二类，系统阐述了六淫、七情、饮食、环境、劳逸等致病因素及其特点。如《素问·调经论》说："夫邪之生也，或生于阴，或生于阳。其生于阳者，得之风雨寒暑；其生于阴者，得之饮食居处，阴阳喜怒。"汉代张仲景在《金匮要略》中指出："千般疢难，不越三条：一者，经络受邪，入脏腑，为内所因也；二者，四肢九窍，血脉相传，壅塞不通，为外皮肤所中也；三者，房室金刃，虫兽所伤。以此详之，病由都尽。"宋代陈无择在《三因极一病证方论》中指出："凡治病，先须识因，不知其因，病源无目。"他在张仲景的基础上，将病因与发病途径结合起来，明确提出"三因学说"，成为后世病因分类的基础。中华人民共和国成立后在第一版《中医诊断学》教材的附录中开始出现"病因分证"，此章节内容根据宋代陈无择所著《三因极一病证方论》，阐述了外因证候、内因证候、不内外因的证候，直至修订第五版《中医诊断学》教材，才首次提出"病因辨证"一词，内容涉及六淫、疫疠、七情、饮食劳伤和外伤等。

二、病因辨证的注意事项

　　1. 详细询问患者发病的经过及有关情况，了解可能作为致病因素的客观条件，以推断其病因，如受凉、传染因素、精神因素、外伤等。

　　2. 从中医整体观念出发，以疾病的临床表现为依据，全面、综合分析病情，深入探究患者发病相关因素与发病过程，以推断病因。

3. 治病必求于本，临床辨证应当找出导致疾病发生发展的根本原因。如辨识病因为继发性病理产物"瘀血"所致者，应进一步分析导致"血瘀"的根本原因是气滞、寒凝，还是气虚等。

4. 加强临证思维训练。审证求因是中医临床诊疗思维的重要表现形式，每个患者的疾病均有因可查，在辨证过程中认真地挖掘病因，找到导致疾病发生的关键因素，是有效治疗的前提。

第一节　六淫辨证

六淫，是风、寒、暑、湿、燥、火六种外感病邪的统称，首见于宋代陈无择《三因极一病证方论》。六淫源于六气，六气是六种正常的自然界气候变化，机体通过自身的调节，对六气有一定的适应能力，一般不会使人体发病。当气候变化异常，太过或不及，或非其时而有其气，以及气候变化过于急骤，超过人体的适应能力，可导致疾病的发生；或当人体的正气不足，抵抗力下降，外邪乘虚而入，亦可导致疾病的发生。这种情况下的六气，便称为"六淫"，又称为"六邪"。

六淫致病，多从皮毛、口鼻侵犯人体，正如《三因极一病证方论》所言："六淫，天之常气，冒之则先自经络流入，内合于脏腑，为外所因。"因其从外侵入人体致病，故又称"外感六淫"。

六淫致病，多与季节气候、工作和居住环境等有关，如春季多风病，此时多见伤风、风温等；夏季多暑病，如中暑、暑温等；长夏多湿病；秋季多燥证；冬季多伤寒等。由于发病与感受时邪有关，故又有"时令病"之称。工作和居住环境，亦可导致六淫病证的发生，如高温作业多热病、火证；居住湿地、雾露或水上作业，易患湿病等。

六淫致病，既可单独侵袭人体，也可以两种或两种以上邪气同时侵犯人体，如伤风、风寒、风寒湿痹等。由于六淫病邪的特性各不相同，又常兼夹为患，而人体正气的强弱亦各不相同，故疾病的发生、发展、变化与转归便各有差异。

六淫致病，不仅可以相互影响，而且可以在一定条件下相互转化。在其病机演变过程中，风寒可以入里化热，湿郁可以化热，火热可以化燥伤阴，热极可以化火等。

六淫辨证，是根据六淫的性质和致病特点，对四诊所收集的各种病情资料进行分析、归纳，辨别疾病当前病理本质是否存在着六淫病证的辨证方法。虽然六淫病证具有复杂多变的特点，但每一种邪气又都有其固定的特性和致病特点，因此，临证可依据表现特征、发病季节、居处环境等结合六淫致病特点进行辨证。

一、风淫证

风淫证指风邪侵袭人体肌表、经络等，导致卫外功能失常，表现出符合"风"性特征的证。

【临床表现】恶风，微发热，汗出，鼻塞、流涕、喷嚏、咽喉干痒或咳嗽，脉浮缓；或突起风团，皮肤瘙痒，丘疹时隐时现；或为突发肌肤麻木、口眼歪斜；或肌肉僵直、痉挛、抽搐；或肢体关节游走作痛；或新起面睑、肢体浮肿等。

【证的成因】多因气候突变、环境不适、体弱等因素导致风邪外袭所致。

【证候分析】风为春天的主气，但四节皆有。风为阳邪，其性开泄，易袭阳位，善行而数变，风为百病之长，常兼夹其他邪气为患。故风淫证具有发病急，变化快，游走不定，容易侵犯人体高位和肌表等部位的特点。由于风邪侵袭的部位不同，风淫证有不同的证候。

风邪侵袭肌表，卫气抗邪，邪正相搏，则见恶风微发热；风性开泄，腠理疏松，卫外不固，营阴不能内守，则汗出；肺开窍于鼻，喉是呼吸出入的门户，风邪侵袭皮毛，内应于肺，肺气不宣，则见鼻塞、流涕、咽喉痒痛、咳嗽等症；风邪在表，则见脉浮缓。风邪侵袭皮肤，营卫不和，则见突起风团、皮肤瘙痒、丘疹时隐时现；风邪或风毒侵袭经络，经气阻滞，肌肤麻痹，轻则可见肌肤麻木、口眼歪斜，重则可见肌肉僵直、痉挛、抽搐；风与寒湿相兼，侵袭筋骨关节，阻痹经络，则见肢体关节游走疼痛；风邪侵犯肺卫，宣降失常，通调水道失职，则见浮肿突起于眼睑、颜面，继而全身。

寒、热、火、湿、痰、水、毒等邪多依附于风邪侵犯人体，形成不同的病性兼夹证，如风寒证、风热证、风火证、风湿证、风痰证、风水证、风毒证等。

【辨证要点】以恶风、微发热、汗出、苔薄白、脉浮缓；或突起风团、瘙痒、麻木，肢体关节游走疼痛，面睑浮肿等为辨证要点。

【治法】风邪袭表者宜疏风解表、调和营卫，主方桂枝汤（《伤寒论》）；风疹属风热者宜疏风养血、清热除湿，主方消风散（《外科正宗》），属风寒者宜疏风解表散寒，主方荆防败毒散（《摄生众妙方》），或桂枝加桂汤（《伤寒论》）；风痹者宜祛风通络、佐以散寒利湿，主方防风汤（《圣济总录》）；风中经络，口眼歪斜者宜祛风化痰止痉，主方牵正散（《杨氏家藏方》）；风水水肿者宜散风清热、宣肺行水，主方越婢加术汤（《金匮要略》）。

【鉴别诊断】风淫证与内风证鉴别。内风证是由于机体内部的病理变化（如热盛、阳亢、血虚、阴虚等），出现类似风性走窜、善动等特点的临床症状及体征，以头晕、肢麻、震颤、抽搐等为主要表现。如邓铁涛主编的《中医诊断学》所言："只有患者出现眩晕欲仆、抽搐、震颤等具有'摇曳风动'特点的症状时，才能判定为'内风证'"。风淫证则是以外感风邪，经口鼻、皮毛侵入人体，经口鼻而入者，多先侵袭肺系；经肌表而入者，多始于经络，临床主要表现为恶风、汗出、脉浮缓，或瘙痒、麻木、游走痛、浮肿等。

二、寒淫证

寒淫证指寒邪侵袭机体，阳气被遏，以恶寒、无汗、局部冷痛、脉紧等为主要表现的证。

【临床表现】恶寒重，或伴发热，无汗，头身疼痛，鼻塞，流清涕，脉浮紧；或见咳嗽、哮喘、咳稀白痰；或为脘腹疼痛、肠鸣腹泻、呕吐；或为肢体拘急、冷痛等。口不渴或渴喜热饮，小便清长，面色白甚或青，舌苔白，脉弦紧或沉迟有力。

【证的成因】多因淋雨、涉水、衣着单薄、露宿、在冰雪严寒处停留等感受阴寒之邪所致。

【证候分析】寒为冬季主气，故冬季多寒病。寒为阴邪，其性清冷，易伤阳气，可出现全身或局部寒冷感。寒主收引，多致腠理、经脉、经筋拘急，阻滞气血运行。寒邪所致的病证有寒邪客表和寒邪直中之分。寒客于表，是寒邪侵袭肌表所引起的病证，称为"伤寒"；寒邪直中，是寒邪直中脏腑的病证，又称"中寒"。

寒邪束表，卫阳被遏，腠理闭塞，则见恶寒、无汗；卫阳郁而发热；寒性凝滞，主收引，感受寒邪，经络、血脉收引，气血凝滞不通，则见头身疼痛、骨节疼痛等；苔薄白，脉浮主表，紧主寒，乃寒袭于表的表寒证。《伤寒论》称之为"太阳伤寒"。寒邪直中于里，伤及脏腑、气血，遏制并损伤阳气，阻滞脏腑气机和血液运行所表现出的证候为里实寒证。由于寒邪客于不同脏腑，可有不同的证候。寒邪客肺，肺失宣降，则见咳嗽、气喘、咳稀白痰等症；寒滞胃肠，损及脾胃之阳，升降失常，运化不利，则见腹痛、肠鸣、呕吐、泄泻等症；寒凝经脉，阳气受损，不能达于四肢，则见四肢厥冷，壅遏气机，则见局部拘急冷痛等症。

此外，临床上寒淫证还有多种类型，如寒滞肝脉证、寒滞心脉证、寒凝胞宫证、寒胜痛痹证等，均可见肢冷、局部拘急冷痛、无汗、面色苍白、舌苔白、脉弦紧或沉迟有力。

【辨证要点】以恶寒、无汗、头身疼痛、脉浮紧；或局部冷痛、腹泻、蜷卧、苔白、脉紧或沉迟有力等为辨证要点。

【治法】寒邪客表者宜辛温解表，主方麻黄汤（《伤寒论》）；寒邪直中者宜温中散寒，主方理中汤（《伤寒论》）。

三、暑淫证

暑淫证指感受暑热之邪，耗气伤津，以发热、汗出、口渴、疲乏等为主要表现的证。

【临床表现】发热恶热，心烦汗出，口渴喜饮，气短，神疲，肢体困倦，小便短黄，舌红，苔白或黄，脉虚数；或见高热，神昏，胸闷脘痞，腹痛，呕恶，无汗，苔黄腻，脉濡数等；或发热，猝然昏倒，汗出不止，气急，甚至昏迷、惊厥、抽搐，舌绛干燥，脉细数等。

【证的成因】因夏季气候炎热而感受外界暑邪所致。

【证候分析】暑邪致病有严格的季节性，独见于夏天。《素问·热论》曰："先夏至者为病温，后夏至者为病暑。"暑为阳邪，具有炎热升散、耗气伤津、易夹湿邪等致病特点。暑淫证有伤暑和中暑之别。伤暑，为人体感受暑、湿之邪，汗出过多，耗气伤津所致。由于暑性炎热，蒸腾津液，则见发热恶热、心烦汗出；暑邪耗气伤津，则见口渴喜饮、小便短黄、气短神疲等症；暑夹湿邪，阻遏中焦，脾胃运化、和降失司，气机升降失调，则见胸闷脘痞、腹痛、呕恶；邪气闭阻，玄府不通，则见无汗；苔黄腻、脉濡数，为暑湿之征。中暑，则是人在夏令烈日之下劳动过久，暑热炽盛，上扰清窍，内灼神明，则见发热、猝然昏倒；暑热引动肝风，则见惊厥、抽搐；暑热耗气伤津，营阴受灼，则见口渴、汗出、气急、舌绛干燥、脉细数等症状。

【辨证要点】夏季感受暑热之邪的病史，以发热、汗出、口渴、呕恶、疲乏、尿黄，甚则神疲气短、猝然昏仆等为辨证要点。

【治法】伤暑者宜清暑泻热，主方白虎汤（《伤寒论》）；若暑邪亢盛，引动肝风者宜清热凉肝息风，主方羚角钩藤汤（《重订通俗伤寒论》）；若暑湿困阻中焦者宜清阳明胃热，兼化太阴脾湿，主方白虎加苍术汤（《活人书》）。中暑患者应立即脱离中暑环境，移至阴凉通风处。轻者擦清凉油或服几粒人丹便可恢复。重者可针水沟、十宣、合谷等，或用紫雪丹、安宫牛黄丸之类凉开的药物，醒后继续服用清热解暑、益气生津之剂。

四、湿淫证

湿淫证指感受外界湿邪，阻遏人体气机与清阳，以头身困重、肢体倦怠、关节酸痛重着为主要表现的证。

【临床表现】头重如裹，身体困重，倦怠嗜睡，或肢体关节、肌肉酸痛重着，胸闷脘痞，口腻不渴，纳呆，恶心，大便稀溏，或兼见黏液、脓血，小便滞涩不畅，或小便混浊；或为局部渗漏湿液，或皮肤出现湿疹、瘙痒，或浮肿，妇女可见带下量多；面色晦垢，舌苔滑腻，脉濡、缓或细等。伤湿者多伴恶寒发热，汗出热不解的现象。

【证的成因】多因气候潮湿、淋雨涉水、冒受雾露、居住湿地等感受外界湿邪所致。

【证候分析】湿为长夏主气，一年中长夏湿气最盛。湿为阴邪，具有阻遏气机、损伤阳气、黏滞缠绵、重着趋下的致病特点。湿邪袭表，卫气失和，则见恶寒发热；湿性黏滞，发热不能一汗而解，故常伴有发热汗出而热不解的表现；湿邪阻滞经络、肌肉、关节，经气不利，则见头重身困，四肢关节、肌肉酸痛重着，位置固定不移等症；脾喜燥恶湿，湿困脾胃，气机不畅，则见胸闷脘痞，口腻不渴，纳呆，恶心，大便稀溏，或兼见黏液、脓血；湿浊下注，膀胱气化不利，则小便滞涩不畅或混浊；带脉失约，则妇女可见带下量多；湿邪浸淫肌肤，则见局部渗漏湿液，或皮肤出现湿疹、瘙痒；湿邪阻滞气机，困遏清阳，则将面色晦垢，倦怠嗜睡；舌苔滑腻，脉濡、缓或细为感受湿邪之征。

此外，湿邪还可与风、暑、水、痰、毒等邪气合并为病，形成不同的病性相兼证，如风湿证、暑湿证、水湿证、痰湿证、湿毒证等，各自可有不同的证候表现。

【辨证要点】以身体困重、酸楚、痞闷、腻浊、脉濡缓等为辨证要点。

【治法】表湿宜解表祛湿，主方藿香正气散（《太平惠民和剂局方》）；湿痹以利湿为主，佐以祛风散寒，主方薏苡仁汤（《类证治裁》）。

【鉴别诊断】湿淫证与内湿证鉴别。外湿多由气候潮湿，或涉水冒雨，居住潮湿等外界湿邪所致，临床以湿滞肌表、关节为主要表现；内湿则湿从中生，多由脾失健运，不能运化精微，以致水湿停聚所致，即所谓"脾虚生湿"，病位偏于内脏，以脘腹痞胀、纳呆、恶心、便溏等为主要表现。

五、燥淫证

燥淫证是指外感燥邪，耗伤津液，以口鼻、咽喉、皮肤干燥等为主要表现的证。

【临床表现】口唇、鼻腔、咽喉干燥，皮肤干燥甚至皲裂、脱屑，或见干咳少痰，痰黏难咳，或痰中带血，口渴欲饮，大便干燥，小便短黄，舌苔干燥等。温燥者常兼见发热微恶风寒，有汗，咽喉疼痛，舌边尖红，脉浮数等；凉燥者常兼有恶寒发热，无汗，头痛，脉浮紧等。

【证的成因】多因秋令气候干燥，或居处干旱少雨，感受外界燥邪所致。燥淫证的发生有明显的季节性或地域性。

【证候分析】燥为秋季主气。燥邪伤人，多从口鼻而入，燥胜则干，易伤阴液；肺为娇脏，主气司呼吸，与外界燥气相通，故燥邪致病，最易损伤肺津，影响肺的宣发和肃降功能，从而表现出皮肤、口唇、鼻腔、咽喉、舌苔干燥，干咳少痰等症，大便干燥、小便短黄、口渴欲饮为津伤的表现。

燥淫证有温燥和凉燥之分。温燥多见于初秋之季，气候尚热，余暑未消，气候干燥，燥热侵犯肺卫，在干燥津伤的表现基础上，又见发热微恶风寒、有汗、咽喉疼痛、舌边尖红、脉浮数等类似风热表证的现象；凉燥多见于深秋季节，天气渐凉，燥邪与寒邪合而致病，人体感受凉燥，除了干燥少津的表现之外，还见恶寒发热、无汗、头痛、脉浮紧等类似外感风寒表证的现象。

【辨证要点】时值秋季或地处气候干燥的环境，以干咳，口、鼻、咽、唇、皮肤等具有干燥不润的特点为辨证要点。

【治法】凉燥者宜辛温解表，宣肺润燥，主方杏苏散（《温病条辨》）；温燥者宜辛凉甘润，主方桑杏汤（《温病条辨》）。

【鉴别诊断】凉燥证与温燥证的鉴别。临床应结合时令气候，再结合症状进行辨证分析。两者的共同点：皮肤干燥甚至皲裂、脱屑，口唇、鼻孔、咽喉干燥，口渴饮水，舌苔干燥，大便干燥，小便短黄，或见干咳少痰，痰黏难咳，脉象偏浮等。除以上临床表现外，凉燥常有恶寒发热、无汗、头痛、脉浮紧等表寒症状，且燥症较轻；温燥常见发热有汗、咽喉疼痛、心烦、舌红、脉浮数等表热症状，且燥伤津液症状明显。

六、火淫证

火淫证是指外感温热火邪，阳热内盛，以发热、口渴、面红、便秘、尿黄、舌红、苔黄、脉数等为主要表现的证。

【临床表现】发热恶热，烦躁，口渴喜冷饮，汗多，大便秘结，小便短黄，面红目赤，舌红或绛，苔黄干燥或灰黑，脉数有力（洪数、滑数、弦数等）。甚者或见神昏、谵语，惊厥、抽搐，吐血、衄血，痈肿疮疡等。

【证的成因】多因外感温热火邪，或因其他外邪郁积化热，化火而成。

【证候分析】火、热、温邪均为阳邪，就程度上有"温为热之渐，火为热之极"之说，因其性质相同，故常混称。又有"热自外感，火由内生"之谓，通常外感多称温热，火热多属内生。

火性燔灼，伤津耗气，具有炎上、生风、动血、易致疮疡的特点。阳热之气过盛，火热燔灼急迫，气血沸涌，则见发热恶热、颜面色赤；热扰心神，则见烦躁不安；邪热迫津外泄，则见汗多；阳热之邪耗伤津液，则见口渴喜饮、大便秘结、小便短黄等；舌红或绛，苔黄燥或起芒刺，脉数有力，主火热亢盛。

火热闭扰心神，则见神昏谵语等；火热炽盛可致肝风内动，风火相扇，则见四肢抽搐、惊厥、两目上视、角弓反张等；火热迫血妄行可见各种出血，一般出血比较急，色红质稠；火热使局部气血壅聚，血肉腐败而形成痈肿脓疡；其中不少为危重证候。

【辨证要点】新病突起、病势较剧，以发热、口渴、烦躁、面红、便秘、尿黄、舌红、苔黄、脉数等为辨证要点。

【治法】清热泻火，或兼解毒，主方白虎汤（《伤寒论》），或黄连解毒汤（崔氏方，录自《外台秘要》）。

【鉴别诊断】外感火邪，常见于温热病，初期见发热、微恶风寒、头痛；继而但热不寒，高热、恶热、烦渴喜冷饮、大汗出；热入营血，则见身热夜甚、心烦不寐、神昏谵语、生风动血等。内生火热证，有实火与虚火之别。阳胜则热者属实火，可见于心、肝、肺、胃等脏腑，除一般火热见证外，心火旺者，多有心烦失眠，或狂躁妄动，或口舌糜烂等；肝火旺者，多有急躁易怒、面红目赤等；肺火盛者，多有咳嗽、吐黄稠痰或脓血痰、咽喉痛等；胃火盛者，多有口臭、便秘、烦渴引饮、牙龈肿痛等。阴虚则热者属虚火，多见五心烦热、潮热、盗汗、咽干口燥、舌红少苔、脉细数等。

【古代文献】

一、风淫证

《素问·生气通天论》：故风者，百病之始也。清静则肉腠闭拒，虽有大风苛毒，弗之能害，此因时之序也。故病久则传化，上下不并，良医弗为。

《素问·风论》：故风者，百病之长也。至其变化，乃为他病也，无常方，然致有风气也。

《医碥·中风》：风有外风，有内风。内风者，即人身中之气也。外风由于外感，内风由于内伤。

《成方便读·祛风之剂》：风者，六淫之首，百病之长。其性则善行数变，其病则出入无方。

《临证指南医案·风》：风为百病之长。盖六气之中，惟风能全兼五气，如兼寒则曰风寒，兼暑则曰暑风，兼湿曰风湿，兼燥曰风燥，兼火曰风火。盖因风能鼓荡此五气而伤人，故曰百病之长也。其余五气，则不能互相全兼，如寒不能兼暑与火，暑亦不兼寒，湿不兼燥，燥不兼湿，火不兼寒。由此观之，病之因乎风而起者自多也。然风能兼寒，寒不兼风，何以辨之？如隆冬严寒之时，即密室重帏之中，人若裸体而卧，必犯伤寒之病，此本无风气侵入，乃但伤于寒而不兼风者也。风能兼寒者，因风中本有寒气，盖巽为风，风之性本寒，即巽卦之初爻属阴是也。因风能流动鼓荡，其用属阳，是合乎巽之二爻、三爻，皆阳爻也。若炎歊溽暑之时，若使数人扇一人，其人必致汗孔闭，头痛恶寒、骨节疼等，伤寒之病作矣。斯时天地间固毫无一些寒气，实因所扇之风，风中却有寒气，故令人受之，寒疾顿作，此乃因伤风而兼伤寒者也。故有但伤寒而不伤风之症，亦有因伤风而致兼伤寒之症，又有但伤风而不伤寒之症，有因伤风而或兼风温、风湿、风燥、风火等症，更有暑湿燥火四气，各自致伤，而绝不兼风之症。

《医学求是·伤风分内外因说》：人有鼻塞流涕，喷嚏时作者，谓之伤风。盖偶感风邪，由项后风池而入，皮毛闭塞，肺气郁遏；而鼻为肺窍，气不宣达，上循鼻窍，激为喷嚏；气既壅遏，水湿蒸淫，溢而为涕。此外伤于风之正伤风也。又有人居密室，未犯微风，或饮食后喷嚏大作，清涕时流，身微热有汗，俗亦谓之伤风，又谓为热伤风，其实乃胃气之不降也。饮食稍多，中宫胀满，阻遏肺气，不得下行，蒸于皮毛，泄为微汗……故治外感之伤风，以散邪为先……始内郁之伤食，以降胃为主。

《备急千金要方·论杂风状》：风邪客于肌肤，虚痒，成风疹瘙疮。风邪入深，寒热相搏则肉枯，邪客半身入深，真气去则偏枯；邪客关机中即挛；筋中亦然。

《医学摘要·中风》：人必本气先伤，而后风邪得以中之。故邪中于络，口眼㖞斜。邪中于经，手足不遂。

《四圣悬枢·风寒异邪》：四时感伤之因，有风有寒，寒者天地之阴气，风者天地之阳气。阳主开，阴主阖，伤于寒者，皮毛开而寒束之，故窍闭而无汗；中于风者，皮毛闭而风泄之，故窍开而有汗。气统于肺，金性清凉而降敛，血司于肝，木性温暖而升发。肺气清降则窍阖，肝血温升则窍开。人之汗孔，秋冬则阖者，气清而敛之也：春夏则开者，血温而发之也。秋冬窍阖而有偶开，则寒气伤之；春夏窍开，而有时偶闭，则风气中之。此四时之邪感伤之因也。

《杂病证治·辨证》：外风所伤，鼻流清涕，咳吐有痰，痰必清稀；内热内风，鼻流浊涕，咳甚有痰，痰必稠浊。夫风为阳邪，循经彻络，传变多端，与伤寒相似。但伤风必鼻塞流涕且多恶风，若居暖室之中则坦然自如；伤寒必头痛恶寒且多呃逆，虽近烈火之傍仍复恶寒也。故伤风在表有汗手足微烦；伤寒在表无汗而手足微冷。伤风在表，肺热而皮肤发疹；伤寒在里，胃热而肌肉发斑。

二、寒淫证

《素问·离合真邪论》：夫邪之入于脉也，寒则血凝泣……

《灵枢·岁露论》：寒则皮肤急而腠理闭。

《素问·举痛论》：寒则气收……寒则腠理闭，气不行，故气收矣。

《简明医彀·伤寒》：夫寒邪中人，阳经受病……寒主收引，腠理闭塞其阳气，为遍身热，可即以发散药服之。腠理开，汗出而邪解，阳气得泄，身凉而愈。

《医学摘粹·杂证要法》：感寒者，触受风寒也。四时俱有感寒之证，脉浮或紧，头痛发热无汗，或恶寒，或咳嗽不禁，即伤寒之浅者。

《医学心悟·医门八法·论汗法》：风寒初客于人也，头痛发热而恶寒，鼻塞身重而体痛。此皮毛受病，法当汗之。若失时不汗，或汗不如法，以致腠理闭塞，荣卫不通，病邪深入，流传经络者有之，此当汗亦有头痛发热与伤寒同。

《医醇賸义·中寒》：寒气中人，为祸最烈……伤寒者，寒从外来；中寒者，寒从内发。伤寒多发热之候；中寒则但有厥冷，而无发热之候。此必其人之真阳先亏，坎中之火渐为水掩；又必有澄寒痼冷，伏于脏腑，一遇寒气，积病猝发，极为危险……见症列后：真心痛者，水来克火，寒邪直犯君主，脘痛，呕吐，身冷，手足青至节，甚则旦发夕死……厥心痛者，中寒发厥而心痛也。虽在包络，然已是心之外腑，故手足厥逆，身冷汗出，便溺清利，甚亦朝发夕死……直中少阴，肾气厥逆，腹疼下利，手足厥冷，小便清利……直中厥阴，肝气厥逆，胁下及腹中绞痛，下利，手足厥冷，指爪皆青。

三、暑淫证

《素问·生气通天论》：因于暑，汗，烦则喘喝，静则多言，体若燔炭，汗出而散。

《灵枢·岁露论》：暑则皮肤缓而腠理开。

《丹溪心法·中暑》：暑乃夏月炎暑也，盛热之气者，火也。

《治病法轨·中暑》：暑者，天气郁热之称。人在暑天，如在蒸笼之内，热气逼迫，致毛孔开而汗大泄，将人身阳气发泄无遗。

《古今图书集成·医部全录·卷二百三十一·暑门》：天之阳邪，伤人阳气，气伤外驰，故汗出也。气分之邪热盛，则迫及所生；心主脉，故心烦。肺乃心之盖，故烦则喘喝。如不烦而静，此邪仍在气分而气伤，神气虚故多言也。天之阳邪，伤人阳气，两阳相搏，故体若燔炭。阳热之邪，得吾身之阴液而解，故汗出乃散也。

四、湿淫证

《弄丸心法·中湿》：湿之为害亦大矣。然有内外之分，又有风湿、热湿、寒湿之异。

《临证指南医案·湿》：湿为重浊有质之邪，若从外而受者，皆由地中之气升腾；从内而生者，皆由脾阳之不运……其伤人也，或从上，或从下，或遍体皆受，此论外感之湿邪，著于肌躯者也……如其人饮食不节，脾家有湿，脾主肌肉四肢，则外感肌躯之湿，亦渐次入于脏腑矣。亦有外不受湿，而但湿从内生者，必其人膏粱酒醴过度，或嗜饮茶汤太多，或食生冷瓜果及甜腻之物。治法总宜辨其体质阴阳，斯可以知寒热虚实之治。若其人色苍赤而瘦，肌肉坚结者，其体属阳，此外感湿邪，必易于化热；若内生湿邪，多因膏粱酒醴，必患湿热、湿火之证。若其人色白而肥，肌肉柔软者，其体属阴，若外感湿邪，不易化热；若内生之湿，多因茶汤生冷太过，必患寒湿之证。

《温病条辨·上焦篇·寒湿》：湿为阴邪，自长夏而来，其来有渐，且其性氤氲黏腻，非若寒邪之一汗而解，温热之一凉则退，故难速已。

《伤寒绪论·时行》：天之热气下，地之湿气上，人在是气之中，无隙可避，故病之繁而且苛者，莫如夏月为最。以无形之热，蒸动有形之湿，即无病之人感之，尚未免于为患，况素有湿热，或下元虚人，安得不患湿温之证乎？

《证治汇补·湿症》：湿气伤人，在上则头重目黄，鼻塞声重，在中则痞闷不舒，在下则足胫跗肿。

《杂证会心录·论湿病》：湿病有外因、内因之不同，湿热、寒湿之各别。外因之湿，有感天地之气者，则雨露水土；有中阴湿之气者，则卧地湿衣，多伤人皮肤筋脉者也。内因之湿，有由于饮食者，则酒酪炙煿；有由于停积者，则生冷瓜果，多伤人脏腑脾胃者也。其见症也，在肌表则为发热，为恶寒，为自汗；在经络则为痹重，为筋骨疼痛，为腰痛不能转侧，为四肢痿弱酸痛；在肌肉则为麻木跗肿，为黄疸，为按肌肉如泥；在脏腑则为呕恶胀满，为小水泌涩黄赤，为大便泄泻，为后重癩疝等证。然在外者为轻，在内者为重，及其甚也，则未有表湿而不连脏者，里湿而不连经者。况湿从内生，多由气血之虚，水不化气，阴不从阳而然。即湿从外入，亦由邪之所凑，其气必虚之故。

五、燥淫证

《素问·六元正纪大论》：燥胜则干。

《素问玄机原病式·燥类》：诸涩枯涸，干劲皴揭，皆属于燥。

《医门法律·伤燥门》：燥胜则干。夫干之为害，非遍赤地千里也。有干于外而皮肤皴揭者；有干于内而精血枯涸者；有干于津液而荣卫气衰，肉烁而皮着于骨者。

《重订通俗伤寒论·伤寒兼证》：秋深初凉，西风肃杀，感之者多病风燥，此属燥凉，较严冬风寒为轻；若久晴无雨，秋阳以曝，感之者多病温燥，此属燥热，较暮春风温为重。

《杂病源流犀烛·燥病源流》：夫阳明燥金，乃肺与大肠之气也。故燥之为病，皆阳实阴虚，血液衰耗所致。条分之，虽有风燥、热燥、火燥、气虚燥之殊，要皆血少火多之故。是以外则皮肤皴揭，中则烦渴，上则咽鼻干焦，下则溲赤便难，阳有余而阴不足，肺失清化之源，肾乏滋生之本，痿消噎挛，皆本乎此，治法惟以滋金养血为主。所谓热燥，病在里者也，耗人津液，故便秘消渴生焉。所谓风燥，病在表者也，皮肤枯，毛发槁，故干疥爪枯生焉。所谓火燥，病亦在里者也。东垣云：饥饱劳役，损伤胃气，及食辛辣厚味而助火，邪伏于肺中，耗散真阴，津液亏少，故大便燥结。而其燥结。又有风燥、热燥、阳结、阴结之殊，治法总惟辛以润之，苦以泻之。

六、火热证

《素问·五运行大论》：南方生热，热生火……在天为热，在地为火。

《素问·至真要大论》：诸热瞀瘈，皆属于火……诸禁鼓栗，如丧神守，皆属于火……诸逆冲上，皆属于火。诸胀腹大，皆属于热。诸躁狂越，皆属于火……诸病有声，鼓之如鼓，皆属于热。诸病跗肿，疼酸惊骇，皆属于火。诸转反戾，水液浑浊，皆属于热。

《素问玄机原病式·热类》：诸病喘呕吐酸，暴注下迫，转筋，小便混浊，腹胀大，鼓之如鼓，痈疽疮疹，瘤气结核，吐下霍乱，瞀郁肿胀，鼻塞鼽衄，血溢血淋，淋闷身热，恶寒战栗，惊惑悲笑，谵语，衄蔑虚，血汗，皆属于热。手少阴君火之热，乃真心小肠之气也。

《素问玄机原病式·火类》：诸热瞀瘈，暴喑冒昧，躁扰狂越，骂詈惊骇，胕肿疼酸，气逆冲上，禁栗如丧神守，嚏呕，疮疡，喉痹，耳鸣及耳聋，呕涌溢，食不下，目昧不明，暴注瞤瘛，暴病暴死，皆属于火。手少阳相火之热，乃心包络三焦之气也。

《医醇賸义·火》：肺火自本经而发者，缘燥气相逼。清肃之令不能下行，故肺气焦满，微喘而咳，烦渴欲饮，鼻端微红，肌肤作痒……心火识盛，五中烦躁，面红目赤，口燥唇裂，甚则衄血吐血……肝胆火盛，胁痛耳聋，口苦筋痿，阴痛，或淋浊溺血……脾有伏火，口燥唇干，烦渴易饥，热在肌肉……肾火者，龙火也。龙不蛰藏，飞腾于上，口燥咽干，面红目赤，耳流脓血，不闻人声……胃火炽盛，烦渴引饮，牙龈腐烂，或牙宣出血，面赤发热……小肠火，心经之火，移于小肠，溲溺淋浊，或涩或痛……大肠火，肺经之火，移于大肠，大便硬秘，或肛门肿痛……风火，风助火势，其性上升，面红目赤，口燥咽痛。

七、六淫辨证

《医学心悟·六气相杂须辨论》：六气者，风、寒、暑、湿、燥、火是也……假如脉浮缓，自汗头痛，发热而恶风者，伤风也；脉浮紧，无汗头痛，发热而恶寒者，伤寒也。此随时感冒，虽在暑月，亦必有之。亦有纳凉饮冷，脏受寒侵，遂至呕吐痛泻，脉沉迟，手足厥冷，口鼻气冷，此乃夏月中寒之候，反因避暑太过而得之也。至于暑症，乃夏月之正病，然有伤暑、中暑、闭暑之殊。伤暑者，病之轻者也，其症汗出、身热而口渴也；中暑者，病之重者也，其症汗大泄，昏闷不醒，蒸热齿燥，或烦心喘喝、妄言也；闭暑者，内伏暑气，而外为风寒闭之也，其头痛身痛，发热恶寒者，风寒也；口渴烦心者，暑也。其有霍乱吐泻而转筋者，则又因暑而停食、伏饮以致之也。然停食、伏饮、湿气也，或身重体痛，腹满胀闷，泄利无度，皆湿也。风寒暑湿，四气动而火随之，是为五气。

《王氏医存·六淫所在为病大略》：风在皮毛作疮，在肌肉作麻，在筋作搐，在骨作响。寒在皮毛作栗，在肌肉作木，在筋作痰，在骨作痛。暑在皮作炙，在肌肉作热，在筋作缓，在骨软。湿在皮毛作黄，在肌肉作肿，在筋作痿，在骨作重。燥在皮毛作干，在肌肉作瘦，在筋作露，在骨作柴。火在皮毛作燎，在肌肉作疼，在筋作痛，在骨作蒸。

第二节　瘟疫辨证

瘟疫证，是在特定时期，因感受天地疫疠之气而引发的，具有强烈传染性，症状相似，危害性极大的一类病证。《说文解字》云："疠者，恶疾也；疫者，民皆疾也，从广役省声。"气候异常，寒温失和是引发本病的主要病因之一。《诸病源候论·疫疠病诸候·疫疠病候》：“其病与时气温热等病相类，皆有一岁之内，节气不和，寒暑乖候，或有暴风疾雨，雾露不散，则民多疾疫。”

所谓疫疠之气，《素问·刺法论》认为“疫之与疠，不过上下刚柔之异”，并从天干地支、运气变化推演入手，认为天运失序则可化疫，地运不和则可变疠，并进一步用五行归属分类，称为五疫。“五疫之至，皆相染易”；“天地迭移，三年化疫”；“刚柔失守，时序不令……如此三年，变大疫也”；“即总其诸位失守，故只归五行而统之也”。

吴又可认为，瘟疫发病是感受了天地间一种有异于六淫之气的“杂气”，感受不同的“杂气”可引发不同的瘟疫病证，致病较为复杂多样。《温疫论》：“夫瘟疫之为病，非风，非寒，非暑，非湿，乃天地间别有一种异气所感。”“所谓杂气，虽曰天地之气，实由方土之气也。盖其气从地而起，有是气则有是病。”“疫气者，亦杂气中之一，但有甚于他气，故为病颇重，因名之疠气。”

疫疠之气，一经感染发病，则症状表现大多相似。吴又可《温疫论》：“邪之所着，有天受，有传染，所感虽殊，其病则一。”《诸病源候论·疫疠病诸候·疫疠病候》：“民多疾疫。病无长少，率皆相似。”《伤寒指掌》：“长幼传染，众人一般，此疫气流行。”

疫疠发病特点是起病急骤，具有强烈传染性并能迅速传播流行，病情较为严重且复杂多变，易致人死亡。《素问·六元正纪大论》：“厉大至，民善暴死。”《温疫论》：“此气之来，无论老少强弱，触之者即病。”

虽然疫疠病证有病情凶险，对机体损伤严重的特点，但也可以服药预防。正如《诸病源候论·伤寒病诸候·伤寒令不相染易候》中所说：“人感其乖戾之气而发者，此则多相染易，故须预服药及为方法以防之。”

一、瘟疫

瘟疫指湿热秽浊之疠气从口鼻而入，遏伏膜原所表现的一类急性热性病证。《伤寒指掌·伤寒类证》指出“长幼传染，众人一般，此疫气流行，俗名气分是也。乃天地秽恶之气，都从口鼻吸入。”《丹台玉案·瘟疫》也说：“天地不正之气，多感于房劳辛苦之人，从口鼻而入。”

【临床表现】起病即见憎寒壮热，继而发热益甚，持续不退，日晡之时加剧，头疼身痛，胸闷心烦，口干渴明显，面赤垢滞，舌红绛，苔白厚如积粉，扪之不燥，脉不浮不沉而数或弦。

【证候分析】本证形成，多为湿热疫邪由口鼻侵入，居于伏膂之内所致。由于疫气遏伏于半表半里之间，故其病机发展可有出表或入里两种传变。温热疫邪郁闭于内，阳气不能达表，则见凛凛恶寒，即而发热。热毒上扰，经气不利，则头身疼痛。若邪气入里，则见但热不寒，日晡尤甚等里热炽盛之象。湿热交困，故心烦胸闷，口干，面赤垢滞。舌红绛，苔白厚如积粉，脉不浮不沉而数或弦，均为湿热疫疠邪气盘踞膜原，气机阻遏之征象。

【鉴别诊断】瘟疫与伤寒鉴别。瘟疫初起，虽然与伤寒有类似之处，但病源不同，正如雷丰《时病论》中所说："温热本四时之常气，瘟疫乃天地之疠气。"疫疠之气和风寒六淫邪气从发病、病位，以及病后临床表现的寒热、汗出、舌脉方面都各有不同。

1. 病因不同　伤寒多有感邪病因可查，或衣着单薄，感受外邪，或淋雨涉水，或临风受邪；瘟疫初起大部分并无感冒之因可查，突发凛凛恶寒，部分也可因饥饱失常，劳碌失度，焦虑忧思气郁又接触疫邪而促发，正所谓"不因所触无故自发者居多，促而发者，十中之一二耳"。

2. 发病　伤寒之邪，自毫毛肌表而入，不传染于人；瘟疫之邪多自口鼻而入，能互相传染。

3. 病位及传变　伤寒初起外邪侵袭肌表，郁遏卫气，肌腠不和，一旦不解内传入里，以经传经；瘟疫邪气初始就遏伏膜原（半表半里），气机阻滞，邪气内溢经脉，可以表里分传。

4. 寒热表现　伤寒新起病即觉恶寒发热，头身疼痛，脉浮，邪气由表入里，内传阳明方才见但热不寒。瘟疫则寒热症状严重，突发凛凛恶寒，很快就但热不寒。

5. 汗出特点　外感伤寒，邪在肌表，一经发汗，邪气可以随汗而解；瘟疫之邪，停滞于半表半里，即使发汗，邪气深伏也不能外解，需等待疫气内溃，战汗而解。

6. 舌脉　伤寒初期，舌苔薄白而润，邪渐传入里化热，舌苔方可由薄白转黄增厚，苔燥少津，甚则焦黑；瘟疫初起，舌苔即出现白厚而不滑，或色兼淡黄，或粗如积粉。伤寒初起脉多浮紧、浮缓、浮数，待邪入里，浮脉才消失；瘟疫初起邪即伏于半表半里，脉不浮不沉而数，或兼弦，或兼大。

二、疫疹

疫疹，又称疫痧，是由于感受疫疠邪气，因热毒炽盛于内，迫血妄行，发于肌肤之下所表现，以发斑发疹，兼有发热，咽喉肿痛溃烂为主要特点的一类病证。

【临床表现】疾病初期，即发热遍体炎炎，头痛如劈，顷刻难举，腰如被杖，继而发疹发斑，热轻者一病即发，若热毒深重，斑疹透发延迟，甚至四五日仍不透发。疫疹透发颜色鲜红，或红赤而鲜活，疹形疏松，浮露于表多为邪浅病轻；若斑疹紧束有根，如履底透针，颜色青紫而暗，发于胸背，多为病情深重。并伴随出现烦躁高热，甚则神昏谵语；或见骨节烦疼，两目昏冒，口渴口臭；或见目赤唇焦，不寐，胸膈满闷，腹痛不已，唇肿头大，筋肉惕动，鼻衄齿衄等；舌红点刺或吐弄舌，苔黄或腻或燥，脉数。若发疹并伴有音哑、咽喉肿痛白腐溃烂，称为"烂喉痧"。若疫疹初起，身现微红，咽喉肿痛不甚，壮热，胸膈烦闷，腹痛，欲吐不吐，欲泻不泻，气促神昏，面青唇紫，四肢逆冷，目睛直视，指甲青紫，四肢抽搐，舌红，苔黄或灰腻，中见红点黑刺，脉象沉伏细数或弦数，此为"闷痧"。

【证候分析】疫疠之邪，其性为火热毒邪，正如余师愚《疫疹一得》所说，"疫既曰毒，其为火也明矣""火者疹之根，疹者火之苗也"，故火毒内盛，毒邪入胃，热迫血行，发于肌表之下而为疹。疾病初起，瘟疫火毒郁结，经气不利，即可发热炎炎，腰如被杖，骨节烦疼。火毒内炽，热气上蒸，故头痛如劈，两目昏冒。

疫疹一病即发，松浮透发，色红鲜活，是因胃气不虚，疫毒邪气尚未深入，故病情轻浅；若疫疹紧束有根，难以透发，多因热毒炽盛，深入于胃，或因发汗攻下太过，胃气亏虚，邪毒内陷，余师愚认为"胃热将烂之候"，故病情深重。因为《疫疹一得》提到"胃为十二经之海，上下十二经都朝宗于胃，胃能敷布十二经，荣养百骸，毫发之间，靡所不贯。毒邪入胃，势必亦敷布于十二经，戕害百骸"，故而邪盛正虚，疫疹迟迟不发为逆候。

热毒深入血分，内扰心神，则见烦躁高热、神昏谵语、不寐等。热毒耗伤津液，所以可见口干口臭，或目赤唇焦。热灼津伤，筋脉失养则筋肉惕动。热毒壅滞于内，则胸膈满闷、腹痛不已。热迫血行则鼻衄齿衄。热毒深入营血，则舌红点刺、脉数。

热盛则肿，毒盛则烂，火热疫毒从口鼻而入，热毒蕴蒸肺胃，一入肺经气分，上炎累及咽喉而发为白腐烂喉，一入胃经血分，外达肌表之间则为斑疹，所以表现"烂喉痧"。热毒深重，湿郁热伏，气血阻滞于内，内扰脏腑，则表现出"闷疫"的各种证候。

三、瘟黄

在烈性传染病中，瘟黄为多因感受"天行疫疠"，湿热毒邪，燔灼营血所导致，出现身目发黄症状的一类病证。瘟黄一词据《杂病广要》记载，最初见于《明医杂著·拟治岭南诸病》"若时气发热变为黄病，所谓瘟黄也"，也可称为急黄。《医宗金鉴·杂病心法要诀·疸病死证》："天行疫疠发黄，名曰瘟黄，死人最暴也。"

【临床表现】初起可见恶寒发热，随后猝然发黄，全身、白睛发黄，其色深黄，伴见壮热神昏，小便色黄如柏汁，胁痛腹胀，或吐血、衄血、便血，或发斑疹，舌红绛，苔焦黄燥裂，脉弦洪数。严重者出现诸多变证，或四肢逆冷，或两目直视，或遗尿旁流，甚至舌卷囊缩，循衣摸床。若发病快，病势急，气喘心满，心胸刺痛，病情急重，危在旦夕，称为急黄。

【证候分析】由于瘟毒夹有湿热，湿热瘟毒郁于肌腠而见恶寒发热。湿热交蒸皮肤，故见猝然发黄，身目尿俱黄。热毒燔灼，内扰心神，则见壮热神昏。湿热蕴蒸，气机阻滞，故胁痛腹胀。热毒伤络，迫血妄行则见各种出血发斑。舌红绛苔黄燥，脉弦洪数，均为热毒深入营血征象。热毒郁闭于内，营血灼伤，伤及肝脾，筋脉挛急，故见两目直视，舌卷囊缩，循衣摸床。热犯肝肾，下元失固，则见遗尿旁流。热毒壅盛，阳气郁闭于内，导致四肢逆冷。疫毒燔灼营阴，直窜心包，内扰心神，来势急猛，预后不良，可见"急黄"。

第三节　情志伤辨证

情志是七情和五志的统称，主要指喜、怒、忧、思、悲、恐、惊七种情志变化。情志活动是机体正常生理功能表现之一，因而与脏腑气血密切相关。《素问·阴阳应象大论》说"人有五脏化五气，以生喜怒悲忧恐"，说明脏腑气血是情志产生的物质基础，若七情太过，可直接损伤人体相应脏腑，引起脏腑气机紊乱，经络气血阴阳失和而表现出的病证。

病因多为外界刺激，导致情志太过强烈或持久，从而损伤内脏，表现出气血阴阳的变化，引发各种情志精神异常和脏腑疾病。《医学真传·七情内伤》："七情通于五脏：喜通心，怒通肝，忧通肺，悲、思通脾，恐通肾，惊通心与肝。故七情太过则伤五脏，七情内伤则有所亏损。疗之不易也，须识其何脏独伤，观其色，察其脉，验其形神，详其太过与不及，而后调济之。"《素问·举痛论》也说，"怒则气上，喜则气缓，悲则气消，恐则气下……惊则气乱……思则气结"。

一、喜伤证

喜伤证，指过喜伤心，致使心气涣散不收，或心火亢盛，或痰热扰心所表现的证。

【临床表现】喜笑不休，心神不宁，神情恍惚，或语无伦次，举止失常。

【证的成因】多因突然过度喜乐刺激所致。

【证候分析】《备急千金要方·心藏脉论》说："心在声为笑……在志为喜，喜伤心，精气并于心则喜……实则笑，笑则喜。"认为喜笑不休是由于心有所乐则动，动则气达于外而喜。若喜乐情志太过，激荡而不能收，气机涣散，心神不藏，则喜笑不休，神情恍惚不宁；喜乐过度，耗伤心气，神不安舍，形神不能自制，故见语无伦次，举止失常。《灵枢·本神》曰："喜乐者，神惮散而不藏。"心火激荡，火热炽盛，劫伤津液，炼液为痰，痰热扰神也可导致上述病证。

【辨证要点】以喜笑不休，心神不宁，精神恍惚，语无伦次为辨证要点。

【治法】养心安神。主方养心汤（《仁斋直指》）。

二、怒伤证

怒伤证，指暴怒或郁怒，引起肝胆疏泄失常，气机横逆紊乱而导致的证。

【临床表现】面红目赤，胸满胁痛胀闷，呕吐，飧泄，呕血，甚则神昏暴厥。

【证的成因】多因突然过度恼怒刺激所致。

【证候分析】过度愤怒，影响肝的疏泄功能，肝之经脉布于胸胁，上达巅顶。肝气郁结可见胸满胁痛、胀闷不适；肝藏血，血随气机升逆，气血上壅头目，则见面红目赤、呕血、昏厥。肝气不畅，横逆犯脾胃，木郁乘土，纳运失常，则呕吐飧泄。《素问·阴阳应象大论》："东方生风……在志为怒，怒伤肝。"《素问·举痛论》："怒则气逆，甚则呕血及飧泄，故气上矣。"《脉因证治·七情证》："怒为呕血、飧泄、煎厥、薄厥、胸满胁痛，食则气逆而不下，为喘渴烦心，为消脾肥气，目暴盲，耳暴闭，筋缓，怒伤肝，为气逆，悲治怒。"

【辨证要点】以面红目赤，胸胁胀闷疼痛，甚至神昏暴厥为辨证要点。

【治法】清泻肝火。主方龙胆泻肝汤（《医方集解》）。

三、忧伤证

忧伤证，指因过度忧愁不乐，气机闭塞不通所引起的证。

【临床表现】情志抑郁，闷闷不乐，胸闷气短，腹胀，食欲不佳，二便不畅，脉涩。

【证的成因】多因长期或持续性忧伤刺激所致。

【证候分析】《素问·阴阳应象大论》说"忧伤肺"，《灵枢·本神》也有"脾忧愁而不解则伤意"说法，所以《杂病源流犀烛·惊悸悲恐喜怒忧思源流》中说"忧者，肺与脾病也……肺与脾同称太阴，同行气以给众脏，肺既成忧病，则闭结不解，气固于内而不通，气不通则大小便闭而伤脾，故忧又为脾病"。过度忧愁，肺脾气结，气机闭塞不行，故见情志抑郁不乐、胸闷气短；脾气不运，则见腹胀纳差、二便不通；脉涩则为气机郁滞不宣的征象。

【辨证要点】以情志抑郁，闷闷不乐，食少腹胀为辨证要点。

【治法】疏肝健脾。主方逍遥散（《太平惠民和剂局方》）。

四、思伤证

思伤证，指由于思虑过度，伤及心脾，气机郁结不散而导致的证。

【临床表现】食少，腹胀，便溏，形体消瘦，健忘，怔忡，神疲倦怠，寐差。

【证的成因】多因长期或持续性思虑所致。

【证候分析】脾在志为思，思虑太过，导致气结不散，脾失健运，水谷不化，故见食少、腹胀、便溏。精微化生不足，肌肉失养则见消瘦。思虑太过会暗耗心血，加之脾虚失运，生化不足，心、神失血养，则可见怔忡、健忘、疲乏倦怠、睡眠不佳。《景岳全书·杂证谟·郁证》中有："思则气结，结于心而伤于脾也。及其既甚则上连肺胃，而为咳喘，为失血，为膈噎，为呕吐。"《杂病源流犀烛·惊悸悲恐喜怒忧思源流》也提出"思者，脾与心病也。脾之神为意，意者，心之所发也。由发而渐引焉曰思，则其当发在脾，及其思属心"。《脉因证治·七情证》曰："思为不眠，好卧昏瞀，三焦痞塞，咽喉不利，呕苦筋痿，白淫，不嗜饮食，思伤脾，为气结，怒治思。"

【辨证要点】以食少腹胀，形体消瘦，神疲健忘为辨证要点。

【治法】补益心脾。主方归脾汤（《济生方》）。

五、悲伤证

悲伤证，指因过度悲伤，以致神气内消，伤及心肺所导致的证。

【临床表现】善悲欲哭，意志消沉，面色惨淡，气短乏力，神气不足，脉紧或结。

【证的成因】多因长期或持续性悲伤所致。

【证候分析】肺在志为忧，肺主气，称为华盖，其位最高。正如《素问·举痛论》说："悲则心系急，肺布叶举，而上焦不通，营卫不散，热气在中，故气消矣。"《灵枢·本神》曰"心气虚则悲"。所以悲伤太过，耗伤心肺，导致神气内消，故见善悲欲哭，神气不足。

心肺气虚，面色失荣而惨淡无华，气短乏力。《医学入门》说"悲伤心包，则脉必紧"，所以心肺气消，气不行血，脉见结或紧。《素问·玉机真脏论》曰，"忧恐悲喜怒，令不得以其次，故令人有大病矣。因而喜大虚，则肾气乘矣；怒则肝气乘矣；悲则肺气乘矣；恐则脾气乘矣；忧则心气乘矣"。

【辨证要点】以善悲欲哭，意志消沉，神疲乏力为辨证要点。

【治法】宜补益心肺。主方为生脉散（《医学启源》）。

六、恐伤证

恐伤证，指恐惧太甚，伤及心肾及肝所导致的证。

【临床表现】善恐，怵惕不安，常欲闭户独处，如恐人将捕之，二便失禁，甚者虚脱。

【证的成因】多因突然或长期恐惧所致。

【证候分析】恐为肾志。肾主藏精，居下焦，开窍于二阴，乃一身气化之总司。在下者宜升，若过度恐惧，气泄于下，容易导致肾气不固，气化失司，封藏失职，故曰"恐伤肾"，可见二便失禁、虚脱等。然而《灵枢·经脉》也提到足少阴"气不足则善恐"，其表现"心惕惕如人将捕之"。心藏神，神气不足，气怯而善恐。肝木为肾之子，精血同源，肾虚则肝血不足，肝胆气虚，而善恐自知，故闭户独处，恐人捕之。正如《医碥·恐》中所云："恐者，心有所怯也，盖心气虚使然。而属之肾者，恐则气下，故属肾也……又属之肝胆者，以肝胆之气旺则上升，虚则下降，今恐而气下，是肝胆之气不足也。故勇者谓之胆壮，怯者谓之胆小……恐者自知，不能独坐安卧，必须人为伴侣……恐因气怯，此大概也。"

【辨证要点】以善恐，怵惕不安，恐人将捕之为辨证要点。

【治法】养心安神固肾。主方养心汤加固肾药（《仁斋直指》）。

七、惊伤证

惊伤证，指由于猝然惊骇，神气被扰，伤及心肝等脏腑而表现的证。

【临床表现】惊悸，噩梦，情绪不宁，甚则神志错乱，语言举止失常。

【证的成因】多因过度受惊所致。

【证候分析】《素问·举痛论》曰："惊则心无所倚，神无所归，虑无所定，故气乱矣。"所以，惊骇气乱，内动心神，神气被扰，故见惊悸，情绪不宁，甚至语言举止失常。肝胆互为表里，胆气壮者，不易受惊吓干扰，若肝胆气虚，则病多惊骇。正如《普济方·心脏门·怔忡惊悸》中所说："惊者恐怖之谓……心虚而郁痰，则耳闻大声，目击异物，遇险临危，触事丧志，心为之忤，使人有惕惕之状，是则为惊。"

【辨证要点】以惊悸，情绪不宁，甚至错乱，言语举止失常为辨证要点。

【治法】镇惊安神。主方磁朱丸加味（《备急千金要方》）。

【古代文献】

《素问·举痛论》：余知百病生于气也，怒则气上，喜则气缓，悲则气消，恐则气下，寒则气收，炅则气泄，惊则气乱，劳则气耗，思则气结，九气不同，何病之生？岐伯曰：怒则气逆，甚则呕血及飧泄，故气上矣。喜则气和志达，荣卫通利，故气缓矣。悲则心系急，肺布叶举，而上焦不通，荣卫不散，热气在中，故气消矣。恐则精却，却则上焦闭，闭则气还，还则下焦胀，故气下行矣……惊则心无所倚，神无所归，虑无所定，故气乱矣……思则心有所存，神有所归，正气留而不行，故气结矣。

《景岳全书·杂证·郁证》：凡五气之郁，则诸病皆有，此因病而郁也。至若情志之郁，则总由乎心，此因郁而病也……如怒郁者，方其大怒气逆之时，则实邪在肝，多见气满腹胀，所当平也；及其怒后，而逆气已去，惟中气受伤矣。既无胀满疼痛等症，而或为倦怠，或为少食，此乃木邪克土，损在脾矣……思郁者，则惟旷女嫠妇，及灯窗困厄、积疑在怨者皆有之。思则气结，结于心而伤于脾也；及其既甚，则上连肺胃，而为咳喘，为失血，为膈噎，为呕吐；下连肝肾，则为带浊，为崩淋，为不月，为劳损……忧郁病者，则全属大虚，本无邪实，此多以衣食之累、利害之牵。及悲忧惊恐而致郁者，总皆受郁之类。盖悲则气消，忧则气沉，必伤脾肺；惊则气乱，恐则气下，必伤肝肾。

《医碥》：怒，阳为阴闭不得伸则怒，如雷之奋于地也。震为雷，阳在阴下，阴雨则雷动，阴雨以气言之，则寒也；以象言之，则水也；水者，有形之物也。故人身阳气或为无形之寒气所闭，或为有形之痰血所遏，皆不得伸而郁为怒。经谓血并于上，气并于下，则善怒是也……太息，经曰：忧思则心系急，急则气道约，故太息以伸出之。气盛而郁则为怒，气不盛而郁则为太息。观经谓胆病者，善太息，口苦呕宿汁可知。太息之与怒，同属于郁矣。

喜笑不休。笑由于喜，喜属心则笑亦属心……悲属肺，悲则气降、肺主降，故属肺也……遇事而惊者，由于外也；因病而惊者，动于中也。心为热所乘则动而惊，而属之肝胆者，以肝主动，而胆虚则善惊。心肝赖血以养，血虚则心之神无所依，肝之魂不藏，五脏之热皆得乘心而致惊……恐者，心之所怯也，盖心气虚使然。而属之肾者，恐则气下，故属肾也。经曰：精气并于肾，则恐是也。又属之肝胆者，以肝胆之气旺则上升，虚则下降，今恐而气下，是肝胆之气不足也。故勇者谓之胆壮，怯者谓之胆小……

第四节　饮食劳逸和外伤及虫兽伤辨证

良好合理的饮食结构和习惯，以及适当强度的劳动，可使身体正常生长、发育，是人们保持健康的基本要求。反之，如果饮食不当或劳逸失度，则会使人体产生各种各样的不适，临床上常见于饮食伤证、劳逸伤证。

此外，外伤及虫兽伤证在生活中也比较常见。外伤及虫兽伤证是指金刃、虫兽及跌仆所致之伤，主要包括跌仆伤、金刃伤、烧烫伤、冻伤、虫兽伤等。其共同特点：病势轻者，可见皮肤、肌肉损伤，局部疼痛、出血、红肿等；重者可见筋骨损伤，甚至骨折，影响人们的正常工作与生活。

一、饮食伤证

饮食伤证是指由于饮食不节，损伤脾胃，而出现的纳运失权的临床病证。《素问·痹论》曰："饮食自倍，肠胃乃伤。"饮食伤的临床表现可以因损伤部位不同而不同。在胃，主要表现为胃痛、脘痞、纳差、嗳腐、恶闻食臭、食欲不振、苔厚腻、脉滑有力等症状。在肠，主要表现为腹痛、泄泻等症状。如饮食无度，时饥时饱等，也易导致脾胃损伤；大病初愈阶段，若饮食不当，如暴食，过食滋腻，或过早进补等，还可引发疾病复发；小儿喂养过量，易致消化不良，久则可致"疳积"等。若不慎误食毒物，轻则恶心、呕吐或吐泻交作，重则发生痢疾、霍乱、肠伤寒和寄生虫病。

临床上常见的饮食伤包括伤食、食积和食厥三种。

（一）伤食

伤食指因饮食不节，任恣肥甘，损伤脾胃，导致受纳和运化失常的病证。"食呕""食泻""食积呕吐""食滞脘痛"等均属伤食范畴。

【临床表现】伤食在胃，则胃痛脘痞，纳差嗳腐，嗳气厌食，胸膈痞满；伤食在肠，则腹痛肠鸣，呕吐或吐泻交作，泻后腹部胀痛减轻，苔厚腻，脉滑或沉实；若误食毒物，则吐泻交作，腹痛如绞，严重者出现头痛、昏迷等严重中毒症状。

【证的成因】多因饮食不节，任恣肥甘，损伤脾胃所致。

【证候分析】暴饮暴食，或过食肥甘厚味，皆能损伤胃肠，形成饮食所伤的证候。胃主降纳，若饮食伤胃，胃失和降，纳食无权，故可产生胃痛、嗳气厌食、胸膈痞满等症。中焦气机阻滞，小肠失于受盛，大肠失于传导，则腹痛肠鸣、泄泻或吐泻交作。若因过食肥甘厚味导致伤食，则泻下物臭秽难闻。食滞于中，脉气壅滞，故脉见滑实有力；食滞与胃中失降的浊气相蒸，故苔厚腻、口臭。若不慎误食毒物，则骤伤胃肠之气，气机逆乱，吐泻交作。

【辨证要点】以腹痛脘痞，纳差嗳腐，腹痛肠鸣，呕吐或吐泻交作，泻后腹部胀痛减轻，苔厚腻，脉滑或沉实为辨证要点。

【治法】消食化滞，理气和胃。主方保和丸（《丹溪心法》）。

（二）食积

食积指暴饮暴食、过食肥甘厚味或酗酒，导致脾胃失于运化，饮食停滞胃肠的病证。

【临床表现】脘腹饱胀，或坚硬有痞块，脐腹部疼痛拒按，嗳腐吞酸，纳食减少，恶闻食臭，大便秘结，恶心呕吐，舌苔厚腻，脉滑。

【证的成因】多暴饮暴食、过食肥甘厚味或酗酒所致。

【证候分析】本证为伤食成积。过食肥甘厚味，壅塞胃肠，减弱胃肠通降功能，导致气机不畅，因而出现脘腹饱胀、坚硬有痞块、恶心呕吐、嗳腐吞酸等症状；食积停滞为实邪，故脐腹部疼痛拒按；食积停于胃肠，胃失和降，则纳食减少，嗳腐吞酸。食积化热，则大便秘结。食积久停，损伤脾胃，水谷失运，化生浊气，故舌苔厚腻。食滞于中，脉气壅滞，故见脉滑。

【辨证要点】以脘腹饱胀，嗳腐吞酸，纳食减少，恶闻食臭，舌苔厚腻，脉滑为辨证要点。

【治法】消积导滞，清热化湿。主方枳实导滞丸（《内外伤辨惑论》）。

（三）食厥

食厥指多因嗜食酒酪肥甘，脾胃受伤，加之或感风寒，或遇气恼等因素，导致食滞于中，胃气不通，气逆上壅，清窍闭塞的病证。

【临床表现】饱食后突然昏厥，脘腹胀满，不能言语和运动，苔厚腻，脉滑实。

【证的成因】多因嗜食酒酪肥甘，脾胃受伤，复感风寒或生气恼怒所致。

【证候分析】本证为嗜食酒食，复感风寒，或遇情志不遂，气逆夹食上壅，清阳被阻，气机不畅，则可发为昏厥，口不能言，肢不能举。食滞于中，又与胃中浊气相蒸，故舌苔厚腻。脉气壅滞，故脉见滑实。

【辨证要点】以饱食后突然昏厥不省人事，脘腹胀满，口不能言，肢不能举，苔厚腻，脉滑实为辨证要点。

【治法】可先用探吐法催吐，再根据诱因的不同选择相应治法，或应用解表和胃或理气和中治法。主方藿香正气丸（《太平惠民和剂局方》）或平胃散（《太平惠民和剂局方》）。

二、劳逸伤证

劳逸伤证是指劳逸失度，致使脏腑功能活动减退的证。过劳、过逸均可致病，劳倦过度、过于安逸均能导致气血、肌肉、筋骨功能紊乱，而产生病理现象。过劳，则神疲懒言，嗜卧无力，饮食减退，气短汗多，脉缓大或浮或细。《素问·调经论》记载："有所劳倦，形气衰少，谷气不盛，上焦不行，下脘不通，胃气热，热气熏胸中，故内热。"《素问·宣明五气》载："久视伤血，久卧伤气，久坐伤肉，久立伤骨，久行伤筋，是谓五劳所伤。"《医学纲目》说："何谓五劳？心劳血损，肝劳神损，脾劳食损，肺劳气损，肾劳精损。"过逸，则气血运行不畅，肢体困倦，动则气喘、汗多，面白无华。

（一）过劳

过劳，即过度劳累，主要包括劳力过度、劳神过度和房劳过度三方面。

1. 劳力过度　又称"形劳"，是指强力久劳，劳伤形体导致积劳成疾，或者见于病后体虚，勉强劳作导致旧疾复发。

【临床表现】神疲体倦，气短乏力，嗜睡懒言，食欲不振，口干汗多，头目眩晕；腰背、四肢关节或全身酸软、胀痛不适，活动受限；舌淡苔白，脉细弱。

【证的成因】多因体力劳动过度，劳伤形体所致。

【证候分析】本证由于肺为生气之主，脾为生气之源，过度劳力，损伤内脏精气，导致肺脾气虚，功能减退。宗气不足，中气下陷，故常见神疲体倦，气短乏力，嗜睡懒言，汗多口干，食欲不振。同时，过度劳力导致腰背、四肢关节等受力部位受损，累及筋肉、经络、关节，故见腰酸腿疼，四肢关节或全身酸软、胀痛，活动受限。

【辨证要点】以神疲体倦，嗜睡懒言，气短乏力；腰酸腿疼，四肢关节或全身酸软，活动受限为辨证要点。

【治法】补肺健脾，益气。主方六君子汤（《医学正传》）。

2. 劳神过度 又称"心劳"，是指长期思虑过度，暗耗心血，损伤心脾而导致的病证。

【临床表现】心悸健忘，失眠多梦，面色少华；甚至心力交瘁，食少消瘦，腹胀便溏；舌淡苔白，脉弱。

【证的成因】多因长期思虑过度，损伤心脾所致。

【证候分析】本证由于心藏神，脾主思，血养神，长期思虑过度，易暗耗心血，故见心悸怔忡、失眠、健忘、多梦、面色少华等血虚失荣症状。劳神日久，损伤脾气，脾失健运，则食少消瘦、腹胀便溏。

【辨证要点】以心悸，失眠，多梦，健忘；身心憔悴，食少消瘦，腹胀便溏；舌淡苔白，脉弱为辨证要点。

【治法】益气补血，健脾养心。主方归脾汤（《严氏济生方》）。

3. 房劳过度 又称"肾劳"，是指房事过度，纵欲少节，或妇女早孕多孕，或手淫恶习等，耗精伤气所致的病证。

【临床表现】腰膝酸软，眩晕耳鸣，遗精早泄，月经不调，精神萎靡，性功能减退，甚至不孕，阳痿，舌淡胖，脉沉迟无力。

【证的成因】多因房劳过度，纵欲无度所致。

【证候分析】本证由于肾藏精，为封藏之本，肾精不宜过度耗泄。房事过度，导致肾精耗伤，故见腰膝酸软、眩晕耳鸣、遗精早泄、月经不调等症状。肾精久耗，易致性功能减退、精神萎靡、不孕、阳痿等症。

【辨证要点】以腰膝酸软，月经不调，遗精早泄，舌淡胖，脉沉迟无力为辨证要点。

【治法】补肾益精。主方左归丸（《景岳全书》）。

（二）过逸少动

过逸少动，即长期不劳少动，是指长时间少动安闲，坐卧安逸过度所致的病证。

【临床表现】头昏胸闷，身倦乏力，腹胀肢困，肌肉软弱，动则气喘、汗出，面白少华，食少，易感冒，甚至关节肿胀，活动不利，舌淡或瘦，脉弱。

【证的成因】多因过于安逸，缺少运动所致。

【证候分析】本证由于久卧伤气，久坐伤肉，长时间少动安逸，导致脾胃功能减弱，后天失养，人体气机失于畅达，故见头昏胸闷，身倦乏力，动则气喘、汗出，面白少华，易感冒，消瘦等症状。气血运行、津液代谢缓慢，逐渐导致气滞血瘀，阻滞气机，水湿痰饮内生，故见肢体困倦，肌肉软弱，甚至关节肿胀，活动不利。

【辨证要点】以头昏胸闷，身倦乏力，肌肉软弱，甚至肢体活动不便，舌淡或瘦，脉弱为辨证要点。

【治法】可根据过逸少劳引起的气血运行不畅、津液代谢缓慢而出现的气滞、血瘀、水湿痰饮等进行辨证论治，可参考气血津液代谢部分内容。

三、外伤及虫兽伤证

（一）跌仆伤

跌仆伤是指跌仆、坠堕、撞击、闪挫、压扎、运动等损伤所引起的局部症状及整体所反映的证。本证主要伤及皮肉筋骨，导致气血瘀滞，其次如果染毒，毒邪入脏，导致神明失主，甚至危及生命。

【临床表现】有跌仆损伤病史。软组织挫伤可见局部疼痛、肿胀、青紫、活动受限伴压痛，体表创伤可见局部破损、出血、骨折等；若被重物压扎或挤压，或从高处坠下，伤及重要脏腑，可出现失血过多或剧痛，甚者出现亡阴、亡阳证；若坠堕时伤及头颅，骨陷伤脑则引起头晕不举、戴眼直视、口不能语，甚至引发昏厥等。

【证的成因】多因跌仆、坠堕、撞击、闪挫、压扎、运动等损伤所致。

【证候分析】本证主因气血郁滞，除局部疼痛、瘀血或肿胀外，其病变要视跌仆时损伤的部位及其是否伤及内脏而定。如皮肤肌肉受损，伤及血络，则引起出血；筋伤、骨折、关节受损则脱血，气滞血瘀引起肿胀和疼痛；跌仆挤压于胸部，除胸廓损伤外，严重者可内伤心肺，出现心肺的症状，或口鼻出血；从高坠下，内伤脏腑，则引起吐血和尿血；若头颅外伤，颅骨损伤甚至粉碎，骨陷伤脑，脑为元神之府，脑伤则出现戴眼直视、口不能语，甚至昏厥等。

【辨证要点】以跌仆伤病史为主，伴有局部瘀血肿痛或出血，出现功能性障碍，活动受限或畸形如骨折、脱臼等，内出血，脏腑内伤等，可借助影像学检查确诊。

【治法】若出现局部瘀血，应在 24 小时内冷敷患处，之后再涂覆万花油、红花油等。若伤口出血，应先做止血处理。出血伤口表浅，缓慢渗血者，可用云南白药、止血散等局部撒敷止血；伤口较深大且出血较多者，宜及时清创缝合，如没有条件清创缝合者，应先做加压包扎止血，然后再做处理。

（二）金刃伤

金刃伤，是指金属器刃损伤肢体、筋骨所致的创伤病证。除有局部的创面、出血、疼痛之外，亦可伤筋、折骨，甚至引起脱证、创伤感染及破伤风等。伤后复感毒邪，溃烂成疮者，称为"金疮"，即"破伤风"。

【临床表现】有金刃损伤史，局部破损出血，红肿疼痛；若伤筋折骨，则疼痛尤为剧烈，肿胀明显。并常因失血过多，出现面色苍白、头晕眼花、脉微等虚脱证候。若有寒热、筋惕、牙关紧闭、苦笑面容、阵发筋肉抽搐、角弓反张、痰涎壅盛、胸胀闷等症状，为"破伤风"。

【证的成因】多因金属器刃损伤肢体、筋骨所致。

【证候分析】金刃伤，轻者局部皮肤、肌肉、脉络破损，断裂，络伤而血溢，则见出血；脉络断裂，气血郁滞于络外，则血溢肌肤，瘀积肿痛；重者伤筋折骨，脉络损伤，气外泄而血流不止，疼痛剧烈。血出过多，则气随血脱，致出现面色苍白、头晕、眼花、脉象微弱等虚脱危象。

创伤后，若风毒之邪从创口侵入经络而成破伤风者，其邪在表，营卫失调，邪气郁闭，则寒热、筋惕；邪郁动风，则牙关紧闭、面如苦笑、阵发抽搐、角弓反张；风邪内搏，聚液成痰，则见痰涎壅盛、胸腹胀闷。

【辨证要点】以金刃外伤病史为主，伴有局部疼痛、出血；若寒热交作、筋惕、苦笑面容、肌肉痉挛、阵发性抽搐，则应考虑"破伤风"。

【治法】络损出血者，视其伤口深浅而进行相应治疗。若出血伤口表浅，缓慢渗血者，可用云南白药、止血散等局部撒敷止血；伤口较深大且出血较多者，宜及时清创缝合，如没有条件清创缝合者，应先做加压包扎止血，然后再做处理。

破伤风应坚持中西医结合综合治疗，以息风、镇痉、解毒为治疗原则，有效控制和解除痉挛，防止并发症。

（三）烧烫伤

烧烫伤，指因热力（火焰，灼热的气体、液体或固体）作用于人体而引起的损伤，又称汤火伤、汤泼火伤、汤火疮、水火烫伤等。

【临床表现】有烧伤或烫伤病史，创面红、肿、热、痛，或起水疱；或皮革样、蜡样，焦黄或炭化；重者损伤筋肉，导致阴液大量耗伤；烧伤面积过大，超过体表总面积30%，或三度烧伤占11%左右，常常导致火热内攻，出现发热、烦躁不安、神昏谵语，甚则阴竭阳脱而导致死亡。

【证的成因】多因火焰，灼热的气体、液体或固体损伤人体所致。

【证候分析】本证由于强热作用，侵害人体导致皮肉腐烂。轻者仅使皮肉损伤，不影响内脏；严重者火毒炽盛伤及津液；或热毒内攻脏腑，导致脏腑失和，变证甚多。

火毒伤津，则壮热烦躁、口干喜饮、舌红绛而干；阴伤阳脱，则神疲蜷卧，体温不升反低，脉微欲绝或虚大无力；火毒内陷，则壮热不退，躁动不安，神昏谵语；火毒伤津耗气，气血两虚，则形体消瘦，面色无华，创面肉芽色淡，愈合迟缓。

【辨证要点】本证由烧伤或烫伤所致，轻度烧伤一般面积较小，仅有局部皮肤红肿、疼痛或有水疱，无全身症状；重度烧伤面积大，多出现严重的全身症状。

【治法】小面积轻度烧烫伤，可单用包扎外治疗法；大面积重度烧烫伤，多采用暴露疗法，且须内外兼治，中西医结合治疗。

内治以清热解毒、益气养阴为治疗原则；外治在正确处理创面，保持创面清洁的基础上，预防和控制感染，促进创面愈合。

（四）冻伤

冻伤，指因人体受寒冷侵袭，引起局部血脉凝滞，皮肤肌肉损伤的疾病。

【临床表现】轻者以局部寒冷感、针刺样疼痛开始，继则出现红肿、硬结或斑块，自觉灼痛、麻木、瘙痒；重者受冻部位皮肤呈灰白色、暗红色或紫色，并有大小不等的水疱或肿块，疼痛剧烈或局部感觉消失；全身性者以体温下降、四肢僵硬，甚至阳气亡脱为主要表现。

【证的成因】多因持久或过度寒冷侵袭人体所致。

【证候分析】本证由于寒邪侵袭过久，耗伤元气，气血运行不畅而致凝滞，则患处局部肿胀发凉、针刺样疼痛；重者肌肤坏死，骨脱筋连，甚则阳气亡脱，不复流通而致死亡。

【辨证要点】冻伤病史，冻伤面积较小，则有局部麻木、肿胀、痒痛；或全身冻僵而活动不利；严重者冻伤局部紫黑坏死；全身冻伤者，可有体温下降、呼吸低微、口唇青紫、四肢厥冷等气血凝滞症状；重症则阳气衰败而垂危。

【治法】迅速使患者脱离寒冷环境，对冻僵患者实行局部或全身快速复温。轻者给予热饮料，或姜糖茶；重者宜温阳散寒，调和营卫。严禁用雪搓、火烤或冷水浴等方法。

（五）虫兽伤

虫兽伤，指各类动物致人的伤害，如毒蛇咬伤、犬咬伤、蝎蜂蜇伤、昆虫叮咬伤等。

【临床表现】有虫兽叮咬病史，轻则局部红肿、麻木、疼痛或发疹；重则引起四肢麻木、痛甚，局部瘀斑出血；若为狂犬咬伤，发作期可有恐水、畏光、畏声等表现。

【证的成因】多因毒蛇咬伤、犬咬伤、蝎蜂蜇伤、昆虫叮咬伤等各种动物伤害所致。

【证候分析】虫兽伤分有毒和无毒两类，常常因昆虫叮咬或兽类咬伤从局部感染而发病。无毒者，创面局部仅见红肿疼痛，一经消毒处理，可自行痊愈；有毒者，则局部麻木、红肿、疼痛等症状严重，或血肿瘀斑，或出血不止；狂犬咬伤，常常经过潜伏期然后发病，潜伏期长短与患者年龄、伤口部位、伤口深浅等有关，发作时病毒内扰神明，经络调节失常而出现恐水、畏光等表现。

【辨证要点】有虫兽叮咬病史，患处局部有牙痕或叮咬伤口，周围红肿，或出血；蛇咬伤后要辨别是否为毒蛇咬伤，犬咬伤后要注意有无出现恐水、畏光等表现。

【治法】一般虫兽叮咬后做常规消毒处理即可；毒蛇咬伤后，局部在短时间内应采取紧急措施，包括早期结扎、扩创排毒等；狂犬咬伤后要及时接种疫苗，防止病情恶化。

【古代文献】

《三因极一病证方论·三因论》：夫人禀天地阴阳而生者，盖天有六气，人以三阴三阳而上奉之，地有五行，人以五脏五腑而下应之，于是资生皮肉筋骨、精髓血脉、四肢九窍、毛发齿牙唇舌，总而成体。外则气血循环，流注经络，喜伤六淫。内则精神魂魄志意思，喜伤七情。六淫者，寒暑燥湿风热是。七情者，喜怒忧思悲恐惊是。若将护得宜，怡然安泰。役冒非理，百疴生焉。病诊既成，须寻所自。故前哲示教，谓之病源。经不云乎，治之极于二者因得之。闭户塞牖，系之病者。数问其经，以从其意。是欲知致病之本也。然六淫，天之常气，冒之则先自经络流入，内合于脏腑，为外所因。七情，人之常性，动之则先自脏腑郁发，外形于肢体，为内所因。其如饮食饥饱，叫呼伤气，尽神度量，疲极筋力，阴阳违逆，乃至虎狼毒虫，金疮踒折，疰忤附着，畏压溺等，有悖常理，为不内外因。《金匮》有言，千般疢难，不越三条。以此详之，病源都尽。如欲救疗，就中寻其类例。别其三因，或内外兼并，淫情交错；推其深浅，断以所因为病源，然后配合诸证，随因施治。药石针艾，无施不可。

《河间六书·论治》：《难经》云：脾气通于口，口和则知谷味矣；心气通于舌，舌和则知五味矣。是知谷味五味，莫不经由口舌而入于胃也。善摄生者，谨于和调，使一饮一食入于胃中，随消随化，则无滞留之患。若禀受怯弱，饥饱失时，或过餐五味、鱼腥、乳酪，强食生冷果菜，停蓄胃脘，遂成宿滞。轻则吞酸呕恶，胸满噎噫，或泄或痢，久则积聚，结为癥瘕，面黄羸瘦。此皆宿食不消而生病焉。

《普济方·脾脏门·饮食劳倦》：内伤饮食及劳役，必口失五味，必腹中不利，欲言强答，口多沫唾，鼻中清涕或有或无，此阴证也。外伤风寒，必鼻塞气不利而清涕，声虽壅口必和，此阳证也。《内经》云，鼻者肺之候，外伤风寒则鼻为不利；口者坤土也，饮食失节劳役所得，则口不知味。

《理虚元鉴·虚证有六因》：因先天者，指受气之初，父母或年已衰老，或乘劳入房，或病后入房，或妊娠失调，或色欲过度，此皆精血不旺，致令所生之子夭弱……因后天者，不外酒色、劳倦、七情、饮食所伤。或色欲伤肾，而肾不强固；或劳神伤心，而心神耗惫；或郁怒伤肝，而肝弱不复调和；或忧愁伤肺，而肺弱不复肃清；或思虑伤脾，而脾弱不复健运。先伤其气者，气伤必及于精；先伤其精者，精伤必及于气。

1. 跌仆伤

《外科正宗》：跌仆者，有已破、未破之分，亡血、瘀血之故。且如从高坠堕而未经损破皮肉者，必有瘀血流注脏腑，人必昏沉不省。

2. 金刃伤

《诸病源候论》：金疮得风。

《外科理例》：破伤风者，有因卒暴损伤，风袭之间，传播经络，致使寒热更作，身体反张，口噤不开，甚者邪气入脏。

3. 烧烫伤

《肘后备急方》：烫火灼伤用年久石灰敷之，或加油调。

《刘涓子鬼遗方》：火烧人肉坏死，宜用麻子膏外敷。

《备急千金要方》：凡火烧损，慎勿以冷水洗之。

4. 冻伤

《诸病源候论·冻烂肿疮候》：严冬之月，触冒风雪寒毒之气，伤于肌肤，气血壅涩，因即瘃冻，燃赤疼痛，便成冻疮，乃至皮肉烂溃，重者支节坠落。

《外科正宗》：冻疮乃天时严冷，气血冰凝而成，手足耳边开裂作痛。

5. 虫兽伤

《外科正宗》：疯犬乃朝夕露卧非时不正之气所感，故心受之，其舌外出；肝受之，其目昏蒙；脾受之，其涎自流；肺受之，其音不出；肾受之，其尾下拖。此五脏受毒，成为疯犬，乃禀阴阳肃杀之气，故经此必致伤人。

第八章 气血津液辨证

第一节 气血辨证

气血辨证是对四诊所收集的各种病情资料，结合气血的生理功能和病理特点，对其归纳、分析、判断，以辨别疾病当前病理本质是否存在着气血病证的一种辨证方法。

气和血是构成人体和维持人体生命活动的基本物质，其生成与运行有赖于脏腑生理功能的正常，而脏腑功能活动也依赖于气血的推动与荣养。一般气血调和，脏腑功能正常，则人体健康。因此，气血与脏腑在生理上相互依存、相互促进，在病理上相互影响。故气血辨证是脏腑辨证的基础，临证时必须与脏腑辨证相结合，才能更好地辨别病证，尤其对内科杂病、妇科疾病等病证的诊治更为适用。

气血辨证，临证时着重于辨察虚实。《黄帝内经》云，"精气夺则虚"，若气血生成不足或耗损正气过多，则表现为气虚、血虚或气血两虚等证；又云"邪气盛则实"，若外感六淫、七情内伤、饮食不节、劳逸过度等，均可导致气血运行与敷布失常，气机升降出入障碍而产生气滞、气逆、血瘀等证。

一、气病类证

气病类证，主要分为气虚类证与气滞类证。其中，气虚类证包括气虚证、气陷证、气不固证、气脱证，气滞类证包括气滞证、气逆证、气闭证。

（一）气虚证

气虚证指元气不足，脏腑功能减退，以神疲乏力、少气懒言、脉虚等为主要表现的证候。

【临床表现】神疲乏力，少气懒言，声低，气怯，短气，头晕目眩，自汗，动则诸症加剧，舌质淡嫩，脉虚。

【证的成因】引起气虚的原因很多，多因先天禀赋不足，或后天失养，或久病、重病、劳累过度、年老体弱等因素，导致元气不足，使气的推动、固摄、防御、气化等功能失司而成。

【证候分析】元气不足，脏腑功能减退，故神疲乏力，少气懒言，声低，气怯，短气；气虚推动乏力，清阳不升，头目失养，则头晕目眩；气虚卫外不固，肌表不密，腠理疏松，故自汗；劳则耗气，故活动劳累后诸症加重；气虚无力推动营血上荣于舌，故舌质淡嫩；气虚无力鼓动血脉，故脉虚。

由于气是脏腑功能活动的体现，所以气虚以脏腑功能活动衰减为其病理特点。临床上常见有心气虚证、肺气虚证、脾气虚证、肾气虚证、胃气虚证、心肺气虚证、脾胃气虚证、肺肾气虚证、脾肺气虚证等。

气虚可导致营亏、血虚、阳虚、阴虚、津亏、湿阻、痰凝、水停、气滞、血瘀，以及易感外邪等多种病理变化。气虚也可与血虚、阴虚、阳虚、津亏等相兼为病，而成气血两虚证、气阴两虚证、阳气亏虚证、津气亏虚证等。

此外，因气虚常是引起气陷证、气不固证、气脱证的病理基础，故气虚证是气虚类证的基础证。

【辨证要点】神疲乏力，少气懒言，脉虚，动则诸症加剧等症状共见。

【治法】补气。主方四君子汤（《太平惠民和剂局方》）。

（二）气陷证

气陷证指气虚升举无力而反下陷，以自觉气坠，或内脏下垂为主要表现的证。

【临床表现】多有气虚证的证候表现（头晕目眩，神疲乏力，短气，舌质淡嫩，脉虚），且有腹部坠胀，或久泄久痢，或白浊带下，或内脏下垂、脱肛、阴挺等，舌质淡嫩，脉虚。

【证的成因】多由气虚进一步发展而来，或为气虚证的一种特殊表现形式。凡是能引起气虚证的原因，均可导致本证的发生。

【证候分析】中气主升提，若气虚可导致清阳不升而下陷，故气陷证多有气虚的表现，如头晕目眩、神疲乏力、舌质淡嫩、脉虚等。中气亏虚，脾失健运，清阳不升，气陷于下，则久泄久痢，或白浊带下；气虚无力升举，内脏位置不能维系，故见腹部坠胀，或内脏下垂（胃下垂、肾下垂、肝下垂等），或有脱肛、阴挺（子宫脱垂）。

由于气陷主要是指中焦脾虚气陷，故此证又称中气下陷证或脾虚气陷证。

【辨证要点】气坠，或脏器下垂等与气虚症状共见。

【治法】益气升提。主方补中益气汤（《脾胃论·内外伤辨惑论》）。

（三）气不固证

气不固证指气虚失其固摄功能，以自汗，或出血，或二便、经血、精液、胎元等不固为主要表现的证。

【临床表现】有气虚证的证候表现，并有自汗不止，或流涎不止，或遗尿、余溺不尽、小便失禁，或大便滑脱失禁，或各种出血，包括妇女月经过多、崩漏、鼻衄等，或滑胎、小产，或男子遗精、滑精、早泄等。

【证的成因】多为气虚的特殊表现形式。凡能引起气虚证的原因，均可导致本证的发生。

【证候分析】因气虚，不能固摄津液、血液、小便、大便、精液、胎元等。其辨证有气虚证的一般证候表现，并有各种"不固"的证候特点。若气不摄津则可表现为自汗、流涎；气虚不能固摄二便，可表现为遗尿、余溺不尽、小便失禁，或大便滑脱失禁；气虚不能固摄血液，则可导致各种出血，如月经过多、崩漏、鼻衄、肌衄、尿血、便血、呕血等；气虚胎元不固，则可导致滑胎、小产；气不摄精则见遗精、滑精、早泄。本证与肺、脾、肾等气虚关系密切。

【辨证要点】自汗，或出血，或二便不固等肺、脾、肾之气失于固摄的特征性表现与气虚症状共见。

【治法】益气固摄。自汗者，主方玉屏风散（《丹溪心法》）；崩漏者，主方归脾汤（《济生方》）；遗精者，主方桑螵蛸散（《本草衍义》）。

（四）气脱证

气脱证指元气亏虚已极而欲脱，以气息微弱、汗出不止、脉微，甚至昏迷或昏仆等为主要表现的急重、危重证。

【临床表现】呼吸微弱而不规则，汗出不止，口开目合，手撒身软，神志朦胧，甚至昏迷或昏仆，面色苍白，口唇青紫，二便失禁，舌质淡白，舌苔白润，脉微。

【证的成因】多由气虚、气不固发展而来；也可以在大汗、大吐、大泻、大失血等情况下，出现"气随津脱""气随血脱"；或因长期饥饿、极度疲劳、暴邪骤袭等状态下发生本证。

【证候分析】元气欲脱，则肺、心、脾、肾等脏腑之气皆衰。呼吸微弱而不规则，为肺气外脱之征；汗出不止，神志朦胧，甚至昏仆，面色苍白，为心气外脱，神失所主之象；口开目合，手撒身软，为脾气外泄之征；二便失禁为肾气欲脱的表现；舌质淡白，脉微为元气亏虚的表现。

若由大失血所致者，称为气随血脱证；若因汗、吐、下而致津液大伤者，称为气随津脱证。气脱与亡阳常同时出现，证候基本相同，亡阳以肢厥身凉为特征，气脱以气息微弱为主症，故临床又称阳气外脱证。

【辨证要点】气息微弱、昏迷或昏仆、汗出不止、脉微等症状共见。

【治法】益气固脱。主方独参汤（《十药神书》）。

（五）气滞证

气滞证指人体某一部位，或某一脏腑、经络的气机阻滞，运行不畅，以胀闷、疼痛、脉弦为主要表现的证，又称气郁证、气结证。

【临床表现】局部胀痛，胀重于痛；疼痛时轻时重，时作时止；胀痛部位多不固定，但亦可在一定范围内窜动作痛；胀痛常随情绪变化而增减，或随嗳气、矢气、太息等减轻；脉象多弦，舌象无明显变化。

【证的成因】多因情志不遂，忧郁悲伤，思虑过度，而致气机郁滞；或痰饮、瘀血、食积、虫积、砂石等邪气阻塞，使气机闭阻；或阴寒凝滞、湿邪阻碍、努伤阻络等因素，导致气机不畅；或因阳气不足，脏气虚弱，运行乏力，气机阻滞而形成本证。

【证候分析】气主周流、升降出入以维持脏腑功能的协调。气滞不通，故局部胀痛、窜痛、痞闷；气时聚时散，故病位不固定，胀痛时作时止，时轻时重；气机以通顺为贵，气机得畅，则症状减轻，故胀闷疼痛常在嗳气、矢气、太息后减轻，或随情绪变化而加重或减轻。脉弦为气机不利、脉气不舒之象。

由于气是推动脏腑功能活动的动力，所以气滞以脏腑气机失调而壅滞为病理特点，临床常见肝郁气滞证、胃肠气滞证、肝胃气滞证等。

气滞可导致血瘀、痰凝、湿阻、水停等多种病理变化或气滞日久而化热、化火而成相应证候，如气滞血瘀证、气郁化火证、痰气互结证、气滞湿阻证、气滞水停证等。

此外，气滞常是引起气逆证、气闭证的病理基础。

【辨证要点】局部痞闷胀满或胀痛或窜痛，并随情志波动而变化，脉弦等症状共见。

【治法】理气，行气。主方柴胡疏肝散（《医学统旨》）、越鞠丸（《丹溪心法》）等。

（六）气逆证

气逆证指气机升降失常，逆而向上，以咳喘，或呕恶，或头痛眩晕等为主要表现的证。

【临床表现】咳嗽，喘促；或呃逆，嗳气，恶心，呕吐；或头痛，眩晕，甚至昏厥，呕血；或气从少腹上冲胸咽。

【证的成因】气逆一般是在气滞基础上，气机阻滞程度更甚的一种表现形式，表现为气机当降不降反上升，或升发太过。其常因外邪侵袭、饮食不节、痰饮或瘀血内阻、寒热刺激、情志过激等所致。

【证候分析】本证以升发太过、气逆于上为病理特点，临床常见肺、胃、肝之气上逆。肺主宣降，若肺气失于肃降而上逆则咳嗽、喘促。胃气主降，若胃气失于和降而上逆，则出现呃逆、嗳气、恶心、呕吐诸症。肝主疏泄，其气主升，若肝气升发太过而上逆，气血上冲，阻闭清窍，故轻则头痛、眩晕，重则昏厥；血随气逆，并走于上，络破血溢，则见呕血、咯血等。肝气循经上冲则气从少腹上逆胸咽。

一般来说，气逆证多指实证，但也有因虚而气上逆者，如肺气虚而肃降无力，或肾气虚失于摄纳，都可导致肺气上逆，表现为动则喘促、气短；肾不纳气，若兼有痰浊阻肺者，则可形成下虚上实之候。胃气虚或胃阴虚，胃和降失职，亦能致胃气上逆，此皆因虚而致气上逆。

此外，气逆只是一种病机，并不是一个完整的证名，临床应注意辨别病因，再结合病位、病性等而构成完整的辨证诊断，如胃寒气逆证、胃火气逆证、肝火气逆证等。

【辨证要点】以相应脏腑气机上逆的表现为辨证要点，多见咳喘，或呕恶，或头痛、眩晕等症状。

【治法】应针对病因及病位治疗，或宣肺化痰、降气定喘，或和胃降逆，或疏肝理气、清肝泻火，或补肾纳气。主方苏子降气汤（《太平惠民和剂局方》）、橘皮竹茹汤（《金匮要略》）、四磨汤（《济生方》）等。

（七）气闭证

气闭证，指邪气阻闭神机或脏腑、官窍、管腔，导致气机逆乱、闭塞不通，以神昏晕厥、绞痛等为主要表现的证。

【临床表现】突发神昏，晕厥，或头、胸、腰、腹等处剧痛或绞痛，二便闭塞，呼吸气粗、声高，脉沉实有力。

【证的成因】因大怒、暴惊、忧思过极等强烈的精神刺激，使神机闭塞；或瘀血、砂石、蛔虫、痰浊等邪气阻塞脏腑、官窍、管腔，导致气机闭阻；或因溺水、电击等意外事故，致使心肺气闭。

【证候分析】极度精神刺激，使神机闭塞，神失所主，则突发神昏、晕厥；有形实邪（痰浊、瘀血、砂石、蛔虫）闭阻气机，故头、胸、腰、腹等处剧痛或绞痛；气机闭阻不通，则二便闭塞；邪气阻闭，肺气不通，故呼吸气粗、声高；实邪内阻，故脉沉实有力。

【辨证要点】神昏晕厥，或头、胸、腰、腹等处剧痛或绞痛等症状多见。

【治法】开窍启闭，疏通气机。主方通关散（《丹溪心法·附余》）、七气汤（《太平惠民和剂局方》）、六磨汤（《世医得效方》）。

二、血病类证

血病类证，包括血虚类证、血瘀类证、血热类证及血寒类证。其中，血虚类证包括血虚证和血脱证。

（一）血虚证

血虚证指血液亏虚，不能濡养脏腑、经络、组织，以面、睑、唇、舌、爪甲色淡，脉细无力为主要表现的证。

【临床表现】面色淡白或萎黄，眼睑、口唇、爪甲色淡，头晕目眩，心悸，失眠多梦，健忘，肢体手足发麻，妇女经血量少色淡、愆期甚或闭经，舌淡苔白，脉细无力。

【证的成因】导致血虚的原因：一是血液耗损过多，主要见于各种急慢性出血，或久病、重病耗伤阴血，或思虑过度，暗耗阴血，或虫积肠道，耗吸营血等；二是血液生化乏源，可见于先天禀赋不足，或后天失养，脾胃虚弱，化生乏源，或进食不足，或因其他脏腑功能减退不能化生血液，或瘀血不去，新血不生等。

【证候分析】血是濡养全身的重要物质，血虚可影响全身各部位。血虚以血少不能濡养，脏腑功能衰减为病理特点。当血液亏虚，不能濡养头目、上荣舌面，故面色淡白或萎黄、口唇、眼睑色淡，头晕目眩；血虚心失所养则心悸，神失滋养则失眠多梦；血少不能濡养筋脉、肌肤，故肢体手足发麻，爪甲色淡；女子以血为用，血虚致血海空虚，冲任失充，故月经量少色淡、愆期甚或闭经；舌淡苔白、脉细无力均为血虚之象。

临床常见心血虚证、肝血虚证、心肝血虚证、血虚肠燥证、血虚肤燥证、血虚生风证等。血虚可致气虚、阴虚、血瘀，而形成气血两虚证、阴血亏虚证、血虚夹瘀证。血虚进一步发展可致血脱。

【辨证要点】面、睑、唇、舌、爪甲色淡，脉细无力等症状共见。

【治法】补血。主方四物汤（《太平惠民和剂局方》）。

（二）血脱证

血脱证指突然大量出血或长期反复出血，致使血液亡脱，以面色苍白、脉微或芤为主要表现的证，又称脱血证。

【临床表现】面色苍白，头晕，眼花，心悸，舌淡或枯白，脉微或芤。

【证的成因】大量失血以致血液突然耗失，如呕血、咯血、便血、崩漏、外伤失血、分娩过程中大量出血等；或因长期失血、血虚进一步发展，导致血液亡脱而成本证。

【证候分析】血液亡脱，脉络空虚，不能荣润舌、面，故面色苍白、舌淡或枯白；血液亡失，心脏、清窍失养，则见心悸、头晕、眼花等症，脉微或芤。血脱常伴随气脱、亡阳。

【辨证要点】有血液严重损失的病史，面色苍白、脉微或芤等症状共见。

【治法】应遵从"有形之血不能速生，无形之气所当急固"之则，宜急予当归补血汤（《内外伤辨惑论》）补气生血，或参附汤（《妇人大全良方》）或四逆汤（《伤寒论》）回阳救逆，俟血止阳回再审因论治。

（三）血瘀证

血瘀证指瘀血内阻，以疼痛、肿块、出血、舌紫、脉涩等为主要表现的证。

【临床表现】疼痛如针刺，拒按，痛处固定，夜间痛甚；体表肿块，色呈青紫，腹内癥积；出血反复不止，色紫暗或夹有血块；大便色黑如柏油状。面色黧黑，或唇甲青紫，或肌肤甲错，或皮肤出现丝状红缕，或皮下紫斑，或腹露青筋；妇女经闭，或为崩漏。舌质紫暗、紫斑、紫点，或舌下脉络曲张、色紫，或舌边有青紫色条状线。脉涩或结或代而有力，或无脉。

【证的成因】凡离经之血，未能及时排出或消散，停留于某处；或血行不畅，壅遏于经脉，以及瘀积于脏腑之内，呈凝滞状态，失却生理功能者，均属瘀血。

形成瘀血的原因很多，或外伤、跌仆及其他原因造成的体内出血，离经之血未及时排出或消散，蓄积而成；或因气滞血行不畅，以致血脉瘀滞；或因寒致血脉凝滞；或因热使血液浓缩壅聚；或因湿浊、痰浊、砂石等实邪阻塞脉络，血运受阻；或气虚、阳虚推动无力，血行缓慢；或血脉空虚，血行迟缓；或久病入络等，终致本证的发生。

【证候分析】气血运行受阻，不通则痛，故有刺痛、拒按、痛处固定；夜间阳气内藏，阴气用事，血行较缓，瘀阻更甚，故夜间痛甚；血液瘀积不散，凝结成块，滞留于体表而成青紫色肿块，滞留于腹内，则呈癥积，触之坚硬，推之不移；瘀血阻塞脉络，使血液不能循经运行，溢出脉外，故出血紫暗，或夹有血块；瘀血阻塞脉络，阻碍血液运行，终致血涌络破，血不得循经而外溢，排出体外者，则见出血；停聚体内者，凝结为瘀，又堵塞脉络，成为再次出血的原因，故由瘀血引发的出血，其特点是反复不止，色紫暗或夹有血块；血行障碍，气血不能濡养肌肤，则见皮肤干涩、肌肤甲错；血行瘀滞，则血色变紫、变黑，故见面色黧黑、唇甲青紫；脉络瘀阻，则见舌下络脉曲张或紫黑，皮肤显现丝状红缕、皮下紫斑，腹露青筋。血脉不通，血不循经，则崩漏；瘀血内阻，冲任不通故经闭。舌质紫暗或见紫斑、紫点，或舌边有青紫色条状线，脉涩，或结，或无脉，均为血瘀之征。

因形成血瘀证的原因复杂，瘀血阻滞部位不同，临床常见瘀滞证（气滞血瘀证、血瘀气滞证）、痰瘀互结证、瘀热互结证、寒凝血瘀证、气虚血瘀证、血虚血瘀证、心脉痹阻证、瘀阻脑络证、胃肠血瘀证、肝经血瘀证、瘀阻胞宫（精室）证、瘀滞胸膈证、下焦瘀血证、瘀滞肌肤证、瘀滞脉络证、瘀滞筋骨证等。

总之，血瘀证具有病变范围广泛性、病理变化多样性、临床表现复杂性的特点，临床要仔细鉴别，方可做出正确诊断。

【辨证要点】疼痛或如针刺、肿块、出血与舌紫等症状共见。

【治法】活血祛瘀。主方应根据血瘀原因而选用，如因寒者宜温经活血，可用当归四逆汤（《伤寒论》）；因热者宜泻热破瘀，可用大黄牡丹汤（《金匮要略》）；因血虚者宜补血活血，可用四物汤（《医宗金鉴》）；因气滞者宜理气化瘀，可用逍遥散（《太平惠民和剂局方》）加桃仁、红花等。

（四）血热证

血热证指脏腑火热炽盛，热迫血分，以出血或疮疖与实热症状为主要表现的证，又称血分的热证。

【临床表现】咯血、吐血、衄血、尿血、便血等急性出血，色鲜红，质地黏稠，或崩漏或女子经血量多或月经先期，或局部疮疖且红肿热痛，心烦，口渴，身热，舌红绛，脉弦数或滑数。

【证的成因】多因外感温热之邪，或情志过极、气郁化火，或其他邪气化热，或过食辛辣燥热之品等因素致火热内炽，迫及血分所致。

【证候分析】热邪灼伤血络，血不循经，迫血妄行而致出血。由于火热所伤脏腑不同，其出血的部位各异，如肺络伤则咯血，胃络伤则吐血，肾及膀胱络脉伤则尿血，肠络伤则便血。衄血又有鼻衄、齿衄、舌衄、肌衄之分，皆与所属脏腑火热炽盛，络破血溢有关。胞络受损，则见崩漏，女子经血量多或月经先期；邪热煎熬，使血液浓缩壅聚，故血色鲜红，质地黏稠。热在血分，热炽血壅肉腐，故局部疮疖且红肿热痛。心烦，口渴，身热，舌红绛，脉弦数或滑数为血热炽盛之象。

血热证在外感热病和内伤杂病中皆可见之，这里主要论述的是内伤杂病的血热证，外感热病的血热证可参阅"卫气营血辨证"中的血分证。

【辨证要点】出血或疮疖等与实热症状共见。

【治法】清热凉血止血。主方十灰散（《十药神书》）、四生丸（《妇人良方》）。

（五）血寒证

血寒证指寒邪客于血脉，凝滞气机，血行不畅，以拘急冷痛、形寒、肤色紫暗与实寒症状为主要表现的证，又称血分的寒证。

【临床表现】手足或局部冷痛、肤色紫暗发凉，形寒肢冷，得温则减，或少腹拘急冷痛，或为痛经，或月经愆期，经色紫暗，夹有血块，舌淡紫，苔白润或滑，脉迟涩有力或沉紧。

【证的成因】多因寒邪侵犯血脉，或阴寒内盛，凝滞脉络，血行不畅而致。

【证候分析】寒凝血脉，脉道收引，血行不畅，致手足络脉瘀滞，气血不达于局部，故手足或局部冷痛、肤色紫暗发凉；寒邪遏制阳气，阳气不达肌肤与四肢，失于温煦之职，故形寒肢冷，得温则减；寒滞肝脉，则少腹拘急冷痛；寒凝胞宫，经血受阻，故痛经，或月经愆期，经色紫暗，夹有血块；舌淡紫，苔白润或滑，脉迟涩有力或沉紧为阴寒内盛，血行不畅之征。

临床上常见的寒滞肝脉证、寒凝胞宫证、寒凝脉络证等，均属于血寒证的范畴。

【辨证要点】拘急冷痛、肤色紫暗与实寒症状共见。

【治法】温经散寒。主方当归四逆汤（《伤寒论》）、温经汤（《金匮要略》）。

三、气血同病类证

气血在生理上相互依存、相互资生、相互为用，是人体正常生理活动的必不可缺的物质。气之于血，有温煦、化生、推动、统摄作用；血之于气，有濡养、运载作用。气血在病理上相互影响，气病可影响及血，血病也可波及气，二者常互为因果，兼并为患。如气滞可导致血瘀，血瘀可导致气滞；气虚可导致血虚、血瘀和失血，而血虚、血瘀和失血也可演变为气虚，失血甚至可致气脱，最终而呈现为气血同病类证。

（一）气滞血瘀证

气滞血瘀证指由于气滞导致血行瘀阻，或血瘀导致气行阻滞，出现以气滞和血瘀症状并见为主要表现的证。

【临床表现】局部（胸胁、脘腹）胀闷走窜疼痛，甚或刺痛，疼痛固定、拒按；或有肿块坚硬，局部青紫肿胀；或有情志抑郁，急躁易怒；或有面色紫暗，皮肤青筋暴露；妇女可见经行不畅，经色紫暗或夹血块，经闭或痛经；舌质紫暗或有紫斑、紫点，脉弦或涩。

【证的成因】气能行血，血能载气，故有"气为血帅，血为气母"之说。气行则血行，血行气亦行，故生理条件下气血运行环流不息。若气滞不行，往往导致血行不畅；血瘀停留亦往往导致气滞不行。所以气滞、血瘀常常同时存在，因此有"气滞血则瘀"之说。临床多由于情志不遂，或因痰湿、阴寒内阻，或因跌挫损伤，使气机阻滞，气血运行不畅而发本证。

【证候分析】气机不畅，则胀痛、窜痛；瘀血内停，则刺痛，疼痛固定、拒按；瘀血内阻，积滞成块，可见肿块坚硬，局部青紫肿胀；情志不遂，肝失条达之性，则见情志抑郁，急躁易怒；气血运行不畅，脉络阻滞，瘀血之色显见，则面色紫暗，皮肤青筋暴露；瘀血阻滞胞脉，血行不畅，则痛经，经色紫暗或夹血块；经血不行则经行不畅或闭经；舌质紫暗或有紫斑、紫点，脉弦或涩均为气滞血瘀之象。由于肝主疏泄，喜条达，又主藏血，所以肝失疏泄、肝气郁结而致气滞血瘀者为多见。

【辨证要点】气滞证与血瘀证的症状共见。

【治法】理气、行气，活血祛瘀。主方逍遥散（《太平惠民和剂局方》）加活血祛瘀药，如桃仁、红花等。

（二）气虚血瘀证

气虚血瘀证指由于气虚运血无力，而致血行瘀滞，以气虚和血瘀症状并见为主要表现的证。

【临床表现】面色淡白或面色暗滞，倦怠乏力，少气懒言，胸胁或其他部位疼痛如刺，痛处固定不移、拒按，舌淡暗或淡紫或有紫斑、紫点，脉涩无力。

【证的成因】多因素体气虚，或病久气虚，或年高脏气亏虚，气虚运血无力，以致血行不畅而瘀滞，进而导致气虚血瘀互见。

【证候分析】气虚致脏腑功能减退，故倦怠乏力，少气懒言；气虚无力推动血行，血不上荣于面，则面色淡白；血行迟缓，瘀阻脉络，则面色暗滞；血行瘀阻，不通则通，故疼痛如刺，痛处固定不移、拒按。本证临床多见心肝病变，故疼痛常见于胸胁。舌淡暗或淡紫或有紫斑、紫点，脉涩为气虚血瘀之象。

【辨证要点】气虚证与血瘀证的症状共见。

【治法】补气活血。主方补阳还五汤（《医林改错》）。

（三）气血两虚证

气血两虚证指气血不能互生，以气虚和血虚症状并见为主要表现的证。

【临床表现】神疲乏力，少气懒言，自汗，面色淡白或萎黄，口唇、眼睑、爪甲颜色淡白，头晕目眩，心悸，失眠，形体消瘦，肢体麻木，月经量少、色淡、愆期甚或闭经，舌质淡白，脉弱或虚。

【证的成因】气属阳，血属阴；阴阳互根，气血互生。临床常因素体虚弱，或久病不愈，耗伤气血；或先有气虚，气不生血，或因血虚，化气乏源，气随之不足；或失血，气随血耗等原因，导致本证的发生。

【证候分析】气虚，脏腑功能减退，则神疲乏力，少气懒言；气虚，卫外不固，则自汗；气血双亏，脑窍失养，故头晕目眩；气血不足，不能上荣，则面色淡白无华或萎黄，口唇及眼睑颜色淡白；血液亏虚，冲任失养，则月经量少色淡，愆期甚或闭经；血虚，血不养心，神不守舍，故心悸、失眠；血亏，不能滋养形体、筋脉、爪甲，故形体消瘦、肢体麻木、爪甲淡白；舌质淡白，脉弱或虚均为气血两虚之征象。

【辨证要点】气虚证与血虚证的症状共见。

【治法】气血双补（益气补血）。主方八珍汤（《正体类要》）、当归补血汤（《脾胃论》）。

（四）气不摄血证

气不摄血证指气虚不能统摄血液而致出血，以气虚及出血症状为主要表现的证。

【临床表现】鼻衄、齿衄、皮下紫斑、吐血、便血、尿血、月经过多、崩漏等各种出血，且血色淡；面色淡白无华，神疲乏力，少气懒言，心悸，失眠，舌淡白，脉弱。

【证的成因】气为血帅，统血摄血。临床多因久病、劳倦等致气虚，或慢性失血，气随血耗，终致气虚不能摄血而引发本证。

【证候分析】气虚统摄无权，血即离经而外溢，血溢于上，则见鼻衄、齿衄；血溢肌肤，则发为皮下紫斑；溢于胃、肠，则吐血、便血；血溢于膀胱，则发尿血；气虚冲任不固，而成月经过多或崩漏；气虚功能不足，故神疲乏力，少气懒言；气虚失血，气血双亏，不能上荣于面，则见面色淡白无华；不能滋养心神，故见心悸、失眠；舌淡白，脉弱为气虚之象。

由于脾为气血生化之源，又主统血，心主血脉，肺主气，所以气不摄血证多与脾、心、肺有关。由于气血互生，血能养气，所以出血过多又可导致气虚更甚，两者互为因果。

【辨证要点】出血与气虚证的症状共见。

【治法】补气止血。主方归脾汤（《济生方》），或补中益气汤（《脾胃论》）加止血药，也可酌情用黄土汤（《金匮要略》）。

（五）气随血脱证

气随血脱证指大量失血时，引发气随之暴脱，以大出血及气脱症状为主要表现的证。

【临床表现】大量出血时，突然面色苍白，气少息微，大汗淋漓，手足厥冷，甚至晕厥，或舌淡，脉微或芤或散。

【证的成因】血为气之母，血能养气、载气。故大量的失血可导致血脱，血脱则气无所依附而随之亦脱，临床常因外伤失血、异位妊娠破裂、产后大失血、妇女血崩，或因某些原因致内脏破裂而大量出血而致本证的发生。

【证候分析】血亡气脱，气血不能上荣于面，故面色苍白、舌淡；气脱致宗气不足，故见气少息微；气脱亡阳，形体失于温煦则手足厥冷；神随气散，神无所主，则晕厥；津随气泄，则大汗淋漓；血液骤然亡失，气无所依附而迅速外越，故脉芤或脉散；若阳气亡失将尽，无力鼓动于脉，则脉微。此外，内出血也能突然出现气脱亡阳之证，应予特别注意。

【辨证要点】大量失血，随即出现气少息微、大汗淋漓、脉微等气脱症状共见。

【治法】补气固脱，回阳救逆。主方独参汤（《校注妇人大全良方》）或参附汤（《正体类要》）。

【古代文献】

一、气病类证

（一）气虚证

《素问·阴阳应象大论》：年四十，而阴气自半也，起居衰矣；年五十，体重，耳目不聪明矣；年六十，阴痿，气大衰，九窍不利，下虚上实，涕泣俱出矣。

《诸病源候论·气病诸候·少气候》：肺主于气，而通呼吸，脏气不足，则呼吸微弱而少气。

《灵枢·海论》：髓海不足，则脑转耳鸣，胫酸眩冒，目无所见，懈怠安卧。

（二）气陷证

《景岳全书·杂证谟·脱肛》：大肠与肺为表里，肺热则大肠燥结，肺虚则大肠滑脱，此其要也。故有因久泻久痢脾肾气陷而脱者，有因中气虚寒不能收摄而脱者，有因劳役吐泻伤肝脾而脱者，有因酒湿伤脾、色欲伤肾而脱者，有因肾气本虚关门不固而脱者，有因过用寒凉降多亡阳而脱者，有因湿热下坠而脱者。然热者必有热证，如无热证，便是虚证。且气虚即阳虚，非用温补，多不能效。凡小儿元气不实者，常有此证。故陈自明曰大肠虚寒，其气下陷，则肛门翻出，或因产努力，其肛亦然，是诚确见之论。

（三）气不固证

《景岳全书·杂证谟·血证》：若素多劳倦思虑，或善呕吐，或善泄泻，而忽致吐血下血者，此脾虚不能摄血，非火证也。

（四）气脱证

《景岳全书·杂证谟·非风》：凡非风卒倒等证，无非气脱而然，何也？……故其为病而忽为汗出者，营卫之气脱也；或为遗尿者，命门之气脱也；或口开不合者，阳明经气之脱也；或口角流涎者，太阴脏气之脱也；或四肢瘫软者，肝脾之气败也；或昏倦无知，语言不出者，神败于心，精败于肾也，凡此皆冲任气脱，形神俱败而然。

《金匮要略·血痹虚劳病脉证并治》：脉沉小迟名脱气，其人疾行则喘喝，手足逆寒，腹满，甚则溏泄，食不消化也。

《景岳全书·妇人规》：产时胞胎既下，气血俱去，忽尔眼黑头眩，神昏口噤，昏不知人。古人多云恶露乘虚上攻，故致血晕，不知此证有二：曰血晕，曰气脱也。若以气脱作血晕，而用辛香逐血化痰等剂，则立刻毙矣，不可不慎也。

（五）气滞证

《临证指南医案·郁》：郁则气滞，其滞或在形躯，或在脏腑，必有不舒之现证。盖气本无形，郁则气聚，聚则似有形而实无质，如胸膈似阻，心下虚痞，胁胀背胀，脘闷不食，气瘕攻冲，筋脉不舒。医家不察，误认有形之滞，不知情志之郁，由于隐情曲意不伸，故气之升降开阖枢机不利，虽《内经》有泄、折、达、发、夺五郁之治，犹虑难获全功。

《金匮钩玄·气属阳动作火论》：今七情伤气，郁结不舒，痞闷壅塞，发为诸病。当详所起之因，滞于何经，有上下部分脏气之不同。

《景岳全书·杂证谟·诸气》：夫百病皆生于气，正以气之为用，无所不至，一有不调，则无所不病。故其在外，则有六气之侵；在内，则有九气之乱。而凡病之为虚、为实、为热、为寒，至其变态，莫可名状。欲求其本，则止一气字足以尽之。盖气有不调之处，即病本所在之处也。是为明哲不凡者，乃能独见其处，撮而调之。

《景岳全书·杂证谟·心腹痛》：痛证当辨有形无形，无形者，痛在气分。凡气病而为胀为痛者，必或胀或止，而痛无常处，气聚则痛而见形，气散则平而无迹，此无形之痛也。但宜顺气，气顺则痛自愈矣。

（六）气逆证

《重订通俗伤寒论·气血虚实》：肺气实而上逆，则有胸痞头眩、痰多气壅等症，甚则喘不得卧，张口抬肩。胃气实而中满，则有嘈杂懊侬、嗳腐吐酸等症，甚则食不能进，呕吐呃逆……肝气实而上冲，则有头痛目眩、呕酸吐苦等症，甚则消渴，气上冲心，心中痛热。

《素问·调经论》：血之与气，并走于上，则为大厥。

《素问·生气通天论》：大怒则形气绝，而血菀于上，使人薄厥。

《血证论》：冲脉丽于阳明，冲气逆，则阳明之气随逆故也。

（七）气闭证

《素问·生气通天论》：故圣人传精神，服天气，而通神明。失之则内闭九窍，外壅肌肉，卫气散解，此谓自伤，气之削也。

《医宗金鉴·杂病心法要诀》：中风死候。注：忽然卒中而死者，皆因中邪太甚，闭塞九窍天真之气，不能与人之生气相通，则独绝于内也。

二、血病类证

（一）血虚证

《景岳全书·杂证谟·血证》：万物生成之道，惟阴与阳。非阳无以生，生者神其化也，非阴无以成，成者立其形也。人有阴阳，即为血气。阳主气，故气全则神王；阴主血，故血盛则形强。人生所赖，惟斯而已。然人之初生，必从精始。精之与血，若乎非类。而丹家曰：涕、唾、精、津、汗、血、液，七般灵物总属阴。由此观之，则凡属水类，无非一六所化，而血即精之属也。但精藏于肾，所蕴不多，而血富于冲，所至皆是。盖其源源而来，生化于脾，总统于心，藏受于肝，宣布于肺，施泄于肾，灌溉一身，无所不及。故凡为七窍之灵，为四肢之用，为筋骨之和柔，为肌肉之丰盛，以至滋脏腑，安神魂，润颜色，充营卫，津液得以通行，二阴得以调畅。凡形质所在，无非血之用也。是以人有此形，惟赖此血，故血衰则形萎，血败则形坏，而百骸表里之属，凡血亏之处，则必随所在，而各见其偏废之病。

《证治汇补·血症》：血虚者，其症朝凉暮热，手足心热，皮肤干涩甲错，唇白，女子月事前后不调，脉细无力。法宜补之。

（二）血脱证

《灵枢·决气》：血脱者，色白，夭然不泽。

《证治汇补·吐血》：如六脉弦细而涩，面色枯白不泽者，此脱血大虚而挟寒，宜甘温补血。

（三）血瘀证

《素问·调经论》：寒独留则血凝泣，凝则脉不通。

《素问·调经论》：孙络外溢，则经有留血。

《诸病源候论·伤寒吐血候》：热毒入深，结于五脏，内有瘀积。

《灵兰要览·诸气》：气机凝滞，血亦因之瘀塞。

《医林改错·积块》：结块者，必有形之血也，血受寒则凝结成块，血受热则煎熬成块。

《素问·五脏生成》：卧出而风吹之，血凝于肤者为痹，凝于脉者为泣，凝于足者为厥。

《灵枢·百病始生》：阳络伤则血外溢……阴络伤则血内溢。

《金匮要略·惊悸吐衄下血胸满瘀血病脉证治》：病人胸满，唇痿舌青，口燥，但欲漱水不欲咽，无寒热，脉微大来迟，腹不满，其人言我满，为有瘀血。病者如热状，烦满，口干燥而渴，其脉反无热，此为阴伏，是瘀血也，当下之。

《寿世保元·血气论》：血之为病，妄行则吐衄，衰涸则虚劳，蓄之在上，其人亡，蓄之在下，其人狂，逢寒则筋不荣而挛急，挟热毒则内瘀而发黄，在小便为淋痛，在大便为肠风，妇人月事进退，漏下崩中，病症非一，凡此诸疾，皆血使之也。

《伤寒全生集·辨内伤瘀血症发热状类伤寒例》：凡跌仆损伤，或被人踢打，或物相撞，或致闪肭，一时不觉，过至半日或一二三日而发者有之，十数日或半月一月而发者有之。一般寒热交作，其心胸胁下小腹满痛，按之手不可近者，此有瘀血也。或一时伤重，就发寒热，瘀血上冲，则昏迷不醒，如死之状，良久复苏。

《血证论·吐血》：且经隧之中，既有瘀血踞住，则新血不能安行无恙，终必妄走而吐溢矣。

（四）血热证

《神农本草经疏·论治气血诸病》：血热……则为痈肿疮疖，为鼻衄，为齿衄，为牙龈肿，为舌上出血，为舌肿，为血崩，为赤淋，为月事先期，为热入血室，为赤游丹，为眼暴赤痛。

《侣山堂类辨·辨血》：有因肝火盛者，有因暴怒肝气逆而吐者。

（五）血寒证

《素问·举痛论》：寒气入经而稽迟，泣而不行，客于脉外则血少，客于脉中则气不通，故卒然而痛。

《素问·举痛论》：寒气客于厥阴之脉，厥阴之脉者，络阴器系于肝，寒气客于脉中，则血泣脉急，故胁肋与少腹相引痛矣。厥气客于阴股，寒气上及少腹，血泣在下相引，故腹痛引阴股。寒气客于小肠募原之间，络血之中，血泣不得注于大经，血气稽留不得行，故宿昔而成积矣。

《灵枢·百病始生》：血溢于肠外，肠外有寒，汁沫与血相搏，则并合凝聚不得散，而积成矣。

《灵枢·水胀》：石瘕生于胞中，寒气客于子门，子门闭塞，气不得通，恶血当泻不泻，衃以留止，日以益大，状如杯子。

《金匮要略·妇人杂病脉证并治》：妇人之病，因虚、积冷、结气，为诸经水断绝，至有历年，血寒积结胞门。

《诸病源候论·妇人杂病诸候·月水不利候》：风冷客于经络，搏于血气，血得冷则壅滞，故令月水来不宣利也。

《伤寒论·辨厥阴病脉证并治》：手足厥寒，脉细欲绝者，当归四逆汤主之。

三、气血同病类证

（一）气滞血瘀证

《灵枢·百病始生》：卒然外中于寒，若内伤于忧怒，则气上逆，气上逆则六输不通，温气不行，凝血蕴里而不散，津液涩渗，着而不去，而积皆成矣。

《灵枢·贼风》：若有所堕坠，恶血在内而不去……则血气凝结。

《济生方·胁痛》：积气攻注，攻于左则左胁痛，攻于右则右胁痛，移逆两胁，则两胁俱痛。久而不愈……则胁下结块。

《济阴纲目·论调经当抑气》：盖人身血随气行，气一壅滞，则血与气并，或月事不调，心腹作痛，或月事将行，预先作痛。

《寿世保元·血气论》：盖气者血之帅也，气行则血行，气止则血止，气温则血滑，气寒则血瘀，气有一息之不运，则血有一息之不行。病出于血，调其气犹可以导达；病原于气，区区调血，又何加焉？故人之一身，调气为上，调血次之，先阳后阴也，若夫血有败瘀滞泥诸经，壅遏气之道路，经所谓去其血而后调之，不可不通其变矣。

《类证治裁·积聚》：诸有形而坚着不移者，为积；诸无形而留止不定者，为聚。积在五脏，主阴，病属血分；聚在六腑，主阳，病属气分。《难经》既以积聚分属脏腑……巢氏《病源》别立癥瘕之名，以不动者为癥，动者为瘕，亦犹《难经》之积聚而已。

《血证论·瘀血》：瘀血在经络脏腑之间，则结为癥瘕。瘕者，或聚或散，气为血滞，则聚而成形，血随气散，则没而不见。方其既聚，宜以散气为解血之法，九气丸治之。

《灵兰要览·气病治肾》：盖未有气滞而血能和者，血不和则气益滞矣。

（二）气虚血瘀证

《素问·玉机真脏论》：急虚身中卒至，五脏绝闭，脉道不通。

《医林改错·论抽风不是风》：元气既虚，必不能达于血管，血管无气，必停留而瘀……以一气虚血瘀之症，反用散风清火之方，安得不错。

（三）气血两虚证

《临证指南医案·诸痛》：症之虚者，气馁不能充运，血衰不能滋荣，治当养气补血，而兼寓通于补。

《重订通俗伤寒论·气血虚实》：凡呼吸微，语言懒，动作倦，饮食少，身洒淅，体枯瘠，头眩晕，面㿠白。皆真虚纯虚之候，前哲所谓气血两亏，急用峻补之是也。

（四）气不摄血证

《医宗必读·虚痨》：吐血……脉来微软，精神困倦，是气虚不能摄血。

《诸病源候论·妇人杂病诸候·崩中候》：崩中者，脏腑伤损，冲脉、任脉血气俱虚故也。冲任之脉，为经脉之海，血气之行，外循经络，内荣脏腑。若无伤则脏腑平和而气血调适，经下以时；若劳动过度，致脏腑俱伤，而冲任之气虚，不能约制其经血，故忽然暴下，谓之崩中。

《张氏医通·吐血》：诸失血后，倦怠昏愦，面失色，懒于言语，浓煎独参汤加橘皮。

《医学心悟·便血》：凡下血症……若脉细无力，唇淡口和，喜热畏寒，或四肢厥冷，是为有寒，宜用温药止之，理中加归、芍主之。

（五）气随血脱证

《景岳全书·杂证谟·血证》：暴吐暴衄，失血如涌，多致血脱气亦脱，危在顷刻者，此其内伤败剧而然。当此之际，速宜以气为主。盖有形之血不能即生，无形之气所当急固，但使气不尽脱，则命犹可保，血渐可生。

《血证论·吐血》：刀伤出血，血尽而气亦尽，危脱之证也。

《血证论·吐血》：虚证去血太多，其证喘促昏愦。神气不续，六脉细、微、虚、浮、散、数。

《傅青主女科·血崩昏暗》：盖血崩而至于黑暗昏晕，则血已尽去……而无形之气，必且至尽散。

《血证论·脉证死生论》：夫载气者，血也；而运血者，气也。人之生也，全赖乎气，血脱而气不脱，虽危犹生，一线之气不绝，则血可徐生，复还其故。血未伤而气先脱，虽安必死。

第二节　津液辨证

津液辨证是根据津液的生理和病理特点，对四诊所收集的各种病情资料，进行分析、归纳，辨别疾病当前病理本质是否存在津液病证的辨证方法。津液病主要以津液亏虚和津液输布与运行障碍为主，常见病证有津液亏虚证和水液不正常停留引起的痰证、饮证和水停证。

一、津液亏虚证

津液亏虚证指由于体内津液亏少，形体、脏腑、官窍失其濡润滋养，以口渴欲饮、尿少便干、官窍及皮肤干燥等为主要表现的证。

【临床表现】口渴咽干，唇燥而裂，皮肤枯瘪缺乏弹性，眼球深陷，小便短黄而少，大便干结难解，舌红少津，脉细数无力。

【证的成因】常由津液的生成不足或丢失、损伤过多引起。如脾胃虚弱，运化无权，导致津液生成减少；或高热、大汗、大吐、大下、烧伤等导致津液丢失、耗伤太过；外界气候干燥，或机体阳气偏亢，暗耗津液；饮水过少，或脏气虚衰，津液生化不足，引起津液不足证。

【证候分析】津液亏少，脏腑、组织、官窍失于濡润滋养，则见皮肤、口唇、咽干等津亏不荣之象，甚或皮肤枯瘪无弹性，眼球深陷等症；津伤则尿液化源不足，故小便短黄而少；大肠失其濡润，故大便秘结；舌红少津，脉细数皆为津亏内热之象。

津液亏虚程度较轻者，一般称为伤津证或津亏证，临床以干燥症状为主要表现；津液亏虚程度较重者，一般称为液耗或液脱，临床多以皮肤枯瘪、眼球深陷为特征。根据临床所反映的脏腑病位不同，其常分为肺燥津伤证、胃燥津亏证和肠燥津亏证等。

津液亏虚属于阴虚的范畴，气虚、血虚及津液亏虚可互为因果或同病，从而形成阴液亏虚证、津气亏虚证、津枯血燥证等。

【辨证要点】以皮肤、口唇、舌咽干燥及尿少便干为辨证要点，可兼见舌红少津、脉细数等虚热症状。

【治法】增补津液。主方增液汤（《温病条辨》）。

二、痰证

痰证指痰浊停聚于或流窜于脏腑、经络及组织之间，临床以痰多、胸闷、呕恶、眩晕、体胖、包块等为主要表现的证。根据痰的性状及兼症的不同，痰证可分为寒痰、热痰、湿痰、燥痰、风痰、瘀痰。

【临床表现】咳嗽咳痰，痰质黏稠，胸脘满闷，纳呆呕恶，头晕目眩，或神昏癫狂，喉中痰鸣，或肢体麻木，见瘰疬、瘿瘤、乳癖、痰核等，舌苔白腻，脉滑。

【证的成因】常由外感六淫、内伤七情、饮食等导致脏腑功能失调而致。

【证候分析】本证临床表现多端，古人有"百病皆由痰作祟""怪病多痰"之说，临床上应根据不同部位的特有症状进行辨识。痰阻于肺，肺气上逆，则咳嗽咳痰；痰湿中阻，气机不畅，胃失和降，见脘腹胀闷、纳呆呕恶等；痰浊蒙蔽清窍，清阳不升，则头晕目眩；痰迷心神，则神昏，甚或癫狂；痰阻经络，气血运行不利，可见肢体麻木；痰停聚于局部，则可见瘰疬、瘿瘤、乳癖、痰核等。苔白腻，脉滑皆为痰湿之征。

【辨证要点】以咳吐痰多，胸闷，呕恶，眩晕，体胖，局部圆润包块，苔腻，脉滑等临床表现为辨证要点。

【治法】热痰则清热化痰，主方清气化痰丸（《医方考》）；寒痰则温化寒痰，小青龙汤（《伤寒论》）。

三、饮证

饮证指饮邪停聚于腔隙或胃肠，以胸闷脘痞、呕吐清水、咳吐痰涎清稀、肋间饱满等为主要表现的证。根据停饮部位的不同，其临床常分为饮停胃肠证、饮停胸胁证、饮停心包证、饮邪阻肺证等。

【临床表现】咳嗽气喘，痰多而稀，胸闷心悸，甚则倚息不能平卧，或脘腹痞满，水声辘辘，泛吐清水，或头晕目眩，小便不利，肢体水肿，沉重酸困，苔白滑，脉弦。

【证的成因】多由脏腑功能衰退或障碍引起。

【证候分析】饮邪易停于胃肠、胸胁、心包、肺等部位。停于胃肠，阻滞气机，胃失和降，则脘腹痞满，泛吐清水，脘腹部水声辘辘，是狭义之"痰饮"；饮停于胸胁，阻碍气机，则肋间饱满，咳唾引痛，胸闷息促，是为"悬饮"；饮停于心肺，阻遏心阳，则胸闷心悸，气短不得卧，是为"支饮"；饮邪流行，溢于四肢，则身体、肢节疼重，是为"溢饮"；饮邪犯肺，肺失宣降，气道滞塞，则见胸部紧闷，咳吐清稀痰涎，或喉间哮鸣有声；饮阻清阳，则头晕目眩。苔白滑，脉弦均为饮阻气机之象。

【辨证要点】以胸闷脘痞，呕吐清水，咳吐清稀痰涎，肋间饱满，苔滑，脉弦等临床表现为辨证要点。

【治法】痰饮则温化痰饮，主方苓桂术甘汤（《金匮要略》）；悬饮则攻逐水饮，主方十枣汤（《伤寒论》）；溢饮则温阳利水、解表化饮，主方五苓散合五皮饮（《伤寒论》《华氏中藏经》）；支饮则泻肺逐饮，主方葶苈大枣泻肺汤（《金匮要略》）。

四、水停证

水停证又称水肿，是指体内水液停聚，泛滥肌肤所引起的面目、四肢、胸腹甚至全身水肿，小便不利，或腹大胀满，舌质淡胖等为主要临床表现的证。临床时应区分阳水、阴水，以明虚实。

1. 阳水　发病较急，水肿性质属实者称为阳水。

【临床表现】眼睑先肿，继而头面，甚至遍及全身，小便短少，来势迅速，皮肤薄而光亮，兼有恶寒，发热，无汗，舌苔薄白，脉浮紧；或兼见咽喉肿痛，舌红，脉象浮数；

或全身水肿，来势较缓，按之没指，肢体沉重而困倦，小便短少，脘闷纳呆，呕恶欲吐，舌苔白腻，脉沉。

【证的成因】多为外感风邪，或水湿浸淫等因素引起。

【证候分析】风邪侵袭，肺卫受病，宣降失常，通调失职，以致风遏水阻，风水相搏，泛溢肌肤而成水肿。风为阳邪，上先受之，风水相搏，故水肿起于眼睑头面，继而遍及肢体全身。若伴见恶寒，发热，无汗，苔薄白，脉浮紧，为风水偏寒之证；如兼有咽喉肿痛，舌红，脉浮数，是风水偏热之象。水湿浸渍，脾阳受困，运化失常，水泛肌肤，则渐致全身水肿；水湿内停，三焦决渎失常，膀胱失于开阖，见小便短少；水湿甚而无出路，泛溢肌肤，肿势日增，按之没指，身重困倦，脘闷纳呆，泛恶欲呕。舌苔白腻，脉沉缓等皆为湿盛困脾之象。

【辨证要点】以发病急，来势猛，先见眼睑头面、上半身肿甚为辨证要点。

【治法】疏风清热，宣肺行水。主方越婢加术汤（《金匮要略》）。

2. 阴水　发病较缓，水肿性质属虚者称为阴水。

【临床表现】身肿，腰以下为甚，按之凹陷不易恢复，脘闷腹胀，纳呆食少，大便稀溏，面色㿠白，神疲肢倦，小便短少，舌淡，苔白滑，脉沉缓；或水肿日益加剧，小便不利，腰膝冷痛，四肢不温，畏寒神疲，面色白，舌淡胖，苔白滑，脉沉迟无力。

【证的成因】多因劳倦内伤，脾肾阳衰，正气虚弱等因素引起。

【证候分析】因脾主运化水湿，肾主水，故脾虚或肾虚均可致水液代谢障碍，下焦水泛而为阴水。阴盛于下，故水肿起于足，并以腰以下为甚，按之凹陷不起；脾虚及胃，中焦运化无力，故见脘闷纳呆，腹胀便溏；脾主四肢，脾虚水湿内渍，则神疲肢困；腰为肾府，肾虚水气内盛，故腰膝冷痛；肾阳不足，命门火衰，肢体失于温养，故四肢厥冷，畏寒神疲；阳虚不能温煦于上，故面色㿠白。舌淡胖，苔白滑，脉沉迟无力为脾肾阳虚寒水内盛之象。

【辨证要点】以发病较缓，足部先肿，腰以下肿甚，按之凹陷不起为辨证要点。

【治法】温阳健脾，化气利水。主方实脾饮（《济生方》）。

【古代文献】

一、痰证

《丹溪心法·痰》：痰之为物，随气升降，无处不到……人身上、中、下有块者，多是痰。

《赤水玄珠·中风》：痰乃津液之变。

《医林绳墨·痰》：痰者，人身之痰饮也。人之气道清顺，则痰不生，窒塞则痰壅盛。或因风、寒、暑湿之外感，或因七情、饮食之内伤，以致气逆而液浊，则痰症成焉。是以聚于肺者，则名气痰，其痰喘嗽上出；留于胃者，则名食痰，其痰积利下行；在肝经者，名为风痰，其痰青而多泡；在心经者，名为热痰，其痰坚而成块；在肾经者，名为寒痰，其痰有黑点而多稀。若夫痰滞于经络，则为肿为毒；痰存于四肢，则麻痹不仁；痰迷于心窍，则谵语、恍惚、惊悸、健忘；痰壅于中膈，则为痞、为满、关格、喉闭、胁痛、乳痛。乃其所因，则又不可不知。盖痰因于风，则眩晕动摇；痰因于火，则吐呕酸苦；痰因于湿，则肢节重痛，不能转移；痰因于寒，则吞酸恶心，呃逆涎沫；痰因于情郁感动，则劳瘵生虫，肌肤羸瘦；痰因于饮食、内伤，则中气迷闷，腹中不利，见食恶食，不食不饥。此皆痰之见于内而证于外者也。治疗之法，总宜豁痰为要，清气主之。盖气顺则痰清，痰行则病去。何也？气升痰亦升，气降痰亦降，气行痰亦行也。如专治其痰，而不善理其气，则气滞痰愈生矣。又有或为寒热，或为肿痛，或为狂越，或胸中辘辘有声，或为背膊绑紧冰冷，或为咽嗌不利，咯之不出，咽之不下，状如粉絮梅核，亦皆痰之所致也……夫痰因火动，则宜治火为急；痰由滞坚，则宜行滞为先，即曰，热痰清之，湿痰燥之，风痰散之，气痰顺之，寒痰温之，郁痰开之，顽痰软之，食痰消之，在上者吐之，在中者下之，在下者提之。然总不外痰生于脾胃者，宜实脾以行湿；痰生于肺肝者，宜开郁以行气而已。

《冯氏锦囊秘录·痰饮大小总论合参》：津液受病，化为痰饮，或吐咯上出，或凝滞胸膈，或留聚肠胃，或流注经络四肢，遍身上下，无处不到。其为病也，为喘咳、恶心呕吐、痞膈壅塞、关格异病、泄泻、眩晕，嘈杂、怔忡、惊悸、癫狂、寒热、痈肿，或胸间辘辘有声，或背心一点冰冷，或四肢麻痹不仁，百病中多有兼痰者。然更有新久轻重之殊：新而轻者，形色清白稀薄，气味亦淡；久而重者，黄浊稠黏，咳之难出，渐成恶味，酸辣腥臊咸苦，甚至带血而出。然痰生于脾胃，故治宜实脾燥湿；但随气而升，故尤宜顺气；气升属火，故顺气在于降火。热痰清之，湿痰燥之，风痰散之，郁痰开之，硬痰软之，食积痰消之，在上者吐之，在中者下之。中气虚者，更宜固中气以运之，若徒加攻削，则胃气愈虚，而痰愈多。况人之病痰火者十之八九，老人不宜速降其火，虚人不宜尽去其痰，攻之太甚，则病转剧而致殆。

《临证指南医案·痰证》：阴虚劳症，龙相之火，上炎烁肺，以致痰嗽。

《存存斋医话稿》：痰属湿，为津液所化。盖行则为液，聚则为痰。

二、饮证

《金匮要略·痰饮咳嗽病脉证并治》：夫饮有四，何谓也？师曰：有痰饮，有悬饮，有溢饮，有支饮。问曰：四饮何以为异？师曰：其人素盛今瘦，水走肠间，沥沥有声，谓之痰饮。饮后水流在胁下，咳唾引痛，谓之悬饮。饮水流行，归于四肢，当汗出而不汗出，身体疼痛重，谓之溢饮。咳逆倚息，短气不得卧，其形如肿，谓之支饮。

《素问·至真要大论》：岁太阴在泉……民病饮积……太阴之胜……饮发于中……太阴之复……饮发于中。

《素问·气交变大论》：岁土太过，雨湿流行……饮发中满食减。

《临证指南医案·卷五·痰饮》：《内经》止有积饮之说，本无痰饮之名。两汉以前谓之淡饮，仲景始分痰饮，因有痰饮、悬饮、溢饮、支饮之义，而立大小青龙、半夏、苓桂术甘、肾气等汤，以及内饮、外饮诸法，可谓阐发前贤，独超千古，与后人所立风痰、湿痰、热痰、酒痰、食痰之法迥异。总之，痰饮之作，必由元气亏乏，及阴盛阳衰而起，以致津液凝滞，不能输布，留于胸中，水之清者悉变为浊，水积阴则为饮，饮凝阳则为痰。若果真元充足，胃强脾健，则饮食不失其度，营运不停其机，何痰饮之有？故仲景云：病痰饮者，当以温药和之。乃后人不知痰饮之义，妄用滚痰丸、茯苓丸，消痰破气，或滋填腻补等法，大伤脾胃，堆砌助浊。其于仲景痰饮之法，岂不大相乖谬乎？

《儒门事亲·饮当去水温补转剧论》：此论饮之所得，其来有五：有愤郁而得之者，有困乏而得之者，有思虑而得之者，有痛饮而得之者，有热时伤冷而得之者。饮证虽多，无出于此。

《景岳全书·杂证谟·痰饮》：痰之与饮，虽曰同类，而实有不同也。盖饮为水液之属，凡呕吐清水及胸腹膨满、吞酸嗳腐、渥渥有声等证，此皆水谷之余，停积不行，是即所谓饮也。若痰有不同于饮者，饮清澈而痰稠浊，饮惟停积肠胃，而痰则无处不到，水谷不化而停为饮者，其病全由脾胃，无处不到而化为痰者，凡五脏之伤皆能致之。故治此者，当知所辨，而不可不察其本也。

《医门法律·痰饮门》：《金匮》即从水精不四布，五经不并行之处，以言其患……浅者在于躯壳之内，脏腑之外……一由胃而下流于肠，一由胃而旁流于胁，一由胃而外出于四肢，一由胃而上入于胸膈，始先不觉，日积月累，水之精华，转为混浊，于是遂成痰饮。必先团聚于呼吸大气难到之处，故由肠而胁，而四肢，至渐渍于胸膈，其势愈逆矣。

三、水停证

《素问·生气通天论》：因于气，为肿，四维相代，阳气乃竭。

《素问·评热病论》：有病肾风者，面胕庞然壅……至必少气时热，时热从胸背上至头，汗出手热，口干苦渴，小便黄，目下肿，腹中鸣，身重难以行，月事不来，烦而不能食，不能正偃，正偃则咳甚，病名曰风水。

《素问·评热病论》：水者阴也，目下亦阴也，腹者至阴之所居，故水在腹者，必使目下肿也……诸水病者，故不得卧，卧则惊，惊则咳甚也。

《素问·水热穴论》：帝曰：诸水皆生于肾乎？岐伯曰：肾者牝脏也，地气上者属于肾，而生水液也，故曰至阴。勇而劳甚则肾汗出，肾汗出逢于风，内不得入于脏腑，外不得越于皮肤，客于玄府，行于皮里，传为胕肿。本之于肾，名曰风水。所谓玄府者，汗空也。

《金匮要略·水气病脉证并治》：心水者，其身重而少气，不得卧，烦而躁，其人阴肿。肝水者，其腹大，不能自转侧，胁下腹痛，时时津液微生，小便续通。肺水者，其身肿，小便难，时时鸭溏。脾水者，其腹大，四肢苦重，津液不生，但苦少气，小便难。肾水者，其腹大、脐肿，腰痛，不得溺，阴下湿如牛鼻上汗，其足逆冷，面反瘦。

《金匮要略·水气病脉证并治》：风水，其脉自浮，外证骨节疼痛，恶风……寸口脉沉滑者，中有水气，面目肿大，有热，名曰风水。视人之目裹上微拥，如蚕新卧起状，其颈脉动，时时咳，按其手足上，陷而不起者，风水……风水，脉浮身重，汗出恶风者，防己黄芪汤主之。腹痛者加芍药……风水恶风，一身悉肿，脉浮不渴，续自汗出，无大热，越婢汤主之。

《诸病源候论·水肿病诸候·水通身肿候》：肾虚不能宣通水气，脾虚又不能制水，故水气盈溢，渗液皮肤，流遍四肢，所以通身肿也。

《丁甘仁医案·咳嗽》：脾肾之阳式微，水饮泛滥横溢，上激于肺则喘，灌溉肌腠则肿，凝聚膜原则胀。阳气不到之处，即是水湿盘踞之所，阴霾弥漫，真阳埋没。

《罗氏会约医镜·卷之九·论肿胀》：水肿者，其色明润，其皮光薄，其肿不速，肿有分界。阴本乎下，其浸渍自下渐上，阴中无阳也。按之而不起，以水在肉中，如糟如泥，按而散之，猝不能聚也。其病为脾、肺、肾三脏相干之症。盖水为至阴，其本在肾；水化于气，其标在肺；水惟畏土，其制在脾。今肺虚则气不化精而化水，脾虚则土不制水而反克肾，肾虚则水无所主而妄行，水不归经则逆而上泛。故传于脾而肌肉浮肿，传于肺则气息喘急。虽三脏各有所干，而其本则在肾。《内经》曰："肾为胃关，关门不利，故聚水而从其类也。"夫关门何以不利？以阴中无火，是无阳也，故气不化，水道不通，溢而为肿。治者惟补命门之火，使下焦之真气得行，始能传化；滋肾中之水，使下焦之真水得位，始能分清。故惟薛立斋加减金匮肾气汤，无有出其右者矣。

四、津液亏虚证

《赤水玄珠·中风》：津液者，血之余，行乎脉外，流通一身，如天之清露……遍身上下，无处不到。

《临证指南医案·脾胃》：凡遇禀质木火之体，患燥热之症，或病后热伤肺胃津液，以致虚痞不食，舌绛咽干，烦渴不寐，肌燥热，便不通爽。此九窍不和，都属胃病也。

《伤寒指掌·救逆新法》：伤寒如经发表多者，则津液内竭，血不荣筋，以致手足挛疼，二便艰涩，当以加味逍遥散加熟地、枸杞、钩藤。

第九章　脏腑辨证

一、脏腑辨证的主要内容

脏腑辨证，是依据脏腑的生理功能及病理特点，对四诊收集到的各种病情资料，进行分析、归纳，辨别疾病所在的脏腑部位以及病性的一种辨证方法。脏腑辨证作为中医辨证体系中的重要内容，是临床诊断的基本方法，尽管中医的辨证方法较多，且各具特色，各有侧重，然而脏腑辨证以其概念确切、内容具体、纲目清楚、系统完整等特点，广泛运用于内外妇儿等各科辨证中。

脏腑辨证主要包括心与小肠病辨证、肺与大肠病辨证、脾与胃病辨证、肝与胆病辨证、肾与膀胱病辨证、奇恒之腑辨证及脏腑兼病辨证。

二、脏腑辨证的发展概要

脏腑辨证的形成，早在《黄帝内经》便提出了按脏腑进行辨证的观点，如《素问·至真要大论》"诸风掉眩，皆属于肝；诸寒收引，皆属于肾；诸气膹郁，皆属于肺；诸湿肿满，皆属于脾"，将不同症状分别与五脏进行关联。《黄帝内经》中关于五脏生理功能的描述，是脏腑辨证的基础。东汉张仲景所著《金匮要略》首篇以"脏腑经络先后病脉证"命名，确立以脏腑病机立论进行辨证。《中藏经》阐述藏象理论，深入探索辨证、诊断、用药方法，有五脏六腑虚实寒热、生死顺逆脉证诸篇，从而使脏腑辨证初具系统性。唐宋金元时期，孙思邈、钱乙、张元素、李东垣等医家均对脏腑辨证有较大的充实和发展。明清时期，张景岳、绮石、李中梓、王旭高、叶天士等医家则对不同脏腑病证进行了分别研究而卓有成效。中华人民共和国成立以后，经广大中医学者的整理、总结与归纳，建立了较为完善的脏腑辨证体系，并编入中医院校教材。

三、脏腑辨证的注意事项

脏腑病证是脏腑病理变化反映于外的客观征象，各脏腑的生理功能及其病理特点是脏腑辨证的关键所在。脏腑辨证首先要辨明脏腑病位，脏腑生理功能不同，其病理变化亦不同，故而不同脏腑发生病变，反映出的症状、体征也必然有别，这正是明确脏腑病位的主要依据。其次要辨清病性，在判断脏腑病位的同时，还应进一步辨明其病性。其中脏腑实证，一般可根据风、火、寒、湿、痰、瘀等病因的性质和致病特点的不同来判断；脏腑虚证，则可根据阴、阳、气、血等的不足来判断。所以，脏腑辨证与病性辨证之间有着相互交织的"纵""横"关系。因此，临床辨证既可以脏腑病位为纲，区分不同病性，也可在辨别病性的基础上，根据脏腑的病理特性确定脏腑病位。

第一节　心与小肠病辨证

《素问·灵兰秘典论》曰："心者，君主之官也，神明出焉。"心居胸中，为君主之官，主要生理功能是主血脉、藏神，为五脏六腑之大主，其华在面，开窍于舌，在体合脉。

心的病理变化主要体现在两方面：一是心脉本身及其主血脉功能的失常，临床常见心悸、怔忡、胸闷、心痛、脉结、代、促等症状；二是心藏神功能的失常，临床常见心烦、失眠、多梦、健忘、精神错乱、神志昏迷等症状。此外，《素问·阴阳应象大论》曰："心主舌……在窍为舌。"马莳注："舌为心之苗。"故舌体的病变如舌痛、舌疮等，通常也归属于心。

心病分为虚证与实证，心病的虚证常见心血虚证、心阴虚证、心气虚证、心阳虚证及心阳虚脱证；心病的实证常见心火亢盛证、心脉痹阻证、痰蒙心神证、痰火扰神证及脑络瘀阻证。

《素问·灵兰秘典论》曰："小肠者，受盛之官，化物出焉。"小肠为受盛之官，主要生理功能是主受盛化物、泌别清浊。

小肠的病理变化主要体现在两方面：一是受盛化物功能的失常，临床常见腹胀、腹痛、肠鸣、腹泻等症状；二是泌别清浊功能的失常，临床常见小便赤涩疼痛、小便混浊、大便稀溏等症状。

小肠病常见实证，为小肠实热证。

一、心血虚证

心血虚证指心血亏虚，心失濡养，以心悸、失眠、多梦及血虚症状为主要表现的证。

【临床表现】心悸，失眠，多梦，健忘，头晕眼花，面色淡白或萎黄，唇舌色淡，脉细无力。

【证的成因】①生成不足：因后天脾失健运或先天肾精亏损，生血之源不足而导致。②消耗过度：多因劳神过度，或失血过多，或久病伤及营血引起。

【证候分析】心血虚，心失濡养，心动失常，故见心悸；心神失养，神不守舍，则为失眠，多梦；血虚不能上荣头、面，故见头晕眼花，健忘，面色淡白或萎黄，唇舌色淡；血少脉道失充，故脉细无力。

【辨证要点】心病症状心悸、失眠、多梦与血虚症状共见。心血虚证一般不见热象。临床心血虚常与脾气虚并见，称为心脾两虚证。

【治法】补养心血。主方养心汤（《古今医鉴》）。

二、心阴虚证

心阴虚证指心阴亏损，心失滋养，虚热内扰，以心悸、心烦、失眠及阴虚症状为主要表现的虚热证。

【临床表现】心悸，心烦，失眠，多梦，口燥咽干，形体消瘦，两颧潮红，手足心热，潮热盗汗，舌红少苔乏津，脉细数。

【证的成因】①生成不足：肝肾阴亏，不能上济，累及心阴。②消耗过度：多因思虑劳神太过，暗耗心阴；或温热火邪，灼伤心阴而成。

【证候分析】心阴虚，心失濡养，心动失常，故见心悸；虚热扰心，神不守舍，故见心烦，失眠，多梦；阴虚失滋，故口燥咽干，形体消瘦；阴不制阳，虚热内生，故手足心热，潮热盗汗，两颧潮红，舌红少苔乏津，脉细数。

【辨证要点】心病症状心悸、心烦、失眠与虚热症状共见。

【治法】补养心阴。主方天王补心丹（《校注妇人大全良方》），或柏子养心丸（《体仁汇编》）。

【鉴别诊断】心血虚证与心阴虚证均可见心悸、失眠、多梦等症，但心血虚证临床以面色淡白、唇舌色淡等血虚表现为特征，心阴虚证临床以口燥咽干、形体消瘦、两颧潮红、手足心热、潮热盗汗及阴虚内热之象为主要特征。

三、心气虚证

心气虚证指心气不足，鼓动无力，以心悸怔忡及气虚症状为主要表现的虚弱证。

【临床表现】心悸怔忡，胸闷气短，精神疲倦，或有自汗，动则诸症加剧，面色淡白，舌淡，脉虚。

【证的成因】①生成不足：先天不足，素体虚弱等。②消耗过度：久病失养，劳倦过度等原因而成。

【证候分析】心气虚，鼓动乏力，心动失常，故见心悸怔忡；宗气衰少，功能减退，故胸闷气短，精神疲倦；气虚卫外不固，故自汗；动则气耗，故活动劳累后诸症加剧；气虚运血无力，气血不足，血脉不荣，故面色淡白，舌淡，脉虚。

【辨证要点】心病症状心悸、怔忡与气虚症状共见。

【治法】补益心气。主方保元汤（《博爱心鉴》）。

四、心阳虚证

心阳虚证指心阳虚衰，温运失司，虚寒内生，以心悸怔忡或心胸疼痛及阳虚症状为主要表现的虚寒证。

【临床表现】心悸怔忡，胸闷气短，或心胸疼痛，畏寒肢冷，自汗，神疲乏力，面色晄白，或面唇青紫，舌质淡胖或紫暗，苔白滑，脉弱或结、代。

【证的成因】多因心气虚进一步发展而来，或因其他脏腑病证损伤心阳而成。

【证候分析】心阳虚衰，推动、温运无力，心动失常，轻则心悸，重则怔忡；心阳虚衰，宗气衰少，胸阳不展，故见胸闷气短；心脉失其温通而痹阻不畅，故见心胸疼痛；阳虚温煦失职，故见畏寒肢冷；阳虚卫外不固，故见自汗；温运乏力，面部血脉失充，血行不畅，故见面色㿠白或面唇青紫，舌质紫暗，脉弱或结或代；阳虚水湿不化，故舌淡胖嫩，苔白滑。

【辨证要点】心病症状心悸怔忡、胸闷或胸痛与阳虚症状共见。

【治法】温补心阳。主方桂枝甘草龙骨牡蛎汤（《金匮要略》），或桂枝加附子汤（《伤寒论》）。

五、心阳虚脱证

心阳虚脱证指心阳衰极，阳气欲脱，以心悸胸痛、冷汗肢厥、脉微欲绝为主要表现的危重证，亦称心阳暴脱证。

【临床表现】在心阳虚症状的基础上，突然冷汗淋漓，四肢厥冷，面色苍白，呼吸微弱，或心悸，心胸剧痛，神志模糊或昏迷，唇舌青紫，脉微欲绝。

【证的成因】多为心阳虚证进一步发展形成；亦可因寒邪暴伤心阳，或痰瘀阻塞心脉引起；还可因失血亡津，气无所依，心阳随之外脱而成。

【证候分析】心阳衰亡，不能外固，故冷汗淋漓；阳气不能温煦四肢，故见四肢厥冷；宗气外泄，不司呼吸，故见呼吸微弱；阳气外脱，脉道失充，故面色苍白无华；阳衰血脉失于温通，则见心痛剧烈，唇舌青紫；心神涣散，则见神志模糊，甚则昏迷；心阳衰竭，故脉微欲绝。

【辨证要点】心病症状心悸怔忡、心胸憋闷或剧痛与亡阳症状共见。心阳虚脱常由心阳虚进展而来，出现心阳浮越而外脱之急危重证，如见于真心痛。

【治法】回阳救逆。主方回阳救急汤（《伤寒六书》）。

【鉴别诊断】心气虚证、心阳虚证和心阳虚脱证有密切联系，可以出现在疾病过程中的轻重不同阶段。临床辨证应掌握：心气虚证，临床以心悸为主症，同时出现心脏及全身功能活动衰弱的症状，如胸闷、气短、神疲、自汗等，且动则诸症加剧；心阳虚证，在心气虚证的基础上出现虚寒症状，以畏寒肢冷为特征，且心悸胸闷加重，出现心胸疼痛、面唇青紫等表现；心阳虚脱证，是在心阳虚证的基础上出现亡阳症状，以冷汗肢厥，心胸憋闷或心胸剧痛为特征。

六、心火亢盛证

心火亢盛证指心火内炽，扰乱心神，上炎口舌，下移小肠，以心烦失眠、口舌生疮、尿赤及火热症状为主要表现的实热证。

【临床表现】心烦失眠，发热，面赤口渴，便秘溲黄，或口舌生疮、赤烂疼痛，或狂躁谵语、神志不清，或见小便短赤、灼热涩痛，舌尖红苔黄，脉数有力。

【证的成因】多因情志郁结化火，或火热之邪内犯，或过食辛辣、温补之品，内蕴化火，内炽于心所致。

【证候分析】心火炽盛，扰乱心神，故心烦失眠；火热闭窍扰神，则狂躁谵语、神志不清；热邪内盛，蒸达于外，故发热汗出；里热炽盛，伤灼津液，故口渴、便秘、溲黄；心火内炽，火热炎上，故面赤、口舌生疮、赤烂疼痛、舌尖红；心火炽盛，气血运行加速，则脉数有力；心火循经下移于小肠，故见小便短赤、灼热涩痛。

【辨证要点】心病症状心烦失眠、舌赤生疮、尿赤与实热症状共见。若以口舌生疮、赤烂疼痛为主者，称为心火上炎证。若以小便短赤、灼热涩痛为主者，称为心火下移证。若以狂躁谵语，神志不清为主症者，称为热扰心神证。

【治法】清心泻火。心火上炎者，主方泻心汤（《金匮要略》）；心火下移者，主方导赤散（《小儿药证直诀》）。

【鉴别诊断】心火亢盛证与心阴虚证，均以失眠为主症，并伴有热象，但前者为实热证，后者为虚热证。

七、心脉痹阻证

心脉痹阻证指瘀血、痰浊、阴寒、气滞等因素痹阻心脉，以心胸憋闷疼痛为主要表现的证。由于诱因不同，临床又有瘀阻心脉证、痰阻心脉证、寒凝心脉证、气滞心脉证之分。

【临床表现】心悸怔忡，心胸憋闷疼痛，痛引肩背内臂，时作时止。伴瘀阻心脉者以刺痛为主，疼痛夜间为甚，面色青灰，舌质紫暗，或有紫斑紫点，脉细涩，或结代；痰阻心脉者以心胸憋闷疼痛为主，体胖痰多，身重困倦，舌暗苔白腻，脉沉滑或沉涩；寒凝心脉者疼痛较剧，遇寒加重，得温痛减，畏寒肢冷，舌淡暗苔白，脉沉迟或沉紧；气滞心脉者以胀痛为主，与情志变化有关，胁胀，喜太息，舌淡暗苔白，脉弦。

【证的成因】多因年高体衰，胸阳不振，运血无力，阻滞心脉；或因过食肥甘厚味，痰浊内生，痹阻心脉；或因寒邪内侵，痹阻气机，凝滞心脉；或因情志抑郁，气滞胸中所致。

【证候分析】瘀血、痰浊、阴寒、气滞等因素，痹遏胸阳，阻滞心脉，故心胸憋闷疼痛，甚则胸痛彻背。手少阴心经之脉横出腋下，循肩背、内臂后缘，故痛引肩背内臂。心阳不振，温运失职，心神失养，故见心悸怔忡。

瘀阻心脉的疼痛，以刺痛为特点，伴见面色青灰、舌质紫暗或有紫斑紫点、脉细涩或结或代等瘀血内阻的症状。

痰阻心脉的疼痛，以心胸憋闷疼痛为特点，多伴体胖痰多、身重困倦、舌暗苔白腻、脉沉滑或沉涩等痰浊内盛的症状。

寒凝心脉的疼痛，以痛势剧烈，遇寒发作，得温痛减为特点，伴见畏寒肢冷、舌淡暗或青紫、苔白、脉沉迟或沉紧等寒邪内盛的症状。

气滞心脉的疼痛，以胀痛为特点，其发作多与精神因素有关，常伴见胁胀、善太息、舌淡暗苔白、脉弦等气机郁滞的症状。

【辨证要点】以心胸憋闷疼痛、痛引肩背内臂、心悸怔忡为辨证依据。本证可因血瘀、痰阻、寒凝、气滞等阻滞心脉所致。由于致痛之因有别，故临证时应分辨疼痛特点及兼症以审症求因。

【治法】宣痹通阳，配合活血化瘀，或祛痰化浊，或温阳通脉，或行气止痛等。主方瓜蒌薤白桂枝汤（《金匮要略》）。

八、痰蒙心神证

痰蒙心神证指痰浊内盛，蒙蔽心神，以神情痴呆、精神抑郁、朦胧昏迷及痰浊症状为主要表现的痰浊证，又称为痰迷心窍证。

【临床表现】神情痴呆，意识模糊，甚则昏不知人，或精神抑郁，表情淡漠，喃喃独语，多疑善虑，举止失常，或突然昏仆，不省人事，口吐涎沫，喉中痰鸣，并见面色晦滞，胸闷痰多，脘痞呕恶，舌苔白腻，脉滑。

【证的成因】多因嗜食肥甘，痰湿内蕴，阻遏气机；或因情志不遂，气郁生痰；或肝风夹痰，蒙蔽心窍所致。

【证候分析】痰浊上蒙清窍，神明失司，故见神情痴呆，意识模糊，甚则昏不知人；肝失疏泄，气郁生痰，蒙蔽心神，故见精神抑郁，表情淡漠，喃喃独语，多疑善虑，举止失常；肝风夹痰，痰随气升，蒙蔽心神，故见突然昏仆，不省人事，口吐涎沫，喉中痰鸣；痰浊内蕴，浊气上泛，气血不畅，故面色晦滞；痰浊内阻，气机不畅，胸阳失展，胃失和降，则胸闷痰多，脘痞呕恶。舌苔白腻，脉滑均为痰浊内盛之象。

【辨证要点】神志抑郁、错乱、痴呆、昏迷与痰浊内盛症状共见。

【治法】祛痰开窍。癫病者，主方涤痰汤（《济生方》）；痫病者，主方定痫丸（《医学心悟》）。

九、痰火扰神证

痰火扰神证指痰火内盛，扰乱心神，以心烦、狂躁、神昏及痰热症状为主要表现的痰热证，又称为痰火扰心证。

【临床表现】烦躁不宁，失眠多梦，甚或神昏谵语，胸闷气粗，咳吐黄痰，喉中痰鸣，发热面赤，或狂躁妄动，打人毁物，不避亲疏，胡言乱语，哭笑无常，口渴，便秘溲黄，舌红苔黄腻，脉滑数。

【证的成因】本证可见于外感热病和内伤杂病，多因精神刺激，气郁化火，炼液为痰，痰火内盛；或因外感温热邪气，热邪炼液为痰，痰火内扰所致。

【证候分析】外感热病中，痰火壅盛，扰乱心神，故见烦躁不宁，失眠多梦；痰火闭窍，扰乱神志，故神昏谵语；热蒸火炎，故见发热面赤，口渴。内伤杂病中，气郁化火，痰火内盛，闭扰心神，则精神错乱，狂躁妄动，打人毁物，胡言乱语，哭笑无常；痰火内蕴，故见咳痰黄稠，或喉间痰鸣；痰火内壅，气机不畅，则胸闷气粗，咳吐黄痰，喉中痰鸣；热灼津伤，故见便秘溲黄；舌红苔黄腻，脉滑数均为痰火内盛之象。

【辨证要点】烦躁不宁、失眠多梦、狂躁妄动、神昏谵语与痰热症状共见。

【治法】清心豁痰，泻火开窍。主方生铁落饮（《医学心悟》）。

【鉴别诊断】痰火扰神证与痰蒙心神证均可因情志所伤引起，皆与痰有关，两者均有痰盛及神志异常的表现。但痰火扰神证以痰火内盛、扰乱心神为主要病机，以狂躁不安、神昏谵语等阳证表现为主，兼见痰多黄稠、口渴便干、舌红苔黄腻、脉滑数等痰热内盛表现。痰蒙心神证以痰浊内盛，蒙蔽心神为主要病机，以神情痴呆、精神抑郁、朦胧昏迷等阴证表现为主，兼见痰多色白、苔白腻、脉滑、面色晦暗等痰浊内盛症状。

十、瘀阻脑络证

瘀阻脑络证指瘀血犯头，阻滞脑络，以头痛、头晕日久等及血瘀症状为主要表现的证。

【临床表现】头晕，头痛如刺，痛处固定，经久不愈，健忘，失眠，心悸，或头部外伤后昏不知人，面色晦暗，舌质紫暗或有紫斑、紫点，脉细涩。

【证的成因】多由头部外伤，瘀血停积脑络；或久病入络，瘀血阻塞脑络所致。

【证候分析】瘀血内停，阻滞脑络，故见头痛如刺、痛处固定，经久不愈；脑络阻塞，气血不畅，脑失所养，则头晕；瘀血不去，新血不生，心神失养，故健忘，失眠，心悸；瘀血停滞，血不荣面，故面色晦暗；舌质紫暗，或有紫斑、紫点，脉细涩均为瘀血内阻之象。

【辨证要点】头痛、头晕与瘀血内阻症状共见。

【治法】通窍活血。主方通窍活血汤（《医林改错》）。

十一、小肠实热证

小肠实热证指心热下移小肠，热迫膀胱，气化失司，以小便赤涩疼痛、心烦、口舌生疮等为主要表现的证。

【临床表现】心烦失眠，面赤口渴，口舌生疮、溃烂灼痛，小便赤涩，尿道灼痛，尿血，舌红苔黄，脉数。

【证的成因】多由心火亢盛，下移小肠所致。

【证候分析】心火炽盛，下移小肠，故小便短赤、灼热、涩痛；小肠热盛，灼伤阴络，故见尿血；心火内盛，热扰心神，则心烦失眠；热邪内盛，灼伤津液，故口干；心火内炽，火热炎上，故面赤，口舌生疮；舌红苔黄，脉数均为里热之象。

【辨证要点】小便短赤、灼热、涩痛，或尿血与心火亢盛症状共见。

【治法】清热利尿。主方导赤散（《小儿药证直诀》）。

十二、小肠气滞证

小肠气滞证指阴寒凝滞小肠，气机不畅，通降失常，以腹部胀痛或窜痛、腹部坠胀等为主要表现的证，又称小肠气痛。该证常见于寒疝、气疝、腹痛等疾病中。

【临床表现】腹部胀痛或窜痛，腹部坠胀，肠鸣，阴囊疝痛，苔薄白，脉沉弦或弦滑。

【证的成因】多因外感寒邪，阴寒凝滞小肠，气机不畅，或情志抑郁，怒哭所致。

【证候分析】寒邪外侵，阴寒凝滞小肠，气机不畅，故少腹胀痛或窜痛，腹胀肠鸣；小肠从腹腔下入阴囊，气机阻滞，故阴囊疝痛，气痛胀坠；苔薄白，脉沉弦或弦滑为气机阻滞之象。

【辨证要点】以腹部胀痛或窜痛、腹胀肠鸣、阴囊坠胀疝痛表现为辨证依据。

【治法】行气止痛。主方天台乌药散（《医学发明》）。

十三、小肠虚寒证

小肠虚寒证指脾阳不足，阴寒内盛而致小肠不能分清别浊，出现以腹痛、泄泻为主症的证。小肠虚寒证常见于泄泻、腹痛等疾病中。

【临床表现】腹部隐痛，喜温喜按，肠鸣溏泄，舌淡苔薄白，脉细缓。

【证的成因】多因饮食不节、生冷太过，或劳倦内伤，损伤脾胃，中气虚弱，脾阳亏虚所致。

【证候分析】正虚不足，小肠虚寒，内失温养，故腹中绵绵作痛，喜温喜按；小肠分清泌浊功能异常，故肠鸣溏泄；舌淡苔薄白，脉细缓为虚寒之象。

【辨证要点】以腹部隐痛、喜温喜按、肠鸣溏泄等症状为辨证依据。

【治法】温中散寒。主方附子理中汤（《太平惠民和剂局方》）、吴茱萸汤（《伤寒论》）。

【古代文献】

一、心病辨证

《医门法律·明络脉之法律》：凡治病，不明脏腑经络，开口动手便错。

《医林改错·脏腑记叙》：夫业医诊病，当先明脏腑。著书立说不明脏腑，岂不是痴人说梦；治病不明脏腑，何异于盲子夜行！

《素问·五脏别论》：所谓五脏者，藏精气而不泻也，故满而不能实。六腑者传化物而不藏，故实而不能满也。

《黄帝内经太素·经脉之三》：五脏者，所以藏精神魂魄也。六腑者，所以受水谷而行化物者也。

《类经·藏象类》：象，形象也，脏居于内，形见于外，故曰藏象。

《血证论·脏腑病机论》：脏腑各有主气，各有经脉，各有部分，故其主病，亦各有见证之不同。有一脏为病，而不兼别脏之病者，单治一脏而愈；有一脏为病，而兼别脏之病者，兼治别脏而愈。业医不知脏腑，则病原莫辨，用药无方，乌睹其能治病哉？吾故将脏腑大旨，论列于后，庶几于病证药方，得其门径云。

《素问·灵兰秘典论》：心者，君主之官也，神明出焉。

《灵枢·邪客》：心者，五脏六腑之大主也，精神之所舍也。

《素问·五脏生成》：诸血者，皆属于心。

《素问·痿论》：心主身之血脉。

《素问·六节藏象论》：心者，生之本，神之变也，其华在面，其充在血脉。

《灵枢·本神》：心藏神，脉舍神。

《灵枢·本输》：心合小肠。

《素问·灵兰秘典论》：故主明则下安，主不明则十二官危。

《素问经注节解·脏气法时论》：盖心生血而为一身之主宰，善动多虑，其血易亏，病则缓弱，是其常也。

《医理真传·内伤说》：凡属内伤者，皆心气先夺，神无所主，不能镇定百官，诸症于是蜂起矣。

《顾氏医学镜·症方发明·虚劳》：心者，血之源，故心安则真血日生，惟劳心过度，则心血日耗。

《不居集·虚劳病源》：凡劳伤虚损，五脏各有所主，而惟心脏最多，且心为君主之官，一身生气所系，最不可伤，五脏之伤，惟心为本。

《素问·调经论》：神有余则笑不休，神不足则悲。

《诸病源候论·五脏六腑病诸候·心病候》：心为脏，而主里。心气盛，为神有余，则病胸内痛，胁支满，胁下痛，膺背膊胛间痛，两臂内痛，喜笑不休，是心气之实也，则宜泻之。心气不足，则胸腹大，胁下与腰背相引痛，惊悸恍惚，少颜色，舌本强，善忧悲，是为心气之虚也，则宜补之。

《重订严氏济生方·五脏门·心小肠虚实论治》：若忧愁思虑伤之，因其虚实，由是寒热见焉。方其虚也，虚则生寒，寒则血脉虚少，时多恐畏，情绪不乐，心腹暴痛，时唾清涎，心膈胀闷，好忘多惊，梦寐飞扬，精神离散，其脉浮而虚者，是虚寒之候也；及其实也，实则生热，热则心神烦乱，面赤身热，口舌生疮，咽燥头痛，喜笑恐悸，手心烦热，汗出衄血，其脉洪实者，是实热之候也。

《医学入门·脏腑·心》：热则火炎，喜笑而口糜，目黄，咽疮，甚则狂，渴，无汗，流衄。虚则神昏梦飞，而健忘，惊悸，不乐，甚则胸腹腰胁痛牵。

《血证论·脏腑病机论》：心者，君主之官，神明出焉。盖心为火脏，烛照事物，故司神明。神有名而无物，即心中之火气也。然此气非虚悬无着，切而指之，乃心中一点血液，湛然朗润，以含此气，故其气时有精光发见，即为神明。心之能事，又主生血，而心窍中数点血液，则又血中之最精微者，乃生血之源泉，亦出神之渊海。血虚则神不安而怔忡，有瘀血亦怔忡；火扰其血则懊憹，神不清明则虚烦不眠，动悸惊惕；水饮克火，心亦动悸；血攻心则昏迷，痛欲死；痰入心则癫；火乱心则狂。与小肠相为表里，遗热于小肠，则小便赤涩；火不下交于肾，则神浮梦遗。心之脉上挟咽喉，络于舌本，实火上壅为喉痹；虚火上升则舌强不能言。分部于胸前，火结则为结胸，为痞，为火痛；火不宣发则为胸痹；心之积曰伏梁，在心下大如臂，病则脐上有动气。此心经主病之大旨也。包络者，心之外卫。心为君主之官，包络即为臣，故心称君火，包络称相火。凡心之能事，皆包络为之。见证治法，亦如心脏。

《灵枢·五邪》：邪在心，则病心痛。

《灵枢·厥病》：真心痛，手足青至节，心痛甚，旦发夕死，夕发旦死。

《素问·举痛论》：经脉流行不止，环周不休，寒气入经而稽迟，泣而不行，客于脉外则血少，客于脉中则气不通，故卒然而痛。

《太平圣惠方·心痛论》：夫心痛者，由风冷邪气乘于心也。其痛发有死者，有不成病者。心为诸脏之主而藏神，其正经不可伤，伤之而痛，为真心痛，旦发夕死，夕发旦死。

《医碥·心痛》：心为君主，义不受邪，若邪伤其脏而痛者，谓之真心痛。其证卒然大痛，切牙噤口，舌青气冷，汗出不休，面黑，手足青过节、冷如冰，旦发夕死，夕发旦死，不治。

《金匮要略·胸痹心痛短气病脉证并治》：师曰：夫脉当取太过不及，阳微阴弦，即胸痹而痛，所以然者，责其极虚也。今阳虚知在上焦，所以胸痹心痛者，以其阴弦故也。

《医学正传·胃脘痛》：有真心痛者，大寒触犯心君，又曰污血冲心，手足青过节者，旦发夕死，夕发旦死。

《杂病广要·身体类·胸痹心痛》：古有患胸痹者，心中急痛如锥刺，不得俯仰。蜀医为胸府有恶血故也。

《证治准绳·心痛胃脘痛》：有病久气血虚损，及素作劳羸弱之人患心痛者，皆虚痛也。

《医碥·杂症·胸痛》：须知胸为清阳之分，其病也，气滞为多。

《症因脉治·痹症论》：心痹之症，即脉痹也。脉闭不通，心下鼓暴，嗌干善噫，厥气上则恐，心下痛，夜卧不安，此心痹之症也。

《金匮要略·惊悸吐衄下血胸满瘀血病脉证并治》：寸口脉动而弱，动即为惊，弱则为悸。

《重订严氏济生方·惊悸怔忡健忘门》：夫怔忡者，此心血不足也。盖心主于血，血乃心之主，心乃形之君，血富则心君自安矣。多因汲汲富贵，戚戚贫贱，又思所爱，触事不意，真血虚耗，心帝失辅，渐成怔忡。

《圣济总录·伤寒后惊悸》：伤寒病后，心气不足，风邪乘之，则令精神不宁，恍惚惊悸，此由忧愁思虑，致心气虚，邪气内乘，故神气不得泰定而生惊悸也。

《圣济总录·虚劳惊悸》：虚劳惊悸者，心气不足，心下有停水也。心藏神，其主脉，若劳伤血脉，致心气不足，因为邪气所乘，则令人精神惊惕，悸动不定。若水停心下，水气乘心，亦令悸也。

《医方类聚·惊悸门》：人之所主者心，心之所养者血，心血一虚，神气不宁，此惊悸之所肇端也。

《赤水玄珠·怔忡惊悸门》：丹溪云：怔忡，大概属血虚与痰。

《秘传证治要诀·虚损门》：怔忡，久思所爱，触事不意，虚耗真血，心血不足，遂成怔忡。

《证治准绳·悸》：心悸之由，不越二种，一者虚也，一者饮也。心气虚，由阳气内虚，心下空虚，火气内动而为悸也。血虚者亦然。其停饮者，由水停心下，心为火而恶水，水既内停，心不自安，故为悸也。

《景岳全书·杂证谟·不寐》：不寐证，虽病有不一，然惟知邪正二字，则尽之矣。盖寐本乎阴，神其主也，神安则寐，神不安则不寐，其所以不安者，一由邪气之扰，一由营气之不足耳。有邪者多实证，无邪者皆虚证。

《圣济总录·心健忘》：健忘之病，本于心虚。血气衰少，精神昏愦，故志动乱而多忘也。盖心者，君主之官，神明出焉。苟为忧惕思虑所伤，或愁忧过损，惊惧失志，皆致是疾。故曰：愁忧思虑则伤心，心伤则喜忘。

《症因脉治·心血虚不得卧》：心血虚不得卧之症，心烦躁乱，夜卧惊起，口燥舌干，五心烦热，此心血不足，心火太旺之症也。心血虚不得卧之因，曲运神机，心血耗尽，阳火旺于阴中，则神明内扰，而心神不宁，不得卧之症作矣。心血虚不得卧之脉，左寸细数，沉按多疾，若见钩洪，心火旺极，肝脉若数，木火通明，尺脉若数，水竭火盛。

《证治汇补·惊悸怔忡》：有阴气内虚，虚火妄动，心悸体瘦，五心烦热，面赤唇燥，左脉微弱，或虚大无力是也。

1. 心血虚证

《医学见能》：心神慌惚，入夜则多烦梦者，心血虚有火也。

《女科经纶·产后证下》：人所主者心，心所主者血，心血虚，神气不守，惊悸所由来也。

2. 心阴虚证

《沈菊人医案》：寐后神识似乎模糊，此心阴虚而神不内守也。

《临症经验录》：心阴虚则易汗。

3. 心气虚证

《类证治裁》：心气虚，神不定而惊。

《医学原理》：汗乃心之液，未有不由心气虚所致。

4. 心阳虚证

《温病条辨·中焦篇》：心主言，心阳虚故不语。

《神农本草经读》：心阳虚，则寒水之邪自下上奔，犯于心位。

5. 心阳虚脱证

《外台秘要》：血之伤盛，则心脱力，制固无守。

二、脑病辨证

《素问·奇病论》：人生而有病癫疾者，病名曰何？安所得之？岐伯曰：病名为胎病，此得之在母腹中时，其母有所大惊，气上而不下，精气并居，故令子发为癫疾也。

《素问·至真要大论》：诸躁狂越，皆属于火。

《难经·二十难》：重阳者狂，重阴者癫。

《三因极一病证方论·癫痫叙论》：夫癫痫病，皆由惊动，使脏气不平，郁而生涎，闭塞诸经，厥而乃成。或在母胎中受惊，或少小感风寒暑湿，或饮食不节，逆于脏气。详而推之，三因备具。风寒暑湿得之外，惊恐震慑得之内，饮食饥饱属不内外。三因不同，忤气则一，传变五脏，散及六腑，溢诸络脉。但一脏不平，诸经皆闭，随其脏气，证候殊分，所谓象六畜，分五声，气色脉证，各随本脏所感所成而生诸证。

《圣济总录·风狂》：风狂之状，始发则少卧不饥，自高自贤，自辩自贵。盖人之营卫周身循环，昼夜不穷，一失其平，则有血并于阴，而气并于阳者，有血并于阳，而气并于阴者。阴阳二气，虚实不调，风邪乘虚而入，并于阳则谓之重阳，故其病妄笑好乐，妄行不休，甚则弃衣而走，登高而歌，或至数日不食，故曰狂也。

《圣济总录·伤寒发狂》：重阳者狂，谓阳气独盛也。伤寒热毒既盛，内外皆热，则阳气愤嗔而发为狂越。若乃因火为邪，而发为惊狂，及内有瘀血，外证如狂。其为病虽不同，然其为阳气有余则一也。

《素问·刺热》：心热病者，先不乐，数日乃热，热争则卒心痛，烦闷善呕，头痛面赤无汗。

《医学入门·口舌唇》：口病有热亦有虚，心劳味厚病根株，热极偏盛口糜烂，中虚炎上亦难哺。

《医醇賸义·诸痛》：舌痛，舌卷而肿，塞口作痛，难于语言，此心阳炽盛也。

第二节　肺与大肠病辨证

《灵枢·九针论》"肺者五脏六腑之盖也"，肺居胸腔，在诸脏腑中，其位最高，故称"华盖"。肺叶娇嫩，不耐寒热，易被邪侵，故又称"娇脏"。肺上连气管、喉咙，开窍于鼻，合称"肺系"。肺主要生理功能是主气、司呼吸，主宣发和肃降，主通调水道，朝百脉、主治节，其华在毛，开窍于鼻，在体合皮。

肺的病理变化主要体现在两方面：一是肺气宣降失常，主气、司呼吸功能的障碍和卫外功能的失职，临床常见咳嗽、气喘、咯血、胸闷、胸痛、体虚易感等症状；二是通调水道、输布津液的失常，临床常见咳痰、水肿等症状。此外，《灵枢·脉度》曰："肺气通于鼻，肺和则鼻能知臭香矣。"故鼻病变如喷嚏、鼻塞、流涕等，通常也归属于肺。

肺病分为虚证与实证，肺病的虚证常见肺气虚证、肺阴虚证；肺病的实证常见风寒犯肺证、风热犯肺证、燥邪犯肺证、肺热炽盛证、痰热壅肺证、痰饮停肺证及风水相搏证。

《素问·灵兰秘典论》曰："大肠者，传道之官，变化出焉。"大肠为传导之官，主要生理功能是吸收水分，排泄糟粕。

大肠的病理变化主要体现在传导失常，临床常见便秘或泄泻等症状。

大肠病分为虚证与实证，虚证常见大肠津亏证，实证常见大肠湿热证。

一、肺气虚证

肺气虚证指肺气虚弱，卫表不固，宣降失司，以咳嗽、气喘、易于感冒及气虚症状为主要表现的证。

【临床表现】咳喘无力，动则气短，痰液清稀，语声低怯，神疲乏力；或有自汗恶风，易于感冒，面色淡白，舌质淡嫩，脉弱。

【证的成因】多因劳伤、久咳及重病之后，损伤肺气，或脾虚生化之源不足，或肾虚失其摄纳之权，以致肺主宣发的功能减弱所致；或他病及肺，肺失充养所致。

【证候分析】由于肺主气、司呼吸，肺气被损，呼吸功能减弱，故咳喘无力，动则气短，语声低怯；肺气不足，输布水液功能相应减弱，则水液停聚于肺，随肺气而上逆，故见痰液清稀；肺合皮毛，肺气虚不能宣发卫气以固护肌表，则腠理不密，卫表不固，故见自汗、恶风，易感冒；气虚则气血不荣，故面白，舌质淡嫩而脉弱。

【辨证要点】肺病症状咳嗽、气喘、咳痰清稀、易于感冒与气虚症状共见。

【治法】补益肺气，主方正元饮（《秘旨方》）；或益气固表，主方玉屏风散（《世医得效方》）。

二、肺阴虚证

肺阴虚证指肺阴不足，虚热内生，肺失滋润，以干咳无痰，或痰少而黏及阴虚症状为主要表现的证。

【临床表现】干咳无痰，或痰少而黏，不易咳出，甚或痰中带血，口燥咽干，声音嘶哑，形体消瘦，五心烦热，潮热盗汗，两颧潮红，舌红少苔，脉细数。

【证的成因】多因内伤杂病，或燥热伤肺，或痨虫蚀肺，或热病后期，或素嗜烟酒，或房劳伤阴，或久病咳喘，年老体弱，肺阴亏虚引起。

【证候分析】肺阴不足，肺失滋润，宣降失司，气逆于上，故干咳无痰；虚热内生，炼津为痰，则痰少而黏，不易咳出；虚火灼伤肺络，络伤血溢，故痰中带血；阴虚火旺，机体失润，故口燥咽干，声音嘶哑，形体消瘦；五心烦热，潮热盗汗，两颧潮红，舌红少苔，脉细数为阴虚内热之象。

【辨证要点】肺病症状干咳无痰，或痰少而黏与阴虚症状共见。

【治法】滋阴润肺，降火止咳。主方百合固金汤（《慎斋遗书》）。

三、风寒犯肺证

风寒犯肺证指由于风寒外袭，肺卫失宣，以咳嗽及风寒表证症状为主要表现的证。

【临床表现】咳嗽，痰清色白，鼻塞流清涕，喉痒，恶寒发热，头身疼痛，无汗，舌苔薄白，脉浮紧。

【证的成因】多因外感风寒，侵袭肺卫，肺卫失宣所致。

【证候分析】风寒外邪，经皮毛、口鼻犯肺，肺气被束，失于宣降而上逆，故咳嗽；肺失通调，津液不布，聚肺成痰，随气上逆，故痰清色白；风寒犯肺，肺气失宣，鼻咽不利，故鼻塞流清涕，喉痒；风寒外束，卫阳被遏，肌表失于温煦，故恶寒；卫阳被郁与邪正相争，故发热；风寒袭表，寒凝气滞，经气不利，故头身疼痛；寒性收引，腠理闭塞，故无汗；舌苔薄白，脉浮紧为风寒在表之象。

【辨证要点】肺病症状咳嗽，痰清色白与风寒表证症状并见。本证多有外感风寒的病史。

【治法】疏风散寒，宣肺止咳。主方止嗽散（《医学心悟》）合三拗汤（《太平惠民和剂局方》）。

【鉴别诊断】风寒犯肺证与风寒表证均可见咳嗽、恶寒发热等症，但风寒犯肺证病位在肺卫，偏重于肺，以咳嗽为主症，或兼见表证；风寒表证病位主要在表，以恶寒发热为主症，或兼见咳嗽，一般咳嗽较轻。

四、风热犯肺证

风热犯肺证指风热之邪外袭，肺卫失宣，以咳嗽及风热表证症状为主要表现的证。

【临床表现】咳嗽，痰稠色黄，鼻塞流浊涕，咽喉肿痛，发热微恶风寒，口干微渴，舌尖红，苔薄黄，脉浮数。

【证的成因】多因外感风热，侵袭肺卫，肺卫失宣所致。

【证候分析】风热犯肺，肺失清肃，肺气上逆，则咳嗽；风热阳邪，灼津为痰，则痰稠色黄；风热犯肺，肺气失宣，鼻咽不利，则鼻塞流浊涕，咽喉肿痛；风热袭表，卫气抗邪，则发热；卫气被遏，肌表失于温煦，则微恶风寒；风热在表，伤津不甚，则口干微渴；舌尖红，苔薄黄，脉浮数为风热袭表之象。

【辨证要点】肺病症状咳嗽，痰稠色黄与风热表证症状并见。

【治法】疏风清热，宣肺化痰。主方桑菊饮（《温病条辨》）。

【鉴别诊断】风热犯肺证与风热表证均可见咳嗽、发热微恶风寒等症，但风热犯肺证病位在肺卫，偏重于肺，以咳嗽为主症，或兼见表证；风热表证病位主要在表，以发热微恶风寒为主症，或兼见咳嗽，一般咳嗽较轻。

五、燥邪犯肺证

燥邪犯肺证指燥邪外袭，肺卫失宣，肺失清润，以干咳无痰，或痰黏难以咳出及口、鼻、舌、咽干燥症状为主要表现的证。

【临床表现】干咳无痰，或痰少而黏，不易咳出，甚则胸痛，痰中带血，口、唇、舌、鼻、咽、皮肤干燥，或见鼻衄，咯血，发热恶风寒，无汗或少汗，舌苔薄而干，脉浮数或浮紧。

【证的成因】多因秋令外感燥邪，或久处干燥环境，肺卫失宣，肺失清润所致。

【证候分析】燥邪袭肺，肺失清肃，肺气上逆，故咳嗽；燥邪伤津，故无痰，或痰少而黏，不易咳出；燥伤肺络，血溢脉外，甚则胸痛，痰中带血，或见鼻衄，咯血；燥邪伤津，津液不布，官窍、皮肤失于濡润，故见口、唇、舌、鼻、咽、皮肤干燥，苔薄而干；燥邪袭表，肺卫失宣，故见发热恶风寒；夏末秋初，燥与热合，称为"温燥"，腠理开泄，故见汗出，脉浮数；秋末冬初，燥与寒并，称为"凉燥"，寒主收引，腠理闭塞，故见无汗，脉浮紧。

【辨证要点】肺病症状干咳无痰，或痰少而黏与燥淫证症状共见。本证多发于秋季，有"温燥""凉燥"之分。

【治法】温燥证，治宜清肺润燥、疏风清热，主方桑杏汤（《温病条辨》）；凉燥证，治以疏风散寒、润肺止咳，主方杏苏散（《温病条辨》）。

【鉴别诊断】燥邪犯肺证与肺阴虚证，均可见干咳、痰少难以咳出及干燥失润的表现。但燥邪犯肺证，临床以干燥症状突出，阴虚内热之象不明显，属外感新病，病程短，常兼有燥邪袭表的表证症状；肺阴虚证，临床以阴虚内热的症状突出，属内伤久病，病程长，无表证。

六、肺热炽盛证

肺热炽盛证是指由于火热炽盛，壅积于肺，肺失宣降，以咳嗽、气喘息粗及里实热症状为主要表现的证。

【临床表现】咳嗽，气喘，胸闷胸痛，气息灼热，咽喉红肿疼痛，发热，面赤，口渴欲饮，便秘，尿黄，舌质红，苔黄燥，脉数。

【证的成因】多因外感风热之邪入里，或风寒之邪入里化热，蕴结于肺所致。

【证候分析】热邪犯肺，肺失清肃，宣降失司，气逆于上，故见咳嗽、气喘；热灼肺伤，肺气不利，气机不畅，故胸闷胸痛、气息灼热；肺热上熏于咽喉，气血壅滞，故咽喉红肿疼痛；里热蒸腾，邪正相争，故发热、面赤；热盛伤津，故口渴欲饮、便秘、尿黄；舌质红，苔黄燥，脉数为热邪内盛之象。

【辨证要点】肺病症状咳喘、胸痛与实热症状共见。本证在三焦辨证中属上焦病证，在卫气营血辨证中属气分证。本证无表证，见里实热炽盛。

【治法】清肺泻热，止咳平喘。主方麻黄杏仁甘草石膏汤（《伤寒论》）。

【鉴别诊断】肺热壅盛证与风热犯肺证均为肺之热证，以咳嗽伴有热象为主症，但前者伴有里实热证，后者伴有表热证。

七、痰热壅肺证

痰热壅肺证指痰热互结，壅阻于肺，肺失宣降，以咳喘、痰黄稠量多及痰热症状为主要表现的证。

【临床表现】咳嗽，气喘息粗，胸闷胸痛，或喉间痰鸣，咳痰黄稠量多，或为脓血腥臭痰，身热烦躁，口渴，大便秘结，小便短黄，舌质红，苔黄腻，脉滑数。

【证的成因】多因外邪犯肺，郁而化热，肺热炽盛，灼伤肺津，炼津为痰；或宿痰内盛，日久化热，痰热互结，壅阻于肺所致。

【证候分析】痰热壅肺，肺失清肃，宣降失司，肺气上逆，则咳嗽、气喘息粗；痰热交阻，肺气不畅，则胸闷胸痛；痰热互结，随气上逆，则喉中痰鸣，咳痰黄稠量多；若痰热壅滞肺络，气血腐败，肉腐成脓，则见脓血腥臭痰；里热炽盛，邪正相争，阳盛则热，热扰心神，则见身热烦躁；热盛伤津，则口渴，大便秘结，小便短黄；舌质红，苔黄腻，脉滑数为痰热内盛之象。

【辨证要点】肺病症状咳喘息粗、胸痛与痰热症状共见。本证常由肺热炽盛证进一步发展而来，肺热炽盛，灼伤肺津，炼津为痰。

【治法】清热化痰，泻肺平喘。主方清气化痰丸（《医方考》）和苇茎汤（《备急千金要方》）。

八、痰饮停肺证

痰饮停肺证指痰饮停于肺部，阻碍气机，肺失宣降，以肺部胀满、闷痛为主要表现的证。

【临床表现】咳嗽，痰多色白易咳出，胸闷，或见气喘，喉中痰声，舌淡舌苔白腻或白滑，脉沉弦滑。

【证的成因】多因素有痰疾，内停于肺；或因中阳受困，气不化水，水停为饮；或因外邪侵袭，肺通调水道失职，停聚为痰为饮，上干于肺所致。

【证候分析】饮停于肺，肺失宣降，气机受阻，肺气上逆，故见咳嗽、气喘，痰多色白易咳出；痰饮阻塞，气道不利，故见胸闷；痰气搏结，则见气喘痰鸣；舌淡苔白腻或白滑，脉沉弦滑均为痰饮内停之象。

【辨证要点】肺病症状咳喘，痰多色白与痰饮症状共见。急性病变中，多由外邪袭肺，肺失宣降，气不布津，水液停聚而成痰饮；慢性疾病中，多由脾失健运，输布失常，聚湿生痰，上渍于肺，或肺气亏虚，肺津不布，聚成痰饮。本证以慢性病多见。

【治法】温化痰饮，降气止咳。主方苓甘五味姜辛汤（《金匮要略》）。

九、风水相搏证

风水相搏证指风邪袭肺，宣降失司，通调水道失职，水液泛溢肌肤，以突起头面水肿及卫表症状为主要表现的证。

【临床表现】眼睑头面先水肿，继而遍及全身，上半身肿甚，来势迅猛，皮薄而亮，小便量少，或见恶寒重，发热轻，无汗，苔薄白，脉浮紧；或见发热重，恶寒轻，咽喉肿痛，舌质红，苔薄黄，脉浮数。

【证的成因】多由外感风邪侵袭，肺卫失司，宣降无权，通调失职，风遏水停，风水相搏，水溢肌肤而成。

【证候分析】肺为华盖，通调水道，为水之上源；风属阳邪，风邪外袭，上先受之，宣降失司，肺通调水道失职，风水相搏，水气泛溢，故水肿起于眼睑、头面，上半身肿甚，此为阳水。因风邪新感，其性善行而数变，则发病较快，水肿迅速遍及全身，皮肤发亮。肺宣降失司，水液难以下输于膀胱，故小便量少。若风夹寒侵，可伴见恶寒重、发热轻、无汗、苔薄白、脉浮紧等症；若风夹热袭，可伴见发热重、恶寒轻、咽喉肿痛、舌质红、苔薄黄、脉浮数。

【辨证要点】骤起眼睑头面水肿与表证症状共见。

【治法】宣肺散寒、发汗利水，主方麻黄汤合五苓散（《伤寒论》）；疏风清热、宣肺行水，主方越婢加术汤（《金匮要略》）。

十、大肠湿热证

大肠湿热证指湿热蕴结大肠，传导失职，以腹痛、泄泻或下痢及湿热症状为主要表现的证。

【临床表现】腹痛，腹泻，肛门灼热，或暴注下泻，色黄臭秽，或下痢赤白脓血，里急后重，渴不多饮，小便短赤；或伴恶寒发热，或但热不寒；舌质红，苔黄腻，脉滑数或濡数。

【证的成因】多因夏秋之季，暑湿热毒侵袭，或饮食不洁，湿热秽浊，积于大肠，伤及肠道气血所致。

【证候分析】湿热蕴结大肠，气机受阻，则腹痛；湿热内迫肠道，大肠传导失常，则腹泻，肛门灼热；若热迫肠道，湿浊下注，则暴注下泻，色黄臭秽；湿热熏灼，肠络受损，血肉腐败，则下痢赤白脓血；湿热蕴结大肠，肠道气机阻滞，则里急后重；热灼津伤，但湿邪内阻，故渴不多饮；热盛伤津，且水液从大便外泄，则见小便短赤；若属外感，表邪未解，则恶寒发热；热盛于里，则但热不寒；舌质红，苔黄腻，脉滑数或濡数为湿热内盛之象。

【辨证要点】腹痛、泄泻与湿热症状共见。本证发病有一定的季节性，以夏秋之季为多见。

【治法】清热燥湿、分利止泻，主方葛根芩连汤（《伤寒论》）；下痢脓血、里急后重者，主方白头翁汤（《伤寒论》）。

十一、大肠津亏证

大肠津亏证指大肠津液亏虚，肠失濡润，传导失职，以大便干燥难下及津亏症状为主要表现的证。

【临床表现】大便干燥，状如羊粪，艰涩难下，数日一行，腹胀作痛，或见左少腹触及包块，口干口臭或头晕，舌红少津，苔黄燥，脉细涩。

【证的成因】多因素体阴津不足，或年老阴津亏损，或嗜食辛辣之物，或汗、吐、下太过，或失血、产后出血，阴津亏损，肠道失润，或温热病后期，耗伤阴液所致。

【证候分析】大肠津液不足，失于濡润，传导失职，故大便干燥，状如羊粪，艰涩难下，数日一行；肠内燥屎内结，气机阻滞，故腹胀而痛，或左少腹触及包块；阴津亏少，不能上承，故口干；腑气不通，浊气不泄而上逆，故口臭，甚则上扰清阳而见头晕；阴津亏损，燥热内生，故舌红少津、苔黄燥；津亏血少，脉道失充，血行涩滞，则脉细涩。

【辨证要点】大肠病症状大便燥结难下与津液亏虚症状共见。本证常起病缓慢，病程较长。

【治法】润肠通便。主方麻子仁丸（《伤寒论》），或选增液承气汤（《温病条辨》）。

【古代文献】

一、肺、大肠的生理病理特点

《素问·五脏生成》：诸气者，皆属于肺。

《素问·灵兰秘典论》：肺者，相傅之官，治节出焉。

《素问·经脉别论》：经气归于肺，肺朝百脉，输精于皮毛。

《素问·六节藏象论》：肺者，气之本。

《太平圣惠方·治肺气喘急诸方》：夫肺为四脏之上盖，通行诸脏之精气，气则为阳，流行脏腑，宣发腠理，而气者皆肺之所主也。

《素问·经脉别论》：饮入于胃，游溢精气，上输于脾，脾气散精，上归于肺，通调水道，下输膀胱。

《医方集解·清暑之剂》：肺为水之上源。

《素问·五脏生成》：肺之合皮也，其荣毛也。

《脏腑虚实标本用药式·肺部》：肺藏魄，属金，总摄一身元气，主闻主哭，主皮毛。本病：诸气膹郁，诸痿喘呕，气短，咳嗽上逆，咳唾脓血，不得卧，小便不禁，遗失不禁。标病：洒淅寒热，伤风自汗，肩背痛冷，臂前廉痛。

《针灸甲乙经·五脏六腑官第四》：肺病者，喘息鼻张。

《中藏经·论肺脏虚实寒热生死逆顺脉证之法》：肺者凡虚实寒热，则皆使人喘嗽。

《诸病源候论·五脏六腑病诸候·肺病候》：肺象金，旺于秋，其脉如毛而浮，其候鼻，其声哭，其臭腥，其味辛，其液涕，其养皮毛，其藏气，其色白，其神魄，手太阴其经，与大肠合。大肠为腑，主表；肺为脏，主里。肺气盛为气有余，则病咳喘上气，肩背痛，汗出，尻、阴、股、膝、踹、胫、足皆痛，是为肺气之实也，则宜泻之；肺气不足，则少气不能报息，耳聋，嗌干，是为肺气之虚也，则宜补之。

《理虚元鉴·劳嗽症论》：肺气一伤，百病蜂起，风则喘，寒则嗽，湿则痰，火则咳，血则咯，以清虚之脏，纤芥不容，难护易伤故也。

《幼科发挥·肺脏兼证》：诸气喘促，上气咳嗽，面肿，皆肺脏之本病也。

《周氏医学丛书·幼科要略·风湿》：肺位最高，邪必先伤。

《本经疏证·卷六·干姜》：肺为娇脏，既恶痰涎之里，尤畏火炎之铄。

《医学举要·治法合论》：肺为娇脏而朝百脉，主一身元气，形寒饮冷则伤肺，火则刑金亦伤肺。肺位至高，六气著人，肺先受之。

《临证指南医案·肺痹》：肺为呼吸之囊籥，位居最高，受脏腑上朝之清气，禀清肃之体，性主乎降，又为娇脏，不耐邪侵，凡六淫之气，一有所著，即能致病。

《不居集·肺虚咳嗽》：肺虚者，肺家元气自虚也。惟其自虚，则腠理不密，故外则无风而畏风，外则无寒而怯寒。内则气怯息短，力弱神虚，面白神赢，情志郁结，嗜卧懒言，遗精自汗，饮食减少，咳嗽无力，痰涎清薄，六脉虚微而涩弱，按之无神，此为阳虚脉症。

《血证论·脏腑病机论》：肺为乾金，象天之体，又名华盖，五脏六腑，受其覆冒，凡五脏六腑之气皆能上熏于肺以为病，故于寸口肺脉可以诊知五脏。肺之令主行制节，以其居高，清肃下行，天道下际而光明，故五脏六腑皆润利而气不亢，莫不受其制节也。肺中常有津液，润养其金，故金清火伏。若津液伤，则口渴气喘，痛痿咳嗽，水源不清而小便涩，遗热大肠而大便难。金不制木，则肝火旺，火盛刑金，则蒸热喘咳，吐血痨瘵并作。皮毛者，肺之合也，故凡肤表受邪，皆属于肺，风寒袭之，则皮毛洒淅；客于肺中，则为肺胀，为水饮冲肺。以其为娇脏，故畏火，亦畏寒。肺开窍于鼻，主呼吸，为气之总司。盖气根于肾，乃先天水中之阳，上出鼻，肺司其出纳。肾为水，肺为天，金水相生，天水循环，肾为生水之源，肺即为制气之主也。凡气喘咳息，故皆主于肺。位在胸中，胸中痛属于肺。主右胁，积曰息贲，病则右胁有动气。肺之为义，大率如此。

《素问·灵兰秘典论》：大肠者，传道之官，变化出焉。小肠者，受盛之官。化物出焉。

二、肺、大肠病辨证

《诸病源候论·气病诸候·短气候》：肺虚则气少不足，亦令短气，则其人气微，常如少气不足以呼吸。

《明医指掌·喘证》：若肺气太虚，气不能布息，呼吸不相接续，出多入少，名曰短气，此虚之极也。

《景岳全书·杂证谟·咳嗽》：若内伤之嗽，则其病来有渐，或因酒色，或因劳伤，必先有微嗽而日渐以甚，其证则或为夜热潮热，或为形容瘦减，或两颧常赤，或气短喉干，其脉轻者亦必微数，重者必细数弦紧。

《理虚元鉴·阴虚之证统于肺》：就阴虚成劳之统于肺者言之，约有数种：曰劳嗽，曰吐血，曰骨蒸，极则成尸疰。其症有兼嗽者；有竟从劳嗽起，而兼吐血者；有竟从吐血起，而兼劳嗽者；有久而成尸疰者；有始终只一症，而或痊或毙者。凡此种种，悉宰于肺治。所以然者，阴虚劳症，虽有五劳、七伤之异名，而要之以肺为极则。

《外台秘要》：肺痨热，损肺生虫。

《张氏医通·咳嗽》：外感咳嗽与阴虚咳嗽，尤宜辨晰。外感咳嗽则声盛而浊，先缓后急，日夜无度，痰涎稠黏而喘急；阴虚劳嗽则声怯而槁，先急后缓，或早甚，或暮甚，清痰少气而喘气也。

《临证指南医案·肺痿》：肺痿一症，概属津枯液燥，多由汗下伤正所致。夫痿者，萎也。如草木之萎而不荣，为津亡而气竭也。然致痿之因，非止一端。《金匮》云：或从汗出，或从呕吐，或从消渴，小便利数，或从便难，又被快药下之，重亡津液，故令肺热干痿也。肺热干痿，则清肃之令不行，水精四布失度，脾气虽散津液上归于肺，而肺不但不能自滋其干，亦不能内洒陈于六腑，外输精于皮毛，其津液留贮胸中，得热煎熬，变为涎沫，侵肺作咳，唾之不已。故干者自干，唾者自唾，愈唾愈干，痿病成矣。

《伤寒指掌·风温》：凡温邪入肺，症见头疼，恶寒发热，口燥舌干，脉数。

《笔花医镜·肺部》：肺有里证，亦有表证，肺主皮毛故也。邪在表，右寸脉必浮，其症为发热，为喷嚏鼻塞，为咳，为嗽，为畏风，为胸满痛，为喉疼，为鼻燥。

《备急千金要方·肺虚实》：肺实热，右手寸口气口以前脉阴实者，手太阴经也。病苦肺胀，汗出若露，上气喘逆咽中塞如欲呕状，名曰肺实热也。

《伤寒指掌·喘》：若咳嗽口干，气逆而喘，而不头痛恶寒者，火邪在肺也。

《温热经纬·陈平伯外感温病篇》：风温证，身热咳嗽，口渴，下利，苔黄，谵语，胸痞，脉数。此温邪由肺胃下注大肠。

《金匮要略·肺痿肺痈咳嗽上气病脉证治》：寸口脉数，其人咳，口中反有浊唾涎沫者何？师曰：为肺痿之病。若口中辟辟燥，咳即胸中隐隐痛，脉反滑数，此为肺痈，咳唾脓血。

《笔花医镜·肺部》：肺热之症，脉右寸必数，其症为目赤，为鼻衄，为咽痛，为吐血，为咳嗽浓痰，为酒积，为龟胸，为小便不利，为便血。

《金匮要略·肺痿肺痈咳嗽上气病脉证治》：问曰：病咳逆，脉之，何以知此为肺痈？当有脓血，吐之则死，其脉何类？师曰：寸口脉微而数，微则为风，数则为热；微则汗出，数则恶寒。风中于卫，呼气不入，热过于荣，吸而不出。风伤皮毛，热伤血脉。风舍于肺，其人则咳，口干喘满，咽燥不渴，时唾浊沫，时时振寒。热之所过，血为之凝滞，蓄结痈脓，吐如米粥。始萌可救，脓成则死。

《临证指南医案·燥》：燥为干涩不通之疾，内伤外感宜分。外感者，由于天时风热过胜，或因深秋偏亢之邪，始必伤人上焦气分。

《金匮翼·燥》：肺燥者，肺虚液少而燥气乘之也。其状咳甚而少涎沫，咽喉干，气哽不利。子和云：燥乘肺者，气壅不利，百节内痛，皮肤干燥，大便秘涩，涕唾稠黏。

《症因脉治·伤燥咳嗽》：伤燥咳嗽之症，口渴唇焦，烦热引饮，吐痰不出，或带血缕，二便带赤，喘急咳嗽，此伤燥咳嗽之症也。伤燥咳嗽之因，天行燥烈，燥从火化，肺被燥伤，则必咳嗽。伤燥咳嗽之脉，多见躁疾，或见数大，或见沉数，或见浮急。

《医醇賸义·秋燥》：愚谓燥者干也，对湿言之也。立秋以后，湿气去而燥气来，初秋尚热，则燥而热；深秋既凉，则燥而凉。

《金匮要略·痰饮咳嗽病脉证并治》：夫饮有四，何谓也？师曰：有痰饮，有悬饮，有溢饮，有支饮。问曰：四饮何以为异？师曰：其人素盛今瘦，水走肠间，沥沥有声，谓之痰饮。饮后水流在胁下，咳唾引痛，谓之悬饮。饮水流行，归于四肢，当汗出而不汗出，身体疼重，谓之溢饮。咳逆倚息短气不得卧，其形如肿，谓之支饮。

《脏腑虚实标本用药式·小肠》：小肠主分泌水谷，为受盛之官。本病：大便水谷利，小便短，小便闭，小便血，小便自利，大便后血，小肠气痛，宿食，夜热旦止。标病：身热恶寒，嗌痛颔肿，口糜耳聋。

《血证论·脏腑病机论》：大肠司燥金，喜润而恶燥；寒则滑脱，热则秘结，泄痢后重，痔漏下血。与肺相表里，故病多治肺以治之；与胃同是阳明之经，故又借多治胃之法以治之。

《诸病源候论·大便病诸候·大便难候》：邪在肾，亦令大便难。所以尔者，肾脏受邪，虚而不能制小便，则小便利，津液枯燥，肠胃干涩，故大便难。又渴利之家，大便亦难，所以尔者，为津液枯竭，致令肠胃干燥。

《兰室秘藏·大便结燥门·大便结燥论》：若饥饱失节，劳役过度，损伤胃气，及食辛热厚味之物而助火邪，伏于血中，耗散真阴，津液亏少，故大便结燥。结燥之病不一，有热燥、有风燥、有阳结、有阴结，又有年老气虚津液不足而结燥者。

《时病论·火泻》：火泻，即热泻也。经云：暴注下迫，皆属于热。暴注者，卒暴注泻也；下迫者，后重里急也。其证泻出如射，粪出谷道，犹如汤热，肛门焦痛难禁，腹内鸣响而痛，痛一阵泻一阵，泻复涩滞也，非食泻泻后觉宽之可比，脉必数至，舌必苔黄，溺必赤涩，口必作渴，此皆火泻之证也。

《症因脉治·腹痛论·寒气腹痛》：寒气腹痛之因，腹主太阴，其人阳气不足，又冒外寒。

《症因脉治·腹痛论·寒气腹痛》：寒气入经，卒然而痛，此寒气之能令人腹痛也。

《诸病源候论·腹痛病诸候》：腹痛者，由腑脏虚，寒冷之气客于肠胃募原之间，结聚不散，正气与邪气交争相击故痛。

《症因脉治·内伤腹痛·虫积腹痛》：虫积腹痛之症，腹中有块，块或耕起，痛而能食，时吐清水，或下长虫，面见白点，唇无血色，或爱食一物，肚大青筋，此虫积腹痛之症也。

1. 肺气虚证

《太平圣惠方·治肺气不足诸方》：治肺气不足，胸中短气，咳嗽恶寒。

2. 肺阴虚证

《证治汇补·胸膈门·咳嗽》：阴虚嗽者，五心烦热，气从下升，午重夜甚。劳伤嗽者，干咳无痰，喉痒声哑，痰中见血。

《症因脉治·血虚咳嗽》：血虚咳嗽之症，盗汗自汗，潮热骨蒸，下午嗽多，形体黑瘦，五心烦热。

3. 风寒犯肺证

《类经·风传五脏》：风寒自表入脏，必先于肺，盖肺合皮毛，为脏之长也。

《素问·宣明五气》：邪入于阴则痹。故肺受风寒则病为肺痹。

《黄帝素问宣明论方·痰饮总论》：皮毛属肺，风寒随玄府而入，腠理开张，内外相合，先传肺，而入遂成咳嗽，乃肺寒也。

4. 风热犯肺证

《诸病源候论·风热候》：风热病者，风热之气先从皮毛入于肺也。肺为五脏上盖，候身之皮毛。若肤腠虚，则风热之气先伤皮毛，乃入肺也。其状，使人恶风，寒战，目欲脱，涕唾出。

5. 燥邪犯肺证

《六因条辨·秋燥辨论》：予三十余年阅历以来，留心斯症，都因秋令太温，雨泽愆期，风阳化燥，鼓荡寰宇，以致消烁之势，乘虚袭肺。肺失清肃，则洒洒恶寒，翕翕发热，鼻鸣干燥，咳逆衄血，舌赤齿枯，诸症丛生。盖犯是症者，必由禀赋阴亏，亢阳偏盛，或形瘦身长，或色苍少泽，禀乎木火之质者，比比皆然。

6. 肺热炽盛证

《明医指掌·咳嗽证八》：夫肺居至高之上，主持诸气，属金而畏火者也。清虚高洁，覆盖五脏，干金之象，外主皮毛，司腠理开阖，卫护一身，如天之覆物，体之至轻清者也。或外因六淫之邪相侵，内因七情之气相忤，则肺金受伤，而清纯之气扰乱妄动，为火为痰，故咳嗽之病从此作矣。

7. 痰热壅肺证

《景岳全书·喘促》：外无风寒而惟火盛作喘，或虽有微寒而所重在火者，宜桑白皮汤，或抽薪饮之类主之。

《金匮要略·肺痿肺痈咳嗽上气病脉证治》：热伤血脉，风舍于肺，其人则咳，口干喘满，咽燥不渴，时唾浊沫，时时振寒，热之所过，血为之凝滞，蓄结痈脓，吐如米粥，始萌可救，脓成即死。

8. 痰饮停肺证

《仁斋直指·痰涎》：风搏寒凝，暑烦湿滞，以至诸热蒸郁，啖食生冷、煎煿、腥膻、咸鹾，动风发气等辈，皆能致痰也。

9. 风水相搏证

《灵枢·论疾诊尺》：视人之目窠上微痈，如新卧起状，其颈脉动，时咳，按其手足上窅而不起者，风水肤胀也。

10. 大肠湿热证

《类经·肠澼》：有以里急后重为实热者，但知湿热壅于大肠，因而重坠，不知气陷则仓廪不藏，阴亡则门户不摄，故当以病之新久、质之强弱分虚实也。

《内经博议·缪仲醇阴阳脏腑虚实论治》：肠风下血属大肠湿热，宜清热凉血兼升，甘寒苦寒。脏毒属血热，宜同肠风，加忍冬麦冬地榆蒲黄。

11. 大肠津亏证

《张氏医通·大便不通》：津液盛则大便如常。

《古今医统大全·妇科心镜》：大肠属金，其本燥。妇人五脏不调，七情偏胜，则肺金不能生水下滋大肠，则大肠燥而大便结矣。仲景云：妇人经水过多，则亡津液，亦大便难也。

《考证病源·考证通病源七十四种·二便闭》：大便秘结者，乃津液枯少，大肠不润之故也。治当养血润燥，切不可妄用芒硝、大黄、巴豆、牵牛峻削之剂，戕损其阴，故败伤胃气，反受其害。若夫胃气不虚，邪热内蓄，大便不通者，则非下不可，而硝黄之类可用。

第三节　脾与胃病辨证

脾胃共处中焦，经脉互为络属，具有表里的关系。脾升胃降，共同完成饮食物的消化吸收与输布，为气血生化之源、后天之本。《素问·灵兰秘典论》曰："脾胃者，仓廪之官，五味出焉。"脾的主要生理功能是主运化，升清，统摄血液。脾开窍于口，其华在唇，主肌肉与四肢，喜燥恶湿。胃为水谷之海，主受纳腐熟水谷，喜润恶燥。脾胃阴阳相合，升降相因，共同完成饮食物的消化吸收及精微物质的输布，化生气血，营养全身。

脾的病理变化主要体现在三方面：一是主运化的功能失常，致水谷的受纳与运化障碍，气血化源不足，水湿痰饮内生，临床常见腹胀、腹痛、食少纳呆、便溏、水肿等症状；二是统血功能失常，血不循经而溢出脉外，临床表现为多种慢性出血病证，如衄血、便血、崩漏等；三是升清功能失常，脾气不升，中气下陷，临床常见脘腹重坠、久泄脱肛、内脏下垂等症状。

脾病证候有虚实之分。虚证包括由饮食、劳倦、思虑过度所伤，或病后失调所致的脾气虚、脾阳虚、脾虚气陷、脾不统血等证；实证包括由饮食不节，或外感湿热或寒湿之邪，或失治、误治所致的湿热蕴脾、寒湿困脾等证。

胃病以受纳腐熟功能障碍，胃失和降，胃气上逆为主要病变，多见食纳异常、胃脘痞满疼痛、恶心呕吐、嗳气、呃逆等症状。胃病也有虚实之分，多因饮食失节，或外邪侵袭，病久可导致胃的阴虚、阳虚，常见胃阴虚、胃阳虚、胃实热、胃实寒、气滞胃脘、食滞胃脘等证。

一、脾气虚证

脾气虚证指脾气不足，运化、受纳、腐熟功能失职，以腹胀、纳呆、便溏及气虚症状为主要表现的证。

【临床表现】腹胀纳呆，食后胀甚，大便溏薄，呕恶嗳气，肢倦乏力，少气懒言，面色萎黄或淡白，或水肿，或消瘦，舌淡苔白，脉缓弱。

【证的成因】多因饮食不节，或劳倦过度，或忧思日久，损伤脾土，或禀赋不足，素体虚弱，或年老体衰；或病后失养，损伤脾气所致。

【证候分析】脾的运化功能，是指依赖旺盛的脾气来消化水谷，吸收精微营养物质而输布全身，维持生命活动。脾气亏虚，运化、受纳、腐熟功能减退，则腹胀纳呆；食后脾气益困，故腹胀更甚；胃失和降，胃气上逆，则呕恶嗳气；脾失健运，水湿不化则大便溏薄；泛溢肌肤则水肿；脾虚气血生化乏源，肢体失养，则肢倦乏力，少气懒言，日久消瘦；面部失荣，则面色萎黄或淡白；舌淡苔白，脉缓弱为脾胃气虚之征。

【辨证要点】以脾病症状腹胀、纳呆、便溏与气虚症状共见。

【治法】补气健脾。主方四君子汤（《太平惠民和剂局方》）或参苓白术散（《太平惠民和剂局方》）。

二、脾阳虚证

脾阳虚证是指脾阳虚衰，失于温运，阴寒内生，以腹胀腹痛、纳少、喜温喜按及阳虚症状为主要表现的证。

【临床表现】脘腹冷痛，喜温喜按，腹胀纳呆，形寒肢冷，大便溏薄清稀或完谷不化，小便不利，或水肿，或带下清稀色白量多，舌淡胖边有齿痕，苔白滑，脉沉迟无力。

【证的成因】本证多由脾气虚发展而来，或过食生冷，误用寒凉药物，或肾阳虚，火不生土所致。

【证候分析】脾阳不足，虚寒内生，寒凝气滞，故脘腹冷痛，喜温喜按；脾阳虚衰，运化失健，故腹胀纳呆，大便溏薄清稀，甚则完谷不化；阳虚不能温煦肌肤，故形寒肢冷；中阳不振，水湿内停，膀胱气化失司，故小便不利；水湿流溢肌肤，则水肿；妇女带脉不固，水湿下渗，可见带下清稀色白量多；舌淡胖边有齿痕，苔白滑，脉沉迟无力皆为阳虚内寒之象。

【辨证要点】以脾病症状腹胀腹痛、喜温喜按及阳虚症状共见。

【治法】温中祛寒。主方理中丸（《伤寒论》）。

三、脾虚气陷证

脾虚气陷证指脾气亏虚，升举无力而反下陷所表现的以内脏下垂、眩晕、脘腹重坠、泄泻与脾气虚症状为主要表现的证。

【临床表现】脘腹重坠作胀，食后益甚，或便意频数，肛门重坠，或久泻久痢，甚则脱肛，或小便混浊如米泔，或子宫下垂，气短懒言，神疲乏力，头晕目眩，舌淡苔白，脉弱。

【证的成因】多由脾气虚进一步发展，或因久泻久痢，或劳伤过度，或孕产过多，产后失于调护所致。

【证候分析】脾胃为气血生化之源，脾气不足，运化失健，内脏得不到精微的供养，脏气虚衰，升举无力而下垂。胃腹下垂，故脘腹重坠作胀，食入气陷更甚，脘腹更觉不舒；中气下陷，升举无力，则久泻久痢，甚则肛门外脱；脾主散精，脾虚气陷致精微不能正常输布反下流膀胱，故小便混浊如米泔；脾气升举无力，可见子宫下垂；中气不足，全身功能活动减退，故气短懒言，神疲乏力；清阳不升则头晕目眩；舌淡苔白，脉弱皆为脾气虚弱的表现。

【辨证要点】以内脏下垂、眩晕、脘腹重坠、泄泻和脾气虚症状为辨证要点。

【治法】益气健脾，升阳举陷。主方补中益气汤（《内外伤辨惑论》）。

四、脾不统血证

脾不统血证指脾气亏虚不能统摄血液，以慢性出血与脾气虚症状为主要表现的证。

【临床表现】便血，尿血，肌衄，齿衄，或妇女月经过多，崩漏；食少，便溏，神疲乏力，少气懒言，面色无华，舌淡苔白，脉细弱。

【证的成因】多由久病脾虚，或劳倦过度，损伤脾气，而统摄无权所致。

【证候分析】脾有统摄血液的功能，脾气亏虚，统血无权，则血溢脉外，而见慢性出血诸症：溢于胃肠，则见便血；溢于膀胱，则见尿血；溢于肌肤，则见肌衄；溢于牙龈，则见齿衄。脾虚统血无权，冲任不固，则妇女月经过多，甚或崩漏；脾虚运化失健，则食少便溏；中气不足，则神疲乏力，少气懒言；脾虚气血生化乏源，反复出血，必气血亏虚，肌肤失养，则面色无华；舌淡苔白，脉细弱是气血亏虚之象。

【辨证要点】以慢性出血与脾气虚症状为辨证要点。

【治法】补脾摄血。主方归脾汤（《正体类要》）。

【鉴别诊断】脾气虚、脾阳虚、脾虚气陷、脾不统血四证均可见纳呆腹胀，食后胀甚，便溏肢倦，少气懒言，面色萎黄或面白无华，舌淡苔白，脉弱。脾气虚证，临床以气虚证为主，可出现水肿或消瘦等症；脾阳虚证，寒象明显，以脘腹冷痛，喜温喜按，形寒肢冷，小便不利，或水肿，或带下清稀，舌淡胖边有齿痕，苔白滑为主要特征；脾虚气陷证，以脘腹坠胀，或便意频数，肛门重坠，或久泻久痢，脱肛，或小便混浊如米泔，或子宫下垂等脏器下垂为主要特征；脾不统血证，临床多见便血，尿血，肌衄，齿衄，或妇女月经过多，崩漏等各种出血症状。

五、寒湿困脾证

寒湿困脾证指寒湿内盛，中阳受困，运化失职，以脘腹痞闷、食少、便溏、身重及寒湿症状为主要表现的证。

【临床表现】脘腹痞闷胀痛，食少便溏，泛恶欲呕，口淡不渴，头身困重，或肌肤面目发黄，黄色晦暗如烟熏，或肢体水肿，小便短少，或妇女白带量多，舌淡胖苔白腻，脉濡缓。

【证的成因】多因淋雨涉水，居处潮湿，或因饮食不节，过食生冷，以致寒湿停滞中焦；或过食肥甘，寒湿内盛，中阳受困所致。

【证候分析】脾性喜燥恶湿，寒湿内侵，中阳受困，脾气被遏，运化失司，故脘腹痞闷胀痛，食少纳呆；湿注肠中，则大便溏薄；胃失和降，故泛恶欲呕；寒湿属阴邪，阴不耗液，故口淡不渴；湿性重浊，泛溢肢体，遏郁清阳，则头身困重；脾为寒湿所困，阳气不宣，胆汁随之外泄，故肌肤面目发黄，黄色晦暗如烟熏；阳气被寒湿所遏，不得温化水湿，泛溢肌表，可见肢体水肿；膀胱气化失司，则小便短少；脾阳被寒湿所遏，温化失职，水湿下注，带脉不固，则妇女白带量多；舌淡胖苔白腻，脉濡缓为寒湿内盛之象。

【辨证要点】以脘腹痞闷、食少、便溏、身重和寒湿内盛表现为辨证要点。

【治法】燥湿健脾。主方胃苓汤（《普济方》）。

六、湿热蕴脾证

湿热蕴脾证指湿热内蕴中焦，脾胃运化功能失常，以脘腹痞闷、食少、便溏及湿热症状为主要表现的证。

【临床表现】脘腹痞闷，纳呆呕恶，便溏尿黄，肢体困重，或面目肌肤发黄，色泽鲜明如橘皮，或皮肤发痒，或身热不扬，汗出热不解，舌红，苔黄腻，脉濡数。

【证的成因】多因外感湿热之邪，或过食肥甘酒醇，酿湿生热所致。

【证候分析】湿热之邪蕴结脾胃，受纳运化失职，升降失常，故脘腹痞闷，纳呆呕恶；脾主肌肉，湿性重着，脾为湿困，则肢体困重；湿热蕴脾，交阻下迫，故便溏不爽，小便短赤；湿热内蕴脾胃，熏蒸肝胆，致胆汁不循常道，外溢肌肤，故面目肌肤发黄，色泽鲜明如橘皮，皮肤发痒；湿遏热伏，热处湿中，故身热不扬，汗出热不解；舌红苔黄腻，脉濡数为湿热内蕴之征。

【辨证要点】以脘腹痞闷、食少、便溏和湿热内蕴表现为辨证要点。

【治法】清利湿热。主方茵陈蒿汤（《伤寒论》）。

【鉴别诊断】寒湿困脾证和湿热蕴脾证都有湿，病位在脾，均可见肢体困重、纳呆、呕恶、身黄、便溏、苔腻、脉濡等症。湿热蕴脾证有热，可见脘腹痞闷，身热，舌红，苔黄，脉数；寒湿困脾证为寒，故腹痛喜暖，舌淡胖，苔白，脉迟。

七、胃阴虚证

胃阴虚证指胃阴亏虚，胃失濡润、和降，以胃脘隐隐灼痛，饥不欲食和阴虚症状等为主要表现的证。

【临床表现】胃脘隐隐灼痛，饥不欲食，或胃脘嘈杂，或脘痞不舒，或干呕呃逆，口燥咽干，大便干结，舌红少苔，脉细数。

【证的成因】多因平素嗜食辛辣，或过服温燥药物，或情志不遂，气郁化火，或温热病后期，阴液未复，或吐泻太过，耗伤胃津所致。

【证候分析】胃阴不足，则胃阳偏亢，虚热内生，热郁胃中，胃气不和，致胃脘隐隐灼痛，饥不欲食；胃失阴液滋润，可见胃脘嘈杂，脘痞不舒；阴虚热扰，胃气上逆，可见干呕呃逆；胃阴亏虚，上不能滋润咽喉，则口燥咽干，下不能濡润大肠，故大便干结；舌红少苔，脉细数是阴虚内热的征象。

【辨证要点】以胃脘隐隐灼痛、饥不欲食和阴虚症状共见为辨证要点。

【治法】益阴养胃。主方益胃汤（《医学衷中参西录》）。

八、胃阳虚证

胃阳虚证指胃阳不足，虚寒内生，胃失和降，以胃脘冷痛及阳虚症状为主要表现的证。

【临床表现】胃脘冷痛，时发时至，喜温喜按，食后缓解，泛吐清水或夹有不消化食物，纳少脘痞，口淡不渴，倦怠乏力，畏寒肢冷，舌质淡嫩或淡胖，脉沉迟无力。

【证的成因】多因饮食失调，嗜食生冷，或过用寒凉、攻伐药物，或脾胃素弱，阳气自衰，或久病失养所致。

【证候分析】胃阳亏虚，虚寒内生，寒凝气滞，胃气不畅，故胃脘冷痛，食少脘痞；证属虚寒，故喜温喜按，食后缓解；受纳腐熟功能减退，水谷不化，故纳少脘痞；胃气上逆，则呕吐清水或夹有不消化食物。阳气虚弱，机体失于温养，故畏寒肢冷，体倦乏力；阴津未伤，则口淡不渴；舌质淡嫩或淡胖，脉沉迟无力为阳虚生寒之象。

【辨证要点】以胃脘冷痛及阳虚症状为辨证要点。

【治法】温中祛寒。主方理中丸（《伤寒论》）。

九、胃实寒证

胃实寒证指寒邪犯胃，胃气凝滞，胃失和降，以胃脘冷痛和实寒症状为主要表现的证。

【临床表现】胃脘冷痛，甚则剧痛，得温痛减，遇寒加剧，恶心呕吐，吐后痛缓，或呃逆嗳气，口淡不渴或口泛清水，形寒肢冷，舌淡苔白滑，脉沉紧或弦。

【证的成因】多因饮食失宜，过食生冷，或脘腹受凉，寒邪犯胃，胃失和降所致。

【证候分析】寒邪犯胃，气机凝滞不通，则胃脘冷痛，甚则剧痛，得温痛减，遇寒加剧；胃气上逆，则恶心呕吐，呃逆嗳气；吐后气机得缓，则痛缓；寒凝津停，则口淡不渴或口泛清水；寒邪伤阳，肢体失于温煦，则形寒肢冷；舌淡苔白滑，脉沉紧或弦为阴寒内盛之象。

【辨证要点】以胃脘冷痛与实寒症状为辨证要点。

【治法】温胃散寒。主方良附丸（《良方集腋》）。

十、胃实热证

胃实热证指胃中火热炽盛，胃失和降，以胃脘灼痛、消谷善饥和实热症状等为主要表现的证。

【临床表现】胃脘灼痛，拒按，吞酸嘈杂，渴喜热饮，或消谷善饥，或牙龈肿痛溃烂，齿衄，口臭，大便秘结，小便短赤，舌红苔黄，脉滑数。

【证的成因】本证多因平素嗜食辛辣肥腻，化热生火，或情志不遂，气郁化火，或邪热内侵，胃火亢盛所致。

【证候分析】胃火炽盛，胃腑气血壅滞，则胃脘灼痛拒按；肝火犯胃，肝胃气火上逆，则吞酸嘈杂；胃热炽盛，耗津灼液，则渴喜热饮；胃热炽盛，则消谷善饥；胃络于龈，胃火循经上熏，气血壅滞，可见牙龈肿痛，甚则溃烂；血络受伤，血热妄行，可见齿衄；胃中浊气上逆，故口臭；热盛伤津，大肠失润，则大便秘结；小便化源不足，则量少色赤；舌红苔黄，脉滑数为火热内盛之象。

【辨证要点】以胃脘灼痛、消谷善饥与实热症状共见为辨证要点。

【治法】泻火清胃。主方清胃散（《脾胃论》）。

十一、气滞胃脘证

气滞胃脘证指胃脘气机阻滞，以胃脘胀痛走窜、嗳气、肠鸣、矢气等为主要表现的证。

【临床表现】胃脘胀满疼痛，走窜不定，痛而欲吐或欲泻，嗳气，肠鸣，矢气，得嗳气、矢气后痛胀可缓解，或无肠鸣、矢气则胀痛加剧，或大便秘结，苔厚，脉弦。

【证的成因】多因情志不遂，外邪内侵，病理产物或病邪停滞，导致胃脘气机阻滞而成。

【证候分析】胃脘气机阻滞，通降失司，则胃脘胀满疼痛；气或聚或散，故胀痛走窜不定；胃气失降而上逆，则嗳气、呕吐；嗳气、矢气之后，阻塞之气机暂得通畅，故胀痛得减；若气机阻塞严重，上不得嗳气，下不得矢气，气聚而不散，则胃脘胀痛加剧；气机不降，则大便秘结；苔厚，脉弦为浊气内停，气机阻滞之象。

【辨证要点】以胃脘胀痛走窜、嗳气、肠鸣、矢气等为辨证要点。

【治法】理气止痛。主方柴胡疏肝散（《证治准绳》）。

十二、食滞胃脘证

食滞胃脘证指饮食停滞胃肠，胃脘不能腐熟所表现的以胃脘胀闷疼痛、嗳腐吞酸或泻下酸腐臭秽和气滞症状等为主要表现的证。

【临床表现】胃脘胀闷疼痛，嗳腐吞酸或呕吐酸腐食物，吐后胀痛得减，或矢气便溏，泻下物酸腐臭秽，舌苔厚腻，脉滑。

【证的成因】多由饮食不节，暴饮暴食，或脾胃素弱，饮食不慎，停滞难化而成。

【证候分析】胃气以降为顺，食停胃脘，胃气郁滞，则胃脘胀闷，甚则疼痛；胃失和降，胃气夹积食、浊气上逆，则嗳腐吞酸或呕吐酸腐食物；吐后实邪得消，胃气通畅，故胀痛得减；积食下移肠道，肠腑气滞，大肠传导失常，则矢气便溏，泻下物酸腐臭秽；舌苔厚腻，脉滑为食滞之象。

【辨证要点】以胃脘胀闷疼痛、嗳腐吞酸或泻下酸腐臭秽和气滞症状为辨证要点。

【治法】消食导滞。主方保和丸（《丹溪心法》）。

【古代文献】

一、脾胃的生理病理特点

《素问·经脉别论》：食入于胃，散精于肝，淫气归心，淫精于脉。饮入于胃，游溢精气，上输于脾，脾气散精，上归于肺。

《素问玄机原病式·六气为病·火类》：故食入于胃，而脾为变磨，布化五味，以养五脏之气，而养荣百骸，固其根本。故五脏六腑、四肢百骸，受气皆在于脾胃。

《素问·厥论》：脾主为胃行其津液者也。

《临证指南医案·脾胃》：太阴湿土，得阳始运，阳明燥土，得阴自安，以脾喜刚燥，胃喜柔润也。

《血证论·脏腑病机论》：脾称湿土，土湿则滋生万物，脾润则长养脏腑。胃土以燥纳物，脾土以湿化气，脾气不布则胃燥而不能食，食少而不能化，譬如釜中无水，不能熟物也。故病隔食，大便难，口燥唇焦，不能生血，血虚火旺，发热盗汗。若湿气太甚，则谷亦不化，痰饮泄泻、肿胀腹痛之证作焉。湿气挟热，则发黄发痢，腹痛壮热，手足不仁，小水赤涩。脾积名曰痞气，在心下如盘，脾病则当脐有动气。居于中洲，主灌四旁，外合肌肉，邪在肌肉，则手足蒸热汗出，或肌肉不仁。其体阴而其用阳，不得命门之火以生土，则土寒而不化，食少虚羸，土虚而不运，不能升达津液，以奉心化血，渗灌诸经。经云：脾统血。血之运运上下，全赖乎脾，脾阳虚则不能统血，脾阴虚又不能滋生血脉，血虚津少则肺不得润养，是为土不生金，盖土之生金，全在津液以滋之。脾土之义，有如是者。

《素问·太阴阳明论》：四肢皆禀气于胃，而不得至经，必因于脾，乃得禀也。

《素问·痿论》：脾主身之肌肉。

《冯氏锦囊秘录·脾胃方论大小合参》：万物悉从土出，名为万物之母，其在人身，则脾胃主之，气血、精神、津液、筋骨、脏腑、百骸，莫不禀气于胃也。

《太平圣惠方·治脾脏风强多涎诸方》：夫脾受水谷之精，化为气血，以养脏腑，灌溉身形。

《素问·灵兰秘典论》：脾胃者，仓廪之官，五味出焉。

《素问·五脏别论》：胃者，水谷之海，六腑之大源也。

《中藏经·论胃虚实寒热生死逆顺脉证之法》：胃者，人之根本也，胃气壮则五脏六腑皆壮。

《临证指南医案·脾胃》：纳食主胃，运化主脾，脾宜升则健，胃宜降则和。

《明医杂著·枳术丸论》：胃司受纳，脾司运化，一纳一运，化生精气，津液上升，糟粕下降。

《医学衷中参西录·医论》：阳明胃气以息息下行为顺，为其息息下行也，即时时借其下行之力，传送所化饮食于小肠，以化乳糜；更传送所余渣滓，达于大肠，出为大便。

二、脾胃病辨证

《脏腑标本虚实寒热用药式·脾部》：脾藏意，属土，为万物之母，主营卫，主味，主肌肉，主四肢。本病：诸湿肿满，痞满噫气，大小便闭，黄疸痰饮，吐泻霍乱，心腹痛，饮食不化。标病：身体肤肿，重困嗜卧，四肢不举，舌本强痛，足大趾不用，九窍不通，诸痉项强。

《脾胃论·脾胃盛衰论》：胃中元气盛，则能食而不伤，过时而不饥。脾胃俱旺则能食而肥，脾胃俱虚则不能食而瘦，或少食而肥，虽肥而四肢不举。

《难经·四十九难》：饮食劳倦则伤脾。

《奇效良方·宿食内伤门》：脾胃一伤，则真元之气败坏，致生诸虚百疾而夭人寿。

《备急千金要方·脾脏上》：脾气虚则四肢不用，五脏不安。

《素问·至真要大论》：诸湿肿满，皆属于脾。

《针灸大成·足太阴脾经穴歌》：人惟饮食不节，劳倦过甚，则脾气受伤矣。脾胃一伤，则饮食不化，口不知味，四肢困倦，心腹痞满，为吐泄，为肠澼。

《丹溪心法》：人之一身，脾胃为主。人惟饮食不节，起居不时，损伤脾胃，胃损则不能纳，脾损则不能化，脾胃俱损纳化皆难，元气斯弱，百邪易侵，而饱闷、痞积、关格、吐逆、腹痛、泄痢等症作矣。

《医方论·平胃散》：人非脾胃无以养生。饮食不节，病即随之，多食辛辣则火生，多食生冷则寒生，多食浓厚则痰湿俱生，于是为积累，为泻痢，种种俱见。

《医统正脉全书·活人书·呕吐哕》：盖脾之本性喜温恶寒，喜燥恶湿，喜香恶臭，喜通恶滞。若或虚寒不能营运，湿痰食积稽留，则致饮食不思而难进，虽进而难消，于是呕恶吞酸、倒饱嗳腐、肠鸣泄泻、浮黄肿胀诸症悉起。

《症因脉治·脾虚泄泻》：脾虚泻之症，身弱怯冷，面色萎黄，手足皆冷，四肢倦怠，不思饮食，时时泻薄，此脾虚泻也。脾虚泻之因，脾气素虚，或大病后，过服寒冷，或饮食不节，劳伤脾胃，皆成脾虚泄泻之症。脾虚泻之脉，脉多微弱，或迟而缓，或迟而涩，和缓易治，弦急为逆。

《素问·厥论》：太阴之厥，则腹满䐜胀，后不利，不欲食，食则呕，不得卧。

《伤寒论·辨太阴病脉证并治》：太阴之为病，腹满而吐，食不下，自利益甚，时腹自痛。若下之，必胸中结硬。自利不渴者，属太阴，以其脏有寒故也。当温之，宜服四逆辈。

《济生方·脾胃虚寒论治》：夫脾者，足太阴之经，位居中央，属乎戊己土，主于中洲，候身肌肉，与足阳明胃经相为表里。表里温和，水谷易于腐熟，运化精微，灌溉诸经。若饮食不节，或伤生冷，或思虑过度，冲和失布，因其虚实，由是寒热见焉。方其虚也，虚则生寒，寒则四肢不举，食饮不化，喜噫吞酸，或食即呕吐，或卒食不下，腹痛肠鸣，时自溏泄，四肢沉重，举多思虑，不欲闻人声，梦见饮食不足，脉来沉细软弱者，皆虚寒之候也。

《金匮翼·飧泄》：飧泄，完谷不化也。脾胃气衰，不能腐熟水谷，而食物完出。经所谓：脾病者，虚则腹满肠鸣，飧泄食不化是也。又清气在下，则生飧泄者，谓阳气虚则下陷也。

《明医指掌·赤白浊精滑梦遗》：脾虚则化气不清，而分注于膀胱者，亦混浊而稠厚。

《金匮翼·中虚脱血》：中者，脾胃也。脾统血，脾虚则不能摄血，脾化血，脾虚则不能运化。是皆血无所主，因而脱陷妄行。其血色不甚鲜红，或紫或黑，此阳败而然，故多无热证，而或见恶心呕吐。宜理中汤温补脾胃，中气得理，血自归经矣。

《寿世保元·健忘》：思虑伤脾，不能摄血，致血妄行，或吐或下，或健忘，怔忡，惊悸，不寐，发热盗汗，或心脾伤痛，嗜卧少食，大便不调，或血虚发热，或肢体重痛，妇女月经不调，赤白带下。

《金匮翼·阳虚失血》：阳虚失血者，脾胃气虚，不能固护阴气也。《仁斋直指》云，血遇热则宣流。故止血多用凉剂，然亦有气虚挟寒，阴阳不相为守，荣气虚散，血亦错行，所谓阳虚阴必走是耳。外证必有虚冷之状，其血色必黯黑而不鲜，法当温中，使血自归经络。

《伤寒论·辨阳明病脉证并治》：伤寒发汗已，身目发黄。所以然者，以寒湿在里不解故也。以为不可下也，于寒湿中求之。

《伤寒指掌·湿证》：寒湿，脉沉迟而濡，身无热，但吐泻，口不渴，小水清利，身痛重看，或手足肿痛者，为寒湿。

《医醇賸义·诸痛》：脾本湿土，寒邪乘之，寒与湿凝，是为重阴，脘下至当脐胀满作痛。

《医林绳墨·湿热方论》：湿热者，因湿而生其热也，脾土为之病也，何也？脾属土，而土尝克水。湿者，水之象也，郁于中宫，化而为热，故曰湿热。其症头眩体倦，四肢无力，中气不清，饮食不进，小便黄浊，大便溏泄。此脏腑因湿之所伤也，其脉濡而缓，甚者发热恶寒，自汗时出，其脉濡而数。

《灵枢·小针解》：言寒温不适饮食不节，而病生于肠胃。

《素问·举痛论》：寒气客于肠胃，厥逆上出，故痛而呕也。

《脏腑虚实标本寒热用药式·胃部》：胃属土，主容受，为水谷之海。本病：噎膈反胃，中满肿胀，呕吐泻痢，霍乱腹痛，消中善饥，不消食，伤饮食，胃管当心痛，支两肋。标病：发热蒸蒸，身前热，身前寒，发狂谵语，咽痹，上齿痛，口眼㖞斜，鼻痛，鼽衄，赤鼽。

《血证论·脏腑病机论》：胃者，仓廪之官，主纳水谷。胃火不足，则不思食，食入不化，良久仍然吐出。水停胸膈，寒客胃中，皆能呕吐不止。胃火炎上，则饥不能食，拒隔不纳，食入即吐，津液枯竭，则成隔食，粪如羊屎。火甚则结硬，胃家实则谵语，手足出汗，肌肉潮热，以四肢肌肉，皆中宫所主故也。其经行身之前，至面上，表证目痛鼻干，发痉不能仰。开窍于口，口干咽痛，气逆则哕。又与脾相表里，遗热于脾，则从湿化，发为黄疸。胃实脾虚，则能食而不消化。主燥气，故病阳明，总系燥热。独水泛水结，有心下如盘等证，乃为寒病。胃之大略，其病如此。

《笔花医镜·胃部》：胃之寒，唇舌必白，脉右关必沉迟。其症为胃脘痛，为呕吐，为霍乱，为吞酸嗳腐。胃之热，唇舌红，口臭，脉右关必洪数，其症为三消，为嘈杂，为吐血，为齿痛，为黄胖而肿，为自汗，为舌黑燥渴，为发斑疹，为便闭，为呃逆，为头痛。

《医学正传·胃脘痛》：《内经》曰：木郁之发，民病胃脘当心而痛……多风纵恣口腹，喜好辛酸，恣饮热酒煎，复食寒凉生冷，朝伤暮损，日积月深，自郁成积，自积成痰，痰火煎熬，血亦妄行，痰血相杂，妨碍升降。故胃脘疼痛，吞酸嗳气，嘈杂恶心，皆噎膈反胃之渐者也。

《灵枢·师传》：胃中热则消谷，令人悬心善饥。

《血证论·饮食》：夫人之所以能化食思食者，全赖胃中之津液。

《临证指南医案·脾胃》：凡遇禀质木火之体，患燥热之症，或病后热伤肺胃津液，以致虚痞不食，舌绛咽干，烦渴不寐，肌燥热，便不通爽，此九窍不和，都属胃病也。

《医醇賸义·痿》：经曰：脾气热，则胃干而渴，肌肉不仁，发为肉痿。脾与胃皆属土而分燥湿，湿土既热，则燥土更烈，故胃干而渴。热郁于内，则脾阴耗损，故肉不仁而痿也。

《医林绳墨·伤饮伤食》：若有宿食停滞不行而发热者，两寸关脉必沉滑有力。其症必恶食，必嗳气吞酸，或恶闻食气，或欲吐不吐，或恶心呕逆，或短气痞闷，或胃口遇食作疼，手按肚腹作痛，此其候也。

《时病论·食泻》：食泻者，即胃泻也。缘于脾为湿困，不能健运，阳明胃腑，失其消化，是以食积太仓，遂成便泻。其脉气口紧盛，或右关沉滑。其证咽酸嗳臭，胸脘痞闷，恶闻食气，腹痛甚而不泻，得泻则腹痛遂松，当用楂曲平胃法治之。

1. 脾气虚证

《杂病源流犀烛·肿胀源流》：痞满，脾病也，本由脾气虚，及气郁不能运行，心下痞塞满。

《症因脉治·泄泻论》：脾虚泻之因，脾气素虚，或大病后，过用寒冷，或饮食不节，劳伤脾胃，皆成脾虚泄泻之症。

《明医指掌·水肿》：人借水谷以生，谷赖脾土以化。若脾土虚，则不能制水，故传化失常，肾水泛溢反得以渍脾土，于是三焦停滞，经络壅塞，渗于皮肤，注于肌肉，而发浮肿。

《读医随笔·痰饮分治说》：痰则无论为燥痰，为湿痰，皆由于脾气之不足，不能健运而成者也。盖水谷精微，由脾气传化达于肌肉而为血，以润其枯燥，达于筋骨而为液，以利其屈伸。今脾气不足，土不生金，膻中怯弱，则力不能达于肌肉，而停于肠胃，蕴而成痰矣。

《张氏医通·劳倦》：脾胃虚则怠惰嗜卧，四肢不收。

2. 脾阳虚证

《三因极一病证方论·脾胃经虚实寒热证治》：脾虚寒病，泄泻，腹满，气逆，呕吐，心烦不得卧，肠鸣，虚胀，饮食不消，劳倦，虚羸，喜噫，四肢逆冷，多卧少起，情意不乐。

《寿世保元·泄泻》：一人病泄，每至五更辄即利，此肾泄也，用五味子散数服而愈。因起居不慎，泄复作，年余不瘥，此命门火虚，不能生脾土，法当补其母，火者土之母也，遂用八味丸补其母。

3. 脾虚气陷证

《赵李合璧》：妇人阴中突出如芝，或挺出数寸，谓之阴挺，其因有气虚下突者。

4. 脾不统血证

《金匮要略心典·惊悸吐衄下血胸满瘀血病脉证治》：下血先便后血者，由脾虚气寒，失其统御之权，而血为之不守也。

5. 寒湿困脾证

《症因脉治·黄疸论》：阴黄之因，或热病后，过用寒凉，或真阳素虚，太阴阴寒凝结，脾肾交伤，则阴黄之症成矣。

《东医宝鉴·脾脏》：水肿由脾虚湿胜，凝闭渗道，水渍妄行，故通身面目手足皆浮而肿，皮薄而光，手按成窟，举手即满是也。

《临证指南医案·疸》：阴黄之作，湿从寒水，脾阳不能化热，胆液为湿所阻，渍于脾，浸淫肌肉，溢于皮肤，色如熏黄。

6. 湿热蕴脾证

《诸病源候论·黄病诸候》：此由酒食过度，腑脏不和，水谷相并积于脾胃，复为同湿所传，瘀结不散，热气郁蒸，令身体面目及爪甲小便尽黄。

《临证指南医案·疸》：阳黄之作，湿从火化，瘀热在里，胆热液泄，与胃之浊气共并，上不得越，下不得泄，熏蒸遏郁，侵于肺则身目俱黄，热流膀胱，溺色为之变赤，黄如橘子色。

《症因脉治·肿胀总论》：湿热身肿之症，身热目黄，小便赤涩，胸腹胀闷，四肢黄肿，口渴心烦，此湿热作肿，即阳水肿之症也。

7. 胃阴虚证

《温病条辨·中焦篇》：阳明温病，下后汗出，当复其阴，益胃汤主之（注：此阴指胃阴而言）。

《临证指南医案》：知饥少纳，胃阴伤也。

《张氏医通》：饥不能食，此证有二：一属胃中虚热，六君子加姜汁炒川连。一属阴火乘胃，六味丸加赤桂、五味。

8. 胃阳虚证

《伤寒论·辨少阳病脉证并治》：伤寒二三日，心中悸而烦者，小建中汤主之。

9. 胃实寒证

《素问·举痛论》：寒气客于胃肠之间，膜原之下，血不得散，小络急引故痛。

《症因脉治·胃脘痛论》：其人中气向寒，偶触时令之寒，则寒凝胃口而痛。

10. 胃实热证

《景岳全书·呃逆》：皆其胃中有火，所以上冲为呃。

《素问病机气宜保命集·病机论》：诸呕吐酸暴注下迫，皆属于热。流而不腐，动而不蠹，故吐呕。酸者，胃膈热甚，则郁滞于气，物不化而为酸也。酸者，肝木之味，或言吐酸为寒者误也。

《症因脉治·呕吐论》：胃火呕吐之症，食入即吐，其味或酸或苦，五心烦热，夜卧不宁，口中干渴，二便阻涩，此胃火呕吐之症也。

11. 气滞胃脘证

《症因脉治·气结腹胀》：气结腹胀之症，胸腹凝结作胀，胀而不休，或胸前饱闷，或小腹胀急。

《症因脉治·腹痛论》：气结腹痛之症，胸腹胀满，痛应心背，矢气则痛减，气闭则痛甚，服破气之药稍减，服补气之药则愈痛，此气结腹痛之症也。

12. 食滞胃脘证

《丹溪心法·伤食》：阳明伤食，则气阻而脾不能化，则其病迁于脾，初起法当消食，食消则气通，而脾运矣。

第四节　肝与胆病辨证

《素问·灵兰秘典论》曰:"肝者,将军之官,谋虑出焉。"

肝位于右胁,与胆经脉络属,互为表里。主要生理功能:一是肝主疏泄,调畅气机,调节情志,疏泄胆汁,促进脾胃运化,推动津血运行,调节生殖活动;二是肝主藏血,具有贮藏血液、调节血量的功能。肝为刚脏,将军之官,其气主升主动,性喜条达而恶抑郁,开窍于目,在体合筋,其华在爪。

足厥阴肝经绕阴器,循少腹,布胁肋,系目上额交颠顶。足少阳胆经属胆络肝,绕行头身之侧。

肝的病理变化主要体现在两方面:一是疏泄失职,临床常见情志抑郁或急躁易怒,胸胁、少腹、乳房胀痛或窜痛,头晕胀痛,肢体震颤,抽搐等症状;二是肝不藏血,临床常见视物模糊、两目干涩、肢体麻木、关节拘急不利、月经不调等症。此外,《素问·阴阳应象大论》曰:"肝主目……在体为筋……在窍为目,在味为酸,在志为怒。"故目、筋、爪甲的病变通常也归属于肝。

《素问·灵兰秘典论》曰:"胆者,中正之官,决断出焉。"胆附于肝,为中正之官、中精之府,主要生理功能是贮藏、排泄胆汁,以助消化,主决断,并与情志活动有关。胆病以胆汁疏泄失职和主决断功能失常为主要病理变化,常见症状有口苦、黄疸、惊悸、失眠及消化异常、胆怯易惊等。

肝病分为虚证、实证和虚实夹杂证。肝病的虚证常见肝阴虚、肝血虚;肝病的实证常见肝气郁结证、肝火炽盛证、肝胆湿热证、寒滞肝脉证;虚实夹杂证常见肝阳上亢证、肝阳化风证。胆的病证有胆郁痰扰证。

一、肝血虚证

肝血虚证指肝藏血不足,两目、爪甲、筋脉或冲任等组织器官失于濡养,以眩晕、视力减退、肢体麻木和血虚症状为主要表现的证。

【临床表现】头晕目眩,视物模糊或夜盲,面白无华,唇甲淡白,或肢体麻木,关节拘急不利,甚则手足震颤,肌肉瞤动,或妇女月经量少色淡,甚则闭经,舌淡白,脉弦细。

【证的成因】多因生血不足,或失血过多;或因久病耗伤阴血等所致。

【证候分析】肝血不足,肝窍失养,则目眩,视物模糊或夜盲;头、爪甲失养,则头晕,面白无华,唇甲淡白;肝血亏损,筋脉失于营血濡养,则见肢体麻木,关节拘急不利;若肝血虚引动肝风,虚风内动,可见手足震颤,肌肉瞤动;肝血不足,血海空虚,冲任失充,则月经量少色淡,甚则经闭;舌淡白,脉弦细为血虚之征象。

【辨证要点】以两目、爪甲、筋脉失养或冲任失充和血虚症状为辨证要点。

【治法】补血养肝。主方四物汤(《仙授理伤续断秘方》)。

二、肝阴虚证

肝阴虚证指肝之阴液亏损，两目、筋、胁络失于滋养，虚热内扰，以眩晕、目涩、胁痛和阴虚症状为主要表现的证。

【临床表现】两目干涩，视物模糊，头晕目眩，或胁肋隐隐灼痛，甚则手足蠕动，面部烘热，五心烦热，潮热或低热，午后颧红，盗汗，口燥咽干，尿黄便干结，舌红少津，少苔或薄黄苔，脉弦细数。

【证的成因】多由情志不遂，气郁化火，或温热病后期，耗损肝阴；或因久病，肾阴亏虚，水不涵木，不能滋养肝阴；或湿热侵犯肝经，久则耗伤肝阴所致。

【证候分析】肝开窍于目，肝阴不足，头目失于濡养，故见两目干涩，视物模糊，头晕目眩；肝居胁下，阴液不足，肝络失养，虚火内灼，故胁肋隐隐灼痛；肝阴亏虚，筋脉失于阴液濡养，若虚风内动，则手足蠕动；阴虚不能制阳，虚火上扰，则面部烘热；阴虚内热，虚火内扰，故五心烦热，潮热或低热，午后颧红，盗汗，口燥咽干，舌红少津，少苔或薄黄苔，脉弦细数。

【辨证要点】以两目、筋、胁络失养和阴虚症状为辨证要点。

【治法】滋补肝阴。主方一贯煎（《续名医类案》），或用补肝汤（《医学六要》）。

【鉴别诊断】肝血虚证与肝阴虚证两证都是里证、虚证，均可见头晕目眩、视力减退、脉细等症。但肝血虚证是血虚证，临床以面白无华、视物模糊或夜盲、爪甲不荣，或肢体麻木、妇女月经量少色淡甚则闭经、舌淡等"色淡白"的血虚表现为特征；而肝阴虚证是虚热证，临床以两目干涩，或胁肋隐隐灼痛，甚则手足蠕动，午后颧红、舌红等"色红"及面部烘热、五心烦热、潮热盗汗、口咽干燥等阴虚内热之象为主要特征。

三、肝郁气滞证

肝郁气滞证指肝的疏泄功能失常，气机郁滞，以情志抑郁，胸胁、少腹胀痛和气滞症状为主要表现的证，又称肝气郁结证，简称肝郁证。

【临床表现】胸胁、乳房或少腹胀闷、胀痛、窜痛，情志抑郁或易怒，胸闷喜太息，苔薄白，脉弦；或咽部异物感，或瘿瘤、瘰疬、乳癖，或胁下癥块；妇女乳房胀痛，月经不调，甚则闭经，或经前腹痛或痛经；病情轻重与情志变化关系密切；苔薄白，脉弦。

【证的成因】多因情志不遂，郁怒伤肝，或久病焦虑，而致肝失疏泄；或突然强烈的精神刺激，或因外邪侵扰，引起肝气失于疏泄、条达等所致。

【证候分析】肝主疏泄，喜条达恶抑郁，肝气郁结，疏泄失常，气机郁滞，肝之经气不利，故胸胁、少腹、乳房胀闷、胀痛、窜痛；肝失条达，情志失和，则情志抑郁或易怒，胸闷喜太息；太息或情志舒畅，则气机暂时得以舒通，故胀痛得减；肝气郁滞，气血失和，冲任失调，则月经不调，甚则闭经，或经前腹痛或痛经。苔薄白，脉弦为肝郁气滞之征。

若肝郁气滞痰凝，痰气搏结于咽喉、颈部或乳房，则有咽部异物感，或瘿瘤、瘰疬、乳癖；若气滞日久，血行瘀滞，阻于肝络，可见胁下癥块。

若肝郁不解，肝气横逆，可犯胃和犯脾。肝气犯胃，除上述见症外，兼见恶心呕吐、反酸嗳气、脘腹胀痛，称为"肝胃不和"。肝气犯脾，除上述见症外，兼见腹胀纳呆、少腹疼痛、大便不爽，称为"肝脾不和"。

【辨证要点】以情志抑郁或易怒、肝经循行部位胀痛、脉弦或月经失调等为辨证要点。

【治法】疏肝解郁。主方柴胡疏肝散（《证治准绳》）。

四、肝火炽盛证

肝火炽盛证指肝火内炽，气火上逆所表现的以头痛、胁痛、烦躁、耳鸣和实热症状为主要表现的证，又称肝火上炎证、肝经实火证，亦称肝火证。

【临床表现】胁肋灼痛，头晕头胀痛，面红目赤，急躁易怒，口干口苦，烦躁，失眠多梦，小便短黄，大便秘结；或突发耳鸣耳聋，或耳内肿痛，或吐血、衄血，舌红苔黄燥，脉弦数有力。

【证的成因】多因情志不遂，气郁化火，或火热之邪内犯，或嗜烟酒辛辣之物，酿热化火，犯及肝经，以致肝胆气火上逆所致。

【证候分析】肝气主升主动，肝经上行过前额达颠顶，肝火炽盛，火性炎上，循经上攻头目，故头晕头胀痛，面红目赤；肝在志为怒，肝火内炽，肝性失柔，则急躁易怒，胁肋灼痛；火热内扰，神魂不安，则烦躁，失眠多梦；胆经循行入耳中，若肝热移于胆，胆热循经入耳，则突发耳鸣耳聋或耳内肿痛；若热伤血络，迫血妄行，则吐血衄血；火热内盛，灼伤津液，则口干口苦，小便短黄，大便秘结；舌红苔黄燥，脉弦数有力为肝火炽盛之征。

【辨证要点】以火热炽盛于肝经循行部位的头、目、耳、胁肋的症状和火热炽盛症状为辨证要点。

【治法】清肝泻火。主方龙胆泻肝汤（《医方集解》），或当归龙荟丸（《宣明论方》）。

五、肝阳上亢证

肝阳上亢证指肝肾阴虚，阴虚不能制约阳热，肝阳亢于上所表现的上盛下虚证。

【临床表现】眩晕耳鸣，头目胀痛，面红目赤，急躁易怒，失眠多梦，腰膝酸软，头重脚轻，小便黄，大便干结，舌红少津，脉弦有力或弦细数。

【证的成因】多因情志过激，气郁化火，火热耗伤阴液，肝肾阴液亏虚不能制约阳热，阳气升动太过所致。

【证候分析】肝肾阴液亏虚，阴虚不能制约阳热，肝阳亢逆于上，气血上冲，故眩晕耳鸣，头目胀痛，面红目赤；肝性失柔，故急躁易怒；阴虚阳亢，扰及神魂，则失眠多梦；肝肾阴亏，筋骨失养，则腰膝酸软；肝阳亢盛于上，肝肾阴液亏虚于下，上实下虚，则头重脚轻；舌红少津，脉弦有力或弦细数为肝肾阴虚、肝阳亢盛之象。

【辨证要点】以眩晕、头目胀痛、头重脚轻、腰膝酸软和阴虚阳亢症状为辨证要点。

【治法】平肝息风，滋阴潜阳。主方天麻钩藤饮（《中医内科杂病证治新义》），或镇肝熄风汤（《医学衷中参西录》）。

【鉴别诊断】肝火炽盛证与肝阳上亢证，两证都是里证、热证，均可见眩晕耳鸣、头目胀痛、面红目赤、急躁易怒、失眠多梦、舌红少津、脉弦有力或弦数等表现。肝火炽盛证是实热证，尚见胁肋灼痛、口苦口干，或突发耳鸣耳聋，或吐血、衄血、苔黄等肝火炽盛的表现；而肝阳上亢证是实中夹虚证，尚可见腰膝酸软、头重脚轻、脉细等上实下虚的表现。

肝阴虚证、肝火炽盛证、肝气郁结证、肝阳上亢证，四证存在病理联系，可相互转化。如肝气郁结日久，可以化火；肝火上炎，火热炽盛，可以灼伤肝阴；肝阴不足，可致肝阳上亢，而肝阳亢盛，日久可化风。所以，既要掌握各证临床表现的特征，又要注意证之间的联系及其变化，才能及时做出正确的诊断。

六、肝风内动证

肝风内动证泛指患者出现眩晕欲仆、抽搐、震颤、蠕动等以"动摇"表现为主的一类证候，属内风。

由于其病因病机不同，该证临床又分为肝阳化风证、热极生风证、血虚生风证和阴虚动风证四型。

（一）肝阳化风证

肝阳化风证指肝肾阴虚阳亢，肝阳亢逆无制，引动肝风，以眩晕头痛、肢麻震颤、㖞僻不遂为主要表现的证。

【临床表现】素有眩晕，头胀痛，眩晕欲仆，头摇而痛，项强肢体震颤，语言謇涩，手足麻木，步履不正；或神志清楚，仅口舌歪斜，半身不遂，舌强言謇；或突然昏倒，不省人事，口舌歪斜，喉中痰鸣，半身不遂，舌红苔白腻或黄腻，脉弦数有力。

【证的成因】本证病因与肝阳上亢证同，多因肝郁化火，营阴内耗，或久病阴亏，或素体肝肾阴液不足，阴不制阳，肝阳亢逆日久而化风所致，且多与过食肥甘厚味或嗜酒生痰，痰热内蕴有关。

【证候分析】肝肾阴液亏耗，肝阳亢极化风，风阳冲逆于上，气血随风阳上逆，故眩晕欲仆，头摇而痛，步履不正；肝主筋，肝肾阴液亏虚，筋失所养，肝风内动，故手足麻木；风动筋脉挛急，故项强，肢体震颤，语言謇涩。若肝风夹痰，阻滞于络脉，经气不利，则见口舌歪斜，半身不遂，舌强言謇；若风阳暴升，气血逆乱，肝风夹痰上犯，蒙蔽清窍，则突然昏倒，半身不遂，喉中痰鸣；舌红，苔白腻或黄腻，脉弦数有力为肝风夹痰之征。

【辨证要点】有肝阳上亢病史，突然出现风动的症状，如眩晕欲仆、舌强言謇、口舌歪斜、半身不遂等。

【治法】平肝潜阳，息风祛痰。主方镇肝熄风汤（《医学衷中参西录》），或天麻钩藤饮（《中医内科杂病证治新义》）。

【鉴别诊断】肝阳上亢证与肝阳化风证，两证都是里证、实中夹虚证，都有眩晕头痛、头重脚轻、舌红、弦有力等肝阳上亢的表现。肝阳上亢证尚有腰膝酸软、面红目赤、急躁易怒、失眠多梦、耳鸣、苔少津、脉细数等肝肾阴虚阳亢的表现；而肝阳化风则以突然眩晕欲仆、头摇而痛、项强肢体震颤、语言謇涩、手足麻木、步履不正，或神志清楚，仅口舌歪斜、半身不遂、舌强言謇，或突然昏倒、不省人事、口舌歪斜、喉中痰鸣、半身不遂等风动之象的特征性症状为主要表现。

（二）热极生风证

热极生风证指邪热炽盛，燔灼肝经，引起肝风所表现的以高热、神昏、抽搐项强和实热症状为主要表现的证。

【临床表现】高热烦躁，神昏谵语，手足躁扰或四肢抽搐，颈项强直，甚则角弓反张，双目上视，牙关紧闭，舌红绛，苔黄或黑而燥，脉弦数。

【证的成因】多见于外感温热病中，因外感温热病邪，或暑温、风温等邪，化热化火，传变最速，热邪炽盛，燔灼肝经，扰乱心神，引起肝风内动所致。

【证候分析】肝开窍于目，主筋，邪热炽盛，燔灼肝经，筋脉挛急，故见四肢抽搐、颈项强直，甚则角弓反张、双目上视、牙关紧闭；热邪炽盛，内扰心神，则高热，烦躁不宁；邪热阻闭，内陷心包则神昏谵语；舌红绛，苔黄或黑而燥，脉弦数为肝经邪热炽盛、热灼津液之征。

【辨证要点】以高热神昏等邪热炽盛见症和四肢抽搐、颈项强直、两目上视、角弓反张等动风症状共见为辨证要点。

【治法】清热降火，或清热开窍，凉肝息风。主方羚角钩藤汤（《通俗伤寒论》）。

【鉴别诊断】肝阳化风证和热极生风证，两证都是里证、热证，其共同点是肝风内动，均有肢麻手颤或手足躁扰、脉弦的表现。不同点：肝阳化风证是实中夹虚证，因肝肾阴虚，肝阳上亢所致的肝风内动，多有阴血虚，常见于酒客、体胖、年老、阳亢之人，其来渐，亦可突发，一般无高热；而热极生风证是实证，因热邪亢盛引动肝风，多见于暑温、风温、疫疠，起病急，传变快，发热高，常见于小儿或感受时邪之成人，肝阳化风证重在镇肝潜阳；热极生风证重在清热凉肝。

（三）血虚生风证

血虚生风证指血液亏虚，筋脉失养，引动肝风，以手足颤动、肢体麻木和血虚症状为主要表现的证。

【临床表现】肢体麻木，手足震颤，肌肉瞤动，关节拘急不利，眩晕耳鸣，面色无华，爪甲不荣，舌淡，脉细或弱。

【证的成因】多因内伤杂病，久病血虚，或因急慢性失血过多，筋脉失养而致。

【证候分析】肝主筋，肝血不足，筋脉失养，虚风内动，则手足震颤，肌肉瞤动；血液亏虚，筋脉、爪甲、面唇、头目失养，故见肢体麻木，关节拘急不利，爪甲不荣，面色无华，眩晕耳鸣；舌淡、脉细或弱为血虚失养之证。

【辨证要点】以肢体麻木、手足震颤、肌肉眴动等动风和血虚症状共见为辨证要点。

【治法】补血养肝息风。主方四物汤（《仙授理伤续断秘方》）。

【鉴别诊断】肝血虚证与血虚生风证，两者都是里证、血虚证，均可见头晕目眩、视物模糊或夜盲、面白无华、唇甲淡白、关节拘急不利、舌淡、脉细等肝血虚目筋爪失养的表现，而血虚生风证则以肢体麻木、手足震颤、肌肉眴动等风动之象为特征表现。

（四）阴虚动风证

阴虚动风证指肝肾阴液亏虚，筋脉失养，引动肝风，以手足震颤或蠕动和阴虚症状为主要表现的证。

【临床表现】手足蠕动，眩晕耳鸣，两目干涩，潮热，颧红盗汗，咽干，形体消瘦，舌红少苔少津，脉细数。

【证的成因】多因外感热病后期，阴液耗损，或内伤久病，阴液亏虚，致使筋脉失养，虚风内动所致。

【证候分析】肝阴不足，筋脉失养，虚风内动，则手足蠕动；肝阴液不足，濡养失职，则眩晕耳鸣，两目干涩；潮热，盗汗，颧红咽干，形体消瘦，舌红少苔少津，脉细数均为阴虚之征象。

【辨证要点】以手足蠕动等动风和阴虚症状共见为辨证要点。

【治法】滋阴养肝息风。主方大定风珠（《温病条辨》）。

【鉴别诊断】血虚生风证和阴虚动风证，两者都是里证、虚证，均以风动之象为特征性表现。血虚生风证的风象表现为手足震颤、肌肉眴动、肢体麻木；阴虚动风证的风象表现为手足蠕动。此外，血虚生风证是虚证，尚有头晕目眩、视物模糊或夜盲、面白无华、唇甲淡白、关节拘急不利、舌淡、脉细等血虚失养的表现；而阴虚动风证是虚热证，有眩晕耳鸣、两目干涩、潮热、颧红盗汗、咽干、形体消瘦、舌红少苔少津、脉细数等阴虚失养、虚热内扰的表现。

七、寒滞肝脉证

寒滞肝脉证指寒邪侵袭肝经，凝滞气血，表现以少腹、前阴、颠顶冷痛和实寒症状为主要表现的证，又称寒凝肝脉证、肝经实寒证、肝寒证。

【临床表现】少腹牵引阴部冷痛，或阴囊收缩引痛；或痛经，经色紫暗有块；或颠顶冷痛，遇寒加剧，得温减轻，或呕吐清水；恶寒肢冷，舌淡红或淡白，苔白润，脉沉弦或紧。

【证的成因】多因感受外寒，如淋雨涉水或房劳受寒等，以致寒邪侵入肝经，寒凝气滞而致；或因素体阳气不足，由外寒所引发。

【证候分析】足厥阴肝经绕阴器，抵少腹，上颠顶。寒性凝滞收引，寒邪凝滞肝脉，气血运行不畅，经脉拘急，故少腹牵引阴部冷痛，或阴囊收缩引痛，或痛经，经色紫暗有块，或颠顶冷痛；得温则寒凝可缓，遇冷则寒凝加重，故疼痛得温痛减，遇冷加剧。寒邪犯胃，胃失和降，气逆于上，故呕吐清水；阴寒内盛，阳气被困，故恶寒肢冷；苔白润、脉沉弦或紧，是寒盛之征象。

【辨证要点】以少腹、阴部或颠顶冷痛和实寒症状（寒盛见症）共见为辨证要点。

【治法】暖肝散寒。主方暖肝煎（《景岳全书》）。

八、胆郁痰扰证

胆郁痰扰证指痰热内扰，胆失疏泄，胆气不宁，以胆怯易惊、心烦失眠和痰热症状为主要表现的证。

【临床表现】胆怯易惊，惊悸不宁，烦躁不安，失眠多梦，头晕目眩，胸胁满闷或闷胀，善太息，口苦欲呕，舌红苔黄腻，脉弦数或滑数。

【证的成因】多因情志不遂，气郁化火、生痰，痰热内扰，而胆气不宁所致。

【证候分析】胆为清净之腑，主决断，痰热内扰，胆气不宁，决断不行，故胆怯易惊，惊悸不宁；痰热内扰心神，则烦躁不安，失眠多梦；痰热循经上犯头目，则头晕目眩；胆居胁内，痰热内郁，胆气不舒，气机郁滞，则胸胁满闷或闷胀，善太息；胆热犯胃，胃失和降，气逆于上，则口苦欲呕；舌红苔黄腻，脉弦数为痰热内扰之征。

【辨证要点】以惊悸、失眠、眩晕、口苦欲呕和痰热内蕴症状共见为辨证要点。

【治法】清热祛痰，清胆和胃。主方黄连温胆汤（《备急千金要方》）。

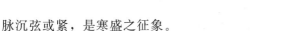

【古代文献】

一、肝、胆的生理病理特点

《素问·灵兰秘典论》：肝者，将军之官，谋虑出焉。胆者，中正之官，决断出焉。

《素问·六节藏象论》：肝者，罢极之本，魂之居也，其华在爪，其充在筋，以生血气。

《素问·调经论》：夫心藏神，肺藏气，肝藏血……

《质疑录·论肝无补法》：足厥阴肝，为风木之脏，喜条达而恶抑郁，故经云木郁达之是也。然肝藏血，入夜卧则血归于肝，是肝所赖以养者，血也。

《灵枢·本输》：肝合胆，胆者，中精之腑。

二、肝病辨证

《临证指南医案·肝风》：故肝为风木之脏，因有相火内寄，体阴用阳，其性刚，主动，主升，全赖肾水以涵之，血液以濡之，肺金清肃下降之令以平之，中宫敦阜之土气以培之，则刚劲之质得为柔和之体，遂其条达畅茂之性。

《素问·脏气法时论》：肝病者，两胁下痛引少腹，令人善怒，虚则目䀮䀮无所见，耳无所闻，善恐，如人将捕之。

《脏腑虚实标本用药式》：肝藏魂，属木，胆火寄于中，主血，主目，主筋，主呼，主怒。本病：诸风眩运，僵仆强直惊痫，两胁肿痛，胸胁满痛，呕血，小腹疝痛，癥瘕，女人经病。标病：寒热疟状，头痛吐涎，目赤面青多怒，耳闭颊肿，筋挛卵缩，丈夫癫疝，女人少腹肿痛，阴病。胆属木，为少阳相火，发生万物，为决断之官，十一脏之主（主同肝）。本病：口苦，呕苦汁，善太息，澹澹如人将捕状，目昏不眠。标病：寒热往来，痎疟，胸胁痛，耳痛鸣聋，瘰疬结核马刀，足小指次指不用。

《血证论·脏腑病机论》：肝为风木之脏，胆寄其间。胆为相火，木生火也。肝主藏血，血生于心，下行胞中，是为血海。凡周身之血，总视血海为治乱，血海不扰，则周身之血无不随之而安。肝经主其部分，故肝主藏血焉。至其所以能藏之故，则以肝属木，木气冲和条达，不致遏郁，则血脉得畅。设木郁为火，则血不和。火发为怒，则血横决，吐血、错经、血痛诸证作焉。怒太甚则狂；火太甚则颊肿面青，目赤头痛。木火克土，则口燥泄痢，饥不能食，回食逆满，皆系木郁为火之见证也。若木挟水邪上攻，又为子借母势，肆虐脾经，痰饮泄泻、呕吐头痛之病又作矣。木之性主于疏泄，食气入胃，全赖肝木之气以疏泄之，而水谷乃化。设肝之清阳不升，则不能疏泄水谷，渗泄中满之证，在所不免。肝之清阳，即魂气也，故又主藏魂。血不养肝，火扰其魂，则梦遗不寐。肝又主筋，癥瘕囊缩，皆属肝病。分部于季胁少腹之间，凡季胁少腹疝痛，皆责于肝。其经名为厥阴，谓阴之尽也，阴极则变阳，故病至此，厥深热亦热，厥微热亦微，血分不和，尤多寒热并见。与少阳相表里，故肝病及胆，亦能吐酸呕苦，耳聋目眩。于位居左，多病左胁痛，又左胁有动气。肝之主病，大略如此。

《诸病源候论·五脏六腑病诸候·肝病候》：肝气盛，为血有余，则病目赤，两胁下痛引小腹，善怒，气逆则头眩，耳聋不聪，颊肿，是肝气之实也，则宜泻之。肝气不足，则病目不明，两胁拘急，筋挛，不得太息，爪甲枯，面青，善悲恐，如人将捕之，是肝气之虚也，则宜补之。

《笔花医镜·女科证治》：肝气者，妇女之本病。妇女以血为主，血足则盈而木气盛，血亏则热而木气亢，木盛木亢，皆易生怒，故肝气唯妇女为易动焉。然怒气泄则肝血必大伤，怒气郁则肝血又暗损。怒者，血之贼也。其结气在本位者，为左胁痛；移邪于肺者，右胁亦痛；气上逆者，头痛，目痛，胃脘痛；气旁散而下注者，手足筋脉拘挛，腹痛，小腹痛，瘰疬，乳岩，阴肿、阴痒、阴挺诸症，其变病也不一。

《中藏经·论肝脏虚实寒热生死逆顺脉证》：肝者与胆为表里，足厥阴少阳是其经也……肝中热，则喘满而多怒，目疼，腹胀满，不嗜食，所作不定，睡中惊悸，眼赤视不明，其脉左关明实者是也。

《质疑录·论肝无补法》：举世尽曰伐肝，故谓肝无补法。不知肝气有余不可补，补则气滞而不舒，非云血之不可补也。肝血不足，则为筋挛，为角弓，为抽搐，为爪枯，为目眩，为头痛，为胁肋痛，为少腹痛，为疝痛诸症。凡此皆肝血不荣也，而可以不补乎？

《笔花医镜·肝部》：肝之虚，肾水不能涵木而血少也，脉左关必弱或空大，其症为胁痛，为头眩，为目干，为眉棱骨眼眶痛，为心悸，为口渴，为烦躁发热……水不养木也。

《临证指南医案·眩晕》：头为六阳之首，耳、目、口、鼻皆系清空之窍，所患眩晕者，非外来之邪，乃肝胆之风阳上冒耳。

《类证治裁·肝气》：夫肝主藏血，血燥则肝急。凡肝阴不足，必得肾水以滋之，血液以濡之……凡肝阳有余，必需介属以潜之，柔静以摄之，味取酸收，或佐酸降，务清其营络之热，则升者伏矣。

《医碥·内风证》：内伤亏败日久，极则必发，不必有所感触也……由将息失宜，五志过极，心火暴盛，肾水虚衰，不能制之，热气郁怫，心神昏冒，故卒倒无知。病微则僵仆，气血流通，筋脉不挛，发过如故；重则气血郁结不通，阴气暴绝，阳气后竭而死。

《素问·至真要大论》：诸暴强直，皆属于风。

《温热经纬·余师愚疫病篇·疫证条辨》：筋属肝，赖血以养，热毒流于肝经……筋脉受其冲激，则抽惕若惊。肝属木，木动风摇，风自火出。《左传》云：风淫末疾。四末，四肢也，肢动即风淫之疾也。

《血证论·脏腑病机论》：胆与肝连，司相火，胆汁味苦，即火味也。相火之宣布在三焦，而寄居则在胆腑。胆火不旺，则虚怯惊悸；胆火太亢，则口苦呕逆，目眩耳聋，其经绕耳故也。界居身侧，风火交煽，则身不可转侧，手足抽掣。以表里言，则少阳之气，内行三焦，外行腠理，为荣卫之枢机。逆其枢机，则呕吐胸满。邪客腠理，入与阴争则热，出与阳争则寒，故疟疾，少阳主之。虚劳骨蒸，亦属少阳，以荣卫腠理之间不和，而相火炽甚故也。相火挟痰，则为癫痫，相火不戢，则肝魂亦不宁，故烦梦遗精。且胆中相火，如不亢烈，则为清阳之木气，上升于胃，胃土得其疏达，故水谷化。亢烈则清阳遏郁，脾胃不和。胸胁之间骨尽处，乃少阳之分，病则其分多痛。经行身之侧，痛则不利屈伸。此胆经主病之大略也。

《灵枢·四时气》：邪在胆，逆在胃，胆液泄则口苦，胃气逆则呕苦，故曰呕胆。

《临证指南医案·疸》：黄疸，身黄、目黄、溺黄之谓也。病以湿得之，有阴有阳，在腑在脏。阳黄之作，湿从火化，瘀热在里，胆热液泄，与胃之浊气共并，上不得越，下不得泄，熏蒸遏郁，侵于肺则身目俱黄，热流膀胱，溺色为之变赤，黄如橘子色。

《温热经纬·方论·温胆汤》：罗东逸曰：胆为中正之官，清静之府，喜宁谧，恶烦扰，喜柔和，不喜壅郁。盖东方木德，少阳温和之气也。是以虚烦惊悸者，中正之官，以熵热而不宁也。热呕吐苦者，清静之府以郁久而不谧也。痰气上逆者，土家湿热反乘，而木不得遂其条达也。

1. 肝血虚证

《素问·脏气法时论》：肝病者，两胁下痛引少腹，令人善怒，虚则目䀮䀮无所见，耳无所闻，善恐，如人将捕之。

《血证论·吐血》：肝为藏血之脏，血所以运行周身者，赖冲、任、带三脉以管领之。而血海胞中，又血所转输归宿之所，肝则司主血海，冲、任、带三脉又肝所属，故补血者，总以补肝为要……且世上虚劳，多是肝虚，此理自东垣《脾胃论》后少有知者。肝血虚，则虚烦不眠，骨热梦遗。

2. 肝阴虚证

《金匮翼·肝虚胁痛》：肝虚者，肝阴虚也。阴虚则脉细急，肝之脉贯膈布胁肋，阴虚血燥，则经脉失养而痛。其症胁下筋急，不得太息，目昏不明，爪枯色青，遇劳即甚，或忍饥即发者是也。

《笔花医镜·肝部》：肝之虚，肾水不能涵木而血少也，脉左关必弱或空大，其症为胁痛，为头眩，为目干，为眉棱骨眼眶痛，为心悸，为口渴，为烦躁发热……水不养木也。

3. 肝郁气滞证

《类证治裁·肝气》：肝木性升散，不受遏郁，郁则经气逆，为嗳，为胀，为呕吐，为胸满不食，为飧泄，为痞疝，皆肝气横决也。

4. 肝火炽盛证

《笔花医镜·肝部》：肝热之证，脉左关必弦数。其症为眩晕，为目赤肿痛，为口苦，为消渴，为头痛，为胁痛，为瘰疬，为聤耳。

《济生方·肝胆虚实论治》：夫肝者……谋虑过制，喜怒不节，疲劳之极，扰乱其经，因其虚实，由是寒热见焉……及其实也，实则生热，热则心下坚满，两胁下痛，痛引小腹，令人喜怒气逆，头晕眦赤，恺恺先寒后热，颈直背强，筋急不得屈伸，诊其脉浮大而数者，皆实热之候也。

5. 肝阳上亢证

《临证指南医案·眩晕》：头为六阳之首，耳、目、口、鼻，皆系清空之窍，所患眩晕者，非外来之邪，乃肝胆之风阳上冒耳。

《类证治裁·眩晕》：良由肝胆乃风木之脏，相火内寄，其性主动主升。或由身心过动，或由情志郁勃，或由地气上腾，或由冬藏不密，或由年高肾液已衰，水不涵木，或由病后精神未复，阴不吸阳，以致目昏耳鸣，震眩不定。

6. 肝风内动证

《类证治裁·肝气肝火肝风》：肝阳化风，上扰清窍，则巅痛头晕，目眩耳鸣，心悸寝烦。由营液内虚，水不涵木，火动痰升，其实无风可散，宜滋液和阳。

《医醇賸义·诸痛》：有因于火者，肝阳上升，头痛如劈，筋脉掣起，痛连目珠，当壮水柔肝，以息风火，不可过用风药，盖风能助火，风药多则火势更烈也。

《临证指南医案·中风》：今叶氏发明内风乃身中阳气之变动。肝为风脏，因精血衰耗，水不涵木，木少滋荣，故肝阳偏亢，内风时起。治以滋液熄风，濡养营络，补阴潜阳……若肢体拘挛，半身不遂，口眼㖞斜，舌强言謇，二便不爽，此本体先虚，风阳挟痰火壅塞，以致营血脉络失和。

《重订通俗伤寒论·六经病证》：六经感证，兼带厥阴者，尚可救疗。若三阳经传至厥阴，入里极深，风木与相火两相煽灼，伤阴最速。阴液消耗，邪热内陷包络，则神昏谵语，甚则不语如尸；内陷肝络，则四肢厥逆，甚则手足发痉，热极生风，九窍随闭。所形皆败证矣。

《时病论·暑风》：暑风之病，良由暑热极盛，金被火刑，木无所畏，则风从内而生。此与外感风邪之治法，相悬霄壤，若误汗之，变证百出矣。夫木既化乎风，而脾土未尝不受其所制者，是以卒然昏倒，四肢搐搦，内扰神舍，志识不清，脉多弦劲或洪大，或滑数。

7. 寒凝肝脉证

《笔花医镜·肝部》：肝寒之证，脉左关必沉迟，其症为小腹痛，为疝瘕，为囊缩，为寒热往来。小腹痛者，寒结下焦也。

《医醇賸义·胀》：肝胀者，胁下满而痛引小腹。肝为将军之官，气血皆盛，但木喜条达，寒气上逆，则两气相积，而肝木怒胀，胁下乃肝之本位，痛引小腹，则壅极而决矣。

《素问·举痛论》：寒气客于厥阴之脉，厥阴之脉者，络阴器系于肝，寒气客于脉中，则血泣脉急，故胁肋与少腹相引痛矣。

8. 肝胆湿热证

《四圣心源·黄疸根源》：太阴湿土之令，以阳明戊土之燥，亦化而为太阴之湿。设使皮毛通畅，湿气淫蒸，犹得外泄。一感风邪，卫失开合，湿淫不得外泄。脾土湮郁，遏其肝木，肝脾双陷，水谷不消，谷气瘀浊，化而为热，瘀热前行，下流膀胱，小便闭涩，水道不利，膀胱瘀热，下无泄路，熏蒸淫泆，传于周身，于是黄疸成焉。

《类证治裁·带下》：带下系湿热浊气流注于带脉，连绵而下，故名带下……如肝经怒火下流者，加味逍遥散，甚者龙胆泻肝汤。

9. 胆郁痰扰证

《类经·藏金卷》：肝气虽强，非胆不断，肝胆相济。

《素问·灵兰秘典论》：胆者，中正之官，决断出焉。

第五节　肾与膀胱辨证

肾位于腰部，左右各一，肾开窍于耳及二阴，在体为骨，生髓充脑，其华在发。《素问·六节藏象论》曰："肾者主蛰，封藏之本，精之处也。"《素问·上古天真论》曰："肾者主水，受五脏六腑之精而藏之。"肾主藏精，主生长、发育与生殖，又主水，主纳气。肾内寄元阴元阳，为脏腑阴阳之根本，故称先天之本。膀胱位于小腹中央，与肾直接相通，又有经脉相互络属，故为表里。膀胱有贮尿和排尿的功能。

肾病的主要病理为生长、发育和生殖功能障碍，水液代谢失常等。肾病的常见症状有腰膝酸软或痛，眩晕耳鸣，发育迟缓，智力低下，发白早脱，牙齿动摇，男子阳痿遗精、精少不育，女子经少经闭、不孕，以及水肿，二便异常，呼多吸少等。

肾病的常见证型以虚证为多，可见肾阳虚证、肾阴虚证、肾精不足证、肾气不固证、肾虚水泛证、肾不纳气证等。

《素问·灵兰秘典论》曰："膀胱者，州都之官，津液藏焉，气化则能出矣。"膀胱位于小腹部，为囊性器官。膀胱上通于肾，下连尿道与外界直接相通。膀胱又称"脬"，主要生理功能为贮存尿液和排泄尿液。《诸病源候论·膀胱病候》说"津液之余者，入胞则为小便"。

膀胱的贮尿和排尿功能，依赖肾气与膀胱之气的协调。若肾气和膀胱之气的激发与固摄作用失常，膀胱开合失权，既可出现小便不利或癃闭，又可出现尿频、尿急、遗尿、小便失禁等临床表现。膀胱病的主要病理为贮尿排尿功能失常，常见症状为小便频急涩痛、尿闭及遗尿、小便失禁等。膀胱病的常见证型为膀胱湿热证。

一、肾阳虚证

肾阳虚证指肾阳亏虚，机体失其温煦，以腰膝酸冷、性欲减退、夜尿多及阳虚症状为主要表现的证。

【临床表现】腰膝酸软冷痛，畏寒肢冷，下肢尤甚，面色㿠白或黧黑，神疲乏力；或见性欲冷淡，男子阳痿、滑精、早泄，女子宫寒不孕、白带清稀量多；或尿频清长，夜尿多；舌淡苔白，脉沉细无力，尺部尤甚。

【证的成因】多因素体阳虚，或年高肾亏、久病伤阳，或房劳过度等所致。

【证候分析】肾阳虚衰，不能温养筋骨、腰膝，故腰膝酸软冷痛；元阳不足，失于温煦，则畏寒肢冷，下肢尤甚；阳虚无力运行气血，血络不充，故面色㿠白；若肾阳衰惫，阴寒内盛，则本脏之色外现而面色黧黑；阳虚不能鼓动精神，则神疲乏力；肾阳虚弱，故性欲冷淡，男子阳痿，女子宫寒不孕；肾阳虚弱，固摄失司，则男子滑精、早泄，女子白带清稀量多，尿频清长，夜尿多；舌淡苔白，脉沉细无力，尺部尤甚为肾阳不足之象。

【辨证要点】以腰膝冷痛、性欲减退、夜尿多与虚寒症状共见为辨证要点。

【治法】温补肾阳。主方肾气丸（《金匮要略》）。

二、肾虚水泛证

肾虚水泛证指肾的阳气亏虚，气化无权，水液泛溢，以水肿下肢为甚、尿少及肾阳虚症状为主要表现的证。

【临床表现】全身水肿，腰以下为甚，按之没指，小便短少，腰膝酸软冷痛，畏寒肢冷，腹部胀满，或心悸气短，咳喘痰鸣，舌淡胖苔白滑，脉沉迟无力。

【证的成因】多因素体虚弱，久病及肾，或房劳伤肾，肾阳亏耗所致。

【证候分析】肾主水，肾阳不足，气化失司，水邪泛溢肌肤，则全身水肿，小便短少，此为阴水，水性下趋，故腰以下肿甚，按之没指；肾阳虚，失其温煦，故腰膝酸软冷痛，畏寒肢冷；水气犯脾，脾失健运，气机阻滞，则腹部胀满；水气上逆，凌心则见心悸气短，射肺则见咳喘痰鸣；舌淡胖苔白滑，脉沉迟无力均为肾阳亏虚、水湿内停之征。

【辨证要点】以水肿，腰以下为甚，小便不利与肾阳虚症状共见为辨证要点。

【治法】温肾利水。主方济生肾气丸（《济生方》）。

【鉴别诊断】肾阳虚证与肾虚水泛证均为虚寒证，但前者偏重于脏腑功能衰退，性功能减弱；后者偏重于气化无权而以水肿、尿少为主症。

三、肾阴虚证

肾阴虚证指肾阴亏损，失于滋养，虚热内扰，以腰酸而痛、遗精、经少、头晕耳鸣及阴虚症状为主要表现的证。

【临床表现】腰膝酸软而痛，眩晕耳鸣，失眠多梦，形体消瘦，潮热盗汗，五心烦热，咽干颧红，男子阳强易举，遗精早泄，女子经少经闭，或见崩漏，舌红少苔或无苔，脉细数。

【证的成因】多因久病及肾，或温热病后期伤阴，或过服温燥劫阴之品，或房事不节，耗伤肾阴所致。

【证候分析】肾阴不足，腰膝、脑、骨、耳窍失养，故腰膝酸软而痛，眩晕耳鸣；肾水亏虚，不能上承于心，水火失济则心火偏亢，致心神不宁，则见失眠多梦；肾阴亏虚，阴不制阳，虚火内生，故见形体消瘦，潮热盗汗，五心烦热，咽干颧红；肾阴不足，相火妄动，则男子阳强易举，精室被扰则遗精早泄；女子以血为用，阴亏则经血来源不足，故经少或经闭；阴虚火旺，迫血妄行，则见崩漏；舌红少苔或无苔，脉细数为阴虚内热之象。

【辨证要点】以腰酸耳鸣、男子遗精、女子月经失调与阴虚症状共见为辨证要点。

【治法】滋补肾阴。主方六味地黄丸（《小儿药证直诀》）。

四、肾精不足证

肾精不足证指肾精亏损，脑与骨、髓失充，以生长发育迟缓、生育功能低下、成人早衰等为主要表现的证。

【临床表现】小儿发育迟缓，身材矮小，囟门迟闭，骨骼痿软，智力低下；性欲减退，男子精少不育，女子经闭不孕；发脱齿摇，耳聋，耳鸣如蝉，腰膝酸软，足痿无力，健忘恍惚，神情呆钝，动作迟钝；舌淡苔白，脉弱或细弱。

【证的成因】多因先天禀赋不足，或后天失于调养，久病伤肾，或房劳过度，耗伤肾精所致。

【证候分析】小儿肾精不充，不能主骨生髓充脑，不能化气生血、生长肌肉，则发育迟缓，身体矮小，囟门迟闭，骨骼痿软，智力低下；肾精不足，生殖无源，不能兴动阳事，故性欲减退，生育功能低下，男子表现为精少不育，女子表现为经闭不孕；成人肾精亏损，无以充髓实脑，则健忘恍惚，神情呆钝；精亏不足，则发枯易脱，齿松早脱；脑为髓海，精少髓亏，则耳鸣耳聋；肾精不养腰府，则腰膝酸软；精亏骨失充养，则两足痿软，行动迟缓；舌淡苔白，脉弱或细弱亦为精血亏虚，脉道失充之象。

【辨证要点】以小儿生长发育迟缓、成人生育功能低下、早衰与精亏症状共见为辨证要点。

【治法】填精益气补肾。主方河车大造丸（《扶寿精方》）。

【鉴别诊断】肾阴虚证与肾精不足证皆属肾的虚证，均可见腰膝酸软、头晕耳鸣等症。但前者有阴虚内热的表现，性欲偏亢，梦遗，经少；后者主要为生长发育迟缓，早衰，生育功能低下，无虚热表现。

五、肾气不固证

肾气不固证指肾气亏虚，失于封藏、固摄，以腰膝酸软，小便、精液、经带、胎气不固及肾气虚症状为主要表现的证。

【临床表现】腰膝酸软，神疲乏力，耳鸣耳聋；小便频数清长，夜尿频多，或遗尿，或尿后余沥不尽，或尿失禁；男子滑精、早泄，女子月经淋漓不尽，带下清稀量多，或胎动易滑；舌质淡，舌苔白，脉弱。

【证的成因】多因年幼肾气未充，或年高肾气亏虚，或房劳过度，或久病伤肾所致。

【证候分析】肾气亏虚，骨髓、耳窍失养，故腰膝酸软，耳鸣耳聋；气不充身，则神疲乏力；肾气亏虚，固摄无权，膀胱失约，则小便频数，尿后余沥不尽，遗尿，夜尿多，甚则小便失禁；肾气虚精关不固，男子滑精、早泄；带脉失固，女子带下量多清稀；肾气不足，冲任失约，则女子月经淋漓不尽，胎元不固，则易滑胎；舌淡苔白，脉弱为肾气虚弱之象。

【辨证要点】以腰膝酸软、小便频数清长、滑精、滑胎、带下量多清稀与肾气虚症状共见为辨证要点。

【治法】补肾固摄。主方秘精丸（《济生方》）。

六、肾不纳气证

肾不纳气证指肾气亏虚，纳气无权，以久病咳喘、呼多吸少、动则尤甚及肾虚症状为主要表现的证。

【临床表现】久病咳喘，呼多吸少，气不接续，动则喘甚，腰膝酸软，或自汗神疲，声音低怯，舌淡苔白，脉沉弱；或喘息加剧，冷汗淋漓，肢冷面青，脉浮大无根；或气短息促，颧红心烦，口燥咽干，舌红少苔，脉细数。

【证的成因】多因久病咳喘，肺病及肾；或年老肾亏，劳伤太过，致肾气不足，不能纳气所致。

【证候分析】肺为气之主，司宣发肃降，肾为气之根，主摄纳肺吸入之清气，保证体内外气体的正常交换。咳喘久延不愈，累及于肾，致肺肾气虚，则肾不纳气，气不归元，故呼多吸少，气不得续，动则喘息益甚；肾气不足，失其充养，则腰膝酸软乏力；气虚功能减退，则神疲乏力，宗气不足则声音低怯，卫气不固则自汗；舌淡苔白，脉沉弱皆为气虚之象。肾气虚极则肾阳亦衰，甚至虚阳浮越欲脱，则见喘息加剧，冷汗淋漓，肢冷面青，脉浮大无根。阴阳互根，肾气虚衰，若久延伤阴，或素体阴虚，均可致气阴两虚，而见气短息促，以及颧红心烦、口燥咽干、舌红少苔、脉细数等阴虚内热之象。

【辨证要点】以久病咳喘、呼多吸少、动则尤甚与肾虚症状共见为辨证要点。

【治疗】补肾纳气。主方人参胡桃汤（《济生方》）合七味都气丸（《医宗已任篇》）。

七、膀胱湿热证

膀胱湿热证指湿热侵袭，蕴结膀胱，以小便频急、灼涩疼痛及湿热症状为主要表现的证。

【临床表现】尿频、尿急、尿道灼痛，小便短黄，或混浊，或尿血，或尿中见砂石，小腹胀痛，或腰腹掣痛，或伴发热，舌红苔黄腻，脉滑数。

【证的成因】多因外感湿热，蕴结膀胱；或饮食不节，湿热内生，下注膀胱所致。

【证候分析】湿热蕴结膀胱，气化不利，下迫尿道，则尿频尿急、尿道灼痛；湿热熏灼津液，则小便短黄或混浊；湿热灼伤血络，则为尿血；湿热久郁，煎熬尿中杂质成砂石，则尿中可见砂石；膀胱湿热，气机不利，故小腹胀痛；若累及肾脏，可见腰腹牵引而痛；若湿热外蒸，可见发热；舌红苔黄腻，脉滑数乃湿热胶结之象。

【辨证要点】以尿频、尿急、尿道灼痛、尿短黄与湿热症状共见为辨证要点。

【治法】清热利湿通淋。主方八正散（《太平惠民和剂局方》）。

【古代文献】

一、肾的生理病理特点

《素问·上古天真论》：肾者主水，受五脏六腑之精而藏之。

《景岳全书·传忠录·命门余义》：命门为精血之海，脾胃为水谷之海，均为五脏六腑之本。然命门为元气之根，为水火之宅，五脏之阴气，非此不能滋，五脏之阳气，非此不能发。

《医方类聚·五脏门·五脏主配》：肾者主蛰，封藏之本，精之处也。其华在发，发者，血之余，脑之所养。肾主于髓，而脑为髓海，其充在骨，骨者，肾之外应。开窍于二阴，二阴者，前后便也。

《素问·逆调论》：肾者水脏，主津液。

《灵枢·脉度》：肾气通于耳，肾和则耳能闻五音矣。

二、肾病辨证

《济生方·肾膀胱虚实论治》：夫肾者……虚则生寒，寒则腰背切痛，不能俯仰，足胫酸弱，多恶风寒，手足厥冷，呼吸少气，骨节烦疼……是肾虚之候也。

《诸病源候论·虚劳病诸候·虚劳热候》：虚劳而热者，是阴气不足，阳气有余，故内外生于热，非邪气从外来乘也。

《医醇賸义·痿》：经曰：肾气热，则腰脊不举，骨枯而髓减，发为骨痿……腰者肾之府，脊者肾之所贯，肾伤故腰脊不举。

《脏腑虚实标本用药式》：肾藏志，属水，为天一之源，主听，主骨，主二阴。本病：诸寒厥逆，骨痿腰痛，腰冷如冰，足胕肿寒，少腹满急，疝瘕，大便闭泄，吐利腥秽，水液澄澈清冷不禁，消渴引饮。标病：发热不恶热，头眩头痛，咽痛舌燥，脊股后廉痛……命门为相火之原，天地之始，藏精生血……主三焦元气。本病：前后癃闭，气逆里急，疝痛奔豚，消渴膏淋，精漏精寒，赤白浊，溺血，崩中带漏。

《血证论·脏腑病机论》：肾为水脏，水中含阳，化生元气，根结丹田，内主呼吸，达于膀胱，营运于外，则为卫气。此气乃水中之阳，别名之曰命火。肾水充足，则火之藏于水中者，韬光匿彩，龙雷不升，是以气足而鼻息细微。若水虚，则火不归元，喘促虚瘠，诸证并作。咽痛声哑，心肾不交，遗精失血，肿满咳逆，痰喘盗汗。如阳气不足者，则水泛为痰，凌心冲肺，发为水肿，腹痛奔豚，下利厥冷，亡阳大汗，元气暴脱。肾又为先天，主藏精气，女子主天癸，男子主精，水足则精血多，水虚则精血竭。于体主骨，骨瘘故属于肾。肾病者，脐下有动气。肾上交于心，则水火既济，不交则火愈亢。位在腰，主腰痛。开窍于耳，故虚则耳鸣耳聋。瞳人属肾，虚则神水散缩，或发内障。虚阳上泛，为咽痛颊赤。阴虚不能化水，则小便不利；阳虚不能化水，小便亦不利也。肾之病机，有如此者。

《素问·宣明五气》：膀胱不利为癃，不约为遗溺。

《脏腑虚实标本用药式》：膀胱主津液，为胞之府，气化乃能出，号州都之官，诸病皆干之。本病：小便淋沥，或短数，或黄赤，或白，或遗矢，或气痛。标病：发热恶寒，头痛，腰脊强，鼻窒，足小指不用。

《血证论·脏腑病机论》：膀胱者，贮小便之器，经谓州都之官，津液藏焉，气化则能出矣。此指汗出，非指小便。小便虽出于膀胱，而实则肺为水之上源，上源清则下源自清；脾为水之堤防，堤防利则水道利；肾又为水之主，肾气行则水行也。经所谓气化则能出者，谓膀胱之气，载津液上行外达，出而为汗，则有云行雨施之象，故膀胱称为太阳经，谓水中之阳，达于外以为卫气，乃阳之最大者也。外感则伤其卫阳，发热恶寒。其经行身之背，上头项，故头项痛、背痛、角弓反张皆是太阳经病。皮毛与肺合，肺又为水源，故发汗须治肺，利水亦须治肺，水天一气之义也。位居下部，与胞相连，故血结亦病水，水结亦病血。膀胱之为病，其略有如此。

《诸病源候论·小便病诸候·尿床候》：夫人有于眠睡不觉尿出者，是其禀质阴气偏盛，阳气偏虚者，则膀胱肾气俱冷，不能温制于水，则小便多，或不禁而遗尿。

《金匮要略·消渴小便不利淋病脉证并治》：淋之为病，小便如粟状，小腹弦急，痛引脐中。

《诸病源候论·淋病诸候·诸淋候》：淋者，由肾虚而膀胱热也……肾虚则小便数，膀胱热则水下涩，数而且涩，则淋沥不宣，故谓之淋。

《笔花医镜·膀胱部》：膀胱之热，左尺必数，其为小便不通，为膏淋，为石淋，为便脓血，为发狂。

《备急千金要方》：膀胱实热，左手尺中神门以后脉阳实者，足太阳经也。病苦逆满，腰中痛，不可俯仰劳也，名曰膀胱实热也。右手尺中神门以后脉阳实者，足太阳经也。病苦胞转不得小便，头眩痛，烦满，脊背强，名曰膀胱实热也。

（一）肾阳虚证

《类证治裁·腰脊腿足痛论治》：但肾阳虚者，脉微无力，小便清利，神疲气短，宜益火之源。

《医原》：肾阳虚则不能行水，不能散精行水，故化湿者多，化火者少。

（二）肾虚水泛证

《金匮翼·肾水》：肾为水脏，而元阳寓焉。肾虚阳弱，水无所制而泛溢，肢体浮肿，咳嗽喘急，腰重足冷，小便不利，或因脾胃虚弱，治失其宜，元气复伤而变症者，非《金匮》加减肾气丸不效。

（三）肾阴虚证

《医碥·虚损痨瘵》：五脏之伤，肾为最重，肾虚则骨蒸潮热，或午后或子后潮热。自汗盗汗，形体消瘦，声嘶音哑，口干咽燥，消渴淋浊，遗精失血，易生嗔怒，干咳痰嗽，不眠烦躁，恍惚怔忡，皆水虚火炎所致。

《景岳全书·传忠录·命门余义》：命门有阴虚，以邪火之偏胜也。邪火之偏胜，缘真水之不足也。故其为病，则或为烦渴，或为骨蒸，或为咳嗽吐血，或为淋浊遗泄。此虽明是火证，而本非邪热实热之比。

（四）肾精不足证

《金匮翼·肾虚耳聋》：肾藏精而气通于耳。肾虚精少，其气不通于上，则耳聋不聪。经云：精脱者，耳聋是也，其候颊颜色黑，瘦悴力疲，昏昏愦愦，因劳则甚，亦谓之劳聋。

（五）肾气不固证

《诸病源候论·小便病诸候·小便不禁候》：小便不禁者，肾气虚，下焦受冷也。肾主水，其气下通于阴，肾虚下焦冷，不能温制其水液，故小便不禁也。

《傅青主女科·小产》：妊娠有畏寒腹痛，因而堕胎者，人只知下部太寒也，谁知是气虚不能摄胎乎？

《类证治裁·遗泄》：凡脏腑之精，悉输于肾……有精关久泄不梦而泄者，宜固摄止脱，桑螵蛸散、金锁玉关丸。有房劳过度，下元虚惫，寐则阳陷而精遗不禁者，宜升固八脉之气，固精丸，或六味加鹿茸、菟丝、五味、龙齿、苁蓉。

（六）肾不纳气证

《类证治裁·喘证论治》：肺为气之主，肾为气之根。肺主出气，肾主纳气，阴阳相交，呼吸乃和。若出纳升降失常，斯喘作焉。

第六节　奇恒之腑辨证

奇恒之腑辨证，包括脑、髓、骨、脉、胆、女子胞（男子精室）辨证。其中，髓、骨在肾病辨证，脉在心病辨证，胆在六腑辨证讨论。因此，本节主要讨论脑病辨证、精室病辨证、胞宫病辨证。

一、脑病辨证

脑位于颅内，上至颅囟，下至风府，汇集髓而成，故称"脑为髓海"（《灵枢·海论》）。手足三阳经均在头面交接，故头为诸阳之会，脑需清阳的奉养。脑主藏元神，御统五脏六腑，在体合经，在志为思，为灵机记性之所在。

脑的生理：主精神思维，与思维、记忆、言语有关，故《素问·脉要精微论》谓"头者，精明之腑"，《医林改错》更明确地指出"灵机记性，不在心在脑"；主感觉运动，视、听、言、嗅等皆归于脑；神、魂、魄、意、志归于脑，又分属于五脏。

脑的病理：实证以精神错乱、躁动不安、举止失常、妄动妄言、弃衣而走、逾垣上屋等为主；虚证以精神萎靡、思维迟钝、头晕目眩、耳鸣耳聋、健忘等为主；常见症状有听觉失聪、视物不明、嗅觉不灵、感觉迟钝等。

脑病的病因：主要有外感六淫、饮食不节、气机不畅、痰浊内阻、瘀血阻滞、劳倦过度、先天禀赋不足、久病失治误治、后天失养，以及其他脏腑疾病的传变等。

脑病的常见证候，虚证有髓海亏虚等，实证分为热毒攻脑、囊虫侵脑等。

（一）髓海亏虚证

详见肾精不足证。

（二）热毒攻脑证

热毒攻脑证是指火热毒邪犯脑，以狂躁谵语、神志不清和实热症状为主要表现的证。

【临床表现】狂躁谵语，神志不清，或心烦、失眠、发热、面赤，舌红或红绛，脉数有力。

【证的成因】多因火热毒邪内袭，或过食辛辣、温补之品，久蕴化火所致。

【证候分析】火热内炽，热扰心神，轻则心烦、失眠，重则狂躁谵语、神志不清；火热上炎，则发热、面赤；舌红或红绛，脉数有力为实热之象。

【辨证要点】以狂躁谵语、神志不清和实热症状为辨证要点。

【治法】泻火解毒，镇脑安神。主方癫狂合剂（《中医方剂学讲义》湖南中医学院，1972年）合大承气汤（《伤寒论》）。

【鉴别诊断】痰火扰神证与热毒攻脑证均可由火热之邪内袭引起，均可出现神志、意识的异常。但痰火扰神证为火热痰浊交结，扰乱心神，既有火，又有痰，其症以狂躁、谵语等动而多躁的表现为主，兼见苔腻、脉滑等痰浊内盛的表现；而热毒攻脑证为火热毒邪犯脑，其症以狂躁谵语、神志不清和实热症状并见为主，无痰浊内盛的症状。

（三）囊虫侵脑证

囊虫侵脑证是指囊虫侵入脑室，以健忘神疲、行动迟缓和精神异常为主要表现的证。

【临床表现】轻者：健忘，神疲懒言，动作迟缓，失眠，头晕，头胀；或精神抑郁，神情淡漠，少言寡语；或躁狂，打人骂詈，出走，梦游，行为怪异。重者：癫痫发作，或剧烈头痛、呕吐，甚则颈项强直，昏迷不醒，呼吸困难，猝死。颅内 CT 或 MRI 检查显示脑内确有囊虫寄生，脑脊液囊虫免疫试验阳性。

【证的成因】多因饮食不洁，囊虫侵脑，扰动脑神所致。

【证候分析】囊虫侵脑，脑神不足，则健忘，神疲懒言，或精神抑郁，神情淡漠，少言寡语；虫扰元气被伤，则动作迟缓；囊虫侵脑，气机郁滞，化火扰神，则躁狂，打人骂詈，出走，梦游，行为怪异；囊虫侵脑，引动肝风，痰蒙清窍，则癫痫发作，甚则颈项强直，昏迷不醒，呼吸困难，猝死。

【辨证要点】以健忘神疲、行动迟缓和精神异常为辨证要点。

【治法】轻者：抑郁型杀虫醒脑、行气解郁，主方布袋丸（《补要袖珍小儿方论》）合逍遥散（《太平惠民和剂局方》）；躁狂型杀虫醒脑，主方八味槟榔丸（《中医方剂学讲义》，湖南中医学院，1972 年）合大承气汤（《伤寒论》）。

重者：温中行气醒脑开窍，主方苏合香丸（《太平惠民和剂局方》）合化虫丸（《太平惠民和剂局方》）。

二、精室病辨证

精室，又称精脏、精宫、精房，乃男子之胞，位于大肠与膀胱之间，与任督相通，为生殖之精生化、贮藏之所，冲任二脉起源之始，故《中西汇通医经精义》曰："女子之胞，男子名为精室，乃血气交会，化精成胎之所，最为紧要。"精室包括解剖意义上的睾丸以及在内的男性内生殖器。

精室的生理功能：主生殖之精，可生育繁衍后代，包括藏精、排精、种子。

精室病的病因：外感六淫，先天禀赋虚怯，情志、饮食内伤，劳倦过度，痰饮瘀血，外伤，手术等均可引起精室病变。

精室病的病理变化：精室主生殖之精、藏精、排精、种子功能的失调。精室病的常见症，以遗精、早泄、阳强、阳痿、精冷、不育等为主。

精室病的常见证：虚证有精室亏虚、精室虚寒、精关不固等；实证有精室血瘀、毒蕴精室、精室湿热等。

（一）精室亏虚证

精室亏虚证是指精血不足，精室失于濡养，以精液稀少、精子量少或无精和精血亏虚为主要表现的证。

【临床表现】男子不育，精液稀少，精子量少或无精；精神萎靡，倦怠乏力，性欲或能力减退，腰膝酸软，嗜睡，健忘等；舌淡白，脉弱。

【证的成因】多由先天禀赋不足，或房劳过度，耗伤肾精；或久病、久虚、劳伤心脾，暗伤精血；或温燥太过，灼伤阴精等所致。

【证候分析】精室亏虚，生殖之精乏源，则精液稀少；精血不足，不能化精，则精子量少或无精，男子不育；精血亏虚，不能充养，则精神萎靡，倦怠乏力；精血不能充养精室，则性欲或能力减退；精血不能上荣头目，则嗜睡，健忘；不能充养肾府，则腰膝酸软；舌淡白，脉弱均为精血亏虚之象。

【辨证要点】以精液稀少、精子量少或无精和精血亏虚等为辨证要点。

【治法】补肾填精。主方生髓育麟丹（《辨证录》）。

（二）精室虚寒证

精室虚寒证是指阳虚不能温养精室，以精液稀薄清冷或黏稠不化，精子活力不足及虚寒症状为主要表现的证。

【临床表现】男子不育，精液稀薄清冷或黏稠不化，精子活力不足；性欲减退，阳痿，早泄，四肢不温，小便清长，大便溏薄；舌淡，苔薄白，脉弱。

【证的成因】多因素体阳虚，或阴虚及阳，或寒邪伤阳，或寒凉克伐，以及他脏阳虚，日久及肾，不能温养精室所致。

【证候分析】精室虚寒，失于温煦，则精液稀薄清冷或黏稠不化，精子活力不足；阳气不能鼓舞，则性欲减退、阳痿或早泄；四肢不温，小便清长，大便溏薄，舌淡，苔薄白，脉弱均为虚寒之象。

【辨证要点】以精液稀薄清冷或黏稠不化，精子活力不足及虚寒症状为辨证要点。

【治法】温补精室，暖精散寒。主方肾气丸（《金匮要略》）或赞育丹（《景岳全书》）。

（三）精关不固证

精关不固证是指精失固藏，以遗精、滑精、精脱不禁、早泄等为主要表现的证。

【临床表现】遗精，滑精，精脱不禁，早泄，阳痿，男子不育；或咽干舌燥，小便短赤，舌红，苔黄，脉数；或头晕耳鸣，腰膝酸软，五心烦热，舌红少苔，脉细数；或形寒肢冷，神疲乏力，夜尿频多，大便溏薄，舌淡，脉沉弱。

【证的成因】多因虚热内扰，相火妄动，封藏失固；或先天禀赋不足，或房事劳伤，或他脏损及精关，阳虚不足，精关封藏失固所致。

【证候分析】精关失固，则遗精，滑精，精脱不禁，早泄；精气失充，则阳痿，男子不育；相火妄动，则兼有咽干舌燥、小便短赤、舌红、苔黄、脉数等热象；虚热内扰，则兼有头晕耳鸣、腰膝酸软、五心烦热、舌红少苔、脉细数等虚热之象；阳虚不足，则兼有形寒肢冷、神疲乏力、夜尿频多、大便溏薄、舌淡、脉沉弱等阳虚之象。

【辨证要点】以遗精、滑精、精脱不禁、早泄等为辨证要点。

【治法】阳虚不固者，温肾摄精，主方金锁固精丸（《医方集解》）；相火妄动、虚热内扰者，滋阴降火，主方知柏地黄丸（《医宗金鉴》）合大补阴丸（《丹溪心法》）。

（四）精室血瘀证

精室血瘀证是指精室瘀滞不畅，以射精障碍、精少、精浊、血精及血瘀症状为主要表现的证。

【临床表现】射精障碍，精少不育，精浊，血精，精液黏稠不化；常有少腹、会阴、睾丸刺痛或牵扯痛，癃闭等，舌暗红或有紫点紫斑，苔薄白，脉沉涩。

【证的成因】多因跌仆损伤，手术失当，劳伤筋脉，情志抑郁，君相火旺，久病阻络等，致瘀血内生，精室瘀滞不畅所致。

【证候分析】瘀血内阻，精室瘀滞不畅，则射精障碍，精少不育；相火煎熬，或精微下注，则精浊；精室瘀阻，血络受损，则血精；瘀阻不畅，不通则痛，故少腹、会阴、睾丸刺痛或牵扯痛；舌暗红，或有紫点紫斑，脉沉涩均为瘀血阻滞之象。

【辨证要点】以射精障碍、精少、精浊、血精及血瘀症为辨证要点。

【治法】活血化瘀，通精利窍。主方少腹逐瘀汤（《医林改错》）。

（五）毒蕴精室证

毒蕴精室证是指湿热火毒，蕴结精室，以精浊、脓精、阴痛及火热或湿热症状为主要表现的证。

【临床表现】精浊，脓精，阳强，早泄，淋病，常伴会阴、小腹、睾丸、腰部胀满或疼痛，小便色黄混浊，大便秘结，舌红，苔黄或黄腻，脉弦数。

【证的成因】多因下阴不洁，湿热之毒内侵；或外邪入里，化为热毒；或贪恋情色，染受秽毒；或肥甘厚味，久酿湿热之毒，蕴结精室窍道所致。

【证候分析】湿热煎熬，则精浊、脓精；湿热蕴结，窍道失常，或阳强，或早泄；湿热阻滞，气机不畅，故会阴、小腹、睾丸、腰部胀满或疼痛；湿热煎熬津液，则小便色黄混浊，大便秘结。舌红，苔黄或黄腻，脉弦数为湿热之象。

【辨证要点】以精浊、脓精、阴胀或疼痛及火热或湿热证为辨证要点。

【治法】清热解毒，化湿泄浊。主方龙胆泻肝汤（《医宗金鉴》）合五味消毒饮（《医宗金鉴》）。

（六）精室湿热证

精室湿热证是指湿热之邪下注精室，以遗精、精浊、阴肿、尿浊及湿热症状为主要表现的证。

【临床表现】阳痿，遗精，不育，精浊，阴肿，尿浊，癃闭，淋证，常伴阴囊潮湿，下阴灼热感，尿黄便涩，舌红，苔黄腻，脉濡数。

【证的成因】多因嗜食辛辣，膏粱厚味；或寒湿郁久化热；或因射精不畅，积久成浊等，而致湿热蕴结精室。

【证候分析】湿热蕴结精室，窍道失常，则阳痿、遗精、不育；湿热煎熬津液，则尿浊；湿热阻滞，气化失常，则癃闭、淋证；湿热下注阴部，则阴囊潮湿，下阴灼热，重则阴肿；尿黄便涩，舌红，苔黄腻，脉濡数为湿热之象。

【辨证要点】以遗精、精浊、阴肿、尿浊及湿热证为辨证要点。

【治法】清热利湿，泄浊益肾。主方萆薢分清饮（《丹溪心法》）合四妙汤（《外科精要》)、菟丝子丸（《沈氏尊生书》）。

三、胞宫病辨证

胞宫（包含卵巢）位于小腹部，在膀胱之后、直肠之前，下口与阴道相连，又称女子胞、子宫、子脏、血室等，是肾精贮藏之所，也是女性的内生殖器官，与心肾、冲任二脉关系密切。

胞宫的生理功能：主要体现在主持月经和孕育胎儿，泌泄白带，润泽阴部。

胞宫病的病因：主要由外感六淫、内伤七情、禀赋不足、饮食不节、气机不畅、痰浊内阻、瘀血停滞、冲任失调，以及其他脏腑疾病的传变引起。

胞宫病的病理变化：主要反映在主持月经和孕育胎儿的功能失常，以月经失调、经闭、经行腹痛、带下、妊娠少腹痛、堕胎、产后恶露不绝等为常见病症。

胞宫病的常见证：实证有寒凝胞宫、瘀阻胞宫、胞宫湿热、痰湿阻胞、气滞胞宫等证；虚证有胞宫血虚、胞宫虚寒、胞宫不固等证。

（一）寒凝胞宫证

寒凝胞宫证是指寒邪客于胞宫，凝滞不通，以小腹冷而绞痛，或痛经，或产后腹痛，或不孕等，以及实寒症为主要表现的证。

【临床表现】小腹冷而绞痛，得热则缓；或痛经，经行不畅，甚则凝滞不行，经色紫暗有块；或产后腹痛，或胞衣不下，或恶露不绝，或阴冷，或不孕；畏寒肢冷，面青唇暗，舌质紫暗，有瘀点或瘀斑，苔薄白，脉沉迟或沉紧。

【证的成因】多因饮食生冷，冒雨受寒，涉水游泳，寒冷时节衣着单薄裸露等，寒邪客于胞宫所致。

【证候分析】寒凝胞宫，气血行涩，或拘急挛缩，故小腹冷而绞痛；得热血行，凝滞稍减，则疼痛缓解；适逢经期，经血凝滞不畅，则痛经，或经期延后，经色紫暗有块；产后寒凝气滞，则胞衣不下，或恶露不绝，或产后腹痛；寒邪凝滞，胞宫失却温养，则宫寒不孕；寒凝阴部，则阴冷；畏寒肢冷，面青唇暗，舌质紫暗，有瘀点或瘀斑，苔薄白，脉沉迟或沉紧为寒邪凝滞之象。

【辨证要点】以小腹冷而绞痛，或痛经，或产后腹痛，或不孕等，以及实寒证为辨证要点。

【治法】温宫散寒止痛，活血化瘀。主方温经汤（《金匮要略》）或少腹逐瘀汤（《医林改错》）。

（二）瘀阻胞宫证

瘀阻胞宫证是指胞宫气血瘀阻，以小腹刺痛，伴经行不畅，色暗有块，以及血瘀症状为主要表现的证。

【临床表现】少腹刺痛，夜间加重，或痛引腰骶、肛门，伴经行不畅，色暗有块，或经行恶血，有如血崩之状；或痛经，或经迟，或经闭，或不孕，或胞宫癥瘕；舌紫暗，或紫斑、紫点，脉细涩。

【证的成因】多因久病气滞血瘀，或高空坠落，或闪挫受伤等，使血行不畅，瘀阻胞宫所致。

【证候分析】少腹为胞宫的府第，瘀血阻滞胞宫，不通则痛，故少腹刺痛，夜间加重；或经脉拘急，痛引腰骶、肛门；瘀血阻滞，故经行不畅，色暗有块；瘀血阻滞，新血不能归经，故离经而下，经行恶血，有如血崩；瘀血阻滞不通，则痛经或经闭；瘀血阻滞，血行不畅，则经迟；瘀阻胞宫，则不孕；瘀阻日久，则成胞宫癥瘕；舌紫暗，或紫斑、紫点，脉细涩为瘀阻之象。

【辨证要点】以小腹刺痛，伴经行不畅，色暗有块，以及血瘀证为辨证要点。

【治法】行气活血化瘀。主方少腹逐瘀汤（《医林改错》）或大黄䗪虫丸（《伤寒论》）。

（三）胞宫湿热证

胞宫湿热证是指湿热侵袭，流注胞宫，以小腹灼痛、月经先期量多、带下量多色黄及湿热症状为主要表现的证。

【临床表现】小腹灼痛，月经先期量多，质稠夹块；带下量多，色黄，黏稠臭秽；伴阴部瘙痒、糜烂；胸脘痞闷，呕恶纳差，口甜黏腻，便溏不爽，或身热不扬；舌红，苔黄腻，脉滑数。

【证的成因】多因外感湿热，或产后感受湿热，或嗜食辛辣，或气候潮湿，久居湿地，湿郁日久化热，阻滞胞宫所致。

【证候分析】湿热郁结，滞于少腹，则小腹灼痛；湿热蒸迫，则月经先期量多，质稠夹块；湿热交蒸，重浊黏滞，下趋阴位，则带下量多，色黄，黏稠秽臭；湿热相搏，郁于肌肤，则阴部瘙痒、糜烂；胸脘痞闷，呕恶纳差，口甜黏腻，便溏不爽，或身热不扬，舌红，苔黄腻，脉滑数均为湿热之象。

【辨证要点】以小腹灼痛，月经先期量多，带下量多，色黄，以及湿热证为辨证要点。

【治法】清利胞宫湿热。主方龙胆泻肝汤（《医宗金鉴》）。

（四）痰湿阻胞证

痰湿阻胞证是指痰湿壅滞胞宫，脾失健运，以月经后期、带下量多、下腹结块疼痛和痰湿症状为主要表现的证。

【临床表现】月经后期，色淡质稀，甚或经闭不行；带下量多，色白黏稠；或下腹结块，时或作痛，按之柔软；或不孕。伴形体肥胖，胸脘痞闷，痰多呕恶，口淡纳呆，身体困重，倦怠嗜卧，便溏。舌淡，苔白腻，脉滑或濡。

【证的成因】多由于肥胖痰多，脾失健运，或恣食肥甘厚味，痰湿内盛，壅滞胞宫所致。

【证候分析】痰湿阻滞，血行不畅，则月经后期；脾失健运，气血不足，则月经色淡质稀，甚或经闭不行；痰湿下注，湿性重浊黏腻，则带下量多，色白黏稠；痰湿阻滞，气机不畅，则下腹结块，时或作痛，按之柔软；痰湿浸渍胞宫，形体肥胖，内肉满盛，遮隔子宫，则不孕；胸脘痞闷，痰多呕恶，口淡纳呆，身体困重，倦怠嗜卧，便溏，舌淡，苔白腻，脉滑或濡均为痰湿之象。

【辨证要点】以月经后期，带下量多，下腹结块疼痛，不孕和痰湿证为辨证要点。

【治法】健脾益气化痰。主方四君子汤（《太平惠民和剂局方》）合导痰汤（《济生方》）。

（五）气滞胞宫证

气滞胞宫证是指肝气郁结，以月经先后无定期、经行少腹胀痛，以及气滞症状为主要表现的证。

【临床表现】月经先后无定期，经行少腹胀痛，伴情志抑郁，善太息或烦躁，胸胁、乳房胀痛，走窜不定，舌淡，苔薄白，脉弦。

【证的成因】多因情志不遂，精神刺激，或病邪侵扰，阻遏肝脉，或他脏波及，肝气郁结，疏泄失调所致。

【证候分析】肝气郁结，气机逆乱，气血或滞或通，则月经前后无定期；少腹为胞宫的府第，经脉所过，肝气郁滞不通，则经行少腹胀痛；经脉络属，肝气郁滞，则胸胁、乳房胀痛，走窜不定；情志抑郁，善太息或烦躁，舌淡，苔薄白，脉弦为肝气郁结之象。

【辨证要点】以月经先后无定期、经行少腹胀痛，以及气滞证为辨证要点。

【治法】行气解郁。主方逍遥散（《太平惠民和剂局方》）。

（六）胞宫血虚证

胞宫血虚证是指精血亏虚，胞宫失养，以月经后期、量少色淡，及血虚症状为主要表现的证。

【临床表现】月经后期，月经初潮延迟，量少色淡，或不孕，或胞宫早衰；面色、唇色淡白无华；舌淡，苔白，脉细。

【证的成因】多因先天不足，后天失养，或房劳过度，或生养过多，或久病累及，经血不足所致。

【证候分析】胞宫血虚，血海难以蓄溢，则月经后期，月经初潮延迟，量少色淡；血虚难于充养，则不孕；血虚胞宫失养，则胞宫早衰；面色、唇色淡白无华，舌淡，苔白，脉细均为血虚之象。

【辨证要点】以月经后期、量少色淡及血虚证为辨证要点。

【治法】补血填精。主方河车大造丸（《医方集解》）。

（七）胞宫虚寒证

胞宫虚寒证是指肾阳亏虚，胞宫失于温煦，以月经后期、量少色淡质稀、小腹隐痛和阳虚症状为主要表现的证。

【临床表现】月经后期，量少色淡质稀，或带下清稀，或不孕，或小产；小腹隐痛，腰膝酸冷，喜温喜按；畏寒肢凉，面白；舌淡，苔白，脉弱。

【证的成因】多因禀赋虚寒不足，或久病伤阳，或房劳过度，耗损阳气所致。

【证候分析】胞宫虚寒，失于温煦，则月经后期，量少色淡质稀；寒湿下注，则带下清稀；胞宫虚寒，寒不温通，虚不充养，则不孕；胞宫虚寒，升举无力，温养不足，则小产；胞宫虚寒，府第受累，则小腹隐痛，腰膝酸冷，喜温喜按；畏寒肢凉，面白，舌淡，苔白，脉弱为虚寒之象。

【辨证要点】以月经后期，量少色淡质稀，小腹隐痛和阳虚证为辨证要点。

【治法】温宫散寒，调补冲任。主方艾附暖宫丸（《仁斋直指》）。

（八）胞宫不固证

胞宫不固证是指胞宫不固，以经、带、胎元不固及气虚症状为主要表现的证。

【临床表现】月经淋漓不尽，带下清稀量多，胎动不安或小产，伴腰膝酸软，神疲乏力，小便清长，夜尿频多，舌淡，脉弱。

【证的成因】多因先天禀赋不足，后天失养，或久病体弱，或房劳过度所致。

【证候分析】胞宫不固，冲任失约，则月经淋漓不尽；带脉失固，则带下清稀量多；胞宫不固，托举不能，约束无力，则胎动不安，重则小产；腰膝酸软，神疲乏力，小便清长，夜尿频多，舌淡，脉弱皆为气虚之象。

【辨证要点】以经、带、胎元不固及气虚证为辨证要点。

【治法】健脾益肾，固摄胞宫。主方泰山磐石散（《景岳全书》）。

【古代文献】

《灵枢·口问》：上气不足，脑为之不满，耳为之苦鸣，头为之苦倾，目为之眩。

《春秋元命苞》：脑之为言在也，人精在脑。

《酉阳杂俎》：脑神曰觉元。

《修真十书》：天脑者，一身之宗，百神之会，道合太玄，故曰泥丸。

《类经》：人之脑为髓海，是谓上丹田，太乙帝君所居。

《本草备要》：人之记性，皆在脑中。

《杂证会心录》：夫脑属神脏，藏精髓而居高位。

《说文解字注笺》：人之精髓在脑。脑主记识，故思从囟。

《医林改错》：两耳通脑，所听之声归于脑，两目系如线长于脑，所见之物归于脑，鼻通于脑，所闻香臭归于脑。

《黄庭内景经》：急守精室勿妄泄，闭而宝之可长活。

《黄帝内经素问吴注》：胞，阴胞也，在男子则为精室，在女子则为血室。

《类经·三卷·藏象类》：所谓胞者，子宫是也。此男女藏精之所，皆得称为子宫。惟女子于此受孕，因名曰胞。

《云笈七签·诸家气法部·胎息根旨要诀》：精室，男子以藏精，女子以月水，此则长生气之根本也。

《中西汇通医经精义》：女子之胞，男子为精室，乃血气交会，化精成胎之所，最为紧要。

《血证论》：男子之胞，一名精室，乃藏精之处。

《灵枢·五音五味》：冲脉、任脉，皆起于胞中。

《神农本草经》：女子风寒在子宫，绝孕，十年无子。

《格致余论·受胎论》：阴阳交媾，胎孕乃凝，所藏之处，名曰子宫，一系在下，上有两歧，一达于左，一达于右。

第七节　脏腑兼证辨证

凡两个或两个以上的脏腑病证共同出现者，称脏腑兼证。

人是一个以五脏为中心，脏与脏之间、脏与腑之间存在有机联系的整体。脏腑之间共同完成水谷与津液的消化、吸收、输布和排泄，协调完成复杂的生理功能，维持正常生命活动。因而在疾病发生时，它们之间可相互影响，或由脏及脏，或由脏及腑，或由腑及腑，出现脏腑兼证。

脏腑兼证有内在的病机联系，如有表里关系的脏与腑之兼证，有生克乘侮关系的脏与脏的兼证，生理功能上有联系的脏腑兼证，气血津液运行失常的脏腑兼证等。

脏腑兼证的辨证，主要应抓住三点：一是兼证是由哪几个脏腑、哪几个证型组成的；二是这些证型之间存在的关系，如因果、主次、并列关系等；三是兼证的辨证要领。

一、心肾不交证

心肾不交证是指心肾水火既济失调，以心烦、失眠、梦遗、耳鸣、腰膝酸软等为主要表现的证。

【临床表现】心烦心悸，失眠多梦，健忘，头晕耳鸣，腰膝酸软，遗精、梦交，五心烦热，口干咽燥，潮热盗汗，便结尿黄，舌红少苔或无苔，少津，脉细数；或阳痿，腰膝冷痛，脉沉细无力等。

【证的成因】多因劳神太过，或情志不舒，郁而化火伤阴，或热病后期，久病伤阴，房事不节，心肾阴虚阳亢；或心火独亢，不能下温肾水，肾水独寒所致。

【证候分析】肾阴上济心阴，制约心火，使心火不亢，心火下温肾水，使肾水不寒，心肾阴阳水火互济。肾阴不足，心火偏亢，热扰心神，故心烦心悸，失眠多梦，健忘。肾阴不足，脑髓骨骼失养，则腰膝酸软，头晕，耳鸣。阴不制阳，虚火内扰，相火妄动，则遗精，梦交，五心烦热，潮热盗汗，口燥咽干，便结尿黄，舌红少苔或无苔，少津，脉细数。心火不能下温肾水，肾水独寒，则见阳痿，腰膝冷痛，脉沉细无力。

【辨证要点】以心烦心悸、失眠多梦、腰膝酸软与虚热或虚寒见症为辨证要点。

【治法】交通心肾。主方交泰丸（《韩氏医通》），或柏子养心丸（《集验方》），或黄连阿胶汤（《伤寒论》）。

二、心肾阳虚证

心肾阳虚证是指心肾阳气虚衰，以心悸怔忡、腰膝酸冷、肢体水肿和阳虚症状等为主要表现的证。水肿明显而为其主症者，称水气凌心证。

【临床表现】心悸怔忡，腰膝酸冷，胸闷气喘，肢体水肿，小便不利，神疲乏力，畏寒肢冷，朦胧欲睡，唇甲青紫，舌淡暗或青紫，苔白滑，脉弱。

【证的成因】多因心阳亏虚，久病及肾，伤及肾阳；或肾阳衰弱，温煦失职，气化无权，水气凌心所致。

【证候分析】心为君火在上，为一身之主宰；肾为相火在下，为阳气之根，神明之基础。若肾阳充盛，则心阳充足；若心阳充盛，则相火亦旺。二者在病理上则互为因果。心阳不振，鼓动乏力，则心悸怔忡，胸闷气喘。肾阳不足，气化失司，水液内停，泛溢肌肤，则肢体水肿，小便不利。阳气不振，正气亏虚，精神极度疲乏，故朦胧欲睡。肾阳不足，阴寒内盛，失于温养，血循不畅，则腰膝酸冷，畏寒肢冷，唇甲青紫，舌淡暗或青紫，苔白滑，脉弱。

【辨证要点】以心悸怔忡、腰膝酸冷、浮肿尿少与虚寒见症等为辨证要点。

【治法】温肾养心。主方真武汤（《伤寒论》）。

三、心肺气虚证

心肺气虚证是指心肺两脏气虚，以心悸胸闷、咳喘气短和气虚症状等为主要表现的证。

【临床表现】心悸胸闷，咳嗽气喘，咳声低微，动则尤甚，痰液清稀，面色淡白，头晕神疲，语声低怯，自汗乏力，易于感冒，甚者可见口唇青紫，舌淡或淡紫苔白，脉弱或结、代。

【证的成因】多由久病咳喘，耗伤肺气，或心病日久，伤及心气，或禀赋不足，年高体弱，劳倦太过等，宗气之源亏乏所致。

【证候分析】心主血，肺主气，而宗气贯心脉、司呼吸。心与肺主要表现在血液运行与呼吸之间的协调关系。心气虚，鼓动无力，则心悸胸闷。肺气虚，宣降失职，气机不畅，则咳嗽气喘，咳声低微，咳痰清稀。气虚不运，功能减退，则神疲乏力，声低懒言，自汗，动则益甚。气虚则防御功能减弱，易于感冒。气虚推动无力，则面色淡白，或唇色淡紫，舌淡或淡紫苔白，脉弱或结、代。

【辨证要点】以心悸胸闷、咳嗽气短与气虚见症为辨证要点。

【治法】补益心肺。主方补肺汤（《永类钤方》）。

四、心脾两虚证

心脾两虚证是指心血不足，脾气亏虚，以心悸头晕、食少便溏、慢性出血和气血两虚等为主要表现的证，亦称心脾气血虚证。

【临床表现】心悸怔忡，失眠多梦，食欲不振，腹胀便溏，面色萎黄，神疲乏力，或见皮下出血，妇女月经量少色淡，淋漓不尽，舌淡嫩，脉弱。

【证的成因】多由饮食不节，病久失调，劳倦伤脾，或思虑过度，耗伤阴血，或慢性出血等，导致心血耗伤，脾气亏虚。

【证候分析】心主血而脾生血，心行血而脾统血。心与脾的关系主要表现在血液的生成与运行。思虑过度，伤及脾气，耗及心血。脾气不足，生血减少，则心失所养。心气行血依赖脾气统血，而脾气健旺又赖心血濡养。心血不足，心神失养，则心悸怔忡，失眠多梦。脾失健运，则食欲不振，腹胀，便溏。气血不足，功能减退，则眩晕耳鸣，神疲乏力，面色萎黄。统血失职，则皮下紫斑，女子月经量少色淡，淋漓不尽。气血不足，则舌淡嫩，脉弱。

【辨证要点】以心悸失眠、食少便溏、慢性出血与气血两虚见症为辨证要点。

【治法】补益心脾。主方归脾汤（《济生方》）。

五、心肝血虚证

心肝血虚证是指心、肝血虚，以心悸失眠、眩晕肢麻、经少与血虚症状为主要表现的证。

【临床表现】心悸失眠，健忘多梦，头晕目眩，面白无华，两目干涩，视物模糊，爪甲不荣，肢体麻木，甚则震颤拘挛，妇女月经量少色淡，甚则闭经，舌淡苔白，脉细。

【证的成因】多由久病体弱，劳伤心血，阴血亏虚，或失血过多，或他脏病变累及心肝两脏等引起。

【证候分析】心主血，肝藏血，心主神志，肝主疏泄，心与肝的关系主要表现在血液运行与精神情志调节方面。心血充则肝有所藏，肝血足则心有所主。血液亏虚，心失所养，则心悸失眠，健忘多梦。血液亏虚，筋目爪甲失濡，两目干涩，视物模糊，爪甲不荣。血虚风动，则肢体麻木、震颤拘挛。血虚，头目失养，血海空虚，脉络失充，则头晕目眩，面白无华，经少色淡，甚则闭经，舌淡脉细。

【辨证要点】以心悸失眠、眩晕肢麻等与血虚见症为辨证要点。

【治法】养血安神。主方酸枣仁汤（《金匮要略》）。

【鉴别诊断】心脾两虚、心肝血虚证均有心血亏虚所致的心悸怔忡、失眠多梦等表现。心脾两虚有纳差、腹胀便溏、出血等脾虚证表现；心肝血虚伴有头晕耳鸣、肢体震颤等肝血不足的表现。

六、脾肺气虚证

脾肺气虚证是指由于脾肺两脏气虚，以咳嗽气喘、食少便溏和气虚症状等为主要表现的证。

【临床表现】咳嗽气喘，咳痰清稀，食欲不振，腹胀便溏，面白无华，少气乏力，声低懒言，或见面浮肢肿，舌淡苔白滑，脉弱。

【证的成因】多因久病咳喘，肺气耗伤，子病及母，影响脾气；或饮食不节，劳倦内伤，脾胃受损，土不生金所致。

【证候分析】肺主气，通调水道，脾运化水液。肺与脾主要表现在气的生成与水液代谢两方面。脾肺共同生成宗气。脾主运化输布水液，肺主通调而宣降水液。二者在病理上亦相互影响，脾气虚可致肺气虚，肺气虚亦可致脾气虚；"脾为生痰之源，肺为贮痰之器"。肺气虚，功能减退，宣降失职，水津不布，则咳嗽气喘，咳痰清稀。脾气虚，运化失职，则食欲不振，腹胀便溏。气虚，功能减退，则声低懒言，神疲乏力，面白无华。脾气亏虚，运化失职，则水液内停，面浮肢肿，舌淡苔白滑，脉弱。

【辨证要点】以咳喘气短、食少便溏与气虚见症为辨证要点。

【治法】健脾益肺。主方人参五味子汤（《幼幼集成》）。

七、肺肾气虚证

肺肾气虚证指肺肾气虚，摄纳无权，以久病咳喘、呼多吸少、动则尤甚和气虚症状等为主要表现的证，亦称肾不纳气证。

【临床表现】喘息短气，咳嗽无力，呼多吸少，动则喘息加剧，咳痰清稀，神疲乏力，自汗，腰膝酸软、耳鸣，或尿随咳出，舌淡紫，脉弱。

【证的成因】多因久病咳喘，肺气耗伤，久病及肾；或先天不足，老年体虚，过劳伤肾，摄纳无权所致。

【证候分析】肺主呼气，肾主纳气。肺气肃降，有助于肾之纳气；肾摄纳有权，也有利于肺气肃降，所谓"肺为气之主，肾为气之根"。病理上，肺气虚不能主气，肾气虚失于摄纳，常常相互影响。肺气不降，水津不布，肾失摄纳，气不归元，则喘息短气，咳嗽无力，呼多吸少，动则喘息加剧，咳痰清稀。肺气虚，功能减退，则声低，神疲乏力，自汗，舌淡紫，脉弱。肾气虚，筋髓失养，肾气不固，则腰膝酸软，耳鸣，或尿随咳出。

【辨证要点】以久病咳喘、呼多吸少、动则尤甚与气虚症状共见为辨证的主要依据。

【治法】补肾纳气。主方参蛤散（《卫生宝鉴》）。

【鉴别诊断】心肺气虚、肺脾气虚、肺肾气虚等证均有肺气亏虚所致的咳喘无力，气短喘促，咳痰清稀。心肺气虚伴心悸，怔忡，胸闷；脾肺气虚伴食少，腹胀，便溏；肺肾气虚伴呼多吸少，腰酸耳鸣，尿随咳出。

八、肺肾阴虚证

肺肾阴虚证指肺肾阴液亏虚，虚热内扰，以干咳少痰、腰膝酸软、五心烦热和阴虚症状等为主要表现的证。

【临床表现】咳嗽痰少，或痰中带血，口燥咽干，或声音嘶哑，腰膝酸软，形体消瘦，骨蒸潮热，颧红盗汗，男子遗精，女子经少或经漏，舌红少苔，脉细数。

【证的成因】多见于久咳、久喘，年老阴虚之人；或热病后期，余热伤及阴液；或房劳伤肾，肾阴亏虚所致。

【证候分析】金为水之母，肺阴充足，下输于肾，则肾阴充盈；肾阴为诸阴之本，肾阴充盛,上滋于肺,则肺阴充足。肺肾之阴不足,既可同时并见,亦可互为因果。肺失清肃,虚热灼伤血络上熏咽喉,则咳嗽痰少,或痰中带血,或声音嘶哑。腰膝形体失养,则腰膝酸软,形体消瘦。阴虚阳亢,虚热内生,迫血妄行,内扰精室,津少失濡,则五心烦热,骨蒸潮热,盗汗颧红,男子遗精,女子经少或经漏,口燥咽干,舌红少苔,脉细数。

【辨证要点】以干咳少痰、腰膝酸软、遗精、月经不调与虚热见症为辨证要点。

【治法】润肺滋肾。主方百合固金汤(《小儿药证直诀》)。

九、肝火犯肺证

肝火犯肺证是指肝郁化火,上逆犯肺,肺失清肃,以胸胁灼痛、急躁、咳嗽、痰黄或咯血和实热症状等为主要表现的证。

【临床表现】咳嗽阵作,痰黄黏稠,甚则咯血,胸胁灼痛,急躁易怒,头胀头晕,面红目赤,烦热口苦,舌红苔薄黄,脉弦数。

【证的成因】多由情志久郁化火,伤及肺阴,或肝胆蕴热,上逆犯肺,肺失清肃所致。

【证候分析】肝主升发,肺主肃降,肝与肺的关系表现在气机的升降与调节方面。肺气充足,肃降正常,有利于肝气的升发;肝气疏泄,升发条达,又有利于肺气肃降。在病理上,肝气上逆,化火上炎,可以伤肺;而肺失清肃,燥热内盛,又可伤肝,致肝阳亢逆。木火刑金,气火上逆,肺失清肃,肺气上逆,灼津伤络,则咳嗽阵作,痰黄黏稠,甚或咯血。肝经气火内郁,疏泄失职,经气不畅,火热上扰,则胸胁灼痛,急躁易怒,头胀头晕,面红目赤,口苦口干,舌红苔薄黄,脉弦数。

【辨证要点】以咳嗽痰黄或咯血、胸胁灼痛、急躁易怒与实热见症为辨证要点。

【治法】清肝利肺。主方黛蛤散(《卫生鸿宝》)。

十、肝胃不和证

肝胃不和证是指肝气郁结,胃失和降,以脘胁胀痛、嗳气吞酸、情绪抑郁等为主要表现的证,又称肝气犯胃证、肝胃气滞证。

【临床表现】胃脘、胁肋胀痛或窜痛,嗳气呃逆,吞酸嘈杂,食少纳减,情志抑郁,善太息,急躁易怒,舌红苔薄黄,脉弦或弦数。

【证的成因】多因情志抑郁,肝失疏泄,横逆犯胃所致。

【证候分析】肝主疏泄,调畅气机,胃主受纳,主降浊,以降为和。胃失和降,胃气上逆,纳食障碍,则胃脘胀痛,走窜不定,嗳气,吞酸嘈杂,呃逆,不思饮食。肝气郁结,气郁化火,疏泄失职,则胁肋胀满疼痛,走窜不定,情绪抑郁,善太息,或烦躁易怒,舌红,苔薄黄,脉弦。

【辨证要点】以胃脘、胁肋胀痛或窜痛、嗳气呃逆为辨证要点。

【治法】疏肝和胃。主方左金丸(《丹溪心法》)。

十一、肝郁脾虚证

肝郁脾虚证是指肝失疏泄，脾失健运，以胁胀作痛、情志抑郁、腹胀便溏等为主要表现的证，亦称肝脾不调证。

【临床表现】胸胁胀满窜痛，情志抑郁，善太息，或急躁易怒，腹胀纳呆，腹痛欲泻，泻后痛减，或便溏不爽，肠鸣矢气，舌苔白，脉弦或弦缓。

【证的成因】多因情志抑郁，肝失调达，疏泄失常，或饮食不节、劳倦内伤，脾失健运，木郁乘土所致。

【证候分析】肝主疏泄，脾主运化；肝主藏血，脾主统血。肝与脾的关系主要表现为疏泄与运化相互为用，藏血与统血相互协调。肝疏泄气机，助脾胃之消化；脾气健旺，气血生化有源，肝体得濡则肝气冲和条达，有利于疏泄。肝失疏泄条达，气机郁结不畅，则胸胁胀满窜痛，善太息，情志抑郁，或急躁易怒。脾失健运，则食少、腹胀、便溏。肝郁脾虚，气滞湿阻，则肠鸣矢气，大便溏结不调或溏而不爽，腹痛欲便、泻后痛减，苔白，脉弦或缓。

【辨证要点】以胸胁胀满窜痛、情志抑郁、腹胀便溏为辨证要点。

【治法】疏肝理脾。主方逍遥散（《太平惠民和剂局方》），或痛泻要方（《丹溪心法》）。

【鉴别诊断】肝郁脾虚和肝胃不和皆由肝气横逆乘脾犯胃所致，两者皆有肝气郁结的表现。其所不同者：肝郁脾虚尚有食少纳呆、腹胀泄泻等脾失健运症状；肝胃不和尚有胃脘胀满疼痛、呃逆嗳气、呕恶等胃气上逆的表现。

十二、肝肾阴虚证

肝肾阴虚证是指肝肾两脏阴液亏虚，虚热内扰，以胸胁胀痛、腰膝酸软、眩晕耳鸣、遗精和阴虚症状等为主要表现的证。

【临床表现】头晕目眩，胁肋胀痛，耳鸣健忘，失眠多梦，腰膝酸软，口燥咽干，五心烦热，颧红盗汗，男子遗精，女子经少，舌红少苔，脉细数。

【证的成因】久病失治、情志内伤，久郁化火，耗伤肝肾之阴；或因房事不节，耗伤肾阴；或因温热病久，耗伤津液，致肝肾阴虚，阴不制阳，虚热内扰。

【证候分析】肝肾同源。肝藏血而肾藏精；肝主疏泄而肾主封藏。肝肾精血同源，藏泄互用，阴阳互滋。阴液不足，经脉筋骨脑髓失于充养，则眩晕耳鸣，健忘，胁痛，腰膝酸软，女子经少。阴不制阳，虚火内扰，则五心烦热，潮热盗汗，两颧潮红，男子遗精，口燥咽干，失眠多梦，舌红少苔，脉细数。

【辨证要点】以胸胁胀痛、头晕耳鸣、腰膝酸软、遗精经少与虚热见症为辨证要点。

【治法】滋补肝肾。主方左归丸（《景岳全书》）。

【鉴别诊断】心肾不交、肺肾阴虚、肝肾阴虚证均有肾阴虚所致的腰膝酸软、头晕耳鸣、五心烦热等表现。心肾不交证伴有心悸、失眠、多梦等心阴亏虚症状；肺肾阴虚证伴有咳嗽气喘、咳痰、痰中带血等肺阴亏虚症状；肝肾阴虚证伴胸胁胀痛、头晕目眩等肝阴不足症状。

十三、肝胆湿热证

肝胆湿热证指湿热蕴结于肝胆，疏泄功能失职，或湿热下注肝经所表现的证。湿热下注肝经所表现的证候又称肝经湿热证。

【临床表现】胁肋灼热胀痛，厌食腹胀，泛恶欲吐，口苦，或口干而饮水不多，大便溏结不调，小便短黄；或见寒热往来，身目发黄如橘皮；或睾丸肿胀灼痛，阴囊湿疹，或带下黄臭，外阴瘙痒；舌红苔黄腻，脉弦数或滑数。

【证的成因】多因感受湿热之邪，或因嗜食肥甘厚腻，酿生湿热，或脾胃运化失司，湿浊内生，湿郁化热，以致湿热蕴结，上蒸肝胆所致。

【证候分析】湿热蕴结肝胆，导致肝的疏泄功能失职，气机不畅，故胁肋灼热胀痛。湿热蕴结，肝木侮土，中焦气机阻滞，脾胃纳运升降失职，脾失健运，胃失和降，故厌食腹胀，泛恶欲吐，大便溏结不调。湿热郁蒸，胆气或胆汁上犯，则口苦。肝疏泄功能失职，胆汁不循常道外溢肌肤，则身目发黄如橘皮。邪居少阳，正邪相争，则见寒热往来。足厥阴肝经绕阴器，若湿热循经下注，则睾丸肿胀灼痛，阴囊湿疹，或带下黄臭，外阴瘙痒。口干而饮水不多，舌红苔黄腻，脉弦数为湿热内盛之征。

【辨证要点】胁肋胀痛，厌食腹胀或身目发黄，或阴部瘙痒和湿热内蕴见症。若阴部疾病和湿热内蕴症状共见则为肝经湿热证。

【治法】清热利湿，疏泄肝胆。主方龙胆泻肝汤（《兰室秘藏》），或茵陈蒿汤（《伤寒论》）。

十四、脾肾阳虚证

脾肾阳虚证是指脾肾阳气亏虚，虚寒内生，以久泻久痢、水肿、腰腹冷痛和阳虚症状等为主要表现的证。

【临床表现】纳呆腹胀，腹部隐痛，喜温喜按，久泻久痢，或五更泄泻，或完谷不化，粪质清稀，形寒肢冷，面色㿠白，腰膝或下腹冷痛，或面浮肢肿，小便不利，甚则腹胀如鼓，舌淡胖苔白滑，脉沉迟无力。

【证的成因】多由于先天不足，体质虚弱，或久病耗损脾肾之阳气，或久泻久利，损伤脾肾之阳，或其他脏腑的亏虚，累及脾肾两脏等引起。

【证候分析】脾为后天之本，肾为先天之本，脾阳赖肾阳之温煦，肾阳赖脾阳之充养，先天后天互促互助。肾为主水之脏，脾主运化水液，肾脾相互协调，共司水液代谢。阳气不足，火不暖土，运化失职，水谷不化，则纳呆腹胀，腹部隐痛，喜温喜按，久泻久痢，或五更泄泻，或完谷不化，粪质清稀，形寒肢冷。气化失司，水液失于温化，泛溢肌肤，则全身水肿，面色㿠白，小便不利，甚至腹胀如鼓。温煦失职，阴寒内盛，则畏寒肢冷，腰膝、下腹冷痛，大便清冷，舌淡胖，苔白滑，脉沉迟无力。

【辨证要点】以腰腹冷痛、久泻久痢、水肿与虚寒见症为辨证要点。

【治法】温补脾肾。主方附子理中汤（《三因极一病证方论》）。

【鉴别诊断】心肾阳虚、脾肾阳虚证均有肾阳虚所致的腰膝酸软、四肢不温的表现。心肾阳虚伴有心悸胸闷、怔忡等心阳不足症状；脾肾阳虚伴有腹胀、腹泻、纳差等脾虚不运症状。

【古代文献】

一、脏腑之间的生理病理关系

《难经·五十三难》：经言七传者死，间脏者生，何谓也？然：七传者，传其所胜也。间脏者，传其子也。何以言之？假令心病传肺，肺传肝，肝传脾，脾传肾，肾传心，一脏不再伤，故言七传者死也。间脏者，传其所生也。假令心病传脾，脾传肺，肺传肾，肾传肝，肝传心，是母子相传，竟而复始，如环无端，故曰生也。

《难经·七十七难》：经言上工治未病，中工治已病者，何谓也？然：所谓治未病者，见肝之病，则知肝当传之与脾，故先实其脾气，无令得受肝之邪，故曰治未病焉。中工者，见肝之病，不晓相传，但一心治肝，故曰治已病也。

二、脏腑兼病辨证

《辨证录·不寐门》：人有昼夜不能寐，心甚躁烦，此心肾不交也。盖日不能寐者，乃肾不交于心；夜不能寐者，乃心不交于肾也。今日夜俱不寐，乃心肾两不相交耳。

《罗氏会约医镜·论怔忡》：健忘者，心肾不交也。为事有始无终，言谈不知首尾。治者，宜补肾而使之上交，养心而使之下降，则水火交济，何健忘之有？

《理虚元鉴·心肾不交论》：虚劳初起，多由心肾不交，或一念之烦，其火翕然上逆，天精摇摇，精离深邃。浅者梦而遗，深者不梦而遗，深之极者，漏而不止。

《杂病广要·遗精》：肾藏精，藏精者不可伤。皆由不善卫生，喜怒劳逸，忧愁思虑，嗜欲过度，起居不常，遂至心火上炎而不息，肾水散漫而无归，上下不得交养。心受病者，令人遗精、白浊。肾受病者，亦令人遗精、白浊。此皆心肾不交，关键不牢之所致也。

《伤寒论·辨少阴病脉证并治》：少阴病，得之二三日以上，心中烦，不得卧，黄连阿胶汤主之。

《温病条辨·下焦篇》：少阴温病，真阴欲竭，壮火复炽，心中烦，不得卧者，黄连阿胶汤主之。

《重订严氏济生方·惊悸怔忡健忘门》：夫健忘者，常常喜忘是也。盖脾主意与思，心亦主思，思虑过度，意舍不精，神宫不职，使人健忘。

《杂病广要·脏腑类·健忘》：健忘者，陡然而忘其事也。皆主于心脾二经，盖心之官则思，脾之官亦主思。此由思虑过多，伤于心则血耗散，神不守舍，伤于脾则胃气衰惫而虑愈深，二者皆令人遇事则卒然而遂忘也。

《血证论·阴阳水火气血论》：火为阳而生血之阴，即赖阴血以养火，故火不上炎，而血液下往，内藏于肝，寄居血海，由冲、任、带三脉行达周身，以温养肢体。男子则血之转输无从觇验，女子则血之转输月事时下。血下注于血海之中，心火随之下济，故血盛而火不亢烈，是以男子无病而女子受胎也。如或血虚，则肝失所藏，木旺而愈动火，心失所养，火旺而益伤血，是血病即火病矣。

《明医指掌·惊悸怔忡健忘证》：耳闻大声，目击异物，遇险临危，触事丧志，则心为之忤，使人有惕惕之状，始则为惊悸，久而心虚停饮，水气乘心，胸中渗漉，虚气流动，水既上乘，心火畏之，心不自安，故怏怏然而怔忡也。

《医醇賸义·痹》：心痹者，脉不通，烦则心下鼓，暴上气而喘，嗌干善噫，厥气上则恐。此一条乃心经主病而兼肾病也。心为生血之脏，百脉皆朝于心。心脉支者挟咽，直者上肺。心营不足，故脉不通，心气不舒，故心下鼓，暴上气而喘。嗌干善噫，则支脉与直脉俱病也。厥气，乃肾之邪，水来克火，神衰而恐。恐属于肾。肾病应于心，故为兼病也。

《医碥·五脏生克说》：肾阴太盛，寒气上冲，心为之悸，或肾寒甚而逼其龙火上乘，心为之烦，皆肾水克心火也。若饮水过多，停蓄不行，心火被逼不安而悸者，与肾无涉。

《诸病源候论·咳嗽病诸候·久咳逆上气候》：肺感于寒，微者则成咳嗽……久咳逆气，虚则邪乘于气，逆奔上也。肺气虚极，邪则停心，时动时作，故发则气奔逆乘心，烦闷欲绝。少时乃定，定后复发，连滞经久也。

《医门法律·咳嗽续论》：盖膈上为阳气所治，心肺所居。支饮横据其中，动肺则咳，动心则烦，搏击阳气则痛，逼处其中，荣卫不行，神魂无根据，则卒死耳。

《医原·湿气论》：内伤寒湿，总由阳虚不能输水所致。其病天气也，肺阳伤则水冷金寒，气不化水，有霾雾蔽空之象。肺阳遏，心阳亦为其所掩，有阴云蔽日之象。或水泛高原，为喘满，为痰嗽；或饮邪凌心，为心悸；或上干于头，为眩晕、呕吐。

《脾胃论·脾胃胜衰论》：肺金受邪，由脾胃虚弱不能生肺，乃所生受病也。故咳嗽、气短、气上，皮毛不能御寒，精神少而渴，情惨惨而不乐，皆阳气不足，阴气有余，是体有余而用不足也。

《济生方·补益》：人之有生，不善摄养，房劳过度，真阳衰虚，坎火不温，不能上蒸脾土，冲和失布，中州不运，是致饮食不进，胸膈痞塞，或不食而胀满，或已食而不消，大腑溏泄，此皆真火衰虚，不能蒸蕴脾土而然。古人云：补肾不如补脾。余谓：补脾不如补肾。肾气若壮，丹田火径上蒸脾土，脾土温和，中焦自治，膈开能食矣。

《医宗必读·肿胀》：虚人气胀者，脾虚不能运气也。虚人水肿者，土虚不能制水也。水虽制于脾，实则统于肾，肾本水脏，而元阳寓焉。命门火衰，既不能自制阴寒，又不能温养脾土，则阴不从阳而精化为水，故水肿之证多属火衰也。

《罗氏会约医镜·论泄泻》：凡泄泻之病，多小水不利，水谷分则泻自止。若病久者，阴不足者，脉证多寒者，形虚气弱者，口干非渴而不多饮，又不喜冷者，皆不可利。盖虚寒之泻，本非水有余，实因火不足，本非水不利，实因气不行。

《临证指南医案·痢》：痢症因脾肾之阳素虚，阴邪从中而下者，先伤太阴，继伤少阴，关闸大开，痛泄无度，戊癸少化火之机，命阳无蒸变之力，此不饥不食，为呕为胀，理宜然矣，与邪多积热之候相比，绝然不同。

《景岳全书·杂证谟·咳嗽》：肺属金，为清虚之脏，凡金被火刑则为嗽，金寒水冷亦为嗽，此咳嗽所当治肺也。然内伤之嗽，则不独在肺。盖五脏之精皆藏于肾，而少阴肾脉从肾上贯肝膈，入肺中，循喉咙，挟舌本，所以肺金之虚多由肾水之涸，正以子令母虚也。

《金匮翼·劳热》：热劳者，因虚生热，因热而转虚也。其证心神烦躁，面赤，唇焦，身热，气短，或面舌生疮是也。

《杂病广要·内因类·骨蒸》：或谓痰火之证，本于亡血夺精，而其精之与血，皆真水真阴，有形有质，难成易亏者也。夫所谓痰火者，言末而忘本也。盖真水既亏，则相火随炽，壅迫津液为痰，故曰痰者火之标。然以痨瘵之症，谓曰阴虚火动者，盖以一言而括尽病之标本矣。

《医宗必读·乙癸同源论》：古称乙癸同源，肾肝同治，其说为何？盖火分君相，君火者，居乎上而主静；相火者，处乎下而主动。君火惟一，心主是也；相火有二，乃肾与肝。肾应北方壬癸，于卦为坎，于象为龙，龙潜海底，龙起而火随之。肝应东方甲乙，于卦为震，于象为雷，雷藏泽中，雷起而火随之。泽也，海也，莫非水也，莫非下也，故曰乙癸同源。东方之木，无虚不可补，补肾即所以补肝。北方之水，无实不可泻，泻肝即所以泻肾。

……故曰肾肝同治。然木既无虚，又言补肝者，肝气不可犯，肝血自当养也。血不足者濡之，水之属也，壮水之源，木赖以荣。水既无实，又言泻肾者，肾阴不可亏，而肾气不可亢也。气有余者伏之，木之属也，伐木之余，水赖以安。夫一补一泻，气血攸分，即泻即补，水木同府。总之，相火易上，身中所苦，泻木所以降气，补水所以制火，气即火，火即气，同物而异名也。故知气有余便是火者，愈知乙癸同源之说也。

《医碥·眩晕》：经以掉眩属风木，风即火气之飘忽者，风从火生，火藉风煽，观焰得风而旋转，可见矣……赵以德谓顺静宁谧者水之化，动扰挠乱者火之用，头以脑为主，脑者髓之海，目之瞳子亦肾之精，二者皆属肾水。水喜宁静而恶动扰，宁静则清明内持，动扰则散乱昏惑，故目眩脑转云云。

《辨证录·燥证门》：人有两胁胀满……是肝气之燥乎？夫肝藏血者也。肝中有血，则肝润而气舒；肝中无血，则肝燥而气郁……肝燥必当润肝，然而肝燥出于肾亏，滋肝而不补肾，则肝之燥止可少润于目前，而不能久润于常久，必大滋乎肾，肾濡而肝亦濡也。

《景岳全书·杂证谟·泄泻》：凡遇怒气便作泄泻者，必先怒时挟食，致伤脾胃，故但有所犯，即随触而发，此肝脾二脏之病也。盖以肝木克土，脾气受伤而然。

《医原·内伤大要论》：尝见情志怫郁，悲忧思虑过度，心阳郁结，而肝脾肺之气亦因之郁结。肝叶撑张，则为胀为痛，多怒多烦。脾不输精，肺不行水，则生痰生饮，嗳腐吞酸，食减化迟，大便作燥，不燥则泻。

《临证指南医案·木乘土》：肝为风木之脏，又为将军之官，其性急而易动，故肝脏之病较之他脏为多，而于妇女尤甚。肝病必犯土，是侮其所胜也……又《内经》所载肝病难以尽述，大凡其脉必弦，胁或胀或疼，偏寒偏热，先厥后热。若一犯胃，则恶心干呕，脘痞不食，吐酸水涎沫。

《伤寒指掌·呃逆》：肝木犯胃，气逆呃忒，脉小舌白，厥逆寒战，此肝气犯胃……肝火上逆，如呃逆，舌黄而渴，左脉弦数，此肝火上逆为呃也。

《张氏医通·呕吐哕》：呕苦，邪在胆经，木善上乘胃，吐则逆而胆汁上溢，所以呕苦也……中酸，湿热郁积于肝，肝火逆上，伏于肺胃之间，饮食入胃，被湿郁遏，不得转化，故作中酸，所谓曲直作酸是也……吐酸，《内经》以诸呕吐酸，皆属于热。东垣又以为寒者，何也？若胃中湿气郁而成积，则湿中生热，从木化而为吐酸。久而不化，肝木日肆，胃土日衰，当平肝扶胃，逍遥散服左金丸。

《症因脉治·肝经咳嗽》：肝经咳嗽之因，木气怫郁，肝火时动，火盛刑金，则为喘咳；或肝经少血，肝气亏损，则木燥火生，亦为喘咳。二者肝经之咳嗽之因也。肝经咳嗽之脉，左关弦数，或见弦急，肝经有热；或见弦细，或见弦涩，肝经少血。

《医学衷中参西录·论肺病治法》：肝中所寄之相火，因肝木横恣，更挟虚热而刑肺，于斯上焦恒觉烦热。吐痰始则黏滞，继则腥臭，胁下时或作疼，其脉弦而有力，或弦而兼数，重按不实。

《血证论·咳血》：盖咳嗽固不皆失血，而失血则未有不咳嗽者……或由肝之怒火上逆而咳，此失血之实证，必致咳嗽者也。

《医贯·喘论》：经曰：少阴所谓呕咳上气喘者，阴气在下，阳气在上，诸阳气浮，无所依归，故上气喘也……真元耗损，喘出于肾气之上奔，其人平日若无病，但觉气喘，非气喘也，乃气不归元也。

《类证治裁·喘症论治》：肺为气之主，肾为气之根。肺主出气，肾主纳气。阴阳相交，呼吸乃和。若出纳升降失常，斯喘作焉。

《医学入门·喘》：阴虚火从脐下起……气短不能续吸呼……肾冷元气不能纳。下元虚冷，肾气不得归元者，九味安肾丸、八味丸；甚者，黑锡丹以镇坠之。烦躁无脉，身冷神昏者，死。

《血证论·喘息》：肾虚喘息者，以气之根原于肾，失血家，火甚水枯，不能化气，是以气短而喘，咳逆喘息，颊赤咽干，宜大补阴丸加牛膝、五味子以潜降之。

1. 心肾不交证

《三家医案合刻》：心肾不济，无寐，阴不制阳，阳强易动，与坎离交媾法。

《丹溪心法·小便不通四十》：惟夫心肾不交，阴阳不调，故内外关格而水道涩，传送失度而水道滑，热则不通，冷则不禁。其热盛者，小便闭而绝无；其热微者，小便难而仅有。

《辨证录·不寐门》：人有昼夜不能寐，心甚躁烦，此心肾不交也。盖日不能寐者，乃肾不交于心；夜不能寐者，乃心不交于肾也。今日夜俱不寐，乃心肾两不相交耳。夫心肾之所以不交者，心过于热，而肾过于寒也。

2. 心肾阳虚证

《医醇賸义·痹》：心营不足，故脉不通，心气不舒，故心下鼓，暴上气而喘。嗌干善噫，则支脉与直脉俱病也。厥气，乃肾之邪，水来克火，神衰而恐。

3. 心肺气虚证

《诸病源候论·咳嗽病诸候》：久咳逆气，虚则邪乘于气，逆奔上也。肺气虚极，邪则停心，时动时作，故发则气奔逆乘心，烦闷欲绝，少时乃定，定后复发，连滞经久也。

4. 心脾两虚证

《杂病广要·脏腑类·健忘》：病由心脾受伤，脾主意与思，意者记所往事，思则兼心之所为也。故论云：言心未必是思，言思则必是心。破外人议思心同时，理甚明也。今脾受病，则意舍不清，心神不宁，使人健忘，尽心力思量不来者是也。

《景岳全书·虚损》：思本乎心。经曰：心怵惕思虑则伤神，神伤则恐惧自失，破䐃脱肉，毛悴色夭，死于冬。此伤心则然也。然思生于心，脾必应之，故思之不已，则劳伤在脾。经曰：思伤脾。又曰：思则心有所存，神有所归，正气留而不行，故气结矣。凡此为病，脾气结则为噎膈，为呕吐，而饮食不能运，食不运则血气日消，肌肉日削，精神日减，四肢不为用，而生胀满、泄泻等证，此伤心脾之阳也。

5. 心肝血虚证

《灵素节注类编·辨脉病生死》：如喘者，脉势激溍，其气暴逆而厥，不省人事，如气顺厥回可苏，厥不回即死矣。脉至如数者，似数非数而虚软，此心肝血虚气动，使人暴惊者，如欲寐忽惊惕而醒，所谓魂梦不安也，但静养可已。

6. 肺脾气虚证

《辨证录·咳嗽门》：人有久嗽不愈，用补肾滋阴之药不效，反觉饮食少思，强食之而不化，吐痰不已者，人以为肺经尚有邪留于胃中，而不知乃脾胃虚寒不能生肺，使邪留连于中脘而作嗽也。夫肺金之母，脾胃二经之土也，土旺则金旺，土衰则金衰，不补母以益金，反泻子以捐土，邪即外散，肺且受伤，况尚留余邪未散乎！毋怪其久嗽而不愈也。然则治之之法，不可仅散肺之邪，而当急补肺之气；不可仅补肺之气，而尤当急补脾胃之土矣。

7. 肺肾气虚证

《类证治裁·喘症论治》：虚喘者，呼长吸短，肾不纳气，孤阳无根，治宜摄固。

8. 肺肾阴虚证

《景岳全书·杂证谟·咳嗽》：内伤咳嗽，凡水亏于下，火炎于上，以致火烁肺金，而为干渴烦热、喉痛口疮、潮热便结、喜冷、尺寸滑数等证，则不得不兼清火，以存其水，宜四阴煎，或加减一阴煎、人参固本丸主之。此当与咳血证参酌，其治详见血证门。

《景岳全书·杂证谟·咳嗽》：咳嗽声哑者，以肺本属金，盖金实则不鸣，金破亦不鸣。金实者，以肺中有邪，非寒邪即火邪也；金破者，以真阴受损，非气虚即精虚也。

9. 肝火犯肺证

《景岳全书·杂证谟·咳嗽》：肺属金，为清虚之脏，凡金被火刑则为嗽，金寒水冷，亦为嗽，此咳嗽所当治肺也。

《症因脉治·咳嗽总论》：肝经咳嗽之因，木气怫郁，肝火时动，火盛刑金，则为喘咳；或肝经少血，肝气亏损，则木燥火生，亦为喘咳。二者肝经咳嗽之因也。

10. 肝胃不和证

《医醇賸义·诸痛》：肝为将军之官，其体阴，其用阳，故为刚脏。一有郁结，气火俱升，上犯胃经，痛连胁肋，加味左金汤主之。

11. 肝郁脾虚证

《景岳全书·杂证谟·泄泻》：气泄证，凡遇怒气便作泄泻者，必先以怒时挟食，致伤脾胃。故但有所犯，即随触而发，此肝脾二脏之病也，盖以肝木克土，脾气受伤而然。使脾气本强，即见肝邪，未必能入，今既易伤，则脾气非强可知矣。故治此者，当补脾之虚而顺肝之气，此固大法也。但虚实有微甚，则治疗宜分轻重耳。

12. 肝肾阴虚证

《证治汇补·目疾》：肝血不足，眼昏生花，久视无力；肾水欠盈，神光短少，看一成二，俱属阴虚。

13. 脾肾阳虚证

《景岳全书·杂证谟·泄泻》：肾泄证，即前所谓真阴不足证也，每于五更之初，或天将明时，即洞泄数次，有经月连年弗止者，或暂愈而复作者，或有痛者，或有不痛者，其故何也？盖肾为胃关，开窍于二阴，所以二便之开闭，皆肾脏之所主，今肾中阳气不足，则命门火衰，而阴寒独盛，故于子丑五更之后，当阳气未复，阴气盛极之时，即令人洞泄不止也。

《医宗必读·水肿胀满》：虚人水肿者，土虚不能制水也。水虽制于脾，实则统于肾，肾本水脏，而元阳寓焉。命门火衰，既不能自制阴寒，又不能温养脾土，则阴不从阳而精化为水，故水肿之证多属火衰也。

第十章　经络辨证

经络辨证，是以经脉及其所联系的脏腑的生理病理为基础，辨析疾病发生的原因、性质、病机及其部位所属的诊断方法。划分病变所在的经络部位源于《黄帝内经》，后世多有发挥。《灵枢·经脉》载有十二经病证，奇经八脉病证则以《素问·骨空论》《难经·二十九难》及李时珍《奇经八脉考》论述较详，至今仍为经络辨证的依据。

经络辨证依据患者所患病证反映的症状体征，视其所病部位与某一经脉某一脏腑的关系，便可判断所患病证属于何经、何脏、何腑，对于求其所属，是极为重要的。例如手太阴肺经与足少阴肾经同样都可出现喘咳症状，由于手太阴经脉直属于肺，喘咳由肺发生，不难理解。但是，足少阴肾经为什么又会发生喘咳呢？根据经络辨证原理，足少阴肾经在体内循行的部位有一支脉是从肾上贯肝膈入肺中，所以肾经病变时也会发生喘咳。临床上可根据两经不同的其他症状来辨别喘咳属肺、属肾。肺经的喘咳，往往兼见肺胀、胸闷、缺盆中痛等症；而肾经的喘咳，则往往兼见口热舌干咽肿或咽干咽痛等症。由此可见，当同一症状要判断它是由某一脏腑或某一经脉的特发病变时，应从同时并见的若干症状，或先后出现的一系列症状，对照经脉之间的相互关系，以及经络与脏腑之间的直属或联络关系，才能判断这一症状是属于某经的病变。掌握了症状所属，就可以推求出原因、病机与病名。所以《灵枢·经脉》说："经脉者，所以能决生死，处百病，调虚实，不可不通。"

经络辨证包括十二经脉病证与奇经八脉病证两部分。由于经络病证常可并见于脏腑气血的病证中，因此，经络辨证是对脏腑辨证的补充，临床应用时应互相参照，在针灸、推拿（按摩）等治疗方法中，更应注意经络辨证的应用。

第一节　十二经脉辨证

十二经脉，古称"正经"，是人体内气血循行的通路。人体的五脏六腑、四肢百骸、五官九窍、皮肉脉筋骨等，虽各具有其不同的生理功能，但又共同进行着有机的整体活动。这种统一协调和有机的配合，主要靠经络的联系。故《灵枢·海论》说："夫十二经脉者，内属于脏腑，外络于肢节。"十二经脉包括手、足三阴经与三阳经。外邪侵犯人体，经气失常，病邪就可以通过经络传入脏腑。《素问·皮部论》说："凡十二经络脉者，皮之部也。是故百病之始生也，必先于皮毛，邪中之则腠理开，开则入客于络脉，留而不去，传入于经，留之不去，传入于腑，廪于肠胃。"指出经脉可以成为外邪由表入里的传变途径。反过来，如果脏腑发生病变，同样也循着经络反映于体表。例如《素问·脏气法时论》云"肝病者，两胁下痛，引少腹……肺病者，喘咳逆气，肩背痛"，胁下、少腹、肩背便是该脏所属经络循行之处。

另外，十二经脉本经受邪为病，经气失却正常运行状态，也可以仅在其循行部位发生病变而出现证候，如在体表经络循行的部位，特别是经气聚集的腧穴之处出现各种异常反应，如麻木、酸胀、疼痛、冷热异常感觉，或皮肤色泽改变等。如足太阳膀胱经脉受邪，便可以出现项部、腰脊、髀、腘、踹等部位疼痛。因此，十二经脉的证候归纳起来，可分为两类：一是与本经所连属的脏腑功能失常的表现；二是本经循行部位病变的症状。虽然每一经所出现各种证候的原因比较复杂，每一经的证候又是表现在本经许多疾病的症状归纳，但总有共性的规律和特征。正由于十二经脉能够有规律地反映出若干证候特征，进而推断病变所在的经脉或脏腑，并且可以进一步确定病变的性质及其发展趋势，因此《灵枢·卫气》云："能别阴阳十二经者，知病之所生；候虚实之所在者，能得病之高下。"诊断十二经脉病证应注意其临床表现的三个特点：一是经脉受邪，经气不利，出现的病证多与其循行部位有关；二是脏腑病候多与经脉所属部位的病状相兼出现；三是一经受病，通过经脉联系可以影响其他经脉，而表现相关的多经合病症状。

一、手太阴肺经病证

手太阴肺经起于中焦。肺主气，司呼吸，连喉系。手太阴肺经多气少血，每日寅时（凌晨3～5时），周身气血俱注于肺。

【临床表现】肺胀满，膨膨而喘咳，缺盆中痛，甚则交两手而瞀，此为臂厥。咳，上气，喘喝，烦心，胸满，臑臂内前廉痛厥，掌中热。气盛有余则肩背痛，风寒汗出中风，小便数而欠；气虚则肩背痛、寒，少气不足以息，溺色变。

【证的成因】多由经脉痹阻或肺脏邪热上扰所致。

【证候分析】肺经多气少血，经气有了变动而逆乱，肺主气的功能就会受到影响，肺气不得宣发，故肺中膨膨胀满，咳嗽气喘，且咳嗽则牵引缺盆中疼痛。咳喘剧烈时，则患者两手交叉护按于胸部，感到眼睛昏花，视物模糊不清。由于手太阴肺经循臑臂下行，所以因经气逆乱而产生的这种证候称为"臂厥"。手太阴经属肺，肺主气，其经脉起于中焦，循胃口上膈属肺，所以肺脏病变其气郁逆时，出现咳而上气、喝喝而喘、心烦不安、胸中满闷不适；又因肺经之脉循臑内，手太阴之支别入掌中，寒邪侵袭，经气不利，则臑臂部内侧前缘，沿经脉路线循行处，常出现冷痛。肺经郁火，则手掌中有热感。手太阴之筋结络于肩，若邪气侵袭，气盛有余，气血凝涩不得宣通，则肩部连及背部疼痛。肺合皮毛，风寒侵袭，易出现汗出恶风之中风证候。肺为肾之母，为水之上源，有通调水道下输膀胱之功，肺气虚弱，故小便频数而短少。本经经气亏虚，不能温养经脉，无力鼓动呼吸，故可见肩背冷痛，呼吸短促无力。肺气耗伤，不能下生肾水，则可见小便色变而黄赤。

【治法】宣肺调气，通经活络。实泻虚补，寒则加灸。取本经穴为主，配以手阳明、足太阳经穴。

二、手阳明大肠经病证

手阳明大肠经起于食指末端。大肠禀阳明燥化之气，主津液所生的病变。手阳明大肠经多气多血，每日卯时（5～7点），周身气血俱注入大肠。

【临床表现】齿痛，颈肿，目黄，口干，鼽、衄、喉痹，肩前臑痛，大指次指不用。气盛有余则当脉所过者热肿，虚则寒栗不复。

【证的成因】多由风寒湿邪痹阻或大肠邪热随经上冲所致。

【证候分析】大肠经多气多血，其经脉走颈部，入下齿龈。如果本经受外邪侵犯而经气有了变动，就会气血壅滞不通，发生下齿疼痛，颈部肿大。大肠与肺相表里，如大肠传导失职，津液内伤，火热郁盛，则目黄、口干、喉中肿痛。大肠经脉布于鼻孔两侧，故经气变动可以出现鼻塞流涕或鼻出血。本经气血流行不畅，经气不利，则可见本经所过的肩部和臂臑前侧发生疼痛，食指疼痛不能活动。若经脉气盛有余，壅遏郁结而化火，则可在经脉所过的部位发生灼热肿痛；若经气亏虚，不能温煦，就会出现恶寒战栗，且难以回复温暖。

【治法】疏通活络，调理肠道。实泻虚补，寒则加灸。取本经穴为主，配以手太阴、足阳明经穴。

三、足阳明胃经病证

足阳明胃经起于鼻翼两侧。脾与胃都属土，脾内而胃外，这是从脏腑而论；脾阴而胃阳，这是以表里而论；脾主运而胃主化，这是从气化而论。所以脾与胃经脉相连而功能相关。足阳明胃经多气多血，每日辰时（7～9点），周身气血皆注于胃。

【临床表现】洒洒振寒，善伸，数欠，颜黑，恶人与火，闻木声则惕然而惊，心欲动，独闭户塞牖而处，甚则欲上高而歌，弃衣而走，贲响腹胀，是为骭厥。狂，疟，温淫，汗出，鼽衄，口㖞，唇胗，颈肿，喉痹，大腹水肿，膝髌肿痛，循膺、乳、气街、股、伏兔、骭外廉、足跗上皆痛，中趾不用。气盛则身以前皆热，其有余于胃，则消谷善饥，溺色黄；气不足则身以前皆寒栗，胃中寒则胀满。

【证的成因】多由外邪痹阻或胃热上冲所致。

【证候分析】足阳明胃经多气多血，胃为水谷之海，五脏六腑皆禀气于胃，经气有所变动而逆乱，阴阳失调，阳衰阴盛，故患者感到身上如同凉水淋洒而发冷，时时发出病痛的低哼声。胃中虚冷，阴盛引阳，中寒者喜欠，故患者频频呵欠。足阳明经脉循鼻外而下，循颊车，上耳前，至额部，阳气不足，水寒之色外见，故额部暗黑。阳明主肉，其脉气血俱盛，邪之中人，始于皮毛，次于肌肉，以及于经脉，邪在肌腠则合于阳明气分之阳，邪热炽盛，故恶火。

胃脉上通于心，阳明经气厥逆，心神受扰，神志异常，发为癫狂，故常见胆小，不喜与人交往，孤独而不欲见人。胃属土，土恶木，故闻木声而心中动悸，惊惕不安。阴阳相薄，如阳尽阴盛，则患者常独闭户塞牖而处。如阳邪过盛，则心神昏乱。四肢为诸阳之本，阳盛则四肢实，故可见欲上高而歌，弃衣而走，妄言骂詈，不避亲疏等狂乱现象。阳明经气逆乱，则会发生腹胀，腹中肠鸣走窜。足阳明胃经循胫骨（骭）外侧下行，这些病候皆因胃经经气厥逆不利，足胫部经气上逆而发，故称为"骭厥"。

胃经所主血分受病，阳气有余则会出现高热神昏发狂，风邪盛则成温疟，为温热之邪所伤则汗自出。足阳明经脉夹鼻外下行，风邪伤于经脉，则经气不利，则鼻塞常流清涕。热邪伤于经脉，则鼻衄不止。胃脉夹口环唇，风中足阳明之络，则口角歪斜；热毒侵及阳明胃经，则口唇四周发生疱疹。足阳明支脉下人迎（颈部动脉处），循喉咙入缺盆，邪热壅滞于经脉，则颈部肿大，咽喉红肿疼痛。胃居中焦，土病不能制水，则可形成腹大水肿。

胸膺、乳头、气街、股部、伏兔、膝髌部、骭外侧、足跗上、足中趾皆为足阳明支脉循行部位，经脉受病，经气不利，故上述部位相连疼痛，或中趾麻木、活动不利。

足阳明经脉行一身之前，经气盛的实热证，身前、胸腹部都觉发热。气有余则化火，胃热盛则消谷善饥，小便色黄。气不足则生寒，胃经经气不足，则身前胸腹部感觉发冷而战栗。如胃中虚寒，则可发生脘腹胀满症。

【治法】通经活络，调理胃肠。实泻虚补，寒则加灸。取本经穴为主，配以足太阴经穴及本腑的募俞穴。

四、足太阴脾经病证

足太阴脾经起于足大趾末端。脾与胃以膜相连，为胃行津液，居中州以灌四旁。本经多气少血，每日巳时（9～11点），周身气血俱注入于脾。

【临床表现】舌本强，食则呕，胃脘痛，腹胀，善噫，得后与气则快然如衰，身体皆重。舌本痛，体不能动摇，食不下，烦心，心下急痛，溏瘕泄，水闭，黄疸，不能卧，强立股膝内肿厥，足大趾不用。

【证的成因】多由风寒湿邪痹阻，或脾经蕴热随经上扰所致。

【证候分析】足太阴脾经多气少血，其经脉连舌本，散舌下。如经脉受邪，风痰阻滞脾络，则舌体强硬，活动不灵。脾胃经脉连属表里相关，脾病及胃，运化失健，胃气上逆，故食入则呕。升降失常，气机阻滞，则胃脘疼痛，腹部胀满，嗳气时作，如果解出大便或得矢气，就觉得胀满减轻，感到轻松。脾主肌肉，脾气不运，肌肉失去充养，故身重倦怠。

邪火郁滞脾络，则舌根疼痛。脾为胃行其津液而至四肢，脾病则四肢不用、痿软而身体不能动摇。脾气通于口，脾气虚则食欲减退，食量减少。足太阴脾经的支脉上膈注于心中，脾经郁热则上扰心神，心烦不安，脾经经气不通则心下急痛，痛如以锥刺其心痛连脐，又称脾心痛。

脾经有寒，则大便溏泄。脾经郁滞，则瘕泄脓血夹杂，里急后重。脾病不能制水，水湿不化，二便不利，而水闭于内。脾经湿热郁蒸，或寒湿困遏，胆汁外溢，则一身面目俱黄。若水胀腹坚或胸胁支满，则不能安卧。足太阴脾经起于大趾，循膝股内前侧上行，经脉受病，勉强站立稍久，则股膝内侧肿痛，足大趾不能活动。

【治法】通经活络，健脾和胃。实泻虚补，寒则加灸。取本经穴为主，配以足阳明经穴及本脏的募俞穴。

五、手少阴心经病证

手少阴心经起于心中。本经少血多气，十二经之气皆感而应心，十二经之精皆贡而养心，故为生之本、神之居、血之主、脉之宗。每日午时（11～13 点），周身气血俱注于心。

【临床表现】嗌干，心痛，渴而欲饮，是为臂厥。目黄，胁痛，臑臂内后廉痛厥，掌中热痛。

【证的成因】多由风寒湿邪痹阻心经，或热邪随经上扰所致。

【证候分析】手少阴经的支脉从心系上夹咽，系目系；其直者，复从心系却上肺，下出腋下，下循臑内后侧、臂内后侧，下行至掌内后侧，循小指之内至小指端。若臑臂经气上逆，经气不利则心痛；心火亢盛，则咽喉干燥，渴欲饮水。手少阴经脉循臑臂而下行，因经气逆乱所引起的病候，故称"臂厥"。

手少阴心经系目系，出腋下，足少阳胆经亦从缺盆下行腋下，胆汁郁遏，循经上溢，使本经经气变动，故眼睛发黄，胁肋胀满疼痛。经脉受邪，经气不利，或寒邪所伤，故上臂和下臂内侧后缘疼痛或厥冷。心脉循掌中，故心经郁火，则掌中发热疼痛。

【治法】宁心安神，通经活络。实泻虚补，寒则加灸。取本经和手厥阴经穴为主，配以本脏的募俞穴。

六、手太阳小肠经病证

手太阳小肠经起于小指末端。小肠为受盛之官，化物所出，与心为表里。本经少气多血，每日未时（13～15 点），周身气血俱注于小肠。

【临床表现】嗌痛，颔肿，不可以顾，肩似拔，臑似折。耳聋，目黄，颊肿，颈、颔、肩、臑、肘及臂外后廉痛。

【证的成因】多由风寒湿邪痹阻小肠经脉，或邪热壅滞随经上扰所致。

【证候分析】小肠经多血少气，其脉循咽下膈，其支脉循颈上颊，经脉中火毒郁滞，则咽喉疼痛，下颔肿痛。经脉受病而拘急疼痛，故头部不可转侧回顾。其经脉循臑外后侧，出肩后骨缝（肩解），绕肩胛，交肩上，故经脉受邪，气血不通，则肩部疼痛如被扯拔，上臂疼痛如被折断。由于小肠经的支脉从缺盆循颈上颊，至目外眦，转入耳中，故经气不通则耳聋，经脉郁热则目黄颊肿。颈、项、臑、肘、臂外后侧是小肠经脉循行部位，经脉受邪，经气不畅则可见循经疼痛。

【治法】疏经活络，调理肠腑。实泻虚补，寒则加灸。取本经穴为主，配以足阳明经穴及本腑的募俞穴。

七、足太阳膀胱经病证

足太阳膀胱经起于目内眦。膀胱为州都之官，藏津液。太阳为三阳之主，津液必待气化而后能出。膀胱经少气多血，每日申时（15～17点），周身气血俱注于膀胱。

【临床表现】头痛，目似脱，项如拔，脊痛，腰似折，髀不可以曲，腘如结，腨如裂，是为踝厥。痔，疟，狂，癫疾，头囟项痛，目黄泪出，鼽衄，项、背、腰、尻、腘、腨、脚皆痛，小趾不用。

【证的成因】多由风寒湿邪阻于经脉，或膀胱蕴热随经上扰所致。

【证候分析】足太阳膀胱经脉，从目内眦上行至额部，交会于颠顶，从头顶入里联络于脑。本经受外邪侵犯，经脉之气上冲，则头痛，眼睛似有脱出的感觉。其直行经脉络脑后，又复出下行项，沿着肩胛骨内侧，夹行脊柱两旁到达腰部；又从腰部下行夹脊通过臀部、髀枢、股后侧、腘窝、小腿肚，出外踝骨后方，沿足外侧至小趾外侧。病邪侵及项部，经气郁滞，则可见颈项疼痛像被拉拔一样。背部以下经脉受病，则脊背疼痛、腰痛，好像折断一样。同时股关节不能屈伸，腘部筋脉如被捆绑而不能随意运动，小腿肚有撕裂样疼痛。这种病候是自头项部下行至外踝部的膀胱经经气逆乱，失却正常运行状态，营卫受阻、气血不行的结果，称为"踝厥"。

太阳主阳气，阳气内化精微养于神气，则精神爽慧；外为津液以柔于筋，则筋肉柔和，屈伸自如。膀胱经脉贯于臀，筋脉横解（弛缓松懈），浊气瘀血下注肛门则发为痔。疟邪内侵使人体阴阳上下交争，虚实更作，阴阳相移，疟发时膀胱经气虚则腰背头项痛。阳邪太盛而上犯，则发生癫狂，神志不清。

足太阳经脉从颠入络脑，经脉受邪则头项囟顶脑户中痛。本经起自目内眦，阳热内郁，也可见目睛发黄，或目赤流泪。足阳明胃经于鼻根部与足太阳膀胱经交会，邪伤足太阳经脉，也常病鼻塞流涕或鼻出血。项背、腰、尻、腘、踹、足小趾皆膀胱经脉循行之处，上述部位的疼痛或足小趾不能随意运动等，皆因本经经络受病，经气不畅所致。

【治法】疏通经络，调理膀胱。实泻虚补，寒则加灸。取本经穴为主，配以本腑募穴。

八、足少阴肾经病证

足少阴肾经起于足小趾之下。少阴是阳气初转，阴气乍生的意思，太阳寒水司气，独归于肾，所以肾为阳初转、阴乍生的少阴。足少阴肾经多气而少血，每日酉时（17～19点），周身气血俱注于肾。

【临床表现】饥不欲食，面如漆柴，咳唾则有血，喝喝而喘，坐而欲起，目肮肮如无所见，心如悬若饥状，善恐，心惕惕如人将捕之，是为骨厥。口热，舌干，咽肿，上气，嗌干及痛，烦心，心痛，黄疸，肠澼，脊、股内后廉痛，痿厥，嗜卧，足下热而痛。

【证的成因】多由风寒湿邪痹阻经脉所致。

【证候分析】肾属阴藏，元阳寄寓，水中有火，为脾胃之母。若本经有变动，肾水不能上交于心，不能上滋于胃，便会饥饿却不想进食。肾精亏虚，虚火灼阴，就会面色黑而干焦、消瘦，如同漆柴。足少阴之脉，从肾上，贯肝膈，入肺中，肾阴亏虚，虚火循经灼伤肺金则会发生咳嗽、痰唾中带血。肾虚于下，不能摄纳肺气，就会出现稍动则气促不续，喝喝而喘。阴虚阳扰而不能宁静，刚坐下就想起身。瞳子为水精所注，肾精不足，肾气内夺，就会出现视觉模糊。肾脉其支者从肺出络心，注胸中，心肾不交，心失所养，心神不宁，故可见心如悬吊不安，如同饥饿时的空虚不适，容易发生恐惧惊悸，心中怦怦跳动，好像要被追捕一样。肾主骨，这类病候是因本经经脉之气逆乱所导致，故称为"骨厥"。

肾脉循喉咙，夹舌本。如肾阴不足，虚火循经上炎，就会出现口热舌干，咳逆上气，咽部干燥而疼痛不适，心中烦扰且痛。肾开窍于二阴，小便不利，湿热不得下流，则郁蒸而为黄疸。肾气厥逆于下，大肠传导失职，就会发生肠澼而大便黏液脓血。

足少阴经脉循股内后侧，贯脊，至肾，络膀胱，经脉受邪，经气不畅，故股内侧后缘及腰脊疼痛。肾主骨，肾精虚损，水不胜火，则骨弱髓减，故两足痿软，不能久立，不能起床而嗜卧。肾脉循足心而出于然骨（内踝下近前起骨），肾阴亏虚，虚火内动，故足下有热痛感。

【治法】补肾，疏通活络。针灸并用，多用补法。取本经穴为主，配以任脉、足太阳经穴。

九、手厥阴心包经病证

手厥阴心包经起于胸中。心包络在心下横膜之上、竖膜之下，其与横膜相粘，而有黄脂裹者为心。脂膜之外，有细筋膜如丝，与心肺相连者为包络。其正值膻中，且位居相火，代君行事，属于手厥阴经。本经少气而多血，每日戌时（19～21点），周身气血俱注入心包络。

【临床表现】手心热，臂肘挛急，腋肿，甚则胸胁支满，心中澹澹大动，面赤，目黄，喜笑不休。烦心，心痛，掌中热。

【证的成因】多由风寒湿邪痹阻经脉，或热蕴经脉，或肝气郁结所致。

【证候分析】心包络经少气多血，其支脉循行胸胁、腋下、肘中、前臂内侧两筋间，入掌中。如果其经气发生变动，热郁经脉则手心发热。经脉失养，则上臂与肘部拘挛而屈伸不利。经脉中痰火郁结，则腋下肿痛，瘰疬疼痛。包络与心肺相连，包络经脉受病严重者，病及于心，则可见胸胁满闷不适，心跳心慌，惴惴不安，或心中烦扰不宁，心中掣痛。心包络为心之外卫，心之华在面，目者心之使，故包络经气变动，可见面赤目黄。包络代君行事，心藏神，在声为笑，经脉之气有余则喜笑不休或发癫狂。脏病及经，火郁于内，也可引起掌心发热。

【治法】宁心安神，通经活络。实泻虚补，寒则加灸。取本经穴为主，配以本脏的募俞穴。

十、手少阳三焦经病证

手少阳三焦经起于小指次指之端。三焦为上、中、下水谷之道路，是气之所终始。本经少血多气，每日亥时（21～23点），周身气血俱注于三焦。

【临床表现】耳聋，嗌肿，喉痹。汗出，目外眦痛，颊痛，耳后、肩、臑、肘、臂外皆痛，小指次指不用。

【证的成因】多由风寒湿邪痹阻经脉，或内热循经上扰所致。

【证候分析】三焦经少血多气，其支脉从膻中上出缺盆，上项系耳后，过耳中，循颊部，至目外眦。本经经脉受邪，经气变动，则耳聋。经脉中热邪郁滞，则咽喉肿痛、喉痹。三焦出气以温分肉，充皮肤，外应腠理毫毛。三焦所主的气发生病变，固卫失职，则自汗出。经脉阳气有余，则目外眦疼痛，颊部肿痛。经气不利，则耳后、肩、臑、肘、臂外侧等手少阳经循行部位皆发生疼痛。手少阳三焦经起于无名指，本经发病，故无名指不能随意运动。

【治法】舒经活络，通调三焦。实泻虚补，寒则加灸。取本经穴为主，配以足少阳、足太阴经穴及本腑的募俞穴、下合穴。

十一、足少阳胆经病证

足少阳胆经起于目外眦。少阳即嫩阳，为生气之首，起于少阴，发于厥阴，乃二阴的真精所生，以为一阳的妙用，故十一经皆取决于胆。足少阳胆经多气少血，每日子时（23～1点），周身气血注入于胆。

【临床表现】口苦，善太息，心胁痛，不能转侧，甚则面微有尘，体无膏泽，足外反热，是为阳厥。头痛、颔痛、目外眦痛、缺盆中肿痛，腋下肿，马刀侠瘿，汗出振寒，疟，胸、胁、肋、髀、膝外至胫、绝骨、外踝前及诸节皆痛，小趾次趾不用。

【证的成因】由外邪阻滞经络，或胆热随经上扰所致。

【证候分析】胆经多气少血，胆盛精汁，胆病则胆汁渗泄而口苦；胆郁不舒，疏泄不畅而善太息。足少阳之别散于面，下胸中贯膈，络肝，属循胁里，其直行之脉从缺盆下腋，循胸，过季胁。故胆腑或经脉受病，均可见胸胁部疼痛，甚则不能转侧翻身。如少阳生发清阳之气，不能循经升腾于头面，就会发生面部如有灰尘蒙罩，暗无光泽；不能发散于腠理，全身皮肤失去濡润，而体无膏泽。足少阳经脉下行足外踝之前，循足跗部进入第四趾外侧端，阳气郁遏于少阳经，故足外侧发热。上述病候是由少阳经气逆乱为病，故称为"阳厥"。

胆经经脉起于目外眦，上抵头角，其支脉下颈合缺盆。胆经经脉有病变时，头额角、下颔、外眼角疼痛，或缺盆中肿痛，或颈旁、腋下、胸胁部瘰疬疼痛，恶寒汗出。少阳经为半表半里，少阳受邪，寒热往来，振寒汗出，或为疟病。胸、胁、肋、髀、膝外至胫、绝骨、外踝前皆少阳经脉所过之处，这些部位都发生疼痛，正是本经所主的骨所发生的病变。足少阳经终于足小趾次趾之间，经脉受病则小趾和次趾不能随意运动。

【治法】通经活络，疏肝利胆。实泻虚补，寒则加灸。取本经穴为主，配以手少阳、足厥阴经穴。

十二、足厥阴肝经病证

足厥阴肝经起于足大趾丛毛之际。肝与胆相表里。本经少气而多血，每日丑时（1～3

点），周身气血俱注于肝。

【临床表现】腰痛不可以俯仰，男子疝气，妇人少腹肿，甚则嗌干，面尘，脱色。胸满，呕逆，飧泄，狐疝，遗溺，癃闭。

【证的成因】多由外邪痹阻经脉，肝风或肝热随经上扰所致。

【证候分析】足厥阴肝经多血少气，其经脉的支别，与足太阴、少阴之脉同结于腰髁下中髎、下髎之间，所以其经脉受病就出现腰痛不可以俯仰。肝经经脉环阴器，抵少腹。故经脉受病男子可患癫疝，阴囊肿痛下坠，或狐疝（小肠气）阴囊时大时小，胀痛俱作，如狐之出没，妇人亦可患少腹部肿胀疼痛。肝经经气亏虚，则可发生遗尿；经气不畅，则可发生癃闭。足厥阴肝经经脉循喉咙之后，上入颃颡，出于前额。肝经相火循经上炎，则咽喉干燥。肝病较重，经气不能上荣，则面色暗黑，如蒙上灰尘，暗无光辉。

肝主疏泄，其经脉夹胃，肝气上逆，克犯胃腑，则胸中满闷，呕吐气逆；肝气亏虚，不能助脾胃消谷运化，则可见腹泻完谷不化。

【治法】疏肝理气，通经活络。实泻虚补，寒则加灸。取本经穴为主，配以足少阳、足少阴经穴。

【古代文献】

《灵枢·经脉》：肺手太阴之脉……是动则病，肺胀满，膨膨而喘咳，缺盆中痛，甚则交两手而瞀，此为臂厥。是主肺所生病者，咳，上气，喘喝，烦心，胸满，臑臂内前廉痛、厥，掌中热。气盛有余则肩背痛，风寒汗出中风，小便数而欠；气虚则肩背痛寒，少气不足以息，溺色变。

大肠手阳明之脉……是动则病，齿痛，颈肿。是主津液所生病者，目黄，口干，鼽衄，喉痹，肩前臑痛，大指次指痛不用。气有余则当脉所过者热肿，虚则寒栗不复。

胃足阳明之脉……是动则病，洒洒振寒，善伸，数欠，颜黑，病至则恶人与火，闻木声则惕然而惊，心欲动，独闭户塞牖而处，甚则欲上高而歌，弃衣而走，贲响腹胀，是为骭厥。是主血所生病者，狂，疟，温淫，汗出，鼽衄，口㖞，唇胗，颈肿，喉痹，大腹水肿，膝膑肿痛，循膺、乳、气街、股、伏兔、骭外廉、足跗上皆痛，中指不用。气盛则身以前皆热，其有余于胃，则消谷善饥，溺色黄；气不足则身以前皆寒栗，胃中寒则胀满。

脾足太阴之脉……是动则病，舌本强，食则呕，胃脘痛，腹胀，善噫，得后与气则快然如衰，身体皆重。是主脾所生病者，舌本痛，体不能动摇，食不下，烦心，心下急痛，溏瘕泄，水闭，黄疸，不能卧，强立股膝内肿厥，足大指不用。

心手少阴之脉……是动则病，嗌干，心痛，渴而欲饮，是为臂厥。是主心所生病者，目黄，胁痛，臑臂内后廉痛厥，掌中热痛。

小肠手太阴之脉……是动则病，嗌痛，颔肿，不可以顾，肩似拔，臑似折。是主液所生病者，耳聋，目黄，颊肿，颈、颔、肩、臑、肘、臂外后廉痛。

膀胱足太阳之脉……是动则病，冲头痛，目似脱，项似拔，脊痛，腰似折，髀不可以曲，腘如结，踹如裂，是为踝厥。是主筋所生病者，痔，疟，狂，癫疾，头囟项痛，目黄，泪出，鼽衄，项、背、腰、尻、腘、踹、脚皆痛，小指不用。

肾足少阴之脉……是动则病，饥不欲食，面如漆柴，咳唾则有血，喝喝而喘，坐而欲起，目䀮䀮如无所见，心如悬若饥状，气不足则善恐，心惕惕如人将捕之，是为骨厥。是主肾所生病者，口热，舌干，咽肿，上气，嗌干及痛，烦心，心痛，黄疸，肠澼，脊、股内后廉痛，痿厥，嗜卧，足下热而痛。

心主手厥阴心包络之脉……是动则病，手心热，臂肘挛急，腋肿，甚则胸胁支满，心中澹澹大动，面赤，目黄，喜笑不休。是主脉所生病者，烦心，心痛，掌中热。

三焦手少阳之脉……是动则病，耳聋，浑浑焞焞，嗌肿，喉痹。是主气所生病者，汗出，目锐眦痛，颊痛，耳后、肩、臑、肘、臂外皆痛，小指次指不用。

胆足少阳之脉……是动则病，口苦，善太息，心胁痛，不能转侧，甚则面微有尘，体无膏泽，足外反热，是为阳厥。是主骨所生病者，头痛，颔痛，目锐眦痛，缺盆中肿痛，腋下肿，马刀侠瘿，汗出振寒，疟，胸、胁、肋、髀、膝外至胫、绝骨、外踝前及诸节皆痛，小指次指不用。

肝足厥阴经之脉……是动则病，腰痛不可以俯仰，丈夫㿗疝，妇人少腹肿，甚则嗌干，面尘脱色。是主肝所生病者，胸满，呕逆，飧泄，狐疝，遗溺，闭癃。

第二节　奇经八脉辨证

奇经八脉即督脉、任脉、冲脉、带脉、阴跷脉、阳跷脉、阴维脉、阳维脉八脉。奇经八脉与十二正经不同，无表里配合，无直属脏腑，其本经循行与体内器官相连属，也通过十二经脉与五脏六腑发生间接联系，尤其是冲、任、督、带四脉与人体的生理、病理都存在着密切的关系。奇经八脉具有联系十二经脉，调节人体阴阳气血的作用。分言之，督脉总督一身之阳经；任脉总任一身之阴经；冲脉为气血要冲，能调节十二经气血，为十二经脉之海；带脉状如腰带，约束纵行诸脉；阴跷脉、阳跷脉分主一身左右之阴阳；阴维脉、阳维脉维络诸阴、诸阳。

奇经八脉辨证主要在于辨别病证的经、气、血之病位，虚、实、寒、热之病性。

一、督脉病证

督脉病证是指督脉循行部位及与其相关的脏腑功能失调所表现的证。督脉由下而上，沿脊内上行，循背而行于身之后，为阳脉的总督，故又称为"阳脉之海"。

【临床表现】腰骶脊背痛，项背强直，头重，大人癫病，小儿风痫。

【证的成因】多由经气壅塞，阳不运转所致。

【证候分析】督脉出于会阴，并于脊里，上风府、入脑、上颠、循额。若邪犯督脉，督脉失和，经气壅塞不利，不通则痛，故腰骶脊背痛，脊膂收引则项背强直，甚则脊背后弯，如角弓反张、四肢抽搐。若督脉空虚，脊膂筋骨失去柔和，则腰脊酸痛，背脊怕冷，伛偻形俯，俯仰不利。若督脉空虚，脑神失养，则髓海不足而头重，甚至元神之府受邪，则神志失常，大人见癫病、精神、言语错乱，小儿则为风痫。

【治法】通经活络，温养督脉。可选取督脉循行的相关腧穴，如长强穴、大椎穴、百会穴等辨证施治。

二、任脉病证

任脉病证是指任脉循行部位及与其相关脏腑功能失调所表现的证。任脉起于中极之下，循腹而行身之前，又称"阴脉之海"，任脉主胞胎。

【临床表现】脐下、少腹、阴中疼痛，男子内结七疝（冲疝、狐疝、癫疝、厥疝、瘕疝、癃疝、癥疝），女子带下瘕聚。

【证的成因】多由阴沉于下所致。

【证候分析】任脉循行于胸腹正中，与三阴脉、阴维脉和冲脉交会，所以有总调人身阴脉之气的功能。任脉所起之处为阴中之阴，故病多着重于下焦、少腹的部位。任脉主阴，易感寒邪，寒凝于脉，血行不畅，或情志不畅，气血郁滞，则见男子内结疝气，脐下、少腹、阴中疼痛，女子带下色白，或少腹肿块等癥瘕积聚。

【治法】温经散寒，充养任脉。可选取督脉循行的相关腧穴，如中极穴、气海穴、关元穴等辨证施治。

三、冲脉病证

冲脉病证是指冲脉循行部位及其相关脏腑功能失调所表现的证。冲脉上至于头，下至于足，贯穿全身，有总领诸脉气血的功能，能调节十二经气血，故又称为"十二经脉之海""血海"。

【临床表现】气急，少腹痛或疝瘕，或气上冲心，女子经闭、不孕或胎漏。

【证的成因】多由冲脉失调，气虚不摄，气逆太过所致。

【证候分析】冲为经脉之海，起于气冲，上行则"灌诸阳"，下行则"渗诸阴"。《素问·上古天真论》言"太冲脉盛，月事以时下""太冲脉衰少，天癸竭，地道不通"，故冲脉与女子月经密切相关。若冲脉虚衰，血海不充，则生殖功能减退，女子可见月经量少甚则经闭、不孕，或初潮经迟，或绝经过早。冲任二脉皆起于胞宫，若冲脉虚衰，冲任气虚不摄，则胎漏；若冲脉气结，气行不畅，则气急，小腹拘急胀痛，或少腹癥积瘕聚。又冲脉与足阳明会于气冲，并足少阴之经而行，与胃和肾相联系，若升降失常，则自觉脐下有气上冲，腹内筋脉拘急疼痛；或觉脘膈、胸部有燥热上冲；或夹胃气上逆，而为妊娠恶阻、恶心呕吐等。

【治法】行气降逆，充养冲脉。可选取冲脉循行的相关交会腧穴，如肓俞穴、气冲穴、横骨穴等辨证施治。

四、带脉病证

带脉病证是指带脉循行部位及其相关脏腑功能失调所表现的证。带脉横行于腰腹，交会于足少阳，主约束诸经脉。

【临床表现】腹满，腰溶溶若坐水中，赤白带下，或带下清稀，阴挺、漏胎，足痿和左右绕脐腰脊痛，冲阴股。

【证的成因】多由带脉不和，诸经遗热于带所致。

【证候分析】带脉环腰，总束诸脉。《难经·二十九难》曰："带之为病，腹满，腰溶溶若坐水中。"带脉不和，经气不畅，故腹满而腰部疲倦乏力，感觉如坐在水中。带脉为病，谓之带下。张子和言："诸经上下往来，遗热于带脉之间，客热郁抑，白物满溢，随溲而下，绵绵不绝。"其赤者属热，白者属寒。中气不运，水湿困阻于带脉，则腹部胀满，带下清稀量多。带脉气虚，不能维系胞胎，则见阴挺、漏胎。《素问·痿论》曰："阳明虚则宗筋纵，带脉不引，故足痿不用。"阳明脉虚，则宗筋弛缓；带脉不约，则足痿不用。带脉为病，阳虚不能制阴，阴寒凝滞，则病左右绕脐腹、腰脊疼痛；累及足三阴之络，则引向股内侧近阴处或腰痛牵引季胁下及少腹等处。

【治法】补虚利湿，固涩带脉。可选取带脉循行的相关交会腧穴，如带脉穴、五枢穴、维道穴等辨证施治。

五、阳跷、阴跷脉病证

阳跷、阴跷脉病证是指阳跷脉、阴跷脉循行部位及其相关脏腑功能失调所表现的证。阴跷、阳跷交通一身阴阳之气，调节肢体运动的功用，跷脉左右成对，均达于目内眦，有濡养眼目、司开合的作用。

【临床表现】阳跷为病，阴缓而阳急；阴跷为病，阳缓而阴急。阳气盛则瞋目，阴气盛则瞑目。

【证的成因】多由阳气盛或阴气盛所致。

【证候分析】阳跷、阴跷二脉均起于足踝，阳跷循行于下肢外侧，阴跷循行于下肢内侧，二者协调关节，有保持肢体动作矫捷的作用。如阳跷为病，阴缓而阳急，是指外踝以上筋脉拘急，内踝以上筋脉弛缓。阴跷为病，阳缓而阴急，是指内踝以上筋脉拘急，外踝以上筋脉弛缓。此即某侧发生病变，则当侧经脉拘急，另一侧则相对弛缓。两脉均达于目内眦，故阳跷患病，阳气偏亢，则心烦易怒，不能闭目安睡而失眠；阴跷患病，阴寒偏盛，则神疲嗜卧，喜闭目不欲睁目而视物。

【治法】调和阴阳，疏通筋脉。可选取阳跷、阴跷脉循行的相关交会腧穴，如照海穴、交信穴、跗阳穴、申脉穴等辨证施治。

六、阳维、阴维脉病证

阳维、阴维脉病证是指阳维脉、阴维脉循行部位及其相关脏腑功能失调所表现的证。阳维起于诸阳之会，阴维起于诸阴之交，分别维系三阳经和三阴经。

【临床表现】阳维为病苦寒热，阴维为病苦心痛，或胁下实，腰痛，阴中痛。若阴阳不能自相维系，则怅然若失，溶溶不能自收持。

【证的成因】多由阳气不和或阴气不和所致。

【证候分析】阴维、阳维脉有维系阴阳之功能，为诸脉之纲维。阳维脉与手足三阳脉维系，特别是足太阳、少阳联系更为密切，寒热之证，唯二经有之。人身经脉，太阳主表，少阳主半表半里，这两经经气不和，在太阳则为恶寒发热，在少阳则寒热往来，所以阳维为病则苦寒热。阴维脉交三阴而行，与任脉会于颈部而同归，如足太阴与足少阴二经经气寒凝气阻，或经气厥逆及任脉之气上冲，则心腹疼痛，或胸中痛、两胁满实、腰部疼痛、阴中作痛拘急等，所以阴维为病苦里急。若二脉不能相互维系，阴阳失调，阳气耗伤，则精神颓丧，郁郁不乐，怅然若失；阴精亏虚，不能濡养，则痿软无力，动作不能自主。

【治法】调和阴阳，疏通筋脉。可选取阳维、阴维脉循行的相关交会腧穴，如期门穴、大横穴、金门穴、头维穴等辨证施治。

【古代文献】

《素问·骨空论》：任脉为病，男子内结七疝，女子带下瘕聚。冲脉为病，逆气里急。督脉为病，脊强反折……此生病，从少腹上冲心而痛，不得前后，为冲疝；其女子不孕，癃，痔，遗溺，嗌干。

《灵枢·寒热病》：入脑乃别阴跷、阳跷，阴阳相交，阳入阴，阴出阳，交于目锐眦，阳气盛则瞋目，阴气盛则瞑目。

《素问·刺腰痛》：阳维之脉，令人腰痛，痛上怫然肿。

《难经·二十九难》：阳维维于阳，阴维维于阴，阴阳不能自相维，则怅然失志，溶溶不能自收持。阳维为病苦寒热，阴维为病苦心痛。阴跷为病，阳缓而阴急。阳跷为病，阴缓而阳急。冲之为病，逆气而里急。督之为病，脊强而厥。任之为病，其内苦结，男子为七疝，女子为瘕聚。带之为病，腹满，腰溶溶若坐水中。此奇经八脉之为病也。

第三节　络病辨证

络病辨证，是在认识中医学脏腑经络生理功能和病理变化的基础上，以络病理论为依据，分析、判断疾病中有无络病的相关证候，并判断络病病位、病性、病因、病机、病势，从而为临床提供治法依据的辨证方法。

络病辨证肇始于《黄帝内经》。《灵枢·九针十二原》中指出："血脉者，在腧横居，视之独澄，切之独坚。"这是关于络脉望诊与切诊的最早记载。同时《黄帝内经》中记载了血络、盛络、结络、横络、虚络等病理性络脉的临床表现，成为记载络病辨证的最早历史文献。东汉张仲景《伤寒杂病论》以"脏腑、经、络、先后、病脉证"为全书之总论，并创制络病治疗之旋覆花汤、大黄䗪虫丸、鳖甲煎丸等千古名方，络病证治初见端倪。清代叶天士推崇仲景络病治疗，提出"病久入络""久痛入络""络虚则痛""寒入络脉""暑热内侵营络""内风袭络""肝络凝瘀"等络病病理概念，建立络病治法，并广泛应用于中风、积聚、痛证、痹证等病证的治疗。近年来，随着运用络病学说治疗疑难病，特别是心脑血管病取得显著疗效，络病辨证成为中医辨证领域重要的组成部分。

一、络气郁滞证

络气郁滞证是指络气输布运行障碍，升降出入之气机失常的证候。

【临床表现】胸胁、脘腹、肢体等处的胀闷或疼痛，疼痛性质为胀痛、窜痛、攻痛，部位不固定，症状时轻时重，按之无形，痛胀常随嗳气、肠鸣、矢气等减轻，或症状随情绪变化而增减，情志抑郁或烦躁易怒，舌淡苔薄白，脉弦。

【证的成因】多由六淫外侵，七情过极，或痰瘀阻滞，均可使络脉气机升降出入变化失常而致络气郁滞，络气郁滞是络脉病变由功能性病变向器质性病变发展的早期阶段。

【证候分析】经络之络运行经气，故亦称为气络。气络气机郁滞，其温煦充养、防御卫护、信息传达、调节控制功能失常，脏腑协调平衡的功能状态被打破。若肝络气滞则胁满胀痛，脾之络气困顿则腹满纳呆，脑部气络之络气郁滞则精神抑郁或烦躁焦虑，络属四肢的气络之络气郁滞则见肢体酸麻痛胀，久则气络瘀阻甚则瘀塞不通，则见肢体痿废之变。

【治法】辛香流气，舒畅络脉。方药：旋覆花、降香、制乳香、郁金加减。

二、络脉瘀阻证

络脉瘀阻证多由络气郁滞（或虚滞）久病不愈发展而来，是机体发展到脏腑功能损伤的重要病程阶段。

【临床表现】胸胁、肢体、脘腹疼痛，痛如针刺，固定不移，拒按，昼轻夜重，皮下紫斑，肌肤甲错，或肢体酸麻痛胀甚则痿软无力，或见关节肿痛，或见有形癥积，或见水肿、臌胀、腹壁青筋显露、皮肤出现丝状红缕，或见出血、血色紫暗、舌下青筋、舌紫暗或有紫点紫斑，脉细涩或结、代。

【证的成因】多由络气郁滞（或虚滞）、久病迁延不愈形成。

【证候分析】络脉瘀阻可导致脏腑组织气血荣养不足，阻滞经气运行，以致脏腑功能失调。由于气虚运血无力，或气滞血行不利，导致气血津液输布不利，津凝为痰，血滞为瘀，痰瘀阻滞络脉，所谓"久病入络""久痛入络""久瘀入络"，这是络脉病变程度较为严重的病理状态。若心络瘀阻可见胸闷胸痛，脑络瘀阻则见头晕头痛，肝络瘀阻多见胁下积块刺痛拒按，肺络瘀阻常见咳逆倚息不得卧，肾络瘀阻见溲赤尿浑，胃络瘀阻见腹部刺痛、食少纳呆，瘀阻肢体络脉则见关节肿痛，或四肢气络经气运行受阻而见肢体酸麻痛胀甚则痿软无力。除上述症状外，络脉瘀阻，影响气血运行，导致阴阳不相顺接，可致昏厥之证；脉络瘀阻，气血不能渗灌濡养肌肤，常见于虚劳肌肤甲错；胞络瘀阻，胞络不通，还可出现经闭经痛之证。

【治法】化瘀通络。方药：水蛭、土鳖虫、当归尾、桃仁、降香加减。

三、络脉绌急证

络脉绌急证是指感受外邪、情志过极、过劳等各种原因引起的收引、挛缩、痉挛的证。

【临床表现】气络绌急常见高热痉厥、角弓反张、肢强抽搐或口吐涎沫，也可见于肺之气道绌急，喉中哮鸣有声，或胃肠痉挛脘腹疼痛突然发作。脉络绌急常见胸闷心痛突然发作，或头晕头痛、失语、半身麻木，四末苍白、青紫甚则发绀，伴局部冷、麻、针刺样疼痛，常因气候变冷或情绪激动而引起，休息后可自行缓解，舌质或淡或红或暗紫，苔薄白或黄腻，脉沉细或沉涩。

【证的成因】络脉是气血运行的通道，如六淫外邪、情志等各种因素导致的气滞、血凝、痰结络脉，皆可形成络脉的绌急状态，使络脉气血运行不畅，绌急挛缩而痛。络脉绌急可因络脉瘀阻而致，亦可单独为患。

【证候分析】气络病变所致绌急常表现为肌肉、肺之气道、胃肠发生的痉挛拘急：肌肉痉挛多因外感六淫之邪、热毒滞于脑所致，症见痉厥、角弓反张、肢体强直，常伴有神昏谵语；肺之气道绌急多见于哮喘，常伴有呼吸气急、张口抬肩；胃肠络脉绌急常因受寒而致突发脘腹疼痛。脉络输布血液，濡养心脑等全身脏腑及四肢百骸。心络绌急，气血猝然不通可致胸闷心痛突然发作；脑络绌急致脑络不通，可见头痛、一过性失语、半身麻木等症。四末脉络绌急，气血猝然不通，不能温煦濡养四末，故见肢端青紫、发冷等。

【治法】搜风通络，解痉缓急。方药：全蝎、蜈蚣、白芍、甘草加减。

四、络脉瘀塞证

络脉瘀塞证是指由各种因素所致络脉完全阻绝或闭塞的证。

【临床表现】气络瘀塞常见肢体痿软无力或痿废不用，甚则呼吸欲绝，危象毕现，或下肢截瘫，温觉消失，二便失司，或心之气络瘀塞而致心气阻绝，脉若屋漏。心之脉络瘀塞常见胸闷疼痛突然发作剧烈，牵引肩背，伴汗出肢冷，甚至晕厥；脑络瘀塞常见猝然仆倒、半身不遂、语言謇涩；肺络瘀塞可突然出现胸痛气急、咯血；四末脉络瘀塞可见剧痛、青紫。消渴病日久，眼底络脉闭塞，可出现视力下降，甚至失明等；肾络瘀塞可见周身水肿，尿少甚至无尿等；四肢脉络闭塞而致气络经气运行不畅者，可见麻木胀痛，重者可致痿软无力。

【证的成因】络脉的主要生理功能为运行气血，络脉的完全堵塞或闭塞导致络中气血阻绝不通，脏腑肢体失于气血的温煦濡养而见各种临床表现。

【证候分析】经络之络运行经气，气络瘀塞则致经气阻绝不通而见肢体痿软无力，痿废不用，甚则呼吸欲绝，危象毕现，或脊髓完全性损伤而致下肢截瘫。脉络之络运行血液，脉络瘀塞，血管堵塞或闭塞不通，相应脏腑四肢出现闭塞症状。

【治法】搜剔疏拔，化瘀通络。方药：通心络加减。

五、络息成积证

络息成积证是指邪气稽留络脉，络脉瘀阻或瘀塞，瘀血与痰浊凝聚成形的证。

【临床表现】临床常见不同脏腑癥瘕积聚：心积伏梁常见心慌气短，动辄加剧，尿少水肿；肝积肥气常见腹大如鼓，胁肋疼痛，腹胀纳呆；肺积息贲常见胸闷咳嗽，甚则呼吸困难；肾积贲豚常见腰痛乏力，水肿，或尿血等；脾积痞气常见腹部肿块疼痛拒按，黄疸，纳减食少，形体消瘦等。络息成积可见于身体积块，肿块质硬而推之不移、边缘不清、凸凹不平，伴面色黧黑，舌质暗有点斑，脉沉涩。痹证疼痛日久，关节肿大，甚至强直畸形，屈伸不利，活动受限，舌质紫暗，苔白腻，脉细涩。

【证的成因】主因情志郁结、饮食所伤、外受寒邪及久病不愈等因素影响脏腑气机，导致络气郁滞，络脉功能失调，津血互换失常，瘀血痰湿凝滞而成。络脉瘀阻，血行涩滞为瘀，津液凝滞为痰气郁、血瘀、痰饮凝聚蕴结，日久而成癥积。

【证候分析】不同脏腑之络息成积临床表现不同，但总归气滞血瘀痰阻所致。如情志抑郁，肝络气机郁滞，久则脉络受阻，络血不畅，瘀滞脉络而成积，故见腹大如鼓，胁肋疼痛，腹胀纳呆。如长期酒食不节，饥饱失宜，损伤脾胃，脾失健运，水谷精微聚而成痰，痰阻气机，血液凝滞，壅塞脉络而成积，故见腹部肿块疼痛拒按，黄疸，纳减食少，形体消瘦。

【治法】祛瘀化痰，通络消积。方药：土鳖虫、蜈蚣、穿山甲（代）、莪术、乳香加减。

六、热毒滞络证

热毒滞络证是外感或内生热毒入络，导致经络热毒气滞血瘀互结的证。

【临床表现】络之热毒有内外之分：外感热毒滞脑之气络可见高热，烦热躁扰，神昏谵语，痉厥抽搐；滞于脉络则为斑疹隐隐，色紫黑，吐衄便血、尿血等；滞于肺络则见咳痰黄稠或咯血，甚则呼吸困难；疫毒滞络常呈流行性发病。内生热毒滞络可见中风偏瘫、语言謇涩，严重者可有神志昏迷，或身目小便俱黄，甚则高热神昏，或尿少尿闭，神志昏蒙，或有便血，或头面红肿，或为痈肿。

【证的成因】络之热毒有内外之分，外多由感受温热火毒疫疠之邪，内则为络瘀化热，毒由内生。

【证候分析】温邪以口鼻为途径侵入人体，肺主皮毛，温邪入肺，由经外透肌表之络，故初期有短暂恶寒；但温热之邪，化热迅速，发病后很快出现气分高热症状，在经气分热邪不解，迅即"逆传心包络"。温邪内传，化热生火，火热成毒，热毒滞络，攻心冲脑，脑之气络为毒热熏蒸而有神昏谵语、痉厥抽搐。热毒滞于脉络损伤络体，迫血妄行，滞于皮下可见斑疹隐隐；滞于肠道、膀胱则见便血、尿血；滞于胃脘，则见吐衄。热毒稽留肺络称为息贲，热毒损伤肺络，煎灼肺津则见痰黄黏稠；肺络血溢则见咯血；肺络不通，肺失宣降，则见呼吸困难。疫毒从口而入者传染性强，传变迅速，常呈流行性发病。内生热毒，热毒滞于筋络，则中风偏瘫；火性炎上，上冲脑络，而神志昏迷，言语不利。若内生热毒夹杂湿热，熏蒸肝胆，可见身目俱黄，小便黄；热毒炽盛，则见高热神昏。热毒伤及肾络，津液匮乏则尿少尿闭；肾司二便，热破血行而见便血。热毒壅滞颜面，可见头面红肿或痈肿。

【治法】清热凉血，解毒通络。方药：羚羊角、赤芍、生地黄、连翘心加减。

七、络脉损伤证

络脉损伤是指由内外各种致病因素导致的络体损伤，或破损或伤断致气血流泄或阻断不通的证。

【临床表现】脑之气络损伤可见神志昏迷、思维减退、痴呆等，肢体气络损伤可见麻木酸胀，甚则络体断绝、络气阻塞不通而为肢体肌肉萎缩、痿软无力；脉络损伤而致各种出血，如脑络出血而致中风暴仆，胃肠之络出血而为吐血便血，肺络损伤而致咯血，体表阳络出血而致鼻衄、齿衄、肌衄等。

【证的成因】多由情志过极、饮食不节、用力过度、金刃虫兽、跌仆堕坠、药物损伤等导致络脉破损甚则伤断而引起。

【证候分析】经络之络损伤，经气不能在气络正常运行荣养机体，如脑部损伤可致神昏痴呆，四肢损伤肢体萎缩失用等。脉络之络损伤则血溢脉外，或流于体内而见青紫肿痛；或致各种出血，气血并走于上之大厥证即脑络破损出血。肝气郁而化火刑金所致咯血，饮食不节用力过度损伤胃肠之络而见吐血、便血诸证，失血量大者气随血脱可危及生命。瘀阻络道，血液不能循经而溢出脉外，亦可造成出血。

【治法】急性络脉损伤病情严重者应中西医结合抢救；恢复期气络损伤者重在益气通络；脉络损伤者急则止血固络，血止后化瘀宁络。方药：气络损伤者恢复期可用益气通络方加减；脑络出血者急性期可合用安宫牛黄丸；血止后可用化瘀宁络方加减。

八、络虚不荣证

络虚不荣证是指络中气血阴阳不足而致络脉自身虚而不荣及脏腑百骸失其荣养，不能濡养脏腑、经络、组织的证。

（一）络气虚证

【临床表现】少气懒言，神疲乏力，头晕目眩，自汗，活动时诸症加剧，麻木、疼痛、感觉减退，伴心悸气短，咳声无力，腹满纳少，肢体困倦，健忘，舌淡苔白，脉虚弱无力或细涩。

【证的成因】多因先天不足真元之气亏虚，饮食失调后天之本不固，水谷之气生化乏源，或久病耗损，损伤正气等皆可使络气不足。

【证候分析】络中气虚不能布散于周身，温煦防御卫外功能不足，则见自汗恶风、畏寒肢冷之症。宗气不足则见声低气怯，甚则大气下陷。真元之气亏虚，脏腑之气不足则有相应见证，如心络气虚之心悸气短，动则加剧；肺络气虚之声低息微，咳声无力，动则更甚；脾胃络气不足之腹满纳少，肢体困倦，或胃脘隐隐作痛；肝络气虚之两胁隐痛，腹胀纳呆；脑络气虚之头晕耳鸣，思维迟钝。

【治法】益气养络。方药：人参、黄芪、白术、炙甘草加减。

（二）络血虚证

络血虚证是指由于先后天因素而致络血生成不足或消耗太过，以面白、舌淡、脉细等为主要表现的证。

【临床表现】面色萎黄或淡白无华，眼睑、口唇、爪甲淡白，伴眩晕、心悸、多梦、手足发麻，妇女月经量少，色淡，延期或经闭，舌淡苔白，脉细无力或细涩。

【证的成因】若先天禀赋不足，精不化血，或脾胃虚弱，生化乏源，或各种慢性出血，或久病不愈、思虑过度，暗耗阴血，或血瘀络中，新血不生，均可使络中血虚。

【证候分析】血液在脉络中弥漫渗灌于周身，发挥濡润荣养、津血互换、营养代谢功能。血虚渗灌乏源，其濡养功能不能正常发挥而现诸多表现，如血虚肌肤失养则面唇、爪甲、舌体皆呈淡白色，血虚脑髓失养，睛目失滋则头晕眼花，心失所养则心悸失眠等。

【治法】养血荣络。方药：当归身、白芍、川芎、熟地黄、阿胶加减。

（三）络阴虚证

络阴虚证是指由于络脉阴液亏损，失于滋养，导致虚热内生的证。

【临床表现】五心烦热，口燥咽干，午后颧红，盗汗，局部麻木、疼痛，肌肤干燥粗糙，伴心烦失眠、头痛眩晕、两目干涩或腰膝酸软等症，舌红少苔或无苔，脉细数。

【证的成因】久病耗损阴液或火热之邪灼伤阴液累及络脉。

【证候分析】络脉阴液亏虚，除可见全身性低热、盗汗等症状，还可因阴虚络道干涩，血运不利，脏腑组织失于濡养，出现局部麻木、疼痛、肌肤干燥粗糙等症。

【治法】滋阴润络。方药：熟地黄、天冬、龟甲、知母加减。

（四）络阳虚证

络阳虚证是指气虚日久损及络中阳气，表现为阳气功能不足的证。

【临床表现】面色㿠白，畏寒肢冷，少气懒言，喘咳身肿，便溏，局部麻木，青紫冷痛，舌质淡或暗，脉弱。若久病耗损阴液或火热之邪灼伤阴液累及络脉，可致络脉阴液亏虚，可见低热、盗汗、肢体麻木疼痛、肌肤干燥粗糙等症。

【证的成因】气虚及阳，或全身脏腑阳气不足功能减退影响及络脉，可致络中阳气虚损。

【证候分析】阳虚生寒，可有全身畏寒或局部皮温降低；阳化气，阳虚气化功能减退，络脉运行不畅则有疼痛、麻木、感觉减退，浅表处青紫或肢端苍白、冷痛、僵硬、肿胀等症。

【治法】温阳煦络。方药：人参、淫羊藿、肉桂、鹿角霜加减。

综上所述，各种致病因素伤及络脉均可导致络脉病变，由于致病因素不同和机体反应差异表现为络气郁滞、络脉瘀阻、络脉绌急、络脉瘀塞、络息成积、热毒滞络、络脉损伤、络虚不荣等不同病机变化，既反映了络脉自身由气到血发展的病变阶段，也包括了络脉病变基础上继发产生的病理改变。络病是广泛存在于内伤疑难杂病和外感重症中的病理状态，病理状态虽各有不同，但其病理机制的共同之处在于络脉输布渗灌气血的功能受到障碍，即"不通"是络脉病变的共性，不通的病因则有因虚、因实、因外邪、因内伤、因痰湿、因瘀血等之不同，不通的病变状况也各有差异，把握其病机共性有助于加深对络病实质的理解，审因论治，掌握不同病理机制的差异性则使辨证治疗更能切中病机。

【古代文献】

一、络脉瘀阻

《医学心悟·痹》：所谓热则流通，寒则凝塞，通则不痛，痛则不通也。

《临证指南医案·胁痛·汪氏案》：初为气结在经，久则血伤入络。

《三因极一病证方论·失血叙论》：夫血犹水也，水由地中行，百川皆理，则无壅决之虞。血之周流于人身荣经府俞，外不为四气所伤，内不为七情所郁，自然顺适，万一微爽节宣，必至壅闭。故血不得循经流注，荣养百脉，或泣或散，或下而亡反，或逆而上溢，乃有吐、衄、便、利、汗、痰诸证生焉。

《血证论·汗血》：瘀血化水，亦发水肿。

二、络脉绌急

《素问·举痛论》：寒气客于脉外则脉寒，脉寒则缩蜷，缩蜷则脉绌急，绌急则外引小络，故卒然而痛。

《临证指南医案·疝》：邪与气血两凝，结聚络脉。

《素问·举痛论》：寒气客于肠胃之间，膜原之下，血不得散，小络急引故痛。

《临证指南医案·中风》：偏枯在左，血虚不萦筋骨，内风袭络。

三、络脉瘀塞

《灵枢·厥病》：手足清至节，心痛甚，旦发夕死。

四、络息成积

《难经·五十六难》：肝之积，名曰肥气……心之积，名曰伏梁……脾之积，名曰痞气……肺之积，名曰息贲……肾之积，名曰贲豚。

《明医指掌·痞块》：痞块……或先有死血，继以食积、痰饮；或先有食积，继以死血、痰饮相裹而成者。

《血证论·瘀血》：瘀血在经络脏腑之间，则结为癥瘕。

《灵枢·百病始生》：积之始生，得寒乃生，厥乃成积也。

《金匮要略·中风历节病脉证并治》：诸肢节疼痛，身体魁羸，脚肿如脱，头眩短气，温温欲吐。

《仁斋直指》：癌者，上高下深，岩穴之状……毒根深藏。

五、热毒滞络

《素问·阴阳应象大论》：阳胜则热，阴胜则寒。

《温热经纬·叶香岩外感温热篇》：温邪上受，首先犯肺，逆传心包。

《临证指南医案·温热》：吸入温邪，鼻通肺络，逆传心包络中。

《灵枢·痈疽》：寒邪客于经脉之中则血泣，血泣则不通，不通则卫气归之，不得复反，故痈肿。

《温疫论》：夫温疫之为病，非风非寒，非暑非湿，乃天地间别有一种异气所感。

《世补斋医书》：欲明温热者，必与伤寒辨，而尤必先与温疫辨，与瘟疫辨者无他，盖即辨其传染与不传染耳。

六、络脉损伤

《素问·缪刺论》：人有所堕坠，恶血留内……先饮利药。

《素问·调经论》：血之与气并走于上，则为大厥，厥则暴死，气复反则生，不反则死。

《灵枢·百病始生》：卒然多食饮则肠满，起居不节、用力过度则络脉伤。阳络伤则血外溢，血外溢则衄血；阴络伤则血内溢，血内溢则后血。

七、络虚不荣

《临证指南医案·产后》：最虚之处，便是容邪之处。

《临证指南医案·腰腿足痛》：下焦空虚，脉络不宣，所谓络虚则痛是也。

《临证指南医案·胃脘痛》：久泄不止，营络亦伤，古谓络虚则痛也。

《金匮要略·血痹虚劳病脉证并治》：五劳虚极羸瘦……经络营卫气伤，内有干血，肌肤甲错，两目黯黑，缓中补虚，大黄䗪虫丸主之。

第十一章　六经辨证

六经辨证源于中医"四大经典"医著之一的《伤寒论》，是东汉末年伟大医学家张仲景在《素问·热论》六经分证理论的基础上，根据外感病的发生发展、证候特点和传变规律总结而创立出来的一种辨证方法。

六经辨证为中医临床辨证之首创。六经，既是辨证的纲领，又是论治选方的准则。其临床应用不仅限于外感时病，也可用于内伤杂病。

所谓六经，即指太阳、阳明、少阳、太阴、少阴、厥阴。每经又分手足二经，因而六经可总领十二经及其所属脏腑。六经辨证，就是以六经所系经络脏腑的生理功能和病理变化为基础，将外感病过程中所出现的各种证，综合归纳为太阳病证、阳明病证、少阳病证、太阴病证、少阴病证、厥阴病证六类。从病变部位、疾病性质、病势进退、邪正斗争、体质因素等多方面阐述疾病的发生、发展与变化，是对疾病演变过程中各个不同阶段的发病规律、病变特点和病变本质的概括。

六经病证是脏腑、经络病变的具体反映。三阳病证以六腑及阳经病变为基础；三阴病证以五脏及阴经病变为基础。故凡病位偏表在腑、正气不衰、邪正抗争激烈者，多为三阳病证；病位偏里在脏、正气不足、邪正交争于里者，多为三阴病证。

第一节　六经病证的分类

一、太阳病证

太阳病证指外感病初期所表现的证。由于太阳居六经之首，主一身之表，有"六经藩篱"之称，故外邪侵袭，太阳首当其冲，因此首先表现出太阳病证。

邪犯太阳，随其浅深而证有经腑之分。正邪抗争于肌表浅层所表现的证，为太阳经证；若太阳经证不愈，病邪循经入腑，乃成太阳腑证。

（一）太阳经证

太阳经证指六淫之邪侵袭人体肌表，正邪相争，营卫失和所表现的证候。太阳经证为外感病的初起阶段。

【临床表现】恶寒，头项强痛，脉浮。

【证的成因】由外感六淫之邪所致，尤以风寒之邪为多见。

【证候分析】外邪侵袭肌表，卫阳被郁，肌表失于温煦，故见恶寒；太阳经脉循行于头项背部，寒邪凝滞经脉，经气不利，故头项强痛；正邪抗争于表，脉气鼓动向外，故脉亦应之为浮。

【辨证要点】恶寒，头项强痛，脉浮。

"脉浮，头项强痛而恶寒"，是对太阳病脉证规律性的总结，为太阳病临床辨识提纲。不论病程长短，但见有此脉症，即可辨为太阳病。

由于感受病邪的不同和患者体质的差异，太阳经证又有太阳中风证与太阳伤寒证之分。

1. 太阳中风证　太阳中风证指以风邪侵袭太阳经脉，使卫强营弱所表现的证，临床又称外感表虚证。

【临床表现】发热，恶风，汗出，脉浮缓，或见鼻鸣、干呕。

【证的成因】风邪侵袭太阳经脉所致。

【证候分析】太阳主表，统摄营卫，风邪外袭，营卫失调，肌表失于温煦则恶风；风为阳邪，邪正交争于表则发热；风性开泄，卫外不固，腠理疏松，营阴不能内守则汗自出；汗出肌腠疏，营阴不足，脉道松弛，故脉浮缓；鼻鸣干呕，乃风邪袭表，表气不利，肺胃之气不和之象，非本证主症。

【辨证要点】发热，恶风，汗出，脉浮缓。

【治法】解肌祛风，调和营卫。主方桂枝汤。

2. 太阳伤寒证　太阳伤寒证指以寒邪侵袭太阳经脉，使卫阳被遏，营阴郁滞所表现的证，临床又称伤寒表实证。

【临床表现】恶寒发热，头项强痛，肢体疼痛，无汗而喘，脉浮紧。

【证的成因】寒邪侵袭太阳经脉所致。

【证候分析】外感寒邪，束于肌表，卫阳被郁，温煦失职，故见恶寒；邪正交争，卫阳奋起抗邪，故见发热；寒凝收引，营阴郁滞，太阳经气不利，故见头项、肢体骨节疼痛；寒束于表，腠理闭塞，邪闭于外，肺气不利，故见无汗而喘；正气欲驱邪于外而寒邪紧束于表，故脉浮紧。

【辨证要点】恶寒发热，无汗而喘，周身疼痛，脉浮紧。

【治法】辛温发汗。主方麻黄汤。

（二）太阳腑证

太阳腑证指太阳经证不解，病邪循经内传太阳之腑所表现的证。因其病位、病机和证候表现不同，临床又分为太阳蓄水证和太阳蓄血证。

1. 太阳蓄水证　太阳蓄水证指太阳经证不解，邪气内传足太阳膀胱腑，邪与水结，膀胱气化失司，水液停蓄所表现的证。

【临床表现】发热，恶寒，小腹胀满，小便不利，烦渴，或水入则吐，脉浮或浮数。

【证的成因】多由太阳经证不解，邪气内传足太阳膀胱腑所致。

【证候分析】太阳经证未解，故恶寒、发热、脉浮或脉浮数等表证仍在。邪气内传入腑，与水内结于膀胱，膀胱气化不利，水液内停，故小腹胀满，小便不利；邪与水结，气不化津，津不上承，故见心烦口渴；若饮停较重，水邪上逆，随入随吐，即可见水入即吐的"水逆证"。

【辨证要点】小腹胀满、小便不利，发热，烦渴，水入即吐。

【治法】化气利水，外散风寒。主方五苓散。

2. 太阳蓄血证 太阳蓄血证指太阳经证未解，邪热内传，邪热与瘀血互结于少腹所表现的证。

【临床表现】少腹急结或硬满，小便自利，如狂或发狂，善忘，大便色黑如漆，脉沉涩或沉结。

【证的成因】太阳经证未解，邪热内传，与瘀热互结。

【证候分析】太阳经证失治，邪热循经内传，与血搏结，瘀热阻于下焦少腹，故致少腹急结、硬满胀痛；邪在血分，膀胱气化如常，故小便自利；瘀热互结，上扰心神，轻则如狂、善忘，重则发狂；瘀热下行，随大便而出，故见大便色黑似漆；脉沉涩或沉结乃瘀热内阻，脉道不畅所致。

【辨证要点】少腹急结，小便自利，便黑。

【治法】活血化瘀，通下瘀热。主方桃核承气汤。

【鉴别诊断】太阳蓄水与蓄血二证，均由太阳病经邪不解内传于腑所致，但有传入气分和血分之不同。蓄水者为膀胱气化受阻，水液内停；蓄血者为经热入里，与瘀血互结于下焦血分。前者小便不利而烦渴，后者小便自利而少腹急结，此乃两证主要区别所在。

二、阳明病证

阳明病证指外感病发展过程中，病邪内传阳明而致，多系阳热亢盛，胃肠燥热所表现的证。其特点是阳热炽盛，属里实热证，为邪正斗争的极盛阶段。故将其病机概括为"胃家实"。"胃家"统括胃肠，"实"指邪气盛。

由于其邪热内实的病机不同，临床又分为阳明经证和阳明腑证。

（一）阳明经证

阳明经证指邪热亢盛，充斥阳明之经，弥漫于全身，而肠中糟粕尚未结成燥屎所表现的证。

【临床表现】身大热，不恶寒反恶热，汗出，口渴引饮，或心烦躁扰，气粗似喘，面赤，苔黄燥，脉洪大。

【证的成因】多因邪热亢盛，充斥阳明经所致。

【证候分析】邪入阳明，化燥化热，正邪交争，充斥阳明经，弥漫于全身，故周身大热，不恶寒反恶热；邪热炽盛，热迫津液外泄，故汗出；热灼津伤，且汗出复伤津液，故口渴引饮；邪热蒸腾，扰动心神，心神不宁，故见面赤心烦；热迫于肺，呼吸不利，故气粗似喘；热盛津亏，故舌苔黄燥；热壅脉道，气血涌盛，故脉洪大有力。

【辨证要点】壮热、汗出、口渴、脉洪大。

【治法】清热生津。主方白虎汤。

（二）阳明腑证

阳明腑证指邪热内炽阳明之腑，并与肠中糟粕相搏，燥屎内结，肠腑不通所表现的证。

【临床表现】日晡潮热，手足濈然汗出，脐腹胀满硬痛而拒按，大便秘结不通，甚则谵语、狂乱、不得眠，舌苔黄厚干燥，或起芒刺，甚至苔焦黑燥裂，脉沉迟而实，或滑数。

【证的成因】多因阳明经证大热汗多，或误用汗法，使津液外泄，以致热邪与肠中燥屎互结，腑气不通而成。

【证候分析】阳明经气旺于日晡，实热弥漫于经，邪正相争更剧，故潮热日晡尤甚；四肢禀气于阳明，热蒸津泄，故手足濈然汗出；邪热与糟粕互结肠中，腑气闭阻不通，故脐腹胀满硬痛而拒按，大便秘结；邪热炽盛，上扰心神，轻则不得眠，重则见谵语，甚至狂乱不宁；邪热内结而津液被劫，故舌苔黄厚干燥，边尖起刺，甚则焦黑燥裂；邪热与燥屎内结于肠，脉道壅滞，故见脉沉迟而实，若邪热迫急，结而不甚，亦可见脉滑数。

【辨证要点】潮热汗出，腹满硬痛，大便秘结，苔黄燥，脉沉实。

【治法】峻下燥结。主方大承气汤。

【鉴别诊断】阳明经证和阳明腑证均为里实热证，但邪入阳明，弥漫全身，往往先出现阳明经证。邪热持续亢盛，消烁津液，继而导致肠燥便结，最终形成阳明腑证，故阳明腑证的病情较阳明经证为重。

三、少阳病证

少阳病证指邪犯少阳，正邪分争，枢机不利，胆火内郁，经气不畅所表现的证。其病理特点为少阳胆气不疏、胆火上炎、经气郁结，故其辨证提纲概括为"口苦，咽干，目眩也"。

【临床表现】寒热往来，口苦，咽干，目眩，胸胁苦满，默默不欲饮食，心烦喜呕，脉弦。

【证的成因】多系太阳经证不解，邪传少阳，或厥阴病转出少阳，或外邪直入少阳，胆气被郁，正邪分争而成。

【证候分析】少阳阳气较弱，邪正分争，正胜则发热，邪胜则恶寒，邪正互有胜负，故见寒热往来；少阳受病，邪热熏蒸，胆热上泛必致口苦，津为热灼则咽干，少阳风火上逆，所以目为之眩；少阳之脉布于胁肋，邪郁少阳，经气不利，故胸胁苦满；胆热木郁，横犯胃腑，胃气上逆，故默默不欲食，甚或时时欲呕；胆热上逆，内扰心神，故心中烦扰；胆气被郁，脉气紧张，是以脉弦。

【辨证要点】寒热往来，口苦，咽干，目眩。

对于少阳病证所表现的证候，不必一一求齐，临证只要见到能够反映少阳病机的证候即可诊断，正是"有柴胡证，但见一证便是，不必悉具"。

【治法】和解少阳，条达枢机。主方小柴胡汤。

四、太阴病证

太阴病证指脾阳虚弱，邪从寒化，寒湿内生所表现的证。脾属太阴，为三阴之屏障，病邪内入三阴，太阴首当其冲，故太阴病证为三阴病证之初始期阶段，以脾虚寒湿为病变特点。故其辨证提纲概括为"腹满而吐，食不下，自利益甚，时腹自痛"。

【临床表现】腹满而吐，食不下，口不渴，自利，时腹自痛，四肢欠温，脉沉缓而弱。

【证的成因】多由三阳病失治、误治，损伤脾阳，邪传太阴，或脾阳素虚，风寒之邪直中太阴而成。

【证候分析】太阴脾土主湿，中焦虚寒则脾失健运，寒湿内生，气机郁滞，故腹部胀满，腹痛时发；脾虚失运，寒湿中阻，胃失和降，故腹满而吐，食不下；脾阳失于温煦运化，寒湿内停，故口不渴；寒湿下注，水走肠间，故自利；脾主四肢，中阳内虚，温煦失职，故四肢欠温；脾虚气弱，寒湿内阻脉道，故脉沉缓而弱。

【辨证要点】腹满而吐，食不下，自利，腹痛，口不渴与虚寒症状共见。

【鉴别诊断】太阴与阳明同居中焦，互为表里，生理上相互为用，病理上相互影响，两经病证在一定的条件下常易相互转化。阳明病证苦寒清下太过，损伤脾阳，易转为太阴病证；而太阴病证滥用温燥，或寒湿郁久化热，亦可转为阳明病证。故有"实则阳明（热），虚则太阴（寒）"之说，辨证须时时注意病情虚实寒热的转化。

【治法】温中散寒，健脾补气。主方理中汤（丸）。

五、少阴病证

少阴病证指伤寒六经病变的后期阶段出现心肾亏虚，全身性阴阳衰惫所表现的证。少阴经属心肾，为水火之脏，人身之根本。病至少阴，病情多危重。故其辨证提纲概括为"脉微细，但欲寐也"。

少阴兼水火二气，由于人体阴阳有偏盛偏衰的不同，故邪入少阴，既可从阴化寒，也可从阳化热。病邪从阴化寒则为少阴寒化证，从阳化热则为少阴热化证。

（一）少阴寒化证

少阴寒化证指病邪深入少阴，心肾阳气虚衰，从阴化寒，阴寒独盛所表现的虚寒证。

【临床表现】无热恶寒，但欲寐，四肢厥冷，小便清长，下利清谷，呕不能食，或食入即吐，脉微细甚或欲绝，或见身热反不恶寒，甚则面赤。

【证的成因】多由素体阳弱，病邪直中少阴；或他经病久渐入少阴，损伤心肾之阳，阳虚阴盛而成。

【证候分析】少阴阳气衰微，阴寒独盛，失于温养，故无热恶寒；心肾阳气衰微，神失所养，故见但欲寐，呈衰惫之态；四肢为诸阳之本，阳衰失于温运，故四肢厥冷；下焦虚寒，寒水不消，故小便清长；肾阳虚衰，火不暖土，脾胃纳运升降失调，故下利清谷，呕不能食，或食入即吐；若阴寒盛极，格阳于外，虚阳外浮，则表现出身热反不恶寒，或面红如妆，此乃病情危重，有阴阳离决之势的假热之象；心肾阳衰，无力鼓动血行，故脉微细，甚则欲绝。

【辨证要点】无热恶寒，肢厥，小便清长，下利清谷，脉微细与虚寒症状共见。

【治法】回阳救逆。主方四逆汤。

（二）少阴热化证

少阴热化证指病邪深入少阴，心肾阴虚，从阳化热，虚火内炽所表现的虚热证。

【临床表现】心烦不得眠，口燥咽干，或咽痛，舌尖红少苔，脉细数。

【证的成因】因热邪不解，耗伤真阴，或素体阴虚火旺，邪入少阴从阳化热，热灼真阴所致。

【证候分析】邪入少阴，从阳化热，灼耗真阴，不能上承，故口燥咽干；心肾不交，水火失济，水亏则不能上济于心，心火独亢，心神不宁，故心烦不得眠；阴不制阳，虚火循肾经上攻咽喉，故咽痛；少阴心肾阴虚，虚火内炽，故见舌尖红少津、脉细数等虚热之象。

【辨证要点】心烦失眠，口燥咽干，舌尖红，脉细数与虚热症状共见。

【治法】滋阴清热，交通心肾。主方黄连阿胶汤。

六、厥阴病证

厥阴病证指疾病发展传变的后期阶段，邪犯厥阴，阴阳对峙、寒热交错、厥热胜复所表现的证。其病理特点为木郁克土，上热下寒，寒热错杂。故其辨证提纲概括为"消渴，气上撞心，心中疼热，饥而不欲食，食则吐蛔，下之利不止"。

厥阴经系阴经之尽、阳经之始，阴中有阳，故其生理乃循阴尽阳生之机，主司阴阳之气的交接。病至厥阴，势必干扰阴阳出入和交接之机，产生阴阳逆乱、变化多端的病变。

【临床表现】消渴，气上撞心，心中疼热，饥而不欲食，食则吐蛔。

【证的成因】多由传经而来，或病邪直中，或治疗不当，邪气内陷所致。

【证候分析】此处所述为上热下寒的症状。上热，为胃中有热，表现为消渴，气上撞心，心中疼热；下寒，为肠中有寒，表现为饥而不欲食，食则吐蛔；邪入厥阴，阴阳交争，寒热错杂，阳热趋上，灼劫阴津，故见消渴不止；肝热上逆，上冲胃脘，则自觉气上撞心，心中疼热；阴寒趋下，脾失健运，更因肝木之乘，胃失和降，中焦气机逆乱，故见饥而不欲食，强食则吐；上寒下热，蛔虫不安，则可随呕吐而出。

【辨证要点】消渴，气上撞心，心中疼热，饥而不欲食。

【治法】清上温下，安蛔止痛。主方乌梅丸。

第二节　六经病证的传变

六经病证循着一定的趋向发展，在一定的条件下发生转变，谓之传变。传，是病情按一般规律发展，由一经传到另一经。变，是病情不按一般规律发展。因传中有变，变中有传，故常并称传变。

传变的基本规律：由表及里，由浅入深，由轻而重，由实转虚；反之则由里出表，由虚转实。

一、影响六经传变的因素

六经病证是否传变，以及如何传变，取决于正气的强弱、感邪的轻重、治疗是否得当及患者的体质差异等因素。病证传变之辨，当以临证脉症为凭据，不可拘泥于计日传经之论。

二、六经病证的传变类型

六经病证依据脏腑、经络的相互联系而传变，表现为传经、直中、合病、并病四种方式。

（一）传经

病邪从外侵入，由表及里，或正气来复，由里出表，由某一经病证转变为另一经病证，称为传经。传经的方式有以下三种。

1. 循经传　循经传指按伤寒六经的顺序相传。如太阳病不愈，传入阳明，阳明不愈，传入少阳，三阳不愈，传入三阴，首传太阴，次传少阴，终传厥阴，即太阳→阳明→少阳→太阴→少阴→厥阴。

2. 越经传　越经传指不按循经传次序，隔一经甚或隔两经相传。如太阳病不愈，不传阳明，而直传少阳，或直传太阴。越经传多由病邪亢盛，正气不足所致。

3. 表里传　表里传指六经中互为表里的阴阳两经相传。如太阳膀胱经传入少阴肾经，阳明胃经传入太阴脾经，少阳胆经传入厥阴肝经等。表里相传之中，从阳经传入阴经者，多为邪盛正虚，由实转虚，病情加重之恶兆；从阴经传出阳经者，则为正能胜邪，病情向愈之佳兆。

（二）直中

凡外感病邪不从阳经传入，而直接侵袭阴经者，称为直中。其特点是一发病就表现出三阴经的证候。直中多发于正气先虚，又复感重邪之人。一般而言，直中太阴者病尚浅，直中少阴、厥阴者病较深。

（三）合病

凡疾病发病之初，两经或三经的病证同时出现，称为合病。《伤寒论》中有"太阳阳明合病""太阳少阳合病"和"三阳合病"等。三阴经有合病之实，却无合病之名。在合病中，往往某一经偏盛，其症状较为突出，临床应注意观察分析。

（四）并病

疾病凡一经病证未罢，又出现另一经病证，两经病证合并出现，称为并病。《伤寒论》中有"太阳阳明并病""太阳少阳并病"等，先出现太阳病证，而后出现阳明或少阳病证。一般并病者两经症状可以明显区分，出现的次序有先后不同。

【古代文献】

《素问·热论》：伤寒一日，巨阳受之，故头项痛，腰脊强。二日阳明受之，阳明主肉，其脉挟鼻络于目，故身热目疼而鼻干，不得卧也。三日少阳受之，少阳主胆，其脉循胁络于耳，故胸胁痛而耳聋。三阳经络皆受其病，而未入于脏者，故可汗而已。四日太阴受之，太阴脉布胃中，络于嗌，故腹满而嗌干。五日少阴受之，少阴脉贯肾，络于肺，系舌本，故口燥舌干而渴。六日厥阴受之，厥阴脉循阴器而络于肝，故烦满而囊缩。

《伤寒论》：

太阳之为病，脉浮，头项强痛而恶寒。（1）

太阳病，发热，汗出，恶风，脉缓者，名为中风。（2）

太阳病，或已发热，或未发热，必恶寒，体痛，呕逆，脉阴阳俱紧者，名为伤寒。（3）

太阳病，发热而渴，不恶寒者，为温病。若发汗已，身灼热者，名风温。（6）

伤寒一日，太阳受之，脉若静者，为不传；颇欲呕，若躁烦，脉数急者，为传也。（4）

中风发热，六七日不解而烦，有表里证，渴欲饮水，水入即吐者，名曰水逆。（74）

阳明之为病，胃家实是也。（180）

问曰：何缘得阳明病？答曰：太阳病，若发汗，若下，若利小便，此亡津液，胃中干燥，因转属阳明。不更衣，内实，大便难者，此名阳明也。（181）

问曰：阳明病，外证云何？答曰：身热，汗自出，不恶寒，反恶热也。（182）

本太阳，初得病时，发其汗，汗先出不彻，因转属阳明也。伤寒发热，无汗，呕不能食，而反汗出濈濈然者，是转属阳明也。（185）

少阳之为病，口苦，咽干，目眩也。（263）

少阳中风，两耳无所闻，目赤，胸中满而烦者，不可吐下，吐下则悸而惊。（264）

伤寒五六日，中风，往来寒热，胸胁苦满，默默不欲饮食，心烦喜呕，或胸中烦而不呕，或渴，或腹中痛，或胁下痞硬，或心下悸，小便不利，或不渴，或咳者，小柴胡汤主之。（96）

伤寒，脉弦细，头痛发热者，属少阳。少阳不可发汗，发汗则谵语，此属胃，胃和则愈，胃不和，烦而悸。（265）

本太阳病不解，转入少阳者，胁下硬满，干呕不能食，往来寒热，尚未吐下，脉沉紧者，与小柴胡汤。（266）

太阴之为病，腹满而吐，食不下，自利益甚，时腹自痛，若下之，必胸下结硬。（273）

自利不渴者，属太阴，以其脏有寒故也，当温之，宜服四逆辈。（277）

伤寒，脉浮而缓，手足自温者，系在太阴，太阴当发身黄；若小便自利者，不能发黄；至七八日，虽暴烦下利，日十余行，必自止，以脾家实，腐秽当去故也。（278）

太阴为病，脉弱，其人续自便利，设当行大黄、芍药者，宜减之，以其人胃气弱易动故也。（280）

少阴之为病，脉微细，但欲寐也。（281）

少阴病，欲吐不吐，心烦，但欲寐，五六日自利而渴者，属少阴也，虚故引水自救，若小便色白者，少阴病形悉具。小便白者，以下焦虚，有寒，不能制水，故令色白也。（282）

病人脉阴阳俱紧，反汗出者，亡阳也，此属少阴。法当咽痛而复吐利。（283）

少阴病，八九日，一身手足尽热者，以热在膀胱，必便血也。（293）

少阴病，恶寒，身蜷而利，手足逆冷者，不治。（295）

厥阴之为病，消渴，气上撞心，心中疼热，饥而不欲食，食则吐蛔。下之利不止。（326）

凡厥者，阴阳气不相顺接，便为厥。厥者，手足逆冷者是也。（337）

《伤寒百问歌·伤寒解惑论》：且冬言伤寒，春曰温病，夏曰热病，通而言之为伤寒也。班固有言曰：有病不治得中医。且伤寒传六经，一日足太阳膀胱之经，二日足阳明胃之经，三日足少阳胆之经，四日足太阴脾之经，五日足少阴肾之经，六日足厥阴肝之经。

《三因极一病证方论·伤寒证治》：足太阳膀胱经伤寒，头项强，腰脊痛，无汗，恶寒。其经络流注去处，与伤风同，但脉浮洪紧数为异耳。惟足太阳寒水，为诸阳主气，故寒先伤之。

足阳明胃经伤寒，身热目痛而鼻干，不得卧，不恶寒，腹满，咽干口燥而渴。其脉流注，与伤风同。以阳明主肉，故次传之。

足少阳胆经伤寒，胸胁痛，耳聋，口苦咽干，往来寒热，目眩干呕。其脉流注，与伤风同。以少阳主胆，属半表半里，故三传之。

足太阴脾经伤寒，手足温，自利不渴，腹满时痛，咽干。其脉流注，与伤风同。

足少阴肾经伤寒，口燥舌干而渴，背恶寒，反发热倦怠。其脉流注，与伤风同。

足厥阴肝经伤寒，烦满，发热恶寒，往来如疟，或囊缩，小腹急痛。其脉流注，与伤风同。

《伤寒指掌·六经本病》：伤寒非必始太阳而终厥阴，亦非一经止病一日，亦非一经独病相传。大抵今之伤寒，无不兼经而病，即古人所称合病、并病之症。后学不解此旨，而欲拘拘于六经传次，印证今病，宜无一症合其式矣。

《医效秘传·要书说》：伤寒之病，不外六经，欲明六经，当知其要。要者何？定其名，分其经，审其证，察其脉，识阴阳，明表里，度虚实，知标本者是也。定其名者，是定其正伤寒，或感冒与风温、温毒之类也；分其经者，是分其阳经、阴经、直中之类；审其症者，是审其阳症、阴症、表症、里症、虚症、实症、寒症、热症之原；察其脉者，是察其有力、无力及浮、沉、迟、数、弦、滑之类也；识阴阳者，谓识其阳病、阴病、阳虚、阴虚之候；明表里者，是明其在表、在里，或在半表半里之间；度虚实者，是度其表虚、里虚、表实、里实之病耳；知标本者，欲知其一经之中，而有标病、本病之类也。诚能若是，可谓知其要矣。既知其要，则仲景三百九十七法，一百一十三方，不出握中矣。

《伤寒论浅注》：六经之为病，仲景各有提纲。太阳以脉浮、头痛、项强、恶寒八字提纲；阳明以胃家实三字提纲；少阳以口苦、咽干、目眩六字提纲。太阴以腹满而吐，食不下，自利益甚，时腹自痛，若下之必心下结硬二十三字提纲；少阴以脉微细，但欲寐六字提纲；厥阴以消渴，气上冲心，心中疼热，饥而不欲食，食则吐蛔，下之利不止二十四字提纲。以提纲为主，参以论中兼见之症，斯无遁情矣。

《医学心悟·合病并病》：合并病者，伤寒传经之别名也。或两经同病，或三经同病，名曰合病；若一经病未已，复连及一经，名曰并病。伤寒书云：三阳有合病，有并病，三阴无合病，无并病。果尔则太阴必不与少阴同病乎？少阴必不与厥阴同病乎？且太阴病未瘥，必不至并于少阴，少阴病未瘥，必不至并于厥阴乎？若然，则三阴之证，何以相兼而并见乎？又何以三阳三阴之邪，互相交错而为病乎？是知合病、并病，有合于阳者，即有合于阴者；有并于阳者，即有并于阴者。

治法不论三阳、三阴，凡两经合病，则用两经药同治之，三经合病，则用三经药同治之。若一经病未瘥，复并一经，则相其先后、缓急、轻重而药之，斯无弊耳。然则合、并病者，岂非伤寒传经之别名欤！

一、太阳病证

《伤寒论条辨》：太阳膀胱经乃六经之首，主皮肤而统营卫，所以为受病之始。

《注解伤寒论·辨太阳病脉证并治法上》：风，阳也。寒，阴也。风则伤卫，发热，汗出，恶风者，卫中风……以卫为阳，卫外者也，病则不能卫固其外，而皮腠疏，故汗出而恶风也。

《伤寒论辑义·辨太阳病脉证并治上》：缓者，紧之对称，非迟缓之谓也。风为阳邪，非劲急之性，故其脉缓也。

《伤寒明理论·卷上·恶风》：恶风，则比之恶寒而轻也。恶寒者，啬啬然憎寒也，虽不当风而自然寒矣。恶风者，谓常居密室之中、帷帐之内，则舒缓而无所谓也。一或用扇，一或当风，淅淅然而恶者，此为恶风者也。

二、阳明病证

《伤寒论新义》：胃家实之实字，约有二义。食物积滞而实者，实也。表邪传里而实者，亦实也。食滞而实者，是为承气汤证；热入而实者，是为白虎汤证。故承气、白虎，均为阳明病正治之方也。

《医宗金鉴·订正仲景全书伤寒论注》：阳明病有外证，有内证。潮热，自汗，不大便，内证也；身热，汗自出，不恶寒，反恶热，外证也。

《伤寒论类方·五苓散类》：胃中干而欲饮，此无水也，与水则愈。小便不利而欲饮，此蓄水也，利水则愈。

《注解伤寒论》：太阳，膀胱经也。太阳经邪热不解，随经入腑，为热结膀胱，其人如狂者，为未至于狂，但不宁尔。

三、少阳病证

《伤寒论浅注》：少阳者，一阳也。少阳之为病奈何？《内经》云：少阳之上，相火主之，若从火化，火胜则干，故口苦、咽干。又云：少阳为甲木，风虚动眩，皆属于木，故目眩也。少阳气化之为病如此。

《伤寒论注·少阳脉证》：少阳居半表半里之位，仲景特揭口苦、咽干、目眩为提纲，奇而至当也。盖口、咽、目三者，不可谓之表，又不可谓之里，是表之入里，里之出表处，所谓半表半里也。

四、太阴病证

《注解伤寒论·辨太阴病脉证并治法》：太阴为病，阳邪传里也。太阴之脉，布胃中，邪气壅而为腹满。上不得降者，呕吐而食不下。下不得上者，自利益甚，时腹自痛。

《伤寒准绳》：病自阳经发者，为外感风寒，邪从表入，故太阳先受之也。病自阴经起者，为内伤生冷，饮食过多，故从太阴入也。夫太阴者脾也，以饮食生冷则伤脾，故腹满而吐、食不下、自利不渴、手足自温等证也。

《伤寒论辑义·辨太阴病脉证并治》：凡自利者，不因攻下而自泻利。

五、少阴病证

《医宗金鉴·辨少阴病脉证并治全篇》：少阴肾经，阴盛之脏也。少阴受邪，则阳气微，故脉微细也。卫气行阳则寤，行阴则寐，少阴受邪，则阴盛行阴者多，故但欲寐。

《活人书·少阴经脉证治》：病人尺寸脉俱沉细，但欲寐者，少阴证也，急作四逆汤复其阳，不可缓也。

《伤寒论浅注补正》：微是肾之精气虚，细是心之血虚，脉管是血之道路，血少则脉细，微属气分，气旺则鼓动而不微。

六、厥阴病证

《伤寒贯珠集·厥阴篇》：伤寒之病，邪愈深者，其热愈甚，厥阴为阴之尽，而风木之气，又足以生阳火而铄阴津，津虚火实，脏燥无液，求救于水，则为消渴。消渴者，水入不足以制热，而反为热所消也。气上冲心，心中疼热者，火生于木，肝气通心也。饥而不欲食者，木喜攻土，胃虚求食，而邪热复不能消谷也。食入即吐蛔者，蛔无食而动．闻食臭而出也。下之利不止者，胃家重伤而邪热下注也。此厥阴在脏之的证，病从阳经传入者也。

七、六经病证传变

　　《医学心悟·伤寒纲领》：凡看伤寒，以传经直中四字为纲领。传经者，由太阳传阳明，由阳明传少阳，由少阳传太阴，由太阴传少阴，由少阴传厥阴。此名循经传也。亦有越经传者，如寒邪初客太阳，有不传阳明而径传少阳者，有不传阳明经而径入阳明腑者。亦有由阳明不传少阳而径入本腑者，亦有少阳不传三阴而径入胃腑者，亦有传一二经而止者，亦有始终只在一经者。虽所传各各不同，其为传经则一也。若夫直中者，谓不由阳经传入而径中三阴者也。中太阴，则病浅。中少阴，则病深。中厥阴，则愈深矣。

　　《景岳全书·论今时皆合病并病》：夫所谓合病者，乃二阳、三阳同病，病之相合者也。并病者，如太阳先病不解，又并入阳明、少阳之类也。

第十二章　卫气营血辨证

一、卫气营血辨证的主要内容

卫气营血辨证，是清代医家叶桂（天士）在其所著《温热论》中创立的一种论治外感温热病的辨证方法。温热病是一类由外感温热病邪所引起的热象偏重，并具有一定的季节性和传染性的外感疾病。叶天士根据《黄帝内经》中关于"卫""气""营""血"的分布与生理功能不同的论述，将外感温热病发展过程中所反映的不同阶段，分为卫分证、气分证、营分证、血分证四类，用以阐明温热病变发展过程中，病位的浅深、病情的轻重和传变的规律，并指导临床治疗。

二、卫气营血辨证的发展概要

卫气营血辨证是温病学基本理论的核心内容。有关卫气营血辨证的创立，历代众多医家的论述发挥功不可没。《黄帝内经》为卫气营血辨证的产生奠定了基础。如《灵枢·营卫生会》认为："其清者为营，浊者为卫，营在脉中，卫在脉外。"《灵枢·本脏》曰："卫气者，所以温分肉，充皮肤，肥腠理，司开阖者也。"《素问·痹论》指出："荣者，水谷之精气也，和调于五脏，洒陈于六腑，乃能入于脉也。"《灵枢·邪客》曰："营气者，泌其津液，注之于脉，化以为血，以荣四末，内注五脏六腑。"《难经·三十难》曰："其清者为荣，浊者为卫，荣行脉中，卫行脉外。"

汉代张仲景在《伤寒杂病论》中也记载了卫气营血的相关内容。隋代巢元方对温病血证的病机做了深刻的分析。唐代孙思邈记载了四时温病诸方，立清热解毒和凉血解毒法，为温病治气和治血开治疗的先河。罗天益的《卫生宝鉴》已从邪热在气在血的不同方面进行遣方用药，具体提到了外感病的气分热、血分热而分别用白虎汤和桃红承气汤治疗。吴又可在《温疫论》提出："邪之伤人也，始而伤气，继而伤血，继而伤肉，继而伤筋，继而伤骨。""热到膀胱，小便赤色。邪到膀胱，干于气分，小便胶浊；干于血分，溺血蓄血……"同时他强调："凡疫邪留于气分，解以战汗，留于血分，解以发斑。"

叶天士则在这些认识的基础上，在六经辨证的启迪下，汲取前人成就，并结合长期的临床经验，进而明确提出了卫气营血辨证。叶天士以"温邪上受，首先犯肺，逆传心包"十二字为纲领，概括了外感温邪的侵入途径和深入之后的变化，并用卫分、气分、营分、血分四个由浅而深的层次来概括温邪在人体内的传变过程。四个层次的传变次序是"卫之后方言气，营之后方言血"，病邪由表入里是以卫气营血为层次而逐渐深入的。它弥补了六经辨证的不足，完善并丰富了中医对外感病的辨证方法和内容。

三、卫气营血辨证的治疗原则

叶天士提出温病治疗原则是："在卫汗之可也，到气才可清气，入营犹可透热转气，入血直须凉血散血。"此乃温热病邪侵犯人体不同层次的治疗大法。邪在卫分，法当汗解，驱邪外出；邪在气分，法宜清热生津，既不能汗解，又忌用营血分药，不致引邪入阴；至于热入营分，用清营透热法，以转出气分为顺；若邪在血分，宜用凉血散血。

卫气营血辨证的传变并非固定不变，由于受邪性质及患体差异，临床上也有病始于气分或营分，或可由卫分不经气分而直入营分者等。因此，卫气营血辨证必须根据疾病的不同情况，具体分析，灵活应用。

第一节　卫气营血病证的分类

卫气营血病证，代表着温热病浅深、轻重不同的四个病理阶段。温热病邪从口鼻而入，首先犯肺，由卫及气，由气入营，由营入血，病邪步步深入，病情逐渐深重。卫气营血表里层次差别，可引申说明温病病变层次、阶段及病情轻重程度。

卫分证主表，邪在肺、皮毛，属初期表证，出现恶寒发热症状；气分证主里，病在胸、膈、胃、肠、胆等脏腑，已属里热，热盛伤津，高热不恶寒，为邪正剧烈相争；营分证则邪入心营，病在心与包络，热灼营阴，扰神窜络，可能出现斑疹隐隐，心神不安，病情深重；血分证为邪热深入心、肝、肾，血热亢盛、耗血动血，瘀热内阻，而出现斑疹显露，或吐血、衄血、尿血、便血等出血症状，扰乱心神而出现身热烦躁、神昏谵语等症状，为病变的后期。

一、卫分证

卫分证，指温热病邪侵袭肌表，卫气失常，肺气失宣所表现的证，常见于外感热病初期的表证阶段。温邪从口鼻而入，首先侵犯肺卫，其基本病机变化，一是温邪对机体的作用，即卫受邪郁，肺气失宣；二是正气抗邪，邪正相争。上述两方面病机变化产生一系列卫分表证，即温邪所至，卫外失司，出现恶寒；卫气受遏，不得泄越，与邪抗争，则见发热；卫阳为温邪郁遏，故虽有恶寒，但较短暂甚或轻微，而以发热为主；卫气被遏，腠理开合失司，则无汗或少汗。肺卫相通，卫气受遏则肺气失宣，或肺受邪乘，而卫亦受郁，二者相互影响，相互为病，只是有偏于卫或偏于肺之不同。肺气失宣，则咳嗽。邪热上扰清空则头痛。热邪伤津则口渴。此外，尚可见到舌苔薄白、舌边尖红赤、脉浮数等肺卫表证。

因肺主气属卫，外合皮毛，故卫分证常伴有肺经病变的证候。故临床上可见卫分证的主要症状有发热、微恶风寒、头痛、无汗或少汗、咳嗽、口微渴、苔薄白、脉微数等，治以辛凉解表法。由于季节关系，所受病邪性质不一，具体辨证有以下五种。

（一）风温卫分证

风温卫分证是指初春之季，感受风温之邪，出现营卫失和，邪袭肺卫的表热证。

【临床表现】发热，微恶风寒，咽喉痒痛，咳嗽，无汗或少汗，恶风，苔薄白，脉微数等。

【证的成因】多因直接感受风热病邪，致卫气失常，肺卫不利。

【证候分析】本证多见于冬春两季，因春季风气当令，气候温暖多风，若人体正气不足，抗病能力减弱，易感邪为病；冬季虽寒气当令，若气候反常，应寒反温，也可感受非时风温之邪而发病。《温热经纬·叶香岩三时伏气外感篇》云："风温者，春月受风，其气已温。"又吴坤安《伤寒指掌》中说："凡天时晴燥，温风过暖，感其气者，即是风温之邪。"均指明了本病的好发季节。外感风温病邪，多从口鼻、肌肤而入，故病变初期见肺卫表证。邪袭肌表，卫气被郁，不得泄越则发热；卫阳被遏，卫气壅闭，肌肤失其温养故恶寒；温为阳邪，所以发热重而恶寒轻；卫气被郁则肺气不利，故咳嗽，甚或胸闷胸痛；咽喉为肺之门户，温热袭肺，则咽喉痒痛；苔薄白、脉浮数为风温之邪在表之征。

【辨证要点】但咳，身不甚热，微渴。

【治法】疏风清热。主方桑菊饮。

（二）温热卫分证

温热卫分证是指春末夏初感受温热之邪，与人体卫气相搏出现的表热证。

【临床表现】发热，微恶风寒，口干微渴，咳嗽，或咽喉肿痛，或头痛，舌边尖红，苔薄黄，脉浮数等。

【证的成因】多因春末夏初感受温热之邪，卫气与之相搏而见。

【证候分析】外感温热之邪，卫气奋而相争，故发热。温热之邪病属阳，故微恶风寒；病邪从口鼻而入，热伤津液，故口干微渴；卫气被郁则肺气不利，故咳嗽；咽喉为肺之门户，温热袭肺，则咽喉肿痛；温热之邪上扰清窍，故头痛；舌边尖红，苔薄黄，脉浮数为温热之邪在表之征。

【辨证要点】发热，微恶风寒，口干微渴，咽喉疼痛，苔薄黄，脉浮数。

【治法】辛凉解表。主方银翘散。

（三）暑湿卫分证

暑湿卫分证是指感受暑湿邪气，充斥卫气，里热亢盛，气津两伤及湿蕴于内所表现的证，常见于伤暑等。

【临床表现】发热恶寒，无汗，头昏，身重倦怠，烦渴，胸闷，脘闷食少，苔薄腻，脉濡数等。

【证的成因】为暑湿内蕴而风寒外束所致。

【证候分析】暑虽为阳邪，但常夹湿为病，因夏令暑气既盛，湿气也重，故暑邪为病，常夹湿邪。若夏令先受暑湿，复因乘凉饮冷，而感受寒邪，以致暑湿为寒邪所遏而发病。

暑热邪气，充斥卫气，复感风寒，卫气不通，皮毛闭塞，故发热重而恶寒，无汗，头昏痛；感受暑热邪气，充斥卫气，里热亢盛，气津两伤，故烦渴；暑多夹湿，湿滞经脉，阻塞气机，故身重倦怠，胸闷；暑湿内郁则脘闷食少，苔薄腻，脉濡数。此为暑、湿、寒三气交感，与单纯风寒束表不同。

【辨证要点】发热重而恶寒，无汗，身重倦怠，烦渴。

【治法】清暑泻热，解表化湿。主方新加香薷饮。

（四）湿温卫分证

湿温卫分证为感受湿热，湿热蒸腾，阻遏卫阳所出现的一系列湿热表证。

【临床表现】身热不扬或午后热势加剧，汗不解热，头重身困，胸闷脘痞，纳呆便溏，身目发黄，苔白腻，脉濡缓等。

【证的成因】湿热病邪是湿温病的主要致病因素，与气候有密切关系。太阴脾土内伤是湿温病发生的内因。长夏湿热偏盛，脾胃功能本多呆滞，若复饮食不节，劳倦过度，则更易损伤脾胃，导致湿邪内困。也就是说，湿温发病，为外感湿热病邪和内在脾湿困阻两方面因素的共同作用。

【证候分析】湿热犯卫，湿遏热伏，气机阻滞，故见身热不扬，头重身困，甚或午后热势加剧；湿邪内困，脾胃气机失畅，则见胸闷脘痞，纳呆便溏，苔白腻，脉濡缓；湿热内困脾胃，熏蒸肝胆，肝失疏泄，胆汁泛溢肌肤，故见身目发黄。

【辨证要点】身热不扬，头重身困，纳呆便溏，脉濡缓。

【治法】芳香化湿。主方三仁汤。

（五）秋燥卫分证（温燥）

秋燥卫分证（温燥）指感受金秋燥烈之气出现的以燥邪伤津，肺失濡润为主要表现的证。

【临床表现】发热，微恶风寒，干咳无痰，或痰黏难以咳出，唇、鼻、咽、皮肤干燥，胸痛，尿少便结，舌红苔薄白而干，右脉数大等。

【证的成因】外因为感受秋季燥热病邪，内因为素体阴液不足。

【证候分析】本证论述温燥初起，邪在肺卫证候。燥为秋令主气，其性干涸，致病最易耗伤人体津液。《素问·阴阳应象大论》云，"燥胜则干"。燥邪伤人，多从口鼻而入，最易伤肺，肺燥伤津，则肺失清肃之机，见干咳无痰，或痰黏难以咳出，唇、鼻、咽干燥；燥易伤津，故皮肤干燥，尿少便结；肺气不利则胸痛；舌红苔薄白而干，右脉数大均是燥热在肺卫之征。

【辨证要点】口鼻干燥，干咳或痰黏难以咳出，胸痛。

【治法】辛凉解表，润肺止咳。主方桑杏汤。

二、气分证

气分证指温热病邪内传脏腑，正盛邪炽，阳热亢盛所表现的里实热证。该证多因卫分证不解，邪热内传，入于气分；或温热之邪直入气分所致。因其表证已罢，里热炽盛，故病已深入。此时热邪侵犯全身气机，引动在里阳气，奋力抗邪，形成邪气盛，正气亦足，内外俱热，体若燔炭，而出现壮热，不恶寒，反恶热。《灵枢·刺节真邪》云："阳气有余则外热，内热相搏，热于怀炭，外畏绵帛近。"此足以说明阳盛恶热之理。又舌苔由津气上蒸而成，热入气分，肺气不宣，卫津受灼，舌苔必起变化，苔黄正是气分受热，里热炽盛之象。

气分证的形成，与以下几种因素有关：一是卫分温邪不解而传入气分；二是某些温邪直犯气分某一病变部位，例如暑热病邪径犯阳明，湿热病邪直入中道等；三是某些伏邪温病，伏邪始从气分发出；四是营分温邪转出至气分。气有发挥人体脏腑功能及全身防御功能，故非邪盛而不能入侵。温邪进入气分，正气抗邪，邪正剧争，里热蒸迫，热炽津伤，是气分证的基本病机变化。

气分病变广泛，凡温邪不在卫分，又未进入营（血）分都属于气分范围，涉及肺、胃、脾、肠、胆、膜原、胸膈等。气分证的表现随病邪性质、病变部位、证候类型不同而有差异。气分证症状虽然复杂多样，但有其共同特点，这就是既无发热恶寒表证证候，又无斑疹、舌绛等营（血）分证候，而见壮热、不恶寒反恶热、汗多、口渴喜饮、尿赤、舌红、苔黄、脉数有力等症，其中以但发热、不恶寒、口渴、苔黄为其基本表现和辨证要点。

气分证临床类型较多，其中以阳明胃的病变为常见，且其症状具有典型性和代表性，这就是壮热，不恶寒，但发热，汗多，口渴，饮冷，舌苔黄燥，脉洪大。阳明为十二经脉之海，多气多血，抗邪力强，故邪入阳明，正气奋起抗邪，邪正剧争，里热蒸迫，外而肌腠，内而脏腑，均受其熏灼，故见全身壮热；温邪在里不在表，故但见发热而不恶寒；里热亢盛，迫其津液外泄，而见多汗；热炽津伤而口渴喜冷饮、苔黄而燥；气分热盛则见脉洪大。

热盛阳明的基本病机是：邪正剧争，里热蒸迫，津液受伤。临床可见气分证的主要症状有发热（不恶寒，反恶热），汗出，口渴，尿黄，舌红苔黄，脉数有力。所以，气分证多见于外感温热病极期阶段。

然而，邪在气分，虽有主症可凭，但因邪犯气分所在脏腑的部位有所不同，感邪性质及轻重不一，而有各种局部症状，故不一定完全具备气分病主症，则审其既无表证症状，又无营血症状时，皆可认为属气分病范畴。

根据温邪侵犯肺、胸膈、肠、胆等脏腑，病变部位因温热、湿热病邪性质的不同而兼有不同的症状可知，气分病产生的证候类型较多，现将其主要六种证的类型分述于下。

（一）气分热盛证

气分热盛证是指热邪炽盛，充斥全身，津液被灼，里热亢盛所表现的证。

【临床表现】高热，口渴，面赤，心烦，大汗，口渴喜冷饮，舌红苔黄干，脉洪大等。

【证的成因】多因饮食失节，长期过食肥甘，醇酒厚味，辛辣香燥所致。

【证候分析】本证为阳明里热亢盛之证。邪盛正旺，正邪剧争，里热蒸迫，故见高热，汗大出，面赤心烦。由于邪在气分而不在卫分，故不恶寒而反恶热。里热蒸腾，则见面赤心烦，甚则目红赤。里热炽盛，迫液外泄，津液耗伤过甚，故口渴喜冷饮。舌红苔黄干，脉洪大，均为里热炽盛之象。

【辨证要点】高热，口渴，大汗出，脉洪大等。

【治法】清泻内热。主方白虎汤。

（二）邪热壅肺证

邪热壅肺证是指温热邪气卫分未解，内传入里，肺失清肃，肺气上逆所表现的证。

【临床表现】身热汗出或不汗出，烦渴引饮，咳喘气粗，痰稠色黄，胸痛咽痛，尿黄便秘，舌红苔黄，脉数等。

【证的成因】多由邪在肺卫不解，热壅肺气所致。

【证候分析】肺热郁蒸，则身热汗出；热盛伤津则烦渴引饮；邪热壅肺，肺气失宣，则见咳嗽、气喘、胸闷，甚或胸痛；津液被阳热煎灼，炼津成痰，则痰稠色黄；苔黄，脉数均为里热之象。

【辨证要点】高热汗出或不汗出，咳喘痰稠，舌红苔黄，脉数。

【治法】清热宣肺，平喘止咳。主方麻杏石甘汤。

（三）热扰胸膈证

热扰胸膈证是指温热邪气入上焦胸膈，胸阳郁而不宣，扰乱心神所表现的证。

【临床表现】身热不已，心神不宁，心烦懊恼，坐卧不安，大便秘结，唇焦口燥，舌尖红，苔黄，寸脉滑数等。

【证的成因】多为风热壅于胸膈，化燥伤津所致。

【证候分析】风热由表入里，里热亢盛，故身热不已；热灼胸膈，则心神不宁，心烦懊恼，胸膈灼热如焚；上焦风热化燥伤津，故唇焦干燥；上焦气分热盛，故舌尖红，苔黄，寸脉滑数；邪热下灼胃津，腑气不通，则大便秘结；腹部不硬满胀痛，脉不沉实说明并非阳明结热腑实之证。

【辨证要点】烦热胸闷或痛，苔黄，寸脉滑数。

【治法】清热除烦。主方栀子豉汤。

（四）热结肠道证（热结胃肠证）

热结肠道证（热结胃肠证）是指因邪热炽盛，津液外泄，邪热入里，阳明之腑燥屎内结，导致腑气不通，邪热盛实所表现的证。

【临床表现】日晡潮热，腹满便秘，胀痛拒按，烦躁，神昏谵语，舌苔黄厚，干焦起刺，脉沉迟而实或滑数等。

【证的成因】多由肺经邪热不解，顺传胃肠，燥热内结而成。

【证候分析】里热炽盛，蒸腾于外则见发热，而日晡正值阳明经气旺时，阳明腑实，燥热内结，故日晡潮热；燥热之邪夹浊气上攻，心神被扰，则烦躁，神昏谵语；热邪与肠中糟粕内结，腑气不通，故大便秘结，胀痛拒按；苔黄厚，干焦起刺，脉沉迟而实或滑数均为里实热结之证。

【辨证要点】日晡潮热，腹满痛便秘，神昏谵语，脉沉迟而实或滑数。

【治法】通腑泻热。主方大承气汤。

（五）大肠湿热证

大肠湿热证是指因夏秋感受暑热湿邪，侵犯大肠，蕴结肠道，致大肠传导功能失职所表现的证。

【临床表现】腹痛，暴注下泻，色黄臭秽，或下痢脓血，里急后重，肛门灼热，发热烦渴，舌红苔黄腻，脉滑数等。

【证的成因】多由夏季感受暑热湿邪，或饮食不洁，湿热内生，内犯大肠，传导失司所致。

【证候分析】湿热之邪下注大肠，传导失司，清浊不分，并走大肠则暴注下泻，色黄臭秽；湿热毒邪熏灼肠道，肠络受损，热灼肉腐，化为脓血，则下痢脓血；湿热蕴结肠道，腑气滞涩不畅则腹痛，里急后重；热邪内盛则发热烦渴；舌红苔黄腻，脉滑数为湿热内盛之象。

【辨证要点】腹痛泄泻或下痢脓血，里急后重。

【治法】清热燥湿。其中湿热泄泻者，主方葛根芩连汤；湿热痢疾者，主方白头翁汤。

（六）膀胱湿热证

膀胱湿热证是指湿热侵袭，蕴结膀胱，以小便频急、灼涩疼痛及湿热症状为主要表现的证。

【临床表现】尿频、尿急、尿道灼痛，小便短黄，或混浊，或尿血，或尿中见砂石，小腹胀痛，或腰、腹掣痛，或伴发热，舌红苔黄腻，脉滑数。

【证的成因】多因外感湿热，蕴结膀胱，或饮食不节，湿热内生，下注膀胱所致。

【证候分析】湿热蕴结膀胱，气化不利，下迫尿道，则尿频尿急、尿道灼痛；湿热熏灼津液，则小便短黄或混浊；湿热灼伤血络，则为尿血；湿热久郁，煎熬尿中杂质成砂石，则尿中可见砂石；膀胱湿热，气机不利，故小腹胀痛；若累及肾脏，可见腰、腹牵引而痛；若湿热外蒸，可见发热；舌红苔黄腻，脉滑数乃湿热胶结之象。

【辨证要点】尿频、尿急、尿道灼痛、尿短黄与湿热症状共见。

【治法】清热利湿通淋。主方八正散。

三、营分证

营分证指温病邪热内陷，劫伤营阴，心神被扰所表现的证。其病变涉及心肝肾脏功能改变，是温热病发展过程中病邪内陷，较为深重的阶段。

营分证形成与以下因素有关：一是气分邪热失于清泻，传入营分，或为气分湿热化燥化火，传入营分；二是肺卫温邪乘心营之虚，径陷心营；三是伏邪始自营分发出；四是某些温邪直犯心营，如暑热病邪径犯心营。营阴为水谷化生的有形精微，温邪传入营分，则以营热阴伤为其基本病机变化。营分病机变化主要有以下四方面。

1. 营热扰心，心主血属营，营血应心之动而周行全身。营阴受热，循脉过心，扰及心神，则见不同程度的神志异常，如心神不安，夜甚不寐，或时有谵语等。

2. 营热窜络，营分受热，热窜血络，则见斑点隐隐。

3. 营热蒸腾，营受热蒸，上潮于口，故见口干反不甚渴饮；营热熏灼，则舌质红绛。

4. 热灼营阴，营分受热，则营阴耗劫，症见身热夜盛，而脉细数。夜为阴，营亦为阴，入夜营阴得天时之助，与邪相争尤甚，故身热夜甚。脉细数，是营阴耗损的征象。

总之，营分温病的基本病机是：营热阴伤，扰神窜络。

【临床表现】身热夜甚，口不甚渴或不渴，心烦不寐，甚或神昏谵语，斑疹隐隐，舌质红绛无苔，脉细数。

【证的成因】多因气分邪热传入营分而成，或由卫分证直接传入营分而成，称为"逆传心包"；亦有营阴素亏，初感温热之邪盛，来势凶猛，发病急骤，起病即见营分证者。

【证候分析】营行脉中，内通于心。邪热入营，灼伤营阴，夜与入阴之卫阳相搏，则身热夜甚，邪热蒸腾营阴上潮于口，故口不甚渴；热深入营，侵扰心神，故心烦不寐，甚至神昏谵语；邪热入营，灼伤血络，则斑疹隐隐；营分有热，劫伤营阴，故舌质红绛无苔，脉细数。

【辨证要点】身热夜甚，心烦不寐，舌红绛，脉细数。

【治法】清营透热。主方清营汤。

四、血分证

血分证是指温病邪热深入阴血，导致动血、动风、耗阴所表现的一类证。血分证是温热病发展过程中最为深重的阶段。

血分证病变主要累及心、肝、肾三脏，根据病理改变及受损脏腑的不同，可分为血分实热证和血分虚热证。

（一）血分实热证

血分实热证是指温热病邪深入血分，闭扰心神，迫血妄行，或燔灼肝经所表现的证。本证多为血分证的前期阶段。

【临床表现】身热夜甚，躁扰不宁，甚者神昏谵语，舌质深绛，脉弦数；或见斑疹显露、色紫黑，或吐血、衄血、便血、尿血；或见四肢抽搐，颈项强直，角弓反张，目睛上视，牙关紧闭。

【证的成因】多因邪在营分不解，传入血分而成；或气分热炽，劫营伤血，径入血分而成；或素体阴亏，已有伏热内蕴，温热病邪直入血分而成。

【证候分析】邪热深入血分，病情更加深重，除身热夜甚、心烦不寐等营分证表现之外，还可见血热内扰心神之躁扰不宁或神昏谵语。邪热迫血妄行，溢于脉外，则见斑疹显露、斑色紫黑，或吐血、衄血、便血、尿血等。邪热燔灼肝经，炽伤筋脉，则可引动肝风，导致四肢抽搐、颈项强直，甚至角弓反张、目睛上视、牙关紧闭等。

【辨证要点】身热夜甚，躁扰神昏，舌质深绛，脉弦数与出血或动风症状共见。

【治法】凉血散血。主方犀角地黄汤。

（二）血分虚热证

血分虚热证是指血热久羁，耗伤肝肾之阴，以持续低热，并见机体失养，或虚风内动等所表现的证。本证多为血分证的后期阶段。

【临床表现】持续低热，暮热早凉，五心烦热，或见口干咽燥，形体干瘦，神疲耳聋，舌干少苔，脉虚细，或见手足蠕动，瘛疭。

【证的成因】多由温病邪热深入阴血，血热久羁，耗伤肝肾之阴所致。

【证候分析】邪热久羁，劫灼阴分，余热未清，故持续低热，暮热早凉，五心烦热；伤阴耗液，穷必及肾，上窍失润，则口干咽燥，舌干少苔；形体失于充养，故见形体干瘦，脉虚细；阴耗精损，不能上充脑髓，神窍失养则神疲耳聋；肝阴亏损，筋脉失濡，虚风内动则手足蠕动，甚或瘛疭。

【辨证要点】低热持续不退与形体干瘦，或手足蠕动、瘛疭等症状共见。

【治法】滋阴养血。主方加减复脉汤。

【古代文献】

《素问·生气通天论》：冬伤于寒，春必病温。

《素问·金匮真言论》：夫精者，身之本也，故藏于精者，春不病温。

《素问·热论》：凡病伤寒而成温者，先夏至日者为病温，后夏至日者为病暑。

《灵枢·卫气》：其浮气之不循经者，为卫气；其精气之行于经者，为营气。阴阳相随，外内相贯，如环之无端。

《温热经纬·叶香岩外感温热篇》：温邪上受，首先犯肺，逆传心包。肺主气属卫，心主血受营。辨营卫气血，虽与伤寒同，若论治法，则与伤寒大异也。

盖伤寒之邪，留恋在表，然后化热入里。温邪则热变最速。未传心包，邪尚在肺，肺主气，其合皮毛，故云在表……若病仍不解，是渐欲入营也。营分受热，则血液受劫，心神不安，夜甚无寐，或斑点隐隐。

气病有不传血分，而邪留三焦，亦如伤寒中少阳病也。彼则和解表里之半，此则分消上下之势。

大凡看法，卫之后方言气，营之后方言血。在卫汗之可也，到气才可清气，入营犹可透热转气……入血恐耗血动血，直须凉血散血……否则前后不循缓急之法，虑其动手便错，反致慌张矣。

《温热经纬·叶香岩外感温热篇》：章虚谷曰：仲景论六经外感，止有风、寒、暑、湿之邪；论温病由伏气所发，而不及外感。

仲景辨六经证治，于一经中皆有表里浅深之分，温邪虽与伤寒不同，其始皆由营卫，故先生于营卫中又分气血之浅深，精细极矣。凡温病初感，发热而微恶寒者，邪在卫分；不恶寒而恶热，小便色黄，已入气分矣；若脉数舌绛，邪入营分矣；若舌深绛，烦扰不寐，或夜有谵语，已入血分矣。

《温热经纬·叶香岩外感温热篇》：盖邪始从上受，病在卫分，得从外解，则不传矣。第四章云：不从外解，必致里结，是由上焦气分以及中、下二焦者为顺传，惟包络上居膻中，邪不外解，又不下行，易于袭入，是以内陷营分者，为逆传也。然则温病之顺传，天士虽未点出，而细绎其议论，则以邪从气分下行为顺，邪入营分内陷为逆也。

《伤寒指掌·察舌辨证歌》：舌苔白润而薄，邪在卫分，可汗……如舌苔白而厚，或兼干，是邪已到气分，只宜解肌清热……若寒邪化热，过卫入营，或温邪吸入，径入营分，则舌苔红绛而燥，惟羚、犀为妙品，以能透热入营中也。邪在营分不解，渐入血分，则发热不已，宜清血分之热，鲜生地、牡丹皮之类。

凡舌苔白中带黄，日数虽多，其邪尚在气分留连，可冀战汗而解。若舌红绛中仍带黄白等色，是邪在营卫之间……邵评：卫之后方言气，营之后方言血。卫气营血，逐层递进，须认明此四层施治。邪之入先到卫分，不解，然后入气分，营分不解，然后入血分。白内兼黄，仍属气分之热，不可用营分药。白苔边红，此温邪入肺，灼干肺津，不可辛温过表，清轻凉散为当。邵评：此经辨邪入之路，有卫分、气分、营分、血分之不同，临证时最宜细审。

第二节　卫气营血病证的传变

卫气营血证的传变，是温热病的整个发展过程，实际上就是卫气营血病证的传变过程，它体现了温病发生发展的规律性。传变是指温邪在患者体内的传播、发展变化。温邪在体内的发展变化必然反映在卫气营血证的变化上，故又称温病的传变为卫气营血病证传变。

一、影响卫气营血传变的因素

温病病证传变与否及其传变方式受多种因素影响，这些因素主要包括以下四方面。

（一）感邪性质

感邪性质不同，传变有异。例如风热病邪易发生逆传；而暑热病邪酷烈，伤人疾速，传变多不分表里渐次；湿热病邪传变较为缓慢，多呈渐进性深入。

（二）感邪多少

感染温邪多少影响传变。感邪重者，病情重，传变较迅速；感邪轻者，病情较轻，传变较少，或传变缓慢。

（三）体质因素

传变与患者体质因素有关，不同类型体质，即使感染同一种温邪，传变方式可能不尽相同。例如阴虚火旺体质，易使温邪内炽而成燎原之势，证候演变迅速，正如吴瑭说："小儿之阴更虚于大人，况暑月乎？一得暑温，不移时，有过卫入营者，盖小儿之脏腑薄也。"

（四）治疗情况

传变与治疗情况有关。治疗及时、正确、恰当，可使温邪受到顿挫而不传变；反之，误治或失治可促进温邪传变，使病情趋于严重、恶化。

二、卫气营血证的传变

温病卫气营血传变类型主要有以下几种。

（一）自表入里

自表入里指温邪循卫气营血层次渐进深入，这就是叶天士所说"大凡看法，卫之后方言气，营之后方言血"的演变程式，因其顺沿卫气营血次序传变，故一般俗称顺传。古代医家常将传变趋向与预后好坏相联系而确定传变的顺逆，如温邪由表及里传变，病情由轻加重，甚至引起死亡，故称逆传，与俗称的顺传概念相悖逆。

（二）由里达表

温邪由里达表传变，与自表入里传变方向正好相反，即温邪自血分传出至营分，并由营分转出气分，最后自气分达于卫分而渐解。由于这种传变趋向与良好预后相一致，故古代一些医家称这种传变方式为顺传。伏邪温病多呈这种传变方式。伏邪在自里达表传变过程中，于病程某一阶段还可逆向内陷，如温邪已自营分透转出气分，又可再自气分内陷营分，这种反复可多次出现，乃由邪正消长起伏不断变化所决定。

（三）传变不分表里

渐次指温邪传变不循卫气营血表里层次。典型病例中卫气营血病证演变，按由表入里或自里达表层次有序传变。非典型病例中卫气营血病证演变可出现越期或重叠变化，即不遵循卫气营血表里次序传变，如有卫气同病者，气营（血）两燔者，甚至卫气营血俱病者。这种不典型的传变类型，其证候复杂多变，临床上较为多见，故应重视。正如王士雄说："然气血流通，经络贯串，邪之所凑，随处可传，其分其合，莫从界限，故临证者，宜审病机而施活变，弗执死法以困生人。"

卫气营血证的传变，一般有顺传和逆传两种形式。

顺传：指温热病邪多从卫分开始，按照卫分→气分→营分→血分的次序传变。顺传标志着病邪由表入里、由浅入深，病情逐渐加重，此为温热病发展演变的一般规律。

逆传：指温热病邪不按上述次序及规律传变。如邪入卫分后，不经过气分阶段而直接深入营分、血分，出现神昏、谵语等重笃病情。逆传标志着邪气太盛或正气大虚，病势更加危急凶险。

此外，由于感受温邪的类别、患者体质的差异及治疗的影响等，温热病也有不按上述规律传变的。如温病初发在卫分，经积极治疗后疾病痊愈而不向里传变；也有发病之初无卫分证，而径见气分证或营分证；或卫分证未罢，又兼气分证，而致"卫气同病"；或气分证尚存，又出现营分证或血分证，称"气营两燔"或"气血两燔"。

可见，在温热病过程中，卫气营血病证的相互转化形式非常复杂。温热病整个发生、发展和演变过程中，卫气营血四个阶段经常相互联系。

古代医家有关顺传与逆传的认识见于《素问·玉机真脏论》《素问·标本病传论》《灵枢·病传》等，其中论述了疾病的一般传变规律。至于温病的传变，明代医家吴有性《温疫论》论述了温疫九种传变方式，即传表不传里、表而再表（指邪传于表并从表解，而膜原未尽伏邪再传于表）、传里不传表、里而里（指邪传于里，里证已解，而膜原未尽伏邪再传于里）、表里分传、表里分传再分传、表胜于里（指传表之邪多，传里之邪少）、先表后里、先里后表。

上述九传，不出表里之间。正如吴有性在《温疫论·原病》中所说，"其变或从外解，或从内陷，从外解者顺，从内陷者逆"，首次明确提出了温病顺传与逆传的概念。伏邪盘踞，内外隔绝，表气不能通于内，里气难达于外，伏邪不能一时透尽。伏邪不尽则变证迭起，层出不穷，反复难愈，这就是九传的病理基础。继吴又可之后，清代医家叶天士论述了卫气营血传变理论。叶天士论逆传概念明确，而于顺传则未直接点明含义，因而导致了后世有关顺传与逆传的认识分歧。有的学者认为顺沿卫气营血次第的传变为顺传，即自卫及气，由气入营，再从营而血的过程；同时将逆卫气营血层次的传变称为逆传，即自血传营，由营转气，由气透卫的过程。另外，一些学者则持相反的意见，即认为温邪从里达表为顺，自表入里为逆。

三、卫气营血证的转归

卫分证病变层次表浅，病情一般较轻，正气未至大伤，持续时间较短。邪在卫分，若正能敌邪，并加上及时而正确的治疗，温邪受到顿挫而不传变，邪从表解，这是最好的转归。但若感邪较重，病邪治病能力较强，则可迅速从卫分进入气分。感邪虽然不重，但是在治疗过程中产生失误，也可促使病邪向更深层次传变，而加重病情。体质虚弱的患者，例如素来心阴亏虚，在表（卫）温邪可不经气分而径传心营（血），出现重险证候。

邪在气分，邪气既盛，正气亦未大衰，邪正相持，病邪羁留，此时正气若能奋起抗邪，或经及时而正确的治疗，病邪受挫，可冀邪退病愈；相反，此时期若正气不支，或治疗有延误，如失治、误治，温邪因而鸱张，遂从气分而深入营分甚或血分，病情渐趋危重恶化。

营分病变介于气分与血分之间，温邪既可转出气分，又可深逼血分，其转归与营热阴伤程度、治疗是否正确恰当等密切相关。一般而言，温邪初入营分时，营阴未至大伤，犹可透热转气；邪热久炽营分，营阴耗伤较重，若更加失治、误治，其邪则深传血分，使病情加重转危。

【古代文献】

《灵枢·本脏》：卫气者，所以温分肉，充皮肤，肥腠理，司开阖者也。

《素问·痹论》：荣者，水谷之精气也，和调于五脏，洒陈于六腑，乃能入于脉也。

《灵枢·邪客》：营气者，泌其津液，注之于脉，化以为血，以营四末，内注五脏六腑，以应刻数焉。

《难经·三十难》：其清者为荣，浊者为卫，荣行脉中，卫行脉外。

《温疫论·损复》：邪之伤人也，始而伤气，继而伤血，继而伤肉，继而伤筋，继而伤骨。

《温疫论·小便》：热到膀胱，小便赤色。邪到膀胱，干于气分，小便胶浊；干于血分，溺血蓄血……小便闭塞。

《温热经纬·叶香岩三时伏气外感篇》：风温者，春月受风，其气已温。

《伤寒指掌·伤寒类症·风温》：凡天时晴燥，温风过暖，感其气者，即是风温之邪。

《灵枢·刺节真邪》：阳气有余则外热，内热相搏，热于怀炭，外畏绵帛近。

《温热经纬·薛生白湿热条辨》：始恶寒，后但热不寒，汗出，胸痞，舌白，口渴不引饮。

《温病条辨·上焦篇》：小儿之阴更虚于大人，况暑月乎？一得暑温，不移时，有过卫入营者，盖小儿之脏腑薄也。

《王孟英医案·风温》：然气血流通，经络贯串，邪之所凑，随处可传，其分其合，莫从界限，故临证者，宜审病机而施活变，弗执死法以困生人。

《温疫论·原病》：至于伏邪动作，方有变证，其变或从外解，或从内陷，从外解者顺，从内陷者逆。

《温热论笺证》：病以退为顺，进为逆，由内达外为顺，由外入内为逆。

《温热逢源·伏温阴阳淆乱见证错杂》：若病发于阴，而即溃于阴，不达于阳，此病机为逆。

《王孟英医案·风温》：自肺之胃腑，病机欲出而下行，故曰顺。《温热逢源·伏温阴阳淆乱见证错杂》：伏温由阴出于阳，于病机为顺。

《温热经纬·叶香岩外感温热篇》：若伏气温病自里出表，乃先从血分而达于气分……故起病之初，往往舌润而无苔垢，但察其脉，软而或弦，或微数，口未渴而心烦恶热，即宜投以清解营阴之药，迫邪从气分而化，苔始渐布，然后再清其气分可也。

《增补评注温病条辨·上焦篇》：在气分，在血分，温病最宜分别清楚，治法一乱，本在气分者，则引入血分矣，本在血分者，则深锢莫出矣。

《温热经纬·叶香岩外感温热篇》雄按：盖邪始从上受，病在卫分，得从外解，则不传矣。第四章云：不从外解，必致里结。是由上焦气分以及中、下二焦者为顺传。惟包络上居膻中，邪不外解，又不下行，易于袭入，是以内陷营分者，为逆传也。然则温病之顺传，天士虽未点出……而细绎其议论，则以邪从气分下行为顺，邪入营分内陷为逆也。

第十三章　三焦辨证

一、三焦辨证的主要内容

三焦辨证，是根据温病发生、发展的一般规律及病证变化的特点，以三焦为纲，对温病过程中的病理变化、临床表现进行综合分析，以明确病变部位、归纳证候类型、区分病程阶段、识别病情传变的一种辨证方法。三焦辨证是温病辨证论治体系的重要组成部分，其与卫气营血辨证在内容上相互渗透、纵横结合，形成了温病辨证论治的完整体系，对温病辨证治疗具有重要的指导意义。

三焦辨证主要包括上焦辨证、中焦辨证、下焦辨证。

二、三焦辨证的源流概要

《黄帝内经》提出的三焦（腑）的部位划分和功能特点，是后世"三焦"辨证形成的最早依据。继《黄帝内经》之后，从《伤寒论》开始直至唐宋时期的一些医学文献，对于"三焦"的论述则从部位概念引申为病位概念，并运用于临床以阐述各科病证的病位所在。《伤寒论》虽以"六经"为辨证体系，但其具体证治中亦反映了人体上、中、下三部分所属脏腑及其经络的病变，在阐述六经证治具体证候时也以"三焦"来区分病位。此外，《金匮要略》《诸病源候论》《济生方》等典籍在论述具体病证时有时也提及三焦，从其含义看，大多为病位概念。

金元至明末时期，罗天益、吴又可等医家将"三焦"病位概念较多地用以说明外感热病病位所在，并进行论治，为形成三焦辨证体系奠定了基础。

清代温病学家叶天士在提出卫气营血证治理论的同时，已结合内在变化论述部分三焦所属脏腑的病机证候。吴鞠通在叶天士《温热论》卫气营血辨证理论的基础上，进一步总结温病的因、脉、证、治和传变特点而形成了新的温病辨证理论。吴鞠通以三焦辨证为温病的辨证纲领，将卫气营血贯穿其中，着重阐明三焦所属脏腑在温病过程中的病理变化、临床表现、传变规律和分期特点，提出温病始于上焦肺，上焦病不解则传入中焦脾与胃，中焦病不解，则传下焦肝与肾的传变规律。在这一基础上，吴鞠通又提出了"治上焦如羽（非轻不举），治中焦如衡（非平不安），治下焦如权（非重不沉）"的三焦分证治则，从而形成了完整的三焦辨证论治理论体系。三焦辨证与卫气营血辨证，一纵一横，互为补充，相辅而行。

三、三焦辨证的注意事项

三焦所属脏腑病证，虽然病位病机不同，辨证的注意环节各有特点，但其中亦有一定的规律可循。首先要通过鉴别比较，明确其病位所在，分析其病变机制，进而区分证候类型，最后识别病程阶段及传变。此外，在具体证候的辨析过程中还须注意如下环节，如类证的鉴别、兼证变证的分析及动态变化的观察等。

第一节　三焦病证的分类

一、上焦病证

上焦病证是指温邪侵袭上焦手太阴肺和手厥阴心包所表现的证，其病证演变可出现温热邪气侵袭引起的邪袭肺卫、邪热壅肺、邪传心包等证，以及湿热性邪气侵袭引起的湿热阻肺等证。

（一）邪袭肺卫证

温病初起，邪气（以风热病邪为代表）多从口鼻而入。肺居胸中，主气，属卫，开窍于鼻，外合皮毛。邪从外受多先犯肺，所以温病一开始即出现肺卫受邪的证候。

【临床表现】发热，微恶风寒，头痛，口微渴，咳嗽，有汗或无汗，舌边尖红，苔薄白，脉浮数。

【证的成因】多因外感温邪，首先犯肺，邪正相争所致。

【证候分析】风温初起，邪犯于表，卫气被郁，开合失司，故见发热，微恶风寒，无汗或少汗，头痛；卫气与肺相通，卫气郁阻，则肺气失宣，故见咳嗽；风温之邪易伤津液，所以病初即感微渴，但与里热亢盛的大渴引饮不同；舌苔薄白，舌边尖红，脉浮数均为风热袭表之征。

本证的发热、微恶风寒、无汗或少汗、头痛、咳嗽、苔薄白等证，颇与外感风寒相似，但风寒在表，发热较轻而恶风寒较甚，且口不渴，脉多浮缓或浮紧；而风温在表，则发热较甚，恶风寒较轻，口必微渴，脉多浮数，故两者见证显然有别。

【辨证要点】发热，微恶风寒，咳嗽，口微渴，舌边尖红，脉浮数。

【治法】辛凉解表，宣肺泄热。主方银翘散或桑菊饮。

（二）邪热壅肺证

邪热壅肺证是指邪热内壅于肺所表现的证。本证邪已化热，且邪热壅遏，其病较邪袭肺卫证更为严重。

【临床表现】高热，口渴，汗出，咳嗽，气喘，苔黄，脉数。

【证的成因】由外邪不解，风热之邪化热入里，热壅肺气所致。

【证候分析】邪热已由表入里，故身热而不恶寒，舌苔亦黄；邪热壅肺，肺失肃降，气逆于上，故见咳嗽、气喘；里热蒸迫津液外泄则汗出；热盛伤津则烦渴而欲饮，此与风热病邪袭于肺卫而无汗或少汗，且口渴不甚者，自是不同。

【辨证要点】但热不寒，口渴，汗出，喘咳，苔黄，脉数。

【治法】清热宣肺平喘。主方麻杏石甘汤。

（三）邪闭心包证

邪在手太阴肺卫，因失治误治或因心气素亏而致"逆传"，即邪从手太阴肺卫直接传入手厥阴心包，出现"邪闭心包"的证候，这在风温病变过程中较为常见，其病势凶险。

【临床表现】身灼热，神昏谵语或昏愦不语，舌謇，肢厥，舌质红绛。

【证的成因】邪从手太阴肺卫逆传入手厥阴心包所致。

【证候分析】若肺经之邪不解，逆传心包，心神受扰，舌为心窍，则见神昏，谵语，舌謇；里热壅盛，故见高热不退；邪热内郁，阳气被遏，不达于四末，故见肢厥；热灼营阴，则舌质红绛。

【辨证要点】高热，神昏，舌謇，肢厥，舌质红绛。

【治法】清心开窍。主方清宫汤合安宫牛黄丸或紫雪丹、局方至宝丹。

（四）湿热阻肺证

上焦湿热阻肺证，多是湿温病的初期阶段，病位在肺与皮毛。由于湿与脾胃关系密切，故湿热阻肺证往往兼有脾胃蕴湿的兼症。

【临床表现】恶寒，身热不扬或午后热甚，头痛，身重疼痛，胸闷不饥，口不渴，咳嗽，咽痛，舌苔白腻，脉濡缓。

【证的成因】由外感湿热或饮食不节，暴饮暴食，过度饮酒，过食肥甘厚味，湿热内蕴于肺所致。

【证候分析】湿热内郁，阳气受遏，卫外不固，故头痛恶寒；湿性重浊，故身重疼痛；湿热互结，热为湿遏而湿重于热，则身热不扬；湿为阴邪，午后属阴，旺于阴分，邪正交争，故午后身热明显。肺主通调水道，胃主腐熟水谷。肺病湿温，通调失职，水聚于中，故胸闷；湿热郁阻咽部则咽痛，困阻肺气，肺失宣降则咳嗽；胃病湿温，水谷不消，脘满恶食，所以不饥；湿热相搏，蒸郁浸渍于肺胃之间，上泛口舌，则舌苔白而口不渴；湿热阻滞气机且湿重于热，则脉濡缓。

其证颇多疑似，临床应注意对湿温初起的鉴别诊断。故吴瑭于《温病条辨》中明示"三禁"：一者，不可见其头痛恶寒，以为伤寒而汗之，否则汗伤心阳，则神昏耳聋，甚则目瞑不欲言；二者，不可见其中满不饥，以为停滞而下之，否则下伤脾胃，湿邪乘势下注，则为洞泄；三者，不可见其午后身热，以为阴虚而用柔药润之，因湿为胶滞阴邪，再加柔润阴药，两阴相合，则有胶结不解之势。故治疗之法，唯宜宣畅气机，清热利湿。

【辨证要点】头痛恶寒，身重疼痛，咳嗽，身热不扬，苔白不渴。

【治法】宣畅气机，清利湿热。主方三仁汤。

二、中焦病证

中焦病证主要是足阳明胃和足太阴脾的证候。脾胃同居中焦，为表里关系，胃为阳土主燥，上焦温病不解，其不夹湿者，传入阳明而从燥化，则为阳明温病；脾为阴土主湿，邪入太阴而从湿化，则为湿热病证。所以，就中焦温病来说，主要是热盛阳明和湿热困阻太阴二证。

（一）阳明热盛证

阳明温病，证属阳明气分热盛，或为热炽阳明（阳明经证），或为热结阳明（阳明腑证）。阳明经证虽以胃热津伤为病变重心，但病机变化实是全身性病变的反映，即表现为邪热入里，全身正气奋起抗邪，正邪剧争，阳热炽盛，燔灼内外，从而形成表里俱热的证。阳明腑证病位以肠腑为重心，病机表现为热传肠腑，与燥屎相结，致肠腑气机壅滞，传导失司，从而形成腑实燥结之证。

【临床表现】壮热，不恶寒而反恶热，口大渴且喜冷饮，汗出，面目红赤，苔黄燥，脉洪大；或日晡潮热，腹胀满硬痛喜按，便秘，苔黄黑焦燥或起芒刺，脉沉实。

【证的成因】阳明胃肠性属燥土，上焦温病不解，其不夹湿者，传入中焦而从燥化，则为阳明温病，是大实大热之证。其中无形邪热亢炽者称为阳明经证，即足阳明胃经之病；有形热邪搏结于肠道者称为阳明腑证，即手阳明大肠经之病。

【证候分析】邪入阳明，里热炽盛充斥于外，故壮热面赤；热迫津液外泄，则大汗出；邪热既盛，汗泄又多，津液耗伤太甚，所以口大渴且喜冷饮；舌苔黄燥也系热盛津伤之征；邪热内迫，正气力敌，所以脉洪大有力。若阳明里热与燥屎相结，腑气不通，故便秘，腹胀满痛拒按；日晡时当阳明经气旺时，经气与邪气相争，故见潮热；燥实内结，则苔黄黑焦燥或舌生芒刺，脉沉实。

【辨证要点】热炽阳明或阳明经证：壮热汗出，渴饮脉大。热结阳明或阳明腑证：日晡潮热，腹胀满硬痛喜按，便秘，苔黄黑焦燥或起芒刺，脉沉实。

【治法】热炽阳明或阳明经证：清热保津，主方白虎汤；热结阳明或阳明腑证：荡涤燥结，主方大承气汤。

（二）中焦湿热证

中焦湿热证是指湿热蕴结脾胃，脾胃运化受阻，可见全身湿热症状的证。脾胃同居中焦，为表里关系，胃为阳土主燥，脾为阴土主湿。

【临床表现】在发热、脘痞、身重、苔腻的基础上，或身热不扬，呕恶便溏，口不渴，苔白腻，脉濡缓；或发热汗出不解，口渴不欲多饮，呕恶烦闷，便溏色黄，小溲短赤，苔黄腻，脉濡数；或高热汗出，面赤气粗，口渴欲饮，苔黄微腻，脉滑数。

【证的成因】上焦肺家湿热不解而传入中焦，或湿热自外而直传中道，均可致中焦湿热证。

【证候分析】中焦湿热证以发热、脘痞、身重、苔腻为共同表现，在此基础上因感受湿热、暑湿等邪气性质差异，随病程和体质的差异而导致邪气转化程度差异等，而有湿重于热、湿热并重、热重于湿之别。身热不扬，呕恶便溏，口不渴，苔白腻，脉濡缓，为湿热困阻中焦，湿重于热；发热汗出不解，口渴不欲多饮，呕恶烦闷，便溏色黄，小溲短赤，苔黄腻，脉濡数，为湿热困阻中焦，湿热并重；高热汗出，面赤气粗，口渴欲饮，苔黄微腻，脉滑数，为湿热困阻中焦，热重于湿。

【辨证要点】在以发热、脘痞、身重、苔腻等共同表现而确认中焦湿热证的基础上，根据舌、脉、口渴、热势等情况区分具体属于湿重于热、湿热并重、热重于湿。

【治法】湿重于热：温运化湿，兼以透热，主方三仁汤。湿热并重：辛开苦降、清化湿热，主方王氏连朴饮。热重于湿：清泄胃热，兼化脾湿，主方白虎加苍术汤。

三、下焦病证

下焦病证主要是指温病后期，肝肾阴精受损的证候。若为下焦湿热，则病位在大肠和膀胱。

（一）肾精耗损证

温为阳邪，易伤阴液，温病后期邪传下焦，肾阴最易损耗。肾阴受损，则阳不潜藏，脏腑器官失却濡养，从而表现出阴不制阳，虚热内炽，精不养神，全身虚衰，以及器官黏膜干燥的病机变化。温病过程中足少阴肾的病变主要以虚损为主，邪热不甚，即前人所谓之"虚多邪少"或"纯虚无邪"。

【临床表现】低热，手足心热甚于手足背，口燥咽干，或神倦，耳聋，舌绛而干，脉虚大。

【证的成因】由邪传下焦，肾阴损耗所致。

【证候分析】肾为足少阴，主藏阴精，邪热久羁，灼伤真阴，少阴阴精亏耗，虚热内生，而现低热；肝肾阴精既耗，神失充养，故神倦；肾精不足，不能上养清窍，耳失充养，故耳聋；阴液不能上滋，故口燥咽干；脉虚大，手足心热于手足背为肾阴大伤之征。

【辨证要点】手足心热甚于手足背，口燥咽干，神倦，脉虚。

【治法】滋养肾阴。主方加减复脉汤。

（二）虚风内动证

肝为风木之脏，赖肾水以滋养，肾阴亏损可导致"水不涵木"，肝失阴精滋养而形成肝风内动的病理变化。由于这种动风缘于阴虚，故称为"虚风"，它与热邪炽盛引起的肝风内动证属"实风"者性质不同。虚风内动是在肾精虚损的病理基础上发展而形成的，故有肾精虚损的基本病理表现，所以临床常把下焦病变统称为肝肾阴伤。肾精耗损证、虚风内动证一般发生于疾病的后期，多属邪少虚多或纯虚无邪，阴精大衰，病情危重。若正气渐复，祛余邪外出则仍可向愈。但若阴精耗尽，阳气失于依附，则可因阴竭阳脱而死亡。

【临床表现】手足蠕动甚或瘛疭，肢厥，心中憺憺大动，神倦，舌绛少苔。

【证的成因】肾精虚损，虚风内动所致。

【证候分析】肝为风木之脏，依肾水滋养，如肾水受劫，肝失涵养，筋失濡润，则风从内生，症见手足蠕动，甚或瘛疭。此外，肾水枯竭，不能上济心火，心神不能内舍，则见心中极度空虚而悸动不安，即所谓憺憺大动。

【辨证要点】手足蠕动，或瘛疭，舌绛苔少，脉虚。

【治法】滋阴养血，柔肝息风。主方二甲复脉汤、三甲复脉汤或大定风珠。

（三）下焦湿热证

下焦湿热，多由中焦湿热困阻日久、流注而成。其既可形成湿阻下焦肠道而传导失司的单纯下焦湿热证，也可形成湿邪久困而蒙上流下的复合性湿热证。

【临床表现】热蒸头胀，呕逆神迷，小便不通，渴不多饮；或大便不通，少腹硬满，神志如蒙，舌苔白腻。

【证的成因】湿热之邪传入下焦，阻滞膀胱与大肠，使膀胱气化失司，大肠腑气不通所致。

【证候分析】湿热蕴结膀胱，气化失司，则小便癃闭；湿聚于下焦，津不能上承，则口渴，渴而不多饮；湿热阻滞大肠，传导功能失职，腑气不通，则大便不通，少腹硬满；湿热内蕴，上蒙清窍，则头胀昏沉；舌苔白腻为湿热困阻而湿重于热之征。

【辨证要点】小便短赤，身重疲乏，舌苔黄腻，脉濡数。

【治法】湿浊上蒙，泌别失职：先以芳香开窍，主方苏合香丸；继以淡渗利湿，主方茯苓皮汤。湿阻肠道，传导失司：宣通气机、清化湿浊，主方宣清导浊汤。

【古代文献】

《灵枢·营卫生会》：上焦出于胃上口，并咽以上，贯膈，而布胸中……中焦亦并胃中，出上焦之后，此所受气者，泌糟粕，蒸津液，化其精微，上注于肺脉，乃化而为血，以奉生身，莫贵于此……下焦者，别回肠，注于膀胱而渗入焉……上焦如雾，中焦如沤，下焦如渎，此之谓也。

《温病条辨·上焦篇》：凡病温者，始于上焦，在手太阴。伤寒由毛窍而入，自下而上，始足太阳。足太阳膀胱属水，寒即水之气，同类相从，故病始于此。古来但言膀胱主表，殆未尽其义。肺者，皮毛之合也，独不主表乎！治法必以仲景六经次传为祖法。温病由口鼻而入，自上而下，鼻通于肺，始手太阴。太阴金也，温者火之气，风者火之母，火未有不克金者，故病始于此，必从河间三焦定论。再寒为阴邪，虽《伤寒论》中亦言中风，此风从西北方来，乃肃发之寒风也，最善收引，阴盛必伤阳，故首郁遏太阳经中之阳气，而为头痛身热等证。太阳阳腑也，伤寒阴邪也，阴盛伤人之阳也。温为阳邪，此论中亦言伤风，此风从东方来，乃解冻之温风也，最善发泄，阳盛必伤阴，故首郁遏太阴经中之阴气，而为咳嗽、自汗、口渴、头痛、身热、尺热等证。

太阴之为病，脉不缓不紧而动数，或两寸独大，尺肤热，头痛，微恶风寒，身热自汗，口渴，或不渴而咳，午后热甚者，名曰温病。

太阴温病，脉浮洪，舌黄，渴甚，大汗，面赤，恶热者，辛凉重剂白虎汤主之。

太阴温病，不可发汗，发汗而汗不出者，必发斑疹，汗出过多者，必神昏谵语。

《温病条辨·中焦篇》：面目俱赤，语声重浊，呼吸俱粗，大便闭，小便涩，舌苔老黄，甚则黑有芒刺，但恶热，不恶寒，日晡益甚者，传至中焦，阳明温病也。脉浮洪躁甚者，白虎汤主之。脉沉数有力，甚则脉体反小而实者，大承气汤主之。暑温、湿温、温疟不有此例。阳明之脉荣于面，《伤寒论》谓阳明病，面缘正赤，火盛必克金，故目白睛亦赤也。语声重浊，金受火刑而音不清也。呼吸俱粗，谓鼻息来去俱粗，其粗也平等，方是实证；若来粗去不粗，去粗来不粗，或竟不粗，则非阳明实证，当细辨之，粗则喘之渐也。

阳明温病，纯利稀水无粪者，谓之热结旁流。

风热、温热、温疫、温毒、冬温之在中焦，阳明病居多；湿热之在中焦，太阴病居多；暑温则各半也。

湿之入中焦，有寒湿，有热湿，有自表传来，有水谷内蕴，有内外相合。其中伤也，有伤脾阳，有伤脾阴，有伤胃阳，有伤胃阴，有两伤脾胃。伤脾胃之阳者，十常八九；伤脾胃之阴者，十居一二。彼此混淆，治不中款，遗患无穷。临证细推，不可泛论。此统言中焦湿证之总纲也。

《温病条辨·下焦篇》：风温、温热、温疫、温毒、冬温，邪在阳明久羁，或已下，或未下，身热面赤，口干舌燥，甚则齿黑唇裂，脉沉实者，仍可下之。脉虚大，手足心热甚于手足背者，加减复脉汤主之。

温邪久羁中焦，阳明阳土，未有不克少阴癸水者，或已下而阴伤，或未下而阴竭。若实证居多，正气未至溃败，脉来沉实有力，尚可假手于一下，即《伤寒论》中急下以存津液之谓。若中无结粪，邪热少而虚热多，其人脉必虚，手足心主里，其热必甚于手足背之主表也。

温热误表，津液被劫，心中震震，舌强神昏，宜复脉法复其津液。

热邪深入下焦，脉沉数，舌干齿黑，手指但觉蠕动，急防痉厥。

下焦温病，热深厥甚，脉细促，心中憺憺大动，甚则心中痛。

第二节　三焦病证的传变

三焦病证的传变是揭示温病的发生、发展及其演变规律的重要理论。三焦病的各种证候不仅表示三焦所属脏腑的病理变化和证候表现，同时也标志着温病发展过程中的不同阶段，体现了温病发展的规律。

一、影响三焦传变的因素

三焦病证的传变，与病邪的性质、感邪的轻重、机体的强弱及治疗是否得当等诸多因素密切相关。病邪盛或正气虚则传遍易于发生。不同的病种由于所感病邪的差异，可出现不同的传变情况；即使同一病种，也可因病邪的轻重和体质的差异而表现出不同的传变。

例如，暑热病邪致病初起多径入阳明胃，未必始于上焦手太阴；湿热病邪可直犯中焦，困阻脾胃；肾精素虚者，邪气伏藏下焦，病可起于足少阴；还有其他一些伏气温病也可起病于营血分。正如王孟英所说："夫温热究三焦者，非谓病必上焦始，而渐及中下也。伏气自内而发，则病起于下者有之；胃为藏垢纳污之所，湿温疫毒，病起中者有之；暑邪夹湿者，亦犯中焦。又暑属火，而心为火脏，同气相求，邪极易犯，虽始上焦，亦不能必其在手太阴一经也。"

如患者体质偏于阴虚而抗病力较强的，感受病邪又为温热、温毒、风温、温疫或冬温，若顺传中焦，则多从燥化，而为阳明燥化证；传入下焦，则为肝肾阴虚之证。如患者体质偏于阳虚而抗病力较弱者，感受病邪又为寒邪或湿邪，若顺传中焦，则多从湿化，而为太阴湿化证；若传入下焦，则为湿久伤阳之证。唯暑兼湿热之邪传入中焦，可从燥化，也可从湿化；传入下焦，既可伤阴，也可伤阳，随其所兼而异。

二、三焦病证的传变

三焦传变的一般规律，大致可用"始上焦，终下焦"来概括，具体到温病临床中，由于病邪的性质不一，病情发展变化亦有所不同，其传变又有顺传与逆传之分。

（一）顺传

顺传是指温热性温病一般多由上焦手太阴肺开始，并由此进一步传到中焦阳明胃，中焦病若不愈，则传至下焦肝肾。其标志着病情由浅入深、由轻到重、由实到虚的病理进程。

（二）逆传

逆传是指上焦肺卫之邪直接传入手厥阴心包的传变。其说明邪热炽盛，病情重笃。

三焦病的传变过程，虽然是自上而下的，但这是指一般而言，也并不是固定不变的。临床有邪犯上焦，经治则愈，并无传变者；亦有上焦病证未罢，而又见中焦病证者；亦有自上焦径传下焦者；也有发病即见下焦病证者；更有两焦、三焦病证错杂互见者。因此，对三焦病证的辨证，也应灵活变通地全面综合分析。

【古代文献】

一、上焦病证

《温病条辨·上焦篇》：太阴风温，但咳，身不甚热，微渴者，辛凉轻剂桑菊饮主之。

《赤水玄珠·伤暑》：伤暑与伤寒，身皆发热，不可不辨明施治。盖寒伤形，暑伤气。伤寒则恶寒而脉浮紧，伤暑则不恶寒而脉虚。经曰：脉盛身寒，得之伤寒；脉虚身热，得之伤暑。

《温病条辨·上焦篇》：头痛恶寒，身重疼痛，舌白不渴，脉弦细而濡，面色淡黄，胸闷不饥，午后身热，状若阴虚，病难速已，名曰湿温。汗之则神昏耳聋，甚则目瞑不欲言，下之则洞泄，润之则病深不解，长夏深秋冬日同法，三仁汤主之。

《温病条辨·上焦篇》：邪入心包，舌蹇肢厥，牛黄丸主之，紫雪丹亦主之。

二、中焦病证

《温病条辨·中焦篇》：面目俱赤，语声重浊，呼吸俱粗，大便闭，小便涩，舌苔老黄，甚则黑有芒刺，但恶热，不恶寒，日晡益甚者，传至中焦，阳明温病也。脉浮洪躁甚者，白虎汤主之。脉沉数有力，甚则脉体反小而实者，大承气汤主之。

三、下焦病证

《温病条辨·下焦篇》：风温、温热、温疫、温毒、冬温，邪在阳明久羁，或已下，或未下，身热面赤，口干舌燥，甚则齿黑唇裂，脉沉实者，仍可下之。脉虚大，手足心热甚于手足背者，加减复脉汤主之。

四、三焦传变

《温病条辨·中焦篇》：温病由口鼻而入，鼻气通于肺，口气通于胃。肺病逆传则为心包，上焦病不治，则传中焦胃与脾也。中焦病不治，即传下焦肝与肾也。始上焦，终下焦，温病以手经为主，未始不关足经也。

《温热经纬·薛生白湿热病篇》：湿热病属阳明太阴经者居多……中气实则病在阳明，中气虚则病在太阴……病在二经之表者，多兼少阳三焦，病在二经之里者，每兼厥阴风木。以少阳厥阴，同司相火……阳明太阴，湿热内郁，郁甚则少火皆成壮火，而表里上下，充斥肆逆。

《温病条辨·上焦篇》：伤寒由毛窍而入，自下而上，始足太阳。足太阳膀胱属水，寒即水之气，同类相从，故病始于此。古来但言膀胱主表，殆未尽其义。肺者，皮毛之合也，独不主表乎！治法必以仲景六经次传为祖法。温病由口鼻而入，自上而下，鼻通于肺，始手太阴。太阴金也，温者火之气，风者火之母，火未有不克金者，故病始于此，必从河间三焦定论。

《温病合编·温病主三焦说》：仲景论伤寒，主六经，由表至里，河间论热病主三焦，由上至下。凡头痛、身热、恶寒诸表证，属肺经，肺主皮毛也。多言、烦躁、谵语，属心经，神识昏乱也，此上焦也。舌黄厚，胸腹胀满，属脾胃，温邪传里也，此中焦也。舌燥无苔，舌苔干黑，肾水枯也。舌卷囊缩，肝血竭也，此下焦也。然河间三焦之说，因为治温病法程，而立方甚简，不能备用。叶天士宗其法而不用其方，专主芳香逐秽，而藜藿之人，多有不效，以其人饮食粗糙。凡邪之所着，饥借饮食之质以为依附，故有热有结者，多非不下不行也。

第十四章　其他辨证方法

第一节　方证辨证

"方证辨证"是中医临床一种重要的辨证思维方法。"证"是中医学的重要理论，指导着中医学对疾病本质（病机）及其发生（病因）的认识，是中医学认识疾病和辨证论治的主要依据。方剂是中医学治疗疾病的主要手段。方证辨证则是依据方与证间的相关性及其疗效机制来对疾病进行辨治的独特辨证体系。近年来，方证相关理论作为一个研究领域日益受到重视。

一、方证辨证的概念

（一）基本认识

方证辨证，又名汤证辨证、方剂辨证等，是中医辨证理论中的一个重要概念，是在中医学经典著作中蕴藏着的一种古老而又独特的疾病辨治体系。

方证辨证的理论基础，来源于"方证相关"。方证相关，又名方证对应、方证相对、方证相应、方证照合，一般认为是指方药与病证（病症和病机）之间存在着契合对应关系，即一个方剂内的药味及其配伍关系与其针对的病证病机或病理环节之间具有高度相关性或对应性。有是证用是方、有是证用是药就是对这种严格契合关系的高度概括。方证相关强调了方药与其作用对象——病证之间的相互作用，即方剂的功用是特定方药与其作用对象特定病证之间相互作用的结果。

（二）内涵

方证辨证中的方，即方剂，是中医治病的主要手段，古称"方脉""方术""方技"。它是针对主治病证的病机，在治法指导下，根据中药的性质、功效及其配伍关系，按照"君臣佐使"组方原则，将多味中药组合在一起，具有特定药味、药量、剂型、用法等药物运用的形式。作为群方之主、众方之源的经方，因其药少而精，药味配伍及药量配比规定严格且有一定规律可循，经临床验证确有疗效且可重复，故中医习称并常用的方证相应、方证辨证之方，多指经方。

方证辨证中的"证"，有不同的内涵。证，有证据、证明、验证之义。《伤寒论》中有

"辨×病脉证并治"，《金匮要略》中也有"×病脉证并治"，其中的证就是诊治疾病的证据指征，即客观可见的外在征象、表现，亦即症状、体征；还应包括现代医学通过特殊仪器设备检测所获得的信息。

由于"证"存在不同内涵，因此导致方与证之间的对应关系有不同的认识。如关联说，即"方证相关"表现为多个或某类方剂治疗某一病证在不同程度上显现疗效。再如直接与间接对应说。直接对应是指方剂主治证候与患者病症表现的对应，间接对应是指方剂之理法与证的理法（病机治法）相统一。其是指主要的、关键的病机层面上的对应，证候病机应与方剂功效吻合方能取效；另有观点是指病势、病位、病情、病性对应。再如方剂与特征症、证据、指征对应说，即无论病症多么错综复杂，只要抓住某一特征性表现，确定为某方症状，则可径投该方治疗。

（三）范畴

古代的方证就是用望、闻、问、切采集的患者的外在表现，其着眼点是"人"而不是"病"。其内涵可以是西医所说的病，也可以是某种综合征；可以是中医的证，也可以仅仅是某个症状。方证辨证并不局限于阴阳表里寒热虚实，也不是与辨病治疗相对立的一个疾病单位，而是一种与诊断用药浑然一体的辨证模式。方证辨证是中医辨证论治的基本单位，但更简便而具体。

《伤寒论》中的方证对应理论，即有是证用是方，既可以用于外感病，也可用于内伤杂病。其"方证"的概念要比中医诊断中八纲、病因病性，以及脏腑辨证中的诸如表证、暑湿、血瘀、肝气郁结证等提法更加明确具体，是对脏腑辨证、八纲辨证等模式的具体化。如"太阳病，头痛发热，汗出恶风者，桂枝汤主之"，这里的"头痛发热，汗出恶风"即桂枝汤的使用指征，与同为风寒表证而表现为"头痛发热，身疼，腰痛，骨节疼痛，恶风，无汗而喘"的麻黄汤证差异显著。

在中医数千年的临床实践中，方药的使用均要有严格的证据作为支撑。这种使用方药的证据是古人在长期对人体自身反复进行的大规模方药试验结果的提炼和升华。因此，"证"既是病机意义上的辨证论治之证（疾病某一阶段的病理概括，包括病因、病位、病性和邪正关系，是疾病状态下的机体阴阳、脏腑、气血紊乱的综合反应），也可以是症状（含体征），是以人的外在表现为诊断的依据凭证，其适用范畴远大于辨证论治。因此，方证是以方为名的"证"，就是用方的指征与证据。

二、方证辨证的发展源流

（一）起源于汉代《伤寒杂病论》

方证的起源应追溯到《黄帝内经》，但汉以前各方证是零散的，不成体系的。汉代张仲景运用八纲、六经理论对方证进行系统归类和整理，才使其成为一个有序的整体，能够对人体病理状态进行全面综合的概括。因此，方证相应的理论基础来源于《伤寒杂病论》，即"病皆与方相应者，乃服之"。方证相应理论的形成奠定了方证辨证的基础，所谓"但见一症便是，小柴胡汤主之"。

仲景以方名证，方以药成，方药的功用体现治法，治法与病证相应，因此方药与病证呈直接的对应关系，即有是证必有是方，方证一体，如《金匮要略》中有用系列百合为主的方剂治疗"百合病"的记载。

（二）推广应用于唐宋时期

唐以前的代表著作均以方书为主，体例相似，病下系证，证下列方，其中所载之方多为经验有效的简便方。唐代孙思邈在《千金翼方》中遵循仲景方证相应原则，对《伤寒论》的整理采取了"方证同条、比类相附"的方法。后世在此基础上，衍化派生出众多方书，如《太平惠民和剂局方》《圣济总录》《普济方》《中医方剂大辞典》等。

宋代刘元宾在其《伤寒括要》中，总结《伤寒论》主要方剂，编次伤寒证候三十一种，以方名证，下列条文及方剂，突破六经框架，为方证辨证思想的发展做出了贡献。宋代朱肱提出"药证说"，运用"以脉类证、以方类证"的方法研究《伤寒论》诸证与方，提出"据病可以识证，因证可以得方，如执左契，易如反掌"，可作为方证辨证的诠释。南宋杨士瀛的《伤寒类书活人总括》采集《伤寒杂病论》中所述主要病症，并加以总结概括，后列每一病症在六经之中的因机证治，并附方药，亦为方证辨证思想的体现。

（三）丰富和发展于明清

明代医家张介宾在《景岳全书·新方八略引》中云："方以立法，法以制宜……夫方之善者得其宜也，得其宜者可为法也；方之不善者失其宜也，失其宜者可为鉴也。"指明临证选方用药之法与病证机制是否"相应"及其"相应契合"的程度，决定了临床治疗的效果。

清代喻嘉言将方证相应说通俗地解释为"有是病即有是药，病千变药亦千变"，并提出"治病必先识病，识病然后议药"。柯韵伯亦推崇方证相应说，提出仲景之方因证而设，非因经而设，见此证便与此方。其《伤寒来苏集》即以方类证，以方名证，方不拘经，充分体现了仲景方证相应的思想，大大丰富和发展了方证辨证理论。徐灵胎《伤寒论类方》主张"不类经而类方"，并指出："方之治病有定，而病之变迁无定，知其一定之治，随其病之千变万化而应用不爽。此从流溯源之法，病无遁形矣。"

日本古方派代表吉益东洞对仲景方证相应的思想亦甚为推崇，其著《类聚方》提出"医之方也，随证而变，其于证同也，万病一方，其于证变也，一病万方"，提出按方类证、定方定证、多方合用的治疗原则，使方证相应的传统诊疗原则更显其理论价值和客观规律。

（四）近现代研究进展

宋代以降，中医学逐渐分化出不同的学术流派，如金元四大家之脾胃派、寒凉派、温补派、滋阴派，以及明清时代的温病学派等。但落实到临床治病，均离不开遣方用药，并且用方指征不会因学术渊源及流派的不同而不同。正如桂枝汤不可能用于麻黄汤证的治疗一样，明确了用方指征，就能以不变应万变。

后世师仲景之法，另又创立了多种解读经方方证的理论，极大地丰富和发展了方证辨证的理论体系。近代经方大师曹颖甫著《经方实验录》，辑选 75 案，皆以汤证名之，如桂枝汤证、麻黄汤证、小柴胡汤证等，强调"有此证，用此方，得此方，消此证，但凭脉证施治"。中医大家刘渡舟指出："认识疾病在于证，治疗疾病则在于方，方与证乃是伤寒学的关键。"胡希恕教授则主张先辨六经，再辨方证，大力倡导方证对应法，认为"临证有无疗效，决定于方证对应与否。张锡纯从方证入手深入研究《伤寒论》，以六经病证为纲，方证为目，重点阐释 40 余首方证"。黄煌教授则认为"方证识别，朴实而具体，是中医辨证的基本单位"。

"方证相应"是中医辨证论治中的一个重要概念，是许多医家的临床指导思想。随着研究的深入，方证辨证日益受到中医学界的重视。通过对多首传统古方名方从不同角度、不同层次进行大量临床与实验研究，初步揭示并证实了这些古方名方的主治功效和作用机制，为方证相应理论的进一步发展奠定了坚实的基础。

三、方证辨证的主要内容

"方证相应（对应）"是中医方药与病证关系的一种理论概括，是指方剂内的药味及其配伍关系与其针对的病证病机之间具有高度的对应性。方是指具有特定药味、药量、剂型、用法等内容的药用形式，证则是指特定方剂所针对的具体病证（病证的病机）。证决定了方药的选择，而方中的药物配伍关系总是对应于证。"方证相应"强调了方药与病证之间的内在关系，即方剂的功用是特定方药与特定病证之间相互作用的结果，方药与病机间的密切关联是方证辨证中重要特征。例如，桂枝汤与桂枝汤证、麻黄汤与麻黄汤证、麻子仁丸与脾约证等，一首方剂总是有与其相应的病证。方证辨证即基于方药与病证对应关系所形成的证治系统，是中医药学经验和理论的重要基础，是中医辨证论治的核心内容。

"方证相应"不仅指一方一证相互对应，也包括一方与多证、一证与多方相互对应，即所谓"同方异证""同证异方"。正因为其具有多面对应性，故可将方证分为单一方证，如桂枝汤方证、麻黄汤方证等；类方证，如桂枝汤类方证、承气汤类方证等；合方证，如小陷胸汤合桂枝去芍药汤方证、桂枝汤合生脉散证等。其具体主要有如下五方面内容。

（一）方证间的相互依存性

方剂功效是针对特定病证的作用体现，针对特定病证组成的方剂，一旦离开其所针对的病证，即方不对证时，方剂便不再具有意义，无治疗作用甚或产生不良反应。

（二）方证相应关系的基本规则

证包含病位（定位）、病势缓急（定势）、病情盛衰程度（定量）和疾病性质（定性）四个基本要素。方剂也包括四个基本要素，即方药作用部位（定位）、方药作用缓峻（定势）、方药作用强度（定量）以及方药作用性质或属性（定性）。方证相应关系应涉及这四个要素，遵循定位、定势、定量、定性的基本规则。

（三）方随证变、随证加减

若病证与原方主治病证病机相同，则直接选用，是谓"有是证用是方"；若有一定差异时，则须对所选方剂进行适当加减变化，即"方随证变，随证加减"。

（四）方证异同

同方异证及同证异方现象的存在，源于人体及方药系统的复杂性。同方异证是以方中药物多层次、多靶点的作用特点为基础，即其在不同的内外环境中呈现不同的功效，故可用于不同的证。而同证异方是以人体不同疾病的病理变化及发展转归各具特点为基础，如临床上虽然有些患者辨为同一证型，但由于其来源于不同疾病，要充分考虑到疾病自身的特点，所以常常需要选用不同方剂进行治疗，这是临床同证异方现象存在的重要前提。

（五）动态对应

方作用于其对应的证之后，证随着方剂治疗时间而发生变化，此时方与证之间就产生了一定差距，由对应到不对应或对应程度较差，故临床上须密切注意观察病情变化，及时调整使之重新达到对应状态。因此，方证相应的动态性，要求在辨证论治原则指导下，随着病情的演变，适时地对方剂药味、药量、剂型进行灵活变化。若已转为他证者，则需另择他方。

四、方证辨证与辨证论治的关系

辨证论治是中医理论的精华，包含辨证和论治两个相互联系、不可分割的部分，落实在临床诊疗活动中是辨证、立法、选方、遣药四个环节。证、法、方、药有机统一，即据证立法、依法选方或遣药组方，使方具有明确适应证，是理、法、方、药一体化的体现。

方证辨证之"证"，与辨证论治之"证"有相同之处，即均为病机与证候表现。但从原始定义"病与证皆与方相应者，乃服之"来看，其描述中包含病种、证候、病机，甚至还有一些是体质等。如《汤液经法》"大青龙汤，治天行，表不解""小泻脾汤，治……里寒外热"，其中"天行"便是病名，"表不解""里寒外热"等便是病机。而《伤寒杂病论》中还有很多方证描述是以体质为主的，如尊荣人、强者、羸者、酒家等；也有很多是病的描述，如肺痈、肠痈、胸痹、霍乱、狐惑等；更多的是一些证型的描述，如"麻黄证""桂枝证""柴胡证"等。因此，从这一方面看，方证辨证的适应范畴远大于辨证论治。

但与辨证论治相比，无论从原始含义还是现代含义来看，方证辨证所用之方和证也都具有明确的选择性，即主要是以经方和经方方证为主。而当代的辨证论治则不同，可以推而广之用于所有的中医诊疗过程中。因此，从应用范围来看，辨证论治的临床应用远广于方证辨证。

由于方以药成，方药的集合功用体现具体治法，治法与证相应，所以方剂与证之间存在着直接的对应关系（方证相应），即所谓有是证用是药，证同则治同。而落实在临床实际中，由于人体功能结构以及所产生疾病的复杂性，高度对应于特定证的方剂只是理想中的。因此，基于每个人的体质及生活环境等诸因素所导致的个体差异性，临床上用于治疗某一证的方剂常有多首，这些有效方剂实际上可能更多地表现为方剂与证之间的不同程度的对应关系，各有侧重及不同。也可以说，治疗的成败取决于方剂与证之间的相关程度。由此表明，方证相关是辨证论治思想的体现，在理论上与辨证论治并不矛盾。

方证是联系方剂与病证的桥梁。辨别方证的过程实质就是实现诊断与治疗一体化的过程，辨证论治包括方证对应，方证对应是中医辨证论治原则的体现。因此，方证对应思想是对现行辨证论治模式的深化、简化和具体化，可操作性更强。

五、典型方证辨证的运用与研究

《伤寒杂病论》中"病下系证，证下列方，方随证出，随证治之"，确立了方证相关的辨治思想，是方证相关理论的代表。"见证即用，随证加减"，临床应用广泛，故将《伤寒论》中典型经典方证的临床应用及现代研究列举如下。

（一）桂枝类方

桂枝类方在治疗心血管疾病方面有独特的疗效，因寒证、虚证之心血管病证恰与君药桂枝发汗解肌、温通血脉、助阳化气功效契合，堪称方证相关的代表。

1. 桂枝汤

【相关条文】太阳中风，阳浮而阴弱。阳浮者，热自发……鼻鸣干呕者，桂枝汤主之。

太阳病，头痛发热，汗出恶风者，桂枝汤主之。

太阳病，下之后，其气上冲者，可与桂枝汤。

病常自汗出者，此为荣气和……以荣行脉中，卫行脉外。复发其汗，荣卫和则愈，宜桂枝汤。

病人脏无他病，时发热，自汗出而不愈者，此卫气不和也。先其时发汗则愈，宜桂枝汤。

【功效】发汗解肌，调和营卫。主治营卫不和，阴阳失调证。

【适应证】头痛，发热，汗出，恶风，脉浮缓。

【现代应用】"桂枝汤，外证得之，解肌和营卫；内证得之，化气调阴阳。"故桂枝汤可用于多种疾病，如心血管系统疾病、外感疾病、汗证、内伤发热、神经系统疾病、过敏性鼻炎、月经病、皮肤病及奔豚等。

【现代药理研究】具有双向调节体温、汗腺、肠蠕动，以及抗炎、镇静、镇痛、镇咳、平喘、祛痰、保护胃黏膜、增加心肌血流量、抗过敏等作用。

2. 桂枝加龙骨牡蛎汤

【相关条文】夫失精家，少腹弦急，阴头寒……女子梦交，桂枝加龙骨牡蛎汤主之。

【功效】调和阴阳，潜阳固涩。主治阴阳两虚的失精梦交。

【适应证】汗出，遗精，落发，惊悸，失眠，噩梦。

【现代应用】冠心病、心律失常、脑动脉硬化、心脏神经官能症、神经衰弱（伴记忆力减退、心悸失眠）、遗尿、遗精、滑精、不射精、情感交叉擦腿综合征、自汗盗汗，以及更年期综合征。

【现代药理研究】具有镇静及抗惊厥作用。

（二）柴胡类方

1. 小柴胡汤

【相关条文】少阳之为病，口苦，咽干，目眩也。

伤寒五六日中风，往来寒热，胸胁苦满……或咳者，小柴胡汤主之。

【功效】和解少阳。主治伤寒少阳证、妇人热入血室。

【适应证】口苦，咽干，目眩，往来寒热，胸胁苦满，默默不欲饮食，心烦喜呕。

【现代应用】应用广泛，如冠心病（伴胁痛等少阳证）、精神神经系统疾病、肝胆疾病、外感发热、急性扁桃体炎、急性结膜炎、带状疱疹、原发性痛经、妊娠恶阻、早孕低热等。

【现代药理研究】具有调节免疫、内分泌、血脂，以及抗炎、抗肿瘤，保护肝脏、促肝细胞再生等作用。

2. 柴胡桂枝汤

【相关条文】伤寒六七日，发热，微恶寒，肢节烦痛，微呕，心下支结，外证未去者，柴胡桂枝汤主之。

【功效】和解少阳兼解表。主治太阳少阳合病、妇人热入血室等。

【适应证】往来寒热，胸胁苦满，微呕，肢节烦痛。

【现代应用】冠心病、心律失常等心血管疾病，以及胃溃疡、慢性胰腺炎等消化系统疾病。也可联合桂枝加芍药汤应用于癫痫。

【现代药理学研究】具有抗惊厥、抗胃黏膜损伤、抗肿瘤、抗炎，以及增强免疫、保护缺血脑组织等。

3. 柴胡加龙骨牡蛎汤

【相关条文】伤寒八九日，下之，胸满，烦，惊，小便不利，谵语，一身尽重，不可转侧者，柴胡加龙骨牡蛎汤主之。

【功效】枢转少阳，镇静安神。主治少阳火热内扰。

【适应证】头痛，眩晕，胸闷，心悸，失眠，心烦不宁，急躁易怒。

【现代应用】应用广泛，涉及心理、神经、泌尿、心血管、消化等多科。冠心病、心绞痛见"胸胁苦满，脐上动悸"者。甲状腺功能亢进、失眠、癫痫、血管神经性头痛、焦虑、抑郁、心悸、高血压、胃病、尿道综合征、神经官能症、更年期综合征、帕金森病等。对于精神神经性疾病有良好的治疗作用。

【现代药理研究】具有抗应激、抗痉挛、调脂、抑制自发运动的作用。

4. 大柴胡汤

【相关条文】伤寒，发热，汗出不解，心下痞硬，呕吐而下利者，大柴胡汤主之。

太阳病，过经十余日，反二三下之，后四五日，柴胡汤证仍在者，先与小柴胡汤。呕不止，心下急，郁郁微烦者，为未解也，与大柴胡汤，下之则愈。

伤寒十余日，热结在里，复往来寒热者，与大柴胡汤。

【功效】少阳、阳明双解，通利气机，荡涤郁滞。主治邪实（热、血瘀、湿、积滞、气滞）。

【适应证】发热，便秘，胸胁部胀痛，胸胁苦满，脘腹不适，恶心呕吐，口苦，不欲饮食，口干渴，烦躁，小便黄。

【现代应用】应用广泛，以急慢性胆囊炎、胆石症、急性胰腺炎、胃炎、肝炎、肠梗阻等肝胆、消化系统疾病最多。常用合方，以三黄泻心汤、承气汤类、金铃子散、茵陈蒿汤、三金汤、小陷胸汤等为主。

【现代药理研究】具有保肝、利胆、抗实验性胆石症、抗炎、解热、兴奋肾上腺皮质功能、抗血小板聚集、防止动脉硬化、抑制离体平滑肌等作用。

（三）五苓散

【相关条文】太阳病，发汗后，大汗出，胃中干，烦躁不得眠，欲得饮水者，少少与饮之，令胃气和则愈。若脉浮，小便不利，微热消渴者，五苓散主之。

发汗已，脉浮数，烦渴者，五苓散主之。

伤寒，汗出而渴者，五苓散主之。不渴者，茯苓甘草汤主之。

中风发热，六七日不解而烦，有表里证，渴欲饮水，水入则吐者，名曰水逆，五苓散主之。

【功效】通阳化气利水，兼解表。主治太阳表邪不解，邪气循经入腑，导致膀胱、三焦气化失常而水饮内停所致的小便不利、心烦口渴，以及由于水气上逆，胃失和降而水入则吐之"水逆证"。

【适应证】小便不利，伴见口渴欲饮、头痛身热、口燥、心烦、消渴、水入则吐，脉浮或浮数。

【现代应用】广泛应用于心血管系统疾病、消化系统疾病、呼吸系统疾病、泌尿生殖系统疾病等。头痛、荨麻疹、自汗盗汗、猝发性耳聋、青光眼等；妊娠高血压、卵巢囊肿；小儿流行性腮腺炎；肾病综合征、肝硬化腹水、腹泻等疾病出现蓄水证病理表现者。

【现代药理研究】五苓散对尿液的排泄有双向调节作用，即五苓散对脱水状态的机体呈现抗利尿作用，而对水肿状态的机体显示利尿作用。这一研究结果进一步反证了五苓散与水蓄这一基本病理改变之间的对应关系。

（四）炙甘草汤

【相关条文】伤寒，脉结代，心动悸者，炙甘草汤主之。

【功效】滋阴养血，益气温阳，复脉止悸。主治阴阳气血不足的脉结代、肺痿。

【适应证】心悸，虚羸少气，舌红少苔，脉结代。

【现代应用】冠心病、病毒性心肌炎、低血压、高血压、心肌病，以及原因不明的心律失常、心衰、肺心病、先天性心血管病、心瓣膜病等。

【现代药理研究】具有抗心律失常、抗心肌缺血再灌注损伤、补血、抗衰老等作用，为临床心血管病常用方剂之一。

（五）吴茱萸汤

【相关条文】食谷欲呕，属阳明也，吴茱萸汤主之。

少阴病，吐利，手足逆，烦躁欲死者，吴茱萸汤主之。

干呕，吐涎沫，头痛者，吴茱萸汤主之。

【功效】温中散寒，降逆止呕。主治胃中虚寒，干呕吐涎沫，胸满，厥阴头痛。

【适应证】头痛，手足厥逆，烦躁，呕吐，下利，脉弦细。

【现代应用】广泛用于妇科、神经科、五官科、外科、眼科等多种疾病。耳源性眩晕、血管神经性头痛、高血压、慢性胃炎、消化性溃疡、慢性肠炎、痛经、偏头痛等，另可用于青光眼（剧痛呕恶者）。本方与半夏泻心汤合方，无论胃肠炎、胃溃疡，依证用之，均有良验。

【现代药理研究】具有抗偏头痛、抗消化性溃疡及抑制肿瘤生长的作用。

（六）茵陈蒿汤

【相关条文】伤寒七八日，身黄如橘子色，小便不利，腹微满者，茵陈蒿汤主之。

阳明病……但头汗出……小便不利，渴饮水浆者，此为瘀热在里，身必发黄，茵陈蒿汤主之。

【功效】清热祛瘀，通利二便，利湿退黄。主治湿热发黄者。

【适应证】一身面目俱黄，黄色鲜明，口渴欲饮，恶心呕吐，腹微满，小便短赤，大便不爽或秘结，舌红苔黄腻。

【现代应用】急慢性肝炎、肝纤维化、酒精及非酒精性脂肪肝、胆囊炎、胆石症等相关肝胆系统疾病，以及急慢性胰腺炎、高脂血症、肥胖等。

【现代药理研究】具有促进胆红素代谢，抑制肝脏炎症反应、肝星状细胞活化和胶原合成以及抑制肝细胞凋亡，抗肝损伤及肝纤维化，降血清低密度脂蛋白胆固醇及甘油三酯，降低急性胰腺炎模型外周及门脉血内毒素含量，降低空腹血糖，改善血液透析后皮肤瘙痒，抗炎镇痛等作用。

六、方证辨证的现代研究进展

（一）方证辨证的现代研究

方证辨证源于方证相应，是中医临床基础研究的重要内容。证以方名，方为证立，方随证转，有是证则用是药，无是证则去是药，不受病名约束。由于方证相应在理论上有鲜明的特色，在临床上有重要的实用价值，所以从学科发展及临床治疗要求来看，中医学需要构筑一种全新的方证辨证论治体系。这个体系应该是从宏观到微观、从抽象到具体、从定性到定量、从模糊到精确，应包含中医学所特有的科学理论、专家经验和定量分析。目前常开展的研究类型有如下几种。

1. 文献统计学研究　是基于文献信息，通过对"方证相应"命题的文献学溯源，结合对中医病证体系及方证组织构架的分析，探讨方与证及其之间的对应规律。如基于数据挖掘技术，运用频次分析、关联规则、聚类分析等方法，搜集整理并分析某一方历代证治的相关文献，发现该方的应用规律。亦有以类方为对象，对某类方药（方名、方源、药物、剂量、剂型、用法）和病证（病因、病机、病名等）要素进行规范化处理并建立方证信息数据库，从不同角度探查其方药证治规律。如目前已对五苓散证、桂枝汤证等方证进行了系统研究并提出了标准规范。

2. 实验研究　与方证相关的实验研究主要体现在建立中医病证结合动物模型及探究证候的病理学基础两方面。疾病的动物模型具有明确的病因和特定的病理变化，有明确的判定标准，而证候模型则不具备此特征。自从 1960 年沈自尹院士团队发现过量肾上腺皮质激素可以诱发小白鼠出现类似中医阳虚征象以来，国内外有关中医证型的动物模型已有百余种。然而，证候模型的评价指标和可重复性仍然存在争议。

近年来，随着方证相应尤其是以方测证逆向思维的提出，为中医证候动物模型的设计带来了可能。一是采用现代医学的疾病模型，选用公认的不同治法方剂进行干预并判定疗效，建立与显效方剂功效相应病机的病证结合动物模型。二是针对某一疾病的不同动物模型或同一动物模型的不同病理状态，采用具有不同功效（针对不同证候）的经典方剂进行干预，通过疗效评价以方测证来判定显效方剂所对应的模型的证候特征，揭示不同造模方法制备的同一疾病模型所蕴含的方证的病理学基础及证候变化规律，从而进一步验证已知疾病的中医证候病机。

3. 临床研究　临床研究涉及方剂运用的证候规律及其安全、有效性评价等。一是针对某方剂临床应用数据库等的回顾性分析，基于数理统计分析技术对其方药与病证的关联规律进行研究。如现有对柴胡类方、活血祛瘀方、乌梅丸证治规律的研究，通过分析各方与症状之间的关联关系，发现与某一方相对应的症状组合，从而为本方临床应用提供客观依据。二是采用证候例方进行治疗性（前瞻性）研究，以药效为基础，利用现代分子生物学、生物化学、组织病理学及系统生物学等先进技术探究机体的基因、蛋白质、细胞、组织器官等层次的结构和功能改变，以期揭示相关病、证的病理实质。如一项以冠心病心绞痛气虚血瘀证和痰瘀互阻证为切入点的探讨方证对应及疗效关系的临床研究，分别以参芍片、丹蒌片及西药对照组加以干预，结果发现，方证对应组在心绞痛缓解、中医证候、炎症因子、斑块因子改善等方面均显著优于次对应组及常规西药组，从循证医学的角度论证了中医方证对应及其辨治经验的合理性。

（二）方证辨证研究的现代科学设计

"方证相关"是中医辨证论治的核心，其科学内涵的阐释已成为中医药现代研究的热点之一。结合现代科技手段，总结和整理方证辨证经验，阐释方证相关性及其疗效机制，有助于规范方证的临床诊断依据以准确地表达方剂治法所针对的病机。实现方证辨证的规范化，对提高中医临床疗效及中药研发都有重要意义。方证辨证研究应遵循以下原则。

1. 坚持以中医理论为指导　方剂与证之间存在着直接的对应关系，其理论首创于《伤寒论》，所谓有是证用是方（药），强调了方剂对证候治疗的针对性，提高了临床辨证论治水平及疗效。而临床上治疗某一证的有效方剂常有多首，一首方剂亦可治疗多种证候，表现为方剂与证之间的不同程度或不同角度的对应关系，疗效的高低取决于方剂与证之间的相关程度。因此，方证相关是辨证论治思想的必然要求，在理论上与中医辨证论治并不矛盾。方证辨证研究要在中医理论的指导下，坚持证候与治法方药的统一性，探求能针对疾病某一病理变化的个性或特异性药物，即阐明不同治法例方治疗同一疾病及相同治法例方治疗不同疾病取效的科学基础，是中医学与现代科学沟通的重要途径。

2. 选择典型方证研究　一些在临床反复应用并确证有效的经方、成方多与特定证候有较明确的对应关系，有确切的配伍特点和理论基础。因此，有效经典方是"方证相应"与辨证体系间沟通的桥梁。选择典型方证研究，一是其疗效确切且配伍精当，药味或药量稍有变动，其主治病证即随之而变，如桂枝汤与小建中汤及其变方，所治证候大不相同，可以灵敏反映证候病机。二是后世方剂多由经方演化而来，多为一些基本方（经典方）的组合，故方证对应研究宜以经典有效方为主体。典型方证选择通常要要遵循以下两点：第一，方的药味构成精炼，有明确的君、臣、佐、使配伍规律，而且经过历代临床应用疗效可靠、作用明确，具有扎实的理论与实践基础；第二，病证诊断要清楚，要有明确的辨证标准。总之，经典名方方证辨证研究更符合中医学的特色和优势，更能反映中医学理、法、方、药的辨证体系，比单纯研究证候更具可行性。

3. 基于循证医学思维的研究设计　方证辨证体系的完善需要从大规模临床研究结果中归纳和提炼。中医学基于"方证相应"思想，几千年来已积累了丰富的方证辨证经验并进行了详尽的归纳总结。方证研究的目的除了用现代检测指标验证方证对应治疗的有效性、探索方证运用的规律外，还需找出现代检测指标与中医四诊信息之间的关联关系，建立集中医传统四诊采集的外在、宏观信息与运用现代科学手段检测的内在、微观信息于一体的整合的方证辨证体系。因此，把握方证对应的内涵，借鉴循证医学思维设计具有中医特色的临床试验方案是决定方证辨证研究质量的关键，对提高中医临床疗效、扩大辨证论治范围并丰富中医理论都有重要意义。

4. 以方测证研究　"以方测证"是一种从方证到理法的逆向推理思维方式。无论是八纲辨证、脏腑辨证、气血津液辨证，还是卫气营血、三焦辨证，最后都要落实到方药上。只有通过方药疗效的反证，方能验证辨证的正确与否。以方测证强调了方剂对证候治疗的针对性，基于方剂疗效观察，可证实证候分类具有一定的科学基础，也可为阐明部分证候的机制研究提供客观依据。而通过方证的对应关系设计动物模型，也为找到方与证相应的现代病理生理模型与药理学的结合点提供了可能。

此外，基于方证对应的以方测证研究有助于中医证候评价标准的制订。证候标准确定的关键在于是否有可靠的方法证明证候本身，只有疗效才是金标准。因而，对于方证对应疗效确切的病例，可认定其证候辨识准确，故可基于这些病例的证候表现建立评价标准，并借助"以方测证"的思路，不断重复循环验证使之完善，从而提高临床辨证论治水平及疗效。

5. 病证结合研究　病证结合，包括了中医的病与证的结合和西医的病与中医证的结合两类。张仲景《伤寒杂病论》以辨病脉证并治为篇名，提出"病下系证，证下列方，方随证出，随证治之"，确定了以病为纲、以证为目的辨病辨证、病证结合的中医治疗思想。但中医的"病"多是根据疾病的部位及特征性症状（如头痛、咳嗽）或体征（如黄疸、积聚）命名，缺少规范及标准。现代医学的疾病则有明确的限定标准，故可以之界定证候的研究范围，探求疾病过程中证候的演变规律。因此，目前临床常用的是在西医辨病基础上的中医辨证论治研究。

辨证体现了中医对疾病现阶段本质的认识，是处方用药的依据及方证相关中证的重要内涵之一。辨病则是从不同角度对疾病整体的认识；是更高层次的总结与归纳。病证结合是全面认识疾病发生发展、变化及转归的思维方法。基于病证结合进行方证对应辨证研究，或以病统证，或以证统病，可以对病证有更全面的认识。随着不同功效方剂治疗相同疾病取效的病理生物学基础研究的深入与作用特征的进一步明确，可为临床病证结合的研究提供思路及方向。

6. 建立病－证－方－效结合的研究范式　探索确有疗效方剂的物质基础、作用机制以及疗效评价标准是方剂研究的关键问题，而证候病机及其与疾病和方剂的相关性，则是证候研究的重要科学问题。方证辨证研究有助于阐明不同方剂针对相同疾病的不同作用机制，阐明现代医学疾病的主要中医病机。故上海中医药大学刘平等从中医理、法、方药的一致性及方证对应、以方测证角度，提出了"病－证－方－效"结合的研究策略，即以明确的疾病诊断标准为限定范围，以静（方）制动（证），以简（方）驭繁（证），以已知（方）探索未知（如证候模型）。基于复杂、动态的思维方法与设计思路，采用不变的手段（方剂）设立参比体系，不断通过方药疗效的反证，以探索复杂、变化（证候）的本质规律，建立病－证－方－效结合的研究范式。唯有以证为核心，病证结合、方证相关，才能抓住疾病的本质，遣方用药，提高临床疗效。

（三）方证辨证研究的典型范例

1. 临床研究　为了分析验证方证间的对应关系，中国中医科学院西苑医院采用随机对照临床试验分别观察血府逐瘀（活血祛瘀）与生脉二号（益气养阴）口服液治疗冠心病心绞痛气阴两虚证及血瘀证的临床疗效。两证候组分别给予两种方药干预，结果发现四组均有效，但方证对应组优于不对应组，即生脉二号对气阴两虚证、血府逐瘀对血瘀气滞证疗效更好。方证对应治疗不仅能改善临床证候，也可改善病理生物学指标，且不同方剂所改变的理化指标不同，表明两方可能通过作用于不同的病理生理环节而发挥作用，同时也证明了不同中医证候有其各自内在的生物学基础。此外，血府逐瘀汤干预气阴两虚证的疗效优于生脉二号干预血瘀证的疗效，也从治疗效果反证了血瘀这一病机在冠心病心绞痛中的核心地位。另有运用拆方法观察方证对应临床疗效的研究。如观察血府逐瘀汤及其拆方治疗冠心病心绞痛血瘀气滞证的研究，将入组患者随机分为四组，在西医规范治疗的基础上分别加用血府逐瘀汤原方、不同拆方及安慰剂治疗，结果显示：血瘀证改善率由高至低依次为血府逐瘀汤原方、精制血府逐瘀方、柴胡－赤芍药对及安慰剂，各组相关的炎症、血管内皮功能及血液流变指标等变化亦不同，提示不同方药通过干预不同的靶点而发挥作用，且以原方疗效为优，充分体现了原方配伍的合理性，也为方证辨证提供了客观依据。

2. 实验研究　随着方证相应尤其是以方测证逆向思维的提出，为疾病证候及方证辨证研究带来新的突破口。上海中医药大学肝病研究所遵循"以方测证、以效验证"的思维特点，开展了系列"病－证－方－效"结合研究，即用若干方证的代表方剂对某一疾病的不同动物模型，或同一疾病模型的不同病理状态进行干预性比较研究。如针对前期研究发现肝炎后肝硬化"气虚、血瘀、湿热及阴虚"的基本证候病机，采用益气的黄芪汤、祛瘀的下瘀血汤、清利湿热的茵陈蒿汤及养阴的一贯煎四种不同功效的古典方剂，并以和解少阳的小柴胡汤为对照，开展了对二甲基亚硝胺（DMN）、四氯化碳（CCl_4）、胆管结扎（BDL）及猪血清致免疫性四种肝纤维化大鼠模型进行干预的比较对照研究，结果显示：对于 DMN 及 BDL 大鼠肝硬化，茵陈蒿汤和黄芪汤有效，且茵陈蒿汤对 DMN 模型作用更好；对于 CCl_4 模型，下瘀血汤与一贯煎有效；对于猪血清免疫性大鼠肝硬化，仅下瘀血汤有显著作用；而小柴胡汤对四种模型均无明显疗效。另外，该研究通过动态观察比较发现，同一方剂对同一造模因子制备模型不同阶段的作用也有一定的差异性。进一步探索其效应机制发现：肝星状细胞的活化以及肝细胞、胆管上皮细胞向肌成纤维细胞的转分化是肝硬化"气虚"的主要病理变化，益气的黄芪汤可显著抑制上述细胞的活化及转分化过程，反证了肝硬化气虚的病理特征，首次通过代表性方剂的效应机制研究阐释了肝硬化气虚血瘀的基本病机及其与现代病理生物学机制的关联性。同时，通过其他三种不同功效方剂的治疗效应，发现了湿热内蕴、血瘀及肝阴虚损证的病理学基础，在基本概念上实现了四种证候与现代肝硬化病理变化的对接。而同期用六味地黄丸的对照研究，也发现了一贯煎滋肾养肝治疗肝硬化的阴虚证具有相对的特异性。通过深入研究显效方剂的效应机制，综合分析显效方剂相应模型的病态特征及其与疾病的关系，阐释了证候病机及其与疾病和方剂的相关性，为方证辨证研究创立了一个新范式，也为方证相应理论提供了实验证据。

综上，从中医理、法、方药的一致性及方证对应的角度可以认为，不同功效方剂治疗同种疾病取效应有其内在的物质基础，也反映了中医证候的客观存在。方证辨证基于方证相应思想，对具有明确主治的方证、药证（经方、名方）进行系统的研究和提炼，制订标准规范，可为中医临床规范用方用药提供重要依据。方证研究对规范中医辨证、提高中医临床疗效并保证其稳定和可重复，从而更好地继承和发展中医理论具有重要的意义。

参 考 文 献

[1] 刘南阳，李浩. 对《伤寒论》方证辨证的认识 [J]. 中医杂志，2020，61（2）：174-176.

[2] 戴红，赵厚睿. 方证学研究命题的相关术语辨析 [J]. 中医学报，2012，27（9）：1129-1131.

[3] 高亮. 基于方证相应学说的《伤寒论》方证整理与因机证治初探 [D]. 哈尔滨：黑龙江中医药大学，2010.

[4] 李国臣，王冠民，崔文艺. 胡希恕方证辨证说略 [J]. 上海中医药杂志，2003，37（10）：39-41.

[5] 王方方，陈家旭，宋明，等. 方证辨证发展脉络及应用前景 [J]. 北京中医药大学学报，2017，40（2）：

103-106.

[6] 黄波. 黄煌经方医学思想整理研究暨 2004—2007 临证病案分析 [D]. 南京：南京中医药大学，2008.

[7] 王欣. "方证相应"的理论内涵及其研究价值 [J]. 山东中医药大学学报，2006，30（6）：439-440.

[8] 谢鸣. "方证相关"逻辑命题及其意义 [J]. 北京中医药大学学报，2003，37（2）：11-12.

[9] 王聪利，马红. 方证相应的研究进展 [J]. 吉林中医药，2008，28（10）：775-776.

[10] 朱邦贤，包来发，陈晓，等. 中医方证现代研究服务平台建设构想的实现 [J]. 上海中医药杂志，2009，43
（3）：49-52.

[11] 安德明，郑培永，季光. 方证相关在病证结合研究中的意义 [J]. 中医药学报，2009，37（1）：6-8.

[12] 王欢，朱莹. 经方在中国传统医学和日本汉方医学的应用现状 [J]. 中草药，2019，50（15）：3714-3719.

[13] 金荣，姜良铎. 略谈日本汉方医学的方证相对诊疗模式 [J]. 国际中医中药杂志，2010，32（2）：124-125.

[14] 郑红斌，陈咸. 日本汉方医学的几个主要学术特点 [J]. 中医杂志，2003，44（1）：76.

[15] 肖月园，杨志波. 日本汉方医学发展带来的启示 [J]. 中国中西医结合皮肤性病学杂志，2018，17（6）：
554-558.

[16] 王阶，张兰凤，王永炎. 方证对应理论源流及临床研究 [J]. 世界科学技术－中医药现代化，2004，6（4）：
13-16.

[17] 刘进娜，谢鸣. 方证相关——中医学探索的新领域 [J]. 中医杂志，2014，55（14）：1193-1198.

[18] 刘平. 理论联系实际，基础结合临床，促进中西医结合肝脏病学科发展 [J]. 中西医结合学报，2003，1（2）：
81-83.

[19] 刘平. "病-证-效"结合研究的思考与探索 [J]. 上海中医药大学学报，2007，21（1）：4-7.

[20] 张兰凤，王阶，衷敬柏，等. 冠心病病证结合方证对应临床研究 [J]. 中医杂志，2004，45（6）：444-446，472.

[21] 王师菡，王阶，李霁，等. 病证结合方证对应模式干预冠心病心绞痛的临床及生物学基础研究 [J]. 中华中医药
杂志，2010，25（12）：2242-2245.

第二节 主诉辨证

一、主诉的概念及其拓展

（一）主诉的概念

主诉，是促使患者就诊的主要症状（体征）、持续时间或医疗保健需求，是患者对自身疾病的发生、发展、表现部位、时间、切身感受的主要诉说，是患者前来就诊最需要解决的问题。主诉是用患者的口气来叙述，一般不用诊断名称，要与现病史一致，遵循客观、实事求是的原则。《说文解字》中对"诉"的解释是这样的：诉，告也；诉，告知，使他人知情。故医生将问诊获得的信息，经过整理、分析、判断、加工，用准确的医学术语表述出来，即形成主诉。主诉的提炼过程、主要诊断的确立过程就是医生临床思维的过程，即通过疾病的表象，建立与疾病内在本质之间的联系。主诉应尽量简洁，一般不超过20个字。主诉应具有明确就诊目的性、客观性、真实性的内容。医生对待患者的诉求，给予最大程度参考的同时，要有正确认识的态度，既要认真听取，同时要注意区分和鉴别。

（二）主诉概念的拓展

主诉定义虽然有很多书写要求，但是由于其既定观点和字数限制等原因，有一些内容没有涵盖在其中，临床应该拓展其范围。

1. 健康人体格检查　如果不是由于疾病，住院的目的就是体检。主诉可以写"要求住院体检"或"单位安排住院体检"。

2. 特需性医疗服务　为追求更高生活品质自主选择住院接受某种治疗。如正常人的美容手术，一个原本正常的人想把单眼皮整成双眼皮。主诉可以写"要求住院做双眼重睑术"。

3. 预防性治疗保健　患者处于亚健康状态，曾经有过不适症状或阳性检查结果，经诊治没有留下症状、体征，目前也没有任何不适，但是要求住院进行预防保健性治疗。如体检发现血液黏稠度增高，要求住院输液治疗，主诉需写明体检发现异常项目、发现时间、住院要求。例如，主诉可以写为"体检发现血液黏稠度增高1个月，要求住院输液治疗"。如曾经有血液黏稠度增高等化验异常经治疗已接近正常，要求住院输液预防保健性治疗，主诉可以写成"曾有血液黏稠度增高病史，要求住院输液治疗"。

4. 术后继续治疗　肿瘤患者手术治疗后，医生都会要求患者定期住院接受药物治疗，以巩固和保证手术治疗效果。如患者因食管癌做过手术，医生嘱其术后半月来院化疗，手术后患者吞咽困难等症状已不复存在，当然也没有必要再写入主诉，可以写成"食管癌术后半月，遵医嘱来院化疗"。手术后定期住院化疗的患者写明手术、手术后时间、第几次住院、住院需求。如"食管癌术后半年，第3次住院化疗"等。只要能说明患者状态，如病名、手术部位、时间、治疗需求即可。

5. 后续治疗性需求　临床医生在处理某些疾病时，有时会分两步走，先用某种方法或材料对疾病进行处理，等病情恢复或稳定后再取出材料和恢复机体原有的生理状态。例如，股骨骨折的患者，第一次住院是施行股骨内固定手术。手术后病情稳定休养1年左右，医生或患者自己要求拆除固定物再次住院，拔钉是内固定手术的后续治疗。此时患者伤口已经愈合，没有不适症状，主诉可以写成"股骨干骨折内固定手术后1年，取内固定物"。再如，颅脑外伤形成脑疝时，医生手术清除病变组织或血肿后，为了减压，硬脑膜不缝合，骨瓣去掉，皮肤缝合，待病情稳定半年后再入院行颅骨修补术，第二次住院的主诉可以写成"外伤手术后颅骨缺损6个月，要求行修补手术"。由于后续治疗性需求还有很多，在此不能全部列举，书写这种主诉的前提是第一次住院已将患者的原发病治愈，患者没有因原发病引起的不适主诉，是为取出或改变医疗需要性状态而住院恢复患者正常生理状态为目的。此时主诉没有症状或体征，只有治疗后状态和住院需求。

二、主诉辨证的概述与原则

（一）概述

"主诉辨证法"的提出源于湖南中医药大学郭振球教授的"主诉辨治法"，后人在其基础上进行传承和创新。主诉辨证，即指抓住主诉，开展有序的望、闻、问、切四诊，以外揣法、整体观、病传论为三大原则。紧抓主诉，以主诉为引导，以辨证为基础，收集信息，分析信息，贯穿辨证论治过程的始终。其具体内容主要有 10 个：询问病史，探讨病因，落实病位，阐明病机，分清病性，详悉病势，确定证名，依证立法，按法制方，验证疗效。

主诉辨证用于临床，一定要与望闻问切四诊、"写形"和理化检查相结合。"临病人问所便"以确定主诉进行辨证的方法由来已久，如《素问·长刺节论》"听病者言"诊病，又如《素问·热论》《素问·咳论》《素问·疟论》《素问·举痛论》，都是根据"主诉"提供热、咳、疟、痛辨证写形医技理论依据的。东汉张仲景六经辨伤寒、脏腑经络论杂病，以及清代叶天士、吴鞠通的卫气营血、三焦辨温病，都是以主诉、主病辨证论治的。

主诉辨证与脏腑辨证需紧密结合，主诉辨证是以脏腑辨证、中医经典辨证为理论基础，脏腑辨证是以主诉辨证为引导，围绕"主诉辨证"为核心而展开的辨证，需辨清疾病的病因、病位、病性、病势，综合分析，最终确定其证型，指导临床治法和治疗原则。辨证时将脏腑辨证的思维方式与主诉辨证的思维方式相结合，以主诉辨证为核心展开辨证，综合辨析，最终落实其病位、辨别其病性、确定其证型。在临床上，只有将五脏病证的诊断和辨证相互参考、相互渗透，才能运用自如，更好地体现出主诉在脏腑辨证中的运用。

主诉辨证与微观辨证紧密结合，近年来已经潜移默化地融入现代中医的诊疗过程中，成为临床上必不可少的诊疗手段。"微观辨证"是通过配合应用声学、光学、电子、同位素等检测方法，补传统诊法之不足，用多元素分析和细胞分光光度、电镜透射、生物医学工程技术等现代技术，将脏腑、气血、阴阳等病候的宏观传统辨证进行"微观剖析"，从而可使病、证的实质从微观及超微结构上得以阐明，为人类防病、治病、抗衰、康复提供确切的理论依据。两者的结合发展了诸多中医基础理论，成为沟通传统医学与现代医学的桥梁。"微观辨证"已经从不同角度在更深层次上认识了许多"证"的本质，对一些中医"宏观辨证"无法辨识的疾病做出了明确的诊断，成为"宏观辨证"的必要补充。

（二）临床意义

主诉对主要诊断具有一定的方向性，主诉的提炼过程、主要诊断的确立过程就是医生临床思维的过程，即通过疾病的表象，建立与疾病内在本质之间的联系。从患者描述的众多不适症状中，可以诊断出很多种疾病。例如，患者具有高血压、糖尿病病史及头晕、腰痛，但这些疾病中，患者在向医生诉说时最主要围绕的是头晕的问题，应将头晕的问题作为主诉。但主要诊断并不能写头晕，医生必须经过专业的临床知识判断其头晕的原因，是否因为血压偏高，或者血糖偏低，或者其他原因引起，找出引起头晕的真正原因，方可作为主要诊断。若其头晕是糖尿病血糖偏低引起的，其主要诊断是糖尿病，这一点也充分体现了主诉与主要诊断的一致性。

辨证，就是将四诊（望、闻、问、切）所收集到的信息资料，运用中医学理论进行综合分析和提炼归纳，明确病因、病位、病性、邪正关系等，最后判断为某种性质的证（证型）。辨证学认为任何疾病的发生都源于邪气（病因）侵入相应脏腑，才致发生相应的病形（证候），因此，邪气脏腑病形是疗病察其源、候病机的病机学基础，紧抓病形、透过病形探查本质是主诉辨证的根本。

在临床中，主诉往往反映了疾病的根本矛盾，也提示了病种，比如以颠顶痛为主诉，辨证为寒凝肝脉证者，病、证都已明了，就可以确定治法、处方，选用吴茱萸汤。如果单纯辨证论治而病种（主诉）不明，则会遇到选方疑惑。因此，主诉辨证体现了病证结合的思想，而病证有机结合的优势在于治疗的指向性更为清晰。主诉辨证的意义与价值在于临床诊断和辨证，在主诉明确的前提下，以主诉为核心进行辨证能够更快速、准确地明确其病位、病性及证型，更能体现中医理法方药的统一性和针对性，对临床诊疗具有指导性和可行性作用，大大提高了诊疗效率。

（三）原则

1. 外揣法　外即疾病表现于外的症状、体征，内即脏腑内在的病理本质。外在的病形是内在脏腑病理的表现，通过观察外部的变化可以测知内脏的变化，从而了解内脏所发生的疾病。同样，认识了内在病理本质，便可以解释显现于外的证候。《灵枢·外揣》认为，有如"日与月焉，水与镜焉，鼓与响焉。夫日月之明，不失其影，水镜之察，不失其形，鼓响之应，不失其声。动摇则应和，尽得其情……合而察之，切而验之，见而得之，若清水明镜之不失其形也。五音不彰，五色不明，五脏波荡，若是则外内相袭，若鼓之应桴，响之应声，影之似形。故远者司外揣内，近者司内揣外，是谓阴阳之极，天地之盖。请藏之灵兰之室，弗敢使泄也"。其强调在病情变化极其错综复杂的情况下，医生通过患者表现于外的异常现象，合参四诊而详察，揣其病证本质，临床上才能达到满意的治疗效果；若只是认识到外在表现为寒，而实际的本质是"阳盛格阴"，没有察觉到疾病的内在本质，是不能达到治疗效果的。

2. 整体观　《黄帝内经》一贯强调整体观，包括人体一体观、天地一体观、四时一体观、万物一体观及一体恒动观。首先，《黄帝内经》认为人体本身是一个整体，而这个整体是以五脏为中心，通过经络联系内外，把五脏、六腑、奇恒之腑、五体、五官、九窍、四肢百骸等各个组织器官连接成一个有机的五脏功能系统。这一系统在生理上相互协调、相互为用，在病理上也相互影响。一旦脏腑发病，脏腑的病变可以反映于相应的体表。其次，人与自然万物亦是如此，古人从生活实践中已经认识到天地万物之间是彼此密切相关的，是互相依存、互相制约的。在生理上，人受天地日月等自然万物的影响，在病理上，人也时刻受到自然环境的影响，因此人体疾病的发生受到季节、气候、地理等诸多环境的影响，如"春善病鼽衄，仲夏善病胸胁，长夏善病洞泄寒中，秋善病风疟，冬善病痹厥"。中医学不但认识到了整个自然界是一个整体，同时也认识到了自然界的一切变化是在不断运动中形成的。辨证学中的辨证纲领，如病因、六经、脏腑、经络、三焦及卫气营血辨证等，无一不是基于这一恒动的整体。

3. 病传论　基于上述整体观，强调人体疾病发生、发展的病程也是一个动态演变的过程，诊疗疾病也需要从动态的角度去观察疾病的传变，这就是病传论。辨证中阴阳五行理论的运用，说明阴阳气血和脏腑之间在病理变化上存在复杂的传变规律，其变化不是一成不变的，而是不断变化的，只有通过四诊合参，灵活运用中医理论，才能及时地估计病情的发展趋向，防微杜渐，从而把握论治上的主动权。

三、中医经典中的主诉辨证

（一）追溯病史

在询问病史中，除性别、年龄等一般情况外，首先要了解是卒病，还是痼疾。同时，要在既往史中了解是否是喘家、饮家、失精、亡血家等。对这些病史的追溯，不仅可以判断其病的预后与转归，而且还可以为确定治疗方法提供参考。此外，对患者体形的肥瘦也应给予注意。如"盛人脉涩小，短气，自汗出……""夫瘦人绕脐痛，必有风冷，谷气不行……"前者体质肥盛，气血一般旺盛，脉象不应涩小，今见脉象涩小、短气、自汗，为湿盛阳虚的表现。因湿盛于内，阳气必衰，脉亦搏动无力，所以出现涩小的状态。阳气不足，所以短气；阳虚不能卫外，所以自汗。后者体质瘦而又正气不足，因感受风寒影响脾胃运化功能，谷食不能消化，即使大便不通，亦属寒结。上述论述说明体质的肥瘦，可以分析出其病机的所属。

（二）掌握脉症

脉，为脉象。症，包括症状、体征、舌质和舌苔。脉症为辨证的客观指标，凭脉可以测知病的表里。如"病人脉浮者在前，其病在表；浮者在后，其病在里"，可知同一脉，表里之间，迥然有别。前后，是指关的前后。大抵表证属实者，其脉必浮而有力；表证属虚者，其脉必浮而无力。掌握脉症进行辨证，首先辨明病的提纲证。例如，广义伤寒太阳病的提纲证为"脉浮，头项强痛而恶寒"，《金匮要略》痉病由外感风邪而致者，其提纲证为"病者身热足寒，颈项强急，恶寒，时头热，面赤目赤，独头动摇，卒口噤，背反张"。痉病的提纲证，实质是在太阳病提纲证的基础上衍化而成的，因此又有"太阳病，发热无汗，反恶寒者，名曰刚痉""太阳病，发热汗出，而不恶寒者，名曰柔痉"。可见，在临证之际，欲达到准确辨证的目的，全面掌握患者的症状、体征、舌象、脉象是一个极为重要的前提。

（三）探索病因

除六淫、疫病、虫积之邪等皆为病因外，由脏腑、经络气化失常而产生的痰饮、血瘀等病理性产物也都属于病因范围。识病因，可从病史、脉象、证候三方面辨识。

从病史识别病因，如疟母，有疟疾的病史；酒疸，有酗酒过量的病史；风湿，有"汗出当风，或久伤取冷"的病史。

从证候识别病因，如刚痉有表寒实证和里热实证两种不同类型的病因，前者为寒，后者属热。怎样从证辨识？例如，"太阳病，无汗而小便反少，气上冲胸，口噤不得语，欲作刚痉，葛根汤主之"。因表寒实者必具备太阳病无汗及小便反少的津液不足现象。由于无汗而便又少，实中有虚，气机不得通利，势成逆上冲胸，而表现出口噤不语，可知刚痉即将发作。用葛根汤既能开泄腠理，发汗祛邪，又能滋养津液，舒缓筋脉。

从脉象识别病因,《金匮要略》中所记载,如"男子脉浮而涩,为无子,精气清冷"。因为真阳不足,则脉浮而弱;精少血衰,则脉涩。由于精血交亏,所以精清不温,故不能授胎。

(四) 落实病位

证候是病邪作用于脏腑或经络发生病理性变化的外在反映。如《金匮要略》对水走肠间痰饮的辨证,谓"水走肠间,沥沥有声,谓之痰饮",又谓"腹满,口舌干燥,此肠间有水气……"因痰饮水走肠间,饮邪内结,所以腹满;水气不化,津不上承,故又有口舌干燥的表现。这是从症状反应测知病邪特性,以确定其病位在于肠间的。

(五) 分清属性

分清属性,即分析证的阴阳、寒热、虚实,以定其性。

辨阴阳,为辨证定性的总纲。脉有阴阳:凡大、浮、数、动、滑,此名阳脉;沉、涩、弱、弦、微,此名阴脉。病分阴阳:头、项、腰、脊、背、脚掣痛六者,因其病兼上下而在外为阳病;咳、气、喘、哕、咽、肠鸣、胀满、心痛、拘急九者,因其病兼脏腑而在内,故通谓之阴病。

分寒热,包括脉分寒热及证分寒热。前者如"疟脉自弦,弦数者多热,弦迟者多寒";后者如"热在上焦者,因咳为肺痿。热在中焦者则为坚;热在下焦者,则尿血,亦令淋秘不通。大肠有寒者,多鹜溏;有热者,便肠垢。小肠有寒者,其人下重便血;有热者,必痔";同时又有寒热真假之辨。

分虚实,虚为正气虚,实乃邪气实。"发汗后恶寒者,虚故也;不恶寒但热者,实也。"前者为汗后阳虚之证;后者为汗后邪盛内传里实之证。

(六) 阐明病机

阐明病机,即对病因、脉证、病位以及病情发展的综合分析。

一是从脉证审因以识病机。如"寸口脉浮而大,按之反涩,尺中亦微而涩,故知有宿食,大承气汤主之""下利不欲食者,有宿食也,当下之,宜大承气汤"。由于宿食壅滞中焦,气机不得畅通,故见这类脉证。

二是从病位、属性以识病机。"夫脉当取太过不及,阳微阴弦,即胸痹而痛,所以然者,责其极虚也。今阳虚知在上焦,所以胸痹,心痛者,以其阴弦故也。"脉浮取而微主胸中阳气不足,沉取而弦为水饮或痰涎阴邪充盛,从而阐明上焦阳虚,阴邪搏结为胸痹、心痛的主要病机。

(七) 确定证名

为了准确地表达辨证结果,最后需给证命名。《伤寒杂病论》有以症状命名的,如咳逆上气、心痛、短气等;有以病因命名的,如风湿、痰饮、瘀血、宿食等;有以脏腑病机命名的,如肺痿、肺痈、肝著、肠痈、脾约等;有以经络结合病因命名的,如太阳伤寒、太阳中风等;有以营卫气血命名的,如营气不足、卫气不和、血痹等。总的说来,对证的命名，必须在阐明病机的前提下，依据证候、病因、病位、病性四个要素而定。如湿流关节，既说明了病理，又指出了病因，同时还确定了病位。这样的定名，询可取法。

（八）依证立法

针对病情有以下几个治疗原则。

1. 扶正祛邪 重视患者本身的正气，认为只有扶助和恢复正气，才能有利于病邪的清除。因此，不论什么疾病发展到正气衰败阶段，都以扶正为首务。

2. 调理阴阳 "治病必求于本，本于阴阳"，所以，治疗手段无非是纠正阴阳之偏。如阴盛则阳虚，治宜扶阳抑阴。三阴虚证、寒证，每以阳气的盛衰存亡以判别病势的进退。如阳气复，厥逆回就是向愈的转机。

3. 治分先后 这是根据病机转变的客观趋势而定的，一般阳证先表后里，阴证先里后表。凡证属表热里实的，如果先去攻里，则邪未出而正已伤，即可酿成变证。如太阳病误治出现心下痞，但仍有恶寒现象。照例邪热内陷，法当攻里。可是表邪未解，应先解表，表解乃可攻痞，这是桂枝汤证和泻心汤证同时互见的先表后里的定例。再如里虚的患者，应该先补里虚，后解表邪。如果治法先后颠倒，必然会引起虚脱的不良后果。

4. 保胃存津 胃，指胃气，"人以胃气为本"。"津液调和，变化而赤为血"。胃气和津液是人体活动的重要物质。在治病时"毒药攻邪"，最易伤及胃气和津液。所以《伤寒杂病论》在运用汗、下、清、和、消诸法时，大多数方剂均配人参、甘草、大枣、生姜和胃缓中、滋养津液之品。如大青龙汤为治表寒里热的发汗峻剂，方中重用麻黄、桂枝、生姜以温散在表寒邪，配石膏辛凉以除烦热，更加甘草、大枣和中以资汗源。

【案例】

一、中医经典中主诉辨证方法的应用

刘某，女，39岁，2017年12月5日初诊。

主诉：水肿4年余。

问诊：患者于2013年冬出现下肢水肿，当时未介意，2015年冬季，除下肢水肿外，面部亦显水肿，夏天即好转。2016年患者水肿加重，神疲乏力，在某医院诊断为慢性肾炎急性发作，服药未见显著效果。

现症：面部轻度水肿，下肢水肿较重，疲倦乏力，手足冰冷，食纳一般，腹部肿满，大便正常，小便量少。

望诊：面色苍白，精神困怠，慢性病容，舌质淡润，舌苔白薄。

闻诊：语声稍低，呼吸微弱。

切诊：面部水肿较轻，下肢较重，按之凹陷；肝脾未扪及，腹软无腹水。脉沉细，两尺脉弱无力。

诊断：水肿（阴水）。

辨证：脾肾阳虚水泛。

讨论：主诉辨证还应掌握"两纲六要"，错综复杂的病机变化离不开阴阳的转变、六气为病和脏腑主病，所以由主诉→主证→写形→辨证论治，也就是"辨病脉证并治"是中医临床的特殊技能。

二、微观辨证中主诉辨证方法的应用

余某，女，61岁，2015年3月9日初诊。

主诉：反复头晕头痛10年，加重3天。

现症：头顶胀痛欲裂，晨起头部畏冷，面部烘热潮红，低头即觉面部胀满难忍，自觉气血聚于面部，中午为甚，眼花，视物模糊，乍热乍汗，乍觉身热便汗出，脱衣又觉身冷，左臂内侧掣痛，口舌干燥，大便难解，有下坠感，易怒，舌红，苔黄燥，舌下络脉粗大，脉弦滑。血压170/100mmHg，静脉空腹血糖6.8mmol/L，且葡萄糖耐量试验2小时血糖10.9mmol/L，总胆固醇9.6mmol/L，甘油三酯3.5mmol/L，高密度脂蛋白胆固醇1.1mmol/L，低密度脂蛋白胆固醇5.7mmol/L，活化部分凝血酶时间（APTT）45s，凝血酶原时间（PT）10s，纤维蛋白原（FIB）5g/L，凝血酶时间（TT）20s，尿酸（UA）420μmol/L，尿微量白蛋白肌酐（ACR）比值60mg/g。

诊断：头痛。

辨证：肝阳上亢。

讨论：据其临床症状，属肝阳上亢范围，肝为乙木，肾属癸水，水不涵木，阴不潜阳，阴虚阳亢，肝阳上亢。肝为风木之脏，木性升发而喜条达，肝阳上升太过，血随气逆，并走于上，则见头顶胀痛、面部烘热。肝肾阴虚不能涵阳，故乍热乍汗。阴虚致津液亦亏，故见口干舌燥、大便干结之症。肝阳上亢，通过五脏五行相互资生、相互制约和乘侮的病机连锁关系，损及脏腑、经络、阴阳、气血与津液。

微观辨证：高血压不是单纯血流动力学异常的病变，其中80%以上的患者伴有一种或多种危险因素，如糖耐量异常、血脂紊乱、血液凝集异常、高尿酸血症和微白蛋白尿等，常常同时存在同一个体中，被称为代谢综合征，为多种心脑肾血管因素的聚集。脂质代谢失常，特别是阴阳的失衡、气血的逆乱，为痰为瘀协同损害心脑肾血管系统，形成高血压危险因素的病机链。

三、脏腑辨证中主诉辨证方法的应用

（一）主诉辨证在肺系病证中的应用研究

李某，女，34岁，2014年5月31日初诊。

主诉：反复咳痰、喘息2年，加重10天。

病史：患者反复咳嗽、咳痰伴喘息2年，近10天以来咳喘症状加重，痰多质黏，喘息不得平卧，西医诊断为慢性支气管炎，经西医学治疗后效果不明显，前来就诊。

现症：间断性咳嗽，咳痰，色黄，质黏伴少量泡沫，痰不易咳出，喘息不可平卧，饮食差，口干，口渴，大便 3～4 日一行，舌红苔黄厚，可见裂纹舌，脉弦数。

诊断：喘证。

辨证：痰热壅肺，津液耗损。

讨论：在此医案中，医生也是在患者前来就诊时首先概括其主诉为"反复咳痰、喘息 2 年，加重 10 天"。围绕主诉为核心，兼顾其他兼症诸如痰黏不易咳出、胸闷等，可推断其病机多为邪热蕴肺，蒸液为痰，津液耗损，肺失清肃，故诊断为喘证，辨证为痰热壅肺证。通过解读和分析此医案，亦能体现其以主诉为核心，围绕主诉进行有效的四诊合参，最后做出诊断及辨证。

（二）主诉辨证在心系病证中的应用研究

刘某，男，57 岁，2016 年 3 月 5 日初诊。

主诉：失眠多梦 2 周。

病史：患者因失眠多梦 2 周就诊，现夜难入眠，兼头重如裹，胸脘满闷，心烦口苦，头晕目眩，痰多质黏，大便不爽，舌红苔黄腻，脉滑。

诊断：不寐。

辨证：痰热内扰。

讨论：在此医案中，医生在患者前来就诊时首先概括其主诉为"失眠多梦 2 周"。围绕主诉，兼顾其他兼症诸如头重、痰多等，可推断其病机多为痰浊壅滞，郁而化热，上扰清窍，故诊断为不寐，辨证为痰热内扰证。通过解读和分析此医案，亦能体现其以主诉为核心，围绕主诉进行有效的四诊合参，最后做出诊断及辨证。

（三）主诉辨证在脾系病证中的应用研究

王某，女，55 岁，2013 年 6 月 8 日初诊。

主诉：间断性呕吐 5 天。

病史：患者因 5 天前因暴怒后出现恶心呕吐、胸胁胀满、口苦吞酸，经外院治疗，明确诊断为浅表性胃炎，经用药后呕吐症状明显缓解，但每因情志不畅而复发，饮食差，心烦，甚至失眠，舌红，苔薄，脉弦。

诊断：呕吐。

辨证：肝气犯胃，胃失和降。

讨论：在此医案中，医生在患者前来就诊时首先概括其主诉为"间断性呕吐 5 天"。围绕主诉，兼顾其他兼症诸如口苦、胸胁胀满等，可推断其病机多为肝气不舒，横逆犯胃，胃失和降，故诊断为呕吐，辨证为肝气犯胃证。本医案以主诉为核心，围绕主诉进行有效的四诊合参，最后做出诊断及辨证。

（四）主诉辨证在肝系病证中的应用研究

李某，男，33 岁。

主诉：身目发黄 18 日。

病史：患者身目发黄 18 日，伴发热，腹胀，纳差，恶心，便溏 5 日。该患者以往曾在相关医院诊疗，诊为乙型病毒性肝炎，经治疗不见好转，前来本院就诊，经过一系列检查，见身目发黄，如橘皮色黄，尿黄但自利，胃脘有振水声，舌质暗红，苔黄腻，脉弦。

诊断：黄疸。

辨证：血瘀血热，脾虚湿困。

讨论：此患者被诊断为黄疸，其证型为血瘀血热，脾虚湿困证。在诊断和辨证过程中，首先根据其就诊时症状及病程概括其主诉，在主诉明确的情况下，即"身目发黄 18 日"为其主诉，围绕主诉身目发黄，再兼顾其伴随症状黄色如橘皮、尿黄、发热、腹胀、纳差、恶心、便溏等症状，则可推断其病机为脾虚湿邪困阻，血瘀血热所致。此医案以主诉为核心，围绕主诉进行有效的四诊合参，最后做出诊断及辨证。

（五）主诉辨证在肾系病证中的应用研究

张某，男，48 岁。

主诉：腰痛 15 年。

病史：患者腰痛 15 年，经外院治疗，明确诊断为腰椎间盘突出。给予对症治疗后，症状缓解后复发，迁延不愈。每因天气变化腰痛复发，遇冷加重，四肢冷，身重，舌淡红，苔白腻，脉沉实有力。

诊断：腰痛。

辨证：寒湿腰痛。

讨论：患者腰痛 15 年，经久不愈。前来就诊时，概括其主诉为"腰痛 15 年"，据此主诉为核心，兼顾其怕冷、身重等伴随症状，可推断其病机为寒湿所致，故诊断为腰痛，辨证为寒湿腰痛。此医案简单明确，根据其主诉来确定病位和病性，这充分体现了主诉辨证的思维方式在辨证过程中的应用。

第三节　证素辨证

一、概念

证素，即证的要素，指辨证所要辨别的脾、肾、肝、胃等病位和气虚、血瘀、痰、寒等病性。证素是通过对证候的辨识而确定的病理本质，是构成证名的基本要素。

证素辨证是在中医学理论指导下，对证候（症状、体征等临床信息）及相关资料进行分析，辨别疾病当前的病位和病性证素，并做出证名诊断的思维认识过程。证素辨证是朱文锋教授创立的统一辨证方法的辨证体系。他认为，各种辨证方法虽名称各异而本质相同，都在于辨别病变的空间位置和病理性质，任何复杂的证都由病位、病性基本要素组合而成。

二、基本原理

证素辨证规律是"根据证候，辨别证素，组成证名"，证候→证素→证名是辨证思维过程中的三个层次，其中识别证候是基础，辨别证素是关键，判断证名是目的。任何复杂的证，都由病位、病性证素组合而成，因此，准确判断证素便抓住了疾病当前的病理本质，可执简驭繁地把握复杂、动态的证。

中医学所说的证，是对致病因素与机体反应性两方面情况的综合，是对病变中机体整体生理病理反应状态的本质概括。相对而言，病是指病变全过程的特点与规律，强调病变的特殊病因、病理；证是指病变现阶段所表现证候的本质，强调病变的整体、动态、邪正反应状态。

辨证是在中医学理论指导下，根据患者的证候，辨别出病变当前的位置和性质，并概括为完整证名诊断的思维认识过程。证素是通过对证候的辨识，而对病变当前的位置与性质等本质所做的判断。证素是辨证时的基本诊断单元，各种具体证名都由证素的相互组合而构成。因此，证素是辨证的核心和关键。

临床上的症状很多，每一症状都具有一定的辨证意义。同时，每一症状对各证素、证型的诊断意义，并不是一对一的简单关系，即一个症状对多种证素或证型具有不同的诊断价值，每一证素或证型的诊断往往需要根据多种证候才能明确。因此，了解各种常见症状的诊断意义十分必要。

证素辨证遵循辨证规律，通过大样本的流行病学调查统计，古今文献资料的查阅研究，对名老中医辨证经验的总结处理，全面收集、规范处理临床常见证候，选定通用证素；运用数据挖掘和信息处理技术，明确证候与证素间的复杂关系；再由病位证素与病性证素灵活组成各种规范证名，可用于内、外、妇、儿等各科辨证，从而形成"证素辨证体系"。

证素辨证体系抓住了辨证的关键，提高了辨证的准确性，揭示了辨证的基本原理和普遍规律，可作为统一诸种辨证方法的基础。

三、基本原则

（一）根据证素的特征确定证素

证素是根据证候而辨别的病变本质，主要指辨证所确定的位置和性质。证素是构成证名的基本要素，症状不能作为证素。证素是根据中医学理论而提炼出的具体诊断单元，如虚、实、阴、阳、里、脏等都不是具体证素，而是属于纲领性的类概念。

（二）证素设定要满足临床辨证的实际需要

为使辨证准确、规范，应立足于中医对病位、病性辨识的实际需求。辨证经常用到的病位、病性概念必须明确，证的本质确有不同者，其证素应不相同，证的本质相同者，其证素名称应该统一规范。证素应对临床诊疗有独立的直接指导意义，如胃——和胃，火

（热）——清热泻火，阴虚——滋阴等。

（三）证素精要，不宜过细

证素应当体现"精""要"的特点，证素越少越便于临床掌握。对古今各种证名应逐一分辨，提取公认的特征性证素，各证素概念名异而实同者应该合并，能涵盖包容者可选最恰当者作为正名，以删繁提要。证素如果分得过细，如将"表"分为卫表、肤表、腠理、肌表等，并无实质意义，反而不便掌握。

（四）证素的确定应遵循约定俗成的原则

历来公认而无分歧之证，或多数主张设立且合理者，如五脏六腑、气血阴阳虚等，可以确定。只有少数医家提出，未得到同行公认，或理由尚不充分而有分歧意见者，如膜原、肛门、燥屎、结石等，暂不确定。

（五）明确规定各证素的特征及相互间的重叠涵盖关系

如目包括血轮、气轮、肉轮、风轮、水轮，当病位在整个目或涉及多轮时，则辨证定位为目，属肝。病变主要是在风轮或水轮时，则辨证定位为风轮属肝或水轮属肾。又如证素"少腹（下焦）"是特指非肾、膀胱、胞宫等病位的下腹部病变。

（六）其他

所有证素都必须符合藏象、病因、病机等中医学的基本理论，尊重中医辨证的内在规律与特点，符合建立辨证统一体系的要求。

四、证素项目

根据证素的基本特征和临床实际、要素精要、约定俗成等原则，对古今医家所提出的具体证素概念进行分析辨别，筛选出53项共性证素。其中病位证素20项：心神（脑）、心、肺、脾、肝、肾、胃、胆、小肠、大肠、膀胱、胞宫、精室、胸膈（上焦）、少腹（下焦）、表、半表半里、肌肤、经络、筋骨（关节）。病性证素33项：（外）风、寒、血寒、火（热）、血热、暑、燥、湿、痰、饮、水停、气滞、（气）闭、血瘀、脓、虫积、食积、阳亢、气虚、气陷、气不固、（气）脱、血虚、阳虚、亡阳、阳浮、阴虚、津（液）亏、亡阴、精亏、动风、动血、毒。

证素辨证体系主要包括：约700个证候的规范、量化；50余项通用证素的规范、特征证候；约150个常见证的诊断标准及判别方法；约500个规范证的证素及判别方法；证候映射证素的"证候辨证素"量表；证候映射常见证的"证候辨常见证"量表等。

掌握每一证素的定义、特征证候，并了解其相互间的一般组合关系及分布规律、演变规律，便能抓住辨证的实质，对各种病证进行辨证论治。

五、证名的确定

病位、病性确定之后，就要把它们进行组合，形成常用的规范名称，即证名。证名是辨证的结论。

通常情况下，证名由单个病位加单个病性组成，如表热证、脾气虚证；或由多个病位加多个病性组成，如寒湿困脾证由寒、湿、脾组成，脾胃湿热证由湿、热、脾和胃组成。有时为了表述准确，常在病位和病性之间加入代表病机或趋势的连接词，构成证名，如寒湿困脾证中"困"代表病机，脾虚气陷证中的"陷"代表趋势。

证名力求简洁扼要、精练确切、结构严谨、符合逻辑，只有这样，才能获得表述中医辨证概念的最佳形式。习惯上证名由 2～4 个字组成，如气虚、脾气虚、肝胃不和等。必须注意的是，传统中医文献由于历史原因，证名存在不规范的现象，应逐步加以规范完善。

辨证的关键和基本要求，主要在于明确病变现阶段的病位与病性。通过分析而确定病位、病性等辨证的基本要素，便抓住了辨证的实质，为把握灵活复杂的辨证体系找到了执简驭繁的纲领。

六、证素的特征

（一）病位证素的特征

1. 心神（脑）

【定义】病位证素"心神（脑）"，主要指神明之心（脑）的意识思维等精神活动失常所表现的证。

【特征证候】神昏，谵语，突然昏仆、神志错乱、狂乱，神志痴呆、恍惚，瞳孔散大或缩小、对光反射消失等，为病位在心神（脑）的特征症。

【其他证候】以失眠、多梦、健忘、脑鸣、神疲等为主要表现者，其病位多归属于心神（脑）。心烦，情绪易激动，睡眠不实，酣睡，神情淡漠，语言不利，躁扰不宁，胆怯易惊、惊悸，恐惧、幻觉，小儿夜啼，舌动异常、舌体强硬等症，其病位与心神（脑）有关。

2. 心

【定义】病位证素"心"，主要指心脏及其主血脉功能失常、舌体病变等所表现的证。

【特征证候】心悸、心痛、怔忡、心界扩大、心包积液等，为病位在心的特征症。

【其他证候】以舌痛、舌衄、舌体溃烂，脉促、结、代等为主要表现者，其病位多归属于心。心脏杂音，胸闷，气喘，口腔痛，指端青紫等症，其病位亦常与心有关。

3. 肺

【定义】病位证素"肺"，主要指肺脏及肺系病变所表现的证。

【特征证候】咳嗽、喉中哮鸣音、咯血等，为病位在肺的特征症。

【其他证候】以吐痰多、气喘、自汗、久病失声、气息微弱等为主要表现者，其病位多归属于肺。胸闷，胸痛，声低，懒言，肺部干、湿啰音，三凹征阳性，鼻翼煽动，桶状胸，鼻衄，咽喉痛，咽喉红肿，咽喉白膜，新起面睑或肢体水肿等症，其病位亦常与肺有关。

4. 脾

【定义】病位证素"脾"，主要指脾的运化迟钝，营气亏虚，水湿潴留，血失统摄等所表现的证。

【特征证候】气下坠感、肛门坠胀、脱肛、子宫下垂、内脏下垂、眼睑下垂等，为病位在脾的特征症。

【其他证候】以久不欲食、长期食少，经常腹泻、便溏、五更腹泻、完谷不化，腹部隐痛、时感腹胀，倦怠乏力、嗜睡，肌肉萎缩，带下量多、色白气腥，形体肥胖、身体困重，慢性出血，腹水等为主要表现者，其病位多归属于脾。口淡、进食无味，食后痞胀，恶心，口黏腻、口甜、厌油腻，喜呵欠，排便无力、排尿无力，大便先干后稀、大便溏结不调，经常肢体、面睑水肿，尿如脂膏、小便混浊，白蛋白低等症，其病位亦常与脾有关。新起水肿，出血色深红或鲜红，新起腹泻势急，腹痛拒按或压痛甚等，为病位在脾的否定症。

5. 肝

【定义】病位证素"肝"，主要指肝脏的病变，情志异常，部分月经及目、耳、乳房、阴器等部位的病变，"动风"等所表现的证。

【特征证候】肝大，目黄，谷丙转氨酶高，肢体抽搐、角弓反张、两目直视上窜、两手握固、瘛疭、肢体震颤、头摇、惊跳等，为病位在肝的特征症。

【其他证候】以身黄、胁痛、胁胀，精神抑郁或忧虑、急躁易怒，眼花、视物模糊、眼干涩、羞明畏光、目痛、目赤睑肿、暴盲，耳肿流脓、耳暴聋、耳暴鸣，月经错乱、量少、痛经，带下色黄气臭或夹血，血压高等为主要表现者，其病位多归属于肝。病情与情志密切相关、喜叹气、烦躁发热，头晕、头重脚轻、颠顶痛、偏头痛，右上腹痛，乳房痛、乳房胀、乳房结块，阴部瘙痒、阴部湿疹、阴器痛，肢体、肌肤、口舌发麻，口眼歪斜、牙关紧闭，腹露青筋、腹水、肝掌、蜘蛛痣，呕血、眼出血、乳衄，指甲淡白、眼睑淡白，大便灰白、腹痛欲泻、大便溏结不调、排便不爽等症，其病位亦常与肝有关。

6. 肾

【定义】病位证素"肾"，主要指生长发育障碍、生殖功能衰退，水液代谢失常，以及二阴、髓、骨、耳、发、齿等方面的部分病变所表现的证。

【特征证候】五更腹泻、完谷不化、大便失禁，小便特多、夜尿多、长期尿频、遗尿、余尿不尽、小便失禁、排尿无力，管型尿、蛋白尿、尿如脂膏，骨蒸发热等，为病位在肾的特征症。

【其他证候】以经常水肿，腰以下肿甚，腰痛、腰膝酸软，足跟痛，耳鸣、听力减退，牙龈萎缩、牙齿松动，头发枯白稀疏易脱，长期气短而喘，男子遗精、滑精、阳痿、早泄、阳强易举，精液稀少、精子畸形、精液清冷、不育，女子经少、经闭、性欲衰退、不孕，小儿生长发育迟缓等为主要表现者，其病位多归属于肾。健忘，脑鸣，两尺脉弱，皮肤色素沉着、面色黧黑、眼眶暗黑、面色㿠白、面色苍白，下肢冷甚，基础代谢低等症，其病位亦常与肾有关。新起水肿，新病尿频、排尿灼热，牙龈红肿，耳暴聋、耳暴鸣，新病气喘等，为病位在肾的否定症。

7. 胃

【定义】病位证素"胃"，主要指胃脘部的症状和受纳、消化功能失常等所表现的证。

【特征证候】呕血、呕吐清水、呕吐馊宿食、嗳气酸馊，胃脘嘈杂，胃部振水音、胃蠕动波等，为病位在胃的特征症。

【其他证候】以胃脘部疼痛，脘腹部肿块，饥不欲食、多食易饥，呕吐，嗳气，口臭，牙龈红肿等为主要表现者，其病位多归属于胃。进食无味、纳呆恶食、久不欲食、得食痛缓、吞食梗塞，胃脘痞胀、食后痞胀，呃逆、干呕、恶心，牙痛、齿衄，吐褐色物、便黑如柏油、大便隐血强阳性等症，其病位亦常与胃有关。牙龈萎缩等，为病位在胃的否定症。

8. 胆

【定义】病位证素"胆"，主要指胆汁藏泄失常等所表现的证。

【特征证候】胆囊肿大，胁下疼痛，胁胀，目黄、身黄、黄疸指数高，口苦，呕吐苦水，厌油腻等，为病位在胆的特征症。

9. 小肠

【定义】病位证素"小肠"，主要指小肠受盛化物、泌别清浊失常等所表现的证。

【特征证候】大便排虫、大便虫卵多，新起腹泻、泻势急迫，肠鸣消失、矢气无，肠型、肠鸣辘辘，呕吐粪样物等，为病位在小肠的特征症。

【其他证候】以脐腹部疼痛、新起便稀等为主要表现者，其病位多归属于小肠。腹痛、腹胀，嗜食异物、呕吐蛔虫，里急后重、腹痛欲泻、排便不爽，大便腥腐秽臭、大便如蛋汤、大便如黄糜、大便如鱼脑，便血、大便色黑如柏油、大便隐血强阳性，矢气多、矢气臭，肠鸣亢进、肠鸣减弱，腹膨隆、腹硬满、板状腹，肛门灼热等症，其病位亦常与小肠有关。经常腹泻、经常便秘、新病便秘等，为病位在小肠的否定症。

10. 大肠

【定义】病位证素"大肠"，主要指大肠传导功能失常等所表现的证。

【特征证候】便血，大便有脓血、大便脓细胞多、大便有黏液，大便细扁等，为病位在大肠的特征症。

【其他证候】以里急后重，经常便秘、新病便秘，呕吐粪样物等为主要表现者，其病位多归属于大肠。腹痛、腹胀，新起腹泻、新病便稀、排便不爽，大便干结、大便腥腐秽臭、大便如黄糜、大便如鱼脑，大便色黑如柏油、大便隐血强阳性，矢气多、矢气无，腹膨隆、腹硬满，肛门灼热、肛门疼痛，痔疮等症，其病位亦常与大肠有关。脐腹部疼痛，为病位在大肠的否定症。

11. 膀胱

【定义】病位证素"膀胱"，主要指膀胱排尿功能失常所表现的证。

【特征证候】新病尿频、灼热、涩痛、淋漓，尿潴留，尿路砂石，脓尿等，为病位在膀胱的特征症。

【其他证候】小腹痛、小腹部肿块、小便混浊、尿血、尿细胞多等症，其病位亦常与膀胱有关。长期尿频为病位在膀胱的否定症。

12. 胞宫

【定义】病位证素"胞宫",主要指月经、带下、胎产失常等所表现的证。

【特征证候】月经期、量、色、质的异常,痛经、经闭、崩漏,恶露不下或不畅,带下量多,胞宫肿块等,既为病位在胞宫的特征症,又常是其主症。

【其他证候】小腹疼痛、阴道流血、性欲衰退、不孕、滑胎、早产等症,其病位亦常与胞宫有关。

13. 精室

【定义】病位证素"精室",主要指精室及精液、生殖异常所表现的证。

【特征证候】精液异常(如精液稀少、清冷、不液化、脓性、血性,精子少或畸形等)、尿后滴浊液、阴部坠胀、余尿不尽等为病位在精室的特征症。

【其他证候】不育、遗精、滑精、早泄、阳强易举等症,其病位亦常与精室有关。

14. 胸膈(上焦)

【定义】病位证素"胸膈(上焦)",特指胸膈(胁)部位而非心、肺病变所表现的证。

【特征证候】呃逆、胸腔积液、膈间肿块等,为病位在胸膈(上焦)的特征症。

【其他证候】以胸膈或胸胁胀闷、疼痛,胸膈部吞食梗塞、梗堵感、灼热感等为主要表现者,其病位多归属于胸膈(上焦)。心痛、心悸、咳嗽、呼吸哮鸣音、咯血、吐痰多等,为病位在胸膈(上焦)的否定症。

15. 少腹(下焦)

【定义】病位证素"少腹(下焦)",特指病位在下腹部,非膀胱、胞宫、精室、大肠病变所表现的证。

【特征证候】以少腹部疼痛、胀满、肿块等为主要表现者,其病位可归属于少腹(下焦)。

【其他证候】排便不爽、腹痛欲便,阴道出血、带下多而黏等症,其病位亦可能与少腹(下焦)有关。痛经、胞宫肿块,精液脓性、尿后滴浊液,小便频灼涩痛、尿潴留,大便如黄糜、如鱼脑、有黏液、有脓血、大便脓细胞多、大便细扁,肠鸣辘辘、肠鸣亢进等症,为病位在少腹(下焦)的否定症。

16. 表

【定义】病位证素"表",主要指六淫、疫疠等外邪经肤表、口鼻侵袭机体的初起阶段,邪正相争于体表浅层所表现的证。

【特征证候】新起恶寒或兼发热,为病位在表的必有症。新近感受风寒等病史,新起喷嚏、鼻塞、流清涕、脉浮等,为病位在表的特征症。

【其他证候】新病突起面睑或肢体水肿,新起头痛、身痛、头项强痛等症,其病位亦常与表有关。但发热不恶寒、往来寒热、脉沉等,为病位在表的否定症。

17. 半表半里

【定义】病位证素"半表半里",指外感病邪由表入里的过程中,病势处于表里进退变化时所表现的证。

【特征证候】往来寒热既是病位在半表半里的必有症,又是其特征症,还是其主症。

【其他证候】胸闷、胁胀、口苦、咽干、不欲食、心烦、恶心、呕吐、偏头痛、头晕、眼花、脉弦等症，其病位常与半表半里有关。但发热不恶寒，但恶寒不发热，为病位在半表半里的否定症。

18. 肌肤

【定义】病位证素"肌肤"，主要指皮肤、肌肉病变所表现的证。

【特征证候】以皮肤肌肉生疮、疖、痈、疽、癣、疥、痱子、水疱、糜烂、溃烂、红肿、疼痛、流脓，皮肤瘙痒、脱屑、皲裂，肌肤肿硬等为主要表现者，其病位常归属于肌肤。

【其他证候】风团、出疹、水痘，皮肤干燥、粗糙，肤色异常，肌肤甲错、肌肤麻木，肌肉萎缩、疼痛等症，其病位亦常与肌肤有关。

19. 经络

【定义】病位证素"经络"，主要指络脉或经脉损伤，或邪阻络脉或经脉所表现的证。

【特征证候】半身不遂、口眼歪斜、舌体歪斜、腰痛连及下肢等，为病位在经络的特征症。

【其他证候】以肢体瘫痪，语言不利，口角流涎，肢体肌肤、口舌发麻，感觉障碍等为主要表现者，其病位多归属于经络。肢体拘急，头项强痛，半身不出汗，半侧寒冷，转筋挛痛、牵掣痛等症，其病位亦常与经络有关。

20. 筋骨（关节）

【定义】病位证素"筋骨（关节）"，主要指筋、骨、关节病变所表现的证。

【特征证候】骨或关节疼痛、关节肿胀、活动不利甚或僵硬，关节内作响，骨折、关节脱位，骨与关节畸形等，其病位为筋骨（关节）。

（二）病性证素的特征

1.（外）风

【定义】风邪侵袭肤表、经络，卫外功能失常，所表现的具有新起突发、变化快、游走不定等符合"风"性特征的证。

【特征证候】有新近感受风邪等病史，新起恶风寒、微发热、有汗出，或有鼻塞、喷嚏，或皮肤突起风团、风疹、出疹、瘙痒，或急起面睑或某些局部水肿，或关节肌肉游走疼痛，或突起面部等局部麻木、口眼歪斜、抽动，或畏光，或腮肿痛等，为病性（外）风的常见症。

【其他证候】脉紧为病性（外）风的否定症。

2. 寒

【定义】寒邪侵袭机体，凝滞收引，阳气被遏，所表现的恶寒、冷痛之类的实寒证。

【特征证候】有新近感寒的原因可查，新病突起恶寒，甚至寒战、肢厥，头身、肢体、关节、脘腹、腰背、阴器等部位拘急冷痛，得温痛减，无汗，舌苔白厚，脉紧等，为病性寒的特征症。

【其他证候】鼻塞流清涕，痰多质稀、色白，呕吐清水，大便清稀，小便清长，月经推迟，带下多而稀、色白气腥，形体蜷卧，指端青紫，面色白甚或青，口不渴等，为病性寒的常见症。发热重恶寒轻、肢厥而胸腹灼热、喜凉恶热、新病有汗、痰黄、口苦、带下色黄气臭、舌赤、舌绛、苔黄、脉洪、脉缓等，为病性寒的否定症。

3. 血寒

【定义】寒邪客于血脉，凝滞气机，血行不畅，所表现的恶寒、肢体拘急冷痛之类的实寒证。其即血分的寒证。

【特征证候】肢体拘急冷痛，或痛经，月经推迟而经色紫暗夹块，指端青紫发凉等，为病性血寒的特征症。

【其他证候】恶寒蜷卧，手足冷痛、转筋挛痛，得温痛减，舌淡紫，苔白滑，脉沉迟弦涩等症，其病性亦与血寒有关。发热，月经提前、血色鲜红，舌赤，苔黄等，为病性血寒的否定症。

4. 火（热）

【定义】火热之邪侵袭，或体内阳热之气过盛，所表现的发热、舌赤、苔黄之类的实热证。

【特征证候】壮热，肢厥而胸腹灼热，口渴引饮、渴欲饮冷，舌红（胖）、舌起芒刺，舌苔黄、焦黑，脉洪等，为病性火（热）的特征症。

【其他证候】以发热、身热不扬、潮热热甚，烦躁，神志狂乱，多食易饥，口臭、口苦，目赤睑肿，身黄，大便脓血，新病尿频，生痈、疖、痱子等为主要表现者，其病性多属于火（热）。恶热喜凉，热甚汗多，口鼻气灼，鼻翼煽动，急躁易怒，灼痛，羞明畏光、目眵多，耳肿流脓，口腔、咽喉赤烂，嘴唇红赤，牙龈红肿，痰色黄、腥臭痰，目黄，白痦，新病大便秘结、大便如黄糜、便腥腐臭，肛门灼热，排尿灼热、排尿涩痛、小便短黄，月经深红，带下色黄气臭，关节红、肢体皮肤红肿，面色赤，舌尖（边）红、舌绛，脉滑、脉数，指纹紫等症，其病性亦常与火（热）有关。肢厥身凉、下肢冷甚，形体蜷卧，五心烦热、骨蒸热、劳累发热，口淡，渴欲饮热，小便清长、长期尿频，出血浅淡、带下色白气腥，舌淡（胖、紫），舌苔润滑，脉迟、脉细、脉虚、脉缓、脉紧等，为病性火（热）的否定症。

5. 血热

【定义】火热炽盛，侵迫血脉，血液妄行，所表现的身热、斑疹、舌绛之类的实热证。其即血分的热证。

【特征证候】舌质绛，出血色深红等，为病性血热的特征症。

【其他证候】以身热而现斑疹，月经提前、量多如崩、色深红等为主要表现者，其病性多属血热。身热夜甚，谵语、躁扰不宁，肢体生痈疖疮疡，咯血、吐血、衄血、尿血、便血，舌起芒刺，舌苔黄或灰黑等症，其病性亦可能与血热有关。月经稀淡、出血浅淡、舌淡胖（紫）、血小板减少等，为病性血热的否定症。

6. 暑

【定义】夏令感受暑热之邪，耗伤津气、阻闭气机，所表现的发热、汗多、口渴、心烦之类的证。

【特征证候】病发于暑季，有感受暑热的原因可查，为病性暑的特征症。

【其他证候】恶热、发热、心烦、汗出，口渴喜饮，倦怠乏力，气短，神疲，小便短黄，舌红，脉虚数等，为病性暑的常见症。发热、猝然昏倒、汗出不止、气喘，甚至神昏、抽搐，或发热、心烦、头晕、胸闷、腹痛、呕恶、无汗等症其病性亦常与暑有关。非暑季（6～9月）发病，为病性暑的否定症。

7. 燥

【定义】外界气候干燥，耗伤人体津液，所表现的皮肤、口鼻干燥之类的证。

【特征证候】外界气候干燥而有皮肤干燥甚至皲裂、脱屑，口唇、鼻孔、咽喉干燥等，为病性燥的特征症。

【其他证候】皮肤燥裂脱屑，鼻、唇、咽喉干燥，为病性燥的常见症。口渴饮水，鼻衄，喉痒，干咳、痰黏难以咳出，大便干结，小便短黄，舌燥少津等症，其病性亦常与燥有关。环境潮湿，身体酸重，痰滑易咳出，舌苔润滑等，为病性燥的否定症。

8. 湿

【定义】外界湿邪侵袭，或体内水液运化失常，以致湿浊停聚，阻遏气机与清阳，所表现的身体酸重、舌苔腻之类的证。

【特征证候】环境潮湿、头蒙如裹、身体酸重、痰滑易咳出、舌苔腻、水痘、白痞等，为病性湿的特征症。

【其他证候】以形体肥胖，嗜睡，口黏腻，厌油腻，身热不扬，肢体关节、肌肉酸重疼痛，身黄、目黄，新起腹泻，新病尿频，带下量多，皮肤湿烂、流脂水等为主要表现者，其病性多属于湿。恶心欲呕、纳呆，口甜，口不渴，汗出不彻，关节肿，渐入昏迷，头重，新起大便稀、如水样、如蛋汤、如黄糜、如鱼脑、有黏液、有脓血、腥秽腐臭，排尿涩痛、新起小便淋漓、小便混浊，带下色黄气臭、色白夹血、色白气腥，阴部瘙痒、湿疹、湿烂，面色晦垢，舌边齿印，舌苔润滑，脉滑、脉濡、脉缓等症，其病性亦常与湿有关。干咳、痰黏难以咳出、喉中痰鸣，舌红嫩小、舌有裂纹、舌体干燥、舌苔干燥，长期尿频等，为病性湿的否定症。

9. 痰

【定义】体内水液凝聚成痰，痰浊停积或流窜，所表现的吐痰、形体肥胖之类的证。

【特征证候】咳痰多而痰质稠，咳腥臭痰、脓痰、铁锈色痰，喉间痰鸣痰壅，昏迷吐涎沫等，为病性痰的特征症。

【其他证候】以神志错乱、形体肥胖、咽部异物感、某些部位出现圆滑柔韧包块（甲状腺肿大、淋巴结肿大、乳房结块）等为主要表现者，其病性多属于痰。肺部有湿啰音，呕吐痰涎，胸闷，吞食梗塞，头晕、头重，神志痴呆，鼾声不止或酣睡、嗜睡，口角流涎，语言不利，总胆固醇高、甘油三酯高，舌淡胖、舌边齿印，舌苔腻、润滑，脉滑等症，其病性亦可能与痰有关。痰多质稀、泡沫痰多，胸腔积液、心包积液，舌红嫩小、舌有裂纹、舌体干燥、舌苔干燥等，为病性痰的否定症。

10. 饮

【定义】水饮停聚于肺、心包、胸胁、胃肠等处，所表现的心胸积液之类的证。

【特征证候】咳痰量多稀薄、泡沫痰，喉中哮鸣，胸腔积液、心包积液，呕吐清水，胃振水音、胃蠕动波、肠型、肠鸣辘辘，腹水等，为病性饮的特征症。

【其他证候】肺部湿啰音，胸闷，胸胁饱满、支撑胀痛，脘腹痞胀，舌苔润滑、舌苔微腻等症，其病性亦可能与饮有关。痰稠、痰色黄，舌体干燥、舌苔干燥等，为病性饮的否定症。

11. 水停

【定义】体内水液输布运化失常而停聚于低下、松弛部位，所表现的水肿、尿少之类的证。

【特征证候】面部、眼睑、下肢甚或全身水肿，既是病性水停的必有症，又是其特征症，亦为其主症。

【其他证候】小便短少不利，或腹露青筋、腹膨隆、腹水征阳性，面色㿠白，舌淡胖有齿印，舌苔润滑，脉濡等症，其病性亦常与水停有关。小便清长、舌赤、舌苔干燥等，为病性水停的否定症。

12. 气滞

【定义】气机阻滞为主，所表现的胸胁脘腹等处胀闷作痛之类的证。

【特征证候】病情与情绪密切相关、情志抑郁、喜叹气，胸胁脘腹等处胀痛或窜痛，痛胀部位不固定、气行觉舒，嗳气，里急后重，矢气多、肠鸣亢进等，为病性气滞的特征症。

【其他证候】以胁胀痛，脘腹痞胀，乳房胀，吞食梗塞，咽部异物感，腹痛欲泻、排便不爽、大便溏结不调，尿潴留，经期错乱等为主要表现者，其病性多属气滞。胸闷、绞痛、牵掣痛、烦躁发热、肝大、脉弦等症，其病性亦常与气滞有关。头胀及痛、眼胀及痛、固定痛等，为病性气滞的否定症。

13. （气）闭

【定义】邪气闭塞心神（脑）或管腔等处，所表现的昏厥、绞痛之类的实性急重证。

【特征证候】神昏、晕倒、突然昏仆，谵语，绞痛，尿潴留，呕吐粪样物，矢气无，胃肠蠕动波、肠鸣消失，脉伏等，为病性（气）闭的特征症。

【其他证候】以新病便秘、神志错乱、神志狂乱等为主要表现者，其病性多属（气）闭。神志痴呆、恍惚、躁扰不宁，鼾声不止，对光反射消失、瞳孔散大或缩小，腹硬满，胃振水音，大便灰白等症，其病性亦常与（气）闭有关。

14. 血瘀

【定义】血液瘀积，血行受阻，所表现的固定刺痛、肢体血肿或肿块之类的证。

【特征证候】固定痛、刺痛、夜间痛增、不动痛甚，肢体血肿，出血色暗成块，腹露青筋，颈动脉怒张，舌紫暗、舌有斑点、舌下络脉曲张，指端青紫、唇紫，脉涩等，为病性血瘀的特征症。

【其他证候】以肿块质硬不平，心痛，痛经，少腹痛，吞食梗塞，大便有脓血，月经紫暗、夹血块，恶露不下或不畅等为主要表现者，其病性多属血瘀。近期有外伤等病史，肢体出现结节或肿块，下肢静脉曲张，乳房、颈部或腹内出现结节状包块、推之不移，呕血，肝大、脾大，痔疮，肌肤甲错，肝掌，蜘蛛痣、丝状红缕，面色黧黑等症，其病性亦常与血瘀有关。

15. 脓

【定义】火热毒邪等与气血抟聚，瘀积蒸酿而腐败成脓，所表现的脓肿或流脓之类的证。

【特征证候】疮痈形成脓肿或破溃流脓，或咳吐脓痰、呕吐脓血、泻脓血便（大便中脓细胞多）、排脓性尿（小便中脓细胞多）、精液脓性等，为病性脓的特征症。

【其他证候】咳腥臭痰、舌苔腐腻、脉滑等症，其病性亦可能与脓有关。

16. 虫积

【定义】寄生虫在体内繁育、积聚，阻滞气机，耗伤营气，所表现的大便排虫、脐腹痛之类的证。

【特征证候】大便排虫，呕吐蛔虫，粪检蛔虫卵多、钩虫卵多等，为病性虫积的特征症。

【其他证候】有饮食不洁史、脐腹痛、脐腹部有包块、嗜食异物、肛门瘙痒、巩膜紫斑、睡中磨牙、多食易饥、体瘦、乏力、面色萎黄等症，其病性亦可能与虫积有关。

17. 食积

【定义】宿食积滞胃肠，所表现的呕吐酸馊食物、嗳气酸馊之类的证。

【特征证候】有新近饮食不慎病史、嗳气酸馊、呕吐酸馊食物、大便腥腐臭秽、矢气臭如败卵等，为病性食积的特征症。

【其他证候】脘腹痞胀、疼痛，纳呆恶食，舌苔腐垢、厚腻，脉滑等症，其病性亦可能与食积有关。

18. 阳亢

【定义】阳气旺盛，亢扰于上，所表现的头目胀痛、急躁易怒之类的证。

【特征证候】以急躁易怒，头胀及痛、眼胀及痛，头重脚轻，血压高等为主要表现者，其病性多属阳亢。

【其他证候】眼突，耳暴鸣、暴聋，头晕，头部多汗，阵发烘热，失眠，面色赤，目赤，舌赤，基础代谢高等症，其病性亦常与阳亢有关。小便清长、下肢冷、面色白、舌淡、脉细、基础代谢低、体温低等症，为病性阳亢的否定症。

19. 气虚

【定义】元气亏虚，脏腑功能活动减退，所表现的气短、乏力、神疲、脉虚之类的证。

【特征证候】活动劳累后症状加重、气短、声低、懒言、倦怠乏力等，为病性气虚的特征症。

【其他证候】自汗，容易感冒，经常恶风，劳累后发热、久有低热，神疲，嗜睡，久病气喘，气下坠感，头晕，心慌、怔忡，无热紫斑，久不欲食、长期食少，腹胀，长期尿频、夜尿多、排尿无力，经常便溏、经常腹泻，早泄，肢体痿软，睡时露睛，面色淡白，舌淡，脉虚等症，其病性亦常与气虚有关。多食易饥，新起水肿，新病尿频，舌赤、舌绛，脉实、脉滑等，为病性气虚的否定症。

20. 气陷

【定义】气虚而升举无力，清阳下陷，所表现的气下坠感、脏器下垂之类的证。

【特征证候】气下坠感、眼睑下垂、脱肛、子宫下垂、内脏下垂等，为病性气陷的特征症。

【其他证候】倦怠乏力，脘腹坠胀、肛门坠胀，劳累发热，活动劳累则病情加重，头晕，神疲，嗜睡，喜呵欠，气短，声低，懒言，排便无力，血压低，白细胞减少，舌淡，脉虚等症，其病性亦可能与气陷有关。气上冲感，舌赤，脉滑、脉实等，为病性气陷的否定症。

21. 气不固

【定义】气虚而失却固摄之能，所表现的遗尿、遗精、大小便失禁之类的证。

【特征证候】自汗，小便失禁、遗尿、余尿不尽，大便失禁，遗精、滑精、早泄，滑胎，月经淋漓不尽等，为病性气不固的特征症。

【其他证候】以容易感冒、经常恶风、声低懒言等为主要表现者，其病性多属气不固。新起小便淋漓，脉滑、脉实等症，为气不固的否定症。

22.（气）脱

【定义】气血亏虚至极，元气欲脱，所表现的气息微弱等危重证。

【特征证候】气息微弱，既是病性（气）脱的特征症，又是其主症。

【其他证候】病重大汗，面色苍白，口开目合，手撒身软，大便失禁，小便失禁，瞳孔散大、对光反射消失，心音微弱，血压低，脉微等症，其病性常与（气）脱有关。

23. 血虚

【定义】血液亏虚，脏腑、经络、组织失却濡养，所表现的面白、舌淡、头晕、眼花、脉细之类的证。

【特征证候】出血浅淡，月经量少，稀淡，面色淡白、眼睑淡白、嘴唇淡白、指甲淡白，舌质淡，血色素低、红细胞减少等，为病性血虚的特征症。

【其他证候】头晕，多梦、健忘、心慌、心悸，肢体肌肤麻木、肌肤甲错，皮肤瘙痒，眼花、眼干涩、视物模糊，头发枯燥憔悴，脉细、脉虚，指纹淡沉等症，其病性常与血虚有关。舌赤、舌绛，脉实、脉滑等，为病性血虚的否定症。

24. 阳虚

【定义】阳气亏损，机体失却温煦，所表现的经常畏冷、四肢凉、脘腹腰背等处冷感之类的证。

【特征证候】经常畏冷、四肢凉，既是病性阳虚的必有症，又是其特征症。

【其他证候】以肢厥身凉，筋骨或脘、腹、腰、背等处经常有冷凉感，自汗，怔忡，五更腹泻、完谷不化，经常水肿，夜尿多，精液清冷等为主要表现者，其病性多属阳虚。下肢冷甚，喜温恶凉，冷痛蜷卧、口不渴、渴欲饮热，呕吐清水，冷汗淋漓，久病气喘，经常腹泻、经常便溏，小便清长、长期尿频，阳痿、性欲衰退，面色苍白、面色㿠白，指端青紫、唇紫，舌淡胖或淡紫、舌边齿印，脉虚、脉迟、脉微，血压低、基础代谢低、体温低等症，其病性亦常与阳虚有关。灼痛，多食易饥，排尿灼热，带下色黄气臭，阳强易举，新起水肿，舌赤、舌绛、舌红嫩小、舌边红，脉实、脉滑，基础代谢高等，为病性阳虚的否定症。

25. 阳浮

【定义】阳气虚衰，阴寒内盛，以致虚阳浮越，所表现的下肢冷、尿清长、咽干、面红如妆之类的证。

【特征证候】下肢厥冷、小便清长，为病性阳浮的特征症。

【其他证候】阵发烘热，面色泛红如妆，但头汗出，咽干，口腔痛，五更腹泻、完谷不化等，其病性常与阳浮有关。肢厥而身灼、尿短黄等，为病性阳浮的否定症。

26. 亡阳

【定义】阳气极度衰微而欲脱，所表现的四肢厥冷、冷汗淋漓、面色苍白、脉微等的危重证。

【特征证候】手足厥冷、冷汗淋漓、面色苍白、血压极低甚至无、体温低、脉微等，为病性亡阳的特征症。

【其他证候】气息微弱、心音微弱、口鼻气冷等症，其病性亦常为亡阳。汗出如油、舌红（绛），为病性亡阳的否定症。

27. 阴虚

【定义】阴液亏少，虚火偏旺，滋润、濡养等作用减退，所表现的盗汗、五心烦热之类的证。

【特征证候】盗汗，手足心烧、骨蒸发热，颧红，舌红嫩小、舌有裂纹，舌苔少或无等，为病性阴虚的特征症。

【其他证候】以久有低热等为主要表现者，其病性多属阴虚。身热夜甚、潮热、阵发烘热，心烦、失眠、多梦、惊悸，久病失声，干咳，或痰中带血，胃脘嘈杂、饥不欲食、吞食梗塞，无热而饮多、口渴、咽干，眼花、眼干涩，耳久鸣、失聪，肢体肌肤麻木，瘛疭，肢颤头摇，小便短黄，经常便秘、大便干结，月经提前、色深红，遗精，舌赤、舌绛，脉细、脉数，尿糖阳性等症，其病性亦常与阴虚有关。壮热、劳累发热、下肢冷甚、喜温恶凉，蜷卧，舌淡（胖）、舌红胖，脉迟、脉洪、脉实、脉缓，基础代谢低等，为病性阴虚的否定症。

28. 亡阴

【定义】体内阴液严重亏乏而欲竭，所表现的身热而汗出如油等的危重证。

【特征证候】病重身热而汗出如油、舌深绛紫，为病性亡阴的特征症。

【其他证候】身热灼手、恶热、口渴欲饮、皮肤皱瘪、小便极少、面赤、唇焦、脉细数（疾）等症，其病性亦常与亡阴有关。冷汗、舌白，为病性亡阴的否定症。

29. 津（液）亏

【定义】津液不足，脏器组织官窍失却充盈、滋润，所表现的皮肤干燥弹性差、眼窝凹陷之类的证。

【特征证候】常有发热、呕吐、泄泻、小便特多、饮水少、气候干燥等导致津液损伤的原因可查，口渴，眼窝凹陷、囟门凹陷，鼻唇干燥，皮肤干燥、弹性差，新病便秘、大便干结，尿短黄，舌红，舌体干燥甚或有裂纹，舌苔干燥等，为病性津（液）亏的常见症。口不渴、舌淡、舌苔润滑，为津（液）亏的否定症。

30. 精亏

【定义】精亏髓少，形体失其充养，所表现的生长发育迟缓、精少、性欲衰退、牙齿松动、腰膝酸软之类的证。

【特征证候】生长发育迟缓，智力低下，男子遗精、滑精、阳痿、精液稀少或精子畸形、不育，女子经闭、性欲衰退、不孕，脑鸣、健忘，长期耳鸣、失聪，腰痛、腰膝酸软、足跟痛，牙龈萎缩、牙齿松动，头发稀疏、色白易脱，色素沉着、面色黧黑、眼周暗黑，耳轮干枯，尺脉弱等症，其病性常与精（髓）亏有关。

31. 动风

【定义】因热极、阳亢、阴血亏虚等内部病理变化导致风动而表现的肢体抽搐、震颤、眼花之类的证。

【特征证候】肢体抽搐，两目直视上窜，角弓反张，瘛疭，惊跳，肢颤头摇，眼花，口眼歪斜，舌动异常，肢体肌肤麻木、口舌发麻等，为病性动风的特征症。

【其他证候】头晕，两手握固、牙关紧闭，舌体歪斜，皮肤瘙痒，筋惕肉𥆧等症，其病性亦常与动风有关。

32. 动血

【定义】因损伤、热盛、血瘀、气虚等导致，以各种出血为主要表现的证。

【特征证候】以咯血或吐血、便血、尿血、鼻衄、齿衄、紫斑、斑疹、崩漏等为主要表现者，辨证均可称为"动血"。

33. 毒

【定义】毒邪侵袭，邪盛成毒，所表现的较严重、急剧的火热、风、湿、脓类的证。

【特征证候】壮热、神昏、斑疹紫黑、舌绛或起芒刺、苔黑焦燥，痈疖疮疡、肌肤红肿溃烂等症，多属热毒；皮肤溃烂、出疹、渗液流脂水、瘙痒等症，多属湿毒；突起风团、瘾瘰、痒麻、抽搐、舌强语謇等症，多属风毒；流脓、咳腥臭痰、大便有脓血、脓尿等，多属脓毒。

中篇　中医诊断学的临床运用

第十五章　中医诊断思维与应用

中医诊断的过程包括两个基本环节：采集病情资料和做出病、证等结论的判断，即诊与断两方面。其中无论是对四诊所采集病情资料的综合处理还是辨证辨病方法的选用，无不始终贯穿着中医思维。中医诊断思维的特点是在中医基础理论的指导下，运用判断、推理等思维形式诊察人体病理生理之间的联系及其规律性。因此，在临床病情资料的采集过程中，除了综合运用各种诊法以全面收集病情资料外，还必须在四诊的同时，充分考虑地理环境、季节气候及个体差异等因素，分析思考这些信息与相关疾病的病因、病机、病性、病位、病势等的联系，做到天、地、人互参，病、证、症结合，互相补充，边诊边断，为断而诊，诊察、思考交替进行，联想、启发互相贯穿，正是中医临床诊断的必经之路。

第一节　中医诊断思维方法

思维一般具有抽象思维、形象思维与创造思维三个维度，中医诊断思维作为思维形式与方法的一种，也可分为这三方面的维度。中医诊断是医生的主观思维对客观存在的病证本质的认识，既是医生对所获取的患者各类状态信息根据自身的知识信息结构，进行综合理解、比较分析并做出判断的过程，也是思维系统形成的疾病信息与知识的转换过程。

中医诊断不仅运用抽象（逻辑）思维，还存在着形象（直觉）思维、创造（顿悟）思维等方法。如中医所述的"揆度奇恒""司外揣内""援物比类""假物取譬""辨证求因"等都是不同思维方法的具体体现。

一、中医诊断基本思维方法

中医诊断的基本思维方法，包括比较、类比、分类、归纳、演绎、反证、模糊判断法等。

（一）比较法

比较法是用于区分患者的某些临床症状之间或某些证之间的异同，一方面提高临床资料来源的准确性，另一方面进一步明确证的性质、部位和所处阶段。例如在症状比较中，首先是知常达变，即病理现象与生理现象之间的比较，如判断一个患者的脉象是平脉还是病脉，需要把感觉中的脉象与患者平素脉象比较，还需与一般人的正常脉象相比；其次是对同种患者的不同症状进行比较，以区别同一种病在不同患者身上的特殊表现；再次是症状的性质、程度和部位的比较，如舌质的红与绛，舌红在舌尖还是两边等。在中医诊断学中，证的鉴别诊断也是比较法的具体应用。

（二）类比法

类比法是按照被类比的两个对象在某些方面的相似而推论在其他方面亦有可能相似的逻辑推理方法，主要作用体现在解释、启发与模拟。如自然界风性主动、善行而数变，将这种特性与人体患病症状进行比类，凡人体疾病具有走窜不定、眩晕、抽搐、震颤等动摇特性的便可推论为风证。再如湿性具有黏滞重浊的特点，临床中凡有头重如裹、身体困重等特点的患者即可诊断为湿证。

（三）分类法

分类法是指按属性的异同将事物区分为不同种类的思维方法。在中医诊断过程中可根据临床症状或病证之间的异同，将其区分为不同种类。分类法以比较法为基础，必须遵循相应相称、统一标准、逐级进行的原则。《黄帝内经》很早就对内科疾病按症状、病位、病因、病机等属性进行分类，虽很粗略，但开创了中医诊断分类思维之先河。如《素问·举痛论》中胃肠痛、腹痛、背痛等十余种痛证，均以疼痛为主症。再如张仲景的《伤寒杂病论》以是否有外感热病为标准，将疾病分为伤寒和杂病两类。

（四）归纳法

归纳法是将患者表现的各种临床症状、体征，按照辨证的基本要素进行归类，归纳出各症状、体征所反映的共性特征，从而抓住病证本质的思维方法。当病情资料较多或病情表现较复杂时，最常用而简便的方法就是归纳法。例如患者以心烦、失眠为主要临床表现，则知病位在心；五心烦热、颧红盗汗、口干咽燥、舌红少苔、脉细数为阴虚内热之象；头晕耳鸣、腰膝酸软或遗精为肾虚之象。可见本病在病位上涉及心、肾，在病性上涉及热、阴虚，归纳起来则本证为心肾不交的可能性最大。

（五）演绎法

演绎法是根据认识论对事物本质的认识由浅入深、由粗到精的原理，运用从一般到个别、从抽象到具体的思维方法，对病情进行层层深入的辨证分析、推理。例如，患者主诉"咳嗽3天"且有感受外邪的病史，可知其为新感，病在肺系；今起但发热不恶寒，咳嗽痰多色黄而稠，并有口渴、面赤、舌红苔黄腻、脉滑数，可知其表证已除，入里化热；同时痰多黄稠、脉滑数为痰热的表现，故本证辨为痰热壅肺证。

（六）反证法

反证法，又称否定法，是指对类似证候难以从正面进行鉴别时，可从反面寻找不属于某证的依据，否定其他诊断而达到确定某一诊断的方法。例如，《伤寒论》第61条云：

"下之后，复发汗，昼日烦躁不得眠，夜而安静，不呕，不渴，无表证，脉沉微，身无大热者，干姜附子汤主之。"仲景用"不呕"否定其为少阳病证，用"不渴"否定其为阳明病证，用"无表证"否定其为太阳病证，结合脉沉微、身无大热诊断其为少阴病证。

（七）模糊判断法

模糊判断法是通过对多种不够精确、非特征性的模糊信息进行模糊的综合评判，从而达到明确诊断的思维方法。中医作为一个复杂系统，其证候在某一特定时期或阶段的表现可以是典型的，但在大多数情况下，证候表现却是不典型的，具有一定的模糊性。

组成证的有些症状其性质、状态有时是难以精确表达的模糊信息，如少神、体倦、痞满、气短、麻木、眩晕、嘈杂、纳呆等，这些信息缺乏客观、定量的评判依据，有很大的模糊性和不确定性，其所主的病、证并不能被明确诊断。所以有人认为"证"是一种模糊集合元，"证"所包含的内容与各个症状所包含的内容不是一个简单的整体与部分之间的关系，而是一个统一体与个体之间的集元性关系。临床诊断时，应将各种症状有机地联系起来做相关分析，进行模糊运算，求得病、证诊断的"近似值"。中医诊断常用的这种模糊判断法看似不够精确，但由于它是对各种信息进行综合分析而做出的评判，故能从整体上达到认识事物本质的目的。

中医常用的诊断思维方法还有很多，临床病、证诊断的确立往往需要多种逻辑思维方法的综合应用。对于一些疑难杂症、疑似病证、危急重症的诊断，还需运用特殊的思维方法。如疑难杂症的判断，常采用经验再现、线索追溯、病因穷举等方法；疑似病证的鉴别，要在相似的基础上运用求异的思维方法；危急重症的诊断，应有准确、果断、迅速的思维，并注意诊治共举，急救为先。

二、中医诊断的思维过程

中医诊断是医生对患者疾病与健康的属性及状况所做出的一种临床判断，既是医生运用望、闻、问、切等诊断技能获取临床资料的过程，也是医生进行思考分析判断的过程，即运用思维方法分析、处理诊断过程中的临床问题与认识矛盾。其外延包括医生认知和解决临床诊断过程中的全部思维活动，是医生在诊断过程中运用思维工具和方法，对患者所患疾病及表象，进行一系列搜集病情资料、分析病因病机、判断病证本质的思维活动。其中，搜集资料与分析、判断、决策、再次诊断是临床思维的主要环节。如此可见，中医诊断既是一个连续的临床诊疗过程，又是一个反复循环的思维与认识过程。

（一）四诊信息的采集与分析

医生运用各种诊法收集的病情资料，包括病史、症状和体征、患者个人所处的自然与社会环境等，是诊病、辨证的依据。由于每种诊法都是从不同角度分别获取病情资料的，故要综合考虑各种诊法的特点，多方验证，才能得出正确的结论。如病情资料不够完整，往往会导致漏诊、误诊。因此，医生在收集病情资料时，不可过于强调或依赖某种诊法，更不能只凭某个症状、体征或检测结果便仓促做出诊断，必须注重四诊合参，对患者进行全面而系统的诊查，方能明确诊断。

根据四诊资料在辨病、辨证中的意义和性质，四诊资料的属性一般可划分为必要性资料、特征性资料、偶见性资料、一般性资料和否定性资料。

1. 必要性资料　必要性资料是指这类资料对某些疾病或证的诊断是不可或缺的，一旦缺失就不能诊断为该病或该证。如腹胀、纳少、便溏等是诊断病位在脾的必要性资料；又如根据"有一分恶寒便有一分表证"之说，所以"恶寒"为诊断表证的必要性资料；而咳嗽、气喘则是诊断病位在肺的必要性资料。

病证的必要性资料一般是该病或证的主要临床表现，但应指出，临床上也有出现此类症状时不一定必然是此病或此证的情况，如心病患者的主要表现即心悸、心痛，但是并非凡见心悸症状都是心病，临床上胆郁痰扰证的患者也常见到心悸，受到惊吓后也会出现心悸等。

2. 特征性资料　特征性资料是指这类资料仅见于某种病或证，而不见于其他的病或证，对病或证的诊断有特征性意义。例如，"少阳之为病，口苦、咽干、目眩"，"口苦、咽干、目眩"并见是诊断少阳病的特征性资料；"但欲漱水不欲咽"仅见于血瘀证；犬吠样咳嗽仅见于白喉；小便排出沙石是石淋的特征性资料；五更泄泻仅见于脾肾阳虚证；消谷善饥是胃火炽盛的特征性资料等。

一般情况下，只要出现这类特征性资料即可诊断为相应病证，但也需注意，并非该类病证一定会出现有关的特异性症状，如并不是所有的胃火炽盛患者都会出现消谷善饥的表现。特征性资料还可以包括一些非特征性资料的组合，如大热、大汗、大烦渴、脉洪大，这些症状都不是哪类病证的特征性资料，但四个症状同时出现则是阳明经证的特征性资料。

3. 偶见性资料　这类资料在某一病证中出现的概率较小，只具有可能性，随个体差异、病情变化而定。此类资料对于诊断某一病或某一证的价值不大，例如，咳嗽或咽痛于表证而言即为偶见性资料；痰中带血对于肺阴虚证即为偶见性资料。

4. 一般性资料　一般性资料是指某类症状对某病或证的诊断既非必备性又非特异性，只是作为诊断的参考依据。例如，头晕、腹胀、脉弦等表现可见于许多病或证，对于辨证没有特定性意义，只有与其他特征或必要资料相结合，方显示其具体的诊断意义。

5. 否定性资料　否定性资料是指某些症状或阴性资料，对于某些病或证的诊断具有否定意义。例如，发热、口渴、面红、脉洪大并见对于寒证的诊断具有否定意义；本恶寒而后不恶寒者，可否定表证仍在。再如，患者性别为男，性别虽不是症状，但确是妇科病的否定性资料。

总之，必要性资料和特征性资料是临床诊断的主要依据，偶见性资料提示辨证的可能性，一般性资料可作为参考依据，这些都属于阳性资料，而否定性资料则属于阴性资料，能为鉴别诊断提供依据。此外存在一些隐形资料，如久居湿地、淋雨涉水对于诊断湿证有意义，但久居湿地、淋雨涉水之人不一定都感受湿邪，取决于机体的反应性和邪正斗争的结果。因此，在收集病情资料时，不仅要有揭示病或证的阳性资料，还要有鉴别病或证的阴性资料，同时还要注意收集隐性资料。

（二）辨证方法的综合应用

辨证是以脏腑的生理、病理为纲，对病证进行综合分析，判断其病位、病性的方法。脏腑辨证是以五脏为中心，从整体观的角度对病证特征进行分析，是中医临床各科的辨证基础。脏腑辨证系统较完整、概念确切、容易掌握，但不适用于外感病证、经络病证、局部皮肤病变等。六经辨证是将外感疾病发生、发展过程中表现的不同证候分为三阳病证、三阴病证两大类，分别从邪正斗争、病变部位、病势进退等方面阐述外感病各阶段病变特点的辨证方法，主要用于外感时病辨证。卫气营血辨证是一种论治外感温热病的辨证方法，分为卫、气、营、血四类病证，分别阐述病位深浅、病情轻重和传变规律。三焦辨证是将外感温热病归纳为上、中、下三焦病证，阐明三焦所属脏腑在温热病过程中的病理变化、证候表现及传变规律的辨证方法。经络辨证是以经络学说为依据，对患者所表现出的临床症状、体征进行综合分析，判断出病理本质属于何经、何脏、何腑，以及病因病性的辨证方法。

1. 辨证诸法的关系　中医辨证方法是历代医家经过长期的临床实践归纳总结而成，在一定程度上反映了疾病的内在联系，一直是中医临床辨识病证本质的主要手段和方法。但同时也应看到上述的辨证方法形成的时代不同，理论依据和学术背景各异，各自所归纳的辨证内容、理论特点、使用范围都有很大的差异性。它们之间既各具自身特点、不能互相取代，又存在各种方法不够全面，甚至存在着某些名同实异、相互矛盾的现象，所以不可孤立地去理解和应用，应全面把握各种辨证方法的内容与特点，并进行综合运用。辨证方法之间的关系，可归纳如图 15-1 所示。

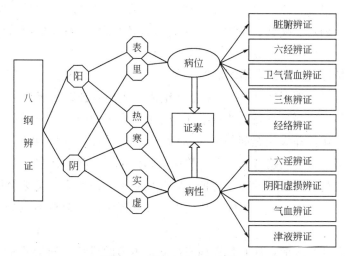

图 15-1　辨证方法之间的关系

八纲辨证是辨证的基本纲领，表里、寒热、虚实、阴阳可以从总体上分别反映证的部位、性质和类别。

脏腑辨证、经络辨证、六经辨证、卫气营血辨证、三焦辨证，是八纲中辨表里病位的具体深化。其中脏腑辨证、经络辨证的重点是从"空间"位置上辨别病变所在的脏腑、经络；六经辨证、卫气营血辨证、三焦辨证则主要是从"时间（层次）"上区分病情的不同阶段、层次。

辨病性则是八纲中寒热、虚实辨证的具体深化，即以辨别病变现阶段的具体病理性质为主要目的，自然也不能脱离脏腑、经络等辨证方法。其中六淫辨证等方法主要是分析邪气的侵袭停聚为病，与六经辨证、卫气营血辨证、三焦辨证等辨证方法的关系尤为密切；气血、津液、阴阳虚损辨证等方法主要是分析气血、津液、阴阳等正气失常所表现的变化，与脏腑辨证的关系密不可分。

2. 辨证诊断的要求　　正确的辨证诊断，要求全面、准确、精练、规范，能准确地揭示病变当前阶段的病理本质，辨证的结果即证名诊断。证名诊断应当具有法律性意义，因此证名必须规范。对于证名诊断，主要有以下要求。

（1）内容要准确全面：一个正确、规范的证名，应当是定义确切、外延清楚，所概括的内容完整，包括病位和病性证素。对于病位笼统的疾病，或病位证素已包含在病名诊断中（如皮肤病、肛肠病、骨折病、痈疽等）的疾病，可不标明病位，但病性证素不可或缺，否则就不能构成证名。

部分证名也存在未提示病位者，可有如下几种情况：一是由于病的概念已涉及病位，而在证名中省略，如小儿解颅，病位在颅脑，故辨证只称先天亏损、后天虚弱等。二是由于有的病位广泛，如温病极期的气分热盛、后期的余热未净等可能涉及多个脏腑，不便一一列出，故略而不提，其实临床上只要善于分辨矛盾的主次，仍可确定具体病位；三是为了满足于证名的字数限制，而故意省略病位，如"气不摄血"的说法本是一种病理分析，但有将其作为证名者，其病位一般责之于脾，却为了满足四字一句的习惯，而不称脾虚气不摄血；四是久已习惯省略，崇古不变，如《金匮要略》所称"四饮"，实际上饮停部位是明确的，但至今仍多称痰饮、悬饮等（这应属病名概念），而很少用饮停肠胃、饮停胸胁等正规证名。

（2）证名要精练规范：证名力求简明扼要、精练确切、结构严谨、逻辑清晰，这样才能规范表达证的内涵。证名通常由 2～4 个字组成，例如表证、血虚证、肝郁脾虚、肝胃不和等。证名的用词应当具有高度的概括性，在明确表述的前提下尽可能简言之。有时为了表述准确，常在病位和病性之间加入表示病机或趋势的连接词，共同构成证名。例如，寒湿困脾证中"困"是代表病机的动词，脾虚气陷证中的"陷"代表趋势。

证名的用词应当符合中医学理论特色，既要反映出证的本质，又必须使用规范的中医术语。需要注意的是，由于历史原因，传统中医文献中的证名存在不规范的现象，应逐步加以规范和完善。

（3）证候变则证名亦变：证候是疾病当前病理本质的概括，病情的发展、变化，提示了病变的本质可能也随之发生变化，证候诊断亦随之而异。因此，一旦证候发生变化，其证名诊断也应随之而变。辨证是一个灵活、动态的过程，不能把证名诊断固定在某一个时间或空间范围，而应进行动态辨识。

（4）不受证型的拘泥：临床较为常见、典型的证，可称为证型。书本所列各证都是常用的、公认的、规范典型的证（型）。故辨证时应首先考虑常见、典型证的诊断，力求以单个证型概括全部临床表现。然而，临床上典型、单纯的证（型）少，更多表现为数证兼夹、复合存在的形式，故教材所列的证型并不能满足临床辨证的实际需要。因此，临床中辨证不能墨守成规、生搬硬套，要突破辨证分型的局限，根据实际证候，实事求是概括判断出正确的证名，做到证名诊断与实际病情相符。

（三）疾病诊断思路与方法

狭义的"病"，是指由病名所代表的各具体病种，是对疾病全过程的特点与规律所做的病理性概括。病和证都是对疾病本质的认识，但病与证概念并不相同，临床实际往往将病证混淆，有以证为病者，有将病称证者，或是病与证作为互词而不加区分。

实际上两者既有联系又有区别。"病"是对疾病全过程的特点与规律所做的病理性概括，为疾病过程的根本性矛盾；而"证"是对疾病所处一定阶段的病因、病性、病位所做的病理性概括，为疾病当前的主要矛盾。病与证之间存在着同病异证、异病同证的关系。临床上既要辨病，又要辨证，才能使诊断更全面、更正确，使治疗更有针对性。

1. 疾病诊断的意义　疾病诊断就是在中医学理论指导下综合分析四诊收集的病情资料，确定疾病的病种，并对该病种的特点和规律进行整体判断的思维过程，也称为"辨病"或"诊病"。

病名是中医学在长期临床实践中产生和发展起来的重要概念，是中医学体系中的重要内容。病名代表着该具体病种的本质及特征，因而病名诊断是中医诊断不可或缺的部分。由于证的诊断较难体现疾病发生发展的演变规律，因而疾病诊断不能由辨证（证名）代替；同时，由于中西医学的理论体系、文化背景等存在诸多差异，因此也不能用西医病名代替中医病名。

（1）把握病变本质与演变规律：由于每一种病都有各自的本质与演变规律，其病因可查、病机可究、规律可循、治法可依、预后可测。因而明确疾病诊断，便可以根据该病演变发展的一般规律，把握全局，有利于明晰该病的本质和辨证论治，掌握诊疗的主动权。正如《活人书》所说："因名识病，因病识证，如暗得明，胸中晓然，无复疑虑，而处病不差矣。"又如中风病可分为三个阶段：平时经常出现头痛、肢端麻木、眩晕欲仆等症时，为阴虚阳亢，肝风欲作之势；而一旦出现突然昏仆、昏不知人等症状时，则为卒中，系肝风夹痰夹瘀上蒙清窍；神清之后，表现为半身不遂、口眼歪斜、语言不利等后遗症状，往往为脉络闭阻。此病常沿着阴虚阳亢、肝风夹痰夹瘀上蒙清窍、络脉闭阻的基本病机规律发展。若能认识疾病的本质与规律，则能在诊疗中占据主动地位。

（2）针对疾病治疗：确定了病名，便可根据该病的特点与规律将辨证范围大致限定于其常见证型之中，从而缩小辨证的范围，减少辨证的盲目性。针对"病"所进行的专法、专方、专药治疗，是中医学的重要内容。如徐灵胎《兰台轨范·序》曾指出："欲治病者，必先识病之名……一病必有主方，一方必有主药。"这些专法、专方、专药对疾病的治疗有很强的针对性，可以大大提高临床疗效。此外，同病异证时，除根据不同证选用不同的治法、方药外，还应结合病的特点进行治疗。例如，肺痨病有肺阴亏虚、气阴耗伤、阴虚火旺、阴阳两虚等不同证型，须采取不同的治疗法则与方药，但抗痨杀虫的原则应贯穿于治疗始终。异病同证时，可采取相同的治法，但针对不同的疾病在治疗上应各有侧重。例如，胃缓、久泄和脾痿等病均可表现为脾虚证，治疗都需健脾益气，但胃缓以胃体下垂为主要病理特点，故健脾之际应重升提阳气；久泄多夹有湿邪，则健脾常佐以利湿止泄；脾痿常伴营血亏虚，治以健脾益气加益补血养营之品。

2. 疾病诊断的一般途径　病情的表现复杂而多样，但是任何疾病都有其发病、病状、病程演变等方面的规律和特点，而这些规律是可以把握的。因而疾病诊断应结合病因或发病特点、病史、主症或特征性症状、特发人群、流行情况等方面进行分析思考。

（1）主要据发病特点辨病：患者年龄、性别、发病特点等情况不同，常可提示或缩小诊病的范围。例如，新生儿出现黄疸称胎黄，除轻微者属生理现象外，多属血疸范畴；青年人患黄疸，以肝热病、肝瘟为常见；中年人患黄疸，无发热等症者，女性以胆石为多，男性应考虑肝积、肝癌；中年以上患黄疸，常见于肝积、癌病，男性多为胰癌、肝癌，女性多为胆癌。

（2）主要据病因病史辨病：若能确定导致疾病发生的特殊原因，则对疾病诊断极为有益。例如，食用蚕豆后出现腹痛、尿血、黄疸者，为蚕豆黄；近期有输血史，或毒蛇咬伤史，或服用损伤肝脏药物史，而出现黄疸者，多为血疸。

（3）主要据主症或特征症辨病：有些疾病主症特征明显。例如，胸痹以心前区憋闷疼痛为主症。哮病以喉间哮鸣有声、呼吸喘促为主症。

（4）主要据特发人群辨病：妇女有经、带、胎、产、杂病等疾病，育龄期妇女就诊，应常考虑此类疾病，若以月经异常作为主诉，则总不离月经的期、色、量、质异常；男性有遗精、阳痿、早泄、不育等特发疾病；生活在西北、沙漠等干燥地区者，易感燥邪致病。凡此类特发人群就诊时，应考虑到其特发病的可能。

总而言之，医生临床诊断时须将上述常用思路、方法合参，综合运用，有所侧重，合理取舍，方能诊断正确，治疗得当。

【古代文献】

《素问·举痛论》：寒气客于脉外则脉寒，脉寒则缩蜷，缩蜷则脉绌急，绌急则外引小络，故卒然而痛，得炅则痛立止。因重中于寒，则痛久矣。寒气客于经脉之中，与炅气相薄则脉满，满则痛而不可按也。寒气稽留，炅气从上，则脉充大而血气乱，故痛甚不可按也。寒气客于肠胃之间，膜原之下，血不得散，小络急引，故痛；按之则血气散，故按之痛止……寒气客于冲脉，冲脉起于关元，随腹直上，寒气客则脉不通，脉不通则气因之，故喘动应手矣。寒气客于背俞之脉，则脉泣，脉泣则血虚，血虚则痛，其俞注于心，故相引而痛。按之则热气至，热气至则痛止矣。寒气客于厥阴之脉，厥阴之脉者，络阴器，系于肝，寒气客于脉中，则血泣脉急，故胁肋与少腹相引痛矣。厥气客于阴股，寒气上及少腹，血泣在下相引，故腹痛引阴股。寒气客于小肠膜原之间，络血之中，血泣不得注于大经，血气稽留不得行，故宿昔而成积矣。寒气客于五脏，厥逆上泄，阴气竭，阳气未入，故卒然痛死不知人，气复反则生矣。寒气客于肠胃，厥逆上出，故痛而呕也。寒气客于小肠，小肠不得成聚，故后泄腹痛矣。热气留于小肠，肠中痛，瘅热焦渴，则坚干不得出，故痛而闭不通矣。

《伤寒论·辨太阳病脉证并治》：下之后，复发汗，昼日烦躁不得眠，夜而安静，不呕，不渴，无表证，脉沉微，身无大热者，干姜附子汤主之。

《笔花医镜·卷一·望闻问切论》：望者，看形色也；闻者，听声音也；问者，访病情也；切者，诊六脉也。四事本不可缺一，而唯望与问为最要，何也？盖闻声一道，不过审其音之低高，以定虚实；嗽之闷爽，以定升降，其他则无可闻者。切脉一道，不过辨其浮沉以定表里，迟数以定寒热，强弱以定虚实。其他则胸中了了，指下难明，且时大时小，忽浮忽沉，六脉亦难定准，故医家谓据脉定证，是欺人之论也。惟细问情由，则先知病之来历；细问近状，则又知病之深浅。而望其部位之色，望其唇舌之色，望其大小便之色，病情已得八九矣。而再切其脉，合诸所问所望，果相符否？稍有疑义，则默思其故。两两相形，虚与实相形，寒与热相形，表与里相形，其中自有把握之处，即可定断。慎斯术也以往，其无所失矣。

第二节 中医诊断思维的应用

中医的临床诊疗体系包括病、证、症的诊断与治疗。中医诊断思维方法应用必须遵循以下几个准则：一是整体观念，重视人与自然、人与社会、全身与局部的关系；二是动态观点，考虑变化的阶段性、变化的趋势；三是综合分析，把不同的证候按辨证的理论进行整合，然后进行分析。其辨别的内容除辨病、辨证、辨症之外，还要考虑个体差异、人与自然的关系、疾病发生发展的机制以及病、证的动态变化等，即中医临床诊断中的辨"人"和辨"机"，综上概括为"五辨"。

一、辨症

症，包括症状和体征。此外，中医学的诊断依据还包括和疾病的发生发展相关的因素，如气候季节条件、地理环境及部分客观指标等，这些信息都可看作"症"或"征"。

（一）症的有无

四诊合参是保证四诊信息可靠性的前提，四诊信息不准确常导致误诊或漏诊的发生。如缺少望诊、闻诊，脉诊不规范等情况，往往导致症的信息缺失或对症的判断失误。例如，主诉是"腹部特别是下腹部重坠感"，钡剂透视检查提示"胃下垂"，如果不加细察很容易诊断为"中气下陷"。但是，在诊查过程中发现患者个子不高、形体偏胖，就诊时连声叹气。细询得知，其腹部重坠感，于每日午休后最为难受，而饭后、散步或矢气后减轻，这显然不是中气下陷，而是气机阻滞之症。

（二）症的轻重

疾病的临床表现十分复杂，对于症轻重的判断是把握疾病主要矛盾和矛盾主要方面的重要依据，也是临床疗效评价的重要依据。症状的轻重区分包括症状的主、次、轻、重，其诊断价值不相等，因此，对症状应尽可能进行程度分级。少数症状已有程度描述，如微热、壮热、口微渴、口大渴、口渴引饮，脉迟、脉缓、脉数、脉疾等。对多数未做程度描述的症状，一般可按无、轻、中、重区分。

（三）症的真假

由于疾病的复杂性，临床所表现的症状或体征存在着或真或假的现象，如神疲乏力却动后稍舒，口干咽干却见舌苔滑腻等。除此之外，临床上还有阳盛格阴的真热假寒的症状或阴盛格阳的真寒假热症状，能否正确辨别、评判症的真假，与四诊信息采集手段和医生能力密切相关。

（四）症的偏全

四诊信息的全面与否决定了诊断的完整性和正确性，如发热的特点、是否兼有恶寒、汗出等情况，对于判断表里、寒热具有重要参考意义。同时每一症名要有明确的定义，诠释其内涵、外延。如不欲食是指不想进食，或食之无味，食量减少，又称食欲不振、纳谷不香；纳少是指实际进食量减少，常由不欲食所导致；纳呆是指无饥饿、无要求进食之感，可食可不食，甚至厌恶进食。因此，在临床诊断过程中，应重视兼症的病情资料收集。

如果四诊信息不全面、不可靠，极易影响中医诊断的准确性。现代中医临床中存在只重视报告单、化验单，忽视望、闻、问、切的现象，这必然影响中医临床诊断的水平和发展。

二、辨证

辨证是中医临床的核心环节。中医的辨证以整体思维为基础，如果离开了整体思维，辨证也会陷入误区。

（一）证的有无

证是立法的重要依据。证的确立需要通过对患者的症状、体征及相关因素的综合分析。例如，黄疸的病位或在脾胃，或在肝胆。脾胃湿热可见黄疸，而是否兼见口苦、胁痛等症，则是判断有无湿热熏蒸肝胆的重要依据。

（二）证的轻重

证有轻有重，若不考虑证的轻重，必然影响诊疗中的立法用药和疗效判断。对证的轻重可以进行定性描述，另借鉴证素辨证的方法还可逐步实现定量描述。

（三）证的缓急

证有急有缓，一般外感时邪，发病较急，病情较重，转变较快；内伤杂病发病一般较缓，病势演变较慢。若老幼体弱，邪盛正衰，则病情危急，预后不良；若年轻体壮，感邪较轻，则病情较轻，预后良好。如治疗及时、用药准确，则病当向愈；如失治误治，则易生变证。临床必须明确孰急孰缓、孰轻孰重，如果证的轻重缓急不够明确，"急则治其标，缓则治其本"的治疗原则便失去意义，从而影响诊疗的时机与效果。

（四）证的兼杂

证常常是相兼错杂的，主次关系亦不尽相同。如气阴两虚就是气虚与阴虚相兼的证型。临床上，单纯的证少见而相兼的证多见，简单机械地把它分成若干个单一证型不符合中医临床实际情况。

（五）证的演变

中医的证是动态的、变化的，如从外感风寒到风寒入里化热，证候表现从单纯恶寒发热无汗到恶寒发热无汗及心烦，再到发热、汗出、口渴、脉洪大，其间可能经历麻黄汤证、大青龙汤证、白虎汤证演变的过程，其实质是风寒侵袭人体后，体内卫阳之气被寒邪郁遏，寒闭卫郁，阳郁日久，逐渐积累，而致"阳郁"太过，化成热邪。此外，同样的证，其形成过程及预后转归可能不同。如脾虚与湿热，或病始为脾虚，后兼湿热；或起病湿热，后伤脾而兼有脾虚。

（六）证的真假

证的真假须详辨。《内经知要·阴阳》云"大实有羸状""至虚有盛候"，意为疾病发展到后期严重阶段，可能出现与疾病本质相反的假象。但临床上很多患者诉说的"假象"症状不一定都是病重阶段方才出现。例如，部分患者主诉"神疲乏力"，似是气虚证的表现，但有部分患者运动出汗后"神疲"之症却得到改善，这显然与气虚证动则益甚的特点不符，是真实假虚的表现。

三、辨病

辨病是中医诊断的重要内容。张仲景《伤寒杂病论》中"辨×病脉证并治"，都是以病为纲，如太阳病、阳明病、百合病等。病和证不同，病是疾病发展全过程的概括，而证是疾病某一阶段病理状态的概括，病难以体现证的阶段性特点，证也不能包括病的全过程的基本矛盾。

（一）病有中西

中医、西医的病名有本质的区别，把传统的中医病名和西医病名完全等同起来，是不全面、不可行的。例如，消渴并不完全等同于糖尿病，糖尿病也不完全等同于消渴，部分糖尿病患者在特定阶段属于消渴，但消渴并非见于所有糖尿病患者。中医的痢疾和西医的痢疾也不完全等同。因此，"病证结合"不能被简单机械地理解为西医的诊病加上中医的辨证分型。

（二）病有因果

疾病的发生有因果关系。以外感病为例，中医学认知的原理是"因发知受"，即认为患者感受邪气后是否发病主要不是取决于邪气本身，而是取决于邪正双方斗争的最后结果，如果邪正斗争中邪气胜，就会发病，即"邪之所凑，其气必虚"。至于是风寒还是风热为病，主要依据患者所表现的证候特点进行判断。而从西医角度来看，若要诊断病毒或细菌感染，必须要找到相应证据，只有明确病原体才能做出相应的诊断。

（三）病有善恶

对患者的病情或预后做出判断，也是诊断的重要任务之一，即辨病的善恶，尤其对于重病患者，疾病善恶的判断尤为重要。例如，肝属木，肝病见青色是正病正色；肝病见赤色，是病色相生，为顺；肝病见白色，是病色相克，为逆。结合这些中医理论，通过观察疾病细微的变化就可以得出于病情或预后有益的结论。

（四）病有新久

新病久病有所不同。例如，从中医角度，糖尿病一般可以分为四个阶段：脾瘅，特点是肥胖、口干、口甜；消中或叫热中，是中焦脾胃功能亢奋，胃热亢盛，出现消谷善饥；消渴，是典型的"三多一少"，即多饮、多食、多尿、形体消瘦，尿有甜味；消瘅，久病入络，五脏虚衰，出现失明、偏废、内障、胸痹。虽同为糖尿病，不同阶段的中医病名也不相同。不同阶段、不同病名的基本病理特点、病机不同，其相应的治疗立法原则也有所区别。

四、辨人

中医学的研究对象更多注重整体的人，强调因人制宜，因此，"辨人"至关重要。

（一）性别差异

某些疾病的发生和性别有关。如"女子多郁"，常表现为多愁善感，某些更年期女性"郁"的特点更为明显。再如，女性具有经带胎产的生理特点，临床上必须考虑这些因素。若忽视性别差异，辨证就可能出现失误。

（二）年龄差异

根据《黄帝内经》，女子以七岁为一生命周期，男子以八岁为一生命周期，不同年龄阶段的生理病理特点有所区别。青年人虚证相对较少，而老年人即使虚象不明显，但体质已经逐渐衰退，用药时须考虑不同年龄阶段的个体差异。

（三）体质差异

诊断的过程还包括了解患者的体质。体质有多种分类方法，但一个人的体质是相对稳定的，不会常常变化。不同的体质与疾病的发生发展有着内在的联系，何种体质容易发展成何种疾病，以及病后的演变趋势均存在一定规律。

（四）习惯差异

"辨人"中还包含了解患者的生活习惯。疾病与生活习惯也息息相关。例如，长期吸烟者多伤于肺；长期酗酒者多伤于肝；多食辛辣者易生内热；多食生冷者易伤阳气。因而中医临床诊断过程中，亦须考虑这些习惯差异因素。

（五）体型差异

体型也是"辨人"的重要内容，体型不同对疾病的发生发展、证候特征、预后转归的影响亦不同。古人云"肥人多痰，易患中风""瘦人多火，易患痨瘵"即是辨别体型差异在病、证、症诊断中的具体应用。

（六）地域的差异

地域因素对人体健康具有很大影响，不少疾病的发生存在地域特点，中医很早就认识到地理环境对人体生理、病理的影响，《素问·异法方宜论》云"东方之人易患痈疡，西方之人其病生于内……中央之人易病痿厥寒热"，可见不同地域的人，由于气候、水土、饮食习惯等的差异，对某些疾病具有易感性。

五、辨机

辨病机就是阐明病证发生发展变化的机制，也就是将病因、病位、病性等内容有机地结合起来，揭示其内在的联系，得出对病证发生发展变化的整体、动态的全面认识。辨病机是中医诊断的特色之一，疾病的发生发展是一个动态的过程，辨病机不仅要了解病证形成的机制，还应辨其先机，这是"治未病"的重要依据。

（一）病证之机

症状病机主要从临床症状的分析而确立，有的单一症状或体征即可反映病机，如盗汗为阴虚，舌红苔少亦为阴虚；但有的症状病机复杂，需结合多方面病情资料分析，如潮热有阳明腑实、湿温、阴虚等多种病机。

《黄帝内经》中"病机十九条"根据证候辨病证之机，为病证诊断提供了依据。但若患者的临床表现很少或不典型时，辨病证之机就存在困难，此时应尽可能采集和疾病发生发展相关因素的病情资料，如生活习惯、居住环境等，分析这些因素与疾病发生发展之间的内在联系，从而找出是否存在阴阳失调、气血逆乱、脏腑功能失调等病理变化。以辨证的病机为例，现代许多疾病如失眠、头痛，其发生发展与饮食结构不合理、压力过大有关，这两个生活因素导致"郁"和"痰"，抓住这一病机，就可以从痰、从郁解决问题。

（二）动态先机

以整体观念为指导，充分考虑疾病的动态变化，把握疾病发展的趋势，也是中医诊断的重要内容。参考五行的生克乘侮，六经及三焦、卫气营血的传变规律，运气学说等理论，可以把握疾病的先机，实现未病先防、既病防变、既变防传、瘥后防复。例如，张仲景《伤寒杂病论》中有关"见肝之病，知肝传脾，当先实脾"的论述，即充分把握疾病先机、未病先防的具体应用。

综上，"辨"是中医临床思维的基本特征，也是中医诊断的基本过程，"五辨"的目的是提高中医临床诊断的准确性，其结果是为中医立法治疗提供可靠的依据。

【古代文献】

《素问·疏五过论》：凡欲诊病者，必问饮食居处，暴乐暴苦，始乐后苦，皆伤精气，精气竭绝，形体毁沮。暴怒伤阴，暴喜伤阳，厥气上行，满脉去形。愚医治之，不知补泻，不知病情，精华日脱，邪气乃并。此治之二过也。

诊有三常，必问贵贱。封君败伤，及欲侯王。故贵脱势，虽不中邪，精神内伤，身必败亡。始富后贫，虽不伤邪，皮焦筋屈，痿躄为挛。医不能严，不能动神，外为柔弱，乱至失常，病不能移，则医事不行。此治之四过也。

凡诊者，必知终始，有知余绪。切脉问名，当合男女。离绝菀结，忧恐喜怒，五脏空虚，血气离守，工不能知，何术之语。尝富大伤，斩筋绝脉。身体复行，令泽不息。故伤败结积，留薄归阳，脓积寒炅。粗工治之，亟刺阴阳，身体解散，四肢转筋。死日有期。医不能明，不问所发，唯言死日，亦为粗工。此治之五过也。凡此五者，皆受术不通，人事不明也。

故曰：圣人之治病也，必知天地阴阳，四时经纪。五脏六腑，雌雄表里。刺灸砭石，毒药所主。从容人事，以明经道。贵贱贫富，各异品理。问年少长，勇怯之理。审于分部，知病本始。八正九候，诊必副矣。

《素问·阴阳应象大论》：善诊者，察色按脉，先别阴阳。审清浊而知部分；视喘息，听音声而知所苦；观权衡规矩而知病所主；按尺寸，观浮沉滑涩而知病所生。以治无过，以诊则不失矣。

《医碥·卷之五·四诊·切脉》：凡脉证不相合，必有一真一假，须细辨之。如外虽烦热，而脉见微弱者，必虚火也；腹虽胀满，而脉见微弱者，必胃虚也。虚火、虚胀，其堪攻乎？此宜从脉之真虚，不从证之假实也。其有本无烦热，而脉见洪数者，非火邪也；本无胀滞，而脉见弦强者，非内实也。无热、无胀，其堪泻乎？此宜从证之真虚，不从脉之假实也。

第十六章　疾病诊断概要

中医诊断包括两大部分，一是病名诊断，二是证名诊断，而病名诊断又称疾病诊断，简称辨病。

疾病诊断就是确定疾病的种类和病名，在临床中，对四诊所收集的各种临床资料，运用中医理论进行综合分析，根据各种病的定义及诊断依据，全面分析该病的特征及基本规律，对疾病的病种做出判断，最后确定疾病的病名诊断的思维过程，称为"辨病"或"诊病"。

中医病名是对疾病全过程的特点和演变规律所做出的概括和抽象，是中医诊断不可缺少的内容，它不能由"辨证"或西医病名所替代，因为证不能完全体现疾病全过程的特点和发展演变规律，中医学与西医学的理论体系又存在较大差别，因而只能按照中医病的概念去思维，才能实施有针对性的治疗，否则就会影响治疗效果。正是由于每一种疾病都有各自的病因可查，病机可究，规律可循，治法可依，预后可测，所以必须要重视病名诊断的临床意义。

第一节　病的概念

一、病的含义

病即疾病，其有广义和狭义之分。广义的"病"是相对健康而言的一个抽象概念，是指在一定致病因素（包括六淫、七情、饮食、劳逸、外伤、环境影响）的作用下，机体与环境关系失调，机体阴阳、气血、脏腑、经络生理状态被破坏，出现了功能、代谢、形态结构和神识活动等方面异常变化，表现为具有一定发展规律的病理演变过程。狭义的"病"是指各种具体病种，是对每一病种全过程的病因病机、主要表现等特点与趋势、转归、预后等规律所做的病理性概括。

二、病名诊断的意义

病名是中医在长期临床实践中产生和发展起来的重要概念，是医学上对各具特异性的具体病种赋予的一个特定名称，它反映了该病的本质和特征，是中医学学术体系中重要的内容。确定病名就是对该病种具体病理变化本质性的认识，以此可以总揽病变全局，掌握疾病规律，指导临床辨证，实施针对性治疗，正如《活人书》所说："因名识病，因病识证，如暗得明，胸中晓然，无复疑虑，而处病不差矣。"

（一）总揽病变全局

任何疾病均有自身的特点及发生、发展、变化、转归、预后的演变规律，据此可以把握疾病全局，认识其本质，从而选择对该疾病特有的有效治疗措施。例如，麻疹具有自身的演变和治疗规律，其根本性矛盾是麻毒内伏，治疗"以透为顺"，但该病初期阶段，诊断容易与感冒、风疹、风温肺病等外感病相混淆，若不能及时明确病名诊断，就不能针对麻毒内伏的病机特点，采取相应的透疹治法，选用合适的辛凉透疹的方药，而易局限于一般祛风解表的治疗；若能及时明确麻疹病的诊断，就可胸有成竹地选用合适方药，并可以从疹点透发情况和伴随症状来判断麻疹病的顺逆。当其病势顺时，妥为调护，勿药可愈；而当疹毒难以外透时，知应及时透疹，谨防麻毒内陷、麻毒闭肺之逆证。

（二）指导临床辨证

确定病名能帮助认识疾病的本质，掌握疾病发生、发展、演变的规律，指导临床遵循疾病的规律辨证，减少辨证的盲目性，提高临床辨证的准确性。如肺痈的基本病机是痰热壅滞，其基本病机贯穿于肺痈的初期、成痈期、溃脓期、恢复期四个阶段。当出现咳嗽痰少而黏、胸痛兼恶寒发热等症状时，为疾病初期，是风热外袭，内壅于肺；继而出现咳嗽气急、咳吐脓痰腥臭、胸痛、寒战高热等症状时，为成痈期，系热毒壅肺，热壅血瘀，痰热阻络；若出现咳吐脓血腥臭痰、气喘、胸痛、身热面赤、舌红绛等症状时，为溃脓期，乃热毒炽盛，痰热瘀阻，血败肉腐；当出现咳嗽减轻、脓痰减少、身热渐退、神疲纳少、脉细数无力等症状时，为恢复期，说明气阴两虚，痰热余存。此病虽有四个不同阶段的证候表现，但始终都能反映该病痰热壅滞的基本病机，并沿着风热毒邪，壅滞于肺，热壅血瘀，蕴毒化脓，邪毒伤正的基本病理变化规律发展。

（三）实施针对性治疗

疾病的种类不同，治疗方药和手段也各异。徐灵胎说："欲治病者，必先识病之名，能识病之名，而后求其病之所由生，知其所由生，又当辨其生之因各不同，而症状所由异，然后考虑其治之法，一病必有主方，一方必有主药。"说明不同的疾病可有其特有的专方、专药、专法治疗。专病用专方治疗，如肺痈用千金苇茎汤，肠痈用大黄牡丹汤或薏苡附子败酱散，百合病用百合类方，郁证用逍遥散，脏躁用甘麦大枣汤，蛔厥用乌梅丸，肉瘿用海藻玉壶汤等；专病用专药治疗，如黄连、鸦胆子治疗痢疾，常山、青蒿截疟治疗疟疾，海藻、昆布软坚散结治疗瘿瘤，硫酸杀虫止痒治疗疥疮等；专病用专门治疗方法，如枯痔法治疗痔疮，针拨术治疗白内障等。这些专方、专药和专法具有简捷、迅速、针对性强、疗效确切的优点，是中医的宝贵经验，具有很高的价值。

三、辨病与辨证的应用

辨病与辨证是中医诊断疾病的两种方法，辨病可获取对疾病基本矛盾和总规律的认识，明确某个疾病本身不同于其他疾病的个性特征。辨证是对机体在疾病发展过程中的某一阶段的病理概括，是对当前本质所做的判断，是实施个体化治疗的重要依据。

辨病与辨证都是以患者的临床表现为主要依据，区别在于前者为确诊疾病，把握全局；后者为确立证候，随证治之。只有辨病与辨证结合，才能使疾病的诊治既有原则性，又有灵活性。如在疾病诊断中，通过以病限证，可缩小辨证范围，减少辨证的盲目性；通过从病辨证，在辨病获得对疾病全过程的整体本质和全过程病变规律的认识基础上，进一步辨证就又可以获得对疾病不同阶段病机特点的具体认识，使中医诊断不断深入和具体化，显示出中医诊断的特色。

在治疗中，由于病和证所揭示的内容不同，临床上常有"同病异证""异病同证"情况。同病异证，是指在同一种疾病当中，由于在疾病发展的不同阶段，病理变化不同，即证不相同。根据辨证论治的原则，证不同则治法也就不同，这种情况称为"同病异治"。因而，同一种病无论证有何不同，从病种来看都有其共同的特点和规律，一方面要据证选用不同的治疗方药，另一方面要结合病的特点进行治疗。如肺痨，有肺阴亏虚、阴虚火旺、气阴耗伤、阴阳两虚等不同证型，应分别使用不同方药施治，但是抗痨杀虫养阴药应该始终贯穿于各证治疗之中。异病同证，是指在不同的疾病中，有时会出现相同的或相近似的病理变化，即出现相同或相似的证。根据辨证论治的原则，证相同治疗也就相同，因而出现不同疾病采用相同治法的情况，称为"异病同治"。因而，不同的病种，相同的证可用相同的治法，但同中有异，针对不同病种在治疗上应有侧重。如同为脾虚证，见于胃缓、久泄、脾痿等病中，该证候就不尽相同，各自具有该病的不同病机特点，如胃缓以胃体下垂为主要病理特点，久泄脾虚多夹有湿邪内盛的症状；脾痿常伴营血亏虚的症状，治疗都要健脾益气，但胃缓者应加升提阳气，久泄者常佐以利湿止泄，脾痿者常需加上补益营血。总之，辨病与辨证应相互补充，不可偏废。

此外，中医辨证与西医辨病有机结合也是必要的。一方面，西医辨病可以摆脱中医有时无症可辨的困境和提高疾病诊断的特异性，防止误诊、误治；另一方面，对于西医检查诊断缺乏阳性结果而无法确诊的疾病，按照中医辨证进行论治也可收到良好的疗效，故辨证又可以弥补西医无病可辨的不足。

【古代文献】

《活人书》：因名识病，因病识证，如暗得明，胸中晓然，无复疑虑，而处病不差矣。

《素问·疏五过论》：医工诊之，不在脏腑，不变躯形，诊之而疑，不知病名。身体日减，气虚无精，病深无气，洒洒然时惊。病深者，以其外耗于卫，内夺于荣。良工所失，不知病情。此亦治之一过也。

《儒门事亲·汗下吐三法该尽治病论》：夫病之一物，非人身素有之也，或自外而入，或由内而生，皆邪气也。

《医学源流论》：凡人所苦，谓之病。

《伤寒寻源》：所谓病者，悉由阴阳之偏也。仲景治病诸法，第就其阴阳之偏胜者，济其偏而病自已。故有时阳气亢极，但用纯阴之剂，不杂一毫阳药，非毗于阴也，育阴正以济阳；有时阴气盛极，但用纯阳之剂，不杂一毫阴药，非毗于阳也，扶阳正以济阴。其有阴阳气虽偏胜，而尚未至于偏极者，阳药方中，必少加阴药以存津；阴药方中，必少加阳药以化气。虽有时寒热投、补泻兼进，似乎处方之甚杂，其实原乎阴阳互根之理，济其偏胜以协于中。

《中国分省医籍考·江西省·医说》：邪气有所侵犯之谓病，正气有所亏偏之谓病。外攘以克其邪之谓治，内修以复其正之谓治。精于察脉，精于辨证，以究其病，而或短于治者有焉。脉证病俱善而又善于治，此医岂易遇哉！

《医权初编》：脏气之偏者为病，药气之偏者为毒。

《世补斋医书·不谢方》：疾病二字，世每连称。然今人之所谓病，于古但称为疾，必其疾之加甚始谓之病。病可通言疾，疾不可遽言病。病之为言，困也，谓疾至此困甚也。

第二节　病的命名

一、疾病命名的概况

中医对病名的认识可谓历史悠久，早在商周时代的甲骨文中就有疾首、疾目、疾腹、龋等病名记载。《山海经》中有瘿、瘕、痹、疟、白癣、痔、疥、骨疽等 38 种病名记载。汉墓马王堆出土的《五十二病方》中记载有癫疾、马不痫、羊不痫、股痈、骨疽等病名。《黄帝内经》共载有疾病名称 200 余种，且有热论、咳论、痹论、痿论、热病、厥病、癫狂、痈疽等论病专篇，其疾病命名的原则和方法也为后世所遵循，为中医学疾病的命名奠定了学术基础。《伤寒杂病论》中的病名有 160 种，以六经论伤寒，脏腑论杂病，全书以病名篇，以病统证，奠定了辨病的基础。

晋隋时代，对疾病的病名认识更为具体。《肘后备急方》所论天行发斑疮（天花）是世界上对此病的最早记载。《刘涓子鬼遗方》对痈、疽、疮、疖、癣、疥等外科病的诊断比较明确。《诸病源候论》以病为纲，从源分候，全书共 67 门，列临床各科疾病，其中以内科为主，其他科的病也有详细记载和精辟论述。

唐宋以后，临床医学的发展逐渐趋向专科化，相继出现了大量各科疾病的医著及专科医著。特别是明清时代的医家，对温病的分类、命名和鉴别诊断等认识更加完整。如《时病论》为时病专著，其中对时行温热病名进行了系统整理和归纳，共分 8 类 76 个病。《证治准绳》《景岳全书》《医宗金鉴》等书和近代临床各科的中医教材，基本上都是按科类病，以病为纲，辨证论治。

二、疾病命名的形式

（一）本质属性式

该方式是根据该病种的病因、病机、主要症状、体征、发病时令等与本质属性相关的内容进行命名。

1. 病因命名　如中暑、蛔虫病、毒蛇咬伤、破伤风、食蟹中毒等。

2. 病机命名　如脏躁、痰厥等。

3. 主症命名　如咳嗽、厌食、视歧、胎动不安等。

4. 体征命名　如麻疹、黄胖病、解颅、水肿等。

5. 时令命名　如春温、暑温、秋温、冬温等。

（二）形象寓意式

该方式是用比喻的方式描述疾病主要体征或病因病机的特点来命名。

1. 主要体征命名　如狐臭、雀目、崩漏、乳蛾等。

2. 病因病机命名　如疟疾、霍乱、恶阻、花柳病等。

（三）特征组合式

该方式是将疾病的几种本质属性组合起来进行命名。

1. 病位加病机命名　如胸痹、肺痈、肌痿、肝厥等。

2. 病因加病机命名　如蛔厥、蛊胀、暑疖、气瘤等。

3. 病位加病因命名　如脏毒、脐风、肺痨等。

4. 病因加体征命名　如湿疹、蚕豆黄、漆疮等。

5. 病位加主症命名　如腹痛、心悸、乳胀等。

6. 病位加体征命名　如脐疝、白睛溢血等。

7. 病机加体征命名　如呃逆、瘿瘤等。

8. 病机加形象比喻命名　如羊痫风、蛇头疔等。

（四）附加条件式

该方式是以限定条件词突出疾病特点来命名。

1. 突出传染特性　如天花、疫痢、春瘟、天行赤眼等。

2. 提示新久缓急　如慢惊风、卒中风、休息痢、顽痹等。

3. 阐明发病条件　如子嗽、经行发热、妊娠水肿、梦遗等。

4. 两病组合病名　如癫痫、哮喘、痿痹等。

三、中医病名的运用

（一）正确认识中医病名

许多中医病名是以病因、病机、主要症状、体征、发病时令等为命名基础，具有简明、精练、形象、科学的特征。如破伤风、疟腮、丹毒、痢疾、癫痫、哮喘、臌胀、麻风、带下、崩漏、缠腰火丹等病名，简明形象，见其名便知其义，临床可继续沿用。

中医病名也存在不足，如缺乏统一的命名标准，病名中的病、证、症概念存在混淆不清，有些病名定义欠确切，其内涵外延不够明晰，病种的分化不够，疾病类别与病种名称概念不清，有一病多名或多病同名的现象等。

（二）规范中医病名体系

开展中医病名规范研究，要认识中医病名的不足，并加以改进和创新，一般可从两方面着手：一以中医原有病名为基础，整理、挖掘能反映疾病特征、切合临床实践、已习用公认的病名以继承；对不能满足当今临床诊疗需求的部分病名进行修改、分化，或重新定义；对含义不明，容易产生误解，病候不定，不能反映疾病的本质，没有临床实践基础的病名应予废弃。二是创立新名，有新病种而中医无相应病名的，可根据中医学理论体系特点创立新的病名。总之，中医病名应坚持在中医学理论体系的指导下，以临床实践为基础，保持和发扬中医病名简明、重性状的特色。对中医病名进行规范研究，能使病名更加明确地反映疾病的本质，有利于各病种间的鉴别诊断，从而提高病名诊断的实用价值。

近年来，政府部门主持制定了中医药行业标准《中医病证诊断疗效标准》《中医病证分类与代码》《中医临床诊疗术语》等，对病名、证名等都有了较为完善、系统的规定，以此促进了中医病证术语的规范。

【古代文献】

《寓意草·与门人定议病式》：依经断为何病者，名正则言顺，事成如律度也。

《侣仙堂类辨·问因论》：盖得其因，则能定其名，能定其名，则知所以治矣。

《难经·五十六难》：五脏之积，各有名乎？以何月何日得之？然：肝之积名曰肥气，心之积名曰伏梁，脾之积名曰痞气，肺之积名曰息贲，肾之积名曰贲豚。

《难经·五十七难》：泄凡有几，皆有名不？然：泄凡有五，其名不同。有胃泄，有脾泄，有大肠泄，有小肠泄，有大瘕泄，名曰后重。

第三节　病的分类

一、疾病分类的概况

早在殷商时期的甲骨文中已有按部位对疾病进行分类的记载，如疾首、疾腹、疾言等。《周礼·天官》也有记载按科分病诊治。《黄帝内经》中疾病分类思想比较明确，按邪生于阴、生于阳将疾病分为两大类，一是"风雨寒暑"外邪侵袭导致的疾病，一是"饮食起居，阴阳喜怒"直接伤及脏腑的疾病；并有按病机、病位分类，其中"病机十九条"便是经典的例子。

汉代《伤寒杂病论》分类疾病已达四级：将疾病分为"伤寒"与"杂病"两大类，为第一级；将伤寒分为太阳病、阳明病、少阳病、太阴病、少阴病、厥阴病六大类，将杂病按医学分科分类，有内科病、外科病、妇科病及其他疾病，为第二级；将病位、病因、病性相同或相近的分为一篇，如肺痿、肺痈、咳嗽上气为一篇，呕吐、哕、下利为一篇，为第三级；将同类疾病划分为若干独立疾病，如水气病中一开始就指出"病有风水，有皮水，有正水，有石水，有黄汗"为第四级。这种疾病分类方法为后世中医学疾病分类奠定了基础。

晋代葛洪在《肘后备急方》中强调"分别病名，以类相续，不相杂错"。隋代《诸病源候论》对疾病首先分内、外、伤、五官、皮肤、妇产、儿等科，再分具体病种。后世医家有所发展，如《备急千金要方》《名医类案》《医学入门》《证治准绳》《景岳全书》《医宗金鉴》《杂病源流犀烛》等书，增加了疾病类目和病种；分类形式主要有以医学分科为主，也有以部位或脏腑为主，这些都促进了疾病分类学的发展。

在总结前人认识疾病分类的基础上，现代中医的疾病分类方法日趋合理，正逐步趋向统一、规范。目前常见的疾病分类方法有病位分类法、病性分类法、病状分类法、按科分类法等。

二、疾病分类的方法

（一）病位分类法

【含义】以疾病所在脏腑、组织、器官作为主要依据的分类方法。

【分类】包括脏腑、组织、器官等部位大类、子类和独立病种三级。①脏腑、组织、器官等部位大类：如心系病类、肺系病类、脾系病类、肝系病类、肾系病类、皮肤病类、颈瘿病类、脑系病类、眼病类、耳鼻咽喉口齿病类等。②子类：如眼病类可分胞睑病、两眦病、白睛病、瞳神病及外伤等。③独立病种类：如肺系病类包括肺热病、肺咳、肺痿、肺痈、肺痨、肺胀、肺水、肺癌等病。

【特点】①病位明确，病种概括较齐全。②难于反映病理共性。③病位不明或病位广泛的病种难以归纳。

（二）病性分类法

【含义】以疾病的病理性质作为主要依据的分类方法。

【分类】包括基本病性类、子类和独立病种类三级。①基本病性类：如痨病类、郁病类、厥病类、痈疡病类、痹病类等。②子类：如痈疡病类可分内痈类、外痈类，痹病类可分内脏痹、肢体痹等。③独立病种类：如内痈类包括为肺痈、肝痈、肠痈等病。

【特点】①病理性质明确，病机共性突出。②缺少病位的系统性，病种难以概括完全。

（三）病状分类法

【含义】以疾病的突出表现（症状或体征）作为主要依据的分类方法。

【分类】包括主症命名类和独立病种类二级。①主症命名类：如水肿病类、出血病类、黄疸病类等。②独立病种类：如水肿病类包括风水、皮水、石水、正水、心水、肺水、脾水、肝水、肾水等病。

【特点】①主症突出，临床易于掌握。②应用范围有限。

（四）按科分类法

【含义】以疾病临床所属分科为主要依据的分类方法。

【分类】包括临床所属分科类、子类二级。①临床所属分科类：如内科病、外科病、妇科病、儿科病、伤科病、五官科病、肛肠科病等。②子类：如妇科病分为月经病类、带下病类、妊娠病类、产后病类、妇人杂病类等。

【特点】①体现各科诊疗特点，利于指导就诊。②某些疾病可归属于多科，其归属的合理性有待研究。

三、常见病性类疾病

病性类疾病的范围非常广泛，现仅对常见病性类疾病举例介绍如下。

（一）疫病类疾病

【含义】感受疫疠之邪所致，具有强烈的传染性，病情严重的一类疾病。多为传染病范畴。

【诊断依据】①有传染病接触史或有疫情流行。②发病急，病情重，初起有恶寒壮热等感邪表现。③病原学检查为阳性，血清学检查对部分疾病诊断有意义。

【常见病】时行感冒、百日咳、霍乱、鼠疫、疫毒痢等。

（二）痨病类疾病

【含义】痨虫内侵，损伤脏器、组织而形成的一类具有传染性的慢性消耗性疾病。

【诊断依据】①有痨病接触史。②常有咳嗽、咳痰等肺痨症状。③X线检查、组织活检有结核病的病理改变，结核菌素试验为阳性。

【常见病】肺痨、瘰疬、骨痨、脑痨、肝痨等。

（三）郁病类疾病

【含义】以情志怫郁、气机郁滞为主要病理基础的一类神情异常性疾病。

【诊断依据】①情志不舒病史或个性心理特征。②神情症状明显，病情与情志有关系。③体检无明显器质性改变。

【常见病】梅核气、脏躁、卑惵、肝郁等。

（四）瘅病类疾病

【含义】温热等外邪内侵，导致某些内脏出现急性实热性非化脓性的疾病。

【诊断依据】①有外感邪毒病史。②发病急，病情重，由表证迅速转变为里热证的特点。③无化脓性改变。

【常见病】心瘅、肺瘅、胰瘅等。

（五）胀病类疾病

【含义】病邪留著内脏，阻遏不散，气血瘀滞，临床以邪著部位胀闷疼痛为主要表现的一类慢性迁延性疾病。

【诊断依据】①病变部位有胀闷或胀痛。②有客观病理改变。③反复发作，迁延难愈。

【常见病】肺胀、肝著、肾著等。

（六）瘤病类疾病

【含义】流涎浊气凝结，气血瘀滞，停留皮肉、脏隙等处所形成的良性赘生性疾病。

【诊断依据】①肿块圆滑，边界清楚。②不痛不痒。③肿块大时有压迫症状。

【常见病】乳核、息肉痔、肠覃、肠瘤等。

（七）癌病类疾病

【含义】以体内肿块凹凸不平、边界不齐、坚硬不移、形如岩石为主要表现的一类恶性疾病。

【诊断依据】①年龄多为中老年。②有不明原因发热，进行性消瘦，固定部位疼痛等表现。③仪器检查或病理检查阳性。

【常见病】肺癌、胃癌、肝癌等。

（八）痹病类疾病

【含义】①肢体痹：风寒湿热之邪侵袭机体，阻痹经络，气血不畅，出现以肌肉、筋骨、关节酸痛重麻，活动障碍等为主要表现的疾病。②内脏痹：痰浊寒瘀之邪留著内脏，阻滞气血，脏气壅塞，出现以脏器部位胀闷、疼痛为主要表现的进行性疾病。

【诊断依据】肢体痹：①患部有疼痛或麻木、活动障碍等表现。②有渐进性和不规则发作性特点。③局部有病理改变。内脏痹：①患处有胀闷疼痛的症状。②患病脏器有功能或形质改变。

【常见病】风寒湿痹、热痹、顽痹；胸痹、心痹、脑络痹等。

（九）痈病类疾病

【含义】感染邪毒，气血壅滞，邪正裹结腐败而成，出现以红、肿、热、痛并形成脓疡为特点的一类急性实热性疾病。

【诊断依据】①起病急。②初起恶寒发热，继而壮热。③局部红、肿、热、痛。④成脓后有脓的征象。

【常见病】外痈如颈痈、乳痈、肛痈等；内痈如肺痈、肠痈、肝痈等。

四、常见病状类疾病

常见病状类疾病包括水肿类疾病、痛病类疾病、黄疸类疾病、出血类疾病、眩晕类疾病、出疹类疾病、瘙痒类疾病等，现分述如下。

（一）水肿类疾病

【含义】由于邪气侵袭，或阳气亏虚、气滞血瘀，导致以水肿为主要表现的一类疾病。

【诊断依据】①有水肿、腹水等主症。②根据病史、兼症、实验检查而区分病种。

【常见病】心水、肺水、脾水、肾水、皮水、石水等。

（二）痛病类疾病

【含义】因寒凝、气滞、血瘀、热扰、痰阻，或阴血亏虚、阳气不足等导致以疼痛为主要表现的一类疾病。

【诊断依据】①有疼痛的主症。②根据疼痛的部位、特点及相关检查判断病种。

【常见病】胸痹、厥心痛、偏头风、厥头痛、胃络痛等。

（三）黄疸类疾病

【含义】由于湿热内蕴，血液受病等，导致以黄疸为主要表现的一类疾病。

【诊断依据】①以面目身黄、小便黄等为主症。②血液和二便生化等检查可确诊和鉴别。

【常见病】瘟疫黄、胆疸、血疸等。

（四）出血类疾病

【含义】由于外伤、脾不统血、血热内扰等，导致以出血为主要表现的一类疾病。

【诊断依据】①有出血表现。②鉴别出血的原发病。

【常见病】疫斑热、出血中风、血溢病、血脱、崩漏病等。

（五）眩晕类疾病

【含义】因阳气过亢、血虚气弱、痰浊内阻等，导致以头晕为主要表现的一类疾病。

【诊断依据】①以头晕为主症。②有特殊的发病原因、发病特点及相应的全身症状。③血压及血液检查。

【常见病】风眩、虚眩、晕动病、耳眩晕等。

（六）出疹类疾病

【含义】因风湿热毒之邪蕴郁肌肤，或热入营血，血络受损，邪毒外透，导致以皮肤出疹为主要表现的一类疾病。

【诊断依据】①出疹情况、原因、伴随症状、全身状况。②有传染病史、皮肤病接触史。③血液等检查。

【常见病】麻疹、风疹、瘾疹等。

（七）瘙痒类疾病

【含义】因风毒、风湿之邪侵袭，蕴结皮肤，营卫不和，或血热内扰，或血虚失养，导致以皮肤瘙痒为主要表现的一类疾病。

【诊断依据】①皮肤检查。②过敏原皮试或疥虫、癣菌检查。③有特殊病史及全身病变。

【常见病】风瘙痒、牛皮癣、水疥、阴痒等。

【古代文献】

《素问·评热病论》：黄帝问曰：有病温者，汗出辄复热，而脉躁疾不为汗衰，狂言不能食，病名为何？岐伯对曰：病名阴阳交，交者死也。

《素问·腹中论》：黄帝问曰：有病心腹满，旦食则不能暮食，此为何病？岐伯对曰：名为鼓胀。

帝曰：有病胸胁支满者，妨于食，病至则先闻腥臊臭，出清液，先唾血，四肢清，目眩，时时前后血，病名为何？何以得之？岐伯曰：病名血枯，此得之年少时，有所大脱血，若醉入房中，气竭肝伤，故月事衰少不来也。

《素问·奇病论》：帝曰：病胁下满，气逆，二三岁不已，是为何病？岐伯曰：病名曰息积。

帝曰：人有身体髀股胻皆肿，环脐而痛，是为何病？岐伯曰：病名曰伏梁。

帝曰：有病口甘者，病名为何？何以得之？岐伯曰：此五气之溢也，名曰脾瘅。

帝曰：有病口苦，取阳陵泉，口苦者病名为何？何以得之？岐伯曰：病名曰胆瘅。

帝曰：人生而有病颠疾，病名曰何？安所得之？岐伯曰：病名为胎病。

《素问·长刺节论》：病在少腹，腹痛不得大小便，病名曰疝，得之寒……病在筋，筋挛节痛，不可以行，名曰筋痹……病在肌肤，肌肤尽痛，名曰肌痹……病在骨，骨重不可举，骨髓酸痛，寒气至，名曰骨痹……

《素问·热论》：今夫热病者，皆伤寒之类也。

《难经·五十八难》：伤寒有五，有中风，有伤寒，有湿温，有热病，有温病，其所苦各不同。

第四节　临床各科诊断举要

一、内科诊断举要

内科疾病的范围极广，一般可分为外感病和内伤病两大类，二者各有其不同的病因病理。外感病多依据伤寒六经辨证、温病卫气营血辨证、三焦辨证的方法进行诊断。内伤杂病则主要以脏腑的病因病理指导辨证施治。由于外感病和内伤病两者常相并见，相互影响，故在诊查方法上亦有交叉和互鉴。不论是外感病，还是内伤杂病，临证均以望、闻、问、切四诊为诊查手段，综合运用八纲、脏腑、气血津液、经络、病因、六经、卫气营血、三焦等多种辨证方法，辨明疾病的证候，以确定相应的治则治法，是理法方药的综合应用，体现了中医学辨证论治的特点。现将内科诊断概述如下。

（一）内科四诊概要

1. 望诊

（1）整体望诊：重点在于神、色。神、色均是脏腑精气的外在表现，对于判断病情轻重和预后好坏有重要意义。凡神气旺盛，气色明润，乃脏腑精气充足，病轻，预后好；若神气衰败，气色晦暗，则脏腑精神亏虚，病重，预后差。色诊，虽以观察面部色泽为主，但可类推于其他部位。观察面部色泽的荣枯可以测知脏腑气血的盛衰，如五色光明润泽的善色，为脏腑精气未衰；而五色晦暗枯槁的恶色，乃脏腑精气衰败。面色还可反映疾病的病性，如面色淡白提示气虚，㿠白提示阳虚，苍白提示实寒；满面红赤为实热，两颧潮红属阴虚火旺；面色萎黄提示虚，黄而明亮多为湿热，黄而晦暗则为寒湿等。根据脏腑在面部的分属，结合五色的不同，也可测知疾病的部位。

（2）局部望诊：五官的望诊虽是五官科的主要内容，但在内科病诊治时也很有参考意义，如目赤有火、目肿水泛、白睛发黄为黄疸。外感病中出现鼻流清涕，为外感风寒；鼻流浊涕，则为外感风热或外邪入里化热等。

（3）舌诊：是中医诊断学的特色，在内科疾病诊断中作用突出，内容包括望舌质和望舌苔。一般来说，察内脏虚实，重点在于舌质；察病邪的浅深与胃气的存亡，重点在于舌苔。大凡气病多察舌苔，血病多察舌质。外感热病，重在观察舌苔，以了解病邪的性质、病位的浅深、邪正的消长进退；内伤杂病，重在观察舌质，以了解脏腑的虚实、气血的盛衰。临床诊病时要注意将舌质和舌苔结合起来综合分析。如外感病初期，先见舌苔变化而舌质无明显变化，随着病情深入，舌质亦变；内伤杂病早期，舌质先变而舌苔变化未必明显，病情的不断发展变化，则舌苔亦变。无论外感病还是内伤病，都要注意舌象的动态观察，以了解疾病的进退变化。

2. 闻诊

（1）听声音：在辨别疾病的性质和病位中具有重要意义。根据声音的高低、大小、清浊可以区分疾病的寒热虚实，如新病声音嘶哑多属实证，久病失音多属虚证；声高重浊气粗多属实证，声低细弱气微多属虚证。语言错乱多为心的病变，其中谵语、狂言多见于实证、热证；郑声、错语、独语多见于虚证、寒证。呼吸、咳嗽、喷嚏多与肺病有关。呕吐、呃逆、嗳气常为胃失和降，胃气上逆的表现。其中声高洪亮属实，声音低怯属虚。如吐势徐缓，声音微弱者，属虚；而吐势较急，声音响亮者，多为实。叹息则因气机不畅而致，以肝郁和气虚多见。

（2）嗅气味：有助于判断脏腑气血的寒热虚实和邪气之所在。如凡气味酸腐臭秽，多属实证、热证；略有腥味则多属虚证、寒证。鼻出臭气，见于鼻渊。

3. 问诊　问诊在中医内科的辨证中具有重要地位，尤其是现在症为临床辨证的重要依据。

中医学对现在症的问诊极为重视，所问内容极其详细，对各种症状的临床意义也有着深刻的认识。张景岳所创的《十问歌》言简意赅地概括了中医问诊要领，但临证不可刻板对待，应有目的地重点询问，围绕着患者的主诉，主要症状、体征详细询问其特点，以及可能出现的兼症，力求全面、准确地为辨证提供依据。如问寒热，要问有无寒热及轻重主次，是恶寒发热、但寒不热、但热不寒还是寒热往来，持续时间，寒是畏寒、恶寒、恶风还是寒战，发热是壮热、潮热还是微热等，以此可辨外感与内伤、病位和病性。若新病见恶寒发热，兼鼻塞喷嚏、脉浮者，为外感病表证；久病畏寒不发热，兼肢冷乏力、脉沉迟无力者，属内伤病阳虚证或里虚寒证；日晡发热明显或热势更盛，伴腹满硬痛、大便秘结者，见于阳明腑实证；午后低热，五心烦热，伴颧红盗汗、脉细数者，为阴虚证。由此可见，现在症可为辨证提供辨病位、病性的依据。

问诊还需关注人体内外环境的关系，了解季节气候、居住环境、精神情志、生活和饮食嗜好等与疾病发生的关系，针对不同对象，要注意询问相关病史，以寻找疾病的致病原因。

4. 切诊

（1）脉诊：脉诊是中医学的特色，在内科临证诊察中具有重要的作用。临床应用脉诊察疾病应遵守脉诊的操作规程，首先要熟悉调神平息、体位、指法、三部、九候、五十动的基本要求，了解脉与季节气候、地域、个体、情志、饮食、生活的关系，知晓从脉象的胃、神、根辨别脉的"常"即正常脉和"变"即异常脉；从脉象的位、数、形、势分辨脉的形态体征。脉象一般有二十八脉和十怪脉，其中浮、沉、迟、数、虚、实六脉为纲，以此归类28脉，能提纲挈领、执简驭繁地鉴别相似脉。需注意临床上单一脉少见，相兼脉多见，对此应区别主次，综合分析。要脉症合参，将脉象和症状互相参照，综合分析，解决疑点，决定顺逆。既要"凭脉辨证"，也要"舍症从脉，舍脉从症"，识别真假，认清疾病本质。

（2）按诊：按诊范围很广，临床上尤以按腹部的意义最重要。按腹部可了解凉热、软硬度、胀满、肿块、压痛等情况，以协助疾病的诊断与辨证。如腹部肿块，痛无定处，按之无形，聚散不定的为聚，病属气分。肿块痛有定处，按之有形而不移者为积，病属血分。腹部肿块坚硬如石者为恶候。右少腹作痛拒按，按之有包块应手者，多为肠痈。

（二）内科辨证概要

1. 外感病辨证　外感病因外感六淫、疫疠等而发病，发病多与季节有关；起病急，病邪多由皮毛口鼻而入，由表传里，病变传变多呈有规律的病程经过，有一定传染性和流行性。外感病辨证主要围绕明确病邪性质、疾病传变病程以及有无正气受损。如痢疾，以腹痛、里急后重、下痢赤白脓血为主症，临床辨证时，首先要运用病因辨证分清是湿热、寒湿还是疫毒之邪，从而确定是肠道湿热证、肠道寒湿证、热毒蕴肠证。若热毒蕴肠证进一步发展可致热毒壅盛，上蒙清窍，出现疫毒内闭证，症见高热烦躁，痢下鲜紫脓血，腹痛剧烈，神昏谵语，四肢抽搐；若久痢不愈，则要辨明是否有耗气伤阴伤阳等正气受损的表现。总之，外感病辨证是以病因为辨证基础，注重病邪在不同阶段的特点表现，并注意外感邪气对正气的影响。

2. 内伤杂病辨证　内伤杂病病位在里，病因为饮食、劳倦、七情所伤，基本病机为脏腑气血阴阳的失调，在病情演变过程中，往往脏病及腑，腑病及脏，或多种病理因素重叠，而出现寒热虚实夹杂的证候。内伤杂病的辨证是以脏腑为辨证纲要，并结合气血津液、经络、阴阳和病因等辨证方法综合运用，用脏腑分类疾病和确定病位，结合其他辨证以定病性。如肺痨病，临床以阴虚为多见，整个疾病演变过程可表现为阴虚火旺、气阴亏虚、阴阳两虚等证，辨证时以脏腑症状为定位症状，气病辨证和阴阳辨证为确定病性依据。若干咳，痰中带血或咯血，伴潮热颧红、舌红少苔、脉细数等阴虚表现，诊为肺阴虚证；咳嗽，咯血，食欲不振，伴潮热颧红、自汗盗汗、神疲乏力等气阴两虚表现，诊为肺脾气阴两虚证；咯血，喘息动则尤重，食少，面浮肢肿，遗精，伴骨蒸潮热、盗汗自汗、形寒恶风等阴阳两虚表现，诊为肺脾肾阴阳两虚证。由此可知，内科杂病多以脏腑生理病理变化的相关表现作为临床辨证分类的主要依据。

二、外科诊断举要

凡疾病生于体表，用肉眼可直接诊察，有局部症状可凭，如痈（包括内痈）、疽、疖、疔、流痰、流注、瘰疬、瘿瘤、岩（癌）、肛门病、皮肤病、烧伤、冻伤、毒蛇咬伤、破伤风及急腹症等，都属于外科学的范围。外科的诊断也需运用四诊和各种辨证方法，但要结合外科病的特点。现将外科四诊运用，辨别疮疡的阴阳属性，经络与疮疡的关系，以及辨肿、痛、痒、脓的性质等分述如下。

（一）外科四诊概要

1. 望诊　主要观察患者的局部病变、神、形态。

（1）望局部病变：主要望患部的皮肤颜色和形态。肿疡皮色红者多为热证，属阳；白者多为寒证，属阴；青紫者多为血瘀；黑色者多为死肌。瘰疬的疮口有空腔，疮面肉色不鲜，脓水稀薄，夹有败絮状物。阳证溃疡未脓，突然疮陷色褐，为走黄、内陷之征；阴证溃疡疮色紫暗，则疮口难敛难愈。

（2）望神：望患者的精神状态，对判断疾病预后有重要意义。凡形健神气充足，多预后良好；形羸神气衰惫或神昏，多预后不良。如神昏，烦躁不安，为邪入营分，毒传心包所致，多见于疔疮走黄、有头疽内陷。

（3）望形态：患者形态异常能提示病变的部位。如行路脚跛者，多为下肢筋骨关节病变；驼背者，多是脊椎病变；妇女手托乳房而缓慢行者，多为乳痈；脸若狮面者，见于麻风；皱眉苦脸者，多有疼痛。

2. 闻诊　主要听患者的声音和嗅溃疡的气味。

（1）听声音：即听患者语言、呼吸、呕吐和呃逆等声音。①语言：如谵语、狂言，多是疮疡热毒内陷攻心的表现，病情危重，如疮疡走黄、疽证内陷等。呻吟呼号，常是剧痛的表现，多见于疮疡酿脓或溃烂时，或胆石症发作期、阑尾炎酿脓期、癌症晚期。②呼吸：如气粗喘急，多是疔疮走黄，或疽毒内陷、毒邪传肺的危险症状；气微息短，是正气不足的虚脱表现。③呕吐、呃逆：见于肿疡初起，多为热毒炽盛；见于溃疡后期，多为胃气阴两虚。恶心呕吐，常为急腹症的表现。

（2）嗅气味：要注意脓液、痰涕等气味。①脓液：溃疡脓液略带腥味，易愈；溃脓气味腥臭难闻，为病深难愈。如肛门直肠周围痈疽溃脓气味臭秽，则易成肛瘘。②痰涕：如咳脓血腥臭痰，多为肺痈。鼻窍流浊涕，气味腥臭，多为鼻渊。

3. 问诊　外科疾病虽有形可见，但某些自觉症状需询问患者方可得知，所以问现在症很重要。问诊内容包括现病史、既往史、家族史，成年妇女必须问经、孕。

（1）问寒热：疮疡阳证初起见恶寒发热，多是火毒内攻，风邪外感所致；中期，发热持续不退，体温38～39℃，疮疡肿势渐渐增大，多为酿脓现象；中、后期寒战高热，多为毒邪走黄或内陷；疮疡脓泄，发热不退，多为毒邪未去，正不胜邪。

（2）问汗：痈证汗出热退，多为消散之征；汗出热不退，多是酿脓。暑湿流注，汗出热不退，除酿脓外还有续发的趋势。瘰疬、流痰等兼潮热盗汗，或自汗，多是阴虚火旺，或气血不足。

（3）问饮食：要注意了解诱发疾病的饮食因素。如瘾疹常与进食海鱼、虾、蟹等有关；胆囊炎、胆石症多在进食鸡蛋和油腻等食物后发作；急性胰腺炎与膏粱厚味、暴饮酒类等有关。此外，疮疡饮食如常者，病轻；不能食者，病重。

（4）问二便：疮疡病有大便秘结，小便短赤，多因火毒湿热内盛所致；大便溏薄，小便清长，多为寒湿内盛；肠痈出现大便次数增多，排便不爽，里急后重，小便频数如淋，多为酿脓内溃之征。

（5）问病因：乳房结块，积久不散，因情志所伤者，容易成为乳癌。因针尖竹木或鱼骨刺伤，每易发生手足疔疮。因接触漆器、沥青，而禀性不耐者，每易发生漆疮、沥青疮等。

（6）问既往病史：痔疮和瘰疬患者，如曾患肺痨病，一般治疗比较困难；疮疡病患者，如有消渴病史，一般病情较重，顽固难愈。

（7）问妇女经、孕：外科病内服药物，多为活血破瘀、行气通络之品，使用时要注意问经、孕情况，可防止意外，若不加询问而草率使用，可能造成崩漏或堕胎。

（8）问家族史：蛇皮癣、肢体动脉痉挛病、体气等有明显家族遗传；麻风病、疥疮、痄腮、头癣等，可由家人相互传染；乳癖者，如有乳腺癌家族史容易癌变。

4. 切诊　包括脉诊和按诊两大类。

（1）脉诊：脉诊对于疮疡病诊治有重要意义。外科常见脉象有浮、沉、迟、数、滑、涩、大、小等。临床运用时，还需辨明脉的有力无力，有余与不足，方可得出正确的诊断。一般疮疡未溃，多为邪盛，应见有余之脉；疮疡已溃，邪去正衰，应见不足之脉，为顺。疮疡未溃而见虚、弱、细、迟等不足之脉，则为气血衰弱，毒深邪盛；疮疡已溃却见实、洪、弦、数等有余之脉，则为邪盛气滞难化，为逆。疮疡未溃或已溃时，出现结、代等脉，多属气血衰弱，寒痰瘀血凝滞。肿疡、溃疡若见散、促之脉，均为恶候，预后多不良。

（2）按诊：是用手直接触摸或按叩患者体表某些部位，以了解局部冷热、润燥、软硬、压痛、肿块或其他异常变化，从而推断疾病部位、性质和病情轻重等情况的方法。若触及肿块，高肿，灼热，剧痛拒按者，多为阳证、实证；触之肿块，平塌漫肿，不热不痛，喜按者，多为阴证、虚证。肿起质软如棉，按之有囊性感，多为良性肿瘤或囊肿；坚硬如岩石，多为癌性肿块。疮疡按之坚硬而无应指为无脓，按之软而应指为脓成。

（二）外科辨证概要

1. 辨疮疡的阴证、阳证　辨阴证、阳证应从皮肤颜色、温度、肿形高低范围、肿块硬度、疼痛程度、脓汁稀稠、发病缓急、病位深浅等多方面进行比较区分。辨清阳证、阴证，能更好地指导临床治疗和判断预后。

（1）阳证特点：疮疡发病急骤，病在皮肉，皮肤色泽红活，焮赤灼热，肿胀高起、局限、根部收束，肿块软硬适度，剧痛，初起多伴恶寒发热、口渴、纳呆、小便短赤、大便秘结等症。溃后脓液稠厚，肿块渐消，其他症状也逐渐消失，具有病程短、易消、易溃、易敛，预后良好等特点。

（2）阴证特点：疮疡起病缓慢，病发于筋骨之间，皮肤色泽紫暗或皮色不变，肿形平坦下陷、根部散漫，肿块坚硬如石或柔软如棉，不痛不热，或隐痛、酸痛、抽痛。溃后脓液稀薄，或纯血水。初起一般无明显症状，酿脓期常伴有骨蒸潮热、颧红或面色㿠白、自汗盗汗等症，溃后诸症尤甚，具有病程长、难消、难溃、难敛，预后不良等特点。

注意：临床上辨阴证、阳证，既要重视局部症状，又要重视全身症状，要四诊合参。同时要注意疾病在发展过程中疾病的错综复杂和相互转变，可能出现阴中有阳、阳中有阴，也可能出现阴、阳证的相互转化。

2. 按经络辨疮疡　依据疮病所在部位，按经络分布进行辨别，有助于明确疾病所在何经，从而指导临床分经论治或用一些引经药物，提高临床疗效。如疮发于头项，则正中属督脉经，两旁属太阳膀胱经；发于面部和乳部，则属足阳明胃经（乳房属足阳明胃经，乳外属足少阳胆经，乳头属足厥阴肝经）；发于耳部前后，则属足少阳胆经和手少阳三焦经；发于颈及胸胁部，则属足厥阴肝经（胁肋部位属胆经）；发于手足心，则手心属手厥阴心包经，足心属足少阴肾经等。

3. 辨疮疡顺逆

（1）疮疡顺证：表现为疮疡初起，由小渐大，疮顶高突，焮红疼痛，根脚不散；成脓时，顶高根收，皮薄光亮，易脓易腐；溃脓后，脓液黄白稠厚，略带腥味，腐肉易脱，肿消痛减；收口时，疮面红活鲜润，新肉易生，疮口易敛，知觉恢复正常等。

（2）疮疡逆证：表现为疮疡初起，形如黍米，疮顶平塌，根脚散漫，不痛不热；成脓时，疮顶软陷，肿硬紫暗，不腐不脓；收口时，脓水清稀，腐肉虽脱，新肉不生，色败臭秽，疮口经久难敛，疮面不知痛痒等。

疮疡辨顺逆，重在判断疾病的预后好坏。顺证多预后好，逆证多预后不良。无论顺证、逆证，均当及早治疗。顺证失治或误治可转为逆证；而逆证救治及时、治疗得法，也可转为顺证。

三、妇科诊断举要

女性有胞宫、胞脉、胞络、阴道、阴户等生殖器官，有月经、带下、胎孕、产育等生理功能，以及经、带、胎、产、乳等各种疾病，在生理和病理上与男性有显著差异。因此，诊治女性疾病必须注意这些生理病理特点，严格掌握妇科诊法的特征和辨证要点。

（一）妇科四诊概要

运用四诊诊察妇科疾病，要结合妇女生理病理特点，重点诊察与经带胎产有关的各种表现，必要时结合妇科检查、血液及小便等实验室检查、医疗仪器检查辅助诊断。现仅分述妇科四诊特点如下。

1. 问诊　妇科应重在询问经、带、胎、产。

（1）问月经：包括初潮年龄，月经周期、经期、经量、经色和质地，有无恶臭气味，有无夹杂血块，末次月经日期及行经期间或经前经后有无伴随腰、腹、胸、胁疼痛，饮食和二便情况等。

月经初潮年龄一般为 13～14 岁，也有 16～18 岁。周期为 28～30 天，经期 3～7 天，经量 30～80mL。月经周期、经期、经量、经色、质地改变均为异常月经。育龄妇女若月经闭止而无病态者应考虑是否受孕。老年妇女若停经后又突然再次行经，应注意血证或癥瘕等病变。

（2）问带下：女性带下有生理和病理性两种情况，前者在月经前、两次月经之间、妊娠期、哺乳期有所增多；后者要注意询问带下的量、颜色、质地和气味，以及是否伴有外阴瘙痒等。

（3）问前后二阴：问阴部有无瘙痒或坠胀、疼痛。如前阴下坠痛，多因气虚下陷，见于阴挺。阴部瘙痒，多因湿热下注。

（4）问胎产：已婚女性应问怀胎次数，有无难产、小产、流产、不孕或习惯性流产等病史。怀孕女性应问妊娠月数，有无腰腹酸痛、阴道流血、水肿、呕吐等情况，以了解孕期经过是否顺利，有无合并疾病的发生。产妇应问分娩经过，产时出血情况，以及产后恶露的量、色、味、时间长短，以便了解有无瘀血内阻、产褥疾病等。产后应问乳汁量、色泽、乳房有无胀痛，饮食、大小便情况等，以了解胃气强弱，津液盛衰。

（5）问病因：如询问月经期有无涉水或居住环境湿冷，有无过食生冷或燥热食物，孕期产后是否过度操劳，家庭、婚姻、子女情况等，这些因素均为导致月经失调的生活因素。

2. 望诊　妇科尤为重要，应注意以下几方面。

（1）望面色：妇科要特别注意面色与经带胎产的关系。如面色淡白或萎黄是血虚，可见于月经过少、经闭；面色、唇色淡白而形体消瘦者，多属气血虚，可见于月经过少、经闭、痛经、不孕；面色㿠白而形体肥胖则多属阳气虚，可见于月经过多、带下；面色黄而淡白，多属脾虚、痰湿内阻，可见于带下病；面色黄而晦暗为津液亏虚，可见于月经过少、经闭、不孕；面色红多为血热，可见于月经先期、月经过多、崩漏；颧红为阴虚火旺，可见于虚热闭经；面色青白、爪甲色青，一般是阴寒腹痛，可见于痛经；面色青黑而紫暗，为瘀血内阻，可见于痛经、经闭、癥瘕；面色黑而晦暗，多属肾气虚衰，可见于经闭、不孕、带下。孕期面部如出现少许暗斑，称为妊娠斑，一般在产后逐渐自行消退。

（2）望唇色：唇色一般与面色、舌色相应。如唇红赤为血热，鲜红为阴虚火旺，淡白多为脾虚、血虚，色青为虚寒或痛证等。

（3）望舌：望舌以舌色为主。如淡白舌为血虚；淡白不荣则气血两虚；红舌主热；紫绛而干为热在血分，阴虚火旺；青紫而暗晦，或青紫有瘀斑、瘀点，常是血瘀；淡紫而滑，则为阳虚；舌质浮胖、舌边齿痕明显则为脾虚带下日久。其余舌诊内容请参阅诊法章节。

（4）望乳房：女性要注意不同时期乳房的变化。如妊娠期乳房逐渐饱满胀大，乳头及乳晕着色加深，周围出现小结节（蒙氏结节），乳房表面青筋暴露。产后乳房可有乳汁泌出，应注意观察乳房皮肤的色泽，有无红肿，乳汁的量、颜色。

（5）望阴道、阴户：是妇科检查的重要内容，重点观察其形态、色泽、分泌物的形状、解剖结构有无异常。如阴部皮肤发红，甚至红肿，多属湿热下注；皮肤色白或灰白，粗糙增厚或有皲裂，多属肾精亏虚，肝血不足或寒凝血瘀；色素减退，颜色淡白，多为寒凝；若阴部肿块，皮肤红、肿、灼热、疼痛，流黄水，多属热毒。

3. 闻诊　妇科要注意听呕吐、闻气味。

（1）呕吐：女性受孕后出现干呕，嗳气频频，恶心，食入即吐，多为妊娠恶阻。

（2）闻气味：以月经、带下、恶露的气味为主。如月经、带下、恶露臭秽，多为湿热或瘀热互结；腐臭气味，多为热毒；恶臭难闻，应注意有无子宫颈癌的可能；妊娠剧吐，口中有烂苹果味，多属气阴两虚。

4. 切诊　妇科主要包括脉诊、按胸部和扪腹部三部分。

（1）脉诊：妇科切脉有重要意义，特别在月经、胎产期间，脉象可有不同表现，应辨别其常态或病态。

1）月经脉：女性月经将至或行经期，脉象多左手关、尺脉洪大于右手，或两寸浮数，两关脉弦，或滑利有力等是其常。月经失调，则出现病脉，如脉弦疾或两尺大滑数，为冲任血热，见于月经先期或经量过多；脉细数，属血热伤津，阴虚火旺，见于月经先期、漏下淋漓；闭经者尺脉细涩为虚证，尺脉弦滑为实证。

2）带下脉：白带多，脉滑数为湿热；白带清稀，尺脉沉迟为肾阳虚衰。

3）妊娠脉：尺脉（属阴）搏动应指，异于寸部阳脉，或停经后六脉平和而滑疾流利，尺脉按之不绝等都为有孕之征。若孕妇六脉沉细短涩，或两尺脉弱，多为气血亏虚，肾气不足，应注意流产征象。在妊娠恶阻呕吐剧烈时，或可见到促、代脉，乃因呕吐频繁，脉气不相接续所致。

4）临产脉：孕妇临产时六脉浮大而滑，有如切绳转珠，扪及两中指本节、中节甚至顶节两侧动脉搏动等均为临产脉象。

5）产后脉：女性产后脉象多虚缓平和为其常，反之可出现各种病脉，须四诊合参诊治。

（2）按胸部：主要扪按乳房，触按其是否柔软或胀硬，有无结节、肿块及其大小、性质、活动度，有无触痛等，挤压乳房，观察其有无溢乳、溢血等。

（3）扪腹部：主要扪小腹、少腹。凡痛经、经闭、癥瘕等病，应按察小腹、少腹，以审病之不同，辨证之寒热虚实，明肿块之有无及性质。如妇女行经中小腹冷痛喜温喜按，属虚寒；腹痛拒按，属实。察小腹内有包块，为癥瘕，其肿块质硬，推之不动多为瘀血；腹部包块时有时无，按之不坚，推之可动，多为气滞。

（二）妇科辨证概要

妇科辨证应结合妇科生理病理特点，对女性的经、带、胎、产、乳等疾病应重点诊察。在此仅介绍月经病、带下病辨证要点，胎产病辨证举要从略，请参阅妇科专书。

1. 月经病辨证要点　常见月经病有月经先期、月经后期、月经先后无定期、月经过多、月经过少、痛经、崩漏、经闭、经前或经期吐衄、乳房胀痛、泄泻及经断前后诸证等。月经病辨证应以月经周期、经期、经量、颜色、质地的变化结合全身症状、舌脉作为辨证的依据。如月经提前或非行经期阴道出血淋漓不绝，量多色淡清稀，伴神疲气短、舌淡脉虚，多为气虚；月经提前或非行经期阴道大量出血，量多色深红质稠，伴有面色红、舌红脉数，常为血热；经期延后量少色淡，伴头晕目眩、面色淡白、舌淡脉细，则为血虚；月经延后，或经色暗淡，量少质稀，伴腹痛喜暖喜按，舌淡脉迟无力，为血寒；月经延后，量多，色紫暗质稠有血块，伴舌紫暗、有紫斑紫点、脉沉涩，多为血瘀；月经或提前或延后，经量时多时少，色紫红有血块，伴乳房、胁肋胀痛，多为肝郁气滞；经期或提前或延后，经量少、色淡质清稀，伴腰膝酸软，多为肾虚；月经延后，月经量少清稀，色暗红，经行小腹冷痛、拒按、得温痛减，伴脉紧或迟而有力，多为实寒；经行或经后小腹冷痛、喜温喜按，伴畏寒肢冷、脉迟无力，多为虚寒；经前或经行小腹胀痛或刺痛，经量多，色紫暗有血块，血块下痛减，伴舌紫暗、有紫斑紫点、脉沉涩，多为气滞或血瘀；经期或经后腰、小腹疼痛绵绵，伴舌淡脉细弱，多为气血两虚。

2. 带下病辨证要点　带下病是女性的常见病，有广义与狭义之分。广义者指带脉以下的疾病，即妇科病统称；狭义者指阴道不正常溢液，即通常所指的带下病证。带下病辨证应以带下量、色、质、气味的变化结合全身症状、舌脉作为辨证的依据。一般来说，带下量多，色淡质清稀者为虚证；量多，色黄质黏稠，气味臭秽者为实证。若带下量多，色白质清稀如水，伴畏寒喜暖、舌淡边齿痕、脉迟无力，多为阳虚；带下量多，色白或淡黄，质清稀如涕如唾，味腥，无臭秽，伴神疲乏力、纳呆便溏，多为脾虚；带下量多，色黄或黄白质黏稠，臭秽，伴阴部瘙痒、舌红、苔黄腻、脉滑数，多为湿热下注；赤白带下、五色带，质黏稠如脓样，气味臭秽或腐臭难闻，多为湿毒；带下量少，色黄或赤白带下，质黏稠，伴舌红少苔、脉细数，多为阴虚；带下量减少明显，甚至阴中干涩无分泌物，多为肾精亏虚、天癸早竭、任带虚损。

四、儿科诊断举要

儿科范围一般指初生至 14 周岁。小儿处于不断生长发育的过程中，在形体、生理、病理特点方面均与成人不同，有其自身的特点和规律。熟悉小儿的生理病理特点，掌握其四诊、辨证要领，才能准确诊治小儿疾病。

（一）儿科四诊概要

古称儿科为"哑科"，即婴儿不能陈述病情，较大儿童又不能正确表述病情；加之寸口部位较短，就诊时不能很好地配合脉诊，因此，儿科运用四诊尤其要重视望诊。

1. 望诊

（1）全身望诊：小儿精神活泼，面色红润，形体壮实，肌肤丰润，动作灵活，发育与年龄相符，是健康或病情轻浅之象；反之小儿神态呆滞，精神萎靡或烦躁，面色暗晦或乍青乍赤或萎黄苍白，发育与年龄不符，皆为病态。如小儿呆滞，发育迟缓，面色萎黄，形体瘦弱，肌肤干瘪不荣，多见于小儿疳证。面黄无华，伴有白斑，脐周阵痛，夜间磨牙，睡眠时喜俯卧，多见于虫积。

（2）局部望诊：3岁以下小儿重点望囟门与指纹。囟门高突者为实证，多因火邪上攻，肝风内动所致。囟门凹陷者为虚证，多因吐泻伤津，气血不足和肾精亏虚所致。囟门早闭头尖小，多为智力发育不良；囟门迟闭或不闭、头大如斗，两眼下视多因脑积水或佝偻病。望指纹在3岁以下小儿有时可取代脉诊以诊察病情。此外，还应观察小儿各局部有关病变，如咽喉有乳蛾肿大，多因外感风热；耳内肿痛流脓，多因肝胆风火上炽。小儿皮肤细嫩明润为正常，患病时应注意有无瘀、疹、丹、斑、痘、瘩、疮等病变。诊视牙齿的长出与更换情况，也有助于了解小儿发育情况。此外，应观察小儿形体有无鸡胸、胸部串珠、漏斗胸、龟背、下肢弯曲等畸形。

（3）望排出物：主要观察小儿二便情况。乳儿大便溏薄，夹有白色凝块，为内伤乳食；婴幼儿大便呈果酱色，伴阵发性哭闹，常为肠套叠。若小便黄褐如浓茶，伴身黄、目黄，多为湿热黄疸。

（4）望舌：小儿舌质较成人红嫩，初生儿一般舌红无苔为正常，乳儿舌面有乳白苔也为常态。如小儿舌苔花剥如地图，多属脾胃虚弱，消化不良，或有虫积；小儿舌中有霉酱苔，多因宿食不化；舌常吐于唇外，伴眼裂增宽，表情愚钝者，为智力低下之表现。

2. 闻诊　重点听小儿啼哭声和呼吸、咳嗽声等。一般以哭声洪大响亮为实证，哭声细小低弱为虚证。如哭声高而急或尖叫剧哭，时作时止，多为疼痛；啼哭呛咳，甚至呕吐痰涎，多因风邪袭肺，痰热壅肺；哭声嘶哑不清亮，多为风热客咽。小儿呼吸平顺为正常，若呼吸急促，气粗鼻煽，多因痰热蕴肺；呼吸低弱，双吸气如抽泣样，则为肺气将绝；呼吸窘迫，面青呛咳，常为异物堵塞气道。小儿如咳声阵作，并有鸡鸣样回声，常为百日咳；咳声如犬吠，常见于白喉、喉痹。

3. 问诊　儿科问诊有其特殊性，病史及病情主要向其父母或陪同人询问，年长儿也可自述部分病情。小儿问诊要特别注意问年龄、个人史（胎产史、喂养史、生长发育史、预防接种史）、饮食、睡眠等方面情况。年龄与某些疾病的诊断、用药的剂量密切相关。如1周以内新生儿易患脐风、胎黄，1岁以内易患幼儿急疹。胎产史要问清胎次、产次，是否足月，顺产或难产，出生情况及孕母健康情况等，此项内容对新生儿及婴幼儿特别重要。如五迟五软、癫痫的发生与新生儿窒息有关。喂养史应问喂养方式和辅助食品添加情况、饮食习惯、有无偏食或嗜异食等。如人工喂养不当者易致营养不良，饮食失调则易致食滞或虫积。正常小儿睡眠应安适酣睡，年龄越小，睡眠时间越长。若睡眠不安宁，多因饮食积滞；若睡中咬牙啮齿，多因郁热或虫积。当诊治与小儿发育有关的病证时，应详细了解其出牙、坐、立、行、语言等出现时间及智力状态。此外传染病的接触、疫苗接种情况均不能遗漏。

4. 切诊　包括脉诊和按诊。小儿脉诊较成人简单，正常小儿脉象平和，较成人软而快。年龄越小，脉率越快，如正常2～3岁的小儿为一息六七至（100～120次/分），4～7岁一息约六至（80～100次/分）。小儿脉搏至数常因哺乳、啼哭、走动等因素而增快，故以睡眠及安静时诊察较准确。小儿寸口部位较短，故切脉方法与成人不同，常施以拇指一指按寸、关、尺三部的切脉法。小儿脉法常以浮、沉、迟、数辨表、里、寒、热，以有力、无力定虚实。按诊常按其肌肤以测冷热，肌肤灼热为热证，肤冷汗多则为阳气不足；皮肤逐渐粗干起皱多为疳积证；触按小儿颈部两侧，如有核肿大为痰核，如肿核连珠成串多为瘰疬；囟门宽大者为解颅，多属先天肾气不足；小儿胸骨前突为鸡胸，脊柱隆突为龟背，皆因肾气不足，发育畸形。

（二）儿科辨证概要

1. 五脏辨证　儿科重视五脏证治辨证方法，此方法首先见于钱乙的《小儿药证直诀》，后世医家有所补充发挥（表16-1）。

表16-1　儿科五脏辨证纲要表

五脏	所主	本病	色诊	脉象		辨证	性能表现
肝	风	大叫，目直视，呵欠，烦闷，颈项强急，四肢抽搐	青	弦	实	目直视，大叫，颈项强直，抽搐力大	常有余
					虚	咬牙，呵欠，抽搐力小	
					热	壮热，必胸热，口中气热，欲饮冷，目上窜，目内赤，咬牙，欲言不能	
心	惊、热	惊悸，大热，叫哭，渴饮，手足动摇，神乱不安	赤	洪	实	发热，烦渴，哭叫，喜仰卧，惊搐	为热、为火
					虚	卧而悸动不安	
					热	壮热，必胸热，口中气热，欲饮冷，目上窜，目内赤，咬牙，欲言不能	

五脏	所主	本病	色诊	脉象	辨证		性能表现
脾	湿	体重困倦，多睡，不思饮食，泄泻	黄	缓	实	困倦思睡，身热饮水，泄泻黄赤，睡不露睛	常不足
					虚	呕吐，泄泻白色，睡常露睛	
					热	目内黄，尿黄	
肺	喘	喷嚏，流涕，鼻塞，咳嗽，短气喘急，呼吸不利，哽气或长气，闷乱	白	浮	实兼风冷	喘而气盛，咳嗽，胸满闷乱，渴而不喜饮，鼻塞，流涕，喷嚏	娇嫩
					虚	哽气或长出气，喘而少气，皮毛干燥，唇色白	
					热	喘急，呼吸不利，鼻干或衄血，手掐眉目鼻面	
					虚热	唇露红色	
肾	虚、寒	目无精光，畏明，足胫寒而逆冷	黑	沉	主虚无实	面浮灰暗，或面色㿠白，尿清长不禁（唯疮疹，肾实则变黑陷）	常虚

2. 儿科四大证辨证举要　古代儿科四大要证是麻、痘、惊、疳。麻，即麻疹，又称痧；痘，指天花；惊，即惊风；疳，即疳证，疳证的范围很广，在此从略。现简要叙述麻、惊的辨证要点。

（1）麻疹：又称疹子、痧子，是儿科常见急性传染病之一。麻疹以发热，咳嗽，鼻塞流涕，泪水汪汪，畏光羞明，口腔两颊近臼齿处可见麻疹黏膜斑，周身皮肤按序布发麻粒样大小的红色斑丘疹，疹退时皮肤有糠麸样脱屑和色素沉着斑等为特征。其以热性证候为主。

辨证要点：麻疹以外透为顺，内传为逆。麻疹时邪侵袭肺脾，邪正交争，若正能胜邪，祛邪外出，由内达外，由里出表，为顺证；若正虚不能祛邪外出或邪毒炽盛，则麻疹透发不畅，形成逆证。故麻疹辨证首先当辨顺证与逆证，其次顺证辨表里，逆证辨脏腑。

1）顺证：皮疹按序透发，经过初热期、见形期、收没期三个阶段，皮疹如期透发和收没，无并发症，预后良好（表16-2）。

2）逆证：不能如期透发或收没，表现为疹出不顺，暴出暴收，时隐时现，出而无序，可出现邪毒闭肺，邪毒攻喉，邪陷心肝，预后不良（表16-3）。

表 16-2　麻疹顺证三期鉴别表

分期	临床表现	病机
初热期	似外感风热表证，但往往眼泪汪汪，畏光羞明，唇腮红赤。于口腔颊黏膜近白齿处可见 0.5～1cm 大小白色小点，数量不等，周围有红晕，称为麻疹黏膜斑（Koplik 斑）	邪犯肺卫
见形期	皮肤出疹，疹点从耳后发际、颈部开始渐至额部、颜面、胸腹、四肢，后达手心、足心、鼻准部。初为细碎鲜红疹点，隐隐于皮肤之下，大小不等，逐渐加密，互相融合后渐成暗红色。出疹时发热、咳嗽等症状加剧	邪炽肺脾
收没期	疹出透后依次隐没，发热渐退，皮肤呈糠样脱屑，留下棕色斑迹，最后自褪复原	肺胃阴伤

表 16-3　麻疹逆证鉴别表

病机	临床表现
邪毒闭肺	高热不退，咳嗽气急，喉间痰鸣，鼻翼煽动，疹出不畅或疹稠暗紫
邪毒攻喉	咽喉肿痛，咳胜如吠，声音嘶哑，吸气困难，疹稠紫暗
邪陷心肝	高热，神昏，抽搐，皮疹稠密暗紫

2. 惊风　又称惊厥，是小儿常见的急重病症之一。以抽搐、昏迷为特点。本病多发生于 1～5 岁小儿。本病发病急骤，变化迅速，病情危急，必须及时诊治。其临床表现可归纳为四证八候。四证即痰、热、惊、风：痰涎壅盛者为痰；高热神昏，口鼻气热为热；颈项强直，牙关紧闭，四肢抽搐为风；两目直视，惊叫不安，面青，唇周或白，或面色乍青乍赤为惊。八候表现为搐（肘臂伸缩），搦（十指开合），掣（肩头相扑），颤（手足动摇），反（身仰后向），引（手若开弓），窜（目直似怒），视（露睛不活），伴神志不清。

（1）急惊风：发病急，痰、热、惊、风四证俱备，八候表现急速强劲，病性属实、属热、属阳，表现为心肝火盛、热极生风、风火相煽的实热证。

（2）慢惊风：发病慢，时作时止，反复难愈，属虚证。临床特点是抽搐无力，或昏睡中出现痉挛状态。若抽搐伴颧红盗汗、舌光红少苔，为阴虚动风。若抽搐伴面色暗黄、畏寒肢冷、大便溏薄、舌淡苔白，则为阳虚动风。慢惊风进一步发展，可出现脾肾阳虚，阴寒内盛，症见手足蠕动震颤、精神萎靡、面色㿠白、口鼻气冷者，称为慢脾风，为危重证。

【古代文献】

《子午流注针经·流注指微针赋》：疾居荣卫，荣者血也，卫者气者，由肠胃受谷化血气所为也。上焦出气，以温分肉，而养筋通腠理；中焦出气如露，上注溪谷而渗孙脉。津液和调，变化而为血，血和则孙脉先满，乃注于络脉，皆盈乃注于经脉。阴阳以张，因息乃行，行有纪纲，周有道理，与天合同，不得休止，切而调之。调护失度，致生其疾。疾者，百病之总名也。百病之始，缘因风寒暑温饥饱劳逸而得之，或起于阴，或起于阳，所伤各异，虚实不同。或著孙脉，或著络脉，或著经脉，或著于冲、任脉，或著于肠胃之膜原，邪气浸淫，不可胜论。

《理瀹骈文·序》：人在气交之中，凡呼吸吐纳之气，皆天地之元气也。其或疾风暴雨，祁寒溽暑，山岚瘴疠之所触连，以及情志之自贼，饥饱劳役之伤，卒暴之变，元气因之而戕，则病生焉。

《医宗说约·问诊论》：如至病家，问其泻痢，以知其泻痢；问其寒热，以知其寒热，则浅矣！必非古人之意也。即至病家，同其病起于何日？曾食何物？曾有怒劳、房欲等事？及问初起何症？后变何病？今口渴思饮否？喜热喜冷否？口中淡苦否？思食否？胸中宽否？腹中有无痛处否？大小便如常否？足冷暖否？及平日劳逸喜怒忧思，并食何物？种种问法，实为活人之捷径。然以此而尽古人问而知之之义，尤未也。

予于静定之中，若有所悟。盖今人之病，如咳嗽、发热、泻痢诸病，俱病之总名也。一症之中，各有火、有寒、有痰、有气、有虚、有实，致症之原不同。因此一问，舍病名而治病原，庶合古人之心也。昔丹溪翁名擅千方，亦不过症分出寒热、虚、实、痰、火、血、气等件，随症调治。

《王氏医存·浮沉迟数均不可泥》：表有风、寒、热、燥者，脉浮。而虚弱之病至阳脱时，久病临危时，脉皆浮。病在脏者，脉沉。而暴怒者、腹痛极者、水肿者、瘟疫汗不能出者，脉皆沉。寒病脉迟。而伤暑、滞食、困水及冷风迫汗，凝滞其气血者，脉皆迟。热证脉数。而内痛甚者、汗将出者、虚阳将越者，及泻痢、疮疡、初产、喘咳，脉皆数。故须参之望、闻问以辨之。

第十七章 症状的鉴别诊断

症状，中医学又称证候、病候，是人体因发生疾病而表现出来的异常状态，包括患者自身觉察到的各种异常感觉，以及医生通过眼、耳、鼻、指等感觉器官所直接感知的客观体征。从四诊的搜集到证候的分析与辨别，是中医诊断疾病的全过程；对症状的全面分析鉴别，是诊断疾病必不可少的重要环节。一个证候，包括若干不同的症状；同一个症状，可出现在不同的证候中。因此，在临证过程中，进行症状鉴别诊断、分析主要症状的特点、注意其相应的伴发症状、全面了解病史与细致地检查体征，是取得正确诊断的要领。宋代成无己就伤寒病的几十个主要症状详加鉴别，写成《伤寒明理论》一书。明代秦景明，鉴于医家每多凭脉而寻求其病因与症治，一时殊费揣摩，因此主张"不若以症为首，然后寻因之所起，脉之何象，治之何宜，则病无遁情，而药亦不至于误用也"，遂撰著并由其孙秦皇士整理成《症因脉治》一书，此书是一部颇具规模的症状鉴别诊断学专著。可见症状鉴别诊断的重要性，古人早已十分重视。因此，系统、全面地研究各种症状的性质、特点、相互关系和诊断意义，进而揭示症状鉴别诊断的规律，是正确进行辨证论治的关键步骤和前提。

第一节 鉴别诊断的原则与方法

由于医生工作粗心，四诊不周，或经验不足，业务不熟等原因，容易导致在临床诊疗过程中出现误诊、误治的不良后果；而忽视诊断思维而使辨证失误者，亦不在少数。因此，在临证之时，掌握正确的症状鉴别诊断的原则与方法，有助于提高疾病诊疗的准确性。

一、原则

孙思邈曾经指出临证诊断思维的重要性，如在《备急千金要方》里说"五脏六腑之盈虚，血脉荣卫之通塞，固非耳目之所察，必先诊候以审之"，因而主张"省病诊疾，至意深心，详察形候，丝毫无失"等，对症状鉴别诊断等工作提出了具体要求。同时《丹溪心法·审察病机无失气宜论》进一步指出，鉴别诊断的原则在于"别阴阳于疑似之间，辨标本于隐微之际，有无之殊者，求其有无之所以殊，虚实之异者，责其虚实之所以异"。结合前人经验，我们认为在症状鉴别诊断时应遵循如下原则。

（一）全面审察

《灵枢·外揣》曰"合而察之，切而验之，见而得之，若清水明镜之不失其形也"，指出望、闻、问、切四诊合参是中医鉴别症状的有效手段，是一个富有探索性的、灵活机动的诊察和思维过程，因此在临床运用时，必须将四诊有机地结合起来，通过"四诊合参"才能全面而系统地审察病情，做出正确的判断。只强调某种诊法的重要性，而忽略其他诊法的做法都是不对的。疾病的发生、发展是复杂多变的，证候有真象也有假象，有的假在脉上，有的假在症上，所以临床上才有"舍脉从症"和"舍症从脉"的方法。如果四诊不全，便得不到患者全面的、详细的资料，辨证就欠缺了准确性，甚至发生错误导致严重的后果。因此，通过全面审察，对充足的病历资料进行客观的综合分析，才能对症状做出准确的判断，从而构成明晰的辨证概念。

（二）谨守病机

《素问·至真要大论》在阐述了十九条病机之后总括地提出"谨守病机，各司其属"的原则，在指导症状鉴别诊断起着重要的作用。四诊合参的临证过程中必须边检查、边思考各种症状间的有机联系，通过抽象思维，把患者体内主要的病机变化尽可能地揭示出来。因此，在构思初步拟诊的辨证意见时，最好先从一种可能性较大的病机着眼，尽可能地用一个证或一两个互有关联的证来概括患者的各种主要表现。若单一的病机或证候确难解释其全部症状，则可考虑同时有两种或两种以上互有牵连的情况共存。但是对于复合病机或复合证候，也应分清其主次，明确病机之间的主从关系，弄清谁是主证，谁是兼证，谁是变证，谁是兼夹证等。从单一病机或一种证候考虑辨证的方法，似乎是不够全面的，但其优点却有利于抓病机变化的主流，容易找到最根本的证候。特别是一些病情比较复杂，且有某特殊传变规律的疾病，由于脏腑间的相互影响，常衍化出一系列复杂的症状。对于此患者，若不用一元化的辨证思维方法去把握病机，那就有可能在症状鉴别诊断上走弯路。

（三）识别真伪

准确的症状鉴别诊断，需要时时注意排除各种假象。掺杂在症状中的假象，虽然具有不稳定、不扎实和容易消失等特点，而且也无法成为症状的主流，但时常成为影响医生做出正确诊断的干扰因素。症状鉴别诊断要求十分精确地把易于混淆的各种疑似现象清楚地区分开来，做到"是非分明"和"真伪不淆"。而识别假象的有效方法，首先是要把各种有关的症状同时纳入医生的视野和观察思考中，更重要的是仔细考察这些症状在病程经过中前后表现，切实掌握其动态变化。

二、方法

鉴别某一症状有关的各种疑似证，方法主要包括直接选择法与层次剖析法两种。二者虽有不同，但其共同点都是从患者主诉中的某一个具有代表性的症状出发的，即以"主症"为核心，联系实际存在的其他有关症状，即"兼症"及病史资料等，分析对比、综合思考，然后做出判断。

（一）直接选择法

直接选择式的症状鉴别诊断法主要是凭借医生敏锐的观察力和丰富的学识与经验，单刀直入做出诊断。这种方法看起来似乎是不假思索地凭直觉判断的，实际上则是从多种可能性当中直接了当地选择和提出比较符合患者实际情况的证候诊断。例如，患者主诉具有代表性的症状是寒热往来，同时又伴有心烦、喜呕、口苦、咽干等表现，则可通过直接选择式的症状鉴别诊断法，立即构成"半表半里"的证候概念。此法最为医生所喜用，对于上述典型之证自不费力，但欲达到炉火纯青、运用自如，则非朝夕之功。

（二）层次剖析法

对于病情比较复杂的症状鉴别诊断，层次剖析式的症状鉴别诊断法是普适性比较好的方法。此法的特点是把与主要症状及其兼症全部罗列出来，基于八纲辨证的表、里分辨其外感或内伤，虚、实分辨其邪盛或正衰，寒、热分辨其寒证或热证，初步明确症状的八纲属性；若属外感病证，则根据症状进一步分辨感邪因素为六淫或疫疠之气；若属内伤杂病则进一步结合脏腑辨证落实病位，结合气血津液辨证明确病性虚实辨证。其优点是通过逐层对比，不断淘汰，考虑的范围比较广，对比的方式也较周详，最终留下的常是一个比较符合患者实际情况的结果。

总之，无论运用直接选择法抑或层次剖析法进行症状鉴别诊断，决不可偏离中医特有的辨证规律和要领。对于任何一种症状，应该严格按照中医学的辨证原理进行思考，首先分清症状的"八纲"，继而详析病因、病机，落实病位，然后对比分析各疑似证之主症特征和兼症差异，客观准确地给予综合评定，实为中医症状鉴别诊断之要领。

第二节　常见症状的鉴别诊断

一、发热

发热是一种常见的临床症状，可由多种原因引起。患者体温升高，或体温正常而患者自觉全身或局部（如手足心）发热的感觉，均称为发热。其表现为腋下体温＞37.2℃，或测试体温虽未高于正常而患者自觉全身或某一局部发热的主观感觉。

【主要类型】根据临床表现特点，发热的主要类型有如下几种。

1. **急性发热**　发热起病急，病程较短，通常热势较高或伴恶寒，多为外感病邪所致。

2. **慢性发热**　发热起病缓，病程较长，低热多见，亦有高热者，以内伤发热最多。

3. **发热恶寒**　发热的同时伴有怕冷的感觉，虽加衣被或近火取暖仍不能解其寒，即发热与恶寒同时存在，为外感表证的表现。

4. 寒热往来　恶寒与发热交替出现，热时不觉寒，寒时不觉热，发有定时或不定时，一日可发数次或数十次，为邪在半表半里的特征，见于少阳病、疟疾、妇女热入血室。

5. 身热夜甚　发热以夜间为甚，若伴舌红绛，为营分发热或阴虚发热；若舌有紫点紫斑，多为瘀血发热。

6. 潮热　每于午后或夜间发热，或按时热势加重，如潮汐之有定时，多为阴虚发热或湿温发热或阳明腑实发热的表现。

7. 高热　又称壮热、蒸蒸发热，表现为肌肤灼热，体温多在 39.0℃ 以上，持续不退，不恶寒只恶热，多为温病气分证或伤寒阳明经证的特点。

8. 低热　又称微热，一般体温在 37.2～38.0℃，多为气血阴亏，脏腑功能失调所致的内伤发热。

9. 五心烦热　表现为手心、足心、心中发热和心烦，多为自觉发热，体温不一定升高，或时伴烘热感，多为阴虚发热或肝郁发热的表现。

10. 身热不扬　体温高于正常，而体表肌肤初扪之不觉甚热，但扪之稍久则觉灼手的现象，多为湿温发热的表现。

【四诊要点】应做到四诊合参，具体采集如下病情资料，以鉴别辨证。

1. 问诊　发热的原因或诱因、发热的时间、发热的特征、发热的程度；伴随的症状，如恶寒、咳嗽、气喘、汗出、口渴，以及结合《十问歌》诊察全身其他症状。

2. 望诊　满面通红、鼻翼煽动，属实热证；两颧潮红，属虚热证。

3. 闻诊　呼吸急促，属实热证。

4. 切诊　以手按患者肌肤或前额判断患者体温；脉象多见数脉类特征。

【辅助检查】血常规、尿常规、粪便常规和隐血、红细胞沉降率、胸部 X 线片、腹部 B 超、细菌学检查、其他针对性的辅助检查。

【辨证思路】

1. 层次一：根据恶寒与发热的关系分辨外感发热与内伤发热

（1）具有明显感受外邪诱因而起，起病较急，病程较短，恶寒发热并见，发热的热度大多较高，常兼有头身疼痛、鼻塞、流涕、咳嗽、脉浮等症，考虑外感发热。

（2）一般起病较缓，病程较长，或有反复发热的病史。临床多见但热不寒，且多为低热，但有时也可以是高热，亦有少数患者自觉发热或五心烦热，而体温并不升高，考虑内伤发热。

（3）寒热往来，考虑邪正相争，邪在半表半里的特殊病证。

2. 层次二：根据发热与恶寒的轻重分辨外感病邪性质

（1）恶寒重发热轻，伴见无汗、头项疼痛、肢节酸痛、鼻塞、声重、喷嚏、流涕、咳嗽、口不渴或渴喜热饮、苔薄白、脉浮紧，考虑风寒表证。

（2）发热重恶寒轻，伴见头胀痛、面赤、咽喉红肿疼痛、鼻塞、喷嚏、流稠涕、咳嗽痰稠、口干欲饮、舌边尖红、苔薄黄、脉浮数，考虑风热表证。

（3）发热轻而恶风，伴见自汗出、头痛、脉浮缓，或见鼻鸣、干呕，考虑伤风表证。

3．层次三：根据发热的轻重、时间、伴随症状分辨内伤发热

（1）壮热，若伴见满面通红、口渴、大汗出、脉洪大，考虑病邪由表入里，邪正交争，热邪亢盛的里实热证。

（2）低热，常在劳累后发作或加剧，伴见倦怠乏力、气短懒言、自汗、易于感冒、食少便溏、舌质淡、苔薄白、脉虚，考虑气虚发热。

（3）低热，伴见面色少华、唇甲色淡、头晕眼花、身倦乏力、心悸不宁、舌质淡、脉细，考虑血虚发热。

（4）潮热，午后和夜间低热，不欲近衣，手足心热，烦躁，颧红，少寐多梦，盗汗，口干咽燥，舌质红，或有裂纹，苔少甚至无苔，脉细数，考虑阴虚发热。

（5）低热，但欲近衣，形寒怯冷，四肢不温，少气懒言，头晕嗜卧，腰膝酸软，纳少便溏，面色㿠白，舌质淡胖，或有齿痕，苔白润，脉弱，考虑阳虚发热。

（6）潮热，午后或夜晚发热，或自觉身体某些部位发热，口燥咽干，但不多饮，肢体或躯干有固定痛处或肿块，面色萎黄或晦暗，舌质青紫或有紫点、紫斑，脉弦或涩，考虑瘀血发热。

（7）潮热，午后热甚，身热不扬，胸闷脘痞，全身重着，不思饮食，渴不欲饮，呕恶，大便稀薄或黏滞不爽，舌苔白腻或黄腻，脉濡数，考虑湿温发热。

（8）潮热，日晡（下午3～5时，即申时）发热明显，且热势较高，口渴饮冷，腹部硬满疼痛，便秘，舌红，苔黄厚燥，脉沉数有力或沉迟有力，考虑胃肠燥热内结的阳明潮热。

【辨证导图】

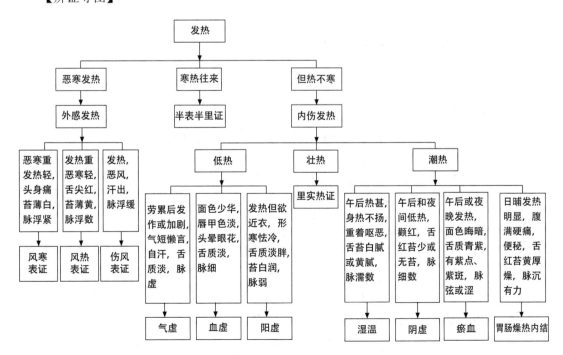

二、头晕

头晕为临床常见症状之一，是指患者头脑眩晕，轻者闭目自止，重者感觉自身或眼前景物旋转，不能站立，或伴有恶心、呕吐、汗出、面色苍白等。

头晕可有三种表现，具体如下：①感觉外界四周景物在旋转或摇动。②自身旋转、摇动或跌倒的感觉，或自己头内在旋动的感觉。③感觉双足站立不稳和步履不稳或不灵。

【四诊要点】四诊采集以问诊为主要方式，譬如询问患者头晕的特点、头晕的可能诱因或加重原因；询问伴随的症状，如神疲乏力、腰膝酸软，同时结合《十问歌》诊察全身其他症状，加以鉴别辨证。

【辅助检查】磁共振成像、周围前庭系统的检查（如视频甩头试验、眼震视图、转椅试验、前庭肌源诱发电位检查等）、耳蜗的检查（如电测听、耳蜗电图、耳声诱发电位检查等）等。

【辨证思路】

1. 层次一：根据病程长短、病情的轻重、治疗难易分辨外感头晕或内伤头晕

（1）病程较短，病情较轻，易于痊愈，伴有明显的外感六淫病史，考虑外感头晕。

（2）病程较长，容易反复发作，治疗较为困难，考虑内伤头晕。

2. 层次二：根据发病时节分辨外感头晕的病邪性质

（1）头晕突发，程度较轻，伴有恶寒发热、鼻塞流涕、喷嚏、头身疼痛、苔薄、脉浮等，考虑表证头晕，应结合其具体证候不同而分辨其感邪性质，具体可参考发热。

（2）夏令盛暑季节，突发头晕欲仆，伴头痛、壮热、烦渴汗多、脉洪数，考虑冒暑头晕。

3. 层次三：根据发病方式分辨内伤头晕的虚实性质

（1）因劳倦而发，多为气血亏虚、肾精不足的虚性头晕。

（2）因情志波动、饮酒、暴食、外伤而发或加重者，多为肝火上炎、肝阳上亢、痰浊中阻、瘀血阻络的实性头晕。

4. 层次四：根据头晕伴随症状及诱发因素分辨内伤头晕的病理机制

（1）头晕，动则加剧、遇劳易发，面色㿠白，唇甲不华，发色不泽，心悸少寐，神疲懒言，饮食减少，舌质淡，脉细弱，考虑气血亏虚。

（2）头晕，伴见精神萎靡，少寐多梦，健忘，腰膝酸软，遗精，耳鸣，考虑肾精不足。

（3）头晕，伴见耳鸣，头痛且胀，每因烦劳或恼怒而头晕、头痛加剧，面色潮红，急躁易怒，少寐多梦，口苦，舌质红苔黄，脉弦，考虑肝阳上亢。

（4）头晕，头重如蒙，胸闷作恶，食少多寐，苔白腻，脉濡滑，考虑痰浊中阻。

（5）外伤后头晕，伴头痛如刺，痛处固定，舌紫，脉细或细涩，考虑瘀血。

【辨证导图】

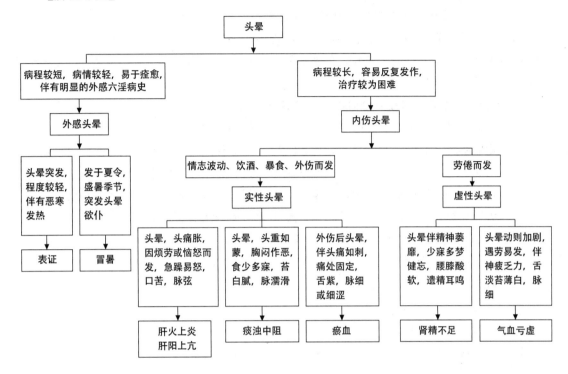

三、头痛

头痛是指由于外感与内伤，致使脉络拘急或失养，清窍不利所引起的以头部疼痛为主要特征的病症。头痛既是一种常见的病名诊断，也是一种常见症状，可以发生于多种急慢性疾病过程中，有时亦是某些相关疾病加重或恶化的先兆。

【四诊要点】四诊采集以问诊为主要方式，同时注意通过望诊观察患者面部表情。

1. 问诊　头痛的原因或诱因、头痛的时间、头痛的特征、头痛的程度、头痛的部位；伴随的症状，如恶寒、发热、头晕、咳嗽，以及结合《十问歌》诊察全身其他症状，加以鉴别辨证。

2. 望诊　皱眉蹙目或托腮抱头，提示疼痛不适。

【辅助检查】头颅 CT、头颅磁共振成像、脑脊液检查、血常规等。

【辨证思路】

1. 层次一：根据恶寒发热以及发病的急缓、头痛的性质分辨外感头痛或内伤头痛

（1）病程较短，起病较急，痛势较剧，呈现掣痛、跳痛、胀痛、重痛、痛无休止，考虑外感头痛。

（2）病程较长，起病较慢，痛势较缓，呈现隐痛、空痛、昏痛、痛势悠悠，遇劳则剧，时作时止，考虑内伤头痛。

2. 层次二：根据寒热轻重分辨外感头痛的病邪性质

（1）恶风恶寒，遇风加重，头痛连项，舌苔薄白，脉浮紧，提示风寒头痛。

（2）发热或微恶风，头痛如裂，面红目赤，舌红苔黄，脉浮数，提示风热头痛。

3. 层次三：根据发病方式分辨内伤头痛的虚实性质

（1）因劳倦而发，多为气血、阴精不足的虚性头痛。

（2）因情志波动、饮酒、暴食、外伤而发或加重者，多为肝火上炎、肝阳上亢、痰浊内阻、瘀血阻络的实性头痛。

4. 层次四：根据头痛性质分辨内伤头痛病理机制

（1）空痛，耳鸣眩晕，腰膝酸软，舌红少苔，脉细无力，考虑肾虚头痛。

（2）隐痛绵绵，眩晕，神疲乏力，面色㿠白，舌淡苔薄白，脉细弱，考虑血虚头痛。

（3）胀痛，心烦易怒，口苦胁痛，苔薄黄，脉弦有力，考虑肝火或肝阳头痛。

（4）重痛昏蒙，胸脘满闷，呕吐痰涎，舌苔白腻，脉滑或弦滑，考虑痰浊头痛。

（5）头痛如刺，痛处固定，舌紫，脉细或细涩，考虑瘀血头痛。

5. 层次五：疼痛部位分辨头痛的经络病位

（1）前额部或眉棱骨疼痛，为阳明经头痛。

（2）后部疼痛，下连于项，为太阳经头痛。

（3）头之两侧疼痛，连及耳部，为少阳经头痛。

（4）颠顶疼痛，或连于目系，为厥阴经头痛。

【辨证导图】

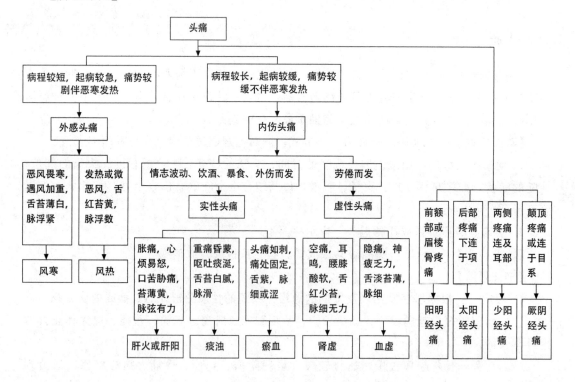

四、心悸

心悸是指患者自觉心跳不安的症状，多为心与心神病变，是临床常见病证之一，也可作为临床多种病证的症状表现之一，如胸痹心痛、失眠、健忘、眩晕、水肿、喘证等。

心悸的特点是发作性心慌不安，心跳剧烈，不能自主，或一过性、阵发性，或持续时间较长，或一日数次发作，或数日一次发作，常兼见胸闷气短，神疲乏力，头晕喘促，甚至不能平卧，出现晕厥。其脉象表现或数或迟，或乍疏乍数，并以结脉、代脉、促脉、涩脉为常见。

【主要类型】根据临床表现特点，胸痛的主要类型有如下 2 种。

1. 因心藏神而主血脉，当人受到惊吓或恐惧时，出现心悸，随即复常者，多属生理反应。

2. 因受惊而发，或无明显外界诱因，出现心悸，且易反复发作者，则属病理状态。

【四诊要点】应做到四诊合参，具体采集如下病情资料，以鉴别辨证。

1. 问诊　心悸的原因或诱因、时间、特征、程度、伴随的症状，以及结合《十问歌》诊察全身其他症状。

2. 望诊　叉手扪心、皱眉蹙目、口唇发绀、汗出淋漓。

3. 切诊　肢冷，脉象常呈现促、结、代等变化。

【辅助检查】常规心电图、24 小时动态心电图、信号平均心电图、运动试验等。

【辨证思路】

1. 层次一：根据心悸发病原因分辨惊悸与怔忡

（1）因受惊而发，或心悸易惊，病情较轻者为惊悸。

（2）无明显外界诱因，心跳剧烈，上至心胸，下至脐腹，惊动不安，病情较重者为怔忡。

（3）惊悸日久不愈者可发展为怔忡，怔忡病情较惊悸为重。

2. 层次二：注意辨别心悸的虚实性质

（1）心悸以虚证为主，多发于体质虚弱之人，特别是心脏虚弱者，如心之气血阴阳虚弱，谓之虚性心悸。

（2）心悸实证少见，部分心悸的发生虽有外因，如热邪、痰、水、瘀血、风寒湿等，但终因好发于体质虚弱之人，属邪气乘虚内舍于心，谓之虚实夹杂心悸。

3. 层次三：根据心悸伴随症状分辨虚证心悸

（1）心悸不宁，善惊易恐，坐卧不安，少寐多梦而易惊醒，食少纳呆，恶闻声响，苔薄白，脉细略数或细弦，考虑心虚胆怯。

（2）心悸气短，头晕目眩，少寐多梦，健忘，面色淡白，神疲乏力，纳呆食少，腹胀便溏，舌淡红，脉细弱，考虑心血不足。

（3）心悸易惊，心烦失眠，五心烦热，口干，盗汗，思虑劳心则症状加重，伴有耳鸣，腰酸，头晕目眩，舌红少津，苔薄黄或少苔，脉细数，考虑阴虚火旺。

（4）心悸不安，胸闷气短，动则尤甚，面色苍白，形寒肢冷，舌淡苔白，脉虚弱，或沉细无力，考虑心阳不振。

（5）心悸，胸闷痞满，渴不欲饮，下肢水肿，形寒肢冷，伴有眩晕，恶心呕吐，流涩，小便短少，舌淡苔滑，脉沉细滑而无力，考虑水饮凌心。

（6）心悸，胸闷不适，心痛时作，痛如针刺，唇甲青紫，舌质紫暗或有紫斑，脉涩或结或代，考虑心血瘀阻。

【辨证导图】

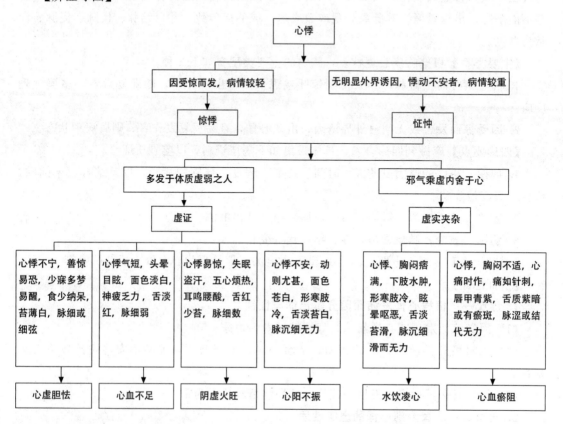

五、胸痛

胸痛是指胸的某一部位疼痛的症状。胸痛的病位主要在于心、肺，也与肝、胁肋有关。

【主要类型】根据临床表现特点，胸痛的主要类型有如下几种。

1. 冷痛　胸部疼痛有冷感，寒邪伤络多为实证，阳气亏虚不能温煦脏腑多为虚证。

2. 闷痛　胸部疼痛兼有憋闷感，多见于心前区，多因气机不畅所致。

3. 绞痛　胸部痛势剧烈，如刀绞割，多因有形实邪阻碍气机或寒邪凝滞气机所致。

4. 胀痛　胸部疼痛兼有胀感，是气滞的疼痛特点，多因肝气郁结所致。

5. 灼痛　胸部疼痛灼热感，火邪攻络多为实热，阴虚火旺多为虚热。

6. 隐痛　胸部疼痛不剧烈，绵绵不休，时作时止，多因阳气精血不足，脏腑经脉失养所致。

7. 痛连心下　痛连心下，伴有脉沉紧，多为太阳病误下，表邪入里化热入膈所致。

【四诊要点】

1. 问诊　胸痛的原因或诱因、胸痛的时间、胸痛的特征、胸痛的程度、胸痛的部位；伴随的症状，如胸闷、咳嗽、气短、咯血，以及结合《十问歌》诊察全身其他症状。

2. 望诊　胸部皮肤颜色，有无伤口或紫斑紫点，面色白，舌苔白，属寒证；面色红，舌苔黄，属热证。

3. 闻诊　咳嗽气喘，呼吸音异常。

4. 切诊　胸部有隆起或凹陷。

【辅助检查】胸部 X 线片，心电图检查。

【辨证思路】

1. 层次一：根据胸痛的致病因素分辨外感胸痛与内伤胸痛

（1）具有明显外邪致病因素而起，起病较急，病程较短，恶寒与发热并见，热度较高，或兼有咳嗽、脉浮等症，考虑外感胸痛。

（2）一般起病较缓，病程较长，或伴有反复发热的病史，临床多见由寒、热、气、血、痰、瘀引起的胸痛，考虑内伤胸痛。

2. 层次二：根据疼痛伴随的发热与恶寒分辨外感胸痛的病邪性质

（1）胸胀痛，每于咳嗽或深呼吸时疼痛加重，伴壮热，咳喘，咳痰黄稠或痰中带血，苔黄，脉浮数，考虑风热壅肺。

（2）胸痛，遇寒尤甚，咳嗽引胸痛，伴痰白，四肢不温，口不渴，小便清长，苔白，脉迟或紧，考虑风寒袭肺。

（3）胸痛连心下，拒按，或伴项强，口燥而渴，或大便干结，有潮热，考虑结胸证。

3. 层次三：根据胸痛的性质、伴随症状分辨内伤胸痛的虚实性质

（1）闷痛，伴见痰多气短，肢体沉重，遇阴雨天加重，苔浊腻，脉滑，考虑痰浊痹阻；伴见胸闷气短，动则尤甚，自汗，面色㿠白，四肢欠温，舌体胖大有齿痕，苔白，脉沉细，考虑心肾阳虚。

（2）绞痛，伴见痛有定处，入夜尤甚，舌质暗红，有紫斑，苔薄，脉弦涩，考虑瘀血阻络；伴见喘不得卧，形寒，冷汗自出，手足不温，苔薄白，脉沉紧，考虑寒凝心脉。

（3）胀痛，伴见胸闷胀痛，走窜不定，疼痛每因情志变化而增减，嗳气频作，舌苔边有白沫，脉弦，考虑肝郁气滞。

（4）灼痛，伴见痛连胁部，口苦口黏，恶心呕吐，小便黄赤，大便不爽，舌红苔黄腻，脉弦滑，考虑肝胆湿热。

（5）隐痛，伴见遇劳加重，口干咽燥，心中烦热，舌红少苔，脉细弦而数，考虑阴虚生热，肝络失养；伴见时作时止，倦怠乏力，声息低微，面白自汗，口干咽燥，苔少，脉虚细或结代，考虑气阴两虚。

【辨证导图】

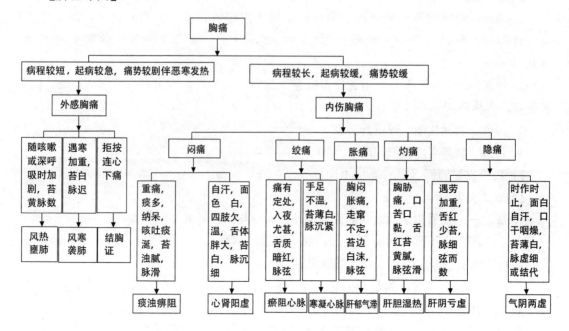

六、气喘

气喘，亦称喘、喘逆、喘促、喘息、上气，是一种呼吸困难的症状。轻者活动时气促，重者在安静时亦感呼吸困难，甚则张口抬肩，不能平卧。

【主要类型】根据临床表现特点，气喘的主要类型有如下几种。

1. 实喘 病势急骤，声高息粗，多伴有痰鸣咳嗽，多由风寒或痰热、痰浊等所致。

2. 虚喘 病势徐缓，气短息弱，少伴有痰鸣咳嗽，多由肺虚、肾虚所致。

【四诊要点】

1. 问诊 气喘的原因或诱因、气喘的时间、气喘的特征、气喘的程度、气喘的呼吸时相、气喘与劳动和体位的关系及伴随症状等。

2. 望诊 痰多色白或色黄量多质稠，喘促有力者为实；痰多色白量少质稀，喘促无力者为虚。

3. 闻诊 呼吸急促，深长有余，呼出为快，气粗声高等为实喘；呼吸短促无力，深吸为快，气短声低等为虚喘。

4. 切诊 实证脉有力；虚证多无力。

【辅助检查】注意观察心率、血压，检查胸廓形态，心、肺听诊，血常规、胸部 X 线片、心电图检查等。

【辨证思路】

1. 层次一：根据病势和病程分辨虚实

（1）实喘，感受外邪者，发病急，病程短，多伴有表证；内伤者，病程久，易反复发作，无表证。

（2）虚喘，病势徐缓，病程长，遇劳加重。

2. 层次二：根据临床表现分辨实喘

（1）喘促胸胀闷，伴咳痰稀薄色白，头痛鼻塞，恶寒发热无汗，苔薄白，脉浮紧，考虑寒邪犯肺。

（2）气息喘促，甚则胸盈仰息，伴痰多黏腻色白，胸中窒闷，脘满纳差，舌质淡，苔腻，脉弦滑，考虑痰浊内阻。

（3）喘促气短或兼咳嗽，肢体水肿，痰多白稀，苔白，脉沉，考虑水饮内停。

3. 层次三：根据临床表现分辨虚喘

（1）气短声低，倦怠乏力，精神萎靡，舌淡苔白，脉象虚弱无力，为气虚。若出现自汗畏风，易感冒，考虑肺气虚；若出现气息短促，不得接续，动则喘息更甚，腰膝酸软，考虑肾气虚；若喘咳日久，动则更甚，呼多吸少，气不得续，自汗，肢冷，或有水肿，面青唇紫，应考虑肺肾气虚。

（2）畏寒肢冷，面色苍白，夜尿频多，大便稀溏，小便清长，舌淡苔白，脉沉无力，为阳虚。若出现喘息日久，呼多吸少，气不得续，伴耳鸣耳聋，腰膝酸软，夜尿频多，小便清长，或精神萎靡，面色㿠白，畏寒肢冷等，应考虑肾阳虚。

（3）潮热盗汗，五心烦热，口干咽燥，舌红少津，脉细数，为阴虚。若出现喘促短气，干咳或痰少而黏，伴声音嘶哑等，应考虑肺阴虚；若出现喘息日久，呼多吸少，气不得续，伴眩晕耳鸣，健忘少寐，腰膝酸软等，应考虑肾阴虚；若出现气喘咳呛，短气少痰，头晕耳鸣，腰膝酸软等，应考虑肺肾阴虚。

（4）喘逆剧烈，鼻翼煽动，张口抬肩，甚则端坐不能平卧，动易尤甚，伴心慌烦闷，口唇青紫，汗出如珠，舌淡无华，少苔，脉浮大无根，为喘脱危象。

【辨证导图】

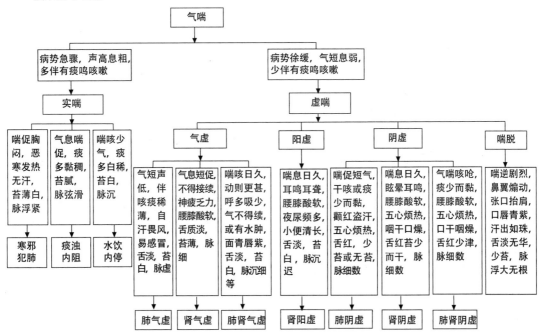

七、咳嗽

咳嗽是指肺失宣肃，上逆作声而引起以咳嗽或伴咳痰为主要表现的一种病症。通常有声无痰称为咳，有痰无声称为嗽，临床上多声痰并见，统称咳嗽。

【主要类型】根据临床表现特点，咳嗽的主要类型有如下几种。

1. 外感咳嗽　起病急，病程短，一般伴有外感症状，如发热、鼻塞流涕、头痛咽痛等，多由外邪侵袭所致。

2. 内伤咳嗽　起病缓，病程长，一般伴有气促，咳时胸胁作痛，神疲乏力等，多受他脏病变累及。

【四诊要点】

1. 问诊　咳嗽原因或诱因，咳嗽的时间，咳嗽的性质或节律；伴随的症状，如恶寒、咳痰、气喘、汗出、鼻塞流涕等症状。

2. 望诊　痰的量、色等。

3. 闻诊　咳声强弱。

4. 切诊　外感咳嗽脉有浮象。

【辅助检查】检查颈部气管位置是否居中，胸壁有无按压痛，听诊有无啰音，血常规，胸部 X 线，必要时做痰培养、肺功能检查、肺部 CT、肺活组织检查、过敏原及有关血清检查、PPD 或结核菌素试验等。

【辨证思路】

1. 层次一：根据病势和病程分辨外感咳嗽与内伤咳嗽

（1）外感咳嗽，多是新病，起病较急，病程较短，初期常伴有寒热、头痛、鼻塞等肺卫表证。

（2）内伤咳嗽，多是久病，起病较慢，病程较长，往往有较长的咳嗽病史。

2. 层次二：根据临床表现分辨外感咳嗽的病邪性质

（1）咳嗽，咳嗽喉痒，痰白稀，伴恶风发热，鼻塞头痛，汗出，苔薄白，脉浮缓，考虑伤风表证。

（2）咳嗽，咳声重浊，痰稀色白，伴恶寒发热，无汗，头身疼痛，苔薄白，脉浮紧，考虑风寒表证。

（3）咳嗽，咳声高亢，痰黄黏稠，伴发热微恶风寒，咽痛喉燥，苔薄黄，脉浮数，考虑风热表证。

（4）咳嗽，干咳少痰或无痰，或痰中带血丝，咳而不爽，伴恶寒发热，口唇鼻咽干燥，脉浮，考虑风燥表证。本证多发于秋季，有凉、温之分，证候表现有偏风寒、偏风热的不同。

（5）咳嗽，干咳无痰，或痰少有沫，壮热，烦渴，汗多，头痛头晕，肢倦神疲，脉洪，考虑伤暑表证。

3. 层次三：根据临床表现分辨内伤咳嗽的虚实性质

（1）咳嗽无力，气短，动则益甚，为肺虚。若见痰多清稀，神疲乏力，自汗畏风，易于感冒等，应考虑肺气虚；若见痰中带血丝，难咳出，伴低热，午后颧红，手足心热，舌红少苔，脉细数等，应考虑肺阴虚。

（2）咳嗽痰多黏腻，胸闷脘痞，为痰浊内阻。若出现咳声重浊，伴胸闷，食少，腹胀，大便时溏，舌质淡，舌苔白腻，脉濡滑等，应考虑痰湿阻肺；若出现咳嗽气息粗促，咳痰不爽，或痰气腥臭，或吐血痰，伴胸胁胀满，咳时引痛，面赤，口干而黏，欲饮水，舌质红，苔薄黄腻，脉滑数等，应考虑痰热壅肺。

（3）咳嗽，咳声高亢，喘息气粗，痰黄稠臭秽或带血丝，伴发热，便干，尿黄，舌红，苔黄，脉数有力等，为热邪壅肺。

（4）咳逆阵作，咳时面红目赤，胸胁胀痛，疼痛随情绪波动增减，伴咽干口苦，痰量少质黏，或如絮条，舌红或舌边红，舌苔薄黄少津，脉弦数等，为肝火犯肺。

【辨证导图】

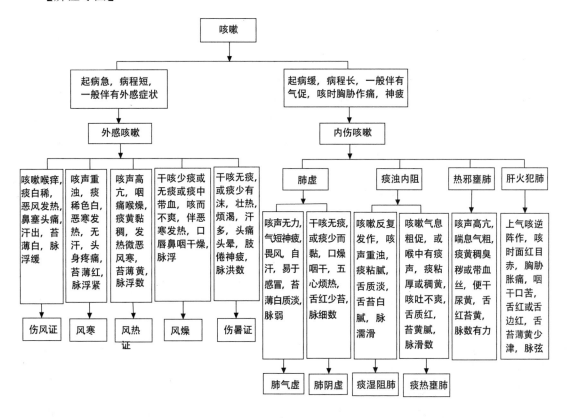

八、呕吐

呕吐指胃失和降，胃气上逆，迫使胃中食物从口中吐出的一种病症。临床以有声无物谓之干呕，有物无声谓之吐，有物有声谓之呕吐，临床上难以截然分开，故一般统称为呕吐。

【主要类型】根据临床表现特点，呕吐的主要类型有如下几种。

1. 吐涎　指呕吐痰涎清水，多因痰饮内停所致。

2. 吞酸　指酸水自胃上泛于咽喉之间，未吐出又吞咽，多因饮食停滞或肝气犯胃所致。

3. 喷射样呕吐　指呕吐物可以喷射到很远，多因外伤或颅内压增高所致。

4. 朝食暮吐，暮食朝吐　指早起进食，至黄昏吐出或晚上进食，至清晨呕出，多因脾胃虚寒或饮食内积所致。

【四诊要点】

1. 问诊　呕吐的原因或诱因、呕吐的时间、呕吐的特征、呕吐的程度；伴随的症状，如恶寒、发热、咳嗽、气喘、饮食、汗出，以及结合《十问歌》诊察全身其他症状。

2. 望诊　观察面色、呕吐物颜色，舌色舌质，以及精神是否倦怠。

3. 闻诊　呕吐物气味，大便是否秽臭，是否口臭。

4. 切诊　根据脉象定寒热虚实。

【辅助检查】血常规、尿常规、胃肠钡剂检查、消化道内镜、B超、血电解质浓度、肝功能检查、肾功能检查等。

【辨证思路】

1. 层次一：根据呕吐情况分辨虚实

（1）发病急骤，病程较短，呕吐量多且多酸腐臭秽，脉实有力，多为实证。

（2）起病缓慢，病程较长，呕且无力，时作时止，呕吐物量不多，脉弱无力，多为虚证。

2. 层次二：根据临床表现分辨实呕

（1）发热恶寒，头身疼痛，汗出，头身困重，不思饮食，舌苔薄，脉浮，为外邪犯胃呕吐。

（2）脘腹胀满，嗳气厌食，得食加重，吐后反快，苔厚腻，脉滑实，为饮食停滞呕吐。

（3）呕吐清水痰涎，头眩心悸，胸脘痞闷，不思饮食，苔白腻，脉滑，为痰饮内停呕吐。

（4）呕吐吞酸，嗳气频作，胸胁胀满，烦闷不舒，情志不遂导致吞酸更甚，舌边红，苔薄腻，脉弦，为肝气犯胃呕吐。

3. 层次三：根据临床表现分辨虚呕

（1）大便溏泄，食入难化，口淡不渴，面色少华，舌质淡，苔薄白，脉濡弱，为脾胃虚寒呕吐。

（2）时作干呕，口燥咽干，胃中嘈杂，饥不欲食，舌红苔少，脉细数，为胃阴不足呕吐。

【辨证导图】

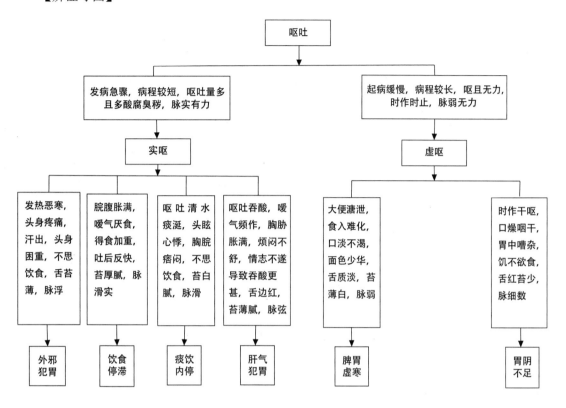

九、泄泻

泄泻又称腹泻，是指大便次数增多，粪质稀薄为主的病症。外感寒湿、湿热、疫毒之邪，或情志、饮食所伤，或久病伤及脾肾阳气均可导致泄泻。

【主要类型】根据临床表现特点，泄泻的主要类型有如下几种。

1. 五更泻　黎明泄泻，肠鸣腹痛，泻后痛减，多因肾阳虚衰所致。

2. 泻下如水　大便稀溏，清稀如水，多因寒湿泄泻所致。

3. 泻下黄糜　大便色黄褐如糜，黏滞不爽，多因湿热泄泻或暑湿泄泻所致。

4. 溏泄不调　大便稀溏，时作时止，多因脾胃虚弱所致。

【四诊要点】

1. 问诊　泄泻的原因或诱因、泄泻的时间、泄泻的特征、泄泻的程度、泄泻的部位；伴随的症状，如恶寒、发热、头晕、饮食，以及结合《十问歌》诊察全身其他症状。

2. 望诊　观察面部颜色，是否有面容痛苦，大便是否稀溏，观察舌象。

3. 闻诊　大便是否臭秽。

4. 切诊　根据脉象分辨虚实。

【辅助检查】血常规、粪便常规、尿常规、腹部 X 线检查、消化道纤维内镜、B 超、CT、肝功能、甲胎蛋白、胰腺功能、胆汁分析、肛门指诊。

【辨证思路】

1. 层次一：根据泄泻特征分辨虚实

（1）急性泄泻，病程较短，次数频多，痛势急迫，腹痛拒按，泻后痛减，多为实证。

（2）慢性久泻，病程较长，反复发作，腹痛不甚，喜温喜按，多属虚证。

2. 层次二：根据临床表现分辨实泄

（1）泻下如水，腹痛肠鸣，脘闷食少，苔薄白或白腻，脉濡缓，为寒湿泄泻。

（2）泻下急迫，粪色黄褐，烦热口渴，小便短赤，肛门灼热，舌红苔黄腻，脉濡数或滑数，为湿热泄泻。

（3）暑期发热心烦，胸闷脘痞，自汗，口渴尿赤，舌红苔黄厚而腻，脉濡数，为暑湿泄泻。

（4）泻下如败卵，夹有不消化食物，嗳腐酸臭，不思饮食，舌苔垢浊或厚腻，脉滑，为食滞胃肠泄泻。

（5）因情绪诱发泄泻，多胸胁胀闷，嗳气食少，矢气频作，舌苔薄白或薄腻，脉弦细，为肝气乘脾泄泻。

3. 层次三：根据临床表现分辨虚泄

（1）时溏时泻，脘腹胀闷不舒，面色少华，肢倦乏力，舌淡苔白，脉细弱，为脾胃虚弱泄泻。

（2）五更泻，完谷不化，泻后则安，形寒肢冷，喜暖畏寒，腰膝酸软，舌淡苔白，脉沉细，为肾阳虚衰泄泻。

【辨证导图】

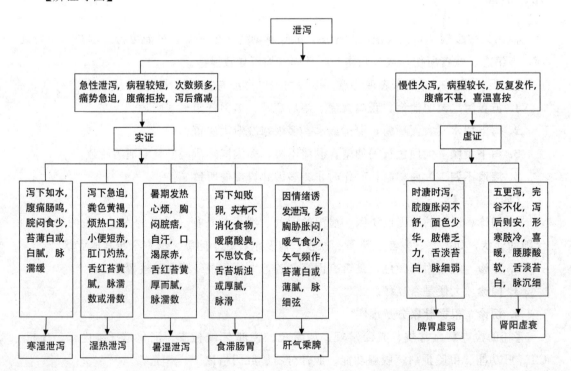

十、腹痛

腹痛是指脏腑气机阻滞，经脉痹阻或脏腑经脉失养所致的以胃脘以下、耻骨毛际以上部位发生疼痛为主要表现的一种病症。

【主要类型】根据临床表现特点，腹痛的主要类型有如下几种。

1. 急性腹痛 腹痛起病急，病程较短，通常痛势较甚或伴恶寒或发热，多为病邪直中脏腑所致。

2. 慢性腹痛 腹痛起病缓，病程较长，通常痛势较缓，亦有恶寒者，以内伤病证多见。

3. 隐痛 疼痛不剧烈，绵绵不休，时作时止的症状，多因阳气精血不足，脏腑经脉失养所致。

4. 刺痛 疼痛如针刺，痛有定处，入夜尤甚的症状，多为瘀血阻络所致。

5. 冷痛 疼痛有冷感，寒邪伤络所致为实证，阳气亏虚不能温煦脏腑为虚证。

6. 胀痛 疼痛兼有胀感的症状，是气滞的疼痛特点。

【四诊要点】

1. 问诊 腹痛的原因或诱因、腹痛的时间、腹痛的特征、腹痛的程度、腹痛的部位；伴随的症状，如排便异常或排尿异常，以及恶心呕吐、食欲不振等症，再结合《十问歌》诊察全身其他症状。

2. 望诊 腹部皮肤颜色及外形的异常，神情与体态的异常。

3. 闻诊 肠鸣音的异常。

4. 切诊 腹部有无拒按、包块、板状腹、反跳痛等症。

【辅助检查】可做血、粪便及尿常规检查，可选做胸、腹部 X 线透视、CT、磁共振成像、B 超、心电图、经皮肝穿、胆道造影、消化道纤维内镜、选择性动脉造影、血淀粉酶、尿淀粉酶、血糖、肝功能、腹腔穿刺等检查。

【辨证思路】

1. 层次一：根据腹痛的性质辨虚证腹痛和实证腹痛

（1）虚证腹痛：因气血亏虚，不能温养脏腑，气机不畅而致，以疼痛绵绵喜按为特点。

（2）实证腹痛：因气机瘀滞，或因食积、虫积、瘀血等阻滞经络所致，以疼痛拒按、里邪亢盛为特点。

2. 层次二：根据腹痛的性质和兼症辨虚证腹痛

（1）隐痛，伴见时作时止，喜温喜按，形寒肢冷，舌淡苔白，脉沉细，为中虚脏寒。

（2）隐痛，伴见劳累后加重，面白体倦，舌淡苔白，脉虚，为气虚腹痛。

（3）隐痛，伴见面白不华或萎黄，唇甲淡白，舌淡苔薄白，脉细，为血虚腹痛。

3. 层次三：根据腹痛的性质和兼症辨实证腹痛

（1）全腹或脐上胀满疼痛拒按，伴见发热汗出、便秘等症状，为阳明腑实之证；脐上胀痛拒按，常伴时发时止，发热，舌红苔黄腻，脉滑数，为湿热；腹胀痛，连及胁肋，痛无定处，太息，伴急躁易怒，舌红苔薄白，脉弦，考虑肝郁气滞；大腹胀痛拒按，常连及胃脘，嗳腐吞酸，腹泻或矢气后痛减，常伴厌食、大便不调或溏等食积不化的症状，有饮食不节史，考虑食积。

（2）腹部刺痛拒按，痛处常可扪及包块，面色黧黑，肌肤甲错，舌有紫斑紫点，脉涩，为血瘀。

（3）少腹拘急冷痛拒按，伴见牵引睾丸坠胀疼痛，受寒则甚，得热则缓，恶寒或畏寒，肢冷，或月经不调，痛经，或颠顶头痛，干呕，吐延沫，苔白，脉弦迟，考虑寒邪留滞肝脉；腹冷痛暴作，痛在脐周，拒按，得温痛减，遇寒加重，可伴呕吐腹泻、四肢不温、口淡不渴、苔白、脉沉紧等腹部受寒之征，考虑寒邪直中。

（4）腹痛暴作，向右下腹转移，伴见发热呕吐，舌红苔白，考虑肠痈。

（5）绕脐而痛，乍痛乍止，按之或有条索状物，拒按，常伴面黄肌瘦，睡中龂齿，嗜异食，大便有时带虫，考虑虫积。

【辨证导图】

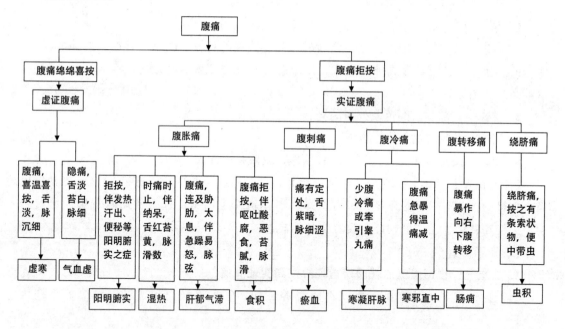

十一、水肿

水肿是指因感受外邪，饮食不节，或劳倦过度等，使肺失通调，脾失健运，肾失开合，三焦气化不利，导致体内水液潴留，泛滥肌肤，以头面、眼睑、四肢、腹背，甚至全身水肿为临床特征的一类病症。

【主要类型】按病理性质，水肿可分为阳水和阴水。

1. 阳水　急性起病，身半以上肿甚，多由外邪所致。

2. 阴水　慢性起病，身半以下肿甚，多由内伤所致。

【四诊要点】

1. 问诊　水肿的原因或诱因、水肿出现的时间、水肿的特征、水肿的程度；伴随的症状，如恶寒、发热、汗出、口渴、小便情况，以及结合《十问歌》诊察全身其他症状。

2. 望诊　目窠微肿，如新卧起之状，面有水气色泽，是水肿病初起之征。阳水肿起较速，眼睑头面先肿，肿处皮肤绷急光亮；阴水肿起较慢，下肢足踝、腹部先肿，最后波及头面，肿处皮肤松弛。

3. 切诊　阳水肿处皮肤按之凹陷即起；阴水肿处皮肤松弛，按之凹陷不易恢复，甚则按之如泥。

【辅助检查】临床水肿分度。

1. 面目虚浮，手足发胀，但压无凹陷，称潜在性水肿。

2. 仅踝肿，按之凹陷易复，为Ⅰ度水肿。

3. 较重者，水肿过膝，按之凹陷没指，不易恢复，为Ⅱ度水肿。

4. 更重者，全身水肿，腹大胸满，卧则喘促，为Ⅲ度水肿。

【辨证思路】

1. 层次一：根据水肿初起部位及表现分辨阳水与阴水

（1）水肿多由面目开始，自上而下，继及全身，肿处皮肤绷急光亮，按之凹陷即起，可兼有表证，多属热证、实证，考虑阳水。

（2）水肿多由足踝开始，自下而上，继及全身，肿处皮肤松弛，按之凹陷不易恢复，甚则按之如泥，多属寒证、虚证，考虑阴水。

2. 层次二：根据阳水水肿所伴兼症分辨阳水病邪性质

（1）眼睑水肿，继则四肢及全身皆肿，来势迅速，多有恶寒，发热，肢节酸楚，小便不利等症，可偏于风热或风寒，考虑属风水相搏。

（2）眼睑水肿，延及全身，皮肤光亮，尿少色赤，身发疮痍，甚则溃烂，伴恶风发热，舌红，苔薄黄，脉浮数或滑数，考虑属湿毒浸淫。

（3）全身水肿，下肢尤甚，按之凹陷，小便短少，身体困重，纳呆食少，胸闷恶心，苔白腻，脉沉缓，起病缓慢，病程较长，考虑属水湿浸渍。

（4）遍体水肿，皮肤绷急光亮，胸脘痞闷，烦热口渴，小便短赤，或大便燥结，舌红，苔黄腻，脉沉数或濡数，考虑属湿热壅盛。

3. 层次三：根据阴水水肿所伴兼症分辨阴水病理性质

（1）身肿日久，腰以下为甚，按之凹陷不易恢复，脘腹胀闷，纳减便溏，面色萎黄，神疲乏力，四肢倦怠，小便短少，舌质淡，苔白腻或白滑，脉沉缓或沉弱，考虑属脾阳虚衰。

（2）面浮身肿，腰以下肿甚，按之凹陷不起，尿量减少或反多，腰酸冷痛，四肢厥冷，畏寒神疲，面色㿠白，甚者心悸胸闷，喘促难卧，腹大胀满，舌质淡胖，苔白，脉沉细或沉迟无力，考虑属肾阳衰微。

（3）水肿延久不退，肿势轻重不一，四肢或全身水肿，以下肢为主，皮肤紫斑，腰部刺痛，或伴血尿，舌紫暗，苔白，脉沉细涩，考虑属瘀水互结。

4. 层次四：根据水肿兼症分辨病变脏腑

（1）头面水肿，以眼睑为甚，四肢皆肿，伴恶寒发热，咳嗽气急，肢体酸痛，病在肺。

（2）遍身水肿，肢体困重，纳差食少，脘腹痞闷，病在脾。

（3）面浮肢肿，腰以下为甚，形寒肢冷，腰膝酸软，病在肾。

（4）面浮肢肿，心悸怔忡，病在心。

【辨证导图】

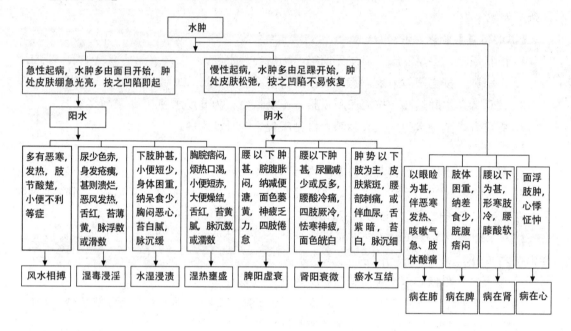

十二、神昏

神昏是指神志模糊，不省人事，甚则昏睡不醒，呼之不应的一种症状。神昏常见于外感热病重证，内伤杂病的中风、厥证、痫证等，久病，重病，精气耗竭者（如水肿、臌胀等疾病的晚期）。

【主要类型】临床上按神昏的浅深程度可分四个层次，依次为神志恍惚、神志迷蒙、昏迷、昏愦。

1. 神志恍惚　先见情感淡漠或情绪烦躁，继而辨知事物不清，恍恍惚惚，但强呼之可应，回答问题已不够准确。

2. 神志迷蒙　为嗜睡朦胧状态，强呼之可醒，旋即昏昏入睡。

3. 昏迷　为呼之不应，不省人事，二便不能自制。

4. 昏愦　即昏迷之甚，不仅呼之不应，对各种刺激也无反应，常伴目正睛圆，口张目合，舌卷囊缩，汗出脚冷，手撒遗尿，鼻鼾喘促或气息微弱等绝证。

【四诊要点】

1. 问诊　神昏的原因或诱因、神昏出现及持续的时间、神昏的特征、神昏的程度；伴随

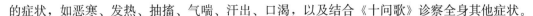

的症状，如恶寒、发热、抽搐、气喘、汗出、口渴，以及结合《十问歌》诊察全身其他症状。

2. 望诊 斑疹隐隐或斑疹透露，各种出血，舌质红绛或舌深绛，苔光少津，可见于多种温病的中后期；喝僻不遂，面赤，两手握固，牙关紧闭，舌苔黄腻，或兼静而不烦，面白唇紫，痰涎壅盛，舌苔白滑而腻，考虑中风闭证；目合口开，手撒遗尿，呼吸微弱，汗出如珠，舌短缩，苔白滑，考虑中风脱证；口吐涎沫，兼有面色苍白，牙关紧闭，两目上视，手足抽搐，舌苔白腻，考虑痫证；浮肿，面色淡白无华，考虑水肿；腹大坚满，脉络怒张，面色晦滞，手撒，大汗如雨，二便不禁，唇舌淡润或口唇青紫，考虑臌胀，阳气暴脱证。

3. 闻诊 谵语，可见于多种温病的中后期；口中发出猪羊叫声，见于痫证。

4. 切诊 肌肤发热，兼四肢清冷，有明显季节性，可见于"中暑"；腹部满硬，拒按，脉细数或沉实，见于外感温热病的中后阶段；肌肤发热，热势不高，脉濡滑而数，考虑湿温病；四肢厥冷，可见于中风脱证、厥证神昏、臌胀及温病热陷心包证等。

【辅助检查】测量血压、体温、呼吸等之外，应检查反射情况。

1. 吞咽、咳嗽、角膜、瞳孔反射尚存者为浅度神昏。

2. 角膜反射消失，瞳孔反射迟钝，病理反射阳性者为中度神昏。

3. 瞳孔反射迟钝或消失，吞咽反射消失者为深度神昏。

【辨证思路】

1. 层次一：根据神昏的原因、诱因、经过分辨外感热病与内伤杂病所致神昏

（1）伴有发热，卫气营血分热象明显者，考虑为外感热病所致神昏。

（2）发病前在暑热高温环境下作业，突发神昏，时间较短，考虑为暑热内结，亦称"中暑"。

（3）既往有眩晕病史、水肿病病史、臌胀病史，发病前有外界刺激因素，考虑为内伤杂病及久病重病晚期所致神昏。

2. 层次二：根据神昏时发热的特点和伴随症状分辨外感热病的发展阶段

（1）发病较急较重，神昏，兼有壮热或身热夜甚，烦躁谵语或昏愦不语，肢厥，舌蹇，脉细数，考虑为温病热陷心包证，多由肺卫之邪逆传心包所致。

（2）神昏，兼有日晡潮热，腹部满硬而痛，拒按，口渴喜饮，舌苔黄燥，脉沉实，考虑为胃肠热结、热扰心神证，可见于各种热性病的中期阶段。

（3）神昏，时清时昧，身热不甚，时有谵语，苔黄腻，脉濡滑而数，夏季多发，考虑为湿温病的湿热蒙蔽心窍证。

（4）神昏，兼有身热夜甚，时有谵语，口渴不甚，斑疹隐隐，舌质红绛，苔光少津，脉细数，考虑为温病热扰心营证，可见于多种温病的中后期。

（5）神昏，谵语，兼有烦热口渴，漱水而不欲咽，斑疹显露，或有各种出血，舌深绛，望之若干，扪之尚润，脉细数，考虑为温病热盛动血、血络瘀阻证，可见于多种温病的中后期。

3. 层次三：根据神昏发病诱因、过往病史及伴随症状分辨内伤杂病

（1）既往有水肿病病史，病程较长，神昏，兼有水肿，面色淡白无华，口中时出尿味，四肢厥冷，少尿，舌淡，脉细弱，考虑属水肿。

（2）既往有臌胀病史，病程较长，神昏，兼有恶心呕吐，腹大坚满，脉络怒张，面色晦滞，鼻鼾息微，手撒，肢厥，大汗如雨，二便不禁，唇舌淡润，或口唇青紫，脉微欲绝，考虑属臌胀，阳气暴脱证。

（3）既往有眩晕病史，常见于中老年人，突然神昏，不省人事，㖞僻不遂，兼有面赤，身热息粗，两手握固，牙关紧闭，或痰声如拽锯，舌苔黄腻，脉弦滑数，或兼有静而不烦，面白唇紫，痰涎壅盛，四肢不温，舌苔白滑而腻，脉沉滑或沉缓，考虑属中风闭证；如出现目合口开，手撒，遗尿，鼻鼾，呼吸微弱，汗出如珠，四肢厥冷，舌短缩，苔白滑，脉微欲绝，考虑属中风脱证。

（4）发病前有暴遇寒冷、过饥过累、精神刺激、过量饮酒等诱因，一时神昏，不省人事，兼有口紧握拳，呼吸气粗，四肢厥冷，唇紫，舌苔薄白，脉伏或沉弦，考虑属厥证神昏。

（5）有反复发作的病史，突然神昏，神志不清，口吐涎沫，或发出异常鸣叫声，兼有面色苍白，牙关紧闭，两目上视，手足抽搐，舌苔白腻，脉象多滑者，考虑属痫证。

【辨证导图】

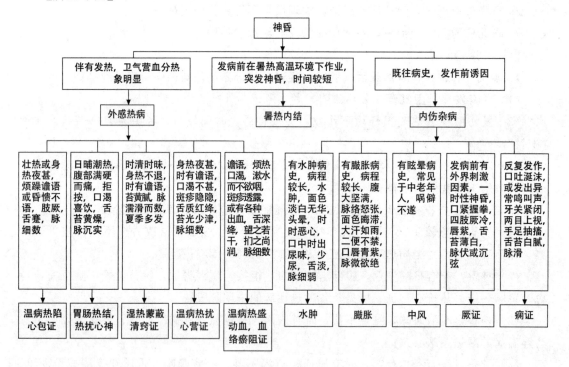

十三、抽搐

抽搐，又称为瘛疭。筋脉拘急而缩者为瘛；筋脉弛缓而伸者为疭。伸缩交替，抽动不已是为瘛疭。凡临床所见筋脉拘急，肘臂伸缩不定的症状，统称为抽搐，多见于痉证、痫证、破伤风、惊风病等。

【主要类型】根据临床表现特点，抽搐的主要类型有如下几种。

1. 刚痉　四肢抽搐，角弓反张，口噤项强，兼发热，恶寒，无汗，苔白，脉沉紧者，是风寒外袭，阳气被阻，筋失所养而发。

2. 柔痉　四肢抽搐，角弓反张，口噤项强，兼发热，有汗，不恶寒，苔白，脉浮缓者，是风邪外袭，卫阳不固，汗出亡阳，筋失所养而发。

3. 痫证抽搐　四肢抽搐，两目上视，口吐涎沫，突然昏倒，不省人事，抽搐醒后如常人，可反复发作，此是肝风夹痰上逆，闭阻清窍所致。

4. 破伤风　四肢抽搐，项背强急，角弓反张，牙关紧闭，舌强，口紧流涎，笑容烦躁者（苦笑面容），是外伤或产后，或分娩断脐时处理不当所致，因外伤风邪入络所致。

5. 小儿惊风　四肢抽搐，颈项强硬，牙关噤急，时发时止，病发于小儿者，有急惊风和慢惊风两类。

（1）急惊风：兼高热惊厥，烦躁不安，面红，唇赤，突然发抽，神志昏迷，角弓反张，涕泪皆无，抽搐或有间断而继续不止者，为急惊风，多因热邪炽盛，痰凝气滞，风热火邪郁闭筋脉所致。

（2）慢惊风：抽搐缓慢无力，时发时止，身有微热，面色淡黄，倦怠懒言，合目昏睡或睡时露睛，大便色青或下利清谷，脉沉缓无力者，是慢惊风，多由气血不足，肝脾两虚，不能滋养温煦筋脉所致。

【四诊要点】

1. 问诊　抽搐的原因或诱因、抽搐的时间、抽搐的特征、抽搐的程度；伴随的症状，如恶寒、发热、汗出、口渴，以及结合《十问歌》诊察全身其他症状。

2. 望诊　四肢抽搐，角弓反张，可见于痉证、小儿急惊风及里实热结之抽搐；伴两目上视，口吐涎沫，神昏，不省人事，醒后如常人，考虑痫证；伴牙关紧闭，口紧流涎，苦笑面容，考虑破伤风。抽搐缓慢无力，时发时止，面色淡黄，倦怠懒言，合目昏睡或睡时露睛，伴大便色青或下利清谷，考虑小儿慢惊风；伴呕吐，神昏，皱眉蹙目，考虑热极生风之抽搐；伴手足颤动或手足蠕动，考虑虚证之抽搐；伴形瘦神疲，舌隐青或有紫斑，考虑瘀血内阻之抽搐。

3. 闻诊　错齿有声，考虑里实热结之抽搐。

4. 切诊　肌肤发热，考虑痉证、小儿急惊风、里实热结之抽搐，以及热极生风之抽搐。

【辅助检查】

1. 必须做的检查　血糖、血钙、肝肾功能检查。

2. 脑电图（EEG）　EEG 是最重要的辅助检查，但并非每个抽搐/癫痫发作的患者均有 EEG 的异常改变。

3. 应选择做的检查　腰穿、脑血管造影、头颅 CT、磁共振成像等。

【辨证思路】

1. 层次一：根据抽搐的主症及兼症分辨具体疾病

（1）四肢抽搐，角弓反张，口噤项强，伴外感表证的症状，属痉证。

（2）四肢抽搐，两目上视，口吐涎沫，突然昏倒，不省人事，抽搐醒后如常人，反复发作，属痫证。

（3）四肢抽搐，项背强急，角弓反张，牙关紧闭，舌强，口紧流涎，苦笑面容，属破伤风。

（4）四肢抽搐，颈项强硬，牙关噤急，时发时止，病发于小儿者，属小儿惊风。

2. 层次二：根据有汗与无汗分辨刚痉与柔痉

（1）抽搐兼发热，恶寒，无汗，苔白，脉沉紧者，属刚痉。

（2）抽搐兼发热，有汗，不恶寒，苔白，脉浮缓者，属柔痉。

3. 层次三：根据小儿惊风的不同表现分辨急惊风与慢惊风

（1）抽搐病程较短，兼高热惊厥，烦躁不安，面红，唇赤，突然发作，神志昏迷，角弓反张，涕泪皆无，抽搐或有间断而继续不止者，为急惊风。

（2）抽搐病程较长，缓慢无力，时发时止，身有微热，面色淡黄，倦怠懒言，合目昏睡或睡时露睛，伴大便色青或下利清谷，脉沉缓无力者，是慢惊风证。

4. 层次四：根据抽搐的性质及兼症分辨病邪性质

（1）四肢抽搐，脚挛急，项背强直，反张离席，牙关噤急，错齿有声，兼有发热，胸满便秘，舌红，苔黄，脉弦数有力者，是里实热结，热盛灼津。

（2）四肢抽搐，手足颤动，兼头昏目眩，汗出，神疲，乏力，气短，舌淡脉弱者，是气血两虚，虚风内动。

（3）四肢抽搐，手足蠕动，兼有腰膝酸软，胁肋灼痛，午后低热，舌红绛，脉细数，是肝肾阴虚。

（4）四肢抽搐，项背强直，形瘦神疲，兼有头身刺痛，舌隐青，或有紫斑，脉沉涩者，是瘀血内阻。

【辨证导图】

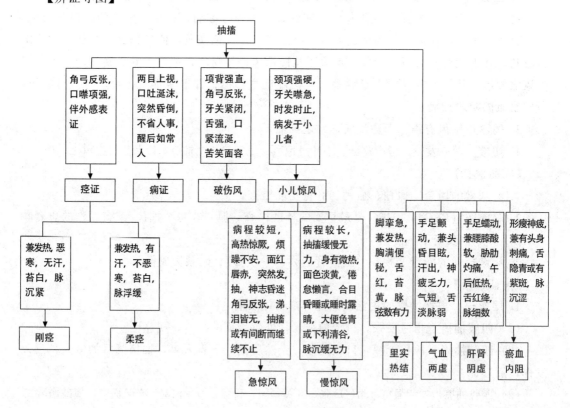

十四、紫斑

紫斑亦称紫癜，以血液溢于皮肤、黏膜之下，出现紫点紫斑，压之不褪色为其临床特征，是小儿常见的出血性病症。其常伴鼻衄、齿衄，甚则呕血、便血、尿血。

【四诊要点】

1. 问诊 紫斑形成的原因或诱因、紫斑出现的时间、紫斑的特征、紫斑的程度、紫斑的部位；伴随的症状，如发热、口渴、出血、便秘，以及结合《十问歌》诊察全身其他症状。

2. 望诊 皮肤出现紫点紫斑。

3. 切诊 紫斑压之不褪色。

【辅助检查】 血常规、尿常规、大便隐血试验、血小板计数、出凝血时间、血管收缩时间、凝血酶原时间、毛细血管脆性试验及骨髓穿刺等。

【辨证思路】

1. 层次一：根据起病、病程、紫癜颜色等辨虚实

（1）起病急，病程短，紫癜颜色较鲜明者，多属实。

（2）起病缓，病情反复，病程缠绵，紫癜颜色较淡者，多属虚。

2. 层次二：根据紫斑伴随症状分辨实证紫斑

（1）全身皮肤紫癜散发，尤以下肢及臀部居多，呈对称分布，大小不一，或伴痒感，可有发热、腹痛、关节肿痛、尿血等，舌质红，苔薄黄，脉浮数，考虑风热伤络。

（2）皮肤出现紫点紫斑，或伴鼻衄、齿衄、呕血、便血、尿血，血色鲜红或紫红，并见心烦、口渴、便秘，或伴腹痛，或有发热，舌红，脉数有力，考虑血热妄行。

3. 层次三：根据紫斑伴随症状分辨虚证紫斑

（1）紫癜反复出现，紫斑、紫点颜色淡紫，常有鼻衄、齿衄，面色苍黄，神疲乏力，食欲不振，头晕心慌，舌淡苔薄，脉细无力，考虑气不摄血。

（2）紫癜时发时止，鼻衄齿衄，血色鲜红，低热盗汗，心烦少寐，大便干燥，小便黄赤，舌光红，少苔或无苔，脉细数，考虑阴虚火炎。

【辨证导图】

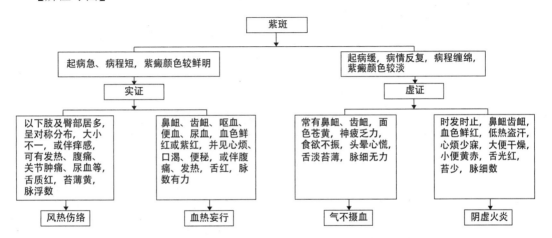

【古代文献】

《医学源流论·脉症与病相反论》：症者，病之发现者也。病热则症热，病寒则症寒，此一定之理。然症竟有与病相反者，最易误治，此不可不知者也。如冒寒之病，反身热而恶热；伤暑之病，反身寒而恶寒；本伤食也，而反易饥能食；本伤饮也，而反大渴口干。此等之病，尤当细考，一或有误，而从症用药，即死生判矣。

《医门棒喝·四诊合参与脉症从舍论》：望、闻、问、切，名曰四诊，医家之规矩准绳也。四诊互证，方能知其病源，犹匠之不能舍规矩而成器皿也。盖望者，望面色之明晦、舌苔之有无，以辨病邪之轻重进退也。闻者，闻声音之怯壮、语言之伦次，以辨神气之爽昧强弱也。问者，问得病之由、痛苦之处，以辨内伤外感、脏腑经络，尤为紧要也。切者，切脉之浮、沉、迟、数、有力、无力，以辨虚实阴阳，而与外证参合逆顺吉凶也……殊不知一脉所主非一病，一病所现非一脉，若不察外症，而凭脉用药，未有不误人性命者。

又如病热者，其脉则数，若热甚伤气，其脉反迟，此一病所现，非止一脉矣。有实证而脉反微弱似虚者，以其邪气壅遏也，有虚证而脉反强旺似实者，以其元气发露也。由此类推，难以枚举。故有舍脉从症者，审其脉假而症真也；有舍症从脉者，审其症假而脉真也。

《医学阶梯·审症论》：病有相似，症有不同。有寒症，有损症，有顺症，有逆症，有危症，有险症，有杂症，有坏症，症之名状，不一其等……如斯，诸症务要审辨清白，若审辨不清，生死立决！医者岂可藉三指以定法，恃眼界以明高？凡遇疑难之症，辨而又辨，审而再审，尚有疑似难明，何况粗浮见解，其能尽症之理者几希？

第十八章　中医医案与病历书写

第一节　中医医案

医案又称诊籍、脉案、方案、病案，是中医临床医生实施辨证论治过程的文字记录，是保存、查核、考评乃至研究具体诊疗活动的档案资料。

一、中医医案的沿革与意义

（一）医案的沿革

早在殷商时代的甲骨文中，有关于某些疾病的记载，可称为最早的原始医案，《左传》《吕氏春秋》及其他诸子书中均记录有少量的医案。西汉时期，司马迁的《史记·扁鹊仓公列传》记载了西汉淳于意所治疗的 25 个"诊籍"（医案），其格式包括姓名、身份、病史、症状、诊断、治疗和疗效等内容，包括内、外、妇、儿、五官等各科疾病，是我国迄今为止有文字记载的最早又较完整的医案。此后，在晋代葛洪的《肘后备急方》、隋代巢元方的《诸病源候论》及唐代孙思邈的《备急千金要方》《千金翼方》等医著中，都能见到一些散在的医案记录。唐宋以后，医案开始盛行，医案的书写和积累受到医家的普遍重视，出现了医案专著。其中，宋代许叔微撰写的《伤寒九十论》记载了用伤寒法施治的 90 例病案，成为我国第一部医案专著。金元时期，医学繁荣，百家争鸣，各家医案不断涌现，如朱丹溪的《格致余论》、张从正的《儒门事亲》等论案结合，使理论与实践相互印证，更加具有说服力。明清时期，收集和研究医案的工作受到重视，如明代江瓘编辑的《名医类案》收集了明代以前名医的验案，收罗广博，内容丰富，涉及临床各科，病案格式包括姓名、性别、年龄、病史、症状、诊断、治疗和疗效等内容；清代魏之琇的《续名医类案》和清代俞震的《古今医案按》等，也都是广泛收集前人医案编辑而成的。此外，明清时期还出现了大量个人医案专著，如明代汪机的《石山医案》、薛己的《薛氏医案》、清代喻嘉言的《寓意草》及叶天士的《临证指南医案》等。其中喻嘉言的《寓意草》载有"议病式"，医案记录详尽，辨证精确，善于化裁经方，用药考究，可谓中医医案书写的雏形。

近代也出现了不少著名医案，如何廉臣的《全国名医医案类编》、秦伯未的《清代名医验案精华》、徐衡之和姚若琴的《宋元明清名医类案》等。虽然前人在医案格式研究上做了很大努力，但由于历史条件限制，传统的医案都是以行医者的个人习惯记录的，无论在格式还是内容上都存在较大差异，使中医医案格式未能得到统一。

中华人民共和国成立后，随着大批中医药院校及中医院的建立，规范中医医案书写的要求日趋迫切。1953 年卫生部（现国家卫生健康委员会，下同）召开医教会议，将诊籍、医案、病历等正式定名为病案；1982 年拟定了《中医病历书写格式和要求》。1991 年国家中医药管理局正式制定了《中医病案书写规范（试行）》。2000 年国家中医药管理局发布了新的《中医病案规范（试行）》。至 2002 年，卫生部、国家中医药管理局发布了《中医、中西医结合病历书写基本规范（试行）》，其内容包括中医病历书写的基本要求、门（急）诊病历书写要求及内容，住院病历书写要求及内容等，并且将"病案"改名为"病历"。2010 年，卫生部和国家中医药管理局在总结全国各地执行 2002 年《中医、中西医结合病历书写基本规范（试行）》情况的基础上，结合当时医疗机构管理和医疗质量管理面临的新形势和新特点，对《中医、中西医结合病历书写基本规范（试行）》进行了修订，制定了《中医病历书写基本规范》。新《中医病历书写基本规范》与 2002 年《中医、中西医结合病历书写基本规范（试行）》相比较，更能体现中医诊疗特色，如在中医门（急）诊病历的初诊、复诊记录中要求记录中医四诊情况等。《中医病历书写基本规范》自 2010 年 7 月 1 日起施行。

（二）医案的意义

各个历史时期众多医家不同风格的医案，不仅是我国历代医家临床实践经验的结晶，也是中医学伟大宝库中的瑰宝。在众多的医案中，既有丰富的医学理论，又有大量的诊疗经验；既有辨证析理，又有处方用药；既有成功的经验，又有失败的教训；既有详明者令人百读不厌，又有简要者令人寻味无穷；既有一般疾病而诊疗别具一格，又有疑难杂症而处治独辟蹊径。

总之，中医医案浓缩、涵盖了中医基础理论和临床各方面的知识，可谓博大精深。学习和研究医案，不仅能巩固和深化理论知识，而且可以提高临床诊疗水平，开阔视野，启迪思路。因此，医案在中医学术继承和发展中占有重要地位，对于中医临床、教学、科研具有重要的参考价值和指导意义。正如章太炎所说："中医之成绩，医案最著。欲求前人之经验心得，医案最有线索可寻，循此钻研，事半功倍。"

二、中医医案的基本内容及书写要求

中医医案通常选用中医临床疗效较好的典型病例，记录内容包括初诊、复诊的四诊资料及证的演变、辨证分析、处方用药、医嘱、预后、按语，即诊疗的理、法、方、药综合运用的整体表述。其基本内容及书写要求如下。

（一）基本内容

1. 一般情况　患者的就诊时间、姓名、性别、年龄、婚姻状况、职业、居处环境等。

2. 诊疗过程　初诊的主诉、伴随症状、体征、病情变化和诊疗经过，附列相关实验室检查及其他辅助检查的结果，诊断以中医诊断为主，附列西医诊断。

3. 辨证分析与立法　介绍对本医案的辨证思路与治则、治法。

4. 处方　方药治疗者，写出主方名称，列出药味、剂量、特殊煎法、用法，内服、外用药要分别注明，写明用药天数；针灸治疗为主者，列出所用穴位、手法和留针时间；推拿和正骨治疗者，详述穴位、部位与手法、治疗所用时间及所用材料。

5. 医嘱　包括用药时的注意事项、饮食宜忌、起居调摄及其他有针对性的医嘱。

6. 体会（按语）　论述对本病的思辨特点，是医案的重点和精华所在。内容包括对病情的理解、立法处方的思路和用药特点及其变化，对某药材的特殊炮制及配合其他治疗方法的特殊用意，对本案诊疗的心得体会及对本病临证的启发意义等。

二诊、三诊等医案书写时，直接书写本次诊疗的变化即可。

（二）书写要求

1. 客观真实　医案书写必须注重"真实性"原则。医案是医家临床诊疗过程的实际记录，是中医理论和临床实践的载体，所有信息确保真实，不能为了某种不当利益而杜撰医案。

2. 规范严谨　医案记录必须使用规范的医学术语。中医术语有它的特殊性，比如疾病命名、证候分型、药名和药量等中医术语要依照相关标准、规范执行。记录者要严谨、负责地收集病情资料，全面客观地描述，切忌避重就轻或主观臆断，要求文字工整，表述准确，语句通顺，标点正确。

3. 突出中医特色　中医医案的书写，应体现中医特色。中医临床是整体观念和辨证论治指导下的个体化的具体治疗，是"三因治宜"思想的实际应用，书写医案时，从四诊症状的描述、病因病机的分析、辨病辨证的结论，到立法、处方用药等都要符合中医理论，突出中医特色。

4. 体现医家思维理念　每位医家融中医理论与个人学术思想于一体，在长期的临床诊疗过程中形成了个人稳定的思维方式和用药特色，在记录医案时，要把这些医家个性的辨证思维理念如实地体现出来，让读者和研究者掌握医家的学术思想，推广临床经验。

【古代文献】

《重订名医类案·叙》：《内经》以五运六气、三部九候原生人之疾病，诊有一定之法，刺有一定之针，此所谓案也……其言也立，言立而案存，后虽有良医不能易，所谓南山可移，此案不可动也。

……吾观太史公之传淳于意，则意之医案也；陈寿之传华佗，则佗之医案也；李延寿之传徐父伯，则父伯之医案也。后史以医为小道，传方术者略而不书，而案之存于史者盖寡。诸医之良者，自传其术，幸而不终至于泯没。江氏赅而存之，意良善也。书久残失，而字句讹谬，吾友魏玉璜氏精于医术，能穷其源，附以己见而议论不致混淆。鲍以文氏，博于考索，能知其故，刊其讹字，而汤齐不致贻误。

……语云：医者意也。黄帝有问岐伯，即知其人之病之由；雷公有问黄帝，即知其人之病之由。以意决之也，此即黄帝、岐伯之医案也。若其病不应脉，当思其病；脉不应病，当思其脉；药不应病，当思其药。三者相参，思之，思之，其有不合者寡矣！医之有案，盖未有出此三者。遵其道而用之，人人皆可以为良医，人人皆可以立案。

《重订名医类案·序》：医之有案，实权舆于左氏传、太史公。魏晋以降，多散见于史集，至丹溪始有专书，皆其门人所日记，亦小说、杂记之属。宋张季明作《医说》十卷，首述轩岐，以发其宗，次列证治，以穷其变，又此编之鼻祖也。至于分门别类，间有未精审者，是在览者之鉴别。

第二节　中医病历

病历是指医务人员在医疗活动过程中形成的文字、符号、图表、影像、切片等资料的总和，包括门（急）诊病历和住院病历。

中医病历书写是指医务人员通过望、闻、问、切及查体、辅助检查、诊断、治疗、护理等医疗活动获得有关资料，并进行归纳、分析、整理形成医疗活动记录的行为。

一、中医病历书写的重要性

病历是医务人员对患者进行诊治的科学记录，不仅详细记录了疾病发生、发展、变化、转归、诊治等全过程，而且反映了医务人员在诊治过程中的思维活动。因此，病历是保证患者得到正确诊断和治疗的先决条件之一，也是复诊、转诊、会诊等的重要资料。

病历书写的质量，直接反映医务人员的学术水平和工作态度，它既是考察医务人员业务水平、工作质量和工作态度的重要指标，也是医院管理水平的反映。因此，认真书写病历不仅能促进医疗质量的提高，同时也是培养医务人员业务水平和科学态度的主要途径之一，是临床工作者必须训练的基本功。

病历是临床科研的宝贵资料，通过对大量病历内容的统计分析，可总结出极有学术价值的科学资料。同时，病案也是教学中理论联系临床最有价值的资料，对培养学生独立分析和解决实际问题的能力起着重要作用。因此，指导学生书写病历是教学中不可缺少的环节，也是学生临床实践的重要步骤。

病历是医疗保险赔付参考的重要依据，是具有法律效力的医疗文件，是帮助处理医疗事故、解决医疗纠纷、判定法律责任等事项的一种事实依据。

病历建设是医院科学管理的一项重要内容。医院所有临床工作人员及患者，均须对病历资料十分珍视，慎重保管，不可丢失。

二、中医病历书写通则

病历书写的内容和要求，依照卫生部和国家中医药管理局联合发布的《中医病历书写基本规范》[国中医药医政发（2010）29 号]进行。

1. 病历书写应当客观、真实、准确、及时、完整、规范。

2. 病历书写应当使用蓝黑墨水、碳素墨水，需复写的病历资料可以使用蓝或黑色油水的圆珠笔。计算机打印的病历应当符合病历保存的要求。

3. 病历书写应当使用中文，通用的外文缩写和无正式中文译名的症状、体征、疾病名称等可以使用外文。

4. 病历书写应规范使用医学术语，中医术语的使用依照相关标准、规范执行。要求文字工整，字迹清晰，表述准确，语句通顺，标点正确。计量单位使用公制，如克（g）、千克（kg）等，不得使用"斤""两"等计量单位。

5. 病历书写过程中出现错字时，应当用双线划在错字上，保留原记录清楚、可辨，并注明修改时间，修改人签名。不得采用刮、粘、涂等方法掩盖或去除原来的字迹。

上级医务人员有审查修改下级医务人员书写的病历的责任。

6. 病历应当按照规定的内容书写，并由相应医务人员签名。

实习医务人员、试用期医务人员书写的病历，应当经过本医疗机构注册的医务人员审阅、修改并签名。

进修医务人员由医疗机构根据其胜任本专业工作实际情况认定后书写病历。

7. 病历书写一律使用阿拉伯数字书写日期和时间，采用 24 小时制记录。

8. 病历书写中涉及的诊断，包括中医诊断和西医诊断，其中中医诊断包括疾病诊断与证候诊断。

中医治疗应当遵循辨证论治的原则。

9. 对需取得患者书面同意方可进行的医疗活动，应当由患者本人签署知情同意书。患者不具备完全民事行为能力时，应当由其法定代理人签字；患者因病无法签字时，应当由其授权的人员签字；为抢救患者，在法定代理人或被授权人无法及时签字的情况下，可由医疗机构负责人或者授权的负责人签字。

因实施保护性医疗措施不宜向患者说明情况的，应当将有关情况告知患者近亲属，由患者近亲属签署知情同意书，并及时记录。患者无近亲属的或者患者近亲属无法签署同意书的，由患者的法定代理人或者关系人签署同意书。

中医病历书写内容及相关要求，应严格按照相关规定执行。由于目前广泛采用电子病历，其格式和要求参照国家中医药管理局制定发布的《中医电子病历基本规范（试行）》（2010 年 5 月 1 日起施行）。

三、中医病历书写内容

中医病历书写的重点内容是主诉，现病史，中医病、证诊断。

（一）主诉的确定与书写要求

1. 主诉的确定　主诉是促使患者就诊的主要症状、体征及持续时间，是疾病主要矛盾的体现，也是认识和分析疾病的重要依据。主诉有时需要医生经过问诊或检查、分析思考后才能确定。明确主诉，可使医生了解病情的轻重缓急、病程的长短，确定询问或检查的主次和顺序，大致判断出疾病的病位、病性、类别。此外，主诉还是划分现病史和既往史的主要依据。

2. 主诉的书写要求

（1）简洁规范：书写主诉要运用规范的书面语、医学术语，要突出部位、性质、程度、时间四要素，表达简洁明了，字数通常不超过 20 个；只能写症状或体征，而不能用病名、证名替代。

（2）重点突出：主诉强调的是主要症状或体征，能为明确诊断提供重要线索，通常只允许有 1～3 个，应避免追求全面而把次要的症状和体征列入其中。

（3）时间准确：每一主诉都必须有明确的时间，如年、月、日、时、分钟等。一般而言，病史在 1 年以上者以年为计，1 年以内者精确到月或周，1 个月以内者精确到天。尤其是急诊患者，应精确到小时或分钟。时间的记录应使用阿拉伯数字。对于两个症状以上的复合主诉，应按其症状发生时间的先后顺序排列，如"反复咳嗽 30 年，气喘 10 年，发作伴发热 5 天"。对于慢性病急性发作，除了写明发病的时间外，还要写明加剧时间，如"反复发作性头痛 10 年，加剧 3 天"。

此外，在某些特定情况下，虽然当前无明显症状或体征表现，但诊断资料、治疗目的明确，如患者 1 周前 B 超检查提示胆囊结石，现要求入院进行手术治疗，可用以下方式记述主诉："发现胆囊结石 1 周，入院手术"。

（二）现病史与既往史的划分

现病史是指患者当前所患病证的情况，包括本次疾病的发生、演变与诊治的全过程，以及就诊时的全部自觉症状。既往史是指患者过去健康与疾病的情况。

二者主要根据主诉所定病证及其时间进行界定，即主诉所诉病证及其时间之内者属现病史的内容，而主诉所诉病证及其时间以外的其他疾病则属既往史的内容。

实际上，现病史与既往史有时难以截然划分。疾病的发展是一个过程，不同的阶段有不同的特点，许多疾病又有相似的症状。当某一疾病的典型症状、体征及发展特点尚未突显时，疾病的诊断可能难以确立，或存在一定的偏差。有时既往所患"疾病"可能是现在就诊疾病发展过程的一个阶段，这一点对于中医整体观念来说，显得尤为重要，所以，正确地划分现病史与既往史，不仅要确定主诉的内容及其时间，并且应当注重对病情发展的综合分析。

（三）现病史的书写要求

现病史，即患者目前所要治疗的最主要疾病的病史，内容包括发病情况、主要症状特点及其发展变化情况、伴随症状、发病后诊疗经过及结果、现在症状以及与鉴别诊断有关的阴性资料等。医生首先应完成必要的询问及检查，然后再按疾病发生、变化的时间顺序，用规范的书面语记录。

1. 发病情况的记录　记录现病史时，应从初次发病开始记录，写明患者发病的时间、地点、起病缓急、症状表现、可能的原因或诱因。记录患者发病的原因或诱因时，应避免主观臆断，或根据患者的推断而轻易定论，如以"无明显诱因"，或"因……出现……"等进行记录，而应根据实际情况以"在……后出现……"真实记录。

2. 病情演变的记录　记录病情演变时应当按照症状发生、发展、变化的时间顺序，翔实记录主要症状特点及其发展变化情况，以及促使其症状发生变化的因素，伴随症状，发病以来诊治经过与结果，发病以来一般情况等。有时患者未曾出现，但具有鉴别诊断意义的阴性症状也应记录。

在记录患者诊治经过时，应尽量写明医院的名称，不宜写"当地医院"，或"某医院"，以便于评估其检查、治疗水平及可靠程度。其他医院的诊断结果与治疗应用的药物名称、剂量、使用方法均应详细记录，其内容宜加引号。若患者确实无法描述诊治情况，且无法提供详细的病历资料以供查询时，可注明"具体诊断与治疗不详""具体药物、用法、用量不详"。历次治疗后的症状变化也应详细记录，这不仅可判断以往诊断的正确性与治疗效果，还可为本次的诊断与治疗提供参考。

3. 现在症状的记录　现在症状是指患者此次就诊时的症状和体征。在记录现在症状时，应当将最主要的症状放在首位，按照主次顺序依次记录。具有鉴别诊断意义的主要阴性症状也应记录在现在症状中。

（四）诊断结论书写要求

中医、中西医结合病历书写中的诊断内容，应包括中医诊断和西医诊断，中医诊断又包括病名诊断和证名诊断。书写中医病名、证名诊断应符合以下要求。

1. 规范使用病名、证名　诊断书写应依据中华人民共和国国家标准《中医临床诊疗术语》，规范使用病名和证名，而不能以西医病名代替。

2. 明辨病名与证名　病名与证名是不同的诊断概念，不能将病名与证名混为一谈，如血虚眩晕、肾虚腰痛、湿热痢疾等。

3. 诊断结论的排序　患者若同时患有多种疾病，应按重要的、急性的、本科的在先，次要的、慢性的、他科的在后的顺序分行排列，如内科门诊患者，诊断为感冒、肩痹、闭经。

4. 待确诊的处理方法　在对具体病种尚不能明确诊断时，可采用"某（症）待查""暑瘟待排""疫毒痢?"等形式记录诊断意向，一旦病名诊断明确，应及时予以纠正、更新。

5. 证名诊断的要求　应具备病位、病性等，如肝郁气滞证、脾肾阳虚证、胃火炽盛证等。多种病并存时，不能每个病名之后分别写出证名，而应写出一个能够反映整体病机的统一证名。

四、中医病历书写格式

(一) 门诊病历

1. 初诊记录

年　月　日　　　　　　科别

姓名　　　　性别　　　　年龄　　　　职业

主诉：促使患者就诊的主要症状（或体征）及持续时间。

现病史：主症发生的时间、主要病情的发展变化、本次就诊前的诊治经过及目前情况。

既往史：记录与本次就诊疾病有关的重要既往病史、个人史与过敏史。

中医四诊情况：运用中医术语，简明扼要地记录望、闻、问、切四诊情况，特别要注意舌象、脉象。

体格检查：记录生命体征、与本病相关的阳性体征及具有鉴别意义的阴性体征。

辅助检查：记录就诊时已获得的相关检查结果。

诊断：

中医诊断：（包括病名诊断与证名诊断）

西医诊断：（病名诊断）

处理：

(1) 中医论治：记录治则治法、方药、用法等。

(2) 西医治疗：记录具体用药、剂量、用法等。

(3) 拟行检查项目的具体名称。

(4) 饮食起居宜忌、随诊要求、注意事项。

医师签名：

2. 复诊记录

年　月　日　时　　科别

记录内容及要求如下：

(1) 前次诊疗后的病情变化，中医四诊情况，辅助检查结果，简要的辨证分析，补充诊断，更正诊断。

(2) 各种诊治措施的改变及其原因。

(3) 随诊要求，注意事项等。

(4) 同一医师守方超过 3 次后要重新誊写处方。

(5) 3 次没有确诊或疗效不佳者，必须有上级医师的会诊意见。上级医师的诊疗意见应详细记录，并经上级医师签字负责。

医师签名：

（二）住院病历

姓名：　　　　　　　　　　　　性别：

年龄：　　　　　　　　　　　　民族：

婚况：　　　　　　　　　　　　职业：

发病节气：　　　　　　　　　　出生地：

常住地址：　　　　　　　　　　单位：

入院时间：　　年　月　日　时　病史采集时间：　　年　月　日　时

病史陈述者：　　　　　　　　　可靠程度：

主诉：促使患者就诊的主要症状（或体征）及持续时间。

现病史：是指患者本次疾病发生、演变、诊疗等方面的详细情况，应当按时间顺序书写，并结合中医问诊记录目前的情况。凡有鉴别意义的阴性症状亦应列入。内容应包括以下几方面。

（1）起病情况：记录发病的时间、地点、起病缓急、前驱症状、可能的原因或诱因。

（2）主要症状特点及发展变化情况：按主要症状发生的先后顺序对其部位、性质、持续时间、程度、缓解或加剧因素，以及演变发展情况进行描述。

（3）伴随症状：记录伴随症状，描述伴随症状与主要症状之间的相互关系。

（4）发病以来诊治经过及结果：记录患者发病到入院期间，在院内、外接受检查与治疗的详细经过及效果。对患者提供的药名、诊断和手术名称需加引号以示区别。

（5）发病以来一般情况：结合《十问歌》简要记录患者发病后的寒热、饮食、睡眠、情志、二便、体重等情况。

与本次疾病虽无紧密关系，但仍需治疗的其他疾病情况，可在现病史后另起一段予以记录。

既往史：指患者过去的健康和疾病情况，包括既往健康状况、疾病史、传染病史、预防接种史、手术外伤史、输血史、食物或药物过敏史等。

个人史：记录出生地及长期居留地，生活习惯及有无烟、酒、药物等嗜好，职业与工作条件，有无工业毒物、粉尘、放射性物质接触史，有无冶游史。

婚育史、经产史：包括婚姻状况、结婚年龄、配偶健康状况、有无子女等。女性患者还应记录经带胎产史，初潮年龄、行经期天数、经期间隔天数、末次月经时间（或闭经年龄），月经量、痛经及生育、流产次数等情况。

月经史记录格式为：

$$初潮年龄\frac{每次行经天数}{经期间隔天数}末次月经时间（或闭经年龄）$$

家族史：父母、兄弟、姐妹健康状况，有无与患者相类似的疾病，有无家族遗传倾向的疾病。

中医望、闻、切诊：应当记录神色、形态、语声、气息、舌象、脉象等。

体格检查：应当按照系统依次书写。内容包括：体温、脉搏、呼吸、血压，一般情况，皮肤、黏膜，全身浅表淋巴结，头部及其器官，颈部，胸部（胸廓、肺部、心脏、血管），腹部（肝、脾等），直肠、肛门，外生殖器，脊柱，四肢，神经系统等。

专科情况：应当根据专科需要记录专科特殊情况。

辅助检查：指采集病史时已获得的与本次疾病相关的主要检查及其结果。应分类并按检查时间顺序记录，如在其他医疗机构所做的检查，应当写明该机构名称及检查号。

辨病辨证依据：汇集四诊资料，运用中医临床辨证思维方法，分析病因病机，得出中医辨病辨证依据。

西医诊断依据：从病史、症状、体征和辅助检查等方面总结出主要疾病的诊断依据。

初步诊断：指经治医师根据患者入院时的情况，综合分析所做出的诊断。如初步诊断为多项时，应当主次分明。对待查病例应列出可能性较大的诊断。

中医诊断：病名（包括主要疾病和其他疾病）

证名

西医诊断：（包括主要疾病和其他疾病）

实习医师（签名）：

住院医师（签名）：

如有修正诊断、确定诊断、补充诊断时，应书写在原诊断的左下方，并签上医师姓名和诊断时间。

（三）病程记录

病程记录是指继入院记录之后，对患者病情和诊疗过程所进行的连续性记录。内容包括患者的病情变化情况，重要的辅助检查结果及临床意义，上级医师查房意见，会诊意见，医师分析讨论意见，所采取的诊疗措施及效果，医嘱更改及理由，向患者及其近亲属告知的重要事项等。

主要病程记录的要求及内容如下。

1. 首次病程记录 是指患者入院后由经治医师或值班医师书写的第一次病程记录，应当在患者入院 8 小时内完成。首次病程记录的内容包括病例特点、拟诊讨论（诊断依据及鉴别诊断）、诊疗计划等。

（1）病例特点：应当在对病史、四诊情况、体格检查和辅助检查进行全面分析、归纳和整理后写出本病例特征，包括阳性发现和具有鉴别诊断意义的阴性症状和体征等。

（2）拟诊讨论（诊断依据及鉴别诊断）：根据病例特点，提出初步诊断和诊断依据；对诊断不明的写出鉴别诊断并进行分析，并对下一步诊治措施进行分析。诊断依据包括中医辨病辨证依据与西医诊断依据；鉴别诊断包括中医鉴别诊断与西医鉴别诊断。

（3）诊疗计划：提出具体的检查、中西医治疗措施及中医调护等。

2. 日常病程记录 是指对患者住院期间诊疗过程的经常性、连续性记录。其可由经治医师书写，也可以由实习医务人员或试用期医务人员书写，但应有经治医师签名。书写日常病程记录时，首先标明记录时间，另起一行记录具体内容。对病危患者应当根据病情变化随时书写病程记录，每天至少1次，记录时间应当具体到分钟。对病重患者，至少2天记录一次病程记录。对病情稳定的患者，至少3天记录一次病程记录。

日常病程记录应反映四诊情况及治法、方药变化及其变化依据等。

3. 上级医师查房记录　是指上级医师查房时对患者病情、诊断、鉴别诊断、当前治疗措施疗效的分析及下一步诊疗意见等的记录。

4. 疑难病例讨论记录　是指由科主任或具有副主任医师以上专业技术任职资格的医师主持，召集有关医务人员对确诊困难或疗效不确切病例讨论的记录。内容包括讨论日期、主持人、参加人员姓名及专业技术职务、具体讨论意见及主持人小结意见等。

病程记录的相关内容还有许多，不同的专科还有各自特殊的要求，具体内容参照《中医病历书写基本规范》[国中医药医政发（2010）29号]。

第三节　医案导读

医案是融合对个案诊疗分析、体会的文本，包括对辨证论治的成功经验和误诊误治教训的认识与总结。它不仅是医家医疗活动的真实记述，而且还反映了医家的临床经验及思维活动。在医案的学习过程中，合理选择医案、掌握医案阅读的思路与方法，则是整理、评析进而发掘和总结前贤学术经验的重要措施。

近代经学大师章太炎曾指出："中医之成绩，医案最著。"近代名医恽铁樵也认为："我国汗牛充栋之医书，其真实价值不在议论，而在方药，议论多空谈，药效乃事实，故选刻医案乃现在切要之图。"中医医案之所以获得如此高度的评价，是因为它是临床实践的真实记录，诊治思路的客观展示，学术水平的综合反映，正反经验的自然储存。也正因为如此，历代医家为中医病案的丰富和完善做出了不懈的努力，为后世留下了宝贵的文献资料。

一、医案的合理选择

古今中医病案著作数量甚多，只有根据学习规律及实际需要合理选择医案，有计划地阅读，才能提高效率，进而获得预期的效果。

（一）按照学习规律选择医案读本

学习是一个循序渐进的过程，选择中医病案读本，无疑也应该做到先易后难，先简单后复杂，先一般后特殊。

在中医每则病案的按语部分，关键内容为脉、因、证、治四大环节，医案的难易程度主要取决于此四大环节是否交代清楚。一般来说，交代清楚者为易，交代不清者为难，然而难者如果经他人按、评而使之交代清楚者也为易。可见凡主要收录现代病例式与传统回忆式病案的著作，以及虽主要收录传统直录式病案，但已经他人加按、评的著作均属于易，反之即为难。前者如《全国名医验案类编》《冉雪峰医案》《柳选四家医案》等，后者如《印机草》等，这些医案均较简单易读，而诸如《未刻本叶氏医案》《范文甫医案》等则相对复杂，需要一定的积累再进行研读。

先一般后特殊，是指通常先读内科病案为主的综合性病案著作，了解医案体例，然后再读专科、专病类中医病案著作，深入理解。只有根据学习规律正确选择医案读本，由浅入深地进行阅读，研习基础才扎实，获取的知识才更丰厚。

（二）根据实际需要选择医案读本

医案读本的选择还要视自身的实际需求而定。根据所从事的临床科别、研究课题以及所遇到的实际问题等，针对性地选择适合的医案读本。如儿科、妇科医生可选择阅读《历代儿科医案集成》《叶天士女科医案》《女科医案选粹》等。当然，选择性地阅读医案也需要具备一定的学习基础，才能更好地学以致用。

此外，医案的研读也可参考前人的推荐来选择。如当代名医姜春华教授，曾在《姜春华论医集·我的学习道路》中提到他是经友人推荐，先读《柳选四家医案》，继而读叶天士、王泰林等数十家案著的，并深有体会地推荐孙东宿的《赤水玄珠·医案》、陈菊生的《诊余举隅》。可见医家前贤的推荐经验也可以帮助我们对需要的医案进行正确选择。

二、医案的阅读思路

阅读医案需要具备正确的思路，才可以充分挖掘出医家真正的经验规律，更好地领会其中要义，达到事半功倍的学习效果。

（一）参考案著者学术特点而阅读

阅读一本医案，首先需要大致了解本书作者的专攻领域和学术特点。我们可以通过参考阅读其相关论著，在脑海里形成一定概念，再去研读其医案，才可能更好地理解其中精髓。如《临证指南医案·凡例》提道："然看此案，须文理精通之士，具虚心活泼灵机，曾将《灵》《素》及前贤诸书参究过一番者，方能领会此中意趣。"明确要求研读者必须温习并熟悉此案著中每多用及的《灵枢》《素问》及宋、元、明诸家的学术观点，打下基础后再阅读这部医案，才能真正领会书中精要，悟出其中奥妙。

（二）紧扣临床实践而阅读

理论源于实践，实践出真知。理论与实践相结合是各学科遵循的原则，在医学中尤为重要。从诸多名医成才的经验来看，他们无不阅读大量的前人医案论著，而且无不紧扣临床实践而阅读。可以带着临床上所遇到的棘手的问题而选择有关的案著，或者应用从医案中学到的思路和经验指导自己的临床实践，特别应学会触类旁通，启发灵感，拓展思路，进而解决实际问题，使自己驰骋于临床，得心应手，左右逢源。否则纵然阅读再多的案著，也无法提高实践水平。

三、医案的阅读方法

阅读医案必须掌握正确的方法，根据不同的医案类型，选择不同的阅读方法。常用的阅读方法有顺读法、思读法、逆读法、针对个案的读法，以及针对多案的读法。而古今医家的病案书写详略不一、格式各异，根据中医诊断学的实际学习情况及篇幅所限，本篇着重介绍个案的顺读法和思读法，其余阅读方法可参阅相关书籍，在此不复赘述。

（一）顺读法

顺读法指按照病案的书写顺序而读，主要适合阅读写法明畅又系统的病案，但又未必局限于病情相对简单的顺序式病案，即使病情复杂或为逆叙书写的病案，只要思路清晰，照样可用此方法阅读。现举例如下。

1. 脾肾两虚饮停案　中阳不足，寒湿有余，脘痞纳少，舌白便溏，脉细小。法当温化，即平为妙。茅术理苓汤加大腹皮、鸡内金、葛花、川朴。

再诊：温化不足以消胀满，阳之虚也，甚矣，重其制以济之。茅术钱半，川附钱半，干姜钱半，党参三钱，肉桂七分，防风二钱，茯苓三钱，五加皮三钱，陈皮一钱。

三诊：诸恙向安，仍守前法，以祛留湿。川附一钱，桂枝一钱，党参三钱，生于术钱半，干姜四分，茯苓钱半。（选自《柳选四家医案·肿胀门》）

本案虽为记述比较简略的实录逆叙之案，但因脉、因、证、治、理、法、方、药俱全，且经过连续诊治，为了观察药后效果及其方药变化之理，所以应用顺读法阅读。读后可知，其人所患腹满之证乃脾肾两虚、湿聚饮停所致，在健脾化饮的同时尚需温肾化气，这正是首诊、二诊用药不同的原因所在。

2. 风湿表里兼杂案　孔左，外邪袭于太阳，湿滞内阻中焦，有汗恶风不解，遍体酸疼，胸闷泛恶，腹内作胀。宜疏邪解肌，化滞畅中。

川桂枝八分，仙半夏二钱，炒枳壳一钱，白蔻仁八分，炒赤芍一钱五分，陈广皮一钱，大腹皮二钱，六神曲三钱，紫苏梗一钱五分，苦桔梗一钱，赤苓三钱，制川朴一钱，生姜二片。（选自《丁甘仁医案·伤寒》）

本案虽短，却理法方药俱全。按顺序阅读可知，患者虽有太阳伤风之表证，却兼有太阴湿阻之里证，有异于桂枝汤证、小青龙汤证、藿香正气散证，只有以桂枝汤合藿香正气散化裁而治之，才是两全之法。本案将经方与时方有机结合，实是由常通变之典范。

3. 风寒表实案　予友沈镜芙先生之房客某君，十二月起，即患伤寒。因贫无力延医，延至一月之久。沈先生伤其遇，乃代延余义务诊治。察其脉浮紧，头痛，恶寒，发热不甚，据云初得病即如是。

因予：麻黄二钱，桂枝二钱，杏仁三钱，甘草一钱。

又因其病久胃气弱也，嘱自加生姜三片、红枣两枚，急煎热服，盖被而卧。果一刻后，其疾若失。（选自《经方实验录·麻黄汤证其四》）

此案即为回忆式病案，顺读一遍，就可得知患者病起伤寒，虽然迁延日久，然其脉症仍是麻黄汤证，又考虑其病日久可能导致胃气虚弱，遂予麻黄汤加姜、枣。叙事清晰，分析透彻，方证紧扣，自然药到病除。

4. 上热下寒案　王某，年近二十，得外感数月，屡变不愈，取视前所服方，皆时俗清利之品。症见胸满，上身热而汗出，腰以下恶风，时夏历六月，以被围绕，脉弦，舌苔淡黄。此上热下寒证，遵张仲景古方治之，与附子泻心汤清上温下。

黑附块一钱（煮取汁），生川军一钱，小川连六分，片黄芩六分。

三黄以麻沸汤渍之，须臾绞去滓，纳附子汁，分温再服。药完二剂，疾如失，为疏善后方收功。（选自《伤寒论方医案选编·寒热并用调理方》）

顺读医案可知，本案中患者患外感表证，理当汗解，然前医却屡施清利之品，以致外邪未去而正气先伤，卫阳受损并累及肝肾，邪气化热，乘虚内陷，演变成上热下寒之证，故急投附子泻心汤以泻热消痞，扶阳达邪，使邪热得除，阳气得复，其邪外达，其证即愈。其中以麻沸汤来渍方中的三黄，是为变通之法。本医案病情经过描述清晰，用顺读法即可理解文意，著者精准的临证施治与灵活应用古方的机巧可见一斑。

5. 本虚标实哮喘案　陈某，女，15 岁。

初诊：1976 年 7 月 12 日。患者自 3 岁时即患哮喘，初起发作轻微，后逐年愈发愈频，发则气不接续，喘促痰鸣，发作时不能平卧，不思饮食。每年发作以春夏为剧，常用氨茶碱、麻黄碱等止咳平喘药及青霉素、链霉素等抗感染药才能缓解。近日外受风寒，哮喘又发。

诊见张口抬肩，呼吸喘促，两肺可闻及哮鸣音及散在干湿性啰音，痰多而稠，颜面苍白，舌质红，苔黄腻，脉象细弦。

辨证：宿痰内伏，郁久成热，外寒相引，以致哮喘复作，系属肺寒膈热，本虚标实。

治则：急则治标，先拟宣肺清热，止咳平喘。

方药：定喘汤加减。麻黄 10g，白果 3 个（打），黄芩 10g，紫苏子 10g，地龙 15g，杏仁 12g，款冬花 10g，川芍药 10g，全蝎 5g。6 剂，水煎服，日 1 剂。

二诊（8 月 13 日）：服药后哮喘已缓解。现 1 个月发作 1～2 次，程度较前减轻。发作时，服上药即平。唯动则气喘，汗多，不思食。"缓则治本"，当补肾纳气，益肺化痰平喘。

方药：熟地黄 20g，五味子 5g，冬虫夏草 10g，紫河车 5g，甘草 5g，沉香末 1g（冲），紫苏子 5g，川贝母 3g，党参 5g，麦冬 3g，煅牡蛎 12g（先下）。6 剂，水煎服，日 1 剂。

三诊（9 月 6 日）：自诉用上两方，发作时用初诊方，发作缓解后用复诊方，交替服用近年余（有时中断或隔日一剂），哮喘基本控制，现咳痰不多，动则有轻度痰鸣气促，一直没有大发作，能从事一般活动，嘱用复诊方加倍做丸药服用，以巩固之。（选自《近代名老中医经验集·董建华论脾胃病》）

本案三诊记录翔实，辨治准确，适合用顺读法学习。患者哮证的病史达 12 年，反复发作，当思其标本缓急。本案治疗之所以有效，在于辨证与立法一致，急则治其标，发作期辨证上属肺寒膈热哮喘证，治疗上以宣肺清热为主，方以定喘汤加减清肺降气化痰，又能祛除宿饮。缓则治其本，缓解时补肾纳气为主，兼益肺行气祛痰，少佐牡蛎以敛汗，方以治本入手。因此，运用顺读法，可知慢性哮证可标本缓急交叉使用，从而使肺肾功能得以恢复。

（二）思读法

思读法为顺读法的延伸，即顺读后又经过掩案思考再顺读之，主要适用于阅读病情疑难、复杂或者失治、误治的病案。现举例如下。

1. 阴虚咳嗽误诊案　杨乘六治房氏子，年近三十，病咳嗽，午后稍安，医作伤风，连进芎苏、十神等剂，咽喉肿，痰涎上涌。更医则以为喉痹也，猛用芩连苦寒之剂，热益甚，喉益闭，气喘如锯，不寐不食，危症悉具。脉之，轻按满指，两尺更觉有力，面游红，其舌枯黑，其唇焦燥生皮，其气自脐下冲上，此肾水不足，六味证也。乃不壮水之主以制阳光，反用风燥以劫其阴，煽其火，致痰涌咽闭；复用苦寒以伤之，病剧而危，又何怪乎？遂予都气饮，一剂喘喜定而熟睡，醒则肿痛已减，痰涎悉退，饮食渐加，继用六味合生脉、归脾，加白芍，间服月余，咳嗽亦愈。（选自《续名医类案·喉》）

仔细研读本案，会发现原为阴虚咳嗽之证，屡次误用辛温与苦寒之剂，反复耗伤阴液，导致热炽咽喉，气喘如锯，真阴愈竭之危候，如不及时给予都气饮（六味地黄丸加五味子）后果不堪设想。顺读并深思本医案，认真体会，可以启发临证思路，从中获取经验。

2. 热伏膜原案　丁：口鼻吸入热秽，肺先受邪，气痹不主宣通，其邪热由中及于募原，布散营卫，遂为寒热。既为邪踞，自然痞闷不饥。虽邪轻，未为深害，留连不已，热蒸行消，所谓病伤，渐至于损而后已。桂枝白虎汤。

又：气分之热稍平，日久胃津消乏，不饥，不欲纳食。大忌香燥破气之药，以景岳玉女煎，多进可效。忌食辛辣肥腻自安。竹叶石膏汤加鲜枸杞根皮。（选自《临证指南医案·温热》）

本案的通变之治主要在于：首诊所见症主要为寒热、痞闷、不饥等，故断其证为热毒内伏募膜，外及肺卫，本可用《温疫论》中的达原饮加减治疗，然达原饮所治乃为湿浊秽毒之邪，而本证系邪热留于募原，布散营卫，遂借用《金匮要略》为温疟所出的白虎汤，待"气分之热稍平"再转用竹叶石膏汤清热生津、益气和胃。其运筹帷幄，随机应变，可见医家灵活丰富的临证思维。

3. 邪实失眠误诊案　魏提台，年六十九。平日劳心思虑，气结痰凝于胃。春三月得不寐之症，每至夜间，胃中如焚，烦躁不宁，目不交睫，昼则稍安，毫不倦息。饮食虽进而无味。诸医俱云心血不足，而用天王补心丹；有议心肾不交，而用加味地黄丸；有议思虑伤脾，而用归脾丸。愈觉日甚，将有发狂之兆，如此两月余。延余诊视，面色红亮而浮，脉息沉小滑而有力，关部尤甚。此乃肝火郁而不舒，胃中胶痰固结而不通也。经云：胃不和则卧不安。又云：阳明病，不得眠。大便三四日一解，用礞石滚痰丸三钱，大便去黏腻之痰不计，二便如火。以二陈、石膏、黄连、山栀、石菖蒲、钩藤、瓜蒌实、枳壳，连进四帖，即能安卧。然有时胃中如火，又用滚痰丸三钱，又去白痰碗许。仍用前豁痰清火之药，丸服二十日痊愈。一月后又停食冒风，胃脘作痛发热，用消导之药平安。后用加味六君子汤调养，康健倍常。（选自《历代名医老年病案评析·沈氏医案》）

本例所治失眠之案，病情也较为复杂，读后掩案深思，逐步分析其病情发展变化及治疗经过。其病因劳心思虑所致，发于春三月，主要见症为胃脘灼热，食不知味，烦躁不宁，彻夜难眠，仅此已足以说明其病机是肝气不畅，胃中不和。为什么前诊诸医生竟然一误再误呢？从前诊医生的用药可以看出，他们认为患者年届古稀而思虑又易伤心脾，所以治疗以调补为主，虽有补心、脾、肾之不同，但药不对症，岂能有效？直至沈氏接诊时，患者大便三四日一解，神情近狂，面色红亮，脉沉弦有力，关部尤甚，是一派肝有郁火、胃有痰结、肝胃不和、腑气不通之象，治当豁痰清火、通腑和胃为先，故选用礞石滚痰丸、加味二陈汤治之，如此则肝气柔和，心神安宁，失眠自愈。由此可知老年不寐既可因于正虚，也可因邪实，或者本虚标实，虚实夹杂，思虑固然可以耗伤心血、伤脾阴而致心脾两虚，但又何尝不可以伤其脾阳而停饮生痰，伤其肝用而滞气化火？可见临证施治，关键贵在变通，这也正是沈氏诊治本例成功之处。

4. 中风脱证案　病者：姚家瑞妻徐氏，住驵门前。

病名：中风脱证。

原因：产后血虚，误于前医不问病之虚实，以产后普通方芎归汤加疏风发散药治而剧。

证候：产经十分钟，孩提包衣方全下，恶露过于常胎，头晕呕吐，憎寒壮热，舌苔粗腻，面色秽垢，头不能举，汗出不止。医投以芎归汤加发散一剂未完，汗出如雨，大气欲脱，神志时愦。

诊断：六脉浮大鼓指，重按空而无力。确系阴血骤虚，内风暗动，孤阳上越之危候。

疗法：遵仲景桂枝加龙骨牡蛎汤增损。

处方：川桂枝一钱，杭白芍五钱，炙甘草钱半，左牡蛎五钱（生打），龙骨三钱（生打），西潞党钱半，黑附片六分，明天麻钱半，红枣肉六枚，生姜二片。

二剂，汗收热除。第三天买药，遇其同姓药店官，谓其生产未过三天，这医生方内都不用当归、川芎以去瘀血，诚属怪医，如果纯粹服此补涩药，恐怕将来汝妻要被这药补到瘀血，就要肚胀而死，遂于方内加当归、川芎各钱半。煎服头一煎，霎时间前证完全复作。夜半又来特召，询问始知其故，噫！医药岂可儿戏乎？

二方：前方加酸枣仁三钱，日进两剂。

效果：半月后诸证悉除，进以血属补品二十天，躯干精神始完满。（选自《全国名医验案类编·中风脱证案》）

本医案记载了同一位患者的两次误治经历，病情变化复杂，阅读时需要仔细思考、体会其中要义。本例原为产后伤寒表虚证，因误治而酿成阳微欲脱之险候。不难看出，前医与司药所误竟然如出一辙，只知其一而不知其二，前医因其妇恶露过多、憎寒壮热等见症而不顾产后气血大伤之体，应用活血发散之剂，导致阴血骤虚，孤阳上越；司药则只知产后宜活血而不知患者虚阳呈现潜纳之势，妄加祛瘀之品，致使患者再次陷入险境。由本案可进一步认识到中医临证四诊合参的重要性。

5. 风寒束表误诊案 李某，男，7 岁。患者 1 个月前突然出现风疹块，全身性皮肤瘙痒，西医诊断为荨麻疹，曾服西药苯海拉明、异丙嗪、布克利嗪，中成药防风通圣丸等，效果不理想，请高师会诊。症见皮肤风疹成片，皮肤瘙痒，遇风则甚，以头面、颈部为甚，局部皮肤红肿，发热、无脓疮及结痂，皮肤无破损及流水，饮食一般，大便正常；患者感到鼻塞、喷嚏，周身不舒，见风则痒甚，无汗出；患者体质一般，发育正常；舌质淡，舌苔薄白，脉浮紧。高师认为，此为风寒束表，阳气不化，营卫不和；治宜散寒祛风、止痒，以麻黄汤加味治之。药用：麻黄 6g，桂枝 4g，杏仁 10g，甘草 3g，防风 10g，忍冬藤 10g，连翘 10g，牡丹皮 10g，蝉蜕 6g，地肤子 12g，生姜 3 片，大枣 5 枚。患者服药后，怕冷风感觉好转，痛痒亦减轻，然食欲仍差，舌脉如前，原方加焦三仙各 10g，再进 3 剂。服药后患者瘙痒已基本消失，皮肤仍有红润斑块隐现，饮食正常，二便均可，原方加赤芍 10g，红花 10g，继服 3 剂而愈。（选自《高辉远临证验案精选》）

本案为误诊误治，用思读法分析其误在未四诊合参，只重局部，未审全局。本例风疹，从局部症状看，皮肤红肿、发热，风疹以头面、颈部为甚，证似风热。然结合全身症状尚有鼻塞、喷嚏、周身不舒、恶风、无汗出、脉浮紧，此系风寒束表之征象。由于风寒束表，营卫不和，阳气郁于肌表故作痒疹。因此，外科疾病只注意局部而忽视全身症状的辨析最易误诊。

【古代文献】

《寓意草·极闸人定议病式》：某年，某月，某地，某人。年纪若干？形之肥瘦长短若何？色之黑白枯润若何？声之清浊长短若何？人之形志苦乐若何？病始何日？初服何药？次后再服何药？某药稍效，某药不效？时下昼夜孰重，寒热孰多？饮食喜恶多寡？二便滑涩无有？脉之三部九候，何候独异？二十四脉中何脉独见？何脉兼见？其证或内伤，或外感，或兼内外，或不内外。依经断为何病？其标本先后何在？汗、吐、下、和、寒、温、补、泻何施？某药宜用七方中何方，十剂中何剂，五气中何气，五味中何味？以何汤名为加减和合？其效验定于何时？——详明，务令纤毫不爽，起众信从，允为医门矜式，不必演文可也。

某年者，年上之干支，治病先明运气也。某月者，治病必本四时也。某地者，辨高卑、燥湿、五方异宜也。某龄、某形、某声、某气者，用之合脉，图万全也。形志苦乐者，验七情劳逸也。始于何日者，察久近传变也。历问病症药物验否者，以之斟酌己见也。昼夜寒热者，辨气分血分也。饮食二便者，察胃肠乖和也。三部九候，何候独异，推十二经脉受病之所也。二十四脉见何脉者，审阴阳表里无差忒也。依经断为何病者，名正则言顺，事成如律度也。标本先后何在者，识轻重次第也。汗、吐、下、和、寒、温、补、泻何施者，求一定不差之法也。七方：大、小、缓、急、奇、偶、复，乃药之制，不敢滥也。十剂：宣、通、补、泻、轻、重、滑、涩、燥、湿，乃药之宜，不敢泛也。五气中何气，五味中何味者，用药最上之法，寒热温凉平，合之酸苦甘辛咸也。引汤名为加减者，循古不自用也。刻效于何时者，逐款辨之不差，以病之新久五行定瘥期也。

下篇　中医诊断的现代研究

第十九章　中医误诊的研究

"误诊"即错误的诊断，是指医生在临床诊疗过程中对患者的健康状况和疾病本质所做的判断错误。误诊是医学科学共有的临床现象，伴随着临床诊疗活动的产生而产生，在中医临床各科中普遍存在。

误诊往往产生较严重的负面影响。但是，通过对中医临床误诊现象的分析与总结，从诊断学的另一个侧面或反面入手，研究临床诊治过程中未能获得正确、及时、全面诊断的各种内在和外在因素，发现不同因素导致误诊的特点和规律，在此基础上，能够减少或避免误诊现象的发生，提高诊断的准确率，进一步提高辨证论治的水平。

第一节　常见误诊分类和原因

一、分类

常见的中医临床误诊大致可分为四类：错误诊断、漏误诊断、延误诊断和病情误断。

（一）错误诊断

错误诊断指诊断的结果错误，包括完全误诊或部分误诊。完全误诊是指将某种病证诊断为另一种病证，将无病诊断为有病或将有病诊断为无病。如把甲病诊断为乙病，或者张冠李戴，把属于乙的病证结论套在本来无病的甲身上，将无病的甲误诊为有病。部分误诊是指患者患有两种以上的病证，其中部分病证诊断正确而另一部分诊断错误。根据中医诊断学的特点，错误诊断包括对病因、病位、病性及病名的错误。

（二）延误诊断

延误诊断指因各种原因导致得出诊断的时间延长。如有些疾病，由于病史不清楚，症状、体征不典型，或四诊信息采集不全面，导致未能及时诊断，经过较长时间的观察和对症治疗，最后方获得正确的诊断。由于时间拖延太久，在拟诊过程中所选择的治疗方法不利于疾病的好转，甚至促使其恶化，到最后确诊时已经失去了最佳治疗时机。

（三）漏误诊断

漏误诊断指因各种原因引起的诊断不完全，患者有两种或两种以上的病证（如合病、并病、兼证等），而医生只诊断出其中某种病证，同时遗漏了存在于患者身上的其他病证；或诊断出的仅是居次要地位的病证，而占主导地位的病证却被遗漏。这种现象在脏腑兼病辨证或六经合病、并病等的诊断过程中时常发生。

（四）病情误断

病情误断即错误地估计了病情，包括对病证轻重缓急的错误判断、未分清病证的主次、未抓住矛盾的主要方面等。如在表里同病之时，首要分清是表证为急，还是里证为急，或是表里俱急，从而在治疗之时，决定先表后里、先里后表、表里同治。

二、原因

在临床实践中，导致误诊的因素很多，不仅有主观因素，还有很多客观因素，与整体的医学水平、科学发展水平密切相关。因此，应当以科学的态度正确对待误诊现象，把误诊存在的客观性和医生的主观错误区别开。

在临床实际中，医生的素养、患者的主观与客观情况、护理因素、辅助检查因素、社会因素等都会影响医生对患者病证的判断，从而出现误诊。

（一）医生的原因

事实证明，临床大部分误诊现象与医生的医德医风、基本素质、专业水平有着密切关系。

1. 医生的医德医风　临床实践中有一半以上的医疗纠纷并非由于医疗技术的原因，而是由于医生的医德医风造成误诊、误治引起的。医术是治病的手段，而医德是医术的载体，是医术得以正确运用的保障，作为一个好的医生，为了减少误诊，必须做到医德医术兼备，而高尚的医德是减少误诊的前提。

因为医生的医德、医风因素而造成误诊主要表现在心存不仁、精神不专、趋于名利、骄傲自满、不求甚解。

2. 医生的基本素质　医学是一种特殊行业，历代医家对医生的要求很高，《黄帝内经》称"非其人勿教，非其真勿授"，意即不适合做医生的人，就不能传授其医学知识，以免危害社会。可见，作为一名临床医生，对其基本素质的要求是十分重要的。

基本素质包括职业素质和心理素质，职业素质综合体现在个人的仪表、性格、表情、语言等方面，素质低下是医生误诊重要的原因。医学是一种特殊行业，对从医者有特殊的心理素质要求。过于胆大粗心者，临诊时不能耐心倾听患者的诉说，不能敏锐地捕捉疾病发展过程中的微细变化，这不仅不能取得患者的信任，而且无法获取准确完整的资料。反之，如果医生心细而胆小，胸无灼见，或固守成见不能知常达变，也常导致误诊误治。

3. 医生的人文素质　中医强调的不仅仅是治"病"，更是治"人"。以人为中心的恒动疾病观，处处将疾病置于活的人身上，随着时间、空间的演变中去考察，决定了医者必须"上知天文，下晓地理，中通人事"。如果医者不明此理，忽视了人的疾病既受生理功能的影响，又与自然环境、社会、心理、情绪、行为特征有着密切的关系，诊病时把思路局限于病家的只言片语，或仅凭简单的舌脉之象，不顾四时气候、天地阴阳，必然顾此失彼。医学的道理很深奥，疾病的发展千变万化，若非多闻博识，勤学苦练，是难以掌握的。只有人文素质高的医家，在临床中灵活运用各种知识，详察疾病之缘由，洞悉疾病之隐曲，才能做出正确的诊断。

4. 医生的专业素质　精湛的医术是正确诊断的前提，医生的专业素质低下是临床误诊的重要原因。引起误诊的医生专业素质方面的原因主要包括基本功不扎实、经典钻研不深、经验不足和临床思维能力差等方面。部分医务人员，由于忽略了对疾病的发生发展、主要症状与次要症状的动态观察，缺乏周密的调查研究，不能全面、准确、规范地获取临床资料，仅凭主观想象做结论；或者片面夸大自己的主观印象，对患者家属的陈述不重视，失去正确诊断的时机；或者当病情发生变化时，医生不能从变化的实际情况出发，调整原来的诊断，而是因循保守，维持原有结论，这种形而上学的思想方法对疾病的诊断是十分不利的。脱离临床实际，主观臆断，乃是正确诊断之大敌。

中医认识疾病通常需要审证求因，追溯病机，但如果医生生活阅历不足、对客观事物的本质理解不深、理论掌握不系统或运用不灵活、不能正确采集临床信息，不加分析地确定问诊所得、思维定式等原因的存在，都可能不同程度地影响中医临诊中正确地追溯病机、探求病因，进而影响到诊断与治疗。

（二）病家的原因

中医诊断主要依据望、闻、问、切四诊所收集的临床资料进行病证诊断。有些自觉症状主要来源于患者的叙述，医生很难通过其他手段了解清楚。因此，患者的主观因素和客观因素直接影响着临床资料的准确性，从而成为误诊的原因。

1. 失于审慎　患者求医的目的本应是治疗疾病，但由于每个患者的文化素质、心理状态、语言表达能力、就诊目的等差异，他们向医生陈述病情时的准确性也会存在明显的差异。有的患者在就诊时会在描述病情时加入自己的主观判断，有些患者由于感觉不灵敏或表达能力差而不能把疾病真实的感受告诉医生，而有些老年患者陈述病史会较为凌乱、含混不清、不全面、准确性差。由于各种原因而未能全面、客观描述病情，如有的患者有咳嗽、痰多、咽干等症状，根据自己的感觉将之描述为"干咳"；有的患者长期便溏却习以为常，在医生询问二便情况时随口告之"正常"。如果医生未能分析、核实患者的症状描述，就可能出现误诊。

2. 秘疾试医　有的患者对中医不了解，以为中医只要切脉就可洞察一切，在找中医师看病时，经常一言不发，仅伸手让医生诊脉，试图通过医生切脉后对自己病情的诊断来推测医生的医术高明与否，即"秘疾试医"或"以脉试医"，这实际上是一种患者不信任医生、对自己不负责任的现象。部分医生为了迎合患者的这种心理，或出于抬高自己身价等不正确思想，顺水推舟，对疾病的发生发展经过闭口不问，无形中增加了误诊的机会，这也应引起患者和医生的重视。

此外，如果患者自行服药，则会干扰疾病的发展和表现；患者如果擅改处方用药，则复诊时必然使医生无法正确判断；有些患者就诊前已在他处就诊用药，就诊前服过的药物有些会掩盖病情。这些若不告知医生，势必对医生的诊断产生干扰，容易导致误诊或漏诊。

3. 盲目就医　随着临床医学的不断发展，临床分科越来越细，有的患者在就医时，并不清楚自己应当选择哪个专科，他往往是根据自己对疾病的主观感受和突出症状而选择就诊专科的，却不知机体各系统之间是一个互相联系的整体，某一系统的疾病可以首先表现为其他系统的症状、体征，因此，患者在选择专科时常常带有某种盲目性。

4. 迷信权威　迷信"老中医"，迷信权威是患者的通病。患者很容易对"权威"产生迷信心理，甚至可以把他做出的诊断绝对化，认为无论什么疾病，只要是经过专家"权威"的诊断就不会有错，无须继续观察，在这种迷信心理的支配下，满足于已有的诊断，即使用药后无效也不去怀疑诊断是否正确，而是一拖再拖，直到病情恶化时再回头思考诊断问题，有时已经失去了治疗的机会。

5. 体质因素　由于每个人的体质状况及对疾病的耐受能力不同，因而虽然是同样的疾病，但患者自身的感觉体验并不一样。如平时身体健康的青壮年和体力劳动者常对一般的疾病表现出不在乎的态度，在陈述病史时会仅一言两语一带而过，甚至仅凭自我感觉就对疾病进行自我诊断性的推理，这种人患病不发展到一定程度是不去就诊的。而平时体质较弱，又对自身健康状况十分关心的人，则表现出对疾病的高度关注，对病情的描述常带有明显的主观成分，往往将症状描述得多而严重，但检查时却缺乏应有的体征。上述情况都容易误导医生的注意力和判断。

第二节　常见的四诊与辨证失误

中医临床过程是对疾病本质的认识过程，是复杂的思维决策实践过程，《伤寒论》所谓"观其脉证，知犯何逆，随证治之"是对中医临床诊治过程的高度概括。中医临床上的误诊，主要是四诊与辨证的失误。

一、四诊失误

四诊是中医收集临床疾病信息和诊断疾病的主要方法，主要依赖医生的感官、语言与思维的综合运用。《医宗金鉴·四诊心法要诀》云："望以目察，闻以耳占，问以言审，切以指参。明斯诊道，识病根源，能合色脉，可以万全。"四诊体现"观其外而知其内""藏于内而象于外"透过现象看本质的思维模式。四诊失误可直接造成诊断失误。

（一）望诊失误

望诊在中医诊断学中占有重要的地位，如果医生不能熟练掌握望诊的方法和技巧，不了解望诊所获得的症状、体征的临床意义，必然会影响到诊断结论的准确性。同时，望诊毕竟是一种主观感觉对客观现象的反映，望诊的局限性是临床误诊的常见原因和常见失误。

中医望诊要求"一会即觉"，需要医生迅速洞察患者的神、色、形、态的表现。然而患者的表现常受到各种因素的影响。例如，有些患者与医生对视时，可能由于紧张等因素而使原本不红的面色变红。如果医生观察力不够敏锐，忽视了某些干扰因素或遗漏了某些重要的体征，就可能产生错误的判断而导致误诊。

医生对望诊获得信息的理解、判断直接影响到诊断结论。例如，薄苔与厚苔的区别是"见底和不见底"，腐苔和腻苔的共同特点是舌苔较厚，但是不少医生对此全然不知，因而厚苔与薄苔不分，腐苔和腻苔不辨，容易导致表里的误诊和对湿、痰、食证候的判断错误。又如紫舌有寒热之分，但寒凝和热盛所导致的舌紫具有浓淡、润燥等方面的差别，兼证也有所不同，如果不注意鉴别，则常因此而出现误诊。

望诊是医生视觉对患者外在神色形态的感知。视觉对外界的判断往往需要一个参照物。例如，红与不红，表情痛苦与不痛苦，舌质胖大与瘦小都是相对的。中医学中采用了类比的方法，但其参照标准显得粗糙、朴素，可能影响到望诊的准确性。因而容易造成医生的诊断结论只是一个模糊方向，而当望诊成为某些病证诊断的主要依据时，这种模糊性就可能成为误诊的主要原因而出现误诊。

（二）闻诊失误

闻诊所依靠的是医生的听觉和嗅觉，但是这两方面的感觉能力个体差异很大。同时，病变的声音和气味十分复杂，个体的特异性也很强。在现代中医临床中，闻诊常被忽视，使中医本来就十分有限的诊断手段愈显不足，本应获得的临床资料被遗漏。同时，闻诊在客观上缺乏统一的标准，学习中只能凭老师的口授和学生见习、实习中对极为有限的病例的感悟，缺乏相应的技能，进而影响到了闻诊在临床实践中的应用，影响到了诊断的准确性。

（三）问诊失误

正确的问诊对诊断是十分重要的，反之，往往导致误诊的发生。问诊中常见的误诊因素有以下两方面。

1. 资料不全，病史遗漏　医生在询问病史时，能否做到全面询问、查遗补漏，往往和医生的业务水平、心理状态以及精力、体力有关。患者病史的陈述受其主观因素的影响和表达能力的限制，往往容易突出一点、以偏概全、信息杂乱，若医生不能运用辨证思维加以分析、鉴别，必然导致一些重要的症状或病史遗漏。

2. 所得失真，缺乏核实　问诊获得资料的真实性是正确诊断的重要基础，需要医生对患者进行深入细致的询问、鉴别。如患者自觉怕冷，便主诉"恶寒"，实际上在中医学中，除了恶寒还有畏寒，二者是不同的。其余的如头晕、头重、头痛，哮与喘、嗳气、呃逆、太息、呕吐、恶心等，如果对患者这些概念模糊的诉说不加分析就做出诊断，其结果必然会失之毫厘，谬以千里。

（四）切诊失误

现代中医临床中，许多医生对脉诊临床意义认识不足，脉学理论研究不精，往往一错再错，以讹传讹。如促脉是指"脉来急促，时有一止，止无定数，一止即来"；结脉是指"脉来缓慢，时有一止，止无定数，一止即来"；而代脉是指"脉来缓弱，时有一止，止有定数，良久方返"。促、结、代三者在脉率和节律上有本质的不同，是不可能同时在一个患者身上见到的。

临床上有部分医生对切诊不够重视，应付了事。如见到肝病不施脉诊便写"脉弦"，见到妊娠试验阳性便写"脉滑"。这种现象对于患者来说似乎望闻问切四诊悉备，但对于诊断来说却丢失了重要的参考信息，导致误诊的概率增大。

《素问·阴阳应象大论》说："善诊者，察色按脉，先别阴阳。审清浊而知部分；视喘息，听音声而知所苦；观权衡规矩而知病所主；按尺寸，观浮沉滑涩，而知病所生。"强调望、闻、问、切当合参运用。四诊活动属于宏观认识的感性认识阶段。若临床医生基础知识缺乏，临床技能不实，疏忽大意，主观臆断，其结果必致误诊。

二、辨证失误

中医的辨证是临床诊疗过程中的核心，辨证以四诊为依据。辨证错误是临床过程中最严重的误诊现象，也是中医误诊学研究的重点。常见的辨证误诊原因主要是中医理论学习不足、辨证分析方法应用不当，因而会出现套用医学理论指导辨证、兼夹错杂取舍不清、标本缓急主次不明等现象。

临床病症中，证的错杂真假十分常见，如寒热错杂、虚实夹杂、表里同病，在实践中由于个体体质有差异，对邪气的易感性也不同，故单纯的证候是很少见的，错杂的证占大多数。从理论上区别这些证候似乎并不困难，但是，许多症状本身就具有两重性，如感冒患者见有发热、咳嗽，究竟是表证、里证还是表里同病，辨起来不是一件很容易的事。

不同的辨证体系具有不同的适用范围，侧重点不同。例如，三焦辨证和卫气营血辨证主要针对外感热性病传变规律而创立的，脏腑辨证主要用于内伤杂病。不同辨证方法的证候分类有很大的差别，但其中却有许多交叉重复，在应用的时候也会出现混乱。

（一）只看局部，忽视整体

由于忽视了整体的联系，对疾病的原因往往缺乏多因素的分析，容易拘泥于局部而误诊。例如，目赤肿痛可见于肝经风热，也可见于肝火上炎或肝阳上亢，体现了"肝开窍于目"这一整体联系，但是，如果医生未认真全面地收集资料，孤立地着眼于眼睛局部，必然发生误诊。

（二）只见现象，忽略本质

由于病变部位及病情发展的阶段不同，可能出现不同的临床症状，而这些症状在其他病证中也同样存在，这样必然给正确的诊断带来困难。如阳明腑实证见有脉沉迟，与实寒证难以区别；心火移热小肠可见小便短赤涩痛，与下焦湿热有相似之处等。如果医生没有进一步收集所需资料，透过现象看清本质，而急于诊断则难免误诊。此外，某些疾病在特殊情况下可能出现与病变本质相反的证候表现，对这些表现的判断、取舍是辨证中最常见也是最严重的误诊现象。其实，假象也是一种现象，它是本质在特殊条件下的一种表现，是指与疾病表现的常规认识不相符合的一些症状或体征，这些症状、体征即所谓"假象"，它们并不构成一个证，只是以相反的面目来混淆其内在的证候本质。临床上"真与假"比较多的是表现在"虚实真假"与"寒热真假"两方面，即所谓真热假寒证之"热深者厥亦深"，或真寒假热证之"虚阳浮越"，以及"至虚有盛候""大实有羸状"等。此时，医生若没有核实所收集的病情资料，全面分析病机，辨明主次，排除假象，必然无法抓住疾病的本质而发生误诊。

除了辨证之外，中医辨病对于诊断来说也是十分重要的，应引起重视。尽管中医学强调辨证论治，疾病（或病名）诊断错误也是中医误诊学研究的重要内容。

治疗是临床的重要环节，是诊断的目的所在。正确的诊断是良好疗效的前提，错误的诊断常导致误治。但是，从误诊学的角度看，治疗不仅仅是诊断的结果，而且不恰当的治疗也常常会掩盖疾病的症状，或改变疾病的典型表现，或并发新的疾病，可见临床误诊误治会给患者带来严重伤害。

第三节　误诊基本防范

误诊的原因是多方面的，随着医疗卫生事业的不断发展，人们对健康的要求日益增高，避免和减少误诊成为医患双方共同追求的目标。通过健康教育和健康促进活动，广泛宣传医学科普知识，通过卫生行政干预，促进中医立法和法制的健全，可以在较大程度上减少患者和社会因素方面对诊断的负面影响，提高诊断的准确率。但是，医生是临床诊疗活动的主体，因此，避免误诊的关键在于医生要做好以下几方面。

一、注意基础理论学习

思维能力的培养与基础理论的学习是息息相关的。要提高临床思维的能力，首先要具有扎实的中医理论基础。单纯的课堂学习还远不能满足临床工作的需要，特别是提高临床思维能力的需要。中医学属于应用科学，它同时具有自然科学和人文科学的双重属性。所谓基础理论，并不单指中医基础理论、中医诊断学、中药学、方剂学等，它还包括人文科学的学习。由于中医源于我国的传统哲学文化，形象思维是其重要的思维方法，提高人文科学素养有利于提高医生的临床思维能力，使医生能在考虑问题时，思维敏锐，触类旁通。除此之外，要提高医生的中医学术水平，还必须对包括现代医学在内的自然科学有较深入的理解，才能使自身的知识结构不断完善，提高对疾病的认识和处理的能力。

其次，要重视经典著作的学习。经典著作是古代医家在长期实践中对经验的总结，是理性的升华，为中医学的形成和发展奠定了基础。历代凡是有所作为的医生都十分重视经典著作的学习。

二、坚持实践第一

中医学来源于实践，坚持实践的观点不仅符合认识的规律，也符合中医本身的特点。实践的过程包括四诊、辨证（辨病）、治疗和总结。中医学本身是一门实践性很强的学科，单纯的理论学习不能正确地把握和理解临床出现的各种问题。没有临床实践就没有临床思维的产生。

对于一个医生来说，医学理论知识固然重要，但是如果没有实践，任何好的理论也不能很好地发挥作用。一个刚从学校毕业的中医学生，虽然他已经掌握了一定的医学知识，但还不能算是一个合格的临床医生，其原因就在于他还没有实践。没有实践就无法将书本上的知识和老师传授的经验融会贯通，更谈不上正确地应用这些知识和经验。

在自然科学的发展中，理论与实践是相辅相成的。也就是说，虽然已掌握了诊断疾病的理论知识，但是还缺乏对疾病的感性认识，还不能把学到的知识合理地在临床上应用，理论和实践之间还存在着距离。中医理论中，有关病证的临床表现和诊断依据都是前人实践经验的总结，就医生自身而言，需要把别人的经验理论变成为自己的认识，这就需要自己亲自实践。只有多参加临床实践，多接触不同的患者，不断地丰富和增加感性认识，使自己的思维建立在丰富的感性认识的基础之上，才能提高自己的思维能力，提高诊断的正确性。

三、全面占有资料

临床思维来自医生对病史、症状、体征及辅助检查结果的感性认识，这种感性认识的材料就是我们在诊断疾病时所收集的临床资料，这些资料越丰富、越全面，越有思考问题的余地，越有助于得出正确的、符合实际的概念和结论。在诊断具体疾病时，全面系统地掌握病史及症状体征变化过程中的真实资料，是取得正确结论的基础，相反，仅依靠零碎的、片面的资料或者以偏概全，必将导致错误的诊断结论。

临床上许多疾病都具有典型性，有经验的医生常常只要抓住一些典型的特征就能做出正确的诊断。注重疾病的典型性与强调全面地掌握病史资料是不矛盾的。同样一种疾病，发生在这个人身上可能表现得典型，而发生在另一个人身上又可能表现得不典型；在早期可能表现得典型，在晚期又可能表现得不典型；或本来有典型的临床表现，也许因为在病程中应用了某些药物而使其变得不典型。在诊断过程中，既要注意疾病的典型性，也不能忽略对疾病的全面分析，否则就容易发生误诊。因此，进行临床思维时必须全面地占有资料，这是使思维沿着正确方向延伸并获得正确诊断的基础。

望闻问切，对于中医医生来说虽然都是很平常的工作，但是要真正做好，并不简单。有经验的医生可能询问病史既简单又系统，能够抓住与疾病有关的重要问题，迅速获得有价值的诊断线索，很快就能获得正确的诊断；而缺乏经验的医生，也许未能及时发现有诊断价值的线索，辨病和辨证缺乏依据，由于缺乏针对性，仍然使诊断难以确立。所以，临床上不仅要四诊合参，也需要认真思考。

在通常情况下，临床资料的收集并不十分困难。但是，要全面采集病史资料并非一件易事，因为它涉及与疾病有关的所有资料，如疾病的原因、诱因、表现特点、症状体征、发病和治疗过程及对药物的反应等。这些资料的取得需要通过望闻问切等一系列复杂的过程，有时这个过程还要反复进行，才能得到疾病的真实情况。在实际工作中经常出现病史遗漏、资料不全，原因是多方面的，但与医生的基本技能和临床思维能力有很大的关系。

四、深入疾病的本质

中医的"症"是指疾病过程中患者的外在表现，是一种表象，而"证"是对疾病的病因、病性、病位、病势所做的概括和总结，是本质。疾病的现象虽然是其本质的反映，然而现象并不等同于本质，现象仅是事物的外部联系，它所反映的仅是事物的一个侧面。因此，在认识疾病的过程中，不应当把思维的目标局限在对疾病现象的认识上，而应当通过现象深入到本质，这样才能不断提高自己的临床思维能力。四诊所收集到的临床症状、体征、病史、实验检测数据，要注意四时、环境变化；要从人体自身、人与社会、人与自然的各种"整体"出发来进行辨证思维。

中医的辨证思维过程就是一个从现象到本质的过程。同一证在不同疾病或不同患者中，其临床表现由于病种、患者的体质、病因、环境等不同，可能出现不同的临床表现。辨证思维过程应注意把握证的本质特点，不可拘泥于某几个症状。如咳嗽、发热、痰黄黏稠是一组现象，各自代表不同的病理反映，临床上如果仅仅依据这些现象采取相应的治疗，如清热化痰、止咳很可能是有效的。但是，作为一个医生满足于这种感性的认识"对症下药"是远远不够的，更何况在"有效"的背后潜伏着误诊的危机，所以应该深入到疾病的本质。当面对上述病例时应想到可能是外感咳嗽，也可能是肺痈咳嗽、肺痨咳嗽、肺癌咳嗽；从辨证上说可能是风热犯肺，也可能是热邪壅肺或痰热壅肺，也可能是肺阴虚或肝火犯肺，这些病证的本质不同，预后也不一样。因此，面对各种现象应力争从本质上把握疾病的全过程，认真分析，找出症结所在，这既是诊断学的基本含义，也是提高临床疗效的基础。

五、正确处理诊疗关系

诊断是治疗的基础，治疗是诊断的目的，同时也是检验诊断结果正确与否的依据。在治疗过程中，通过对疗效的观察，还可以不断修正诊断结论，因此，诊断与治疗具有密不可分的关系。

（一）注意用药须切病

中医治则注重因人、因时、因地制宜，由于地域有南北，气候有寒热，体质有强弱，患病有新久，年岁有老少，环境有优劣，故须辨证论治，因人、因时、因地制宜。药证相合，得其当，乌头可以活命，不得其当，人参反会杀人。可见，治病之要在于药须切中病机。

有的医生习惯于见寒就温、见热便凉、见肝旺即伐肝、见肺气壅盛便泻肺的简单治疗方法，由于不讲病机，不讲辨证，因而治疗中容易致误。王安道认为，如阴虚火旺者，治之者不知补阴以配阳，而专用苦寒治火之旺，岂知苦寒皆沉降，沉降者则亡阴，阴愈亡则火愈盛。又如阳衰阴盛者，气弱生寒也，治之者不知补阳以消阴，而专用辛温治阴之旺，岂知辛温能耗散，耗散则亡阳，阳愈亡则寒愈甚。又如夏令体热，而伏阴在内，故每多中寒。冬令本寒，而伏阳在内，故每多内热。设不知此而必欲用寒于夏，治火之旺；用热于冬，治寒之旺。有中寒隔阳者，服寒反热；中热隔阴者，服热反寒，皆以专治旺气，故其病反如此。究其专治旺气的原因，常是不知病本，故只知其治标，是医技拙劣的表现。李念莪说："见痰休治痰，见血休治血，无汗不发汗，有热莫攻热，喘生勿耗气，精遗勿涩泄，明得个中趣，方是医中杰。"

另外，当今中医临床的一大弊端，就是忽略了中医辨证思维，对临床错综复杂的症状不加分析，见有炎症则加金银花、黄连抗感染，板蓝根抗病毒等。如果医生拘泥于中药的现代药理研究来用药，则失去了中医辨证论治的精髓。

（二）树立恒动的治疗观

疾病的发展是有阶段性的，而且大多是各种矛盾交织在一起的。先治哪一个层次、哪一个脏腑，医生应做到心中有数。层次不清，则治表犯里，治上犯下，引邪深入。不明脏腑，则治肝犯脾，治肾伤心，自伐根本。临证处方除有十分把握者外，还应留有余地，不可自信太过，草率从事。同一病变，不同阶段，治各不同，这就要求医生注意把握治疗的时机。只有不失时机，应变施治，才能收到事半功倍的疗效。如外感伤寒太阳失治，即传少阳，少阳失治，即传阳明，三阳不治，即传三阴。这就是不能把握时机进行治疗造成的失误。临证施治，最忌表证未去而先虚其里，疗腑病而伤脏气，使邪气内陷而发生其他变证。古人把这叫作"开门揖盗""引狼入室"，危害最烈。如有的医生见热盛唯恐起惊，以牛黄丸等一类有麝香的凉药预防惊风，引热入脑。又如麻疹，医生恐其热邪伤阴，早用石斛等甘凉抑遏邪机，使疹不得透发。如此误治责在对病势判断的失误。

（三）注意观察疗效反应

医生给患者处方服药后，有些什么反应，宜注意观察，以便随时根据病情演变加减化裁，并解答服药后病家可能提出的各种问题，以保证治疗过程的顺利进行。其观察的方法，古人认为，凡中病之药，服后半日许，其效验反应约有三种情况：一则药到病除。二则变生他病，非药之祟，正是病被药攻，拒之使然。如《伤寒论》太阳病服桂枝汤反烦，风湿相搏，服术附汤，其人如冒状者是也。三则服药后病反剧，非药之误，正是以药攻病，托之使然。只要确信辨证准确，治疗无误，患者服药后，即使有不良反应，也应做耐心细致的解释工作，说明药物正在起作用，不应轻率地终止治疗。但这种情况当与误治后的变证、坏证相鉴别。对证之药，服后有时虽可见病情转剧，但转剧的时间不长，须臾之后，即诸症渐减，色脉渐复。误治转剧，久久不止，愈演愈烈，色脉大变，此当急急救误，以防变生不测。因此，要注重疾病是一个不断发展变化的过程，注意观察药物反应，注意及时更方，不可单纯"效不更方"，须知起效后证已变，焉能以不变应万变。

临床思维能力的培养是研究中医误诊学的基础，一方面要积极借鉴现代科技成果为中医临床辨证服务；另一方面，要致力于中医学术的发展，更新知识结构，大胆引进现代技术手段为中医辨病服务，鼓励学习新的方法。如"国家标准"的病名分类、诊断标准对中医临床起到规范的作用，这对促进中医的现代化研究是很有意义的。作为现代中医，我们没有理由拒绝国家标准的使用，而是应在使用过程中不断改进完善。临床思维能力的培养不是单纯的学习过程，而是中医学发展和中医师自身成长的过程，思维能力的培养对于医生来说是很重要的，也是我们减少误诊、提高辨证诊断准确性的重要途径。

总之，通过对中医临床误诊现象与原因的分析与研究，可进一步健全误诊防范机制。强化医生职业精神，增强医患相互信任，提高人文修养，是降低误诊的发生率，提高诊断的准确率的基本保障。

【古代文献】

一、常见误诊分类和原因

《顾松园医镜·格言汇纂·乐集》：医者临证，当知常知变，辨证当由表及里，去伪存真，切忌只看表面，不察实质。

《顾松园医镜·乐集·论治大纲》：善为医者，行欲方而智欲圆，胆欲大而心欲小。

《温氏医案·咳嗽》：医不难于用药，而难于认症。

《医彻·医箴·疗医》：医之临病，胜于临敌。运筹帷幄之中，决胜千里之外，良将是也。存乎呼吸之间，而远退二竖之舍，良医是也。察色不可不精，审声不可不详，持脉不可不静，辨症不可不细。既责其有，又责其无，既求其始，又虑其后，既达其常，又通其变，必使有济无损，有利无害，慊于己而无怨于人，庶明德可积，冥谴可逃矣。

二、常见的四诊与辨证失误

《时病论·自序》：甚矣，医道之难也！而其最难者，尤莫甚于知时论证，辨体立法。盖时有温、热、凉、寒之别，证有表、里、新、伏之分，体有阴、阳、壮、弱之殊，法有散、补、攻、和之异，设不明辨精确，妄为投剂，鲜不误人。

《本草思辨录·自叙》：人知辨证之难，甚于辨药；孰知方之不效，由于不识证者半，由于不识药者亦半。证识矣而药不当，非特不效，抑且贻害。

第二十章　健康状态辨识研究

健康状态是对生命过程中不同阶段生命特征的概括。人在生命过程中的健康状态是变化的，并且可以通过客观的外在表征反映出来。健康状态辨识是根据中医学理论，对生命过程中某一阶段表征参数进行分析归纳，辨别程度、部位、性质等状态要素，并做出状态判断，进而辨别生命所处状态的思维认识过程。状态辨识的内容涵盖了先后天因素、社会自然环境、体质、生理病理特点、证，以及各种因素演变规律和预后转归。

状态辨识适用于各种人群，无论是未病、欲病、已病还是病后，不仅可依据状态要素指导疾病治疗，还可用于早期诊断、临床干预效果评价。因此，状态辨识是健康诊断的核心，是效果评价的依据。

第一节　健康状态辨识方法

健康状态辨识的思维过程，是在中医理论指导下，对个体人所表现出的外在表征信息，进行综合分析，从而对其整体反应状态（包含程度、部位、性质等状态要素）做出判断，辨别生命状态，简而言之，即根据表征参数，辨别状态要素，组成状态名称。

一、健康状态表征

（一）健康状态表征的含义

健康状态表征，是指每种健康状态所表现出的具有内在联系的外部征象，如症状、体征、理化指标等。健康状态表征可以用适当的参数来描述，用以描述健康状态表征的参数，称为健康状态表征参数。它是指与健康状态相关的，用以描述健康状态表征的参数，或者是指对区分和辨识不同健康状态有贡献的参数。状态表征参数是判断和辨别状态的主要依据，因而，它在中医状态辨识中具有重要的意义。

人的健康状态受性别、年龄、疾病、心理、气候、地理、季节、社会等诸多因素的影响，又通过人体的各种表现，如症状、体征、理化指标等反映出来。因此，理论上讲，与人体健康状态相关的表征参数是无穷多的。传统中医诊断或各类"诊断标准"中与特定病、证诊断相对应的症状、体征、病史等都是表征参数。另外，如气候条件、四时节气、地理环境，以及理化指标和病理变化等都是健康状态判断的重要依据，也都是表征参数，甚至如颜色喜好、穿着习惯和睡卧姿势等都可能与心理、性格相关，也是表征参数。因此，基于"整体医学"的健康认知理念，应立足于整体观念，全面、准确、规范地构建健康状态表征参数体系。正如李时珍在《濒湖脉学》中所说，"上士欲会其全，非备四诊不可"。

（二）健康状态表征参数的分类

状态表征参数的范围广泛，内容繁多，我们需要对参数进行适当的分类，以便能够合理地构建与应用健康状态表征参数体系。常见的参数分类方法有按参数的类别划分、按参数的性质划分和按参数的特征划分。

1. 按参数的类别划分

（1）宏观参数：指与健康状态相关的天时、气候、地理环境、季节、节气等参数。人生活在自然环境中，人体的生理功能和病理变化必然受到自然环境的影响。例如，《素问·异法方宜论》指出"东方傍海而居之人易得痈疡，南方阳热潮湿之地易生挛痹"；又如，湿为长夏的主气，因此长夏季节患病多夹有湿邪。这些都说明自然环境因素对人体健康状态的判断具有一定的意义。宏观参数主要包括"天、地、时"三个部分的参数，具体地说，"天"主要包括运气特点、天文现象（如日食、月食、太阳黑子等）、气候特点、天气现象、气象要素（如气温、气压、风、湿度、云、降水、能见度、日照等）、空气质量、大气污染、自然灾害等；"地"主要包括地域地形、海拔、植被、土壤、水源、环境污染等；"时"主要包括季节、节气、日期、昼夜、时辰、时差等。

（2）中观参数：指与健康状态相关的生物、心理、社会环境等表征参数。人体的症状、体征、心理活动等直接反映了个体人的健康状态，而社会环境对人的身心健康则会产生重要的影响。因此，这些人体自身直接表现或密切接触的表征就成为辨识健康状态的重要参数。例如，长期焦虑抑郁的患者，就容易肝气郁滞而导致各种病证。中观参数主要包括"生、心、社"三个部分的参数。具体地说，"生"主要包括中医传统四诊采集的症状、体征、病史以及各种量表（包括普适性量表和特异性量表），如世界卫生组织生存质量测定量表（WHOQOL-100）和 WHOQOL-100 简表（WHOQOL-BREF）、中医体质量表等；"心"主要包括各种心理测评量表，包含人格、智力、心理健康等各方面的量表，如艾森克人格问卷、康奈尔医学指数、心理适应性量表等；"社"主要包括社会环境、工作环境、家庭环境、人际关系、社会适应力等。

（3）微观参数：指借助于现代技术手段采集的参数，包括理化指标、病理检查等以及部分中医可以量化的信息，如脉诊仪、舌诊仪等采集的信息。微观参数主要包括"理、化、病"三个部分的参数，具体地说，"理"是指采用物理检查的方法采集的参数，主要包括 B 超、X 线、CT、磁共振成像、内镜检查等影像资料，以及心电图、舌诊仪、脉诊仪、闻诊仪等采集的参数；"化"是指采用化学检测的方法采集的参数，主要包括血常规、血生化、脑脊液检查、痰液检查、尿常规、粪便常规等人体体液、分泌物、排泄物等检测指标，以及分子生物学指标等；"病"主要指病理检查报告。微观参数是人体健康状态在体内的反映，可以延伸中医传统四诊的范围，弥补状态辨识依据的不足。例如，患者血脂高，对痰湿的诊断可能有一定的意义。当然应用微观参数进行状态辨识应注重中医思维，赋予微观参数中医学含义，建立中医特色的微观参数体系。

因此，以传统的中医理论为基础和指导，结合其他医学理论和现代科学理论元素，建立系统集成与还原分析相连接的"三观并用"健康状态表征参数体系，将宏观的自然因素，中观的人体脏腑、经络、气血功能、心理状态、社会因素与微观的理化指标、病理变化等客观表现有机地结合起来，对健康状态进行多层次、多角度的诠释，是一种具有创新性的健康认识方法体系，更有利于实现对健康状态的全面、准确、规范地辨识、调控以及对疾病的预防和干预，符合新世纪人类对健康的要求。

2. 按参数的性质划分

（1）阳性参数：指可以为健康状态辨识提供依据的参数。在以疾病为中心的医学模式中，阳性参数是诊断病证的主要依据，在循证医学中被看作证据，是健康状态辨识中的一类重要参数。在中医诊断过程中，一些症状与体征常是某些病证诊断的阳性参数，同时症的轻重还可判断病变的程度。例如，心悸是心病的常见症状，对于诊断病位在心是个重要的阳性参数，而心悸按照病情轻重分为惊悸和怔忡，其中怔忡是心悸较重的表现，常提示心病的病变程度更重。现代医学中，一些异常的理化指标和病理检查又常是诊断某些疾病的阳性参数。例如，在血常规检查中，血红蛋白降低常作为贫血的主要诊断指标；血脂检查中，甘油三酯、总胆固醇等指标的升高常作为诊断高脂血症的重要阳性参数。

（2）阴性参数：指可以为否定某些健康状态提供依据的参数。这部分参数大多为正常状态参数，因而在诊断过程中容易被忽略。例如，"女性，28 岁"，这是患者的一般情况，并不是一个症状，不能凭借它诊断为某种病或证，但是根据《黄帝内经》中"女子……四七筋骨坚，发长极，身体盛壮……"可推断出该参数对于否定肾虚具有一定的意义。又如《伤寒论》："下之后，复发汗，昼日烦躁不得眠，夜而安静，不呕，不渴，无表证，脉沉微，身无大热者，干姜附子汤主之。"此处一连用了三个阴性症状，其中"不呕""不渴""无表证"分别指代非少阳、阳明、太阳病变，从而为本病进一步判明在三阴（少阴）提供了重要依据。

（3）隐性参数：指对机体的健康状态可能存在直接或间接的影响，但其是否对机体产生影响则需要在机体出现相应表现时方能做出判断的参数。如气候、居住条件、饮食习惯等，可能长期作用于人体而对健康状态产生影响，但是在疾病发作之前这些因素是否对人体产生影响以及影响的程度可能难以被准确描述。如久居湿地，可能产生湿证，但是在患者出现关节沉重、酸痛等湿证的表现之前，湿的因素常被忽略，它是湿证的隐性参数；而当患者出现湿证的症状之后，"久居湿地"就成为湿证的阳性参数。这就体现了中医诊断中"因发知受"这一基本原理，即根据发病症状而推知所感受的病邪。

3. 按参数的特征划分

（1）定量参数：指性质、特征或程度可以用数量加以描述、分析、比较的参数，它体现了状态的客观性、可观察性和可测量性。例如，环境温度、湿度、海拔高度、血压、脉率、呼吸频率、体温、血细胞计数、生化分析结果等都属于定量参数。温度、湿度和海拔高度可以反映人体所处环境的特征，是导致某些疾病的外在条件，因此也属于状态参数的范围。还有一些参数虽然其自身不包含数量特征，但是可以通过数量的描述来反映其严重程度。例如，疼痛程度的分级就是对主观症状的数量化描述。中医学中也有一些定量参数，如缓脉为"一息四至，来去缓怠"，这里的"一息四至"就是一种定量参数；再如描述患者身重程度的"首如裹，腰如缠，身重如带五千钱"，"五千钱"就是一种定量参数。

（2）定性参数：指能够反映状态的性质，但不能用数量来表达的参数。定性参数一般用"有无""是怎样"来进行描述。例如，"有汗"与"无汗"是"有无"的描述；而"自汗、盗汗、绝汗、战汗"就是"是怎样"的描述。定性参数在特定的条件下可以转化为定量或半定量参数。例如，望色时对"光泽"的表述，一般描述为"有光泽"或"无光泽"，是定性参数。如果通过量表对光泽的程度进行分级，那么它就转化为半定量参数。定性参数还可以适当结合定量参数或加上一些描述程度的定语，如"稍、偏、略、微"等，以描述其程度，例如舌偏红、苔稍厚等。中医传统四诊方法采集的参数大部分是定性参数，如何客观、准确地采集和描述这类参数，成为健康状态辨识的一个关键。

（3）定量与定性结合参数：指有些参数包含了定量和定性参数的特点，其某些部分可以进行定量表述，某些部分只能进行定性表述，如 X 线、B 超、CT、内镜检查等影像资料，以及心电图、脉诊仪、病理检查报告等。例如，某胸片报告描述为"右肺中叶见 2.5cm×1.5cm 大小模糊阴影，边缘不清，密度不均匀"。其中"2.5cm×1.5cm"是定量表述，"边缘不清，密度不均匀"则是定性描述。另外，有些参数既可以是定性参数，也可以是定量参数。例如，"尿蛋白阳性"是定性参数，"尿蛋白 0.6g/L"是定量参数。

（三）状态表征参数的采集

1. 参数采集的原则　表征参数是健康状态辨识的依据，所以表征参数采集的全面、规范、准确是状态辨识结论正确与否的先决条件，如果失去这一前提，结论就不可信，状态辨识也就失去了意义。目前临床四诊信息采集的不全面、不可靠已经成为影响中医辨证准确性的突出问题。例如，部分中医师在临床上闻诊所用甚少；望诊除了望舌，很少中医师会注意神、色、形、态以及其他局部的精细望诊；脉诊也成了一种摆设，因为想辨为表证而写成"脉浮"；问诊虽然作为四诊采集的主要手段，但也是首尾不顾，断章取义；更谈不上重视天、地、时等因素的采集在辨证中的作用。因此，全面、规范、准确是状态表征参数采集应遵循的三个原则。

2. 参数采集的方法

（1）传统中医四诊采集方法：中医的望闻问切四诊是在充分调动人体感知能力的基础上，最大限度地全面掌握状态信息的过程，是从不同角度诊察信息的方法，有各自的特点，不能相互取代。四诊采集过程中医生与患者处于平静的状态中，排除外界的干扰，宁神静气，充分交流。既要重视不同诊法的特殊性，又必须强调四诊合参的"全面性"，保证采集过程的"规范性"和所采信息的"准确性"。由于传统的信息采集方法受医生主观因素影响较大，因此医生四诊技能的熟练程度对所采信息的"规范性""准确性"所产生的影响较大，如何解决信息的"齐同性"已经成为中医临床和科研面临的首要问题。例如，面对同一个患者，不同医生对症状轻重程度的判断、对脉象要素的掌握、对望诊信息的重视程度等往往有所差异，在此基础上做出的辨证结论存在差异。为了提高四诊信息的全面性、准确性，中医学尤其强调"四诊合参"。

（2）现代实验室检验：实验室检验可以提供多种信息为健康状态辨识提供重要参考。实验室检验可以分为血液学检验、生物化学检验、病原学检验、体液与排泄物检验、分子生物学检验等多种类型，主要运用光谱分析技术、电化学分析技术、干化学分析技术、电泳分析技术、基因扩增技术等不同技术来进行检验，检验过程一般借助相关的现代化仪器来自动完成。不同的实验室指标在诊断中的意义是有区别的，有些指标是公认的疾病诊断"金标准"，如乙肝两对半检测就是诊断乙型病毒性肝炎的特异性指标；有些信息是关键性指标，如诊断糖尿病时，血糖这一指标有非常重要的意义；大部分信息只是参考性指标，例如肿瘤标志物对于肿瘤的诊断只能起到参考作用，还必须结合其他信息才能确诊。近年来，有很多学者致力于实验室指标和中医证型之间的相关性研究，期望能够赋予这些参数中医的诊断意义，这对开展中医健康状态辨识和发展中医理论都有重要的意义。

（3）中医诊断设备检测：中医诊断设备是在中医理论的指导下，通过对传统中医诊断过程的模拟、分析，把握中医诊断的基本原理，再结合现代科学技术而研究开发的具有中医特色的诊断仪器。例如，舌诊仪、脉诊仪、问诊仪、嗅诊仪、经络分析仪等。目前临床运用比较广泛，认可度较高的中医诊断设备主要是舌诊仪和脉诊仪。

舌诊仪硬件设备由图像采集器、照明光源、采集平台、计算机、结果输出设备等组成。其基本的工作过程如下：图像采集，图像分割，图像特征提取，图像分析，与知识库匹配得出舌象诊断结论。

脉诊仪硬件主要由脉搏传感器、定位调压控制器、计算机、结果输出设备等组成。其基本设计原理表现：首先，用各种相关的物理量来量化脉象的特征并分析脉象的信息结构；其次，选择相关的物理传感器和机械及软件系统构建信息采集平台；再次，以专家结论为依据对平台采集、绘制的脉图进行分析与机器学习；最后，建立仪器的脉象结论知识库，并对采集脉象进行判读。

另外，随着现代科学技术的不断发展，一些设备不断小型化、网络化，也被运用到中医信息采集和研究中，比如红外成像仪、电子鼻、电子手环等。红外成像仪最早是被运用于军事和工业领域，近年来研究人员把它引入到了医学诊断领域，在疼痛诊断、肿瘤诊断等方面取得了不少研究进展，在中医领域也开展了望诊方面的研究，为中医望诊信息的采集提供了新的技术和方法。电子鼻是应用阵列式气体传感器对气味信息进行检测的一种新型设备。近年来，研究人员利用电子鼻开展了人体气味特征的采集和研究，为中医闻诊提供了新的工具和手段。电子手环等基于移动互联网技术的电子产品，可以及时捕捉并记录人体参数，对人体生理状态做出连续监测，目前已经被尝试用于人体状态表征参数的采集和管理中。虽然，上述仪器目前还处于研究探索阶段，其所采集参数的中医学意义仍需挖掘和探讨，距离成熟运用还需时日，但不可否认的是，多元化、多维度的研究既开阔了中医研究人员的思路和视野，也为健康状态表征参数的采集提供了新技术。同时，网络化、小型化、便携式的信息采集设备是未来状态表征参数采集设备的发展趋势。因此，如何让现代科学技术在中医理论指导下更好地为维护健康服务，是广大研究人员不断努力的研究方向。

（4）其他的信息获取途径：对于如气象、地理信息、各地幸福指数等与健康状态密切相关的宏观参数，其来源可以是气象局、环保局、社会科学院等权威部门发布的公开信息，通过网络途径获取；也可以借助相应的仪器或调查量表，由研究小组自行测试获得。这些宏观参数的解读，有时需要相应领域的专业人员参与，其对不同健康状态的辨识意义还需要不断深入研究。

（四）状态表征参数的筛选

参数不管是宏观、微观，还是中观，在信息技术中都被认为是变量，参数筛选就是参数优化。状态表征参数的筛选就是选择与判别目标"状态类型"相关的变量，这是一个参数筛选和优化的过程，在数据挖掘技术里，称为数据预处理过程中的特征选择。

1. 参数筛选的意义　理论上说，所有与健康状态相关的表征参数都属于健康状态表征参数体系的内容，庞大的参数体系体现了中医整体观念的精髓，也是准确把握状态辨识的前提。然而，如此繁多的参数，单是采集过程本身就十分复杂和耗时，这不符合临床工作实际，也不符合科研的可行性原则。因此，需要借助文献调研、专家经验总结、临床流行病学调查、实验研究、统计学、数据挖掘等现代研究手段和方法对参数进行分析、筛选，筛选出反映整体生命状态如精、气、神的参数和特定健康状态（或功能状态）如脏腑、气血功能状态的参数。筛选出的参数可以包含状态的特征参数、常见参数、否定参数等内容，以便于临床和科研采集与应用。

2. 参数筛选的原则与方法　对不同健康状态表征参数进行专家咨询、分析考察或开展必要的临床流行病学预调查试验，根据统计分析的结果再进行参数的筛选。参数集合的筛选应遵循重要性大、敏感性高、独立性强、代表性好和确定性优的原则，并兼顾可操作性及可接受性，具体需要考察参数的困难度、反应特征、辨别力、代表性和独立性等。参数筛选的方法分为无须预调查的参数筛选方法和需预调查的参数筛选方法两大类。无须预调查的参数筛选方法包括主观评价法和德尔菲（Delphi）专家咨询法。需预调查的参数筛选方法包括困难度分析、反应特征分析、离散趋势法、相关系数法、因子分析法、聚类分析法、逐步回归分析法、逐步判别分析等方法。其中，主观评价法就是从重要性角度进行参数筛选；困难度是从可操作性角度筛选参数；反映特征和离散趋势法从敏感度角度筛选参数；相关系数法、因子分析法、聚类分析法、逐步回归和判别法则从独立性和代表性角度筛选参数。这些参数筛选方法，分别从不同的角度和目的对健康状态表征参数进行了筛选。基于整体性、可操作性原则，从宏观、中观、微观构建了"三观并用"的健康状态表征参数体系，最后形成的参数大概有 800 个左右。

二、健康状态要素

健康是一个很复杂的过程，所包含的状态也是多种多样的，但是，无论状态怎么复杂，都可以用状态要素来描述。状态要素是指状态的部位、性质、程度等要素，是状态辨识的核心。任何表征参数的采集都是为了辨别状态要素，任何状态名称都是由状态要素组合而成的。

（一）状态要素

1. 部位　指状态所反映的部位，是人体状态变化所发生和影响的脏腑经络、四肢百骸等。其在已病状态时称为病位，有五脏六腑之别，如心、脾、肾、肝、胃等；在未病态及欲病态时部位是反映不同个体（年龄、性别、群体）的生理病理特点、体质偏颇的重要依据，如反映小儿生理特点的"肝常有余，脾常不足"。而部位的辨别，除特定部位本身反映于外的表征外，还要参考内在因素及生命活动的规律，如年龄、禀赋与肾关系密切，同时还要参考中医学理论，如火邪容易影响心，湿邪经常侵犯脾和关节以及经络的走向分布等。辨别部位的意义在于了解是哪里的问题，这对于状态和演变趋势的判断是很重要的。临床常见的部位要素主要包括心、心神、肺、脾、肝、肾、胃、胆、小肠、大肠、膀胱、胞宫、精室、胸膈、少腹、表、半表半里、经络、肌肤、筋骨（关节）20 项。

2. 性质　指状态的性质，是机体在特定状态发生的内外平衡、阴阳偏颇、邪正斗争的态势和特征，如寒、热、气虚、血虚、气滞、血瘀等。性质是状态辨识的核心和关键，性质的辨别结果直接关系到干预、调护及治疗方法的确定，对任何状态的辨识都不可缺少。在已病状态下的性质即为病性，如阴虚、阳虚、痰等。未病状态和欲病状态反映的是体质、生理病理特点，辨别病性的意义在于判断阴阳偏颇、正气强弱、体质差异、邪气性质等。性质是状态调整、治疗立法的主要依据。临床常见的性质要素主要包括（外）风、寒、暑、湿、燥、火（热）、痰、饮、水停、虫积、食积、气滞、气闭、血瘀、血热、血寒、气虚、气陷、气不固、气脱、血虚、阴虚、亡阴、阳虚、亡阳、精亏、津亏、阳亢、动风、动血、毒 32 项。

3. 程度　也可称为轻重，即阴阳自和的功能状态偏离正常的幅度，程度反映了状态好坏程度、预后及转归。传统中医对程度描述较少，而且程度的标记大多是定性的，如"肥人多痰""瘦人多火"等，这些程度的描述受患者主观感觉及辨治者主观因素的影响，因此需要引入数据挖掘及信息处理等现代科学技术对表征信息进行整合量化，从状态表征参数、状态要素等不同角度综合考虑，合理分配权值，获得数字化的辨识参数，同时根据实际应用设置诊断阈值，确定程度的轻重。从状态的分类看，状态的程度可以区分为未病、欲病、已病和病后四种状态。从证的角度看，状态的程度可以分为无证、前证、显证，而显证还可分为轻、中、重三种程度。在证素辨证中，程度的判断依据就是证素的积分，各证素诊断的确定以 100 作为通用阈值。辨证要素积分＜70，归为 0 级，说明基本无病理变化；70≤积分＜100，归为 1 级，说明存在轻度病理变化；100≤积分＜150，归为 2 级，说明存在中度病理变化；积分≥150，归为 3 级，说明存在严重病理变化。

每个人的健康处于不断变化之中，不同阶段的健康状态表现不同，因而反映内在状态本质、整体反应状态的要素也不是静止不变的，可从状态要素的分布、演变中反映健康的发展趋势。

（二）特定状态要素（常见证素）及其表征

特定状态要素的表征是指对特定状态（病或证）要素的诊断有意义的表征。每一特定状态要素都有相应的特征表征，类似诊断学上常用的辨证依据。例如，发热、面红、口渴、脉数等对于病性"热"，腹胀、食少、便溏等对于病位"脾"的诊断都具有特定的意义。当然，还有相应的表征具有否定的意义，例如，"心下痞"对于病位"心"是否定参数，"大便溏稀"对于病性"食积"是否定参数。特定状态要素包括病位要素和病性要素，常见的病位要素包含心、肺、脾、肝、肾、胃、胆、大肠、小肠、三焦、表、里等，病性要素包含（外）风、寒、火（热）、湿、燥、食积、痰、气虚、血虚、阴虚、阳虚、津（液）亏、气滞、血瘀等。病位要素与病性要素经过不同的组合，可以构成临床常见的疾病状态。

三、健康状态分类

健康状态是对生命过程中不同阶段生命特征的概括，它涵盖了健康与疾病。根据整体与局部的关系，可以把状态做一个横向分类以阐释当前局部状态兼杂的问题，即一个人同时表现出生理、病理特点、体质、证、病等不同状态；也可以将状态做一个纵向分类以阐释整体状态所处的健康状态水平，即未病、欲病、已病、病后状态。

（一）生理特点、病理特点、体质、证、病

生命是一个时序的连续过程，疾病只是相对短暂的阶段，在不同的生命阶段，还存在不同的生理、病理特点和个体的差异，因此，健康状态囊括了体质、生理特点、病理特点、病、证等，它们彼此之间或有交集，但不能互相涵盖。所以，对状态的认识是把握健康与疾病的关键，状态的偏颇是疾病发生的内因，是决定疾病发展过程及证候演变的重要因素，决定证的转归和疾病的预后。

1. 生理特点　生理特点是一种状态。不同性别、年龄所体现的生理特点不同，如"女子七岁，肾气盛，齿更发长；二七而天癸至，任脉通，太冲脉盛……三七，肾气平均，故真牙生而长极……""丈夫八岁，肾气实，发长齿更；二八，肾气盛，天癸至，精气溢泻，阴阳和，故能有子……"

（1）小儿为稚阴稚阳、纯阳之体：《小儿药证直诀》言小儿"脏腑柔弱、易虚易实、易寒易热"，为"稚阴稚阳"之体；朱丹溪倡导小儿"阳常有余，阴常不足"；刘完素主张"纯阳"之说。以上都说明小儿发病容易，传变迅速，脏气清灵，易趋康复。

（2）女子多郁：中医学认为"女子以血为本""以肝为先天"。肝藏血，调畅气机，人体的正常活动均有赖于气血调和。女性一生中的经、带、胎、产容易耗伤精血，肝失所养，疏泄失司，气机不畅而为郁，但不同年龄段的女性症状不同。

（3）肥人多痰：元代朱丹溪提出"肥白人多痰湿"。清代《石室秘录》说："肥人多痰，乃气虚也。虚则气不能运行，故痰生之。"强调肥人与痰的密切相关性。肥人常有多饮多食、嗜食肥甘厚味的饮食习惯和少动多静的作息特点，饮食自倍，肠胃乃伤，脾胃受损，健运失职，则痰湿内生。

（4）瘦人多火：形体消瘦之人往往阴血不足，阳气偏盛，机体失于濡养滋润容易产生内热而"上火"，表现为瘦削、口舌易生疮、咽喉疼痛、五心烦热、小便黄、失眠烦躁等症。

（5）老年人的生理特点：老年人具有特殊的生理特点，如阴阳渐虚，气血渐亏，脏腑渐衰，功能渐减，形体渐弱；先天温煦无力，后天运化呆顿，生机由日益消索而渐趋绝灭。从阴阳的总体发展趋势看，其是有降无升，有减无增，当属纯阴之体。

2. 病理特点　病理，是指疾病发生、发展的内在机制。病理特点是病变的本质特征，可通过四诊收集的各种临床资料，结合理化指标、细胞因子、体液、基因等检查，对疾病的病性、病位、病机等进行分析判断。每一种疾病都有基本的病理特点，如消渴的基本病理是阴虚燥热，肺痨的基本病理是阴虚燥热、痨虫袭肺，泄泻的基本病理是脾虚湿盛等。

辨病治疗的核心是明确疾病（包括西医疾病）的基本病理特点。研究不同疾病的中医病理特点，能够为该病的治疗和干预提供依据。由于受个体差异、疾病复杂性、病变新久、传变、进退等因素的影响，尽管同一疾病存在相同的基本病理特点，但在不同个体、不同阶段所表现的证候不同。因此，一种疾病虽可以出现不同的证型，但却夹杂着相同的病理特点。例如，冠心病的基本病理特点是心脉痹阻，它贯穿于冠心病的全过程，临床上有阳虚、气滞、血瘀、寒凝、痰阻等不同证型，这些类型中均兼有不同程度的血瘀病理变化。在诊治疾病的过程中，不同病理特点的兼杂关系是不能回避的。研究发现，在疾病形成之前，机体常存在着某种病理变化趋势，这种病理特点同样也是疾病的易患因素之一。例如，高血压除与遗传因素、吸烟、饮酒、高盐饮食、精神应激等因素密切相关外，还可能与肾虚、肝郁、阳亢、血瘀、痰浊等因素有关，故从中医病理特点与疾病的关系出发，可以探讨该疾病的中医易患因素。

3. 体质　体质是一种相对稳定的状态。《中医藏象学》对中医体质定义：人体在先天禀赋和后天调养的基础上，表现出来的功能（包括心理气质）和形态结构上相对稳定的固有特性。体质的内涵包括形态结构、生理功能、心理状态三方面。它是一种客观存在的生命现象，是人类生命活动的一种重要表现形式，与疾病和健康有着密切的联系。

体质分型是体质学说临床运用中的重要部分。《灵枢·阴阳二十五人》曰："先立五形，金、木、水、火、土，别其五色，异其五形之人，而二十五人具矣。"《灵枢·逆顺肥瘦》根据身体的形态不同将体质划分为肥人、瘦人、肥瘦适中之人及壮士。《灵枢·卫气失常》又将肥壮体型划分为膏型、脂型和肉型三种。后世医家丰富和发展《黄帝内经》的体质理论，张仲景《伤寒杂病论》总结出"强人""羸人""盛人""虚弱家""虚家""素盛今瘦""阳气重""其人本虚"等各种体质类型；张景岳将体质划分为阴脏、阳脏、平脏三型。

现代中医对体质的分型研究，多根据不同人群的体质表现特征、体质变化及与疾病的关系等方面做出分类。较有代表性的分类方法，如王琦的九分法，即平和质、气虚质、阳虚质、阴虚质、痰湿质、湿热质、瘀血质、气郁质、特禀质；匡调元的六分法，即正常质、晦涩质、腻滞质、燥红质、迟冷质、倦㿠质；何裕民的六分法，即强壮型、虚弱型、偏寒型、偏热型、偏湿型、瘀滞型。

4. 证　"证"是对疾病当前阶段的病位、病性等病理本质所做的概括，是机体对致病因素的反应状态。"证"的形成是一个过程，在"证"形成之前存在着某种病理变化趋势，但尚未构成真正意义的证，是证的前兆，为"前证"，而"证"形成之后，大部分患者具有一定的临床表现（候），有一部分患者临床表现不明显，据此，可分为无候之"潜证"和有候之"显证"。认真辨识"证"之"前证""潜证"，并真正辨析"显证"之各种不同，是临证进一步准确立法、处方的前提。

临床上单一的证极其少见，大多数表现为证的相兼错杂，如已然证与前证兼见、显证与潜证并见。因此，把临床辨证简单化、单一化不可能反映疾病的全貌，也必然带来治疗的失误。如果仅仅注意到显证而不考虑潜证，则可能造成漏诊，如果把前证当作已然证则可能导致过度治疗。

前证、潜证、显证，三者在症状和体征上有差异，在病理程度上有轻重之别，采用传统的中医辨证方法很难进行鉴别，但借助证素辨证的原理和方法可以解决临床辨证的模糊性和证的兼夹性问题，如前证、潜证、显证可根据中医证素积分数值的高低来加以判断。然而目前的证素辨证多是对患者的临床四诊资料进行分析，较少对患者的理化检查等进行归类判断。所以，即使已确认存在明显的病理变化，若无可辨之外候，仍属于"潜证"范畴，可针对这种病理进行验证性治疗。例如，尿常规示红细胞"＋＋"，这种理化指标实际上是机体病变的一种反映，也是状态表征，应该是与四诊资料具有同等甚至更重要的辨证依据和地位，但是如何将其纳入中医证素辨证范围，如何赋予它们一个中医证的含义是需要深入研究的问题。

5. 病　病是对疾病发生全过程的基本特点和规律的概括与抽象，疾病是一个纵向的渐进过程，疾病名称叫作病名。中医学本身有自己的病名，如麻疹、肺痨、消渴等。病有它的整个发生、发展及愈后全过程的基本状态特征和规律。中医和西医认识疾病的角度和思维不一样，中西医病名是不一样的，中医的病名不能等同于西医的病名。有人认为西医的糖尿病等同于中医的消渴，西医的肺结核就是中医的肺痨，这种归纳是不准确的，也许在某个特定阶段，或者对于某些特定的患者消渴表现出的状态可以诊断为糖尿病，但不等于说消渴就是糖尿病。我们现在开展中医的研究，经常要提病证结合，病证结合不能简单理解为西医的病再加上中医的证，或西医辨病中医辨证就是病证结合，这个"病"有西医的病也有中医的病，从中西医结合的角度来讲那可能是西医的病和中医的证结合，但是从中医的角度来说，病证结合是把中医的病和中医的证结合起来，这个概念是不同的。

（二）未病、欲病、已病、病后

中医学中的疾病，是致病邪气作用于人体，人体正气与之抗争而引起的阴阳失调、脏腑组织损伤或生理功能障碍的一个完整的生命过程。不同疾病有其特定的症状和各阶段相应的证候。根据中医理论，按照疾病发生、发展的不同阶段可将人体状态分为未病状态、欲病状态、已病状态与病后状态。

1. 未病状态　"未病"一词由来已久，源于《黄帝内经》。《素问·四气调神大论》说："是故圣人不治已病治未病，不治已乱治未乱，此之谓也。夫病已成而后药之，乱已成而后治之，譬犹渴而穿井，斗而铸锥，不亦晚乎!"《灵枢·逆顺》谓："上工刺其未生者也；其次，刺其未盛者也……上工治未病，不治已病，此之谓也。"

未病状态是指对于各种内外因素的刺激，人体都能通过"阴阳自和"的自我调整机制，保证正气处于一定水平并足以在正邪相争中的绝对优势，维持人体脏腑、经络、气血等功能的正常，使生命体处于"阴平阳秘"状态，即"平人"状态。也就是说，未病即健康。人体要维持健康的状态，达到延年益寿的目标，除了躯体的完整和健全外，还包括心理及社会的适应能力的正常。

2. 欲病状态　"欲病"之说，源于《素问·刺热》："病虽未发，见赤色者刺之，名曰治未病。"此处所谓"未发"，实际上是已经有先兆小疾存在，即疾病时期症状较少且又较轻的阶段。"欲病"名称的正式提出是唐代孙思邈，《备急千金要方·论诊候第四》中记载："古人善为医者……上医医未病之病，中医医欲病之病，下医医已病之病。若不加心用意，于事混淆，即病者难以救矣。"欲病之实质是人体处于未病与已病之间的一种状态。在外虽然有不适的症状表现，但仅仅是"苦似不如平常"，医生尚不足以诊断为某一种疾病，仍建议及早了解养生方法、尽快调理。正如孙思邈所说："凡人有不少苦似不如平常，即须早道，若隐忍不治，希望自差，须臾之间，以成痼疾。"

3. 已病状态　已病状态是指外在刺激或体内的应激导致人体的脏腑、经络、气血的功能出现偏颇，超过人体自身阴阳的调节能力，生命体处于"阴阳失衡"状态。中医学认为，疾病的发生虽然是一个复杂的过程，但概括起来，也就是病邪作用于人体引发损害和正气抗损害这两方面的矛盾斗争过程。在已病状态下，因个体差异，即机体脏腑、气血的差异，在疾病发生发展的过程，机体往往表现出发生疾病可能性大小的差异性，同时也表现出对某些疾病存在倾向性、易感性，病邪袭于人体之后，与正气相搏，形成一定的病性、病位，这就是病证，又根据生命体气血、脏腑的特殊性，疾病发生一定规律的"从化"。因此，疾病是一种特殊的、病态的健康状态。

4. 病后状态　病后状态又称瘥（差）后，是指疾病的基本证候解除到机体完全康复的一段时间，包括痊愈和好转。好转是疾病的基本证候虽然解除，但症状并未完全消失；痊愈是疾病的症状全部消除，但机体正气不一定恢复正常。因此，病后态往往存在极不稳定的阴阳自和，稍有不慎即可再患病；由于病后纳食减少或消耗增加，正邪相争而耗伤正气，易处正虚邪恋状态，若失于调护，可使故疾再起或罹患他病；此外还有脏腑、形体虽无器质损害，但其功能尚未达到常态的体用失谐状态。因此，对病后态不可掉以轻心，要认真调护。

四、健康状态辨识

（一）状态辨识原理

1. 状态辨识思维原理　状态的诊断是医生对生命过程健康状态的判断。状态辨识的思维过程，是在中医理论指导下，对个体人所表现出的表征信息，进行综合分析，从而对个体人整体反应状态的程度、部位、性质等状态要素做出判断，辨别生命所处的状态。中医健康状态辨识的核心思想应遵循"根据表征，辨别状态要素（位置、性质、程度），组成状态名称"这一规律。其中，表征参数的提取是基础，辨别状态要素是关键，确立状态名称是目的（图 20-1、图 20-2）。

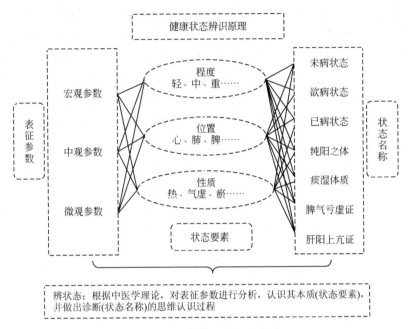

图 20-1　状态辨识原理示意图 1

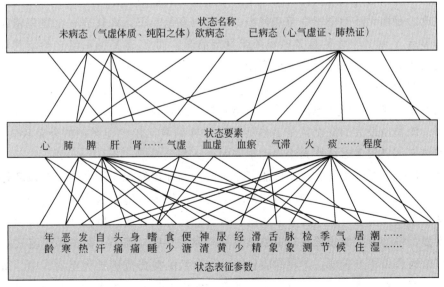

图 20-2　状态辨识原理示意图 2

（二）状态辨识数据挖掘方法

在大数据背景下，根据收集的宏、中、微三观参数，可以采用一定的算法模型，将个体人健康状态区分为未病态（无证）、欲病态（前证）、已病态（潜证、显证）和病后态，这是一个常规的分类问题。这类问题的解决方法涉及人工智能、数据挖掘、机器学习等领域，但各有偏重。人工智能领域侧重于人类思维特征的总结、知识表达、逻辑推理等；数据挖掘侧重于"从数据中获取有效、新颖、有潜在应用价值和最终可理解模式的非平凡过程"。中医病证状态的辨识领域，越来越多的人开始采用复杂、多元的数据挖掘算法构建中医诊断模型，所用方法涉及模糊数学、粗糙集理论、贝叶斯网络、贝叶斯分类、基因表达编程、决策树、相关分析、判别分析等，而尤以模糊数学、人工神经元网络、贝叶斯网络等方法最为普遍。模糊数学模型善于解决现实世界中存在的各种模糊现象和关系。如解决在中医病证诊断中存在的年龄（年老、年轻）、体质（强、弱）、咳嗽（轻、中、重）、疼痛程度（很疼、比较疼、有点疼、不太疼）、肝肾阴虚诊断（像、很像、不太像）等这类模糊概念的判别问题。该模型的最大缺点就是很难根据中医辨证思维规律设计适合的隶属函数。人工神经网络是一种应用类似于大脑神经突触联接的结构进行信息处理的数学模型。神经网络是由大量的节点（或称"神经元"，或"单元"）和之间相互联接构成。每个节点代表一种特定的输出函数，称为激励函数。每两个节点间的连接都代表一个对于通过该连接信号的加权值，称之为权重，这相当于人工神经网络的记忆。在学习阶段，通过调整神经网络的权，可以更准确地预测输入样本的类标号来学习。该模型的最大缺点就是网络拓扑和大量模型参数均凭工程人员的经验产生且构建的网络模型很难找到好的领域解释。贝叶斯网络是一个图形模型，能描述属性子集间的依赖关系，是针对不确定性知识表达和推理的方法。通常贝叶斯网络由一个有向无环图和针对图中每一个节点的条件概率表两部分组成。有向无环图中每个节点代表一个随机变量，每条弧代表一个概率依赖。如果一条弧由节点 Y 到 Z，则 Y 是 Z 的双亲或直接前驱，而 Z 是 Y 的后继。给定其双亲，每个变量条件独立于图中的非后继。该模型将概率推理和网络结构有效地结合起来，能充分利用训练案例中归纳出来的统计知识开展概率推理，而生成的网络结构则能将专家头脑中极其复杂且高度非线性的知识清晰地表达出来。因此，在中医病证诊断领域得到了较为普遍的应用。该模型最大的缺点就是当模型的学习样例数比较少即案例的分布较为片面时，或案例的缺失信息较多时往往无法得到很好的分类判定模型。

总之，数据挖掘分类算法模型仅能获取阶段性的知识发现，这提出了对循环往复的不断提高精度的机器学习算法模型的迫切需求。在新一轮中医健康状态辨识模型算法的研究中，李灿东教授提出了一个融合专家系统、数据挖掘分类算法、机器学习系统模型等的研究框架模型，将为中医健康状态辨识模型算法研究的开展勾画了一幅基本蓝图（图 20-3）。该研究框架的最大特点表现：①将健康状态表征参数的搜集范围扩大至宏、中、微观三个层面。②遵循了先辨状态要素，再组合状态名称的中医辨证思维规律。③可尝试性应用各种分类数据挖掘算法构建适合于不同参数类型的分类模型，如根据舌象图片辨识状态要素、根据电子鼻采集的传感信息辨识状态要素、根据声音辨识状态要素等，中医健康状态的总体辨识结果或许应该建立在各种模型综合评判的基础之上。④可根据应用需求的不同训练不同角度的健康状态辨识模型，如对未病、欲病、已病和病后四个状态做出总体判断，或对具体疾病做出诊断，或对寒热虚实状态做出判定等。这一模型的提出，为后续中医健康状态辨识模型算法研究提供了依据。

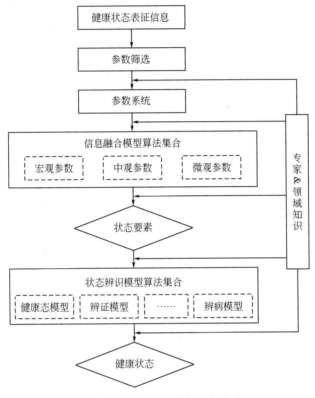

图 20-3　状态辨识数据挖掘方法

（三）状态辨识的结果

1. 状态辨识的结论　状态名称是对机体整体反应状态的高度概括，是状态辨识的最后结论。一个完整的状态名称诊断应该包括机体当前处于的状态（已病、未病、欲病或病后状态），以及当前状态的位置、性质，程度的轻重。如根据个体人的症状判断其为已病状态，当前已病状态下位置要素（即病位证素）在脾，性质（病性证素）是阳虚，病变严重程度为三级，其状态名称诊断即为已病状态，脾阳虚证Ⅲ（三级），还可以进一步实现定量的描述。

通过分析状态的表征参数，并且应用数据挖掘对每一表征参数对状态要素的贡献度进行计算，建立辨识的数学模型，判断个体属于健康状态中的何种状态，是"无证无病"的未病状态，具有气虚体质特点，脾易受到影响；或是处于"有证有病"的已病状态，为腹痛病脾气虚证二级；或是介于未病和已病之间的欲病状态，具有脾气虚病理特点，未出现诊断意义上的证和病，但外界因素稍加刺激即可出现已病状态；或是处于正虚邪恋的病后状态，稍有不慎即可再患病。

2. 状态辨识结果的特点

（1）整体性：中医研究对象是"人"，人本质上是个开放系统，之所以具有新陈代谢、生长、发育、自我调节、刺激反应和天然的能动性等基本特征，就是由于生命系统能够不断地与外界环境进行物质、能量和信息的交换。中医历来强调人是一个有机整体，人体的脏腑、气血、经络、形体官窍之间相互联系，相互依存，和谐统一。因此，状态辨识除了注意四诊所收集到的临床症状、体征，还要注意社会、环境等因素的影响，做到从人体自身、人与社会、人与自然的各种"整体"出发来进行审察。

（2）动态性：生命是内外环境相互作用下整体状态时序变化的连续过程，具有从孕育、产生、发展、成熟到衰退、消亡的过程，这种运动、发展、变化过程，就是它动态性的反映。状态是生命过程中某一阶段反应，也具有这种属性。

（3）实时性：状态的变化与时间关系密切，尤其是表现为已病状态出现证时，证可以因时而变，如《伤寒论》云："伤寒一日，太阳受之，脉若静者，为不传，颇欲吐，若躁烦，脉数急者，为传也""伤寒二三日，阳明少阳证不见者，为不传也"。相同疾病在不同的时间段内，表现的证也可不同，如《医学正传·卷八》在论及小儿发搐时，认为一天不同的时间内小儿发搐辨证存在不同。认为早晨发搐是肝木大旺，日午发搐是心火大旺等。

（4）个体性：由于疾病的不同、个体的差异和内外环境的变化，同一种状态要素，在不同的病、不同的人、不同的时间和地域等表现出较大的差别，表征信息也呈现多样化，甚至完全不同。

第二节 疾病风险预警

疾病风险预警的疾病指的是慢病。慢病即慢性非传染性疾病的简称，主要是指那些发病率、致残率、病死率较高和医疗费用昂贵，并有明确预防措施的疾病，包括心脑血管病，如高血压、冠心病、脑卒中等；代谢性疾病，如肥胖、糖尿病、痛风等；恶性病质慢性病，如肺癌、胃癌、肝癌等；其他慢性病，如精神类疾病，精神、心理障碍，过劳症，更年期综合征等一系列虽不能传染但也不能自愈，需要长期综合干预和治疗的一类疾病。预警是指疾病发生之前，根据疾病的总结规律或观测得到的可能性前兆，发出紧急信号，报告危险情况，以避免其危害在不知情或准备不足的情况下发生，从而最大程度减轻危害所造成损失的行为。

健康风险评估是对慢病进行干预的前提和依据。到目前为止，大多数的健康风险评估（疾病风险预警）是以现代医学的健康危险因素为评估依据的，偶兼有中医体质因素，仍缺少以中医健康状态辨识作为健康风险评估依据的疾病风险预警方法。这种方法的建立需要以中医的整体观念为基石，系统地对人体健康状态进行全程、整体、动态、个性化把握，能使健康风险评估更完善，更有利于整合中西医学的优势。

一、疾病风险的影响因素

生命过程中，因外界环境和人自身生理、心理的诸多因素，导致机体出现疾病、伤残，甚至死亡的风险称为"健康风险"，所有这些造成健康损失的因素称为"健康相关风险因素"，或称"健康危险因素"。现代医学认为，健康风险因素包括熬夜、酗酒、暴食、厌食等不良生活习惯，吸毒、飙车等高危险行为，"冠心病"或"高血压"行为、"癌症"行为等致病性行为模式，疑病、讳疾忌医、不遵从医嘱、迷信等不良疾病行为等。当健康风险因素具体到某一疾病时就成为该病的"疾病危险因素"。或者说，与某种疾病有指向性相关的健康风险因素即为该疾病的"疾病危险因素"或该病风险的"影响因素"。理论上说，健康风险因素越多，机体从健康状态向疾病状态转变的可能性就越大，因此，对健康风险因素的把握是预知疾病发生与否和发展情况的关键，也就是疾病风险预警的关键。从中医角度认识可能导致疾病的风险因素，就称为"中医健康相关风险因素"或"中医疾病危险因素"。为了有别于现代医学所讲的"健康风险因素""疾病危险因素"，我们称之为"疾病易患因素"。

中医学和西医学非常重要的一点区别在于：中医把人的健康放在天地之间进行整体研究而非单独研究人本身，更不是单独研究某个系统、组织、细胞，或某些理化指标。要把握中医特色的疾病易患因素，就得在掌握现代医学"疾病危险因素"的基础上，对每个人的健康状态进行全程、实时、动态地辨识，以辨析其基本体质和当前状态的部位、性质与程度，即状态要素。根据这些状态要素结合个体的体质因素和疾病危险因素来评估和预警相关疾病发生的可能性和发展趋势，这就是"中医疾病风险预警"。这种预警便是对状态要素的预警，是一个通过状态表征参数，辨别状态要素，进行疾病风险预警的"状—病相关"模式。

因此，"疾病易患因素"包括疾病相关"状态要素"的分布、体质因素和健康危险因素等。例如，高血压病的易患因素可以有阳亢、血瘀、痰、肝、火等状态要素，抽烟、熬夜、饮酒等疾病危险因素，痰湿体质、阳热体质、阴虚体质等体质因素。疾病易患因素有些为不可逆因素，甚至危害程度可逐渐增加，如遗传因素、性别因素、年龄因素等；有些为半可逆因素，即可以部分改善但需时日，如体质因素；有的则为可逆因素，较为容易或能大幅度改善，如慢病常见相关状态要素。兹分述如下。

（一）慢病相关状态要素

慢病常见状态要素，指慢病常见的发生部位、性质、程度。慢病常见的状态部位有肝、心、心神、脾、肺、肾、胆、小肠、胃、大肠、膀胱、表、经络等；常见的状态性质有（外）风、寒、火（热）、湿、燥、内风（动风）、食积、痰、水饮、气虚、血虚、阴虚、阳虚、津（液）亏、气滞、血瘀、阳亢等；程度主要由定性、半定量、定量三种方法进行辨别，根据一定的数学模型，最终达到全部定量分析。

（二）健康危险因素

中医学认为，在生命活动过程中，正气始终与人体内外环境中的邪气做斗争，大多时候机体具备"阴阳自和"的能力，处于未病状态。但是，当机体在内外各种环境因素的作用下，正邪双方的力量出现变化时，机体的状态就会改变，而出现欲病或疾病状态，甚至死亡，这些因素便称为"健康危险因素"。健康危险因素具有广泛存在、潜伏期长、特异性弱、联合作用明显等特点。

世界卫生组织指出，在健康长寿的影响指数中，气候因素占 7%，医疗服务因素占 8%，社会环境因素占 10%，生物遗传因素占 15%，生活方式占 60%。因此，健康危险因素的种类包括外环境危险因素，心理、行为危险因素，生物遗传危险因素，医疗服务中的危险因素，以及疾病间的危险因素等。健康危险因素间常互为因果、互相叠加。

（三）体质因素

不同的个体存在差异，但在特定分类原则下，根据某些差异的共同特征可以将不同类别的人群进行分类，如根据胖瘦人可以分为瘦的人、胖的人、中等身材的人，根据年龄可以分为婴儿、幼儿、儿童、青少年、青年人、中年人和老年人等。因而可以根据不同体质分类法将人归类为不同体质的人。体质是一种客观存在的生命现象，是人类生命活动的一种重要表现形式，它与疾病和健康有着密切的联系。中医藏象学认为体质的内涵包含形态结构、生理功能、心理状态三方面。把握了各种体质的本质特征及病变规律，可对个体疾病的发生发展做出有效的预测和判断，实现对疾病进行早期预防和早期治疗。中医体质辨识的依据是多维的，只有全面而且充分地把握影响人体体质的各种因素，并进行分析、对比、归纳、总结，才不会盲人摸象。因此，各种体质分类方法可以综合应用，相互印证。

二、疾病风险影响因素的测量

测量疾病易患因素所需要进行的信息采集与状态辨识所要采集的表征参数内容相似，主要包括宏观、中观、微观三观信息的采集，即采集宏观的气象、节气、地理环境等自然因素信息，中观的生理病理特点、心理特点、生活行为方式、家庭背景等人体与社会环境因素信息，微观的理化、分子生物学等实验室检验及影像学检查等。疾病易患因素信息采集手段包括万年历定时间（甲子、年、四季、节气等）；五运六气推算各年、运、气的气象变化；查阅各地县志、府志，或百度百科、维基百科等采集常住地的地理环境、物候风俗等；通过望、闻、问、切等采集中观参数；结合体检中心数据或健康管理对象的体检报告获取微观参数。通过疾病易患因素信息采集和分析便可以准确把握健康管理对象当前的状态，对其常见的状态要素、体质因素和健康危险因素等进行评估和预测，进而为疾病风险预警提供依据。

（一）五运六气在疾病风险影响因素测量中的作用

五运六气又称运气学说，主要包括古代的气象学和把时间、气象与医学相结合研究的气象医学。它是古代以天时、气候变化规律及其变化对生物，特别是对人体的生理病理影响为研究对象的一门学说。五运六气与时间存在密切联系，因此，可以根据时间预先推算每年某个时段的运气，从而根据时间周期性变化及相应气象变化对可能产生的疾病做出预测，进而采取相应的预防措施。

运气学说认为，天地之间存在着两大气象要素系统：一为五运系统；一为三阴三阳系统，即六气系统。"五运"偏重于表现五行的特性，"六气"较多地显示阴阳的属性。"五运"是指木、火、土、金、水五种天所布化之气，其变化运行各有太过（阳状态）和不及（阴状态）两种状态。因此，可由五运演绎为十天干，即甲、乙、丙、丁、戊、己、庚、辛、壬、癸，其中奇数位为阳干（即太过状态），偶数位为阴干（即不及状态），具体为丁壬化木、戊癸化火、甲己化土、乙庚化金、丙辛化水五个阶段周期性的相互推移。"六气"是指厥阴风木、少阴君火、少阳相火、太阴湿土、阳明燥金、太阳寒水，即寒、暑、燥、湿、风、火六种气候的转变，由子、丑、寅、卯、辰、巳、午、未、申、酉、戌、亥十二地支以定"气"。运气学说运用干支甲子的推算以"言常"，而结合具体气象、居住地实际气候资料、疾病流行病学资料进行预测则是"言变"，"变"也是运气的规律。当然仅凭干支甲子推算而不考察具体气象因素，其结果必然脱离实际。故《素问·五运行大论》强调"不以数推，以象之谓也"。如地势高者气多寒凉，地势低者气多温和；时与气虽然有一定的对应关系，但这种对应关系却不是胶柱鼓瑟的，要结合实际情况具体问题具体分析。《素问·至真要大论》曰："帝曰：胜复之动，时有常乎？气有必乎？岐伯曰：时有常位，而气无必也。"说明运气学说如同天气预报一样是一种预测，讲的更多的是概率，而不是必然结果。此外，如果人体的正气不足，整个机体处于"虚弱"状态，如气虚体质易感受风邪，阳虚体质易感受寒邪，阴虚体质易受感热邪、燥邪，痰湿质、湿热质易感受湿邪等。因此，进行气候预警的同时应当结合体质状态辨识来预警。

（二）四诊在疾病风险影响因素测量中的作用

不管是疾病的诊断，还是健康风险的评估和预警，都需要对当前"状态表征"进行全面、规范、准确的采集，辨别状态要素，并指出这些状态要素与疾病的相关性。中医的"健康风险因素"大多是通过望、闻、问、切四诊而来。《素问·宝命全形论》讲："夫盐之味咸者，其气令器津泄；弦绝者，其音嘶败；木敷者，其叶发；病深者，其声哕。"说的是盐藏于器皿中，外有渗水，是盐气外泄的表现；琴弦将断，则声音嘶哑；树内溃败，则枝叶萎谢；病情深重、胃气将要败绝时，就会出现打呃声。该论述指出人们能够从外部的表象去判断事物内部的情况。《奇恒之势》是比《黄帝内经》更早的医经，该书在介绍六十首诊法时说"诊合微之事，追阴阳之变，章五中之情"，就是告诉医生要把各种点滴细微的诊察所得综合起来进行分析，探求阴阳盛衰的变化规律，明辨五脏的病变本质。我们传统文化有一个词叫作"防微杜渐"。为什么"防微"能够"杜渐"？因为小的变化往往是更大的变化的前兆或者是它的一个组成部分。《素问·阴阳应象大论》指出："故邪风之至，疾如风雨，故善治者治皮毛，其次治肌肤，其次治筋脉，其次治六腑，其次治五脏。治五脏者，半死半生也。"告诫我们要有辨知病邪在皮毛、在肌肤、在筋脉、在六腑、在五脏的能力，提前治疗，这与中医疾病风险预警的原理有着密切的联系。

（三）理化指标在疾病风险影响因素测量中的作用

现代医学的健康风险评估技术已逐步发展成为集流行病学、卫生统计学、行为医学、心理学等多种学科的交叉应用技术。近年来，通过应用数据挖掘技术，国内外学者结合循证医学方法对慢病患者包括医学影像、各项理化指标、性别、年龄、体重、身高、既往病史等大量数据进行分析，找出慢病相关风险因素，部分学者还进行了运动医学检测、心理学检测、营养学检测、皮肤衰老程度检测，以期为疾病风险预警提供全方位的依据。例如，高血压、高血糖、高尿酸、高血脂、肥胖等本身既是疾病状态，同时又是中风、冠心病、糖尿病、痛风病、慢阻肺及肿瘤的危险因素。理论上说，这些疾病风险的影响因素越多、程度越严重，健康水平从健康状态向疾病状态转变的可能性越大。

因此，对疾病危险因素的把握是把握疾病易患因素，以及预知疾病发生与否和发展情况的关键，也就是疾病风险预警的基础。

三、疾病风险预警

中医有关"疾病风险预警"内容散见在治未病、养生理论中，如林亿注释《黄帝内经》说"以之治身，可以消患于未兆"。《黄帝内经》载"上工救其萌芽""病虽未发，见赤色者刺之，名曰治未病""上工刺其未生者也；其次，刺其未盛者也"；《医学源流论》曰"病之始生浅，则易治"；《难经》言"所谓治未病者，见肝之病，则知肝当传之于脾，故先实其脾气，无令得受肝之邪，故曰治未病焉"及《金匮要略》"见肝之病，知肝传脾，当先实脾"等是对疾病即将发生、发展、传变及复发的预警和防治措施。根据疾病的易患因素进行相关疾病的风险评估和警示就是疾病风险预警，这里的疾病主要指的是慢性非传染性疾病。慢性非传染性疾病通常潜伏期长，发病隐匿，一旦发病不能治愈或很难治愈，已成为危害我国人民健康的主要问题，也是全球关注的焦点。从慢病的自身因素分析，其高风险阶段主要在于患者已存在的疾病危险因素或疾病发展过程中可能发生的严重并发症或功能残疾，如果能及时识别、评估和干预这些危险因素，就可以把疾病风险降到最低，这也是中医治未病思想的体现。因此，治未病的关键在于知未病，在于如何对健康的风险进行评估，如何对疾病的风险进行预警，即如何对生命全过程进行全方位把握，特别是对可能影响健康、导致疾病甚至死亡的各种因素进行评估和预测。这就需要对每个人的健康状态进行全程、实时、动态把握，以掌握其性质、部位和程度，控制其危险因素，建立和发展慢病风险预警技术，提高疾病风险预警的及时性和准确性。

中医学的疾病风险预警的研究方法是在整体观念指导下，遵循中医诊断学原理，通过全面、规范、准确地对各种人群，包括未病、欲病和已病等不同健康水平的群体，从宏观、中观、微观层面进行四诊信息采集，最后将所得到的数据与流行病学调查所得数据相结合，建立有关的数学模型或用电子计算机仿真，对慢病进行理论研究和临床验证，分析得出慢病形成的各种危险因素，从而对慢病进行风险预警。

【古代文献】

《素问·上古天真论》：夫上古圣人之教下也，皆谓之虚邪贼风，避之有时，恬惔虚无，真气从之，精神内守，病安从来。是以志闲而少欲，心安而不惧，形劳而不倦，气从以顺，各从其欲，皆得所愿。故美其食，任其服，乐其俗，高下不相慕，其民故曰朴。是以嗜欲不能劳其目，淫邪不能惑其心，愚智贤不肖不惧于物，故合于道。所以能年皆度百岁而动作不衰者，以其德全不危也。

《素问·生气通天论》：阴平阳秘，精神乃治；阴阳离决，精气乃绝。

《素问·调经论》：阴阳匀平，以充其形，九候若一，命曰平人。

《灵枢·始终》：所谓平人者不病。不病者，脉口人迎应四时也……形肉血气，必相称也，是谓平人。

《论衡·气寿》：强寿弱夭，谓禀气渥薄也……夫禀气渥则其体强，体强则命长，气薄则体弱，体弱则命短。

第二十一章 病、证、症的规范化研究

在长期的医疗实践中，历代医家积累了丰富的临床诊断经验，逐步形成了完整的中医学诊断体系，从古至今一直指导着中医临床，也对国外医学产生了一定影响。但是由于历史条件的局限，以及中医学自身的复杂性和特殊性，中医诊断体系中尚存在表述模糊抽象、概念混淆、称谓繁杂、内容交错、理解歧义等诸多问题，严重影响了中医诊断的规范，阻碍了中医诊断的学术交流及临床疗效评价的研究进展。因此，非常有必要开展中医诊断的规范化研究。

规范化、标准化是科学研究的基础，也是一门学科成熟的标志。病、证、症是中医诊断学三个重要的、密切相关的概念，辨病与辨证相结合的诊疗模式更是中医学的特色与精华。开展病、证、症的规范化研究不仅是中医诊断本身的规范，涉及中医学理论、术语的规范，并且涉及规范的指导思想和原则。随着现代科学技术的发展，中医诊断相关的病、证、症的规范化研究取得了一定进展。

第一节 病的规范化研究

病，即疾病，是在病因作用下，正邪斗争、阴阳失调所引起的具有自己特定发展规律的病变全过程。具体表现为若干特定的症状和不同阶段前后衔接（相关联）的证候。依据患者的症状，对疾病的病种做出判断，做出病名诊断，称为辨病，亦称识病。病的规范化研究主要包括病名的规范、疾病诊断标准与鉴别诊断、病种的分化、疾病分类等诸多内容。随着现代医学的发展，迫切要求对中医疾病的名称和分类进行明确与规范，因此病的命名和分类逐步成为病的规范化研究的重点，成为中医学着重研究的方向之一。

一、病的命名

中医对疾病的命名与西医有着很大的不同。中医对疾病的命名有其独特的系统，部分病名还与中国悠久的历史、文化、语言等因素息息相关。《黄帝内经》中已有大量病名存在，如《灵枢·痈疽》就载有7种疽、7种痈及痈疽类疾病共20种；《素问·痹论》载有15种痹病；《素问·风论》载有15种风病。中医不少疾病以主要临床症状或体征命名，如咳嗽、头痛、呕吐、水肿、心悸、吐血、黄疸等；有些疾病结合病位命名，如肺痿、心水、皮水等；有些疾病则结合病因命名，如风泄、暑湿痹等。

由于古代历史条件的限制，中医的病名含义笼统模糊，内涵与外延均不甚明确，存在着不容忽视的一些问题。首先表现在概念的混淆，或称病为证，常将郁、喘、哮、痹、痿等实际病名后缀以证；或证反作为病，视中寒、冒寒、伤风、冒风等证名为病名，从而导致病证不分；或以症代病，把本来只是症状的咳嗽、胃痛、眩晕、呕吐、头痛等主症作为病名进行诊断。其次是名实不符，或一病多名，如痢疾还有肠澼、滞下、大瘕泄等不同称谓；或多病一名，如痰饮就统括痰饮、悬饮、溢饮、支饮等不同名称。再次是病名的定义欠确切，所指内涵、外延不够清楚。如脚气本为软脚病，但亦有指脚痛、脚痹者。病名的缺陷，严重影响中医病名在临床上的正确运用，影响传统中医的继承和弘扬，挖掘整理及其规范中医病名成为当前研究的重要课题之一。

中医病名的规范化，可以从以下四方面进行：①理顺中医病名的层次关系：如方药中等主编的《实用中医内科学》（上海科学技术出版社，1985 年）对中医病名的层次关系处理较好，以内科疾病为病类概念，以内科急症、外感病证、肺系病证、脾胃病证、肾系病证、心系病证、肝胆病证、气血津液病证、经络体病证、虫病、癌症为病种概念，以常见的内科个病为病属概念，层次清楚。②处理病名与证候的种属关系：病名与证候之间，病名为纲，证候为目，实现病名的规范化，需理顺病名与证候之间的种属关系，故应把具有病属概念的证名改为病名。③限定主症作为病名的条件：凡以主症作为病名者，具有因机证治完整的疾病概念，对于目前尚未能根据疾病内在本质命名的病证，仍可暂用主症作为病名，但要严格限定主症作为病名的条件。④加强疾病命名方法的研究：中医对疾病命名的方法多种多样，有以病名命名者，有以病机及病理产物命名者，有以病位结合病性或主症命名者，有以主要体征命名者等。探讨适合疾病中医命名的方法对实现中医病名的规范化亦有裨益。

基于中医规范化研究的进展，中医病名亦进行了不断完善。《中医内科学》教材从第 1 版到第 7 版，其有关病名的内容不断更新，特别是《中医病证诊疗标准》《中医临床诊疗术语·疾病部分》《中医诊断与鉴别诊断学》《中医内科疾病名称规范研究》的相继出台，对于中医疾病病名的整理、分化、分类、诊断标准等做了大量的工作。同时，经过反复讨论，对于疾病的中医命名原则、命名形式、取舍依据、中西医病名对照的原则与方法等，认识渐趋统一。这对促进中医内科疾病名称的规范，促进中医的国际交流，以及对指导中医内科临床、科研均起到了积极的作用。

2000 年，全国科学技术名词审定委员会（简称全国科技名词委）中医药学名词审定委员会成立，同年，国家科技部设立《中医药基本名词术语规范化研究》项目。在全国科技名词委及其中医药学名词审定委员会指导下，项目组制订了《中医药学名词审定原则及方法》《中医药基本名词英译原则及方法》等有关中英文名词规范的文件和守则。该项目主要成果《中医药学名词（2004）》，于 2004 年由全国科技名词委公布。2004 年国家科技部、全国科技名词委继续立项，设立《中医内妇儿科名词术语规范与审定》项目，2007 年通过验收；同年，又得国家支持，设立《中医外科肛肠科皮肤科骨伤科眼科耳鼻喉科术语规范审定》项目。后两个项目是在前一项目的基础上，进一步扩大临床各科名词的收录、规范的范围。

二、病的分类

朱文锋认为，中医疾病的分类有三种情况：①按内、外、妇、儿等中医临床科属进行分类，这样的分类便于学科术语的系统研究和准确定义。②按脏腑分类，如心系病、肺系病、肝系病等。③也有部分疾病是按照西医系统分类，如心血管病、消化病等。在疾病术语的电子化采集中，如果按照原有的疾病术语分类，往往各科术语重复较多，且有些病无类可归，不利于中医诊断学科知识库的建立和术语的使用。中医疾病的分类可以借鉴"医学系统命名法——临床术语"（Systematized Nomenclature of Medicine——Clinical Terms，SNOMED CT），它是当前国际上广为使用的一种临床医学术语标准。SNOMED CT 提供了一套全面统一的医学术语系统，涵盖大多数方面的临床信息，可以协调一致地在不同的学科、专业和照护地点之间实现对于临床数据的标引、存储、检索和聚合，便于计算机处理，对于临床医学信息的标准化和电子化起着十分重要的作用。借鉴 SNOMED CT 等多种术语集的分类思路，遵循中医辨证及本学科的特点，在建立中医诊断学科顶级分类的总体理论框架下，采录本学科涉及的疾病术语 470 条，取消分科界限，将症状性病名归属于症状术语部分，疾病术语部分术语属于中医诊断学科的边缘术语部分。

朱文锋等建议：以原有约定、恰当的病名为基础，以最能反映疾病本质，利于疾病诊断鉴别，易为临床所掌握运用的名称作为正式名称；病名分化基本满足临床诊断发展的需要，创立新病名基本符合中医理论体系；并使症、证、病术语及表述前后关联，避免术语重复，建立关系，便于中医诊断学教学、科研、临床应用以及本学科理论与实践的探索与交流。

1949 年以来，国内众多专家对中医内科疾病名称分类进行了系统的研究。李达等建议以"血病"概括造血系统疾病，即凡与"血"相关者，如血虚、出血、血瘀、血热、血毒等所致病证皆归属血病类。李达等还建议将贫血性疾病归属于虚劳病类，血液淋巴肿瘤归属于癌瘤、恶病类，骨髓增殖性疾病归属于积聚病类，出凝血疾病归属于血证病类，如此便于学术交流，便于中西医结合，有利于国际接轨。在此基础上，可以进行常见多发性血液病的中医本质探讨。娄玉钤等为了使风湿病命名与分类规范化，在研究历史文献、现代临床研究成果的基础上，密切结合临床实践，对历史上的每一个病名和临证时的每一个患者都进行"对号入座"的研究，反复验证、对比，将历史上 15 大类 400 多种风湿病名称规范为 4 大类 60 多个病名。从病因、部位、证候、特征 4 个角度进行分类而命名的 60 多种风湿病，具有科学性、实用性。陈少丽课题组以《中医方剂大辞典》为基础，结合文献资料查阅、检索，建立了历代"疫病"方剂数据库，并对疫病病名进行了初步规范化分类整理，以期为众多中医药工作者提供方便。2018 年，世界卫生组织公布的《国际疾病分类第十一次修订本（ICD-11）》以中医药为基础，兼顾日韩传统医学内容，设定"传统医学病证-模块"，纳入了 150 条疾病名称（不含特指和非特指病证），使得 150 条疾病名称成为国际统一疾病分类标准下的疾病名称。ICD-11 中传统医学疾病分类按照脏腑系统疾病（肝系、脾系、肺系、肾系、心系），其他身体系统疾病，皮肤黏膜系统疾病，女性生殖系统病类，骨、关节和肌肉系统病类，眼、耳、鼻和喉系统病类，脑系病类，气血津液病类，精神情志病类，外感病，儿童期与青少年期病类等进行分类，涵盖了中医内外妇儿、耳鼻咽喉各科，具体病名则由疾病名称（如肝痈，L3-SA05）、症状性病名（如黄疸，L3-SA01）和以"证"为后缀的病名（如郁证，L2-SD82）等组成。

【古代文献】

《金匮篇解》：中医最难整理者莫如病名，一病数名，一名数称。初学之士，其不蹙额疾首者几希！皆缘著书漫不经意，随意定名。如循名以求病，必多错误。欲救其弊，惟有以病求名，以证定法，最为适当。

《寓意草·先议病后用药论》：从上古以至今时，一代有一代之医，虽神圣贤明，分量不同，然必不能舍规矩准绳，以为方圆平直也。故治病必先识病，识病然后议药，药者所以胜病者也。识病，则千百药中，任举一二种用之且通神；不识病，则歧多而用眩。

《医经精义·谢利恒序》：仆于《中国医学源流论》中，曾言中西汇通为今后医家之大业。然其人必深通西洋医术，又真能读中国之古书，详考脉症，确知中国古人所谓某病者，即西洋所谓某病，或某与某病确有相同之处。而又能精研药物之学，本诸格物之理，以深求古代验方之所以然，而断定何种方药，确为无效，方足以语此。盖中西医学，立说不同。生理之名词，既有出入；病理之推求，更有细菌、六淫之异。故据疾病以言名，则名不同；以言因，则因不同；以言理，则理亦不同。倘非中西各有深刻之研究，乌能实现汇通之道哉！

第二节　证的规范化研究

中医证规范化的目的是实现中医证诊断的规范化，使中医的科研、医疗、教学都有一个"统一的标准""统一的根据"。20世纪50年代，中医学家秦伯未、朱颜、任应秋等倡导辨证论治，使"证"从中医病、症中分化出来，成为一个独立的概念，并逐渐成为研究的热点。证的规范化研究主要包括证的概念及内涵研究、证的分类及命名研究、证的诊断标准研究三方面。

一、证的概念及内涵

"证"是中医学最基本、最常用的概念之一。证的概念及内涵的规范化研究是证的规范化研究的基础。证是疾病过程中某一阶段机体对外在致病因素做出的综合反映，具有整体性和时相性特征。唐农根据中医整体观念所包含两个层次的含义（即人与自然的统一和人体本身是一个有机整体）提出：证就是一定人体在一定的时序气化相变过程中出现的异常反应状态，并可以在阴阳五行法则指导下，通过审察人体脏腑经络、阴阳气血的时相变化，判断病位与病机，从而给出具体证型，称之为证时相定义。

黎敬波指出证具有多层含义，包括证的病因病理含义、证的病势含义、证的疾病发展趋向含义、证的体质含义、证的精神情志（心理适应性）含义、证的环境含义、证的饮食劳逸（生活方式）含义。韦黎通过对证、症、候沿革的研究，把证定义为：证是中医学的专用术语，即通过望、闻、问、切四诊所获知的疾病过程中表现在整体层次上的机体反应状态及其运动、变化，简称证或候。王永炎院士认为证是指对疾病所处的一定阶段的病机概括，或非疾病机体的一定阶段的机体状态的概括，候是指这种病机或状态的可被观察到的外在表现；并提出证具有"内实外虚""动态时空"和"多维界面"的特点，二者的关系是"以候为证"。冯前进等认为证具有显著的时空病理学特性。证的空间属性表现为证中包含了病因、病位、病性、病势，以及疾病条件下机体的内在状态等因子。证的时间属性表现为证常与疾病的一定阶段相联系，证因体内外许多因素的影响而发生变化。同一疾病条件下，此时与彼时的证可能相同，也可能极不相同；证会受自然环境、四时、五运六气的影响而变化。证的这些时空属性的不同组合，就构成了证型。研究者还试图从多学科角度诠释证的含义，如王庆国等从哲学、信息学、数学视角分别对证进行阐释，认为从不同的学科对证性质或属性的抽象，可以从学科间的交叉看中医，且可为中医学增加新的概念，概念的移植或可促进学科的发展，提出了证的语义学定义和发生学定义。

目前学术界较为共识的现代证的含义有二。其一，证候为证之外候，即反映某一证的具有内在联系的一组症状组合。它不单是某一个症状，而是"某一阶段（主要指当前阶段）出现的各种征象的概括"。其二，证候为证之俗称。自从全国统编教材对"证"定义为"证是对疾病当前阶段的病位、病因、病性等所做的病理性结论"，临床上习惯性将"证"作为"证候"的简称。另外，临床上一般习惯性将证的名称，称为"证名"；将较为常见的、典型的、名称较为规范或约定俗成的证，称为"证型"。有关证的概念，中医学术界尚存在一些争议，需要进一步明确与研究。

二、证的命名及分类

（一）证的命名的规范

证候名称的规范首先应从文献研究入手，收集、分析、归纳中医的证名。研究文献中对证候术语描述出现的频率，筛选出科学合理而又被临床沿用的证名作为规范的通用名，废弃那些不尽科学或生僻难见的证名。因此，在证的命名时，既要考虑证名具有高度概括性，又要考虑概念有准确内涵和明确外延；既要反映辨证的目的，抓住和揭示疾病某一阶段的主要矛盾，又要反映疾病处在该阶段的趋势；既要显示不同疾病中相同证的共性，又要显示相同证在不同疾病中的个性，做到病证结合；既要使证名在实践中可见，有相应的有效治疗方药，又要具有中医理论的逻辑推理性，能够找到其前因后果；既体现中医学理论赋予的明确含义，又要体现自然科学发展、创新、补充、修正的一面。

因此，证的命名规范可以从以下四方面进行：①证名含义应力求具体而准确，忌用笼统含混或外延太广的名词术语，避免误解或可此可彼的理解。如心脾两虚证，就是指心血虚、脾气虚的心脾气血两虚证。②注重证名的实践性，避免推理性证名的产生应用。如八纲辨证中，证候的转化，常见有表证转化为里证，实证转化为虚证，因而就有可能被推理认为里证可转化为表证、虚证可转化为实证，后者在临床上是不能得到证实的。前者的本质是里邪出表，并非里证转化成表证；后者的本质是因虚而实的虚实夹杂证，也并非虚证转化成实证。③辨证的基本目的在于揭示疾病所处一定阶段的主要矛盾，体现于疾病在此阶段的病因、病位、病性、病机等方面。因而证的名称作为辨证诊断的结论来说，应充分反映这一目的，体现和揭示这一阶段的主要矛盾。④从一定意义上来说，证名主要显示不同疾病的共性，如痢疾和直肠癌两种疾病发展到一定阶段均可出现"肠道湿热证"。显然，痢疾和直肠癌的肠道湿热有很大差异，治疗效果也不一样，因此求共性时也不能忽视这种差异。证名的规范不能等同于各个疾病个性的研究，必须从不同疾病中找出这些疾病的共性，探索其规律。同时也应注意到不同疾病相同性质的差异性。而这种证名的共性和个性，正是中医辨证论治的科学所在。总之，对证名术语的规范一般应反映病因、病位、病性与病机等基本要素。临床上通用而又比较完整、规范的证名，一般是由病位与病性等具体内容相互组合而成，或常加上某些与病理有关的连接词，体现其主要的病机特点。

1997年3月4日公布实施的中华人民共和国国家标准《中医临床诊疗术语》包括中医疾病、证、治法三个部分，分别规定了中医临床常见疾病、证、治则治法的基本术语及其概念。其中证部分规定了中医八纲辨证、病因与气血津液辨证、脏腑辨证、六经辨证、卫气营血辨证、三焦辨证等临床常见证及其定义，计800条，成为证的名词术语的规范。

2005年3月出版的《中医药学名词（2004）》是全国科技名词委审定公布的中医药学基本名词，内容包括总论、医史文献、中医基础理论、诊断学等18部分，共5283条。其中，中医证部分规范化证名有385条，并给出了定义或注释。

2005年10月第2版《中医证候鉴别诊断学》各论部分按基础证、全身证、脏腑证、温病证、伤寒证、专科证（包括妇、儿、外、皮肤、耳鼻喉、眼）顺序排列，共列举了483条证。

2018年，世界卫生组织公布的《国际疾病分类第十一次修订本（ICD-11）》中纳入了196条证名（不含特指和非特指病证），主要包括了八纲证名、外感证名、气血津液证名、脏腑证名、经络证名、六经证名、三焦证名、卫气营血证名和四象医学病证名等。

（二）证的分类的规范

近年来，出现了很多证的分类标准，但是从现在所颁行的比较具有权威性的证的规范成果来看，证的分类的混乱是显而易见的，可以说，仍处于不完全统一的状态。

中华人民共和国国家标准《中医病证分类与代码·中医证候名称与分类代码》分类：病因证类（102子类）、阴阳气血津液痰证类（63子类）、脏腑经络证类（62子类）、六经证类（19子类）、卫气营血证类（9子类）、其他证类（其他证类、期类、型类3个子类）等，共6大类，258个子类。

中华人民共和国中医药行业标准《中医病证诊断疗效标准》分类：中医内科病证、中医外科病证、中医妇科病证、中医儿科病证、中医眼科病证、中医耳鼻喉科病证、中医肛肠科病证、中医皮肤科病证、中医骨伤科病证。所有的证候名都归入具体的病名下。如感冒名下分"风寒束表""风热犯表""暑湿袭表"三个证型。

中华人民共和国国家标准《中医临床诊疗术语·证候部分》分类：基本虚证类（21子类）、基本实证类（18 子类）、虚实夹杂证（15 子类）、心系证类（38 子类）、肺系证类（40 子类）、脾系证类（81 子类）等，共为 14 大类，420 子类。

全国高等中医药院校规划教材《中医诊断学》分类：八纲基本证（4 子类）、病因与气血津液辨证（3 子类）、脏腑辨证（7 子类）、其他辨证（4 子类），共 4 大类，18 个子类，又十几个孙类。

邓铁涛主编的《中医证候规范》分类：基础证、脏腑证、外感证，仅 3 大类，不分子类。

赵金铎主编的《中医证候鉴别诊断学》分类：全身证、脏腑证、温病证、伤寒证、专科证（5 个子类），共为 5 大类，又 5 个子类。

程绍恩、夏洪生主编的《中医证候诊断治疗学》分类：内科证、外科证、妇科证、儿科证、眼科证等共 13 大类，其中内科证又分脏腑证（6 个孙类）与气血津液阴阳病证（6个孙类）2 个子类，又 12 个孙类；热病证候又分伤寒六经证（7 个孙类）与温病证 2 个子类，又 7 个孙类。其他各类均不分子类。

2018 年，世界卫生组织公布的《国际疾病分类第十一次修订本（ICD-11）》中证的分类：八纲证、外感证、气血津液证（4 个子类）、脏腑证（5 个子类）、经络证（2 个子类）、六经证、三焦证、卫气营血证（4 个子类）和四象医学病证（4 个子类）。

证的分类规范化研究是证的规范化研究的重要组成，是中医现代化研究的前提条件，规划的证的分类有着重要科学意义。但从目前的研究结果来看，证的分类的规范化仍待进一步研究和统一。

（三）证素的规范化研究

针对传统的证理论体系庞杂，且各种辨证体系之间多有交叉，不便于传承、延续、研究、交流及临床应用的诸多问题，近代许多中医学家都相继提出了辨证的纲领性内容。如《秦伯未医文集》列"十四纲要辨证"；贾得道《中国医学史略》所总结的中医辨证纲领为病变性质辨虚实寒热、六淫、七情、阴阳，病变部位辨表里、脏腑、经络、气血津液、卫气营血、三焦；《证治概要》将辨证内容分为 3 型 21 项等。近年来朱文锋教授、王永炎院士提出从证素及证候要素入手研究证及辨证体系的思想，从而开辟了证素规范化研究的先河。

证是对疾病发展到一定阶段的病因、病性、病位及病势的高度概括，一定程度上反映了疾病的本质，是临床论治的依据。构成证名称的要素主要包括病因病性（简称病性）和病位两大方面。因此，作为构成证最小单元的证素（也有称作证候要素）包括病位类证素（如心、肝等）和病性类证素（如气滞、血虚等）两大类。临床上应用较多的证候名称多由两种或以上证素组合而成，如肝气郁结证是由病位类证素"肝"和病性类证素"气滞"构成，心肝血虚证是由病位类证素"心""肝"和病性类证素"血虚"构成等。

相对于目前出现在各种书籍及临床运用中多达上千种的、繁杂的证的名称而言，证素的数目要少得多，而且便于掌握，能简明扼要地反映疾病在病位、病性方面的特征，有利于医生在临床实际运用中执简驭繁，将其灵活地组合成符合患者实际情况的证的诊断。因此，以证素为基础和核心，在明确构成证的常见证素的特征及判定标准的基础上，进一步建立证的诊断标准，既符合简约、便于运用和传承的目的，又能解决辨证时的复杂性和灵活性。

在国家科技部"973"计划的支持下，"证规范与疾病、方剂相关的基础研究"项目组以证候要素为指导思想，利用现代科学技术开展了中医界第一次大规模证候系统研究。项目组从中医全病域和病证结合两个角度入手开展了证候要素规范化研究。①中医全病域角度：通过对古今有关证素概念进行系统梳理，从约 120 项证素中初步提取出 50 项通用证素，通过 5800 例流行病学的调查、信息处理、文献研究等，综合制定出症状与证素的相互关系的数字化辨证参数，以及其操作规则、运用方法等，研制出"证候—证素—证名"的中医辨证软件，研究证素组合规律，提取临床常见证，从常见证所含证素的诊断域值、常见证的最高诊断值两个条件进行判断以明确证名的诊断。②病证结合的角度：在现代文献分析的基础上，开展了全国多中心抑郁症、慢性乙型肝炎、慢性肾衰竭、高血压、更年期综合征、慢性阻塞性肺疾病、溃疡性结肠炎 7 种疾病 7000 余例患者的临床流行病学调查，通过多种数据分析结合专家问卷调查，从病证结合的角度提取了 7 种疾病的临床常见证素，分析了各证素的分布规律及其与症状的对应关系，初步尝试建立了证素的辨识标准，从而探索形成了基于证素理论建立病证结合证素辨识标准的研究方法。

证素的规范化研究尚刚刚起步，诸多学者探讨了临床调查、数据分析及专家调查的有关研究方法，也有学者将证素与理化指标等微观参数进行了相关性研究，初步显示了从病证结合角度，以证素为核心进行证的诊断标准研究具有较强的优势和可操作性。

三、证的诊断标准

（一）证诊断标准的模式

对于证的诊断标准应该是什么样的模式与结构，目前尚无统一定论。根据现有的一些诊断标准，可将其模式与结构概括为以下三方面。

1. 定性或定量诊断标准　定性诊断标准其内容由若干症状（简称症）组成，一般分为主症项和次症项，以满足其中的若干条项目为判断标准。组成诊断标准的症状可按轻、中、重分级评定，以说明其严重度，或作为干预前后疗效判定的依据。定量计量诊断标准对于组成证的标准的若干症状，根据其在证的判定中的重要性予以量化分级，并赋予一定的分值，体现症状对证的判定的贡献度，以症状总分值达到所规定的分值阈值为标准。

2. 宏观或宏观与微观相结合的诊断标准　宏观诊断标准的内容由特定的症状组成。宏观与微观相结合的诊断标准的内容由症状及相关理化指标组成，也就是在证的诊断标准中引入微观辨证指标。

3. 单纯的证候或病与证候相结合的诊断标准　单纯的证候诊断标准指不考虑病，包括中医和西医的病的特性的证候诊断标准，如独立于疾病的脾气虚证、肝气郁结证的诊断标准等。这类诊断标准属于从"异病同证"角度出发建立的共性诊断标准。病与证相结合的证的诊断标准是指在某种中医或西医疾病名称下的证的诊断标准，如头晕的辨证标准及高血压病的中医辨证分型诊断标准等。

在上述现有模式与结构的证的诊断标准中，存在以下几方面有待解决的问题：同一证的诊断标准，因制订者不同，其标准内容存在较大差异；在证候诊断标准中无持续时间及严重程度的描述或要求；未设排除条件，即出现什么样的症状或情况时，则该证的诊断不能成立；有些被称为证的诊断标准者，其证的名称及内容未能同时体现病位与病性的内容，或表述含糊、笼统，如脾虚证、肾虚证等；一些证的诊断标准未能与特有的病，包括中医和西医的病相结合，内容未能体现病的特征，与临床实际情况存在一定差距。

（二）证的诊断标准的研究方法

探索新的研究方法，建立更为客观、可靠、通用的标准，是推动证研究发展的基础性技术问题。目前，证的临床诊断标准的研究方法主要有文献研究、专家经验总结、临床群体调查研究、基于临床信息的数据分析、基于专家集体智慧的研究方法等。

1. 文献研究　文献研究是指运用训诂学、校勘学、版本学、目录学、阐经学及历史学等方法，对历代的医学文献资料进行整理、挖掘，根据文献的描述建立证的诊断标准。但是，文献研究有一定的局限性，研究结果只能给人提供可靠史料，给人带来某种启示，或为进一步研究提供一定线索、依据，而不是医学研究的科学结论，对文献研究的结果必须放回临床实践中加以验证和评判。

2. 专家经验总结　主要包括课题研究小组内部专家讨论，自拟的诊断标准；以及国家中医药管理局、中华中医药学会等机构，通过征集专家经验，编制的行业标准与学会标准。如脾气虚证的诊断标准有中国中西医结合学会虚证与老年病研究专业委员会修订的诊断标准，各脾虚证研究单位制订的诊断标准，原卫生部药政局制订的诊断标准，国家中医药管理局发布的《中医病证诊断疗效标准》等。无论是自拟标准还是行业标准、国家标准，均是基于专家经验的标准，缺乏临床大样本研究的数据支持，不能满足现代研究的需求，不易被国际学术界所接受。

3. 临床群体调查研究　自20世纪80年代以来，人们逐步将临床流行病学的群体调查方法应用于证标准的研究中。目前，研究者对基于群体调查进行证诊断标准研究的方法已经达成共识，并且已经能比较成熟地运用临床流行病学的调查方法进行多中心、大样本的数据采集，但如何科学、合理地运用符合中医辨证规律的数理统计分析方法进行数据分析，并将其数据分析结果与专业领域知识相结合，形成操作性较强的证的诊断标准，以满足临床实际的需求，成为当前证的诊断标准研究方法中一个值得探索的课题。寻找一种基于临床群体调查信息，建立证诊断标准的研究方法，成为证研究发展的关键环节。

4. 基于临床信息的数据分析　研究者较早采用的是有监督分析方法，即应用临床流行病学的方法收集患者症状信息，根据传统的辨证理论对每个患者进行辨证，确定为"某证"，然后采用判别分析、回归分析等监督分析的方法，建立症状与"证"之间的关联函数，筛选证的相关症状，确立证的诊断标准。例如，李小兵等将1192例心脑血管病患者分为痰证组与非痰证组，建立心脑血管病宏观辨证的判别方程；刘凤斌等对中医各科129

种疾病的脾气虚证的诊断因素做了逐步回归分析等。有监督分析的过程中证的判断往往是"先验"的，具有较强的主观性，从而导致分析的结果代表性较差，难以在临床推广应用。

随着研究的发展，无监督分析被逐步引入中医证的研究中。其优点在于不需要"先验"判断，是一种无任何形式反馈条件下进行的学习，是基于临床信息的"自动"搜索。早期研究者多采用因子分析、聚类分析的方法进行研究，但随着研究的深入，发现此两种方法尚不能完全适应研究需求，因此，研究者探索引入了现代信息学模式识别的分析方法。例如，陈启光等以更年期综合征为例，应用结构方程分析软件，进行探索性因子分析与验证性因子分析相结合的研究；周志坚等构造了一个神经网络分级系统，并用于类风湿关节炎寒热错杂证的病情分级诊断；王炳和研究建立了一个"8-5-7"三层结构的脉象人工神经网络模型等。目前，基于多中心、大样本获取的临床流行病学调查数据，运用无监督分析的方法进行数据分析，建立证的诊断标准的方法，已逐渐得到人们的共识而成为一种新的研究模式。

5. 基于专家集体智慧的研究方法 组织和发动全国的中医专家、学者及具有丰富经验的临床医生参与证的诊断标准的讨论，充分吸收专家学者的意见，在基于专家经验的基础上，通过会议形式的专家论证及专家问卷咨询等形式建立证的诊断标准也是建立中医证的诊断标准的常用途径。通过该方法所得到的专家共识，既能反映现代中医的学术水平和辨证水平，也能在一定程度上确保证的标准的权威性、先进性和指导性。

证的规范化研究已进行了近半个世纪，取得了一些成果但一直未取得突破性进展。通过此项研究的开展，从证素切入开展证的规范研究成为新的研究热点，临床流行病学调查、无监督数据分析的研究方法亦成为证的研究中常用的研究方法。随着新研究方法的逐步引进，研究的不断深入，可以预见在不久的将来，证的规范化研究必将取得重大进展，从而为推动中医研究的全面进展奠定基础。

【古代文献】

《顾松园医镜·格言汇纂·乐集》：医者临证，当知常知变，辨证当由表及里，去伪存真，切忌只看表面，不察实质。

《本草思辨录·自叙》：人知辨证之难，甚于辨药；孰知方之不效，由于不识证者半，由于不识药者亦半。证识矣而药不当，非特不效，抑且贻害。

第三节 症的规范化研究

症即症状，包括自觉症状和体征。前者是患者自己感觉到的身体不适及异常变化，如咳嗽、乏力、胸痛等；后者是医生检查患者身体所发现的异常征象，如面色萎黄、舌质嫩、脉濡缓等。症是通过四诊获得的最有价值的病情资料，是病与证内在本质的外在反映，是中医诊断病证的基本依据。只有规范的症状才能统一认识、统一操作，也只有在一个统一的前提下产生的研究成果，才具有科学性和可重复性。目前中医对于症状的界定，存在"名称上多样性，内涵上模糊性，量度上相对性"等特征，容易产生表述混乱和把握困难，造成同一种临床表现被辨识为不同的症状，导致诊断为不同的证，不利于中医药的研究及对外交流，阻碍了中医学的发展。因此，有必要首先对症状名称、内涵进行规范，在此基础上，对症状进行量化，按照统一认识、统一操作，规范地采集症状，以减少中医症状评定的主观性和不确定性，提高科学性和可重复性。

一、症的术语规范

中医症状的名称非常丰富，但相当多的症状内涵模糊，表述不精确，加之汉语词汇的丰富多彩、不同地区使用语言的差异及临床表现的多样性和复杂性，导致了临床上中医症状术语使用的不统一。如对一些简单的症状，在不同的文献中有不同的名称。如不能正常睡眠，现代医家称为"失眠"，在《黄帝内经》称"目不瞑""不得眠""不得卧"，《难经》称"不寐"，《中藏经》称"无眠"，《外台秘要》称"不眠"，《圣济总录》称"少睡"等。症状术语的不规范不仅容易引起概念使用的混淆和混乱，而且严重影响了医生对症状的理解和把握，制约了信息采集的规范化和客观化发展。

中华人民共和国成立以来，人们通过多方努力，对中医常见症状术语的概念、发生机制及其在辨证、辨病中的意义等进行了较为详细的阐述，促进了症状术语的规范。例如，目前使用的《中医诊断学》教材，将患者"怕冷"的感觉界定为"恶寒""恶风""畏寒""寒战"四种情况，并赋予其特定的含义。归纳症状术语及其内涵规范化研究的方式与途径，可概括为以下五方面：①通过中医古籍文献研究，进行正本清源。需要对中医症状用词的使用情况做全面调查研究，根据症状词汇在各个不同时期的含义和使用频率，客观地展示其内涵和使用状况，在此基础上，提出规范的方案，按照一定的原则，来规范中医的症状名称、概念、内涵，并对与其相关的各种名称、概念做出解释。对一些混乱的症状，应进行正本清源的讨论。如以"疲劳"为例，在患者就有"心理疲劳"与"身体疲劳"之别。②通过临床研究，增强症状量化标准的可操作性。加强临床研究，对症状范围、轻重程度做出分级、分度的量化划分，如如何对自汗的所谓"轻""重"进行规范。必须增强量化标准的可操作性，对每一个症状的轻、重信息程度进行具体的规定和量化，可以从症状出现的频率、持续时间、性质程度与外界刺激关系等方面进行综合量化。③集全国高等中医药院校优秀师资的力量，通过编写不同版本的《中医诊断学》等国家规划教材促进症状术语的规范。④通过政府部门组织编写国家行业标准促进症状术语的规范。⑤通过学术力量，组织中医药人员进行相关研究。如中国中医研究院（现中国中医科学院）组织全国编写的《中医症状鉴别诊断学》（赵金铎主编），对 500 个中医症状的概念、常见证及鉴别诊断进行了阐述；王永炎院士等主持了国家科技基础性专项项目"中医药基本名词术语规范化研究"已于 2003 年 12 月通过鉴定。在项目成果《中医药学名词（2004）》中，对5283 个中医药名词术语的中英文进行了规范，并做出了相应的注释。该项研究所规范的名词术语已经被新版《中华人民共和国药典》配套书《临床用药须知》，以及《中医基础理论术语》、新版《现代汉语词典》、新版《中医大词典》及"中医药科技数据库"等相关研究项目所采用。

二、症的量化规范

开展证的定量化诊断，有利于掌握病情的严重程度，使临床施治更有针对性，是现代临床研究中的实际需求，故开展症状的量化分级研究是必然的趋势。对症状在程度上的变化，还应对症名的描述尽可能进行主次、分级、定量处理，使之对病证的判断更为准确，如口渴分为口微渴、口渴、大渴引饮、渴欲饮冷、渴欲饮热等。古代文献中有一些记载常以症状的有无（如口渴与口不渴等）、症状持续出现的时日（如热三日与热五日等）、症状涉及的机体范围（如腰以下肿与一身悉肿等）、类比的方法（如身重如带五千钱等）及在症状名称前后冠以"略""微""很""甚""大"等程度词（如口微渴、口大渴、微热、高热等）等方式进行有关症状的量化表达，后人也多沿用此类方法。但是这类量化描述比较简单、模糊，也常因不同医生而异，在实际临床研究中的把握与操作方面存在一定困难。为了满足临床科研的需求，近年来，人们在传统中医症状量化方法的基础上，吸取了现代医学和心理学中一些较为成熟的对主观症状的量化分级方法，在中医症状的量化表达方面进行了尝试。

（一）采用轻、中、重对症状进行量化分级

目前，研究者一般将中医症状的严重程度分为轻、中、重三级，并赋予一定的分值（如轻、中、重分别赋值1、2、3分或2、4、6分等），其划分的依据常常是症状的性质特征、出现频率、出现情境、持续时间、伴随的其他症状、对药物的依赖程度、与外界刺激的关系及对日常生活影响程度等项目中的一项或多项。如梁茂新等根据记忆力的下降特征是远记忆力还是近记忆力，将"健忘"一症的严重程度划分如下：近事记忆力和远事记忆力均明显减退为3分（重）；近事记忆力减退，远事记忆力略减为2分（中）；近事记忆力减退为1分（轻）等。又如徐迪华等在《中医量化诊断》中，列出内、妇、儿常见四诊信息393个，分轻、中、重三级，附注栏内酌情提出定位、动态、性状描述的要求，对四诊信息模拟定量（级）的方法进行了探索。其量级分档采用计数标准、比拟标准、病情标准三法，每档信息至少含有二重或三重标准。每一信息除轻中重的量级外，另选用医生惯用的术语作为描述量级的小标题。如其厚苔的程度划分如下：①微厚：苔厚如纱布，厚约1mm，被苔处舌质舌蕾隐约可见。②苔厚：苔厚如棉布，厚约2mm，被苔处舌质舌蕾隐约不清。③甚厚：苔厚如镍币，厚约3mm，被苔处舌质舌蕾完全受蔽等。国外对于症状严重度多用100mm刻度法，研究者告诉患者症状严重度由左至右逐渐加重，范围为100mm，患者可根据自己治疗前后的体会在适当的点上选择。

（二）运用通用量表对症状的严重程度进行量化评定

有些主观症状，如疼痛、失眠、抑郁、焦虑、疲劳等，往往反映的是一种综合状态或行为，需要从多个角度去把握，并且这些症状的主观感受与实际严重程度往往因个体的不同而有差异。因此，有人在研究中尝试直接运用国内外通用的量表，对一些症状的严重程度进行量化。如王天芳等在对慢性疲劳综合征的中医研究中，采用国际上通用的一些量表，对患者的疲劳、抑郁、焦虑等症状的特点、严重程度及中药的疗效进行量化评定。阮新民等利用美国波士顿健康研究所研制的简明健康调查问卷 SF-36，评价中医辨证论治对改善临床症状，提高患者的生活质量的影响。

（三）编写具有中医特色的症状评定量表

近年来，随着症状的量化研究及量表在中医研究中的应用，人们逐渐开始借鉴精神与心理症状分析的一些模式与方法，研制更符合中医特点的症状评定量表。尤其是在研究证的诊断标准的基础上，编写针对某一证的症状评定量表，不仅方便证的诊断，而且可作为证严重程度的一般资料、科研中病例选择的入选标准、临床疗效的评价及病情演变的观测。如王天芳等在回顾国内外有关疲劳评定研究的基础上，采用心理测量学的有关方法，结合中国语言习惯及人文特点编制了疲劳自评量表。该量表由 23 个项目组成，可用于评定有疲劳表现的亚健康与各种疾病人群的疲劳类型、程度（包括躯体疲劳、精神疲劳与疲劳后果三个因子）、特征（包括疲劳对睡眠/休息的反应、疲劳的情境性与疲劳的时间模式三个因子）及疲劳的干预效果。本量表为中华中医药学会亚健康分会与中医诊断分会推荐使用量表，该量表具有良好的信度和效度，并形成规范的使用说明及评定标准。

三、症的辨证意义的规范

症是辨证的前提与依据，有关症的辨证学意义是症的规范化研究中的一项重要内容。从临床实际来看，症与证之间不是一一对应的简单关系，一个症往往与多个证有关，而且与相关证之间关联程度也不同。例如，一个症在甲证中属于主要症状，在乙证属于次要症状，也就是症与证之间的关系有主次和不同权重之分。过去中医对于症、证间关系的确立主要是依据古代文献的记载及个人的临床经验，而且多侧重症与证之间定性关系的论述，忽略定量关系的描述，因此使得症与证之间关系的描述比较模糊。从 20 世纪 80 年代计算机中医专家系统和辨证论治系统研究伊始，人们在症的辨证意义方面研究中，不仅探讨每一症状与哪些证有关，而且还开展了各个症状与证诊断之间计量关系的研究（即每一症状在不同证诊断中的贡献度）。如朱文锋教授采用"加权求和浮动阈值运算"，以 100 作为病、证的诊断阈值，根据文献记载和医生的经验来计算每一症状的贡献度，如"痛经"在肝、气滞、血瘀、寒、少腹、胞宫中的贡献度分别为 21、20、20、20、45、45 等。

四、临床研究中四诊信息采集表的规范化

目前，中医临床研究中采集症状信息以对人体的主观感觉和外部体征的诊察为主，依靠医生的视觉、触觉、听觉、嗅觉等感觉器官进行收集病情资料，导致临床信息采集的不

统一，搜集症状缺乏客观性。在临床研究过程中，不同的研究者对同一个患者的信息采集都会有较大差异，有待进一步深入研究。

（一）中医临床研究中调查表制订的规范化

1. 量表的设计原则及基本类型 由于中医主要依赖症状进行诊断，本身就缺乏统一的诊断标准，更加缺乏"金标准"，故很难对证候诊断标准的灵敏度和特异性进行规范评估。但可以通过临床验证，评价证候诊断标准的判定结果与多名临床专家诊断的一致性情况。按照我们对客观事物、现象测度的精确水平不同，可将所采用的计量尺度由低级到高级、由粗略到精确分为四个层次：①类别量表：将数据分成各种互相排斥、互不相容的各种类别。②顺序量表：不仅具有类别量表用数字代表特征的功能，而且具有对数据排序的能力。③等距量表：在顺序量表所具有的功能的基础上，又增加了量表范围内各点之间的间距相等这一维度。④等比量表：综合了前三种量表的功能，并增加了绝对零点或原点的概念。量表的基本类型可见：①量表可以按研究目的的不同，分为调查量表与测验量表：调查量表的目的是精确了解被调查对象总体的状况。例如，用于调查政治态度的量表，是通过对个人政治态度的统计汇总来了解各类人的政治态度，并将这一变量与其他变量（例如年龄、职业、文化程度等）进行相关分析，它的分析重点是群体而不是个人。测验量表，通常是为了精确观测个体的某一特征，如智力、能力、成绩等，它的分析重点是个体，因此量表设计要严格、精确，且具有较高的信度和效度。②量表也可根据测量内容进行分类：例如，在社会调查研究中，可根据测量内容，如测量人们的态度、能力、智力、性格、工作成绩、社会地位、生活水平等，区分为态度量表、能力量表、智力量表、人格量表等类型。

2. 量表的编制方法 ①拟定编制量表的计划：当研究者决定编制一份量表时，首先须拟定编制量表的计划。该计划应包括明确要搜集哪些相关的资料、编制的进度、样本的选取、经费预算、编制完成所需的时间等。②搜集资料：不同的量表所涉及的资料当然是不同的。编制者必须首先明确量表的性质，然后才能决定所要搜集资料的方向，进而搜集相关的资料，为量表的编制提供理想的素材。③拟定量表的架构：拟定量表的架构，应结合也可以参考某一个学者的看法，或是综合数个学者的理论拟出所要编制量表的架构。假如此量表有若干个分量表，编制者应先将其定义写出来，以利于后期编制题目之用。④编制题目：当量表的架构确定之后，即可参考所搜集的量表资料来编制题目。通常为了将来有删改的空间，编制时大约要比预定的题数多编二分之一的题目。如量表需要10题，此时需编15题。⑤预试：当题目编好后，需进行预试，即找一些受试者先试做量表，以了解哪些题目是可用的。预试的样本至少应有200人，以利于后期的项目分析之用。⑥项目分析：针对预试的题目加以分析，以作为正式编制量表题目的依据。⑦编制正式题目：根据项目分析的结果来进行选题，只要鉴别力合乎标准的题目都可以选为正式的题目。若项目分析所得各题的决断值都符合要求，则由高到低选出预定的题数。

3. 量表中条目的选择与确定 临床中患者的表现多种多样，在一位患者的身上常常同时表现有多种症状，临床医生结合自己的经验常将症状进行综合性描述，从而形成复合症状。例如，患者同时表现有胁痛和胸痛的症状表现，医生常将其描述为"胸胁痛"或"胸胁疼痛"；如果患者同时出现胸痛和胁肋胀满的症状，医生也有可能将其描述为"胸胁胀痛"。针对中医症状学的这种特点，应尽量采用基本症状进行描述和记录。例如，可以将复合症状"胸胁胀痛"拆分为"胸痛""胸痛性质（胀痛、空痛、刺痛等）""胁痛""胁痛性质（胀痛、空痛、刺痛等）""胸胀满""胁肋胀满"，医生可以根据患者的具体情况，对各种基本症状信息进行采集和记录。这样我们可以得到更为翔实、可靠、规范的症状学信息。

4. 症状采集表的结构要体现中医问诊特色　根据中医问诊与辨证相结合的特点，将相关症状信息纳入在同一单元，采取纵、横向联想思维问诊的方法，将有助于搭建一个科学、合理的四诊信息整体框架，也有助于四诊信息的规范采集。①纵向思维：所谓纵向联想思维问诊，主要是指纵向深入询问患者的某一症状的特点。例如，对于头痛，应进一步询问疼痛的性质和具体部位，发作的诱因及持续时间，发作时的程度及缓解的方式等。由此可见，很多症状具有多个维度的信息，因此应从多角度、多侧面、多时空对症状的各种信息进行全面的收集，只有在全面收集信息的基础上，我们才能更好地对症状进行把握与分析。②横向思维：所谓横向联想思维问诊，主要是指询问患者是否存在与主诉密切相关的其他症状。如将上述的"头痛"症状全面询问后，应进一步询问患者是否存在"发热""头晕""耳鸣"等相关症状。围绕主诉症状进行横向联想思维问诊，可以更好地认知症状、把握症状、分析症状。

5. 舌、脉象的采集　传统的舌脉象采集方式主观性太强、可操作性差、一般很难重现，难以适应现代化的中医症状学研究。为改进传统舌诊、脉诊存在的缺陷，近几十年来，人们已开发出脉诊仪、舌诊仪的量化诊断系统，但是目前的舌象仪、脉象仪在临床的实际应用性能还有待提高，还远远不能替代医生对舌、脉象的观察。

医生对舌、脉的判断带有十分强烈的个人倾向，主观性很强。临床采集可考虑以舌、脉象基本要素为纲，以基本要素的类型为目，进行采集。如构成脉象的基本要素包括脉位、至数、脉长、脉宽、脉力、脉律、流利度、紧张度八个。根据此可将一个患者的脉象记录为：位置——中；至数——数；节律——规整；粗细——细；长短——中；强弱——中；硬度——中；流利度——中。综合各项信息则可以得出该患者的脉象为脉细数。这种记录不但可以真实反映脉象，减少主观因素的干扰，而且能够更为全面地描述脉象各方面的变化。

（二）症状信息采集表的信度、效度检测

制订符合中医四诊理论的症状信息采集表，是中医临床研究的关键之一。为了更好地检测所制订的调查表是否合理、可行、科学。我们应引入信度、效度的概念，对所制订的调查表进行信、效度的检测。经过信度、效度的检测，调查表结构和结果的科学性和可信性值得肯定，实用性和可操作性得到保证。因此，近年来有关调查表的信、效度检测日益受到临床研究工作者的重视，并进行了初步的探索。如何更好地进行中医症状调查表的信、效度检测还有待于我们今后的不断探索与努力。

（三）临床研究症状采集中的质量控制问题

中医临床研究通常需要不同的专业人员共同参与收集临床资料的工作，管理是其中非常重要的内容之一，也是国内现阶段工作基础和经验薄弱的部分。首先，要结合中医临床特色针对病例调查表，制订一套切实可行、指导性强、实用性好的配套工作手册。其次，中医的概念个人理解差异较大，症状采集主观性强，要对研究者进行统一的培训，尽可能地让每一位调查人员有统一的思想，掌握统一的调查方法和操作程序。再次，管理是保证临床研究数据质量的核心内容。特别是现代的临床研究一般多采用多中心合作的研究方式，在全国多个中心进行同一研究调查，如何协调各中心的关系，控制各中心的调查质量，已经成为科研工作中的一项新命题。

总之，关于症状规范化的研究，是一项亟须进行的工作，只要我们按照中医学自身的特点，结合现代医学，运用现代科学知识和技术手段，仔细探讨中医诊断学症状的特点，进行认真的研究，不急不躁，分阶段、分步骤，就可以逐步实现中医症状的规范化。

【古代文献】

《清代名医何元长医案·疟疾门》：夫"疾""病""证""候"，先世之遗言也。疾字从矢，谓六淫之中人也，此外因也；病字从丙从内，谓之从五脏者，其蒸徐徐，与七情比而为祟，此内因也；证字从干，证之证如病在太阳而头痛者，病在阳明而齿痛者，皆证也；候之为言，每一疾病俱有几候，即以中风一病而言，凡有三候，有中脏候，有中腑候，有中血脉候。

《医学源流论·知病必先知症论》：凡一病必有数症，有病同症异者，有症同病异者，有症与病相因者，有症与病不相因者。盖合之则曰病，分之则曰症。

《医学阶梯·症中症论》：凡有病必有症，有症必有论，论清则症明，症明则病易疗，非可以模棱两端，取效于疑似之间也。古人审病论症，着定七情、六淫十三字，千病万症，不能越此。然辨病定症，义颇深奥。

即如论六淫，则风有中风、伤风，寒有中寒、伤寒，暑有中暑、伤暑，湿有中湿、伤湿，燥有内燥、外燥，火有实火、虚火也……如论杂病，心痛、腰空、脊强、寒热、逆气、内结诸症，认病不的，愈治愈深。夫心痛之病，始自胃气，继归心包血少，养血不应理气不效，久则方知阴维为病，苦心痛也。其腰空之病，尽归肾虚，及至补肾，亦不应手，方知带脉为病，腰溶溶如坐水中也。脊强之病，均认太阳非寒即湿，及至散寒驱湿，漠不相关，方知督脉为病，脊强反折也。寒热之病，外感认作少阳，内伤认作少阴，清寒热而不瘥，滋阴降火而不痊，方知阳维为病苦寒热也。逆气之病，有平肝而泄肺者，有理气而降气者，用之不应，方知冲脉为病，逆气而里急也。内结之病，有不知名状者，又有不知治疗者，不知任脉为病，男子内结七疝，女子带下瘕聚也。

参 考 文 献

[1] 王天芳.病证结合诊断标准的建立 [J].中国中西医结合杂志,2011,31 (8):1025-1026.

[2] 吴秀艳,王天芳.中医证候诊断标准的研究思路 [J].新中医,2007,39 (3):1-3.

[3] 吴昊,赵燕,王天芳,等.中医精神症状术语与辨证研究现状分析 [J].辽宁中医杂志,2014,41 (8):
1777-1779.

[4] 陈剑明,王天芳,张声生,等.中医症状规范化研究现状的思考 [J].中华中医药杂志,2017,32 (6):
2358-2361.

[5] 李慎贤,丁淘,于飞,等.中医病名规范刍议 [J].中医药学刊,2005,23 (12):2251-2252.

[6] 朱文锋,贺泽龙.论坚持中医病名诊断的必要性 [J].辽宁中医杂志,2000,27 (2):50-52.

[7] 柴瑞霁.中医病名规范化方法初探 [J].中医研究,1990,3 (3):7-10.

[8] 李敏.关于规范中医内科疾病名称若干问题的管见 [J].中国中医药信息杂志,2008,15 (10):7-8.

[9] 朱建平,洪梅.中医病名英译规范策略 [J].中国科技术语,2008 (2):18-24.

[10] 朱文锋.中医病证规范化之研究 [J].中国医学学报,1996,11 (5):6-8.

[11] 朱文锋,黎敬波.中医疾病分类方法和基本框架 [J].中国医药学报,1995,10 (3):4-6.

[12] 郭小青,高新彦,焦振廉.中医诊断学术语及术语体系规范的研究 [J].术语标准化与信息技术,2009 (3):
28-30.

[13] 李达.常见血液病中医病名规范化探讨 [J].现代中西医结合杂志,2009,18 (10):1105-1107.

[14] 娄玉钤.风湿病命名与分类的规范化研究 [J].中华中医药杂志,2008,23 (9):840-844.

[15] 陈少丽,陈德兴,文小平.中医"疫病"病名规范化初探 [J].浙江中医药大学学报,2010,34 (1):23-25.

[16] 李方玲,梁嵘.对中医证规范化研究的探讨 [J].辽宁中医杂志,2006,33 (4):386-387.

[17] 唐农.中医证经典定义的探讨与意义 [J].广西中医药,1995,18 (3):35-37.

[18] 黎敬波.略论证候的多重性含义及研究方法 [J].浙江中医学院学报,2002,26 (4):6.

[19] 韦黎.證、证、症、候的沿革和证定义的研究 [J].中医药学报,1996,11 (2):4-9.

[20] 郭蕾,王永炎,张志斌.关于证概念的诠释 [J].北京中医药大学学报,2003,2 (26):5-8.

[21] 冯前进,穆春霞.中医药科学中的"诺贝尔奖"问题(二)——辨证诊断和穴位诊断:全新诊断模式、方法和技
术的研究 [J].山西中医学院学报,2003,4 (1):1-3.

[22] 王庆国,贾春华.证概念的形成与证概念的定义方法 [J].北京中医药大学学报,2005,28 (3):7-9.

[23] 李灿东.中医诊断学 [M].北京:中国中医药出版社,2016.

[24] 吴承玉.统一、规范中医辨证体系——证候辨证系统研究 [J].中国中医基础医学杂志,2001,7 (4):25.

[25] 王天芳,杜彩凤,王庆国,等.基于证候要素及病证结合建立证候诊断标准的思路 [J].中西医结合学报,
2009,7 (10):901-906.

[26] 王庆其.对证候若干问题的探讨 [J].中国医药学报,1995,10 (6):4-7.

[27] 尹必武.证候临床诊断标准规范刍议 [J].中国医药学报,2000,15 (3):6-9.

[28] 中医药学名词审定委员会.中医药学名词 [M].北京:科学出版社,2005.

[29] 姚乃礼.中医证候鉴别诊断学 [M].第2版.北京:人民卫生出版社,2005.

[30] 张志斌,王永炎.证候名称及分类研究的回顾与假设的提出 [J].北京中医药大学学报,2003,26 (2):1-5.

[31] 朱文锋.辨证统一体系的创立 [J].中国中医基础医学杂志,2001,7 (4):4-6.

[32] 朱文锋,甘慧娟.对古今有关证素概念的梳理 [J].湖南中医药导报,2004,10 (11):1-4.

[33] 郭蕾,王永炎,张俊龙,等.关于证候因素的讨论 [J].中国中西医结合杂志,2004,24 (7):643-644.

[34] 朱文锋.证素辨证学 [M].北京:人民卫生出版社,2008:53.

[35] 王天芳,吴秀艳,赵燕,等.临床常见疾病中医证候要素分布特点的文献研究 [J].中华中医药杂志,2007,2

（9）：594-597.

[36] 王天芳，吴秀艳，赵燕，等．基于经验辨证的抑郁症、慢性乙型肝炎及慢性肾功能衰竭证候与证候要素分布特点的研究［J］．云南中医学院学报，2008，31（3）：13-20.

[37] 吴秀艳，王天芳，赵燕，等．抑郁症、慢性乙型肝炎、慢性肾功能衰竭中医证候要素组合规律的文献研究［J］．中国中医基础医学杂志，2008，14（10）：763-764.

[38] 于春光，王天芳，张秋云，等．慢性乙型肝炎症状信息采集表的制定与一致性研究［J］．中医杂志，2007，48（5）：443-445.

[39] 于春光，王天芳，万霞，等．慢性乙型肝炎常见中医证候及证候要素的分析［J］．北京中医药大学学报，2005，28（6）：70-73.

[40] 李志更，王天芳，赵燕，等．慢性肾衰常见中医症状的文献分析［J］．辽宁中医杂志，2006，33（4）：407-408.

[41] 李志更，王天芳，赵燕，等．慢性肾功能衰竭常见证候与证候要素的现代文献分析比较［J］．中华中医药学刊，2007，25（1）：52-53.

[42] 焦扬，傅开龙，孙海燕，等．慢性阻塞性肺病常见症状及证候调查［J］．北京中医药大学学报，2006，29（7）：497-501.

[43] 徐雯洁，王天芳，王智瑜，等．基于现代文献的慢性阻塞性肺疾病中医证候及证候要素的研究［J］．中华中医药杂志，2008，23（1）：19-22.

[44] 吕佳苍，王智瑜，王天芳，等．774例慢性阻塞性肺疾病患者常见的中医证候类型及其舌象分布特点［J］．云南中医学院学报，2009，32（1）：19-25.

[45] 李力，任健，杜彩凤，等．证候研究使用围绝经期综合征临床信息采集表的评价和优化［J］．中医研究，2007，20（10）：24-26.

[46] 任健，王天芳，李力，等．更年期综合征常见中医证候及其症状分布特点的文献分析［J］．江苏中医药，2008，40（4）：67-70.

[47] 李力，任健，杜彩凤，等．更年期综合征中医证候及证候要素分布特点的文献分析［J］．中华中医药杂志，2008，23（3）：194-197.

[48] 辛意，王天芳，杜彩凤，等．基于经验辨证的更年期综合征围绝经期和绝经后期常见证候及证候要素分布［J］．中西医结合学报，2009，7（6）：522-526.

[49] 杜彩凤，王天芳，薛晓琳，等．经前期综合征常见证素与症状相关性文献分析［J］．湖南中医药大学学报，2008，28（4）：6-9.

[50] 杜彩凤，王天芳，薛晓琳，等．经前期综合征中医证候及证候要素分布特点的文献研究［J］．天津中医药，2008，25（5）：433-435.

[51] 徐雯洁，王天芳，王智瑜，等．基于现代文献研究的慢性阻塞性肺疾病中医症状特点分析［J］．上海中医药杂志，2008，42（2）：20-22.

[52] 吴秀艳，王天芳，赵燕，等．中医证候临床流行病学调查研究中的几个关键环节［J］．中医杂志，2007，48（7）：649-651.

[53] 吴秀艳，王天芳．中医证候诊断标准的研究思路［J］．新中医，2007，39（3）：1-3.

[54] 吴秀艳，王天芳，赵燕，等．数理分析方法在证候研究中的运用探析［J］．江苏中医药，2007，39（7）：130-132.

[55] 李志更，王天芳，任健，等．中医科研中几种常用数据挖掘方法浅析［J］．中医药学报，2008，36（2）：29-33.

[56] 王智瑜，王天芳，王庆国．从人的认知过程初探中医证候系统之形成［J］．北京中医药大学学报，2008，31（7）：440-442.

[57] 王智瑜，王天芳，王庆国．从人的认知过程看证候所属临床信息的规范化研究［J］．北京中医药，2009，28（1）：28-31.

[58] 蔡东华，闵莉，高碧珍，等．寻常痤疮中医证素与陛激素的相关性研究［J］．中国中西医结合皮肤性病学杂志，

2009, 8 (2)：73-75.

[59] 杨丽蓉，李灿东，林端宜．中医证素与肾功能关系的研究 [J]．中华中医药学刊，2006，24 (8)：1473-1474.

[60] 吴同玉，杨雪梅，李灿东，等．血糖与病性证素湿的相关分析 [J]．江苏中医药，2008，40 (5)：73-74.

[61] 杨敏，李灿东，梁文娜，等．围绝经期综合征中医证素与血脂血糖等的相关研究 [J]．福建中医药大学学报，2013，23 (4)：1-3.

[62] 熊红萍，李灿东．34 代谢综合征患者的中医证素与微量白蛋白尿的相关性研究 [J]．中华中医药杂志，2011，26 (12)：2943-2945.

[63] 熊红萍，李灿东，高碧珍，等．代谢综合征的中医痰证病理与血糖、血胰岛素及胰岛素抵抗的相关性研究 [J]．中华中医药杂志，2010，25 (5)：126-128.

[64] 李小兵，方永奇，洪永敦，等．心脑血管病痰证宏观辨证的计量化研究 [J]．中国中医基础医学杂志，2000，6 (5)：44.

[65] 刘凤斌，郝元涛，方积乾．Logistic 逐步回归分析方法在模拟专家辨证诊断中的应用研究 [J]．中国中医基础医学杂志，2001，7 (2)：58-59.

[66] 陈启光，申春悌，张华强，等．因子分析在中医证规范标准研究中的应用 [J]．中国中医基础医学杂志，2004，10 (8)：53-56.

[67] 周志坚，毛宗源，邓兆智．神经网络在类风湿性关节炎病情分级中的应用初探 [J]．生物医学工程学杂志，1999，16 (4)：479-482.

[68] 王炳和，相敬林．基于神经网络方法的人体脉象识别研究 [J]．西北工业大学学报，2002，20 (2)：14.

[69] 王天芳，张连文，赵燕，等．隐结构模型及其在中医证候研究中的运用 [J]．北京中医药大学学报，2009，32 (8)：519-526.

[70] 秦玉龙．从信息学的角度论中医证候规范化研究 [J]．天津中医药，2003，20 (6)：35.

[71] 李福凤，王忆勤．在证候标准化研究中数理统计思想和方法的应用概况 [J]．辽宁中医杂志，2007，34 (2)：148-149.

[72] 王天芳，王庆国，薛晓琳，等．中医症状规范化研究的现状与思路 [J]．北京中医药大学学报，2005，28 (4)：19-22.

[73] 梁茂新，洪治平．中医症状量化的方法初探——附虚证 30 症的量化法 [J]．中国医药学报，1994，9 (3)：37-39.

[74] 徐迪华，徐剑秋．中医量化诊断 [M]．南京：江苏科学技术出版社，1997：1.

[75] 王天芳，张翠珍，季绍良，等．慢性疲劳综合征病人的疲劳特征及中药的治疗作用 [J]．中国医药学报，2000，15 (4)：58-60.

[76] 阮新民，林宇，江巍，等．中药对冠状动脉搭桥术后患者生活质量的改善作用 [J]．广州中医药大学学报，2004，21 (1)：13-16.

[77] 王天芳，刘雁峰，杨维益，等．消疲怡神口服液治疗慢性疲劳综合征的临床研究 [J]．北京中医药大学学报，1999，22 (4)：56-58.

[78] 王天芳，薛晓琳．疲劳自评量表 [J]．中华中医药杂志，2009，24 (3)：348-349.

[79] 薛晓琳，王天芳，于春光，等．疲劳自评量表的信、效度评价 [J]．中国中西医结合杂志，2008，28 (6)：550-554.

[80] 朱文锋．常见症状的计量辨证 (1) [J]．辽宁中医杂志，2000，27 (6)：243.

[81] 朱文锋．常见症状的计量辨证 (2) [J]．辽宁中医杂志，2000，27 (7)：291-292.

[82] 朱文锋．症状诊疗的意义与内容 [J]．浙江中医学院学报，2000，24 (1)：35-38.

[83] 王天芳，李洪娟．关于改进中医诊断学"问诊"内容与方法的思考 [J]．中医教育，2004，23 (1)：52-54.

[84] 王忆勤．中医诊断学 [M]．北京：中国中医药出版社，2004：206-323.

[85] 王永炎，张志斌．再议完善辨证方法体系的几个问题 [J]．天津中医药，2007，24 (1)：1-4.

第二十二章　诊法的客观化研究

第一节　舌诊的研究

一、研究舌诊的技术与方法

（一）舌诊的现代化、客观化研究

1. 舌象图像的采集装置及技术研究　自 20 世纪 80 年代以来，张伯礼等最先开展了中医舌诊检测仪器的研制。从 21 世纪初期，大量学者进行了多种型号舌诊仪的研制。例如，早期北京工业大学研制了积分球式中医舌象分析仪、上海中医药大学研制了 TDA-1 小型手持舌诊仪、天津中医药大学研制了新型中医舌诊 3D 成像仪等。

对于舌象图像采集装置，虽然已有大量小型舌诊采集设备的研究，但由于舌象图像信息的采集往往受到光源环境、CCD 设备和色彩校正方法等因素的影响，因此部分学者进一步开展了舌象图像采集的关键技术研究：①在舌象图像采集的光源选择上，不同研究者分别比较了不同光源对舌象图像信息采集的影响。如宋贤杰等通过光谱分析比较了四种荧光灯光源的光学参数，并对其采集图像进行比较，得出 PHILIPS YPZ220/18-3U. RR. D 型光源最接近自然光源，可作为采集舌象时的照明标准光源。屠立平等通过检测白炽灯、荧光灯、LED、氙气灯四类九种光源的光谱性能及上述不同人工光源对图像采集信息的影响，结果提示：高显色性的 LED3 和荧光灯均能真实反映舌象的颜色特征，但前者体积较小，更适用于小型舌象采集装置的照明条件。综上可知，荧光灯光源和 LED 光源的色温更接近自然光源，同时其还具有较高的显色指数，是目前舌象图像采集光源的首选。②不同 CCD 成像设备，其分辨率和彩色深度的不同，对舌诊图像信息的采集具有直接影响。随着现代科技的发展，舌诊图像的采集设备从最初的彩色摄像机获取模式信号逐渐转变为使用数码相机直接获取数字信号，如 CASIO 3000EX 数码相机、KODAK DC260 数码相机、NIKON D80 单反数码相机等不同型号的 CCD 设备被用于舌象图像信号的获取中。③色彩校正可保持舌诊图像颜色信息的一致性和重现性，是后续舌象信息分析的前提，以减少不同照射光源及不同图像采集设备对舌象图像的影响。目前常见的校正方法是使用标准色卡作为参照，通过各种离线校正的方法将色卡颜色映射到标准光照下的颜色值来进行。常用的离线校正方法有线性回归、多项式回归、支持向量回归、神经网络等。此外有学者也提出了基于有限维模型及"拓扑剖分-还原"（TRM）理论的颜色校正方法。但上述离线校正方法的还原效果需依赖于稳定的拍摄条件。因此，有学者提出了一种基于色貌评价与三刺激值匹配相结合的在线彩色校正方法。此外，近几年部分学者提出了一种不借助色卡的校正偏色方法，即在偏色检测的基础上，使用基于改进的灰度世界和完美反射相结合的颜色校正方法对舌象图像进行校正。综上所述，目前的色彩校正方法尚无统一的标准，基于标准色卡的离线校正方法使用较为普遍，且大多针对封闭的舌象采集环境，部分不借助色卡的校正偏色方法则被用于开放自然环境下采集的舌象图像的校正。

2. 舌象图像特征提取与分析方法研究　在舌象图像特征的提取与分析过程中，主要包括舌象图像分割、舌质舌苔分离及常见舌象特征的量化分析三方面。其中舌象图像分割是指将舌体区域从采集的图像中提取出来；舌质舌苔分离是指在舌体提取的基础上进一步将舌质与舌苔分离出来。以上两个内容均属于图像分割技术的范畴，即将数字图像分割成互不相交或不重叠区域的技术。然而图像分割技术在舌体提取及苔质分离中常常面临以下挑战：①舌的颜色与脸的颜色特别是唇的颜色容易混淆。②特定拍摄环境下，不同光照、不同人、不同舌体形状及拍摄位置都会影响图像质量。③舌作为一个软体本身，没有固定的形状，相对于硬体的边缘提取更加困难。④从医学病理学的角度来看，舌体本身并不平滑，舌苔舌质因人而异，舌体本身的裂纹、舌苔色块也都会严重影响舌体的分割。

图像分割技术涉及的算法已超过 1000 种，但大多数算法都是根据具体问题提出的，并没有一种相对普适的算法。目前应用于舌体提取及苔质分离的常用图像分割技术大致分为四大类，即区域分割技术、边缘检测技术、特定理论工具分割及 Snake 算法。其中区域分割技术中常用的是阈值法、区域生长与合并及聚类法。边缘检测技术中的边缘跟踪及边缘拟合在舌象图像分割中使用较为普遍。而特定理论工具分割，则包括神经网络与遗传算法、模糊集聚类、SVM/Adaboost 学习、数学形态学算法等。目前 Snake 算法在舌象图像分割中的研究主要集中在舌象图像初始轮廓提取及能量函数的研究方面。

在舌体提取及苔质分离的基础上，常见的舌象特征可以进一步用数字化技术进行量化。目前研究者已经尝试对以下舌象特征进行提取与量化，如舌色、舌形、舌纹理、舌润燥、舌苔厚度及齿痕、裂纹、瘀点、点刺等部分形态学特征。例如在舌质舌苔分离的基础上，来自不同颜色空间的色度学指标可用于对舌色苔色进行量化；差分统计法可用于描述舌质及舌苔的纹理情况，进而反映舌质老嫩程度与舌苔的润燥程度；基于舌苔占舌表面百分比的比例优势模型可用于对舌苔厚度进行量化；舌的润燥程度可利用不同角度光照下舌象图像中饱和区域面积占总舌面积的比值来描述；基于宽线探测器的统计形状特征（WLDF）可用于量化裂纹舌；利用景物匹配的原则可对舌象中点刺与瘀点进行量化、定义和分类。综上所述，目前对于舌象不同特征的提取量化方法在颜色、纹理信息特征方面已相对成熟，对齿痕、裂纹、点刺等形态学特征的量化有待进一步深入研究，以探寻稳定有效的识别量化方案。

3. 舌象图像特征的分类识别方法研究　在舌象图像信息的精确采集及舌象图像特征的提取分析的基础上，研究各种舌象图像特征的分类与识别方法是实现中医舌诊自动化与智能化的重要内容。对舌象图像特征分类识别的常用方法是传统的机器学习算法，它们目前已被用于以下舌象图像特征的分类识别中，如舌色、舌形、舌苔厚度、裂纹舌、齿痕舌、点刺瘀点及综合舌象图像特征的分类。目前，在该领域常用的机器学习方法包括 KNN、Naive Bayes、Adaboost、SVM、决策树、神经网络、随机森林等。其中 KNN 与 SVM 是在以上算法中最常使用的两种算法。

然而传统的机器学习在舌象图像特征分类识别过程中的主要障碍是特征工程这个步骤，这需要领域专家在进入训练过程之前就要靠手动完成重要特征的找寻，因此它成为当今大多数机器学习任务的主要瓶颈。近几年，随着人工智能技术的发展，深度学习也开始被用于舌象图像特征的分类识别。深度学习，作为目前最热的机器学习方法，与传统机器学习的主要区别在于它可以将数字图像的原始信号（例如 RGB 像素值）直接输入，而不需要创建任何域特定的输入功能，因此极大地消除了寻找"特征工程"的麻烦。

（二）舌印

舌的表面有很多乳头突起，可涂以染料印于纸上而显形，以观察舌乳头在各型舌苔中的变化。其墨水系用 2 克伊文思蓝及 10 克阿拉伯树胶放于 40mL 蒸馏水中，煮沸 10 分钟而成；冷却后，加入几滴氯化丁烷醇防腐；用较好而光滑的纸，裁成 12cm×16cm 大小；然后嘱患者尽力伸舌至门齿外，擦干唾液，把墨水均匀地涂于舌上，把纸轻而均匀地压于舌上，连续做 3～4 次，挑选一张最满意的留下。其印上可显示丝状乳头、蕈状乳头及裂纹三种解剖结构，故可用作舌尖部蕈状及丝状乳头计数。通过比较正常舌与镜面舌的舌印片发现，正常舌舌印片背景清晰，偶见白细胞及细菌，而镜面舌则见大量白细胞及细菌。以后又将此法用于复发性口腔溃疡的研究，结果发现病情越重，舌印片上细菌、真菌也越多，治疗前后差异也显著。缺点为厚苔者不能应用，因两种乳头不易分清，且舌印显示范围仅限于舌尖及舌前 1/3，患者因怕脏也不愿接受此法，故目前已较少应用。近年的相关研究，如通过探讨原发性支气管肺癌患者舌苔脱落细胞形态变化规律，深化中医辨证的客观性。

（三）舌荧光检查

荧光是由某些物质或细胞等被某种频率的紫外线照射时所发出的辐射可见光。应用紫外线照射于舌，视舌上有无光产生，对发现此人有无营养不良有较大价值。在临床上，凡有厚苔者出现强红色荧光；营养不良者，舌荧光可自红、橘红转为粉红或黄色；若为光滑萎缩舌则舌上全无荧光出现，提示机体营养情况极差。且荧光峰值波长按青紫舌、红舌、淡红舌、淡白舌的顺序依次递增，即颜色越深，用紫外线激发所产生的荧光峰值波长相对较短；颜色越淡，其激发的荧光峰值波长相对较长。

（四）舌活体显微镜观察

在 20 世纪 60 年代，有学者曾用放大镜、检眼镜、血管显微镜研究舌诊，因放大倍数低，实用价值不大。其后借用眼科裂隙灯，可放大 50 倍左右，能清楚地看到丝状乳头和蕈状乳头的外形、排列及分布情况，并可显示蕈状乳头的透明度、其中的血管变化以及微小的新生乳头和萎缩乳头等。近有微循环仪的出现，可用以观察舌尖蕈状乳头微循环，放大 60～280 倍，能清楚地看到舌尖蕈状乳头内各种微循环变化。现代研究还发现正常人淡红舌的舌尖蕈状乳头微循环图像清晰，做血管丛构形大多呈树枝状，微血管襻的外形完整，血色鲜红微血流速度较快，流态呈线状；而红绛舌患者的舌尖微循环特征是蕈状乳头横径较大，微血管丛中血管襻数目增多，异形血管丛较多，血色鲜红。微循环的上述充血变化可能是红舌形成的机制之一。

近年来，微循环技术的发展对基础及临床医学具有较大的参考价值。有学者在 10 余年时间内收集了 1000 余例受试者的舌尖微循环检测结果，进行了中医舌诊与舌微循环变化的对比分析，并根据甲襞加权积分法原理及相关指标制订了舌尖微循环检测综合定量评价方法，至此使舌尖微循环检查法更加客观化、科学化。

（五）血液流变性研究

流变学是物理力学的一个分支，是研究物体的流动和变形的科学。物体在适当的外力作用下，具有流动和变形的特性，称为该物体的流变性。专门研究与血液循环有关的流变学，称为血液流变学。曾有研究对 112 例青紫舌与非青紫舌进行血液流变学的对照观察，发现青紫舌的血液流变性异常，主要表现在血液黏滞度偏高。以后又对典型的淡白舌、红绛舌、青紫舌 3 组共 74 例进行 6 项指标的测定，结果发现：血细胞比容低下以淡白舌最为显著，占 91%，青紫舌则有 20% 血细胞比容高于正常；血浆黏度增高仅见于红绛舌（9.19%），不见于淡红舌及青紫舌；淡白舌的血浆黏度与全血黏度均显著降低；红绛舌纤维蛋白原有 45.5% 高于正常；青紫舌组血细胞比容、全血黏度、红细胞电泳时间之值均属最高，红细胞沉降率也最慢。这些数据对解释各型舌质的形成原理有较大价值，如淡白舌患者血液中有形成分如红细胞和血浆蛋白均有降低，使血液稀释，颜色变淡，反映于舌色，也呈淡白。又因全血黏度和血浆黏度均显著低下，使血浆胶体渗透压降低，从而使舌体出现浮胖娇嫩等水肿表现。红绛舌多见于高热炎症患者，舌组织的毛细血管多有充血、扩张表现，血浆黏度及血细胞比容不高反而下降。青紫舌主要因静脉淤血，使血流缓慢，血中还原血红蛋白比例相对增高所致，血液中的全血黏度、血细胞比容和红细胞电泳时间的增高也使血液流动相对缓慢，有助于舌呈现青紫。20 世纪 90 年代在舌诊与血液流变学的研究中报道，按舌诊中舌体、舌质、舌苔分类，比较舌象与血液流变学的关系，发现胖大舌血细胞比容明显升高而全血黏度无明显改变，瘦小舌血细胞比容明显降低而全血还原黏度、全血黏度明显升高，而且暗淡舌、暗红舌、暗紫舌血细胞比容值及全血黏度均有不同程度的升高；随舌质由淡、红、紫色的加深，全血黏度呈递增趋势。

（六）舌的微循环研究

微循环是由微动脉、毛细血管、微静脉等组成，是血液循环的最基本结构单位。其功能为通过血液、淋巴、组织液的流动直接参与组织细胞的物质、信息、能量的传递。舌象微循环研究内容主要包括观察舌乳头状态、微血管形态、微血管血流状态、微血管周围状态等。舌象微循环检查时，被检者取坐位或卧位，将下颌放置微循环检查仪支架上，调节下颌托板，使其取得舒适高度。令被检者轻轻伸出舌尖，轻抵玻片，接触面约 1.0mm×

1.5mm。通过对不同舌象的舌尖微循环观察，可以掌握舌象变化的病理学基础和舌象变化的一般规律。

1. 乳头状态　主要检测舌尖部的蕈状乳头、丝状乳头、过渡乳头。检测项目包括乳头数、各种乳头出现概率、乳头直径、上皮层、分隔、角化层6项指标：①各种乳头出现概率：每个部位计数10个乳头，观察3个视野中每种乳头出现概率，蕈状乳头43%～57%，丝状乳头46%～64%，过渡乳头1%～3%。②乳头直径：测量乳头横径以蕈状乳头为准。通常测量3个蕈状乳头取平均值，以 μm 表示。正常人为550～650μm。③上皮层：上皮层厚度的测量是从蕈状乳头毛细血管襻顶部外缘至乳头上皮层外缘的断面厚度，测量3个蕈状乳头取平均值，以 μm 表示。正常人20～30μm。④分隔：由于蕈状乳头固有膜结缔组织增生，将微血管丛纵向分割成独立的区或束，后者称为分隔。正常人不超过3个。⑤角化层：角化层在蕈状乳头上不太明显，以观察丝状乳头为主，一般为棉桃状。

2. 微血管形态　①微血管清晰度：舌尖乳头内微血管清晰度与上皮层厚度、角化程度、固有层内结缔组织增生程度、微血管充盈度和乳头内渗出等有关。正常人93%清晰。②微血管管襻数：蕈状乳头内计算管襻数，以靠近上皮层边缘的管襻进行计数，数3个乳头求平均值。正常人每个乳头8～11条。③微血管管径：正常人输入支10～13μm，输出支16～27μm。细静脉21～34μm，细动脉为细静脉的1/5～1/3。④微血管变形：正常人舌乳头内微血管粗细均匀，走行柔顺少弯。

3. 微血管血流动态　微血管血流动态包括血色、血流、白细胞数、红细胞聚集、白色微血栓（白微栓）等5项指标。①血色：健康人舌尖乳头微血管内的血色为红色。②血流：健康人舌尖乳头微血管血流较快，呈线流或线粒流。③白细胞数：正常人可见到白细胞，正常值为每15秒10～30个。④红细胞聚集：正常人舌尖微循环中红细胞聚集不如甲襞微循环和球结膜微循环多见。⑤白色微血栓：正常人舌尖微循环的白色微血栓出现概率较小。

4. 微血管周围状态　微血管周围状态包括渗出、出血、含铁血黄素沉着、紫褐色素沉着4项指标。①渗出：生理状态时偶可出现渗出，几天后较快消退。②出血：正常无出血。③含铁血黄素沉着：乳头内有褐色或黄色斑片沉着，是含铁血黄素沉着，表明在一周前有出血。健康人少见。④紫褐色素沉着：舌尖乳头内有深紫色或黑褐色素衬附在上皮层下，为紫褐色素沉着。正常人没有。

（七）舌体的超声检查

该检查采用彩色多普勒或分辨率高的B型超声。检查时患者处于平卧位，头向后仰，尽力拉平颈部，使额平面与颈前缘近90°角，探头置颈中心偏右侧，纵横断面检查。嘱患者舌伸平，自然闭嘴，舌尖自然抵下齿。横断面显示舌的冠状断面（舌的左右径），纵断面显示舌长轴断面（舌的上下径和前后径）。

1. 测量方法　纵断面（矢状切面）以舌骨上缘至舌尖部的长度为舌的长径，同时记录舌静脉的支数及舌静脉的内径，并测量舌的前后径，即舌的厚度。舌的横断面（宽度）取舌长中点处，测量舌的左右径即是。

2. 观察内容　舌的三径长（长度、后径和横径）；舌内静脉、舌下静脉支数及舌静脉的内径；舌的被膜和舌内回声。

（八）舌体、舌津液测量研究

舌体测量仪能同时迅速准确地测量舌的宽度与厚度，用于临床正常舌体及肿胀、瘦瘪舌体的客观记录。舌体的形态大小及运动的异常被认为与某些牙颌畸形密切相关，因此，舌体形态、大小与其周围组织结构间的相互关系一直是口腔医学界的研究热点。

舌津液测定仪用于临床舌面津液的测定，可为临床舌苔的干湿润燥提供客观的检测指标。目前国内外已经研制出的测量舌体水分含量仪器所采用的方法主要有两种，各有利弊。一是使用精密试纸，用秒表记录试纸完全浸润所需时间。该方法虽简单易行，但是精度太低。二是使用激光或红外线，比较入射波与反射波的差别。该法虽然可以实现无接触测量，但是由于舌面的复杂性致使反射波的衰减受到包括湿度在内众多因素的影响，测量结果偏差较大。

（九）舌的热红外研究

该研究主要是将红外线热像技术应用于舌温测量。研究发现舌质与舌温有如下关系：红舌舌温最高，依次为暗红、紫、淡白、淡红，各种舌温舌质间差异有统计学意义（$P<0.05$）。从生物传热学的角度看，中医舌诊中"舌质"主要受舌的血液灌注率、血氧含量及血液流变学等参数的影响，使舌面温度受到影响而客观反映于"舌色"。

（十）刮舌涂片检查

刮舌涂片检查是用压舌板或竹签刮取舌苔的一部分，也可用镊子夹取部分舌苔以做细胞学、生物化学和组织化学检查，以及细菌培养。例如，刮取少量舌苔制涂片，以巴氏染色法染色后，可以观察舌乳头细胞的角化程度。一般光剥少苔之舌，角化细胞及不全角化细胞均见减少；而舌苔厚腻者，则角化细胞及不全角化细胞均有增加。而苔色与涂片背景上的细菌及白细胞的多少似有一定关系，如黄色与黑色舌苔的涂片背景上，常可见多量细菌、真菌和中性多核白细胞；而薄白苔的背景一般较为清晰，白细胞及细菌较少，但例外者也时有看到。对中医辨证为温病的患者做舌苔脱落细胞学检查，发现气分患者舌脱落细胞以中性粒细胞数量最多，营分患者脱落细胞以舌上皮细胞数量最多。

此外，取舌苔的刮下物，可做细菌及真菌培养，以了解口腔微生物对舌苔色素形成的关系及口腔的正常细菌谱。有报道黄厚腻苔以甲型溶血性链球菌为优势菌群，细菌定量培养提示厚腻苔的含菌量较薄白苔为多。有学者认为舌苔的形成是口腔正常菌族中，某些细菌在疾病条件下优势增殖的结果，苔色与优势菌落的颜色相关。有学者检查正常人（淡红舌、薄白苔）的舌涂片细菌象，甲型溶血性链球菌占50%以上，卡他细胞球菌等占50%以下。而癌症患者在放疗后，随暗红舌、裂纹舌、黄苔、黑苔等病理舌象比例增高，舌细菌象出现菌群倒置。用舌苔的刮下物还可做生物化学和组织化学检查，例如尿毒症患者的舌苔刮下物可验出尿素类物质。

有学者对舌苔形成的微生物学机制进行了探讨。目前关于舌苔形成的现代生物学机制已经深入到细胞、亚细胞、分子水平，证实了舌苔类型与舌背黏膜上皮细胞的增殖、分化、凋亡和脱落关系密切。而微生态学研究方法则包括直接观察、生物量的测定及培养、基因工程等。微生物学与中医舌诊的相互结合，近年来在临床上也有应用。如有学者应用PCR-DCGE法，对舌苔菌群结构进行对比，观察慢性浅表性胃炎患者与正常人的区别；有相关研究对舌苔微生物与口臭的关系进行了探索，发现舌苔上细菌的代谢产物如巯基复合物、丙酸、丁酸和尸胺等是口臭产生的主要原因，舌苔上的厌氧菌和莫雷梭菌等是最主要的口臭致臭菌。

（十一）生理、生化测定

临床上对各种病理舌象患者测定其生理、生化的改变，可以间接了解人体阴阳、寒热、虚实的病理生理基础。从现有资料看来，各型病理舌象之间在生理、生化测定方面有明显差异。如唾液分泌量在正常舌或淡白舌，5分钟为3～5mL；而在阴虚光红舌或红绛舌患者，多在1mL以下，甚或少于0.1mL。口腔内酸碱度在舌背中部一般是6.5～7.0。血浆蛋白低下者，在红绛舌与青紫舌中较少见。血浆比例在红绛舌中有部分升高，淡白舌则较低。血清电解质（包括钾、钠）在红绛舌中有部分偏低，淡白舌则多正常。红细胞计数在淡白舌几乎100％不够正常标准，红绛舌则61％不足$3\times10^{12}/L$，青紫舌则有37％高于正常基础代谢，淡白舌大多偏低，红绛舌大多偏高。维生素饱和试验，红绛舌患者尿中B族维生素的排出率高于正常人1倍，而维生素C的排出量低于正常人6倍。17-酮类固醇、17-羟类固醇测定，淡白舌患者大多在正常低值或偏低；红绛舌则大多在正常范围，有高于正常者，也有低于正常者，波动较大。高铁血红蛋白测定则见青紫舌者偏高。也有研究发现舌上皮细胞的分裂、分化、移行与细胞角化脱落之间的动态平衡及口腔pH值改变是舌苔消长变化的重要因素，而异常舌苔与舌苔溶菌酶含量存在一定关系。部分研究使用血液的血细胞比容、全血黏度等7项监测指标，比较慢性病患者的舌象与血液流变学的关系。亦有对胃炎患者的舌质、舌苔与幽门螺杆菌（HP）感染的关系进行探讨，结果提示舌质与其关系不大，而舌苔与之密切相关。另有用pH试纸检测舌苔及舌质的pH值，舌苔的pH值变化比舌质的pH值变化明显，舌质与舌苔的pH值变化并不一致。还有学者观察了舌苔的红细胞免疫功能及淋巴细胞酸性α-醋酸萘酯酶（L-ANAE）活性，以及其他分子生物学与舌诊的关系。

以上这些测定对各种病理舌象形成机制的探讨有很大帮助。但总的看来，由于仪器设备不够先进，这方面的研究今后尚需大大加强。

（十二）病理切片及电子显微镜研究

用病理切片来研究舌象，国外从1955年起陆续有一些报道，有的是对各种慢性营养不良患者做舌活检以研究舌外观表现与舌组织病理之间的关系；有的是研究各种舌炎的病理切片，对解释红绛舌的形成原理有一定参考价值。国内结合中医理论研究舌的病理切片，发现各种典型异常舌象的病理切片表现各不相同，对解释各种舌象的形成机制有很大价值。如红绛萎缩舌大多可见舌黏膜层萎缩变薄，棘细胞层体积缩小，舌黏膜乳头消失或减少，角化层很薄或近于消失，舌黏膜下固有层血管增生扩张，管腔充血，以致舌质红绛；淡白胖嫩舌则见舌黏膜棘细胞层明显增厚，细胞质空泡化，组织水肿，以及黏膜下固有层血管收缩变细，使外观舌色淡白、浮胖娇嫩。此外对舌苔变化中的厚苔、薄苔、膜化苔、剥苔，舌乳头变化中的乳头肥大、萎缩、融合、转化等均已有研究。

国外 20 世纪 70 年代陆续有用电子显微镜研究上皮过度角化、动物舌乳头的变化，并用扫描电镜以研究黑毛苔的报道，但他们的研究均未结合中医理论。国内在 20 世纪 80 年代用电子显微镜研究舌象，对薄白苔、厚苔、腻苔、剥苔等形成原理提出了一些独创的看法。如健康人薄白苔在电子显微镜下可看到：基底细胞核分裂常见，细胞质内富有核糖体、线粒体，这是细胞代谢旺盛的标志。从棘细胞到颗粒细胞，合成代谢明显增加，细胞质内有较多的高尔基复合体、内质网等，并有角质颗粒、膜被颗粒的出现。以后，细胞代谢就逐渐从合成期转入退化阶段，在角质层细胞中，由于溶酶体酶的作用，细胞核和各类细胞器逐渐溶解、退化。从基底细胞开始分裂，直到角质细胞退化的过程中，角质化物质——张力微丝和透明角质蛋白颗粒是逐渐出现、增多和成熟的。因此，上皮的生长分化过程也就是细胞的角质化过程，并逐渐使舌黏膜向表面形成各种突起，即丝状乳头、蕈状乳头等。舌黏膜上皮细胞不断地分裂、增厚，同时也不断地发生退化、剥落，这些过程与细胞间的桥粒结构及细胞内的膜被颗粒有很大关系。

桥粒在基底层、棘层、颗粒层细胞间极其丰富，这些层次的细胞之间结合非常紧密。不全角化细胞间的桥粒由于受溶酶体酶的作用而逐渐发生溶解，细胞间连接作用也就减弱，至完全角化层细胞间的桥粒消失，细胞开始剥落。由此可见，桥粒与舌上皮细胞剥脱及乳头形成有密切关系。在细胞向角质层迁移的过程中，膜被颗粒的数量逐渐增多，并在移到靠近质膜的位置时，向细胞外表面释出其内含物或参与细胞被的组成，膜被颗粒内含物的主要成分是糖蛋白和脂蛋白，它们是角质细胞之间发生黏合的物质。

舌苔的电子显微镜检查对各种病理舌象形成机制的阐明具有一定价值，尤其对解释厚苔、腻苔、剥苔、黄苔、黑苔的形成原理价值较大，对各种病理舌质的解释，则可与舌尖微循环观察、血液流变学研究等互相印证、互相补充。

20 世纪 90 年代有资料报道用望诊与局部活检相结合的方法，镜检多见黏膜细胞表层角化，棘细胞浓染及核固缩，毛细管伸向黏膜表层形成"鱼子酱"；固有层微血管扩张瘀血，红细胞聚集，甚至形成微血栓，血管内皮细胞肥大增生、线粒体肿胀、基底膜断裂，血管外有的可见出血、慢性炎细胞浸润，呈微循环障碍观；瘀血丝为瘀血扩张的微小静脉；舌脉粗度为舌深静脉及属支的充盈扩张，囊泡为带有静脉瓣的脉管。舌苔的超微结构研究还发现，人类丝状乳头在胎儿 3 个月始形成，其舌面无细菌附着；而成人则见表层角化剥落，并附有各种口腔细菌，而各种病理舌象均可见细菌大量增殖。

总之，扫描电镜对于舌苔表面变化的观察、透射电镜对于舌上皮细胞超微结构的观察价值较大，为在细胞、分子水平上分析和研究各类舌苔的形成原理提供了一个理想的研究手段。

（十三）舌苔反射光谱

早期的舌诊客观化研究多采用比色法，而最新的光学在舌诊上的应用，有学者提出了舌苔光谱分析法。其主要的优势在于无创、快速、准确、便捷。有研究使用美国 USB4000 微型光纤光谱仪，对 80 例样本进行舌体附着舌苔部位及无舌苔附着部位的反射光谱数据采集，并对所采集的光谱数据进行分析。研究结果显示：舌质、舌苔与舌体组织结构的差异均能表现为不同的反射光谱特征，而与比色法相比，舌体光谱能够反映更多舌体生理、病理及组织结构信息。

（十四）舌下脉络的研究

有研究制订了详细的舌下络脉分级量表或分级标准，用于舌下络脉的检查和评判；还有研究通过舌下络脉和血瘀证的对照观察，初步认为对血瘀证及肿瘤、肝病、肺心病有较高诊断价值。

二、舌诊的现代认识

现代科学技术在舌象形成原理上的运用，通过较细致的解剖、组织、病理、生理方面的研究，已能初步加以解释。

（一）正常舌的组织结构

正常舌的组织切片，其结构可分以下几层。

1. 黏膜上皮层　黏膜上皮层可分为 4 层。

（1）角化层：位于上皮的最表层，由上皮细胞角化或不完全角化组成。细胞扁平，完全角化细胞的核大都消失，不全角化细胞则尚可见细胞核。此层正常时平铺在黏膜表面，在乳头的顶端有时可形成角化之突起，突出于舌面。在角化过度时，角质突起可延长增高，呈角化柱或角化树样。

（2）颗粒层：细胞扁平呈梭形，细胞质中含有角质颗粒。该层在人类通常只有 2～3 层细胞，有时不易分清。

（3）棘细胞层：这是舌黏膜最主要的一层，它由多角形细胞构成，并具有细胞间桥。愈近表面的细胞，其体积愈大，细胞质愈多，有时并见少量空泡，故此层又有海绵组织层之名。而深层的棘细胞体积较小，细胞间桥较为明显，细胞核相对较大，染色较深，偶有核分裂可见。

（4）基底层：又称生发层。细胞呈柱状，细胞核染色深，常有核分裂。其细胞单层排列，整齐致密，位于上皮的最底层，使黏膜上皮层与固有层之间形成一明显的分界线。

2. 固有层　固有层位于黏膜上皮之下，为一层结缔组织，有神经、血管、淋巴管、舌腺管等穿行其中，有时可有少量淋巴细胞浸润，尤以舌根部为多见。

3. 肌层　肌层由纵横交叉的横纹肌组成，在肌束与肌束之间，结缔组织很少，有时可见血管及神经等。

在舌背黏膜上，与舌苔形成密切相关的主要有两种乳头，由它们构成各种舌象。

丝状乳头是舌上最多也是最小的乳头，细长如丝，长 0.5～2.5mm，覆盖了整个舌面的前 2/3，形成天鹅绒状的外观。乳头略呈圆锥形状，尖端多半向后倾斜。乳头由复层鳞状上皮和固有层组成。丝状乳头的尖顶部角化，因此凡有乳头覆盖的舌面都呈微白色。这种角化物质对舌黏膜具有一定的保护作用。乳头的轴心由固有膜的突出部分形成，称为初级乳头，是富于弹性纤维的结缔组织。初级乳头的浅部，更有许多向上伸出的细长突起，称为次级乳头。乳头的结缔组织内有毛细血管及神经，神经是传导普通感觉的纤维，所以丝状乳头有感觉功能，但是没有味觉功能。但它有一个特点，即乳头有轻微而持续不断的生长能力，故在病理状态下可变得很长，如毛发样。

蕈状乳头的数目少于丝状乳头，但其直径较大。各个蕈状乳头都可用肉眼识别。它在舌面呈单个不规则分布，主要位于舌尖和舌边。此类乳头上部钝圆，肥大如球形，根部细小形如蘑菇，故名，其高为 0.5～1.5mm。乳头的上皮角化层甚少，而且透明，所以透过上皮隐约可见分布于乳头结缔组织内的血管，使蕈状乳头在活体舌面上呈红色。每个乳头的轴心也由初级乳头和次级乳头构成。上皮内有一至数个味蕾，其基部有感觉神经进入，上部有味孔开口，故有味觉。

轮廓乳头排列于界沟前方，一般 8～12 个，呈蘑菇形，高 1～5mm，直径 1～3mm，顶面及侧面均分布。进一步研究发现，用注射有色颜料的方法和血管腐蚀造型技术制备 0.5～2 岁的人舌标本，分别有大量味蕾。

在光镜和扫描电镜下观察，可见所有乳头的微血管结构都可分为初级、次级和三级血管。在丝状乳头，这些血管襻的总体排布呈花冠状。末端的三级血管呈发夹形，每一个二级血管上有一浅凹，与从上皮组织延伸过来的网状嵴相嵌合。乳头的微血管由乳头下血管网供应和收集，后者由浅层毛细血管床和深层的动静脉血管网构成。

正常舌苔有多种细菌，各种菌所占比例大致为唾液链球菌 20%，温和链球菌 8%，血液链球菌 4%，肠球菌＜0.01%，革兰阳性丝杆菌 20%，韦荣菌 12%，口腔类杆菌 4%，产黑色素类杆菌＜1%，梭杆菌 1%，奈瑟菌＜0.05%。

（二）正常舌质——淡红舌的形成机制

1. 舌微循环的正常状态　淡红舌的微循环观察表明，舌蕈状乳头的血供丰富，每一蕈状乳头有 7～9 根毛细血管供给血液，管襻粗细均匀，张力良好，微血管丛构形大多为树枝状，血液流速较快，血色鲜红，管周很少渗出，舌表浅血流量较大，乳头内良好的微循环功能状态是构成淡红色的主要因素，健康壮年和老年人中正常淡红舌的比例明显降低，与其舌微循环障碍的比例升高和乳头内微血管丛的数目减少有关。

2. 蕈、丝状乳头的比例　由于蕈状乳头的微血管血运远较丝状乳头为好，所以淡红舌的形成除与蕈状乳头内的微血管功能状态有关外，与蕈状乳头的多少也有极大关系。资料表明，健康青少年舌尖部的蕈状乳头数较多，占乳头总数的 70% 左右（丝状乳头 30%），而老年人舌尖部的蕈状乳头只占 45%（丝状乳头 55%）。蕈状乳头减少，丝状乳头增多，可能是老年人中淡红舌比例远远低于青少年的一个因素。

3. 舌上皮各层细胞的厚度　蕈状乳头上皮各层细胞的层次远较丝状乳头为少，电镜下见棘层有 2~4 个细胞层次组成，颗粒层有 2~3 个层次，表面仅覆盖 2~3 层角质细胞，如此菲薄的上皮使固有层血管的血色极易透露出来，如舌上皮细胞层次增加，则会影响血色的透出度，而不利于正常舌色的形成。舌微循环检查发现，健康壮年和老年人中一部分舌蕈状乳头的表面角质层增厚，其中的血管丛减少，形成所谓的"过渡型"乳头，这类乳头的增多势必影响正常舌色的形成。

4. 血液循环中的红细胞数量和血红蛋白的含量以及正常的血氧饱和度　也是构成正常舌色的必不可少的条件。

（三）正常舌苔——薄白苔的形成机制

薄白苔是由丝状乳头分化的角化树与填充在其间隙中的脱落上皮、唾液、细菌、食物碎屑、渗出的细胞等共同组成的，其形成与下列因素有关。

1. 舌黏膜上皮细胞的正常生长、分化。

2. 桥粒结构对舌上皮细胞脱落的影响（桥粒结构对丝状乳头上皮部分的延长和缩短有一定关系）。

3. 膜被颗粒内含物对上皮细胞的黏合作用。

4. 口腔局部环境。通过对正常和各类病理舌苔的测定结果显示，正常薄白苔的口腔 pH 值在中性范围，而病理舌苔的口腔 pH 值偏酸性或偏碱性，这说明口腔内的中性环境是正常薄白苔形成的必要条件。正常薄白苔的舌苔细胞学检查很少见白细胞，细菌培养也常为单一的条件致病菌（如草绿色链球菌），这都提示舌上无明显炎症存在。另外，年龄、遗传、药物、放射线、局部理化因素、烟酒、全身病理因素等都是舌苔形成的影响因素。

舌苔的微生物学研究也发现薄白苔涂片一般背景较为清晰，白细胞及细菌附着较少。正常薄白苔细菌量少，且菌种单一。

（四）影响舌苔堆积增厚的机制

此前尚未完全清楚，但一般与以下几个因素有关，它们常共同起作用。

1. 舌乳头的存在和完整，是舌苔存在的必要条件　丝状乳头角化上皮不脱落则舌苔增厚；乳头萎缩则舌苔剥脱。婴儿因舌乳头未发育，故舌常无厚苔；老年人因舌乳头萎缩，故常见舌光滑无苔。

2. 机械因素　人在睡眠刚醒时，在舌上常可见到一层舌苔，这是由于一夜之间丝状乳头上皮的生长，并有细菌和食物碎屑堆积所致。经过漱洗后，尤其在早餐后，堆积的舌苔消失，表面又趋洁净，此即舌的自洁作用，包括咀嚼、谈话和唾液分泌等因素，其中以咀嚼的机械摩擦作用最大。由于咀嚼食物和同时伴有的吞咽动作，均对舌具有摩擦作用，促使舌苔脱落清除。一般舌边易于清洁，是由于它经常接触口腔壁，在舌根则最难以清洁，因这一部位与口腔上腭接触不多，摩擦较少之故。因此，正常人在舌根部也经常有苔存在。

3. 唾液的清洁作用　唾液作为口腔内的清洁液体，与舌苔的去除有一定关系。在晚上唾液分泌几乎停止，加上舌的活动停止、摩擦减少，这是清晨舌苔较厚的原因之一。在清醒讲话时，唾液分泌持续不断，约每分钟1mL，在进食及咀嚼时则大大增加。但单有唾液减少，并不足以引起舌苔变化。有研究者曾做试验，给人注射阿托品0.6mL，一日3次，共用1周，这些人均有显著口干，但舌仍呈中等湿润而洁净，并不产生舌苔，故舌苔是许多因素共同起作用所致。

4. 食物的性质　正常膳食内有较硬的食物，在咀嚼时对舌有较大的摩擦作用，而软食或流食对舌苔的清除作用较小，长期持续进流质饮食，可致舌苔堆积。

5. B族维生素缺乏　尤其维生素B、烟酸缺乏，可引起舌炎，久之可使舌乳头萎缩，舌常呈光滑无苔。有研究解释舌苔上正常繁殖的酵母菌，其生长需B族维生素，若供应不足，则酵母菌不能生长而导致无苔。

6. 发热是引起舌苔增厚的最常见原因　一般感冒发热第2天即可见舌苔明显增厚。但体温升高可致舌苔变厚，其机制尚不清楚。有研究解释是由于发热使机体代谢增加，舌的血流增多，使舌乳头过长；另有研究解释酵母菌生长最合适的温度是41℃，当体温增高时，酵母菌繁殖可成倍增加，并在舌上积存而成苔。

7. 精神紧张可使舌乳头过长　其原因未明。有研究解释是因精神紧张可使口腔内及上消化道酸度增加，而白色念珠菌在pH为5～6时生长最好，使舌苔增厚。但丝状乳头过长的机制尚不能解释。

8. 昏迷患者　昏迷患者张口呼吸，早期常见厚苔，这是因为张口呼吸常使舌苔易于干燥而不脱。昏迷后期则因体内代谢紊乱，阴阳失调，舌苔常见剥落而呈光红舌。

9. 其他　吸烟、口腔卫生不良、口腔内有炎症感染等其他原因也常与舌苔增厚有关。

总之，舌苔的变化主要在丝状乳头的角质层，蕈状乳头有时也参与，但不如丝状乳头重要。各种病理舌象的形成均是这两种乳头变化所引起的。

（五）正常舌下脉络的观察与判定方法

1. 分项法　以1984年陈泽霖等的报告为代表，他们普查了5403例正常人舌下络脉，管径测量是误差不超过0.1mm的量具。观察项目包括支干（区分不隆起、上平下隆、饱满隆起3类）、色泽（区分淡紫、青紫、紫黑3类）、络脉管径、络脉长度（将舌下肉阜至舌尖连线划分为5等分，区分为<1/5、1/5、2/5、3/5、4/5这5组），共4项。考虑到年龄因素又区分1～9岁、10～19岁、20～29岁、30～39岁、40岁以上5组。通过统计数据的分析与显著性检验，认为舌下络脉形态单支干、双支干、多支干均属生理性差异，临床诊断意义不大；充盈度以饱满隆起为异常，上平下隆为正常；长度以超过3/5为异常，不超过3/5为正常；色泽以淡紫为正常，青紫、紫黑为异常；管径以超过2.7mm为异常。其中后4项指标有随年龄增长而增加的趋势，因此在诊断中应考虑年龄因素。

2. 分度法　王格平等观察了1463例正常人舌下络脉，将之区分为0°、Ⅰ°、Ⅱ°、Ⅲ°。其中0°为舌下络脉主干无充盈饱满或稍充盈饱满，长度不超过舌下肉阜至舌尖连线的1/2，色淡紫；Ⅰ°为舌下络脉主干充盈延长，超过1/2，但不弯曲，色淡紫或青紫；Ⅱ

为舌下络脉主干明显充盈延长、迂曲，四周有树枝样分支，色泽深紫；Ⅲ°为舌下络脉主干明显充盈饱满、延长、迂曲，支络上有囊泡，严重者呈葡萄样、串珠状，色紫。结果：0°占 60.15%，Ⅰ°占 34.52%，Ⅱ°占 4.78%，Ⅲ°占 0.55%

3. 评分法　陈健民等用评分法。具体标准如下：①舌下络脉主干形态：单、双、多支干不曲张为 0 分，局限性曲张为 2 分，弥漫性曲张为 4 分。②舌下络脉主干长度：不超过 3/5 者为 0 分，超过 3/5 者为 2 分。③色泽：淡红、浅蓝、紫红、淡紫为 0 分，青紫为 1 分，黑紫为 2 分。④宽径：<2mm 为 0 分，2~2.6mm 为 2 分，≥2.7mm 为 4 分。⑤舌下络脉外带：密网状小血管为 0 分，有者 2 分，有囊柱状、粗枝状、葡萄串状变化者 4 分。以分数高低区分有无疾病与病情深浅，一般 6 分以上为异常。

（六）病理舌象的形成机制

1. 厚苔　主要是丝状乳头的长度延长，舌之自洁作用减弱，使丝状乳头可变得很长，达 1cm 以上，且舌苔的厚度一般随病情的加重而增加，其形成机制如下。

（1）舌上皮增殖速率增快，细胞退化过程延迟：光镜下见舌上皮过度增生伴乳头瘤性棘细胞形成，上皮覆盖着很厚的角化细胞层，并见乳头正常角化过程和乳头间角化不全的交替情况，高碘酸-希夫（PAS）染色显示角质细胞胞质内充满大而清亮的糖原颗粒。电镜下厚苔的丝状乳头明显延长，延长的丝状乳头部分主要由不全角化细胞组成，角蛋白细胞内充满糖原颗粒，基底细胞增生活跃。

（2）角化细胞之间连接牢固，不易脱落：电镜下见不全角化细胞互相以指状突起镶嵌连接，细胞内仍有较多的桥粒结构。在棘层，特别是在颗粒细胞层，细胞的胞质内膜被颗粒明显增多，膜被颗粒的增多及其内容物外排的增加可加大细胞间的结合力，这些变化均使角化细胞不易脱落。

（3）唾液 pH 值变化：无论是黄厚苔还是白厚苔患者，其唾液 pH 值均明显低于正常舌象或薄黄苔、薄白苔组。在酸性环境下，氢离子游离增多，这有利于细胞间隙中正离子与细胞膜表面糖链末端的负电荷互相吸引，从而增加细胞间的黏着力，有利于厚苔的形成。动态观察发现，当厚苔变薄接近正常时，舌苔 pH 值趋于正常，进一步证实了口腔 pH 值变化与厚苔的关系。

（4）感染：临床观察发现厚苔患者周围血常规中的白细胞计数（WBC）明显高于少苔或薄苔组，中性粒细胞百分比也显著升高，提示厚苔的形成与机体的感染、发热等因素有关。舌苔病理检查发现，厚苔的角质细胞间充满大量的细菌菌落，舌上有较多的白细胞浸润，当厚苔变薄时，舌上白细胞减少，可见舌的局灶性炎症也是厚苔形成的重要因素。

（5）细胞化学：吴正治等检测舌苔脱落细胞内乳酸脱氢酶（LDH）、苹果酸脱氢酶（MDH）、葡萄糖-6-磷酸脱氢酶（G-6-PDH）、酸性磷酸酶（ACP）、α-醋酸萘酯酶（ANAE）、核糖核酸（RNA）等生物大分子，结果提示：舌上皮细胞内戊糖旁路活跃，合成代谢及糖酵解旺盛，这可能是厚苔形成的主要细胞化学机制。

（6）神经系统：交感神经兴奋时，唾液黏稠性增高而致舌苔增厚，同时精神紧张可使口腔及上消化道酸度增加，而白色念珠菌在 pH 值为 5~6 时生长最好，使舌苔增厚。此外，自主神经系统过度刺激，可反射性地促使舌的血管收缩，此种相对性却可以使舌表面上皮脱落变平而发生舌苔。另外，也有报道厚苔患者表现血液流变学的异常等，而表皮生长因子也可促进舌苔增厚。

（7）近期有学者筛选乳腺癌白苔和黄苔患者与健康对照组之间的唾液差异表达蛋白，以寻找乳腺癌早期诊断的生物标记物，探索中医舌苔形成的机制。研究表明：中医舌苔的形成与体内载脂蛋白的代谢、机体免疫防御功能、氧化还原等机制相关，唾液蛋白的变化与疾病的发生发展及舌苔形成密切相关。

2. 腻苔 腻苔是丝状乳头的密度增加，增生致密，乳头计数明显增多所致。在距舌边及舌尖各 1cm 处为中心，做一直径为 0.5cm 的圆圈，以计算丝状乳头的数目。在正常人薄白苔的丝状乳头计数平均值为 52.2 个，在腻苔患者的平均值在 80 个左右，且乳头的角化树分支也增多，互相交叉纠缠，不易脱落。乳头间充满细胞、真菌和渗出的白细胞等，使舌苔外观呈油腻状。

腻苔在透射电镜下显示其棘层、颗粒层细胞内膜被颗粒增多，使得细胞表面的黏性增加，乳头表面黏附的食物残屑、角化剥落物及渗出的白细胞增多。扫描电镜更清晰地显示了这一典型表现，各种黏附物充填于乳头之间，再加上乳头本身的不平整，使舌表面有一种不洁的黏腻外观。

另外，研究发现幽门螺杆菌（HP）感染和黄腻苔、紫暗舌之间关系密切；腻苔的形成与自由基损伤也有关，与寒热属性无关，而黄腻苔患者体内脂质过氧化反应增强，清热化湿中药能减轻脂质过氧化反应。

3. 剥苔 在舌面上，有部分丝状乳头萎缩变平，使舌质显露，呈花剥状。剥脱区乳头萎缩如不严重，犹可见到低矮的乳头，经过治疗，乳头再生，可以恢复正常；如萎缩严重，丝状乳头及蕈状乳头在某一区域内全部消失，则不易恢复。

剥苔在电镜下可见舌上皮各层细胞内张力微丝明显减少，未能见到典型的颗粒层细胞，只在不全角化细胞的胞质中看到少许角质颗粒。一般认为张力微丝和角质颗粒是细胞角化物质的前身，它们的明显减少提示角质化过程发生障碍，在舌黏膜上只能看到几层不全角化细胞，未见到完全角化细胞。角化层次的减少也是角质化过程障碍的表现，这可能是溶酶体活性受抑制的结果。此外，还发现膜被颗粒减少，使细胞之间的黏着力减少。因此，使覆盖在真皮乳头上的舌上皮未能增殖而相应地外突构成次级乳头，所以舌表面就变得光滑而平整。

此外，剥苔患者的唾液 pH 值高于正常人，口腔内碱性环境可能会减弱细胞间的黏合作用而有利于剥苔形成。现代研究报道，过敏体质在剥苔的形成中所占比重较大。一些国外的临床资料表明，细菌、真菌在剥苔等舌象的形成中起重要作用，也有研究发现剥苔的形成与免疫也有一定的关系。

4. 红刺舌 又称草莓舌、覆盆子舌，是急性热病共有的舌象，而不是猩红热所特有。它主要系蕈状乳头大量增生，丝状乳头则相对萎缩或向蕈状乳头转化，使舌边、舌尖处原来蕈状乳头较多之处呈红刺样增生突出如草莓状。

另有一种红星舌，较红刺舌的蕈状乳头更大、更突出而透亮，是蕈状乳头增生、肿胀、充血、肥大而形成，犹如石榴子状，也是热毒炽盛所致。

5. 红绛舌　舌质红赤，甚而带绛色。红绛舌有实热与虚热两类。实热者多见于感染性发热病例，舌上常有黄苔；虚热者多见于一些慢性消耗性疾病，如癌肿晚期、结核病、肝硬化腹水失代偿期等。此外，一切使基础代谢升高的疾病，如甲状腺功能亢进、高血压、糖尿病、肾上腺皮质功能亢进等也使舌色发红。其形成机制与以下一些因素有关。

（1）舌的炎症：红绛舌的形成主要是由于舌的炎症，使固有层的血管增生扩张、管腔充血，舌血流量增加。舌微循环观察发现，红绛舌的乳头横径较大；微血管丛中的管襻数目增多，管襻动静脉臂口径粗大，异形微血管丛较多，血色鲜红，流速增快，舌微循环的这些充血变化是红绛舌形成的较为直接的病理基础。透射电镜也发现，红绛舌基底膜以下的真皮乳头固有层内的毛细血管增多，管腔明显扩张，固有层中还有一些红细胞渗出。

（2）血红蛋白含量增高：有研究在分析红舌发生机制时指出，红舌患者血液中的血红蛋白含量增加或血氧饱和度增高。但也有研究发现红绛舌患者大多有贫血。

此外，红舌患者的血浆比黏度和纤维蛋白原含量增高，这可能是与炎症发热有关的一种机体防御反应，使血浆中的抗体及补体等物质大量增加，导致了血浆黏度的上升。随舌质由淡、红、紫色的加深，全血黏度值呈递增趋势。

红绛舌患者的舌尖微循环特征是蕈状乳头横径较大，微血管丛中血管襻数目增多，异形血管丛较多，血色鲜红。微循环的上述充血变化可能是红绛舌形成的机制之一。

红绛舌除见于实热证外，尚见于阴虚证。阴虚舌的特点是舌红或绛，舌面干燥，苔少或净，舌体瘦瘪。此类舌象的形成机制与实热证之红绛舌有所不同，而与下列病理变化有关：①黏膜及小唾液腺的萎缩变性：对干燥综合征阴虚舌象患者的研究表明，大多数患者有不同程度的腮腺涎管分支导管扩张；3、4级小管数目明显减少或消失，严重者腮腺实质也有所破坏；下唇黏膜活检显示小唾液腺小管周围有不同程度的淋巴样细胞浸润，有的腺泡萎缩，多为淋巴细胞所替代，纤维组织增生。②舌微血管炎症：由于微血管的炎症存在，导致血流缓慢，直接影响舌乳头黏膜的营养供给，使组织细胞发生变性、萎缩、坏死等病理变化而致舌黏膜变薄变干，黏膜下血管易于显露，使舌呈红绛、瘦瘪。此外，血清钾降低也常使舌质发红。这在肝硬化腹水患者应用强利尿剂过程中是常见的，且有时可进一步发展成肝性昏迷，机制不明。

也有报道红绛舌可见于内分泌系统障碍患者，如患甲状腺功能亢进的患者常出现红舌或绛舌，苔少甚至光滑无苔如镜面。

6. 裂纹舌　一般舌苔表浅裂纹，意义不大。平时所称裂纹舌大都系指舌质之裂而言。舌裂有深有浅，浅的裂纹主要由于舌黏膜上皮变平，丝状乳头部分融合与分离所形成；严重的舌裂纹深如刀割剪碎，系由于舌黏膜上皮严重萎缩，使舌上皮层失去正常之结构，部分乳头变扁平而融合，部分则萎缩出现断裂而形成裂纹。裂纹下有结缔组织密度增厚的瘢痕收缩现象。电镜观察发现，裂纹舌上皮脚向下延长、增宽、角化障碍而致次级乳头缺乏及真皮乳头泡沫细胞减少或消失是裂纹舌的主要病理变化。也有报道裂纹舌可能与下颌骨缩小有关。近期有学者规范了对于裂纹舌的论断标准，并根据裂纹舌的舌裂纹的多少和深浅将其分为4度。其形成原因主要有营养物质缺乏、机体水液缺乏、年龄增长的影响、慢性病影响、解剖异常、遗传因素等。其他研究发现血细胞计数增高、胃酸浓度升高、精神因素、更年期内分泌紊乱、创伤等也可引起裂纹舌的发生。

7. 光滑萎缩舌   光滑萎缩舌又称镜面舌，舌面如去膜猪腰，光滑而干，系舌黏膜乳头全部萎缩消失所致。其形成原因很多，如重度维生素缺乏、各种贫血、胃肠道功能紊乱所致营养障碍，血浆蛋白低下，钾、钠、氯化物等电解质紊乱，以及一些老年人患重病以后，都可形成光滑萎缩的镜面舌。上述这些原因都与细胞内氧化和能量代谢有关。以 B 族维生素为例，它存在于所有的活跃的代谢组织中，它的作用是在细胞氧化还原过程中作为重要的辅酶而参与各种反应。虽然每种 B 族维生素在细胞代谢过程中作用的环节不是一样的，但任何一种 B 族维生素的缺乏均可阻断此代谢过程中的一连串反应，故其最后引起的反应是一致的，即使舌黏膜乳头萎缩。乳头萎缩在早期仅限于丝状乳头，蕈状乳头相对地反见数目增加，至后期则蕈状乳头也逐渐萎缩，成为光滑萎缩舌。舌组织活检扫描电镜观察见蕈状乳头水肿，蕈状乳头紊乱，丝状乳头呈直立状或倒伏状，微血管变形，形态严重萎缩改变。

镜面舌舌印片脱落细胞学的观察表明，镜面舌的脱落细胞量显著高于正常舌，且可见到较深层的棘细胞，脱落细胞均有不同程度的坏死现象，可见到核固缩、核碎裂、核溶解、细胞质内空泡或细胞质完全溶解等病理变化。

此外，镜面舌患者的唾液量明显低于正常人，提示患者口腔的自洁作用减弱，故舌苔细菌培养常见真菌及杂菌滋生。而血栓素 A_2（TXA_2）和前列环素（PGI_2）失衡导致舌微循环瘀血，也是产生红绛光剥舌的原因之一。另有学者以上皮细胞内 MDH、G-6-PDH、ACP、ANAE、RNA 等生物大分子物质的定量检测为基础，发现其中对花剥苔影响最大的依次为 ACP、RNA、ANAE，对光剥苔影响最大的依次为 RNA、ANAE、MDH、ACP。结果认为，合成代谢障碍、溶解活性亢进为剥苔形成的主要细胞化学基础，且光剥苔的变化较花剥苔更为明显。

8. 淡白舌   舌质淡白主要与血液循环中红细胞数减少有关，且舌色淡白大致和贫血程度成正比。但单有贫血者若其固有层毛细血管扩张充血也可使舌质变红，如红绛舌中也有 61% 患者的红细胞数不足 3×10^{12}/L 则可资证明。故淡白舌尚与其他因素有关，如基础代谢降低，舌的末梢血管收缩，血液充盈减少，以及蛋白代谢障碍等。舌循环观察发现，淡白舌蕈状乳头内的微血管襻动、静脉臂口径纤细部分毛细血管襻收缩甚至关闭，微血管丛中的管襻数目减少。透射电镜下淡白舌固有层的毛细血管数减少，且管腔也较狭小，这些形态变化均提示舌微循环充盈不足，舌表浅血流量减少。

9. 胖嫩舌   主要因血浆蛋白低下，全血黏度和血浆黏度降低，引起血浆渗透压下降，而致舌的组织水肿，尤其是舌黏膜棘细胞层明显增厚，细胞质空泡化，再加上结缔组织增生和血管淋巴回流障碍等因素，使舌显得浮胖而娇嫩。此外，舌胖嫩也为机体营养不良的早期表现之一，尤其是蛋白质的缺乏。也有报道舌胖有齿印者的细胞免疫功能较差，而淡嫩舌患者自然杀伤细胞（NK 细胞）水平降低。

10. 舌边齿印   舌边之齿印可如荷叶之边或裙子之边，大多由营养不良、舌组织水肿导致舌体肥大，压迫于齿缘而显齿印，尤其在牙齿有缺失或不规则的患者更为明显。此外，任何原因引起舌的肌肉张力丧失都可致舌边成锯齿形。故临床上舌边齿印多见于舌体增大的淡白舌，但也偶可见于舌体瘦小的红舌。用光学显微镜和电子显微镜观察，对照检查齿痕舌凸出部、凹陷部以及正常舌边的组织及细胞形态学表现，发现齿痕舌的主要病理变化有：①上皮层变薄。②粗面内质网改变。③张力丝减少。④细胞组织水肿。⑤弹力纤维缺乏。

现代研究还发现齿痕舌的出现与年龄、性别、民族有一定的关系。据调查结果报道，患者组男性 618 例中有齿痕舌 205 例，女性 580 例中有齿痕舌 220 例，男女之间差异明显，而正常人齿痕舌男女的出现率比较无统计学差异，这可能与男女易患的疾病不同有关。近期有学者认为，齿痕舌的微循环改变首先为供血障碍，主要表现为乳头的微血管丛减少，毛细血管动脉臂比静脉臂纤细，在齿痕舌的凸出部更为明显；其次为局部缺氧及营养不足；最后是组织水肿。而中医学的瘀血病机在现代医学首先为微循环障碍，认为齿痕舌主病不止虚与湿，部分患者有明显的瘀血成分。

11. 青紫舌　青紫舌是中医辨证诊断血瘀证的主要客观指标，其形成机制如下。

（1）静脉淤血：无论是心功能减退所致的腔静脉淤血，还是肝脏疾病所致的门静脉系统淤血，都能使血流变慢，血液在毛细血管中的停留时间延长，组织细胞的氧交换时间延长，血中氧合血红蛋白减少，还原血红蛋白增多，血色变暗，反映于舌，而见舌质青紫。微循环检查发现，在各类病理舌质中，青紫舌的微循环障碍最严重，它的微循环变化与红绛舌、淡白舌不同，在微血管丛构形、微血流障碍和微血管周围改变三方面都有明显变化。其主要表现为异形微血管丛、淤血微血管丛、扩张微血管丛增多，血细胞聚集、流速减慢、出血、血色暗红，微循环呈严重的淤滞现象。电镜下，青紫舌真皮乳头及固有层内毛细血管增多、有的毛细血管管腔发生闭塞，固有层内还可见到较多的出血区、红细胞渗出。这些变化也反映了舌微循环的淤滞状态。

（2）血黏度升高：目前国内已采用锥板或双圆筒形回旋黏度计测定全血黏度，不但精度大大提高，且能更好地反映血液的流变特性。有学者用回旋黏度计测试了冠心病、肿瘤、慢性肝病青紫舌和非青紫舌患者的血黏度，发现尽管病种不同，但青紫舌患者低切变速率下的血黏度都明显高于非青紫舌者，从而发现了青紫舌患者血液流变性的一个特征。

（3）还原血红蛋白增多：缺氧时血中还原血红蛋白增多可使皮肤、口唇黏膜发绀，舌上皮也不例外，并由于舌蕈状乳头中血供丰富，上皮又较菲薄，血液成分更易显露出来。

（4）血小板聚集性增高：采用致聚剂诱导血小板聚集（比浊法）、血小板自发性聚集（比浊法）、循环血小板聚集物（福尔马林-依地酸二钠法）、血小板电泳（毛细管法）四种方法测定血小板聚集性，结果发现：在健康老年人及短暂性脑缺血、糖尿病等疾病中，青紫舌患者的血小板聚集性最高，暗红舌次之，淡红舌最低，提示血小板聚集性增高是青紫舌形成的一个病理因素。近年来研究发现血浆中血小板颗粒膜蛋白 140（GMP-140）的含量在淡、红、紫三种舌色血浆中呈递增性改变，在瘀血舌象形成中也起着一定的作用。

舌上紫斑、紫点也属青紫舌的范畴，与全舌青紫一样，也是瘀血证的一个重要指标。采用微循环、病理及电镜等技术对舌上紫斑、紫点的形成机制研究发现，舌上紫斑紫点的形成与舌微循环障碍、舌微血管闭塞，舌局部出血后的含铁血黄素沉积，舌乳头内黑色素沉着等三种病理改变有关。近年来展开了从血管壁角度来探讨，血栓素 B_2（TXB_2）和前列腺素（$PGF_{1\alpha}$）、血浆内皮素（ET）与血清一氧化氮（NO）与青紫舌的形成有关，瘀血舌象患者存在严重的 $TXB_2/6\text{-}K\text{-}PGF_{1\alpha}$ 和 ET/NO 失衡。

12. 黄苔 黄苔是实热或湿热的见证，其形成机制与以下因素有关。

（1）舌的炎症：电镜下，黄苔的固有层毛细血管扩张、充血，有以淋巴细胞为主的炎症细胞浸润，炎症浸润主要在固有层、基底层或棘层，舌表面聚集有大量细菌及炎症渗出物。舌苔细菌培养结果表明：黄苔中常有多种条件致病菌或主要致病菌存在，其中草绿色链球菌、革兰阴性球菌、四联球菌、真菌的增殖占优势。黄苔患者的舌苔细胞数明显高于白苔组。这些形态学、细胞学和细菌学的研究提示，黄苔的形成主要是由于舌上的炎症渗出、炎症细胞的堆积和口腔菌族中某些细菌优势增殖的结果。也有报道，称局部的炎症及黄色菌落的存在可能是黄苔形成的主要原因。

（2）舌上皮更新迟缓：电镜发现，舌苔由薄黄向黄厚过渡，细胞质内张力微丝、膜被颗粒逐步增多，不全角化细胞层次逐渐增加，丝状乳头延长，加之口腔卫生不良，唾液分泌减少，使炎症渗出物和产色微生物更易在舌上停留、增殖而致苔呈黄色。

（3）消化道上溢物质的沉着或吸附：有研究指出黄苔的形成是由于在舌乳头普遍而明显角化的基础上，有消化道上溢物质的沉着或吸附。此类上溢物质以动物类食物消化过程中的产物为主，如二氧化硫等硫化物及来源于机体异常状态下的产物如炎症产生的脓、组胺等和致病菌的代谢物如毒素等。黄苔的程度与上溢物质的多少、消化道的壅滞程度成正比。

另外，有研究认为淡黄苔是由于舌乳头间脂肪腺、淋巴细胞增多所致，而深黄苔则因高热体液消耗某些细菌繁殖而引起。

有研究者报道通过对薄黄、厚黄、黄腻苔三类黄苔和正常薄白苔的舌苔脱落细胞镜检发现：黄苔者各项舌苔微观指标的异常率高于薄白苔组，而各类黄苔微观异常比较，则呈薄黄＜厚黄＜黄腻苔的趋势。

13. 黑苔 黑苔的生成有两个阶段。先是丝状乳头角质突起过长，呈细毛状，颜色可仍为淡黄或灰白色，为丝状乳头增殖期；其后，此过长的细毛逐渐转黑，即第二阶段，所谓黑苔形成期。黑苔的形成不能用单一因素来解释，而应看作是机体内在因素与外来因素共同作用的结果。诸如炎症感染、高热脱水、毒素刺激等使丝状乳头易于过长而不脱落；大量广谱抗生素的长期应用，使口腔内正常寄殖菌被大量消灭，而真菌乘机滋长，可以产生棕褐至黑色各种色素而使舌苔变黑，故有报道黑毛舌多与真菌感染有关。有认为腐败的细菌可作用于舌黏膜上的坏死组织，产生硫化氢，再与血红蛋白所含的铁质或含铁微生物结合，形成硫化铁沉积，而使苔呈黑色。此外，中枢神经功能失调也与黑苔的形成有密切关系，有研究解释是由于精神紧张时使口腔内酸度增加，适宜于真菌的生长。口腔 pH 值降低还可增加细胞间的黏着力，使丝状乳头延长。在扫描电镜下，黑毛是变长发黑的丝状乳头，它的角质层堆积呈鳞片状或屋瓦状排列；在角质层之间，有很多的真菌菌落、细菌和细胞碎屑。

14. 舌下络脉曲张形成机制 由于某些致病因子作用于机体，产生血液流变学和动力学的改变，使舌下静脉压力升高、淤血、缺氧、舌血流量增多等，出现不同程度的静脉曲张，甚或侧支静脉出血点，而见舌下络脉曲张。

现代病理研究发现，舌脉异常者微循环表现为断线流、线粒流、缓粒流等流态改变和白细胞聚集，舌尖微循环还可见管襻增加，而且随着舌脉异常的逐渐发展，微循环障碍也越明显，血液也渐趋向高凝状态。肝癌等相关疾病提示门脉高压，血流动力学、血液流变性等的改变可以使舌腹面黏膜下静脉的主干与属支粗张。在肝硬化患者，舌下络脉曲张常与胃底食管静脉曲张相伴，显示门脉高压、门腔侧支循环形成后舌静脉血回流阻力增大所致。此外，多学科多指标的研究发现，舌脉异常既有舌质微循环等局部病理形态学的改变，又有免疫学、血液流变学、生化学、生理学等全身功能状况的改变。

三、舌诊的临床研究

（一）内科疾病

1. 急性心肌梗死（AMI）　在急性起病时，70％～80％患者的舌质常呈暗红、紫暗，或有紫斑、紫点，这反映有瘀血，且舌质的血瘀情况和病情的严重程度基本平行。在再度心肌梗死的患者中，舌有瘀斑、瘀点的比例明显增高，可达50％。随病情的好转，舌质紫暗可有所减轻，4周后有部分可恢复正常。急性心肌梗死患者的舌苔，一般在入院前2天多呈薄白苔，2天后由薄转腻，多先薄后厚，先白腻后黄腻或灰腻，示有痰浊夹杂。约2周后苔由腻转薄，由薄而退，由退而复生新的薄白苔，此为顺象，提示病情较轻，多能顺利恢复；若苔由白而灰，由灰而黑，或呈黄褐腻，厚腻苔久久不退者，多为逆象，示病情转重；若病程中，舌苔骤退，呈光剥或花剥苔者，示胃气将绝，病多危殆。凡舌苔在心肌梗死初期即呈黄厚腻、黄浊腻、垢腻者，示病情比较复杂，往往有合并症状，以伴有心力衰竭或心源性休克为多。另有研究则认为，AMI发病在24小时内，舌苔主要为薄白或腻苔，薄白苔占41.3％，而随病情的进展则薄白苔逐渐降低，腻苔的出现率则逐渐增高，3天时黄腻苔和白腻苔上升为首位，以后随病情好转则腻苔减少，薄白苔增多。舌质则红舌变化最剧，出现率由高到低递减，而暗红舌和紫舌则缓慢地稳步递增。也有报道急性心肌梗死患者舌苔由薄→腻→黄→黑为逆；由黑→黄→腻→薄为顺。

2. 高血压　高血压患者的舌苔变化不常见，而舌质的变化则常见，其中尤以舌质红最多。此外，凡有心脏增大、主动脉增宽、眼底检查有阳性发现、尿常规异常的高血压患者中，有舌质改变的概率增高，经过治疗后，大部分异常舌质可转为正常，与疗效相符。其中阴虚红舌转为正常淡红舌的比例高于淡胖舌和淡红齿印舌。此外，高血压患者舌侧血管的变化与眼底血管的改变一样，也可反映患者动脉硬化的有无和程度。正常健康人的舌侧透过黏膜可见一层细小而丰富的血管网，色淡红。40岁以后，该处血管色泽变暗，并于其行经处出现约0.5mm小结，开始呈点状，随后逐渐增大为大头针针顶大，并稍隆起，色青紫。继而散在小结数目增多，血管变粗，色呈暗红，有时甚至发紫。动脉硬化程度愈重，这类小结也愈多而密，甚至呈串珠状。若发生血栓或血管闭塞，则血管数目随之减少；动脉硬化严重者，舌侧面只能见到少数分布不均匀之蓝紫色小结，甚至小结可消失而无任何血管可见。国外报道有 76.6% 的动脉硬化症患者合并有舌侧血管变化。国内报告 275 例早期高血压患者舌侧血管异常变化者为 48%，与眼底血管变化的阳性率 50.5% 相近。另有报道舌质淡胖的高血压患者，其血浆环磷酸腺苷（cAMP）、环磷酸鸟苷（cGMP）比值明显低于舌质红的高血压患者，符合阳虚患者的血浆 cAMP/CGMP 比值低于阴虚患者。高血压患者的舌微循环检查发现，微循环异常的比例明显高于正常人，同时高血压患者中舌质紫暗的发生率也较正常人为高，舌微循环异常与舌质紫暗等血瘀症状的出现率成正比，与高血压的严重程度成正比。

3. 小儿支气管哮喘 本病在缓解期，舌苔多为薄白苔，舌质大多正常；在发作期，舌苔大多为白腻苔或厚滑腻苔，约半数患儿舌质转红或紫暗。经过治疗后绝大多数转为正常舌象，其中舌淡者较舌红者恢复为快。

4. 肺炎 小儿肺炎的舌质以红舌或红绛舌为主；舌苔以薄白苔最多，其次为白腻苔。有关于小儿肺炎本脏重症证候特征的问卷调查，结果提示小儿肺炎本脏重症舌象主要表现为舌质红，舌苔主要表现为厚、腻、黄、淡黄。根据舌象结合临床，其中医辨证大多为肺热型，部分为肺热伤阴型。大叶性肺炎初起，若见苔薄白而干，为表邪未解而肺津已伤，治疗时须加入养肺生津之品。肺炎失治，温邪由气入营，舌苔由白转黄干到焦黑苔，舌质由红到绛，必须用大剂清热解毒、凉营生津之药以救治。在急性呼吸系统感染性疾病中，薄苔以表证为主要证候，多见风热表证、风热犯肺证候；厚苔以里证为主要证候，多见痰热阻肺、邪热壅肺证候，急性呼吸系统感染性疾病舌苔增厚表示病邪入里、病位深、病情重，体现了热邪亢盛、津液损伤、脾胃功能受损三个层次的病理机制。

5. 慢性支气管炎 本病发作时，苔多滑腻，示痰湿较甚；病久伤阴，也可见于红舌，但不多见；在缓解期则舌苔基本正常，或较正常略腻。在舌的脱落细胞形态学研究中发现，慢性支气管炎肺虚型舌脱落细胞中，中性粒细胞数较高，达 78%；肾虚型淋巴细胞数较高，为 72%；而脾虚型黏液分泌多，为 48%。此外，慢性支气管炎中肾虚型患者绛舌最多，而肾虚组缺氧、二氧化碳潴留及微循环障碍也最明显。在本病反复发作的过程中，则见舌质瘀点或瘀斑，舌下络脉增粗、曲张的表现。也有学者认为本病患者见舌质淡苔薄白滑润者，是脾虚不运，水湿上溢，痰浊上犯所致；若舌质淡白偏暗，舌苔由白转黄，颗粒紧密胶结，是脾虚痰湿迁延日久化热，湿热痰涎胶结所致。

6. 肺源性心脏病 本病早期发作时多见红舌，而晚期患者舌象以青紫舌、红绛舌、镜面舌为主。舌苔以腻苔为多，晚期患者见苔黄腻、厚腻、霉苔及舌光无苔的比例增加。一般认为患者舌质的变化与血液气体分压及酸碱度的变化有直接的关系。如暗紫舌组多合并呼吸性酸中毒，舌苔多黄腻，病情严重；紫绛舌组除呼吸性酸中毒外，部分患者合并代谢性碱中毒，预后不佳。红绛舌及红舌患者虽有不同程度的酸碱平衡障碍，但经适当治疗，多数患者血氧分压可有上升，二氧化碳分压下降，预后尚好。淡红、淡紫舌组，血气分析均属正常范围，预后良好。因此，在严重肺衰竭患者中，舌质的变化可直接反映体内氧分压及二氧化碳分压的情况，当给予氧气后，舌质由暗紫转为鲜红时，说明二氧化碳分压下降，氧分压上升，呼吸性酸中毒也有所好转。另有研究直接测定肺源性心脏病患者的血液气体分压及酸碱度发现：在红舌患者中，约 20% 的人 $PaO_2 < 50mmHg$，57% 的人 $PaCO_2$

$>45mmHg$，25％的人血 pH 值<7.35；绛舌患者中，约有 50％的人 pH 值<7.35，60％的人 $PaCO_2>45mmHg$；紫舌患者中，65％的人 $PaO_2<50mmHg$，80％～90％的人 $PaCO_2>45mmHg$，50％～80％的人 pH 值<7.35。可见青紫舌与缺氧、二氧化碳潴留、酸中毒关系密切。且肺源性心脏病紫舌患者的甲皱微循环见血流极慢、静脉臂变粗，襻顶淤血或有出血，说明其微循环也有明显障碍。研究还发现，在肺源性心脏病急性发作期，其舌质以红舌为主，舌苔以腻苔为主。依据舌象将肺源性心脏病患者可分为四型：①痰热郁肺：舌质红，苔黄腻。②痰湿蕴肺：舌质红，苔白腻。③肺肾两虚：舌质绛，苔白腻或光剥。④肺脾肾俱虚：舌质紫暗而干，苔白腻或白滑。

7. 慢性胃炎和胃十二指肠球部溃疡　近年来，国内广泛开展纤维胃镜和舌象观察的对照研究。比较一致的意见是慢性浅表性胃炎、肥厚性胃炎和胃溃疡活动期患者的黄苔比例增高；慢性萎缩性胃炎患者舌质暗红、干红、苔光剥较多见；十二指肠炎和十二指肠球部溃疡患者的舌象变化不明显，但在病变活动时可出现红舌、黄腻苔，若舌苔黄厚者，可能合并有慢性浅表性胃炎或复合性溃疡。也有研究认为单纯性胃十二指肠穿孔，舌色多见淡红、红或绛，而胃癌穿孔或伴消化道出血则舌质多青紫或淡白。舌质淡红者穿孔多小于 0.5cm，腹腔渗液量多小于 300mL；而红绛紫舌者穿孔多大于 0.5cm，渗液量大于 30mL；胃十二指肠穿孔时苔白则提示梗阻程度轻，黄苔或黑苔则重。另外，发现人体舌苔色调变化与慢性胃炎性质无关，与慢性胃炎的黏膜相有明显关系。黏膜相为水肿者，白苔居多；以充血为主，黄苔占优；糜烂者，黄色测定值较高。而人体舌苔光泽变化与慢性胃炎性质有关，萎缩性胃炎患者的胃黏膜与其舌苔光泽均不如浅表性胃淡者。舌苔的光泽明亮度与组织内津液含量有关，萎缩性胃炎黏膜津液明显不足，进而导致舌苔光泽欠佳。人体舌苔厚度与慢性胃炎程度有关，炎症越重，舌苔越厚。

研究探讨了慢性胃炎舌象与镜下胃黏膜的相关性，加深了临床上对慢性胃炎的认识，发展了其辨证论治的内涵，提高了辨证准确性，为临床慢性胃炎的辨证、用药和判断疾病预后提供了参考。

8. 小儿慢性营养紊乱症　多见舌质淡、薄白苔，主虚寒。此外，单纯性的小儿消化不良多见润苔，重症或中毒性消化不良多见黄厚松苔。

9. 肝硬化　大多数肝硬化患者可见"肝舌"，舌呈蓝红色，充血肿胀。慢性肝炎病，若见肝舌，应考虑肝硬化的诊断。肝穿刺活检的结果表明，肝脏病变严重的患者中青紫舌的比例增高。肝硬化晚期失代偿时，舌质常呈红绛光剥，或光滑如镜，或有裂纹，舌体瘦小，即所谓"阴虚舌"，可视为发生肝昏迷之先兆，见此舌象应禁用逐水剂及泻药。西药强利尿药（如呋塞米、依他尼酸钠）也应慎用或停用，以免诱发肝昏迷。肝硬化舌苔上若见白色小结晶体，多为肾功能损伤所致，常出现肝肾综合征。另有资料报道，早期肝硬化多见舌质暗红，舌体较胖或边有齿痕；肝硬化代偿期，舌质青紫，舌上有青紫瘀斑；肝功能失代偿期腹水轻者，多见舌淡红，苔白腻；肝硬化后期，舌质紫红有斑点、瘀斑，舌下静脉怒张，舌苔薄黄腻。

10. 肾炎　急性肾炎大多为正常的淡红舌，少数合并有高血压者，质可偏红，或有红刺增生，舌苔大多薄。慢性肾炎隐匿型，舌象接近正常。慢性肾炎肾病型有明显水肿时，舌质大多淡白，舌体胖大而娇嫩，舌边见齿印。尿毒症期患者，舌质大多淡白无华，且舌质越淡，示病情越重，尿素氮和肌酐越高，舌体则胖大而厚，舌苔多为白腻；病情危重时，常可见灰黑苔或灰暗带黄而秽浊之苔，有时在舌上可见尿素结晶的白霜。而当肾功能衰减时则淡白舌的出现率增加。急性肾炎与肾病综合征急性期则表现为舌色过红，为正盛邪实。

近年关于肾脏舌象的相关研究，观察Ⅲ期及Ⅳ期糖尿病肾病的中医证型及舌象分布特点，以观察糖尿病肾病的证型变化，结论提示：随着糖尿病肾病由Ⅱ期向Ⅳ期的进展，其证型呈现由以气阴两虚证为主逐渐向以痰瘀互结为主转化的趋势，舌色由红逐渐向暗红转变，苔质由黄厚腻逐渐向白厚腻苔转变，舌下络脉颜色由淡紫向青紫转变，提示糖尿病肾病随着病程进展热象渐减，瘀血进一步加重，痰湿阴邪在糖尿病肾病发病中重要作用，舌象逐渐体现出因虚致实、虚实夹杂的更为复杂的本质。

11. 缺血性脑病　其舌质变化以紫和红为主，舌苔以薄白、黄腻、白腻为多。紫舌组间见苔黄腻和白腻者较多；非紫舌组薄白较多，从疗效来看，薄白苔组有效率为95.6%，而黄腻苔组仅50%有效，两组相比，疗效有显著差异。紫舌组与非紫舌组相比，疗效以非紫舌组为好，但经统计学处理，其差异不显著。在白腻苔组中，无效、恶化病例均转为黄腻苔。而黄腻苔组中，痊愈者均转薄黄或白稍腻，如黄腻苔持续不化，则为恶化或无效病例。以上说明观察舌质、舌苔，可作为判断本病预后的指标之一。

12. 亚急性系统性红斑狼疮　舌质以红绛为主，共占46.3%，在舌苔变化中，除薄腻苔占46%居首位外，舌苔呈光剥者不少，占18%，故从舌象分析亚急性系统性红斑狼疮符合以阴虚为多。

13. 白塞综合征　本病的舌质大多偏淡，此与一般单纯性口腔溃病患者舌质大多发红截然不同，而属于阴毒。其舌尖蕈状乳头92%有萎缩、减少，甚至消失不见，可作为协助诊断本病的一个体征。

14. 脱水　各种原因引起的脱水患者，初起时仅感口干舌燥，舌色无明显改变，进一步发展，可见舌光绛而干，或舌黏膜皱缩起裂，舌常不能伸出口外，连活动也受限，讲话时语言不清。在败血症性休克常见舌绛而有芒刺，提示血容量不足，补液后则舌常转润，舌象变化与体内脱水情况基本一致，对补液有指导意义。凡脱水患者经补液后，舌苔仍干燥，则可继续补液，而不必考虑过量，至舌苔转润，伸舌自如，示补液可暂停。此外，在小儿患者，舌质发硬是高渗性脱水者的重要体征之一，凡血清钠浓度高于145mmol/L者，舌质均硬；血清钠浓度低于130mmol/L者，舌质均软，可资证明。

15. 甲状腺功能亢进症　舌象以舌质红（包括舌边、舌尖红）为最多，舌苔以镜舌少苔为多见，少数为光剥苔及薄黄苔，与本病的发病机制阴虚（包括心、肝、肾阴之虚）阳亢相符。此外，部分甲状腺功能亢进患者之舌在伸出时常有微小的颤动。其微循环改变以舌尖为甚。

16. 糖尿病　舌苔以薄白而干较常见，示津液不足；舌质以红色为多见，与病因"阴亏阳亢、津涸热淫"相一致。但有时也见舌质淡胖者，说明糖尿病日久，也有肾阳不足，命门火衰者。此外，有报道糖尿病患者的舌背上有时可见黄色瘤样的多数小结节，且有时可见舌中心有乳头萎缩。而病程长、病情重、并发各种疾病者以青紫舌为多。舌苔变化却敏感地反映了津液耗伤和痰湿内停的情况。近期关于糖尿病舌象的研究显示，胰岛素抵抗与中医舌象间可能存在直接或间接的联系，基于中医舌诊客观特征评价机体胰岛素抵抗的严重程度具有可行性。

17. 肾上腺皮质功能减退　这类患者的舌上常可见棕褐色至黑色的色素沉着，呈紫斑、紫点状，尤多见于舌之边、尖部分，临床需与血证引起的紫点、紫斑相鉴别。

18. 其他　如恶性贫血多见光滑萎缩舌；再生障碍性贫血多见淡白舌；骨髓瘤患者因舌有淀粉状蛋白或副淀粉状蛋白的沉积，可以发生巨舌症；克汀病及黏液水肿（甲状腺功能减退）、肢端肥大症（脑垂体前叶功能亢进）多见舌胖大；更年期综合征患者常见舌干而灼痛，舌乳头可有萎缩；先天性心脏病及心力衰竭患者的舌常呈紫色；风湿热舞蹈症患者的舌动作快速而敏捷，时伸时缩；严重阻塞性黄疸患者在舌边常见黄色素沉着；烟酸缺乏者，常见舌光红糜烂；B族维生素缺乏症常可见舌裂；维生素C缺乏可出现舌尖红，舌边缘有出血点或瘀斑；猩红热患者多见草莓舌；过敏性体质的小儿多见地图舌；癫痫患者大发作后可见舌被咬破的伤痕，可与癔病患者的抽搐鉴别；偏瘫患者可见舌歪斜；精神分裂症患者舌上皮细胞表现过度角化，角化细胞明显增高，随着精神症状逐渐好转，舌象渐趋正常。在对出血热肾病综合征各期患者的中医辨证研究中发现：其发热期舌质为干红或红舌，属表热征象；休克期舌质多为红舌及紫舌，苔黄或白，有腻苔；少尿期舌质多为红、红绛，苔有黑苔、灰苔或剥苔。凡此虽非特异性体征，但对临床辨病、协助诊断有一定参考价值。

（二）传染病

1. 传染性肝炎　急性黄疸型传染性肝炎患者的舌象以白腻或黄腻为多见，厚腻苔者转氨酶增高明显，舌苔不退，转氨酶降低也慢。免疫功能低下者，舌体大多胖大或有齿印。急性无黄疸型肝炎舌象以苔腻、舌红为主。在恢复期舌苔仍白腻或白厚腻，则有复发的可能，或发展成迁延性肝炎或慢性肝炎。慢性肝炎患者舌质赤紫占多数。肝炎患者的舌质，如由淡红转为红绛或青紫，出现紫斑等，提示病程慢性化，或有早期肝硬化可能。此外，慢性肝炎患者的舌下络脉常呈粗张或有出血瘀点。乙型慢性重型肝炎患者早期舌象以淡红舌、红舌、薄白苔、白腻苔为多见，中期以红舌、绛舌、黄腻苔、黄燥苔为多见，晚期以绛舌、紫暗舌、黄燥苔、焦黑苔为多见；淡红舌、红舌、薄白苔、白腻苔预后较好，有舌形、舌态改变者预后差。

从中医舌象变化与肝活组织检查的关系来看，发现凡舌质、舌苔变化不大者，活组织病理检查示病变较轻，以肝细胞变性为主，缺乏坏死、炎症细胞浸润和纤维组织增生；凡舌质红绛或青紫者，病理检查常见肝细胞炎症和坏死，并有纤维组织增生；舌质青紫及有瘀斑者，常可见肝窦淤血。

2. 流行性乙型脑炎　凡舌苔厚腻，且持续时间较长者，多为重型病例，常有恢复期神经精神症状。反之，舌象变化少者，多为轻型病例。在恢复期出现舌光红、花剥红、中剥红等舌质，或腻苔未化者，多有恢复期神经精神症状。此外，根据舌象表现可把本病分为三型：轻型，舌边尖红赤、苔白；重型，舌红绛、苔黄或白腻；暴发型，多见舌苔而中剥，预后不佳。

3. 流行性脑脊髓膜炎　有研究对122例流脑患者的临床舌象进行观察发现，此病患者以红舌和黄苔为多，舌红的深浅与脑脊髓液细胞数升高有关。苔色的变化可指示全身病变之进退及属性。

4. 流行性出血热　本病发热期舌象从薄白或薄黄苔、舌边尖红，发展成苔黄、舌质红或稍红，进一步成苔黄少津、质红，提示温邪从卫入气再入营血的过程。低血压休克期舌苔大都黄或黄燥，质红；少尿期以黄燥或灰黄燥苔、深干枯舌为主；多尿期舌苔转黄，或黄而少津，舌质由绛转红，由红转淡红；恢复期患者舌象大多又转正常，如余热未尽，营卫失和，仍舌质红，苔黄。

5. 真菌感染　舌质多光红，上面附有雪花片状或白色点状的糜。如口腔黏膜或牙龈上也有白色糜点，则真菌感染更可确诊。做一刮舌涂片，可找到真菌的菌丝和芽孢。淡红舌与薄白苔组未发现真菌感染，而红舌、黄苔组有少数真菌生长，绛舌与无苔或少苔组真菌生长较明显。

6. 肠道寄生虫病　主要表现在舌边与中线之间有散在的蕈状乳头增大增多于薄白苔中，称为梅花舌或虫舌。对其诊断价值尚有不少争议，有人认为其正确性可达80％左右，亦有人认为舌上阳性体征并无特异性，单凭中医望诊以诊断肠寄生虫病是无价值的。

（三）外科疾病

1. 急性胆囊炎　急性单纯性胆囊炎或胆绞痛患者的舌象变化以舌尖微红、苔薄白或薄黄为主；急性化脓性胆囊炎、胆管炎、胆总管结石者则多见舌红、苔黄腻或黄厚，示肝胆湿热；急性胆囊积脓、胆囊穿孔者，舌红或舌绛，苔黄燥或有芒刺，示热盛火郁。进一步研究发现，急性胆囊炎患者舌苔以黄腻为主，少数为白腻苔，舌质多红，尤以舌边舌尖为著。

2. 急性胰腺炎　本病的舌质以红为主，苔以黄腻为主，少数为白腻苔，示肝脾气滞，中焦湿热；出血性胰腺炎则可见绛紫舌、焦黄苔或燥黑苔，示热甚耗阴。20世纪90年代研究发现，急性胰腺炎的病理类型与舌象关系密切，舌面蓝色条带区呈现隐隐蓝色，苔色不重，胰腺炎多系单纯性；舌色蓝紫，边赤重伴瘀斑瘀点，多为由胆石症引起的胆胰同病；若舌质青紫色，隐隐蓝色，腻苔或黑焦苔，伴有舌面瘀斑瘀点，胰腺多为出血、坏死性改变。

3. 急性阑尾炎　一般单纯性阑尾炎舌质正常，苔薄白，少数薄黄或腻；化脓性阑尾炎则舌变红，苔黄而干；急性穿孔型阑尾炎则舌红绛有芒刺，苔黄燥或焦黑。在用针刺或中药（非手术）治疗过程中，随腹痛减轻、体温及白细胞下降，舌苔也渐由厚腻化为薄苔，如舌苔未改变，则病情可反复增剧，白细胞计数和体温可以再度上升，直到舌苔化为薄白或完全化清，方为痊愈。故在非手术治疗过程中，应密切观察舌苔的变化。此外，有研究认为舌面红刺是阑尾炎症的主要标志，本病舌体有不同程度的呆滞；舌色红绛多为化脓性或坏疽性阑尾炎；舌色淡红为急、慢性阑尾炎的早期，随着症状的加重，由薄白苔变为白苔、薄黄、白腻、黄腻等苔垢，提示阑尾化脓、坏疽、穿孔，有局限性或弥漫性腹膜炎。

4. 肠梗阻　在各类肠梗阻早期及粘连性、虫性、动力性等单纯性肠梗阻，舌质大多正常，苔微黄；在各类肠梗阻的中期及肠扭转、肠套叠等所致的绞窄性肠梗阻，或已开始发生肠管血运障碍的其他原因引起的肠梗阻，舌象表现为舌质红，苔黄燥；中晚期绞窄性肠梗阻，和其他原因引起的肠梗阻已发生肠坏死、严重脱水、酸中毒，合并有腹膜炎者，舌质绛紫，有芒刺，苔干燥。病程长、病情严重者，呈黑黄苔。

5. 手术后　患者手术后，尤其在大手术后的患者，常见舌质、舌苔改变。凡手术前后有发热，尤其在 38.5℃以上之高热者，常见光红舌象或舌红苔黄，示大手术及发热可致伤阴；手术前后无发热或发热较低者，常因纳呆、少食，可见白腻苔或薄黄腻苔。若手术后有感染者，则常见舌红、苔黄或干腻等舌象。若患者在手术后长期引流胆汁或胃切除术后形成十二指肠残端瘘的患者，皆出现镜面舌、光剥苔，这说明消化酶、胆汁、胰腺的大量丢失与光剥苔、镜面舌的形成有较直接的关系。另外，普外手术后 6~8 小时少津舌象增多，腹部手术患者术后舌象呈少津→苔腻→正常的变化。

6. 大面积烧伤　严重大面积烧伤患者在伤后数小时至 24 小时舌质即可转红，甚至可见紫色斑块，且烧伤的面积越大，程度越重，舌质的变化越快而明显。据统计，烧伤面积在 20% 以下者，没有一例出现红绛舌，而在 50% 以上者，则均出现红绛舌。故从舌诊的变化可推知烧伤的轻重和预后。舌苔的变化，初期多见黄苔、焦黄苔，光剥苔则多见于中、后期，表示气阴两伤。此外，如发生败血症，则无一例舌质是正常的；其舌质多红绛、紫暗、起刺，舌僵硬难以伸出口外，舌苔多为黄燥、焦黑或光剥无苔。另外，舌苔变化似与败血症的种类有关，绿脓杆菌所致的败血症以光剥无苔较多，而链球菌、葡萄球菌所致的败血症则以黄居多。烧伤患者舌质的胖瘦和舌苔的润燥与体液丢失的多少有直接关系，它可以敏感地反映血容量的情况。如血容量不足，血液浓缩，则舌瘦少津；通过及时补液，可以好转；若补液过多，则舌质很快变成胖嫩，舌面也润泽而滑，创面的渗出和组织的肿胀也加重。

（四）肿瘤舌象

1. 肝癌　原发性肝癌患者青紫舌较多，且青紫舌者大多为晚期患者，能行手术切除的比例少，合并中度以上肝硬化的比例增高，预后差。有认为肝癌患者在舌的左右两侧边缘有成条纹状或不规则形状的斑状黑点，称"肝瘿线"。

2. 原发性肺癌　舌质大多紫暗，或有瘀斑、瘀点，舌以黄腻、白腻、花剥多见，其中花剥苔均见于Ⅲ~Ⅳ期患者。观察肺癌患者与一般呼吸系统疾病患者舌象时发现，随着年龄的增长，两组患者紫舌、少苔或无苔舌下络脉曲张的比例都有增加，而淡红舌、薄苔的比率都趋于减小。总体上肺癌组患者的青紫舌比率达 52.75%，青紫舌、腻苔或厚苔的比率高于良性疾病组，说明了舌象反映病情的轻重与 TNM 分期有一定的相关性。舌质淡红、舌苔薄而质润，多为病之早期；舌质红或紫、青，苔厚而腐腻，多为肺癌中晚期。

3. 白血病　病情完全缓解时，舌质转为正常稍淡，舌苔大多为薄白苔；病情恶化时，红绛舌增多，甚至见干枯舌，黄腻、黄燥苔增多，还可见灰黑苔。急性白血病青紫舌少见，而慢性白血病青紫舌为数较多，可能与肝脾大、瘀血有关。白血病急性发作时，尚多见舌溃疡。

4. 食管癌　不少单位利用舌诊作为初筛食管癌的方法，凡见青紫舌再做进一步调查，能发现不少早期癌，筛查率达5％～11％。但也有研究认为，单以青紫舌作为初筛，可能有1/3无青紫舌的食管癌漏诊，应结合问诊、家族史、症状等才较全面。也有学者指出食管（贲门）癌患者多见桃形舌；食管癌中期患者在舌根处有紫红色小结节。也有人认为舌质紫暗、苔厚（污秽）、花剥苔、舌下络脉紫暗（怒张）可作为上消化道癌的观察指标。而食管癌早期患者的舌象以淡红舌，黄苔、厚腻苔比例最高；中期的舌象以红紫、青紫、厚腻苔、黄苔、剥苔多见；晚期的舌象以青紫、淡青紫，厚腻苔、无苔比例最高。在食管癌的早期诊断中，舌诊是一个重要手段，但仍须"四诊合参"。

5. 胃癌　胃癌患者多见青紫舌、剥苔、舌下络脉异常及舌边、舌下瘀斑、瘀点。另有报道胃癌患者的舌质改变以青紫舌、裂纹舌、舌下络脉曲张为主，晚期患者舌质可淡白无华，舌胖或有齿印，舌苔以黄腻花剥苔较多见。约1/3的胃癌患者见花剥苔，而良性胃溃疡患者很少见有花剥苔。因此，花剥苔对胃溃疡的良、恶性鉴别诊断有一定帮助。

（五）妇科疾病

舌象变化对预测妇科病转归有参考价值。在妇科疾病的治疗过程中，若反常苔减少，诸症往往随之减轻；如苔和质均趋正常者，多见病渐痊愈。如果妇科病诸症已减，而舌苔、舌质仍反常者，说明病虽好转，而病因未除，其病多易复发，其证还有加重的可能。若证与苔俱好转，仅仅舌质仍反常，说明病虽好转，而正气未复，脏腑气血仍失调。近年相关学者对于妇科疾病舌诊的体会，提示妇科舌诊应与其他诊法合参，舌苔与舌质往往变化密切，又各有偏重。妇科舌诊，当舌苔与舌质相结合，方能正确辨证。

（六）儿科疾病

化脓性扁桃体炎患儿痊愈后，平素可根据舌象预防投药；平素舌红芒刺或舌红苔薄者，投以知柏地黄丸；平素舌淡红苔白厚者，投以王氏保赤丹；化脓期病儿舌花剥或呈地图舌，热退脓消，舌正常，或平素花剥或地图舌，患病时苔失，病愈复出，给予玉屏风散等。

（七）舌下脉络的临床研究

1. 血瘀证的观察

（1）舌下络脉的异常：李蔚生等报告1001例血瘀证的舌下络脉变化并与590例正常人相对照，两组的异常率分别为73.26％和11.52％，差异非常显著。用活血化瘀法治疗317例脑梗死患者，治疗前均有舌下络脉异常，治疗后随病情好转，舌下络脉异常50％得到改善。李乃民等观察了513例血瘀证患者，舌下络脉异常占80.5％，主要表现为管径增宽、迂曲、出现侧支、色泽变深等。舌B型超声检查有异常回声、脉形异常率达100％，可与舌质色泽变化可以互参。薛承锐等对腹部外科疾病血瘀证 193 例的舌下络脉进行观察，异常中曲张占 87.6%，长度延长占 67.9%，色泽青紫占 73.6%，明显高于对照组（$P<0.01$）。同时观察有腭黏膜征包括不同程度血管扩张、迂曲、出血者占 75.1%，有青紫唇者占 34.2%，瘀斑唇者占 42.5%，与对照组比较均 $P<0.01$。用红外热象仪测舌下络脉异常者的舌腹面温度与血流灌注率均，明显下降。梁民里等观察了 50 例血瘀证活血化瘀治疗前后的舌脉变化，发现治疗后有明显改善，同时发现与甲皱微循环障碍、凝血因子Ⅷ相关抗原水平下降程度基本一致。微循环障碍主要表现在管襻畸形多，微血流红细胞聚集，血流缓慢瘀滞，襻顶瘀血，粒流多见；因子Ⅷ相关抗原增加，主要因血管内皮细胞损伤，血小板破坏增多，黏附性增强，导致血液处于高凝状态。近期的相关研究，如杨爱萍等报告了原发性痛经血瘀证患者舌下络脉与血小板活性的相关性，结果提示：原发性痛经血瘀证患者舌下络脉状况可间接反映其瘀血程度，间接证明了 β_2-糖蛋白 1 抗体的失常及乙酰水解酶（PAF-AH）与血小板活化因子（PAF）的失衡在原发性痛经血瘀证患者舌下络脉的改变中起到一定影响，原发性痛经血瘀证的发病机制可能与血小板活性相关，是高凝状态原因之一。向岁等观察了多囊卵巢综合征患者舌下络脉的异常改变，探讨了舌下络脉与多囊卵巢综合征的关系。刘燕平等探讨舌下络脉变化对高脂血症的诊断意义，对 98 例高脂血症患者做了舌下络脉变化的观察，并与 90 名正常人进行比较，结果提示：观察舌下络脉的变化对高脂血症患者中医辨证及判断病势轻重有重要意义。

（2）细络、瘀点瘀斑等的多项观察：范继宝于 1978 年首先报告在舌腹面看到"瘀血丝"，认为是瘀证的重要体征，通过对肝硬化、肝脾大、冠心病、脑血管疾病等的观察，证实对早期诊断有参考价值。其后引起了大家的注意。1979 年上海电业职工医院首先报告在舌腹面观察到瘀点、瘀斑，包括心血管疾病 100 例，肝硬化、肝癌 31 例，均为血瘀证。陈泽霖等进行病理组织学观察，证明是局灶性出血后含铁血黄素的沉积，有些则是黑色素沉着。许家佗等曾对血瘀证、非血瘀证、健康者分 3 组进行对照观察，血瘀证的舌下络脉诊变化的特征是：舌质晦暗偏紫、细络瘀血、舌下络脉粗张，时见瘀点瘀斑。检查全血维生素 C 含量明显为低，处于潜在性缺乏状态，而血中分子物质、β_2-微球蛋白（β_2-MG）明显为高，统计学处理均 $P<0.05$。

（3）舌下络脉诊法对血瘀证诊断价值的临床科研设计、衡量、评价（DME）：何永恒对冠心病血瘀证与非血瘀证、高血压血瘀证与非血瘀证 4 个病组进行观察，将望诊所得的舌下络脉异常的评分结果（陈健民评分法），以红细胞变形能力测定的定量指标作为"金标准"进行诊断性试验评价。其结果显示：红细胞变形性、外周微循环对"病"的诊断无特异性，对"证"的诊断有特异性，推测在疾病状态下，此二者反映的是机体的病理生理状态，而"证"正是这种状态的一种高度概括或表达。红细胞变形性与外周微循环，尤其冠心病与血流状态或循环动态、高血压心脏病与管襻或微血管形态的改变有一定程度的相关关系，并呈反方向变化，即血瘀证患者的红细胞变形性指数越低，阻塞微血管网及引起循环动态或血流状态改变的变化越明显，外周微循环及其管襻或微血管形态、血流状态或循环动态的积分值越高，从数理统计的角度再次揭示了两者之间的内部联系规律，与上面的理论阐述是一致的。

2. 恶性肿瘤的观察　许多报告认为舌下络脉诊法在诸病种中以恶性肿瘤的诊断价值为最大。

（1）普查筛选：1985 年全国 30 个单位协作普查了癌症 12448 例、非癌症 1628 例、健康人 5578 例舌象，认为舌质暗红青紫，腻苔与剥苔，舌体胖大、齿痕、裂纹，舌下络脉异常 4 项指标最有意义，对普查初筛、辅助诊断、分型分期、估计预后均有价值。有研究报告食管癌普查中舌脉粗张、青紫舌、腻苔、瘀点瘀斑结合起来观察，可提高食管癌检出率。

（2）辨证分期：上海医科大学附属肿瘤医院观察 1280 例肝癌患者的舌象，Ⅲ 期与 Ⅱ 期比较紫舌率各为 73.8%、41.9%，腻苔率各为 76.97%、67.41%，剥苔率各为 6.31%、2.24%，舌脉青紫、紫黑各为 69.23%、28.21%。两组比较均 $P < 0.01$。以上结果说明：肝癌早期以脾虚气滞为主，舌象变化轻微；中期则脾虚生湿，气郁化火，故见腻苔剥苔、紫舌；晚期湿热交蒸、伤及阴津、气滞血瘀、阻塞经络，故见紫舌、舌脉紫黑、腻苔、剥苔。

（3）早期诊断与鉴别诊断：徐荷芬等对 1858 例上消化道疾病的舌下络脉进行了观察，结果显示：舌脉异常在癌肿中占 90.95%，溃疡恶变占 83.37%，慢性萎缩性胃炎占 50.0%，一般炎症占 4.4%，提示在癌症与一般疾病鉴别中有较大价值。李乃民等观察 130 例原发性肝癌，并与非肝癌相对照，结果舌两边紫绛各为 73.85%、16.22%，舌腹面瘀点瘀斑各为 81.4%、47.6%，舌质紫绛各为 79.09%、28.57%，认为对肝硬化合并肝癌与肝硬化的鉴别，上述指标具有价值。张伦等观察 433 例肺癌舌象，认为紫舌、厚腻苔、舌下络脉异常 3 项指标最有意义，但应结合起来观察会对诊断与鉴别诊断有较大价值。范德荣等分析 168 例胃癌患者舌象，认为凡有紫舌、腻苔剥苔、舌下络脉异常、舌腹面瘀点瘀斑的慢性萎缩性胃炎有癌变可能，医生应建议患者及时检查。

（4）转移倾向的推断：侯炜将 100 例晚期癌肿区分为转移与未转移两组，以舌象与红细胞沉降率为指标，观察结果显示：紫舌各为 76.0%、24.0%，舌下络脉异常各为 66%、36.0%，红细胞沉降率加快各为 36%、4%，认为 3 项异常者示血液处于高凝状态，有明显转移倾向，应特别注意。陈健民等对 140 例癌症进行了血液流变性 6 项指标观察，结果显示：舌下络脉异常与全血黏度比、纤维蛋白原量红细胞电泳时间、红细胞沉降率关系密切（$P < 0.005$），血细胞比容次之（$P < 0.01$），血浆黏度比更次之，认为血液的高黏状态为舌下络脉异常的原因之一，亦为癌症转移的基础之一。许家佗等曾观察重症恶性肿瘤组，其舌象常见舌质偏紫、舌下络脉粗张、细络瘀血、紫点紫斑，并多伴有甲床紫晕，查血中自由基丙二醛（MDA）多有升高，而其清除剂超氧化物歧化酶（SOD）、谷胱甘肽过氧化物酶（CSH-PX）、过氧化氢酶（CAT）、维生素 C、维生素 E 则低于正常对照组，认为这些变化既有助于恶性肿瘤的预后判断，又对溃疡病、慢性萎缩性胃炎的恶变有预示作用。

3. 心肺疾病

（1）冠状动脉粥样硬化性心脏病（简称冠心病）：陈素云等观察 120 例冠心病舌象并与 30 例健康者相对照，结果显示：舌质紫暗各占 66.66%、41.94%（$P < 0.01$）；舌下络

脉异常各占 93.34％、35.48％（$P<0.01$）。舌下络脉异常的特点是：长度超过 3/5，直径超过 2.7mm，色青紫或黑，多迂曲扩张呈念珠状。甲皱微循环形态积分两组各为（0.54 ± 0.04）、（0.21 ± 0.04），流态积分各为（1.16 ± 0.13）、（0.22 ± 0.09），襻周积分各为（0.80 ± 0.10）、（0.27 ± 0.06），总积分值各为（2.49 ± 0.16）、（0.80 ± 0.14）（$P<0.01$）。舌尖微循环则见蕈状乳头数目减少，横径变小，乳头内血管丛及丛内管襻减少，微血管丛形态异常与扩张型血管襻增多。血液流变性则见血细胞比容变低，红细胞沉降率加速，红细胞沉降率方程 K 值加大。由此该研究认为冠心病舌质紫暗、舌下络脉粗张的原因主要为心功能特别是心舒缩功能、泵血功能低下，血流动力不足，总外周阻力升高，从而体循环血流缓慢、微循环瘀滞、红细胞聚集、血色变暗所致。对于冠心病舌下络脉的研究，有学者进行了较为系统的总结。冠心病心绞痛患者无并发症时，舌底络脉一般为轻度扩张，无斑、瘀点及瘀血丝出现，合并糖尿病"高脂血症"肥胖症者，舌底络脉扩张扭曲并伴有瘀血丝；陈旧性心肌梗死的患者，舌底脉充盈不显著者表示病情多稳定且轻，预后良好，舌底脉屈曲、扩张显著则表明病情在进展，预后较差；舌下脉络瘀滞、白苔对前降支病变影响较强；舌下脉络瘀滞、暗淡舌对回旋支病变影响较强，而瘀点舌、白苔对右冠状动脉病变影响较强；慢性心力衰竭患者随着心功能分级的增加，舌底络脉颜色由淡紫向青紫转变，提示随着慢性心力衰竭患者心功能恶化，患者血瘀程度逐渐加重，慢性心功能不全患者的舌尖表面单位面积瘀点和舌底络脉粗细随着慢性心功能不全的心功能级别而变化，慢性心功能不全患者的舌尖表面单位面积瘀点和舌底络脉粗细有对应关系。

（2）风湿性心脏病（简称风心病）：梁民里等观察了 54 例风心病的舌下络脉变化，其异常率为 53.7％，认为本病舌下络脉粗张与紫舌的原因一致，多为心房颤动、心力衰竭等原因导致的上腔静脉回流受阻，静脉压力升高，血中还原血红蛋白成分增高，血色变深所致。

（3）肺源性心脏病（简称肺心病）：余美琪等报告 167 例肺心病患者的舌下络脉的异常变化并与其他疾病相对照，结果显示：肺心病为 97％，风心病为 80％，冠心病为 68％，高血压心脏为 37％，其他疾病为 13％，肺心病与其他疾病有显著或非常显著的差异。肺心病舌下络脉变化特点是粗张、延长，多为粗枝状，有心力衰竭者高度充盈饱满，囊泡增加，认为将此体征作为筛选肺心病指标，不但简便易行，而且切实可行，如结合 X 线片、心电图诊断更为可靠。王会仍等对 68 例舌下络脉异常的慢性阻塞性肺疾病患者的肺功能与动脉血气分析进行了观察，结果认为舌下络脉变化可以反映肺功能损害程度与血瘀的轻重。舌下络脉异常程度越重，肺功能损害及动脉血氧分压下降越明显，指示肺气虚与血瘀的高度相关关系，说明"气虚在先，血瘀在后；气虚益甚，血瘀益痼"的理论正确。

（4）慢性呼吸衰竭：霍博雅等对 40 例此类患者进行了血气分析并与舌脉异常相对照，结果显示：轻度（$PaO_2>6.6kPa$，$PaCO_2$ 6.6～9.4kPa，$SaO_2>85％$）6 例；中度（PaO_2 5.4～6.6kPa，$PaCO_2$ 9.5～12kPa，SaO_2 75％～85％）15 例；重度（$PaO_2>$ 5.4kPa，$PaCO_2>12kPa$，$SaO_2<75％$）19 例。舌下络脉异常 I°～Ⅲ°与呼吸衰竭水平基本相对应，病情改善后舌下络脉粗张亦见好转，认为呼吸衰竭、反复或长期缺氧，促红细胞生成素增加，产生继发性红细胞增多症，血液黏稠度增加，血流缓慢致微循环瘀血

所致。

4. 肝病的观察

（1）病毒性肝炎：多数报告急性黄疸型肝炎、轻症肝炎舌下络脉变化多不明显，而慢性迁延性肝炎、慢性活动性肝炎、并发肝硬化者，其异常率越来越高。也有学者报告，如有舌质瘀暗、肝脾大、气滞血瘀、肝肾阴虚舌下络脉变化则更明显。梁国荣观察 524 例乙肝，结论显示：舌下络脉粗张变紫，多见于血瘀型，其 C_2 水平低、凝血酶原时间（PT）不超过 20 秒、总胆红素（SB）较高；而舌下络脉粗张红绛，多见于湿热型，其 C_3 水平高，PT 超过 20 秒，SB 达 5mg/dL 以上，病情重，病死率高。近年有关肝炎肝硬化的研究提示代偿期和失代偿期肝炎肝硬化患者的舌象与门静脉高压胃镜表现有一定的相关性，初步认为两期分别以瘀血和水停为突出病机。亦有相关研究分析肝炎肝硬化患者的舌象与终末期肝病模型（MELD）及血清肌酐、胆红素、凝血酶原时间的国际标准化比值（INHR）的相关性，结果显示：肝炎肝硬化患者的舌象表现与 MELD 评分间存在着一定关联，其中舌下络脉迂曲、舌下络脉紫黑及厚苔的出现与胆红素水平及 INHR 水平间有一定关联，初步提示肝炎肝硬化患者的舌象表现可以反映其病情的严重程度。

（2）肝炎、肝硬化、肝癌的比较：唐向贤等报告了 135 例上述肝病的舌脉变化。结论显示：肝病瘀血与舌下络脉粗张程度成正比，病程越长，变化越重。其异常率，急性肝炎为 29.5%，慢性迁延性肝炎为 29.7%，慢性活动性肝炎为 85.7%，肝硬化与肝癌达 100%。该研究还发现其严重程度常与食管静脉曲张程度相一致，提出慢性严重肝病如见舌下络脉曲张，宜警惕食管静脉曲张与出血。因此，观察舌下络脉变化有助于病情与预后的判断。

此外，不少学者对老年病、神经系统疾病、精神分裂症、糖尿病、外科急腹症、骨折、氟骨症、慢性前列腺炎、妊娠、妊娠高血压、子宫肌瘤、子宫内膜异位症、盆腔炎等的舌下络脉变化进行了观察研究。刘占厚对高海拔地区健康藏、汉青年舌下络脉进行比较分析，舌下络脉粗张率Ⅱ°、Ⅲ°者藏族为 31%，汉族为 51%，有非常显著的差异，认为由于高原缺氧，移居汉族较世居藏族全血黏度及总周围阻力偏高，微循环半更新时间延长，有效血容量偏低，心率代偿性增快使平均动脉压、冠状动脉压、肺动脉楔压均偏高，从而致血流动力系统功能低下所致。另外，还有学者对舌下络脉诊法的相关诊法如腭黏膜征、舌侧小血管异常进行了相关研究，在此不再赘述。

5. 妇科疾病　近年来，对于妇科疾病舌下络脉的研究有所进展。有学者探讨原发性痛经血瘀证患者舌下络脉与血小板活性的相关性。有学者对多囊卵巢综合征患者的舌下络脉进行研究，结果提示多囊卵巢综合征患者的舌下络脉在长度、管径、形态、色泽等方面均有不同程度的改变。

参 考 文 献

[1] 张敏，张志枫，许家佗，等. 舌诊的图像信息采集方法研究进展 [J]. 上海中医药大学学报，2012，26（2）：93-95.

[2] 杨朝辉. 计算机舌诊中裂纹舌图像的诊断分类研究 [D]. 哈尔滨：哈尔滨工业大学，2010.

[3] 王永刚. 中医舌象分析仪的实用化研究 [D]. 北京：北京工业大学，2001.

[4] 赵晓梅，张正平，余颖聪，等. 基于 CS-BP 神经网络的舌诊图像颜色校正算法 [J]. 贵州大学学报（自然科学版），2019，36（5）：82-87.

[5] 王爽，张化祥，刘丽. 基于多示例多标记 KNN 的图像分类算法的改进 [J]. 济南大学学报（自然科学版），2015，29（4）：275-279.

[6] 许家佗，张志枫，孙炀，等. 舌象图像分析中点刺与瘀点特征的识别 [J]. 上海中医药大学学报，2004（4）：38-40.

[7] 陈泽霖. 望诊客观化研究的思路和方法 [J]. 上海中医药杂志，1983（11）：44-46，49.

[8] 叶建红. 中医舌诊客观化研究思路 [J]. 泸州医学院学报，2001，24（4）：292-293.

[9] 王琦，盛增秀. 中医体质学说 [M]. 南京：江苏科学技术出版社，1982.

[10] 刘育英. 微循环研究技术的进展 [J]. 微循环学杂志，2014，24（2）：1-4.

[11] 魏艾红，肖景文. 中医辨证及体质学说与舌尖微循环 [J]. 微循环学杂志，2006，16（3）：4-6.

[12] 于海芳. "劳倦过度、房事不节"肾阳虚模型小鼠 HPTA 及舌象变化的研究 [D]. 济南：山东中医药大学，2007.

[13] 张伯礼，王新，姚远. 中医舌诊检测仪器研制及应用 [J]. 天津中医，1992（3）：30-31.

[14] 贾贵玺，裴小娜，康英鹏，等. 舌体水分含量测量仪的研制 [J]. 中国工程科学，2007（4）：41-44，82.

[15] 沈祥立，师晶丽. 舌诊客观化研究概况 [J]. 湖北中医杂志，2005，27（11）：58-59.

[16] 李响，张军峰，杨亚平. 舌苔形成的微生态学机制探讨 [J]. 辽宁中医杂志，2014，41（6）：1102-1106.

[17] 翁金龙，陈霄迟. 舌苔微生物在口臭中的作用 [J]. 国际口腔医学杂志，2013，40（5）：625-628.

[18] 李白羽，岳小强，高静东，等. 舌下络脉诊法的临床研究进展 [J]. 江苏中医药，2009，41（6）：78-80.

[19] 赵静，刘明，陆小左，等. 人体舌苔的反射光谱特征分析 [J]. 光谱学与光谱分析，2014，34（8）：2208-2211.

[20] 刘庆，岳小强，凌昌全. 舌诊现代化研究的回顾与展望 [J]. 中西医结合学报，2003，1（1）：66-70.

[21] 郭振球. 实用中医诊断学 [M]. 上海科学技术出版社，2013：331-334.

[22] 陈泽霖，谢嘉文，陈健民，等. 5403 例正常人舌象检查分析 [J]. 中医杂志，1981（2）：18-22.

[23] 王榕平，陈利铭，林宝桑，等. 1463 例正常人舌下静脉观察分析 [J]. 福建中医药，1986（5）：39-40，22.

[24] 陈健民. 癌症患者舌象的临床观察及原理研究 [J]. 中国医药学报，1990，5（1）：35-37.

[25] 刘文兰，张波，张颖，等. 厚苔机理研究进展 [J]. 中国中医基础医学杂志，1998（11）：56-58.

[26] 陈泽霖. 舌诊研究的进展 [J]. 铁道医学，1985，4（2）：96-99.

[27] 刘晋生，危北海，陈飞松，等. 1025 例胃脘痛患者舌象与幽门螺旋菌关系的探讨 [J]. 中国中西医结合脾胃杂志，1994（2）：4-7，73.

[28] 吴正治，郭振球，李新华，等. 七种常见舌苔的细胞化学计量诊断研究 [J]. 北京中医药大学学报，1996，19（3）：57-59，73.

[29] 曹美群，吴正治，吴伟康. 应用同位素标记相对和绝对定量技术筛选白厚苔和黄厚苔乳腺癌患者唾液差异表达蛋白 [J]. 中西医结合学报，2011，9（3）：275-280.

[30] 屈伸. 基于文献的冠心病热证和痰、瘀证相关关系研究 [D]. 北京：中国中医科学院，2016.

[31] 丁成华，高秀娟. 中医舌诊的临床研究与应用 [J]. 江西中医药，2003，34（3）：21-23.

[32] 陈泽霖. 舌诊研究的近况 [J]. 新医药学杂志，1978（7）：52-56.

[33] 杨连清，王淑英. 194 例高血压患者舌侧血管与眼底血管变化的对比研究 [J]. 现代口腔医学杂志，1995，9（2）：89-91.

[34] 刘文兰，梁嵘，陈家旭，等. 急性呼吸系感染疾病舌苔厚度中医机理研究 [J]. 北京中医药大学学报，2000，23（1）：51-54.

[35] 黄树平. 山莨菪碱注射液在消除支气管肺炎肺部啰音的疗效观察 [J]. 江西医药，2011，46（11）：1021-1022.

[36] 吕洋. 冠心病患者中医证型、舌象与冠脉造影结果相关性的研究 [D]. 沈阳：辽宁中医药大学，2016.

[37] 高秀娟，丁成华．舌象变化与心血管疾病的相关性研究 [J]．上海中医药杂志，2003，37（7）：60-62.

[38] 张晓丽．几种舌苔蛋白组学初步研究 [D]．武汉：湖北中医药大学，2008.

[39] 刘亦选．活血化瘀辨治常见心脏病 [J]．新中医，1986（8）：53-54，27.

[40] 孙洁民．肺心病舌象变化分型及病情预后判断 [J]．现代中西医结合杂志，2000，9（2）：51-52.

[41] 周真．现代诊断手段在脾胃病辨证中的应用初探 [J]．河南中医，1999，18（4）：9，19，70-71.

[42] 郑嘉岗．人体苔色与胃黏膜色泽变化关系的探讨 [J]．中医杂志，1997，38（12）：740-742.

[43] 李灿东．胃络痛脾胃湿热证舌与胃黏膜细胞凋亡的相关性研究 [D]．长沙：湖南中医学院，2002.

[44] 王德媛，张新，王晓，等．浅述慢性浅表性胃炎舌象与镜下胃黏膜的相关性 [J]．深圳中西医结合杂志，2014，24（3）：135-136.

[45] 危北海．舌象在消化系统疾病诊治中的意义 [J]．中国农村医学，1988（4）：41-42.

[46] 王槐堂．肝脏疾病舌诊的点滴经验 [J]．新医学，1974（1）：44.

[47] 李凤陈，李萍，李凯，等．舌诊在肝硬化中的应用 [J]．中医药学报，2001，29（4）：60-61.

[48] 陈泽霖，魏承生，戴豪良．试论舌与整体的内在联系 [J]．医学与哲学，1980（3）：19-25.

[49] 叶彬华，阮诗玮，张政，等．糖尿病肾病Ⅲ、Ⅳ期患者中医证型与舌象特点研究 [J]．中医药通报，2013，12（5）：42-44.

[50] 北京医学院第一附属医院神经病学教研组．急性缺血性脑血管病的舌象观察 [J]．中医杂志，1980（5）：22-25.

[51] 曾凤，赵鸢．中医舌诊与糖尿病的相关性研究概述 [J]．甘肃中医，2008，21（3）：52-54.

[52] 戴正乾，陈清光，屠立平，等．体检人群舌象客观化指标与代谢指标相关性研究 [J]．智慧健康，2019，5（24）：11-13.

[53] 黄绍刚，丁冠福，黎颖婷．基于聚类分析的腹泻型肠易激综合征中医证候特征研究 [J]．新中医，2013，45（8）：40-43.

[54] 陈泽霖．略论瘀血证诊断方法及其临床意义 [J]．新中医，1984（12）：1-4.

[55] 陈燕．舌诊在慢性乙型肝炎中的应用 [D]．武汉：湖北中医学院，2009.

第二节　望诊研究

一、望诊信息的数字化研究

望诊是指医生运用视觉，对人体全身和局部的一切可见征象及排出物等进行有目的的观察，以了解健康或疾病状态的诊断方法。望诊的内容主要包括：观察人的神、色、形、态、舌象、络脉、皮肤、五官九窍等情况，以及排泄物、分泌物，分泌物的形、色、质量等。

在中医"望、闻、问、切"四诊中，望诊是排在首位的，望诊的重要性由此可见一斑。中医经典《难经》中对望诊方法有高度的评价，称"望而知之谓之神"。其中面部色诊因为属头面五官，反映内脏病变较为准确，实用价值较高，因而形成了面诊的中医独特传统。早在《黄帝内经》中就指出了人的面部特征与五脏六腑和气血之间的关系，《黄帝内经》还对五脏六腑及肢体关节在面部的具体分属部位都做了总结和归纳，可见面诊在中医诊断中的重要地位。

按照传统中医理论，左边脸颊属肝，右边脸颊属肺，额头部属心，鼻尖属脾，下颌部属肾，各脏腑在面部有相应的反映区。《黄帝内经》中还记载了五色与五脏的联系，即青色为肝的颜色，赤色为心的颜色，白色为肺的颜色，黄色为脾的颜色，黑色为肾的颜色。

病色可分为青、赤、黄、白、黑五种，分别提示不同脏腑和不同性质的疾病，称为五色主病。当然，五色主病的五色，不是大红大黑的绝对色，而是以肤色为基色，相对偏向于青色、红色、黄色、白色和黑色的相对色，是人体内脏腑经络气血在不同状态下变化的外部表现。青色，主寒证、痛证、气滞、血瘀和惊风；赤色，主热证，有实热和虚热之分；黄色，主脾虚、湿证；白色，主虚证、寒证、失血证；黑色，主寒证、血瘀证、肾虚证。这些也都说明根据面部色泽之浮沉及局部色泽的变化，不仅能区分病变部位的表里，而且能审察病变在何脏腑。

（一）望诊分析方法的研究进展

望诊信息的数字化研究是指在中医理论指导下，运用数字图像、光电转换、红外热成像、光谱及光谱成像等分析方法，对面色、唇色、手掌、爪甲等望诊部位进行数字化、标准化研究，是现代中医诊断技术的重要组成部分。在传统望诊的基础上，望诊信息的数字化研究增加了定量的望诊信息，从数字化角度更加精确地表达望诊特征。目前望诊数字化研究已取得一系列进展，但由于技术依赖性强，各种分析方法优势与瓶颈并存，只有现代技术与望诊理论充分结合，才能真正发挥应有的作用。

五色者，气之华也。面色诊是中医望诊中最具代表性的诊法之一，相比唇色诊、手掌诊、爪甲诊等具有更多的望诊信息，数字化研究相对广泛。目前的研究主要从测色色差、面色色度、红外成像、光电血流容积情况、光谱图像分析等角度进行：①测色色差方面：王鸿谟等使用测色色差计对 104 位 14～70 岁女性面色进行采集，发现女性面色变化符合《黄帝内经》人体生长发育的客观规律。蔡光先利用色差计对 102 名正常人四季面色进行了定量观察，证明了面色随四季而稍微改变的理论。许利平等使用 ADCI-6-C 全自动测色色差计检测 124 名 14～70 岁女性的鼻部皮肤，发现鼻部肤色的变化能反映被测试者脾脏的功能状况；鼻部肤色的变化与面色整体变化一致。②数码摄像方面：刘文兰等使用奥林巴斯数码相机采集 6～77 岁健康人的面部图像并提取 RGB 值，同时使用湿温度表（WS-2020B）检测记录面色测量时的室内外温度，发现各季节之间室外温度存在极显著性差异。③红外成像方面：李洪娟等人通过分析 316 名健康检查人员面部红外热图发现，内脏疾病或目、鼻、唇、面颊等本身病变，所有这些都影响了面部的热值数据，并在局部地区造成寒热偏差。吴敏等用红外热像仪检查了 700 名学龄健康儿童的面部与舌部，结果表明：正常学龄儿童面部和舌头的红外热像具有明显的规律性，男女之间没有显著差异，并初步建立了正常学龄儿童红外热像特征谱数据库。张世亮等用红外成像技术测试了 31 名阳虚型、阳亢型高血压患者的面部温度，发现阳亢患者的平均面部温度明显高于阳虚患者，且二者有非常显著的差异。这一结果不但证明了阴阳寒热理论，同时也表明红外热成像技术检测指标可以作为高血压辨证的客观指标。④光电血流容积图分析方面：胡志希等通过探讨面部光电血流容积特征与血红蛋白含量的相互关系进行早发冠心病血瘀证的辨识，以及通过探讨面部光电血流容积特征与一氧化碳、内皮素含量的相互关系进行血瘀证痰浊证的辨识，并基于光电容积技术研制了 GD-3 型光电血流容积面诊仪，通过搭建硬件系统，获取面部血流容积波形参数指标对面部特征描述提供客观依据。⑤光谱图像分析方面：田雪飞等使用 MPV-Ⅱ 显微分光光度计检测正常人明堂部的光谱图像，发现光谱曲线图呈单波宽坦型，波峰波长范围 560～760nm，曲线与 AB 线围成的面积 S 约为 246 个单位，AB 线下的面积 S′约为 280 个单位，S′/(S+S′) 的比值为 0.532。许家佗等对 370 名不同疾病状态的志愿者利用 CM-2600D 分光测色仪观测面部 8 处不同部位的明亮度 L、红光度 a、黄光度 b、饱和度 C 值以及不同波长段下的面色反射率值，进而观察不同健康状态人群面部面色光谱色度情况。吴宏进等通过面部光谱与五脏色度特征进行亚健康状态辨识。

脾开窍于口，其华在唇，手足阳明经环绕其周围，故口唇颜色的变化与脾胃病变密切相关。目前的研究主要从数字图像处理、光谱色度等方面分析唇色信息。张红凯等研制的中医面诊数字化分析系统建立大样本面诊分析数据库，初步建立基于 HSI 模型的中医淡白、红、深红、紫 4 种唇色的参数标准。曾常春等使用可见近红外光谱仪，发现正常唇色的色品坐标 X_{10} 为 (0.3577±0.0092)，Y_{10} 为 (0.3383±0.0057)；正常唇色的明度 Y 值为 (19.78±3.72)；正常唇色的主波长值分别为 (600.4±18.2) nm；正常唇色的兴奋纯度值为 (0.144±0.036)。郑莉丽等提取 HSI 模型中 9 个唇色特征，应用主成分分析的方法，发现均值特征，如 H、S、I 的均值和方差能取得较好的分类效果，从而提出一种唇色自动分类方法。

在手掌望诊方面，主要有手掌分区定义、颜色校正、基于颜色信息的分类、光谱特性分析等方面的研究。钟盛兰等使用数码相机采集正常人的手掌图像，并提取不同手掌颜色区域及不同性别的手掌颜色特征，如 RGB、HSV 等，发现男性较女性的手掌颜色偏红、偏暗（$P<0.001$），鱼际区域与全掌区域无差异，鱼际区域、全掌区域与非鱼际区域之间均有差异（$P<0.05$）。徐广辉等在自然光照明办公环境下，使用国标准色卡 Color Checker 特性化方法校正不同相机在不同设置下拍摄的手掌图像，发现特性化相机的方法取得满意效果，"均方色差"从 6.22 降低到 0.84。王宽全等选取手掌颜色在 RGB 颜色空间三个分量的直方图三阶原点矩和 HSV 空间中色度分量直方图的三阶中心矩作为分类特征，提出一种多中心动态聚类算法用于手掌图像的分类，说明通过掌色特征进行自动手诊是可行的。刘莉首次定义给出了应用于自动手掌诊病系统的手掌分区，并以基于 RGB 空间的特征矩阵和基于 HSV 空间的特征向量为手掌的颜色特征，对自动手掌诊病方法进行了较深入的研究。康冰针对现有的掌纹识别技术的不足，提出多光谱技术与 NSCT 变换相结合的掌纹纹路提取方法、H-S-Gray 斑点提取算法等，并研制一种多光谱掌纹采集平台，采集 6 个光谱下的掌纹光谱图像，从而增加掌纹光谱图像信息量和有效提高识别精度。此外，亦有动物实验报道，如刘剑锋等比较正常组和急性胃损伤组 SD 大鼠的手掌不同部位组织内 EB 吸光度（A）值，发现正常组左右同一部位 A 值比较无差异，而乙醇胃损伤组大鼠 5 区的 A 值左右之间存在显著差异（$P=0.012$）。

爪甲位于十二经络起止交接的枢纽处，与肝、肺、心等具有密切关系。目前的研究主要从甲床光电血流容积图、甲襞微循环、指甲超微结构及拉曼光谱特性等方面进行数字化研究。袁肇凯等使用 WX-735B 型微循环显微镜和 WXS-2 型微循环血流测速仪、"BC-4型"光电血管容积仪，对四类常见爪甲色泽（淡白、红润、深红、青紫）进行甲襞微循环检测和甲床光电血管容积图研究，发现红润爪甲的各项参数均属正常；淡白爪甲的 Tab/

Tag 显著升高，(Tae－Tab)/Tag 显著下降；深红爪甲的 1/2(Hb＋Hd)/Tae 和（Tae－Tab)/Tag 显著升高；青紫爪甲的 TW/Tag、He/Hb 显著升高，1/2(Hb＋Hd)/Tae 显著下降。甲襞微循环指标与甲床血管容积图参数存在一定的相关。赵上果使用 JSM-6380A 型扫描电镜观察肝血虚者、肝阴虚者和健康人的指甲样本，以外侧面 1000 倍视野下甲小皮翻卷数量、内侧面甲下纹痕平均间距、前端游离面指甲厚度为客观信息，发现健康组指甲异常检测率低于肝血虚组和肝阴虚组。

（二）望诊技术临床应用

面色变化常常在身体状态异常的早期表现出来，通过观察面色的变化会及时了解机体的健康状态，同时也为预防疾病起到积极作用。传统的色诊主要依靠医生采用目测法进行，具有主观性，无法做到面部色诊的定量化及客观化，而且要受到诸如光源、环境、背景以及医生的视觉、色觉等因素影响。20 世纪 80 年代以来，中医工作者运用现代中医诊断信息技术做了许多研究工作，在健康辨识、病证诊断及疗效评价方面取得了一定成果，使得面色诊更加客观量化。

1. 基于健康评估的望诊客观化研究 许家佗等观察分析亚健康状态大学生面色特征，应用《健康状态评估简表》对 207 名大学生健康状态进行评估，应用数字图像分析技术进行面色特征分析，分别取额头、左颊、右颊、鼻头、下颌、口唇 6 个部位进行分析，分析不同健康状态、亚健康不同中医证型的面色 RGB 色度、HSI 色度、Lab 色度颜色特征，结果显示：亚健康组与健康组在整体面色上并没有显著性差别，在局部面色上存在一定显著性差异；亚健康各中医证型组之间存在较多显著性差异；对亚健康组进行面色观察分析时，局部面色的分析比整体分析更具诊断价值。该结果提示将面色图像分析方法应用于亚健康评价是完全可行的，为亚健康状态的客观评价提供了依据。刘文兰等使用"中医舌诊专家系统"软件采集 142 名 6～77 岁健康人的面部 RGB 值，并采用北京鑫兴海达牌湿温度表（WS-2020B）检测记录面色测量时的室内外温度，结果发现：室内外温度与健康人四季面色的相关分析表明影响面色变化的因素主要是室外温度，随着室外温度的降低，面色 G 值逐渐增高。

2. 基于病证诊断的望诊客观化研究 徐璡等应用 Smart TCM-Ⅰ型中医生命信息分析系统检测 510 例五脏系患者的面色状态，提取面部整体、前额、眼眶、脸颊、鼻部、下巴部位的颜色标准 R、G、B、H、S、V 共 36 个特征定量参数，结果显示五脏系疾病患者的前额、眼眶、脸颊、鼻部、下巴部位的参数 R、G、B、H、S、V 值有不同的统计学差异，说明面色特征定量参数可为五脏疾病病位分区提供客观依据。胡志希等用光电血流容积面诊仪观察面部不同部位的血流容积指标及三类偏色的血流容积指标情况，印证了"心华于面""鼻分属于脾""体表-内脏相关"的中医理论。袁肇凯等使用"BC-4 型"定量式光电血管容积仪观察 114 例心系疾病患者的面部色诊及光电血管容积图，结果显示心系疾病患者的面色及面部血管容积变化与不同证型的病理生理基础有相关性。张伟妃等运用上海中医药大学自行研制的 DKF-Ⅱ型中医面诊数字化检测仪检测 493 例大肠癌患者的面诊客观参数，分析大肠癌患者及不同证候的面诊信息的变化特点。通过研究大肠癌各证型面部客观信息发现，气血两虚组与脾虚气滞组红色指数有明显差异，湿热蕴结组与脾肾阳虚组白色指数有统计学意义，各证型唇色参数比较中发现气血两虚组的 H、S、L 值均较其他组稍低，基本与临床一致。因此，不同证候间面诊客观参数存在差异性，说明面诊信息可以作为大肠癌辨证的客观依据之一。

面部光泽度反映人们气血的充盈度，但未有效分析面部光泽及将其量化。吴宏进等采用日产柯尼卡美能达 CM-2600D 分光测色仪观测健康组（183 例）、疾病组（370 例）额部、眉间部、鼻部、下颏、左右颧部、左右眼胞 8 处明亮度 L、红光度 a、黄光度 b、饱和度 C 值及波长段（400～700nm）下的面色反射率值等指标，并据中医理论对疾病状态进行五脏病位分析，结果提示：疾病组 L 值显著低于健康组，b、C 值均显著高于健康组；疾病组各波长段下反射率显著低于健康状态组（$P < 0.05$）。疾病组除左右眼胞外的 6 个位点间的 L、a、b、C 值有显著性差异（$P < 0.05$），不同点位有其特异性的色度变化特征。疾病组五脏病各组光谱色度特征比较有显著差异（$P < 0.05$），结果与中医面部脏腑五色理论在一定程度上相符合。该结果说明运用光谱色度测定方法，可以作为诊断疾病状态五脏病的重要指标。刘金涛等应用中医面诊数字化检测仪采集与分析慢性肾炎患者面诊特征信息，同步收集其病史资料及病理生化指标，探讨慢性肾炎湿热证面诊参数特征，并分析面诊参数变化与病理生化指标的相互关系。通过对慢性肾炎组、湿热证组、非湿热证组的光泽指数进行了分析，结果发现：慢性肾炎组与正常组比较，光泽指数显著降低；湿热组和正常组相比，光泽指数明显下降；非湿热证组和正常组相比，光泽指数显著下降。此研究也证明了面部色泽的变化对脏腑病证的诊断具有极其重要的价值。

3. 基于疗效评价的望诊客观化研究　目前，客观化望诊的疗效评价研究开展不多。崔龙涛等观察亚健康状态中药干预前后面色图像指标变化，结果发现：中药干预后，气虚型亚健康状态学生额头、右颊、左颊、鼻头、下颌各部 L、I 值明显升高，b、H 值明显降低；阴虚型下颌部 b 值明显降低；气郁型额头 S 值，鼻头和下颌的 a、S 值明显升高。该结果提示面色图像指标可在一定程度上反映亚健康状态的变化，适用于亚健康的辨证和疗效评价。

中医望诊长期以来靠经验积累，现代技术、科学仪器的引入仅作为中医诊断的辅助手段，逐步实现直观的定性、定量分析，并应用于健康辨识、病证诊断及中医疗效评价。另一方面，我们也应该认识到检测数据不能反映中医色诊的全部信息，而且面部色泽复杂多变，故单纯依靠色诊的一些定量数据来诊断病证还不够全面准确，临床仍需结合其他症状综合地进行辨证分析。成年人面部颜色可受黄褐斑、肤色不均匀或痤疮等色素影响，究竟何种模式更适用于中医望诊的客观化研究，还需进一步探索确认。

因此，目前更为重要的措施是研制符合中医理论的望诊仪器，获取颜色、光泽等更加全面、客观、量化的望诊信息。探寻望诊与临床病证诊断及实验室指标间的关联，可能是中医望诊今后研究的趋势。

二、望诊数据库的建立研究

(一) 望诊临床判读表的建立

由于医生在观察面色或舌色时存在分类标准的不确定性、描述方式的差异等特点,如何既结合中医基础理论,又满足临床医生习惯,制订望诊观察表,使其较好地实现对复杂的中医面色简明有效的分类,是望诊信息数字化研究的首要问题。制订望诊观察表可将舌诊、面色诊中的一些名词术语的概念与外延有机地统一起来。

通常根据历代中医望诊文献和望诊原理,按照望诊的中医诊断学基础将内容归纳与分类,初步制订望诊判读表;并组织从事中医基础和临床的资深专家及统计学专家进行多次论证,邀请各科临床专家根据中医理论和临床经验对望诊判读表的分类方法进行评价,并对表格中的条目逐一进行筛选,决定其取舍;最后采纳大多数专家的修改意见和建议,确定最终的望诊临床判读表,以便该表能合理、有效地达到中医望诊规范化采集的目的。为了更好地检测所制订的望诊临床判读表是否合理、可行、科学,必须对所制订的判读表进行信度、效度的检验。

(二) 望诊图像数据库的设计

望诊数据库系统是对中医面部或舌体图像提供获取、编辑、检索、存储、表示、输出、传输、处理、管理、推理及识别等一系列综合手段的表示。当数据库系统采集到的面部图像或舌体图像数据不断增加,达到一定量之后便可作为数据挖掘的基本信息。挖掘患者望诊部位的图像参数或相关性,可指导卫生部门进行疾病的防御工作等。

由于望诊图像数据库中涉及复杂的图像处理、特征提取、图像之间的相似度比较及优化查询的算法,因此应用系统通常采用3层客户/服务器(Client/Server,C/S)数据库应用体系结构。3层C/S体系结构模型把界面、处理、数据分别划到3个软件实体中,即在通常的Client/Server系统基础上,增加中间层,把应用系统构造成实现用户接口部分的用户层,对数据请求进行服务处理的构成中间层,第三部分是用来放置数据的服务层。构成的3层结构,提高系统各方面的能力,这种结构让系统组织更趋合理,结构清晰。望诊图像数据库系统的总体框架如图22-1所示,在该系统中,数据库处于核心地位。

1. 数据层模块

(1) 用户信息库:存储各种基本信息,如患者的基本信息(姓名、年龄、性别等)、诊断报告等。用户信息库是基本的关系数据库。这些信息可以查询、统计等。

(2) 图像库:存储原始面部或舌体图像数据,经过图像处理产生的图像或二值图像等也属于图像库的范畴。

(3) 特征库:特征库存储面部图像、舌体图像的特征。望诊图像特征分为三种:图像结构特征,基于内容的特征,基于描述的特征。图像结构特征是指从结构化的图像数据中直接得到的一些信息,如图像的格式、尺寸等,这些数据一般可以从图像数据的文件中直

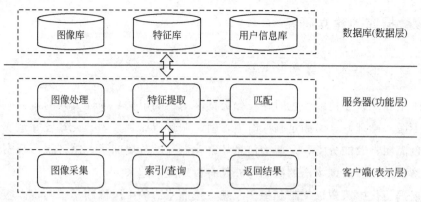

图 22-1　望诊图像数据库系统总体框架图

接读到。基于内容的特征是指图像的颜色、纹理、形状和对象控件关系等特征，这些特征经图像模块抽取后用结构化的二进制形式存入数据库。基于描述的特征反映了图像最基本的一些描述性信息，如图像产生日期、颜色、属性等。

2. 表示层模块客户端主要完成望诊图像的采集、用户交互查询等

（1）图像采集：可以获得望诊计算机辅助诊断所需要的数据源。

（2）用户交互查询：将用户的查询信息映射成为数据库的查询，并将查询结果提交给用户。

3. 功能层模块完成图像处理、图像特征提取、匹配等功能　匹配模块根据查询要求完成数据库检索工作。功能层的功能实现离不开知识库的有效知识，需要与其他模块紧密结合，获得功能实现。

（三）中医望诊图像数据库系统的功能

1. 望诊图像数据库的存储功能　目前，较为常用的图像压缩算法有 JPEG、GIF 等，经比较发现 JPEG 格式的压缩算法采用平衡像素之间的亮度色彩实现，比 GIF 更有利于表现色彩简单且无清晰轮廓的图像。同时，JPEG 的通用性好且格式公开，方便在自主软件开发中使用，因此，多采用 JPEG 格式进行面部图像的存储。

2. 望诊图像数据库的检索功能　检索功能主要采用基于文本和基于内容的图像检索方式。对待测试的图像数据，可以在数据库中进行检索匹配，以便于待检测的图像数据的归类。

3. 望诊图像数据库的维护功能　主要是管理员对数据库的维护、修改等操作。

4. 望诊图像数据库的应用服务功能　主要是图像的显示、缩放、拖动等。

5. 望诊图像数据库的数据管理功能　主要是数据统计、更新、删除、打印诊断结果等数据管理功能。

除此以外，望诊数据库还应具有自学习的功能，建立的模型可以自动完成舌色、面色、光泽等面部信息的识别，并可随着样本量的增加提高自学的效果。

参 考 文 献

[1] 许家佗，屠立平，费兆馥．现代中医诊断技术对亚健康评价的分析与展望［J］．上海中医药杂志，2008，42（1）：74-76.

[2] 郑冬梅，宋文爱，戴振东，等．中医色诊客观化方法研究［J］．世界科学技术-中医药现代化，2014，16（12）：2616-2621.

[3] 蔡光先．508 例病理五色定量计测［J］．中国医药学报，1996，11（1）：20-21.

[4] 许利平，马赟，肖平，等．重庆市女性鼻部色度学参数测定与分析［J］．中国中医基础医学杂志，2005，11（7）：527-528.

[5] 李洪娟，沙莎，李婷婷．面部红外成像诊法研究［J］．中国中医基础医学杂志，2012，18（7）：787-790.

[6] 吴敏，宓越群，倪建俐，等．700 名健康学龄期儿童红外热像谱特征及中医望诊关联研究［J］．上海中医药杂志，2002（3）：34-36.

[7] 张世亮，张蕴慧，庄欣．红外成像技术对不同证型高血压患者面部温度的研究［J］．山东中医药大学学报，2000，24（5）：359-360.

[8] 胡志希．基于光电血流容积的中医面部色诊研究［D］．长沙：湖南中医药大学，2008.

[9] 胡志希，袁肇凯，陈洁，等．早发冠心病血瘀证痰浊证面部光电血流容积特征及与一氧化氮、内皮素含量的相关研究［J］．中国中医药信息杂志，2009，16（3）：19-21.

[10] 田雪飞，程曙，周青．脾病明堂色反射光谱图像分析［J］．湖南中医药导报，2001，56（2）：79-81.

[11] 吴宏进，许家佗，张志枫，等．疾病状态五脏病面色光谱色度特征研究［J］．中华中医药杂志，2012，27（4）：1029-1033.

[12] 吴宏进，许家佗，陆璐明，等．亚健康状态的面部光谱与五脏色色度特征［J］．中西医结合学报，2012，10（1）：59-66.

[13] 张红凯，胡洋洋，张伟妃，等．基于舌、面、问诊数字信息的"云中医"移动健康管理平台的建立［J］．中国中医药科技，2018，25（2）：151-154.

[14] 曾常春，杨利，许颖，等．516 例正常人舌色与唇色的可见反射光谱色度学调查［J］．中西医结合学报，2011，9（9）：948-954.

[15] 郑莉丽，李晓强，李福凤，等．基于支持向量机的中医望诊唇色自动分类［J］．生物医学工程学杂志，2011，28（1）：7-11.

[16] 钟盛兰，雷昭，燕海霞，等．79 例健康人手掌颜色的初步研究［J］．中华中医药学刊，2014，32（9）：2069-2072.

[17] 徐广辉，石俊生，黄小乔，等．利用自然光照明办公环境特性化相机校正手掌颜色的研究［J］．云南师范大学学报（自然科学版），2013，33（5）：48-53.

[18] 唐有宝，卜巍，邬向前，等．非接触式掌纹识别技术中关键点的定位方法［J］．智能计算机与应用，2011，1（3）：62-65.

[19] 康冰．基于身体健康状况表征的人体掌部精细纹路和颜色提取算法研究［D］．长春：吉林大学，2016.

[20] 刘剑锋，余晴．大鼠上肢手掌特定区域血含量的探索研究［J］．中国中医基础医学杂志，2008，14（9）：670-671.

[21] 袁肇凯，黄献平，范伏元，等．160 例爪甲色诊与甲床光电血管容积图的检测分析［J］．中国中医基础医学杂志，2001，7（1）：52-54.

[22] 赵上果．中医爪甲超微望诊方法及临床应用研究［D］．长沙：湖南中医药大学，2009.

[23] 吴宏进，许家佗，张志枫，等．疾病状态五脏病面色光谱色度特征研究［J］．中华中医药杂志，2012，27（4）：1029-1033.

[24] 徐璀，徐玮斐，许朝霞，等.510 例五脏系疾病患者中医面色特征分析 [J].中国中医药信息杂志，2017，24 (5)：17-21.

[25] 袁肇凯，黄献平，范伏元，等.心病气血辨证面色变化特点及面部血管容积图检测分析 [J].中医杂志，2001，42 (3)：173-175.

[26] 张伟妃，李雪，张瑞义，等.大肠癌临床辨证面诊信息特征研究 [J].中国中医药科技，2019，26 (1)：1-4.

[27] 许家佗，吴宏进，陆璐明，等.不同健康状态的面部光谱色度特征分析 [J].生物医学工程学杂志，2012，29 (6)：1062-1067.

[28] 刘金涛，陈叶，金燕，等.基于数字化慢性肾炎湿热证面诊特征研究 [J].中华中医药学刊，2014，32 (11)：2680-2683.

[29] 崔龙涛，邸智，于波，等.亚健康状态大学生中药干预前后面色图像分析 [J].上海中医药大学学报，2012，26 (2)：56-59.

第三节　闻诊研究

一、听声音的研究

声诊，中医诊断学中闻诊的内容之一，《黄帝内经》明确指出五音、五声与五脏相配，凭借患者声音，可以辨五脏之症，辨阴阳虚实。《金匮要略》曰："病人语声寂然，喜惊呼者，骨节间病；语声暗暗然不彻者，心膈间病；语声啾啾然细而长者，头中病。"《景岳全书》云："声音出于脏气，凡脏实则声弘，脏虚则声怯。"《医宗金鉴》云："好言者热，懒言者寒。"听辨患者言语气息的高低强弱、清浊缓急变化以及咳嗽、呕吐等病理声音可以判断疾病的寒热虚实。然而声诊信息的采集和辨识受个体差异及环境干扰等因素的影响较大，制约了声诊的研究和应用。因此，国内外学者开展了声诊的客观化研究，提出了相关的研究方法，并试制了声诊的仪器，对语言、呼吸、咳嗽声、肠鸣等声音进行了研究。

20 世纪 80 年代，张华提出五种声诊的现代诊断方法：空气动力学诊断法、喉动态镜诊断法、声谱分析图诊断法、X 线诊断法、肌电图诊断法。21 世纪初，王忆勤等又总结了声诊研究中几种主要技术和方法——离体喉方法、空气动力学方法、声图仪方法、频谱分析方法等，并且试制了声诊仪等研究仪器，对声音的频率、振幅、持续时间等参数进行分析。

莫新民等应用声图仪对咳嗽音进行研究，收集肺气虚、肺阴虚、实证和正常人各 30 例，对 5 个母音及咳嗽声的声频图进行了客观化的检测研究，提出谐波、顶频、振幅、共振峰、杂音、基频、顶频、持续时间七项指标是能够作为声诊有关内容诊断的客观指标。王晓岚等应用计算机对 61 名肺结核病Ⅲ型患者的语声和咳声进行了声学分析，分为肺（肾）阴虚、肺（脾）气虚、气阴两虚及健康对照组四组，发现各组患者和健康人之间在某些发音的振幅扰动存在显著性差异，不同性别间的频率扰动有显著性差异，各证型间的咳声频域分析具有显著性差异，认为声学检测对肺结核病的辨证有一定的参考价值。鄢彬等应用中医闻诊采集系统研究正常人和肝郁脾虚、心脾两虚、心肾不交证型患者的语音信号，发现四组样本的能量比例、扩展能量比例、能量梯度、扩展能量梯度等参数在较多频段有显著性差异。王勇用嗓音分析仪研究各年龄段正常成人的嗓音，认为正常老年人声嘶与其气虚的状态有关。

高也陶根据《黄帝内经》五脏相音理论，结合现代声学理论和技术方法研制了二十五音分析仪，研究健康人的二十五音规律，结果发现：男性以羽音为主，女性以角音为主，且随年龄变化而趋多。同时他对老年胆结石患者进行研究，发现老年胆结石患者以角音为多，符合肝主角音的理论。郭锐等用二十五音分析仪检测 152 名接触矽尘的男性工人和 31 例无接触粉尘的健康男性的肺部发音，发现无尘肺者以羽音为主，Ⅰ期硅肺患者以商音为多，Ⅱ期硅肺患者发徵音频率明显减少，患者商音区发声的构成比均明显高于健康组。郑贤月运用二十五音分析仪研究女性寒热体质者的声音平均频率，发现寒性体质者和热性体质者在羽音区和角音区的平均次数有显著差异。李璞珉等研究五音和五脏的心理生理的关系，认为"呬"音可以动肺，"呵"音可以动心，"呼"音可以动脾，"嘘"音可以动肝，"吹"音可以动肾等，五音的不同声波对五脏的功能状态有不同的激活作用。

国外学者也开展了声诊的研究，不仅吸收了基础医学、临床医学、物理学、空气动力学、电子科学等多学科知识，丰富和充实了声诊的理论基础，而且将电子计算机声图仪等现代仪器应用到声学研究中。日本有学者对声音的构型进行分析，调查了婴儿 356 种痛苦哭泣声，指出声音高低与临床诊断有很高的相关性。还有日本学者结合中医的无声理论，分析了心、肝、脾、肺、肾的声音特点。日本声学研究所对声波的信息和疾病的关系进行了研究，发现胃癌、肺癌、胃溃疡患者的五个清音的频率有显著性差异。

这些研究不仅为声音生理病理研究提供了客观依据，而且对临床科研及教学均具有实用价值，为中医学发展声诊客观化研究提供了重要的理论参考和技术支持。

二、嗅气味的研究

嗅气味诊法，简称嗅诊，是中医四诊的重要组成部分，对中医病证诊断具有重要意义。人体是一个气味源，人体在新陈代谢过程中产生各种各样的气味，每时每刻都在向外散发。由于每个人的代谢功能不同，体味也千差万别。不同的人种及同一人种的不同个体都有不同的气味。人体的气味又与身体状态相关。正常人不会散发出异常的气味，但当人体处于疾病状态时，身体就会通过皮肤黏膜、呼吸道分泌物、胃肠道分泌物、排泄物散发出特殊的异常气味。然而嗅诊受医生的主观影响较大，气味信息本身也容易受到干扰，制约了中医嗅诊在理论与实践上的发展。研究人员对嗅气味的相关技术开展了探索与应用。例如，刘英东用 7 路气敏传感器组成传感器阵列，并试制了适合的控制电路，编写了控制软件，实现对气味的采集，并利用遗传算法对误差反向传播（BP）算法进行优化，从而建立针对病理气味数据分析的模型。刘莺等运用气相色谱/质谱技术对 72 名口臭患者呼出气味成分进行定性分析，发现三组测试者共有成分为正丙醇、仲丁醇，口臭患者共有成分为苯、吡啶、甲基吡啶，而胃热组独有成分是吲哚、3-甲基吲哚，吡啶类与吲哚类物质是导致口臭的主要成分。

随着技术的发展，研究人员模仿人类的嗅觉系统，研制了对气体高度敏感的电子鼻，为嗅诊的研究提供了适宜的技术手段。电子鼻具有检查结果客观、可靠、可重复、非侵入、无损伤、操作简便快捷等优点，工作过程是利用气体传感器阵列独特的性能来探测样品，产生嗅觉响应，利用信号处理技术将嗅觉响应转换为视觉响应，并提供图谱响应曲线振幅、时间等信息用来判断样品特征。其所获得的是样品气味的整体信息，产生"指纹"图谱，已经初步应用于中药生产过程中的质量控制，实现对中药种类、产地、采收期等信息的鉴别，还可以客观地判断中药炮制的"火候"。将样品运用于中医辨证过程中，则体现了中医整体观念的思想，有利于从整体来把握人体的健康状态。

吴青海研发了智能电子鼻，运用于反恐、刑侦、鉴酒、食品安全等领域。他在这些基础上研发的中医电子鼻（WES-ENO11103-A）可用于人体气味及中药的检测与分析。该电子鼻由控制主机、采样装置和计算机软件与显示三个部分组成。控制主机包含信号处理、电源管理、数据采集等核心电路，以及气味强度显示和各种接口。采样装置包含测量气室、气体加热、进样口、流动控制装置，具有收集口腔、鼻腔呼气、尿液等气味的收集空间。测量气室内置 10 个薄膜型金属氧化物气体传感器组成的传感器阵列，当气体通过传感器阵列时，10 个传感器同时对同一被测气体进行探测，产生 10 条不同颜色的响应曲线随时间输出，形成该被测气体的特征气味图谱。

林雪娟等运用吴青海研发的中医电子鼻开展了广泛的研究。她们研究健康人的口腔呼气的图谱后发现，男、女青年学生口腔呼气的气味是存在差异的，同一个体不同时段的气味图谱特征几乎一致，不同个体间差异显著。她们研究表证患者口腔呼气的图谱后发现，表证患者口腔呼气的气味较健康人浓烈，且表热证患者气味变化较表寒证患者更明显。她们研究慢性胃炎气滞证患者的口腔呼气的图谱后发现，不同组的气味图谱响应曲线有显著性差异。她们研究 2 型糖尿病患者的口腔呼气的图谱后发现，实证组、虚证组、虚实夹杂组的气味图谱存在显著性差异，电子鼻技术可以初步判断患者的虚实病性。

电子鼻作为一种非侵入型的人体健康状态和病证诊断仪器已成为国际医疗诊断仪器研发的发展趋势，运用电子鼻这种高科技为中医诊断服务，可为中医临床诊断提供无创、科学、简便、快捷的嗅诊仪器，对中医诊断的发展具有重要意义。

参 考 文 献

[1] 林旭赟. 基于声音的病例特征提取与分析 [D]. 哈尔滨：哈尔滨工业大学，2016.

[2] 王忆勤，李福凤，汤伟昌，等. 中医四诊信息采集与分析方法探讨 [J]. 中华中医药杂志，2009，24（11）：1397-1404.

[3] 莫新民，蔡光先，张建丽，等. 中医声诊客观化的临床实验研究 [J]. 中国中医基础医学杂志，1998，4（5）：38-44.

[4] 刘畅. 感染性咳嗽的感染部位及中医证候与咳声特征的相关性研究 [D]. 北京：北京中医药大学，2018.

[5] 鄢彬，王忆勤，郭睿，等. 231 例中医 3 种常见证型患者语音客观化采集与分析 [J]. 世界科学技术-中医药现代化，2014，16（12）：2586-2592.

[6] 陈敏，马维骐. 从"五脏相音"理论探音乐疗法的应用 [J]. 光明中医，2017，32（10）：1401-1403.

[7] 郭锐，杜平，陈先友，等. 听声诊断——一种尘肺辅助检测方法的临床研究 [J]. 中国职业医学，2008，35（3）：

191-193.

[8] 郑贤月. 女性寒热体质者的声音特征研究 [D]. 北京：北京中医药大学，2008.

[9] 王忆勤，李福凤，燕海霞，等. 中医四诊信息数字化研究现状评析 [J]. 世界科学技术-中医药现代化，2007，9
（3）：96-101.

[10] 林雪娟，吴青海，李灿东，等. 基于气体传感器阵列技术的中医电子鼻研究 [J]. 世界科学技术-中医药现代化，
2012，14（5）：1992-1995.

[11] 刘英东. 面向诊断的口腔气味检测系统设计与分析 [D]. 哈尔滨：哈尔滨工业大学，2008.

[12] 刘莺，彭晓斌，朱文锋. 胃热口臭患者口腔气味挥发性成分定性研究 [J]. 中医杂志，1998，39（5）：298-299.

[13] 郭鹏，梁勇，高克俭. 指纹图谱技术在乌头类中药研究方面的应用 [J]. 天津药学，2017，29（1）：52-55.

[14] 林雪娟，李灿东，吴青海，等. 基于电子鼻技术的不同体质青年学生口腔呼气气味图谱研究 [J]. 中华中医药杂
志，2012，27（12）：3184-3188.

第四节　问诊研究

一、中医问诊信息表述的规范化研究

（一）症状内涵的规范

1. 症的概念　问诊收集的信息主要是患者自己主观感觉到的痛苦或不适，属于症的范畴。根据《中医诊断学》教材的定义，"症"即症状，包括症状和体征，古代还将其称为病状、病形、病候，症状是指患者主观感到的痛苦或不适，如头痛、眩晕、胸闷等；体征是指客观能检测出来的异常征象，如面色白、舌红、脉浮等。《中医大辞典》指出：症状是指机体因发生疾病而表现出来的异常状态，包括患者自身的各种异常感觉与医生的感觉器官所直接感知的各种异常机体外部表现。

2. 症状名称　由于临床表现的复杂多样，以及文字描述的丰富多彩，中医症状存在着一症多名或多症一名等现象。如关于"小便不利"，在历代医案中即存在小便不利、小便涩、小便不通、小溲不利、小便不畅、小便不爽、小溲涩、溺涩、小水不利、尿涩、小溲欠利等642种不同的描述。张启明等通过建立中医历代医案数据库，统计发现胃脘痛的症状名称主要有胃痛、脘疼、上脘痛等27种名称。由此可见中医对症状表述的纷繁复杂，这给中医的临床诊断、学术交流、文化传承带来了困扰。克服症状表述的复杂多样，有利于避免诊断上的差异，也有利于开展中医药规范化、现代化研究。

朱文锋等认为将实际含义相同的症状，选定最恰当者作为正名，其余作为别名（同义词），尤其可作为主症的症名，更应当使用规范症名。如选嗜睡为正名，则多寐、多眠睡等为同义词。同一症状，如口干、口渴、口燥、咽干、口咽干燥、四肢倦怠、不耐疲劳、倦怠、肢体疲倦等，不能有多种描述。

张学虹等认为，在建立规范的症状库时，将能准确反映病情的现代临床常用术语作为规范名，即正名；将收集和整理出的规范名的同义词及近义词作为症的异名，即别名。如食欲不振可以作为正名，而与其同义的纳呆、饮食不香、不思饮食、食少、不知饥、食欲差、不能食、纳差等作为别名。杨梅等认为对实际含义相同的症，应选定其中最能体现中

医特色、最符合语言习惯者作为正名供临床统一使用，其余的可作为别名或同义词。张志强等突出强调以古汉语表述的中医症状术语名称规范，必须以训诂学知识为依据。基于训诂的中医症状术语临床概念诠释，是区分古代、现代中西医症状术语异同的依据，只有临床概念完全一致的术语，才能从中提取正名、别名。

3. 症状内涵　明确症状内涵与外延。术语的内涵与外延并非客观地自发形成，需要约定才得以确立症状名称的约定性，并应该充分反映病情，对于不利于疾病的鉴别诊断的症状名称，需进一步明确其内涵及外延，以利于诊病辨证。如腹痛，其疼痛性质有隐痛、刺痛、绞痛、胀痛、冷痛、灼痛、掣痛等不同；疼痛部位有胁腹、少腹、大腹、脐腹、小腹等不同；诱发、加重因素有遇寒、暴饮暴食、情志不舒等不同；缓解因素有按压、得温等不同。腹痛是腹部疾病辨证的重要依据，准确理解其内涵与外延必须与疼痛的性质、疼痛的病变部位和诱发加重及缓解因素结合，使其更具临床辨证意义。

区别对待一般症状和高度概括症状需要。一般症状是指患者主观可以体会到的痛苦或不适等异常感觉，符合症状的一般概念，如"头痛""恶心"等。高度概括症状是指经过凝练或包括多项内容类似"成语"样的症状术语，如"里急后重""谵语""郑声"等。高度概括症状可能包含多个一般症状，如呼吸衰竭可能包括呼吸困难、神志不清、发绀等；郑声是指神志不清，语言重复，时断时续，语声低微模糊的症状。严格地说，高度概括症状已超出症状概念的范畴，不懂医学的患者不会直接说出高度概括症状。这里要强调的是"高度概括症状"是否视为症状，综合征是否视为症状的问题。

合理拆分复合症状。随意组合症状易出现内容错杂、多重关系理解歧义等问题，因此需要将包含多个属性的临床描述的症状名拆分，使每一症状名反映的临床现象仅具有一种属性。张启明等总结了复合症状的拆分原则：复合症状含有两种及两种以上的属性混杂在一起，拆分时应遵循症状性单一性原则，如脉弦滑数应拆分为脉弦、脉滑和脉数三个症状，再如呕恶可拆分为恶心和呕吐两个症状。复合症状的拆分应遵循变量的独立性原则，必须保证各变量之间相互独立，不得相互包含。如全身水肿这一症状就包含了眼睑水肿、下肢水肿等变量，不符合变量的独立性原则，建议统一为水肿拆分后，每种属性的临床现象能在临床单独出现，即该症状的命名具有临床基础。再如"项强"这一症状名，其临床表现有项部拘急牵引不舒和强直不能前俯两种，与临床表现相对应的临床意义具有外感和内伤的不同，建议将其拆分为颈项酸楚和颈项强直。而有些症状如动则尤甚、甚则胸痛彻背不能平卧等是对程度进行定性的详述，可以作为症状轻重程度的表述方式，但其本身不应作为独立症状存在。并不是所有复合症状都适合拆分，那些对辨病、辨证、辨症具有特定临床意义的复合症状不应随意拆分。如全目赤肿这一临床虽为复合症状，但其综合描述有利于临床医生识别肝经风热的证候，此时应灵活变通，不宜拆分。总之，复合症状拆分与否以及如何拆分取决于是否有利于临床诊病、辨证。

症状应分离、独立。由于古汉语讲究简短、对仗，常常将临床一些有一定关联的症状连在一起，凑成四个字（或其他字数）一句话，如胸胁苦满、口苦咽干、心烦喜呕、腰膝酸软、头身困重、胸腹胀闷、身目发黄、神疲乏力、带下清冷、舌苔黄腻、脉象弦数、恶心呕吐（呕恶）、头晕目眩（眩晕）、小便短黄等症，均是两种或两种以上症状的组合，各

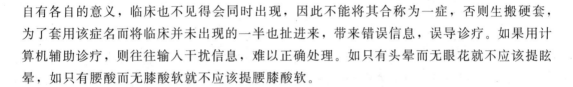

自有各自的意义，临床也不见得会同时出现，因此不能将其合称为一症，否则生搬硬套，为了套用该症名而将临床并未出现的一半也扯进来，带来错误信息，误导诊疗。如果用计算机辅助诊疗，则往往输入干扰信息，难以正确处理。如只有头晕而无眼花就不应该提眩晕，如只有腰酸而无膝酸软就不应该提腰膝酸软。

（二）症状的量化

1. 量化的意义　计算机处理数据的过程中，对于数据的描述准确性有要求。所以对于症状来说，需要从计算机处理数据的角度来有效表示症状特征的语言和方法，以便满足数据描述准确性的要求，方便计算机处理信息。成福春等认为"可扩展性标记语言"（Extensible Markup Language，XML）为解决症状描述的数据表示问题提供了一个有力的工具。XML 语言是万维网联盟（W3C）制订的一个标准。XML 语言有一些特点，首先，它可以通过增加元素或属性实现扩展；其次，它又是结构化的语言，适于表示层次性的、复杂的数据结构；再次，它是文本语言，具有跨平台特性，可以自如地在网络上传输；最后它拥有众多的处理工具，为后期的数据处理加工利用提供有力的支持。所以，可以用 XML 语言来解决中医症状的数据表示问题。如对中医临床症状集合数据结构的描述：症状集合是由 0～n 个症状元素构成的，每一个症状必须且唯一有一个症状名称元素，每个症状可有 0～n 个名-值属性对其进行扩展。根据上述表述定义出中医症状集合的 XML 模式定义（XSD）既能够解决如内热、眩晕、耳鸣……苔少、脉细等一般症状集合的描述，亦能够解决如咳嗽——咳声响亮、夹痰、无血丝、日间咳甚等，头痛、身重……舌淡、苔薄白、脉紧等症状本身还带有属性的复杂症状集合的描述。由于它能够结构化地描述出中医症状集合的本质特征，从而使得对于中医证型的分析可以直接精确到症状及症状属性这样的粒度，从而为中医证型的深入挖掘提供了数据结构基础。因此，制订标准化、规范化的计量诊断，能够提高临床疗效的可信度、可比性，提升诊疗效率。

问诊计量诊断的前提是要对症状进行量化。从数学的某一个角度上说，某一个具体的症状可以理解为一个集合。增加的修饰语即是对其取交集，修饰语越多，最后形成的交集就越小，表述也就越精确。而从面向对象理论角度来说，可以将症状理解为一个对象，对于某一具体的对象，可通过增加属性的方式，来表述对象某一方面的特性，从而使得对于对象的描述更为具体、更加准确。中医症状规范化的本质，在于寻找出当时能够表示其症状本质特征的最小化属性集。对于同一症状，不同的医家、不同的时期可能会从不同的角度进行描述，从而使得这个症状具有不同属性的修饰语。而所谓的规范化，是要寻找出（或者分析出）在当时能够表示这个症状本质特征的最小化属性集，并将结果反馈于临床，供临床医师参考。

同一症状在不同疾病或疾病的不同阶段，严重程度会有差异，症状的轻重程度对于诊断、疗效评价有重要意义。每个症状对不同病、证的诊断意义并不是简单的一一对应，而是一个症状对不同的病、证具有不同的诊断价值，这个诊断价值可以用贡献度来表示。症状严重程度不同，诊断的贡献度就会有变化。所以，对症状程度和它对诊断的贡献度进行量化是量化诊断的前提，可以在病证发展变化中较为客观地反映症状自身及诊断价值的变化。

目前对症状量化的方法有分级赋分法、分级赋分与权重结合法、赋权值法等。实际上症状量化的研究仍处于半定量的阶段。作为向计量诊断的过渡，半定量方法在诊断中有一定的可行性。但也应看到症状量化还存在一些不足，比如量化方法存在不同，或相同方法但赋值不同，或即使分级赋值相同，但关于其具体内容的描述却存在很多的随意性。不同特点、性质的症状信息，在分级描述时也常常千篇一律，不符合临床实际。且不同研究，症状累计积分诊断的阈值也不同。这样就导致不同研究者分别制订自己的分级标准，不能做到真正的量化分级。症状量化的目的是为临床诊断、用药、疗效评价等服务，但现症状量化都各持己见，缺乏统一、公认的标准。

2. 症状程度的量化

（1）症状轻重程度的量化：症状轻重程度的量化分级方法很多。中医的一些术语就已经反映了程度的差异。例如，发热有壮热、微热之分，听力减退有重听和耳聋的不同。对于没有轻重程度含义的症状，可以用数字 0、1、2、3 分别代表症状的无、轻、中、重等分级。对于有轻重程度含义的症状，可以先归类，同一含义的症状用不同的数值来对应不同的术语。如神疲计量为：0 为无；1 为精神不振；2 为精神疲倦，能坚持日常活动；3 为精神萎靡，不能坚持日常活动。自汗：0 为无；1 为偶尔；2 为经常；3 为持续。头痛：0 为无；1 为偶尔发作，持续时间短，可自止；2 为经常发作，持续时长，可忍受；3 为频繁发作，痛不可忍等。

（2）症状持续的时间的量化：症状的持续时间和发作频率对诊断也很有意义，中医临床中常用"无、偶尔、经常、总是、持续"等副词修饰来表示症状频率，可以用"0、1、2、3、4、5"等来表示时间上的差异。为获得准确的量化值，可以在把握症状自身的特点和规律的基础上，通过文献资料整理研究，结合专家咨询，并在广泛收集临床医生实践经验的基础上拟定量化分级标准，再进行临床验证，通过不断地调整和修改使其逐步完善。这样可以减少主观随意性，增强症状的客观性，更好地指导临床治疗和对临床研究进行科学、合理的评价。

李联社等采用 5 级计分法，例如患者主动诉出，显著且持续存在积 4 分；问出，显著或持续存在积 3 分；问出，较轻或间断出现积 2 分；问出，轻微或偶尔出现积 1 分；提问后否认积 0 分。并且根据主要症状和次要症状在中医证候中所占比重不同而赋予分值。

3. 诊断权重　每一病或证的诊断往往需要根据多种临床表现才能明确。为了提高临床辨证和辨病的诊断水平，应当明确每一症状对有关病、有关证的诊断贡献度，即应当将各症与病、证之间的诊断关系进行计量刻画。自汗为阳虚，盗汗为阴虚，白苔主表证、寒证，寒热往来有定时主疟疾，诸湿肿满皆属于脾等，虽十分明确，但过于绝对、简单，现在通用的主症次症组合、分级半定量方法虽有进步，仍有很大的主观性，故应全面、统一制订症状的计量诊断标准。症状的诊断价值，应该是症状对病、证的重要程度乘以症状的轻重。

二、中医问诊信息采集的规范化研究

（一）采集方法

1990 年，由中华全国中医学会（现中华中医药学会，下同）主持的"全国中医病名与证候规范研讨会"对病、证、症的概念取得了较为一致的认识。国家中医药管理局颁布的《中医病案书写规范》从 1992 年颁布试行以来，几经修订，更名为《中医病案规范（试行）》，自 2000 年 9 月 1 日起在各级中医、中西医结合医疗机构试行。它已经成为全国中医医院记录中医病史的规范守则，临床医生在对患者的病史采集过程中，包括问诊的规范，需要按照上述规范进行病史书写。同时国家中医药管理局进行布网，在上海中医药大学设立监控中心，对全国 100 家中医医院的住院病案首页设立联网的中医临床质量监控，对中医住院病案进行规范。1995 年 1 月国家中医药管理局发布实施中华人民共和国中医药行业标准《中医病证诊断疗效标准》，为中医医疗技术标准提供依据。

中华中医药学会中医诊断学分会于 2018 年 1 月发布了《中医四诊操作规范专家共识》，其中对问诊的基本操作程序做了规范：临床上应根据就诊对象的具体情况，如初诊或复诊、急性疾病或慢性疾病等，对诊察过程中发现的问题及与疾病相关的问题进行系统、全面而有重点的询问。对于初诊的慢性病患者，首先询问主诉，其次围绕主诉对其现病史及既往史进行详细询问，必要时再对其家族史、个人史等进行询问；对于急性或危重疾病的患者，首先通过对患者或陪诊者的扼要询问，抓住主症，并进行重点检查，以迅速救治患者或缓解患者的病痛，待病情缓解或稳定后再对其他与病情相关的内容进行详细询问；对于反复就诊、已建立病案的患者，首先浏览其以往的就诊记录，了解其既往史及最近的病情，再询问本次就诊的问题或最近的病情变化及治疗效果等。

（二）量表研究

随着症规范化和量化研究的不断深入，中医界的学者们借鉴心理测量学的有关知识和精神疾病研究中的一些方法，不仅在中医临床科研中应用国际通用的一些量表评定患者的心理状态、主观症状、中医药临床疗效，而且还初步开展了一些与中医证候有关的量表制订工作，对于中医药研究起到了积极的促进作用。

1. 量表的制作流程

（1）构筑理论框架：理论框架的构筑是中医证候量表的核心，必须符合中医思维及理论以确保量表的临床实用性和中医特色，且要经得起现代数理推断以确保所做量表良好的结构效度。如刘丽星等认为中医证候量表的理论框架构筑应体现中医辨证观、整体观、病证结合的特点。赵昀等则认为，理论框架的构建包括三种情况：①不考虑疾病的单纯证候。②病证结合下的单一证候。③病证结合下的多个证候。如徐全壹等制作的寒证证候量表属于上述情况。由松等制作的郁证心脾两虚型调查量表则属于上述第二种情况。尹冬青制作的抑郁症分型诊断量表将抑郁症分为六个证型则属于上述第三种情况。经过建立条目池、条目优化筛选、答案确定、多次预调查、信度效度初步检验、问卷修订、卷首语、编码、填写说明等程序，最终形成正式的调查问卷。

（2）形成条目池：中医疾病的诊断，主要依赖于对证候的把握及其变化的全面考察。证候，即证的外候，是疾病发展过程中一定阶段的病位、病因、病性、病势及机体抗病能力的强弱等本质有机联系的反应状态，以临床可被观察到的症状为外在表现。证素是中医证的基本要素，即中医辨证所要辨别的本质性内容。证素的确立是中医证候量表条目池形成的前提。关于条目池的初步形成，王均琴等认为，这由医生、护士、专家以及被调查者组成的核心小组初步建立，以此确定所做量表的目标、范畴、维度及内容；然后需要对条目池进行小范围的测试，测试小组由5～10位中等文化程度的一般人群和被调查对象组成，删除不符合标准的条目，以此形成最终条目池。

（3）筛选条目：条目筛选分为主观筛选和客观筛选，主观筛选主要是指专家咨询法，即德尔菲（Delphi）法。该法是一种采用独立征询专家的意见，由专家进行条目重要性评分，经过几轮征询，使专家小组的意见趋于集中，删除评分最低的几项条目，其余进入客观筛选步骤的方法。

关于客观筛选，主要包括离散趋势法、区分度分析法、相关系数法、克朗巴赫系数法、因子分析法、系统聚类法、频数分布法、逐步分析法、重测系数法、主要成分分析法等统计方法。如牟新等人采用了离散趋势法、主要成分分析法、逐步分析法和主观评测法这四种方法对条目进行筛选来制作糖尿病肾病证候量表，入选内部一致性和稳定性较好的条目，这四种方法对选择代表性、独立性以及区分性较好的条目很有帮助。至于条目删除原则，戴霞等认为，应遵从重要性大、敏感性高、独立性强、代表性好、确定性好的原则，并兼顾可接受性和可操作性，形成最终的统计结果，且强调了若符合其中一项删除标准，除非有非常强的专业理论支撑，否则应予以删除。

（4）量化条目：条目的量化是实现中医证候规范化、标准化的必由之路。中医量表的条目由症状和体征及舌脉组成，临床上对症状量化的方法有很多，基本可以归纳为 Liker 等级评定法、视觉模拟刻度法、数字分级法、疼痛强度评分（Wong-Baker 脸）等。其中线性条目有着直观、精确、易分析等特点，但对于文化程度低者理解困难，他评量表不便于采用；语言分级法容易理解和回答，他评和自评都适用。Liker 等级评定法选择的答案量尺词语之间已被大量研究者证实是等距的，故这种方法省去了反应尺度分析检验这一步骤，且可操作性强，适于任何症状，避免了掺入调查者主观臆测的成分，便于统计学分析，是实践中最常采用的一种条目量化法。戴霞等主张对难以量化的体征条目包括舌脉采用二值化处理，并独立列为一个维度。对症状条目采用 Liker 等级评定法。如今随着计算机技术的发展，在图像处理方面也有着长足的进步，利用计算机对舌脉的量化采集提供了科学化工具。如中医舌诊自动识别系统和脉诊仪的运用对舌苔、舌象、脉象进行了分类和量化。

（5）考评量表：量表的考评是制作量表的最后阶段，是检测量表信度、效度、区分度不可或缺的关键步骤。量表的信度是指量表的可靠性，即采用同一种方法对同一对象重复测量时所得结果的一致性程度。信度的分析方法主要包括重测信度法、复本信度法、折半信度法、α信度系数法。量表的效度是指量表的有效性，即测量工具能够准确测量出所需测量事物的程度，简而言之就是测量工具的有用度性。其分为内容效度、准则效度、结构效度三种类型。内容效度是评价语言表达的准确性；标准效度是通过确立"金标准"来评价测量指标的一致性；结构效度是采用因子分析法对量表进行更加深入的分析。区分度是指在检验被调查者的改变对调查结果的影响程度。如李小茜等计算各维度的α信度系数评价内部一致性，计算相关系数评价内容效度，计算各维度的 Kappa 值评价重测信度，采用因子分析来评价量表的结构效度，以此来评价充血性心衰证候量表的信效度。

2. 量表的临床应用　陈泽涛等人利用量表进行问诊症状量化，使中医问诊系统符合临床医患双方的思维习惯。王天芳等参照心理测量学的相关方法研制出了信度良好，并具有良好的结构效度的疲劳自评量表，在量表的运用方面做了有益的尝试，也为中医问诊，尤其是针对某种症状的详细问诊提供了思路。但是我们应该清楚，尽管国外生存质量和患者报告指标的评价内容与中医问诊的内容基本一致，同是软指标的中医疗效评价可以借用量表作为评价工具，并逐渐被中医药专家接受和应用，但量表测评方法的应用中医特色量表的研制等工作尚刚刚起步，存在对量表理论的认识不足、中医特色量表体系尚未形成、量表的选择缺乏针对性、量表测评的实施过程尚不够规范等问题，有必要加强遵循中医理论，按照国际通用的量表研制规范开展相关研究，以推动量表测评方法在中医药疗效中应用的规范化发展。具体到中医问诊量表的研制和规范工作更需如此。

（1）量表用于情志的评定：中医的情志障碍属于现代心理学情绪异常的范畴，目前有些研究者采用一些通用心理卫生评定量表，对符合中医某病或某证患者的心理状况进行评定，观测情志与病证的关系。如杨婧等采用抑郁自评量表（SDS）及焦虑自评量表（SAS）评估符合抑郁焦虑诊断的 157 例患者进行中医辨证分型，分析数据显示乳腺癌患者存在较高的抑郁焦虑情绪，其中抑郁患者以肝郁痰凝型为主，焦虑患者以正虚毒炽型为主。

（2）量表用于症状收集、证候诊断的评估：研究者根据不同的研究目的，借鉴问卷与量表用于症状收集和证候诊断，以期实现中医辨证的规范化和客观化。如王学良等采用现场填写亚健康状态调查问卷的方法，判断亚健康状态并按肾阴虚证的辨证标准进行辨证，分析结果显示，亚健康状态肾阴虚证的主要证候特点：肾虚证主要表现为腰背酸痛、腿膝酸软、疲倦乏力、耳鸣、脱发等；阴液亏虚主要表现为眼涩、咽干、大便干结等；阴虚火旺、热扰心神等主要表现为盗汗、手心发热、失眠多梦等；亚健康状态肾阴虚证的舌脉以舌红、脉沉细为主。

（3）量表用于中医药临床疗效的评价：目前很多研究者开始用问卷与量表作为中医药临床疗效的评价工具。他们在中医临床疗法或中医药方剂治疗某些疾病时采用一些通用量表对治疗前后的症状分值进行评定，作为评定中医药疗效的依据。如吴波等对香连合剂治疗 50 例伴有焦虑症状的期前收缩患者进行对照观察，通过中医症状积分、24 小时动态心电图期前收缩数、汉密尔顿焦虑量表（HAMA）评分等客观指标对药物疗效进行评价。结果显示香连合剂能够减少期前收缩的发生并改善患者的焦虑症状。

（4）量表用于与中医证候的相关性研究：有研究者利用量表对中医证候诊断进行研究，如应用一些自评量表对躯体性和精神性疾病的患者进行评定，探索量表测定值与中医辨证分型的关系，从而显示出某些证候的特点。张雅萍等运用简易精神状态量表、日常生活能力量表、临床痴呆评定量表、汉密尔顿抑郁量表对轻度认知障碍患者进行评定，并行中医辨证，分为 5 个证型。分析显示：轻度认知障碍患者最常见证候是肝肾阴虚，其次是痰蒙清窍、脑髓髓空、瘀血痹阻、气血双亏。经 Spearman 相关分析发现，中医证候与简易精神状态量表（MMSE）之间呈负相关。

三、中医问诊信息分析方法的研究

（一）隐结构法

隐结构法是用计算机来取代人脑进行数据分析，通过临床流行病学调查，系统收集病例；然后用计算机对所得数据进行分析，找出规律，并且构造隐结构模型来解释这些规律；最后用所得到的隐结构模型来指导辨证。这是一种基于模型的多维聚类分析。由于中医症状的出现与否不是相互独立的，而是相互联系的。通过对症状在众多患者身上出现情况的观察，可以发现它们之间的关联关系，这些关系为寻找症状背后的隐结构提供基础。用计算机构造的隐结构来指导辨证的好处是能在一定程度上排除人为因素对辨证结果的影响，更加客观地反映症状之间的关联关系。隐结构模型是一个统计学模型，其质量的高低可以从几方面来判断：模型是否贴切地反映了实际情况；模型的内容是否清晰；模型是否完备；模型是否简洁；模型是否有自相矛盾的地方。王忆勤等运用这一方法开展了脾系问诊客观化研究，认为隐结构模型与中医理论及脾系疾病的证候特点比较吻合，基本反映了脾系疾病的主要病因病机，为中医问诊的客观化研究提供了有益的借鉴。

（二）模糊数学法

江一平运用模糊数学进行鉴别诊断，据 254 例气虚证、血虚证、阴虚证、阳虚证病例中收集到的问诊资料及体检信息，采用 Fuzzy 统计方程，计算出 Fuzzy 频率，建立起隶属函数进行证型诊断，然后做定位诊断，通过临床部分病案验证，诊断效果良好，不但可以诊断疾病气虚、血虚、阴虚、阳虚的病性，而且可以定位到脏腑。俞雪如介绍了日本学者编成的东洋医学调查表，分为五脏体系、经络体系、俞募穴体系、脉诊体系共 215 个信息，同时还提出了对症的因子进行分析。

（三）多元统计分析法

多元统计分析是数理统计学中近二十年来迅速发展的一个分支，能综合体现出人体生命活动的特点和规律，与中医更有内在的切合性。目前应用多元统计方法探讨中医证候已有研究报道，主要有聚类分析法、回归分析法、因子分析法、相关分析法等，其在中医证候研究中具有很大的优势。多元统计方法在中医证候研究领域的应用由来已久，他们对于中医证候的诊断及鉴别诊断，对于寻找灵敏度高、特异性强的中医实验资料，具有一定的应用价值。

许朝霞通过对 1160 例心系疾病患者的问诊信息进行分析，探讨心系疾病的中医问诊信息组合规律，并分析这些症状组合规律与中医辨证理论的一致性。通过聚类分析，结果发现：心系疾病问诊症状的出现具有一定的组合规律，这种规律性与中医辨证理论基本一致，提示可以从症状组合规律探讨中医辨证理论的内涵。症状及体征是中医辨证的重要依据，症状组合规律和中医辨证密切相关，对证候分类有着极大的实用价值。分析症状组合规律在中医病情变化、分析病位、判断病性、评价疗效中具有重要作用，对中医证候分类理论起到极大的推动作用。

（四）机器学习技术

将机器学习技术应用到中医病案数据分析中，提炼出临床经验中蕴藏的信息，从而实现名医经验的总结和传承，是促进中医药信息化的有效途径。中医临床数据中，一个病例有多个症状，同时可能有多个证型，这是典型的高维多标记数据分析问题。若一个样本和多个类标相关联，则称这样的数据为多标记数据。现实世界中多标记学习任务无处不在。例如，文本分类中每个文本可能属于多个主题，风景分类中每张风景图片可能属于多个语义类。在所有的多标记学习框架中，每个实例与一个类标集合相关联，多标记学习的任务就是要为未知实例预测其类标集，且类标集的大小是未知的。多标记学习通常都要涉及高维数据，但由于多标记学习的复杂性，针对多标记学习的降维方法和特征选择方法仍然很少。目前多标记学习技术大体可以分为两类：转化问题方法，改写算法方法。转化问题方法独立于算法，把多标记学习任务转化为一个或多个单标记分类任务，如单标记学习打分、组合类标、集成学习方法等；改写算法方法通过扩展特定的学习算法（如 Boosting、SVM、决策树等）来直接处理多标记数据；特征选择旨在去除不相关特征和冗余特征，力求以最少的特征来表达原始信息，并达到最优的预测或分类精度。特征选择能够明显提高分类模型的可理解性，并且建立一个能更好预测未知样本的分类模型，具有重要的现实意义。

参 考 文 献

[1] 时美伶，张培彤．中医症状术语规范化研究现状 [J]．中医学报，2017，32（8）：1452-1455.

[2] 王天芳，王佳佳，唐利龙，等．关于中医术语"症""症状"及"体征"的界定 [J]．中华中医药杂志，2012，27（1）：22-25.

[3] 郑红，张启明．中医症状术语规范化研究方法探讨 [J]．山东中医药大学学报，2010，34（1）：21-22.

[4] 朱咏华，朱文锋．中医症状的规范化研究 [J]．湖南中医学院学报，2002，22（3）：35-37.

[5] 张学虹，邹圣容，蒋永光．中医症状规范研究中的问题及解决思路 [J]．中国民族民间医药，2009，18（21）：46-47.

[6] 杨梅，鲁法庭，连博，等．中医症状规范化研究的现状及思路 [J]．云南中医学院学报，2009，32（1）：26-30.

[7] 张志强，王永炎，盖国忠．论中医症状名称规范五原则 [J]．北京中医药大学学报，2010，33（9）：595-596.

[8] 谢蓉，王燕萍，彭丹虹，等．中医症状规范化研究 [J]．河南中医，2017，37（7）：1144-1146.

[9] 王志国，王永炎．症状体征术语规范化研究面临的主要问题 [J]．北京中医药大学学报，2012，35（4）：226-229.

[10] 张启明，张振中，李檬，等．作为科技术语的中医症状的命名 [J]．北京中医药大学学报，2007，30（12）：797-799.

[11] 郭春莉，付强，张启明．基于近现代医案的表征中医疗效的标志性症状研究：肠热腑实证 [J]．长春中医药大

学报，2012，28（2）：226-227.

[12] 刘旺华，朱文锋.中医症状规范化若干问题的思考［J］.中医杂志，2007，48（6）：555-556.

[13] 成福春，方肇勤，朱抗美，等.利用信息技术促进中医证型的规范化［J］.中国中医基础医学杂志，2007，13（4）：241-242，308.

[14] 丁成华，冯磊，程绍民，等.中医证候规范化研究述评［J］.中国中医基础医学杂志，2010，16（4）：352-354.

[15] 王忆勤，李福凤，燕海霞，等.中医四诊信息数字化研究现状评析［J］.世界科学技术-中医药现代化，2007，9（3）：96-101.

[16] 杨梅，鲁法庭，连博，等.中医症状规范化研究的现状及思路［J］.云南中医学院学报，2009，32（1）：26-30.

[17] 李联社，曹贵民，赵广刚，等.中医症状定量化方法初步研究［J］.中医药学刊，2005，23（11）：2046.

[18] 王天芳，李灿东，朱文锋.中医四诊操作规范专家共识［J］.中华中医药杂志，2018，33（1）：185-192.

[19] 朱诗乒，裘生梁.中医证候量表的研制进展［J］.中外医疗，2012，31（9）：182-183.

[20] 刘丽星，张哲，杜蕊，等.中医证候量表的研究现状［J］.辽宁中医药大学学报，2011，13（9）：28-30.

[21] 赵晖，王筠，李淳，等.中医证候量表研制中的关键问题及其思考［J］.中国中医药信息杂志，2017，24（6）：6-9.

[22] 徐全壹，王望华，周波，等.中医寒证证候量表的信度效度评估研究［J］.时珍国医国药，2014，25（3）：736-738.

[23] 由松，胡立胜，图娅.中医郁证（心脾两虚型）及其症状标准化研究方法探讨［J］.北京中医药大学学报，2000，23（6）：51-53.

[24] 尹冬青.抑郁症中医证候分型诊断量表及证候特征研究［D］.北京：北京中医药大学，2013.

[25] 王均琴，李国春，周学平.中医量表的条目筛选方法研究［J］.中医研究，2013，26（3）：10-12.

[26] 牟新，赵进喜，刘文洪，等.糖尿病肾病中医证候量表的条目初筛［J］.中国中西医结合肾病杂志，2011，12（1）：47-49.

[27] 戴霞，王成岗，韩晓春，等.中医证候量表条目筛选的方法学探讨［J］.中华中医药杂志，2010，25（8）：1168-1171.

[28] 李小茜，刘伟，何建成，等.充血性心力衰竭中医证候量表的信度与效度评价［J］.中医杂志，2015，56（7）：594-597.

[29] 陈泽涛，张彬.医学访谈与中医问诊［J］.中国中医基础医学杂志，2005，11（9）：688-689.

[30] 王天芳，薛晓琳.疲劳自评量表的理论构建及其研制［J］.北京中医药大学学报，2007，30（4）：221-223.

[31] 唐利龙，王天芳.中医问诊研究进展［J］.云南中医学院学报，2009，32（6）：71-74.

[32] 杨婧，张捷，王笑民，等.乳腺癌伴发抑郁焦虑患者的中医证型分析［J］.中医杂志，2009，50（12）：1112-1113，1116.

[33] 王学良，李赛美，赵晓山，等.亚健康状态肾阴虚证的证候特征［J］.广东医学，2009，30（1）：117-119.

[34] 吴波，李静.香连合剂治疗早搏伴焦虑症状患者50例临床观察［J］.中医杂志，2009，50（12）：1087-1089.

[35] 张雅萍，王兴臣，付强，等.轻度认知障碍中医证候流行病学研究［J］.北京中医药大学学报，2007，30（10）：709-712.

[36] 刘国萍，邓峰，夏春明，等.基于隐结构的中医脾系问诊信息客观化分析［J］.中医杂志，2011，52（16）：1372-1375.

[37] 江一平，刘明芝，姜灿文.模糊数学在中医四虚证鉴别诊断中的初步应用［J］.中医药学报，1984（5）：13-19.

[38] 俞雪如.日本汉医对四诊客观化的研究［J］.浙江中医杂志，1984（6）：285.

[39] 王利，庄燕鸿，何建成.多元统计方法在中医证候研究中的应用［J］.中华中医药杂志，2016，31（12）：4916-4918.

[40] 邵欢，李国正，刘国萍，等.多标记中医问诊数据的症状选择［J］.中国科学：信息科学，2011，41（11）：1372-1387.

第五节　脉诊研究

一、关于脉诊的古代文献研究

脉诊为中医四诊"望、闻、问、切"中的切诊部分，是远古时代的人们，在漫长的艰苦生活中，为了健康而总结出的诊断疾病的方法，通过诊察脉象的情况以诊断疾病的阶段、病位、病性及邪正虚实，制订疾病的治疗方案，评估疾病的预后情况。古代医学文献是现代医者研究中医的主要依据之一，其中以研究古代医学经典著作最为广泛。

（一）《黄帝内经》中脉诊的研究

《黄帝内经》为我国现存最早的比较全面阐述中医学理论的古典医学巨著，主要汇集了战国秦汉时期医家的学术思想、医学知识和经验，其中记载了大量的脉诊内容。专篇记载脉象的有"脉要精微论""玉机真脏论""三部九候论""平人气象论"等；何绪良将其概括为 7 种诊脉方法，除上述诊法外，还有寸口尺肤合参诊法、虚里诊法及弹踝诊法。赵京生对《黄帝内经》等文献分析，认为经脉与脉经的形成有共同的认识基础，一些古老的诊脉法与经脉密不可分，主要体现在中医理论形成的早期阶段。这对于阐释"经脉"的本质、理解经络学说有重要意义。更有医者将脉诊应用于临床，以指导针灸治疗。诸毅晖等研究《灵枢》认为，脉诊可以指导针灸临床的立法、取穴、补泻、疗效和禁忌等，如"凡将用针，必先诊脉，视气之剧易，乃可以治也"。其说明在针灸的临床治疗中应需先诊脉，通过诊脉来诊察患者经络气血的虚实，指导针灸的治疗方案，即诊脉决定针灸的取穴和补泻，检验针刺效果，判断针灸禁忌，亦可诊络脉变化以指导刺血疗法等。姜瑞雪等对《黄帝内经》脉诊理论中的时间因素做分析，分别讨论了年份、季节、月相、昼夜等对脉诊的影响。

（二）《难经》中脉诊的研究

《难经》成书于汉代，亦为中医学四大经典之一，以阐明解注《黄帝内经》为要旨，同时形成自己的理论特色。尤其是脉诊方面，占全书的四分之一。张登本研究《难经》，归纳出在脉诊的基础上，从整体观出发，强调诸诊合参；并认为独取寸口的诊脉法为《难经》首创，其在继承《黄帝内经》的寸口诊脉的基础上又有所创新，《难经》的寸口诊脉法才是真正意义上的寸口诊法的先驱。刘艳等亦认为《难经》首创"独取寸口"的诊脉方法并分析其机制，首创寸、关、尺三部定位，并拟定寸、关、尺相应的脏腑经络，拓新三部九候的含义及其所主，重视诊脉之"浮沉诊法"及尺部脉，重视脉证相参的辨证，重视"四时脉"，提出积聚痼疾脉象等九方面。李霞等认为《难经》中脉诊理论反映出中医人体机体的整体观、天人相应的整体观，是脉证相参的辨证整体观。李灿新认为《难经》中对于脉位的"轻重""浮沉"论述详细，以轻重知浮沉。平人脉五脏之平脉有浮沉之别，尺寸平脉当应浮沉，四时平脉，浮沉有别，浮沉之脉可分阴阳（《难经》对平脉的浮沉十分注意其"度"的把握，不可"太过"或"不及"）；患者脉位的浮沉可诊断阴阳之偏颇、脏腑之虚实、气血之盛衰、判断预后，脉位的浮沉亦与病、色相应。麦舒桃对《难经》中关于描述浮脉的形态、正常表现、临床意义等进行了整理及探析。王东生等通过对《难经》切脉三菽、六菽、九菽、十二菽、至骨轻重不同力学现象的分析，认为切脉轻重反映了体内的血管振动和血液流动时的物理现象，脉诊的实质是血流状态。《难经》中设五种不同的轻重诊脉手法，是为了分析与叙述的方便，在实际应用上，是自上而下逐渐加大用力，直到求得所需的各项内容为止。段延萍等通过研究比较《黄帝内经》《难经》寸口脉诊的机制，认为在《黄帝内经》中，寸口脉形成的基础是经络和五输穴，脏腑功能相互配合是"寸口"诊脉形成的理论基础。《难经》做了寸口脉机制的补充，寸口是"脉之大会""手太阴之脉动"，是原气反映于外的部位。《黄帝内经》《难经》对寸口脉的形成的机制相互补充。

（三）《伤寒论》中脉诊的研究

此后东汉张仲景在《黄帝内经》《难经》等医学著作的基础上，总结东汉以前的医学经验，结合自身的临床经验，编著《伤寒杂病论》。该书是一部理法方药兼备的临床专著，在诊断疾病时虽倡导三部诊法，但极为重视寸口脉的位置和作用。张仲景以阴阳学说为辨脉总纲，在辨脉的基础上加以辨证，多从脉象的形态、部位辨病证的阴阳表里和脏腑气血。李灵巧等对《伤寒论》中有关"脉沉"的条文进行比较分析，通过以方测证和以证测机来探讨"脉沉"的病机本质，发现"沉脉"所主的病机里有里虚证者，有里实证者，也有里虚兼表证者。在《伤寒论》中脉、证、治并举，以理论结合实践的脉诊法，使脉诊的方法不断充实完善，更方便普遍地应用于临床。

（四）《脉经》中脉诊的研究

西晋脉学专家王叔和编著的《脉经》是我国第一部脉学专著。此书的写作背景如自序中所叙"脉理精微，其体难辨，弦紧浮芤，展转相类，在心易了，指下难明"，所以"撰集岐伯以来，逮于华佗，经论要诀，合为十卷"，总结记录了前辈医者的学术思想和经验，并在此基础上提出自己的方法和主张，具有较高的学术水平和重要的参考价值，称为脉学发展史上的一个里程碑。《脉经》的主要内容是完成了寸口取脉法。《难经》虽提出了独取寸口法，但并未在技术操作上解决具体问题。《脉经》统一制订了脉名和脉形的规范，将脉象归纳为浮、芤、洪、滑、数、促、弦、紧、沉、伏、革、实、微、涩、细、软、弱、虚、散、缓、迟、结、代、动 24 种脉象，并对各种脉象提出了辨别特点，附参考说明。《脉经》起到了承前启后的作用，使脉诊在名称、脉形、脉法及诊断方面趋于完善和成熟，使脉学作为一门独立的学科成为可能。

（五）其他文献的脉诊研究

李丛认为北宋史堪所撰之《史载之方》，在诊断方法上尤其重视脉诊，对所涉及的疾病脉象进行了详尽的描述，诊脉部位为两手的寸关尺部，涉及了 20 余种脉象，反映了当时宋代脉学的发展情况。刘宁认为李时珍的《濒湖脉学》《脉诀考证》也推动了脉学发展。李时珍在书中详细辨别了相似脉，纠正以往脉书中的错误，且《濒湖脉学》简单易懂，临床实用性强，是易读易学的脉学专著，为后世历代医家所推崇。王利等对《温病条辨》中重症温病的脉证特点进行分析，认为重症温病脉象多与普通的温病脉象不同，如本应"实、数、大"等脉象，而在重症中则表现为"虚、缓、迟、细、沉、伏"等脉。

　　张志枫从理论和实践角度，系统地阐述了清代医家有关脉诊的原理、方法、脉象和脉理学等方面的学术成就；同时对清代脉学研究进展做了专题介绍；还以脉法起源、脉学奠基之作——《黄帝内经》、"独取寸口"标志性著作——《难经》、临床运用脉诊的典范——"张仲景脉法"、现存最早的脉学专著——《脉经》《脉经》以后的脉学发展等为标题，探讨中医脉学的"源"与"流"。

　　中医学博大精深，精确诊断则为医学的预防和治疗的前提，脉诊作为诊断方法的重要方式之一，在疾病的诊疗上占据着极为重要的位置，但中医文献中关于脉诊的记载较少，尚有许多精粹未被发掘。近期关于脉诊方面的文献，大部分也只是对古代中医经典的研究，对文献进行逐字逐句的分析阐释。因此，对脉诊学还应继续补充和完善，对脉诊文献的研究还需进一步联系临床，为疾病的临床诊察服务。

二、脉诊客观化的研究

　　脉诊，是非常具有中医诊病特色的方法之一，自古以来，在临床诊病中担当着十分重要的作用。脉诊从《黄帝内经》三部九候、人迎寸口对比、经络脏腑遍诊法，到《难经》提出寸口"三部九候"法，至张仲景时代的脉因证治，西晋王叔和的第一部脉学专著《脉经》的独取寸口，直至后来《察病指南》《图注脉诀》《濒湖脉学》，脉诊的发展产生了巨大的飞跃。在中国传统哲学、中医整体观的影响下，脉诊对于中医整体的发展有着重要作用。随着社会的发展、科技的进步，特别是西方科技对于世界的影响不断增强，脉诊的发展仍无法摆脱"在心易了，指下难明"之窠臼。20 世纪 50 年代以来，随着科学技术的发展和应用，以及生物医学、数学、物理学、生物力学、生物工程学、计算机科学等向中医领域的融合，脉诊客观化的研究方面已经取得了长足的进展，并将其取得的成果积极地应用于教学、临床、科学研究方面。脉象可以反映出人体整体的生理病理信息，对临床诊断疾病有重要的参考价值。现在脉诊仪能够识别平、浮、沉、迟、数、弦、滑、涩、洪、促、结、代等临床常见基本脉象的脉图，可以在一定程度上反映脉象的基本特征，并可以提供相应的脉搏波特征参数及临床应用。脉图的应用方向应该是检测、分析脉图，结合病史和实验诊断，四诊合参，分析脉图与病、证的相关性，逐步建立临床适用的脉图诊断标准，提供中医临床客观化的诊断方法。然而，脉象信息丰富，脉象灵敏，如何客观有效及时地还原真实脉象成为脉象采集分析的瓶颈。特别是脉诊仪传感器的研究及更新、脉象采集的客观化、脉图分析的准确性成为脉诊客观化，成为现代中医辅助诊疗手段的重要前提。

1. 脉象传感器研究　　获取脉图的主要元件就是现代信息技术的传感器。日本把传感器技术列为十大技术之首，我国在 20 世纪 80 年代以来也已经将传感器技术列入国家高新技术发展的重点，足以显示传感器技术举足轻重的地位。

传感器在我国国家标准（GB/T 7665—2005）中这样定义："能够感受被测量并按照一定的规律转换成可用输出信号的器件或装置，通常由敏感元件和转换元件组成。其中，敏感元件是指传感器中能直接感受和响应被测量的部分；转换元件是指传感器中能将敏感元件的感受或响应的被测量转换成适于传输和测量的电信号部分。"

传感器一般由敏感元件、转换元件、基本转换电路三部分组成（图 22-2）。

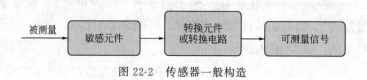

图 22-2　传感器一般构造

医用传感器是能够感知多数为非电量的生物信息并将其转换成电学量的器件或装置。医学传感器作为捕捉人体生命体征信息的"感受器"，使得医生的视、触、叩、听进一步延伸及量化，为精确测量提供前提。随着传感器技术和信息技术的共同发展，其在医学领域应用将越来越广，会朝着智能化、微型化、多参数、可遥控、无创检测等方向不断进步。

中医脉诊仪的设计是以中医理论为基础，通过采集寸口桡动脉脉搏跳动的信息来分析人体整体生理病理信息。传感器作为脉诊仪的核心部件，即模拟中医师的切脉，将切脉压力和脉搏搏动压力转换成可方便测量的物理量。目前传感器的感知触头以单点为主，以上海中医药大学 ZM-Ⅰ、ZM-Ⅲ型应用最为广泛。但是中医传统脉诊诊法是三指并齐，是了解三部同时下指或循法或单指或指指交替时，脉象的特征和脉象随指压变化而变化的情况；观察三部在总按（同等加压）的条件下脉象图的相似性或差异性，或不同指压时的特异性。国内外已开始有研制三探头等脉诊仪的成果，以及脉象的即时图像显示、压力柔性仿生传感器与 B 超探头结合检测人体寸口脉搏波信号，并对寸口部寸、关、尺三部脉象开展了一些研究。

随着现代科技的发展及多学科的交叉综合运用，特别是生物力学、物理力学、生物工程学、计算机科学等与中医现代化的不断融合，脉诊仪的应用日益接近临床。生物医学中信号提取与处理技术不断进步，使得信息采集分析更加便捷。脉象作为一种特殊的生物信号，其反映的是人体的综合信息。因此，中医的脉象客观分辨与识别的一个重要前提就是脉搏波信号提取与分析的客观化、定量化与规范化问题。

现阶段，用于脉象信息采集的医用传感器主要有电容式传感器、压电式传感器、电阻式传感器、液态传感器、光电式传感器、应变式压力传感器、生物传感器等。

2. 脉象信号分析方法研究　　脉图分析中，对脉搏波波形特征的分析主要有时域和频域分析，时域分析包括特征点法、高斯函数法、脉图面积法等。频域分析方法主要是通过傅里叶变换将时间信号以频谱的形式表示出来，从频域角度研究一个复杂信号的特征。还有使用高阶谱的方法，它是通过高阶统计量来定义及测量。高阶统计量主要包括高阶矩、高阶矩谱、高阶累积量和高阶累积量谱四种。双谱不仅有幅度信息，也有相位信息，因此可以更好地反映信号的特征信息。希尔伯特-黄变换（HHT）是另一种信号处理方法。它能够同时得到信号频率、能量、时间的分布特征，对于处理非线性、非平稳信号有清晰的物理意义。可视化的分析方法随着现代信息技术的发展也被应用于脉图分析上。其运用仿生手采集桡动脉脉搏图像序列获取三维离面位移变化，使用压力柔性仿生传感器与B超探头结合寸口脉信号采集装置，以心电图标记法进行时间同步化分析，分析压力脉搏波波形及脉管位移动态变化趋势各项检测指标，进行脉象数字化的运用，并为脉象的四种属性（位、数、形、势）确定积分值。

以往研究主要使脉图实现了脉诊的客观化和数据化。目前脉图获取主要依靠脉象信号的检测技术，不同的检测方法对脉图的获取有着不同的影响。现今单部脉诊仪的研究较成熟，采集方法及分析技术较为完善。单部脉诊仪是以关部为采集部位，传统脉诊是以三部九候理论为指导，寸口的寸、关、尺部及不同的取脉方法都可以引起脉象的差异及反映不同的证候，因此单部脉诊仪不能全面反映脉象整体信息。其主要不足在于还不能够满足中医脉诊的临床需求，没有实现手指诊脉的丰富信息。脉诊的内容决定了多点式传感器研究与应用的必然。所以，多点式传感器为基础的阵列式脉搏分析方法是现代脉诊技术化的必然之路。随着传感器的不断进步，采集信息的速度和精度也不断提高。在脉图的获取手段上不断多样化及精确化，分析方法上灵活多样，更接近中医临床。分析方法体现出两种获取新特征信息的趋势：一是在原有信息来源的基础上，研究脉图分析的新方法及技术，发现新的特征参数；二是开发新的信息来源，如新型传感器的应用，新的信号提取方法，并应用新的分析技术。

经典的脉图分析技术是以时域分析法分析脉图中特征参数的意义。时域分析主要是分析脉搏波幅的高度与脉动时相的关系。主要内容是读出脉图的波峰与波谷，包括波、峡的高度（h）、相应时值（t）、脉图面积（As、Ad）等参数。脉图评价各项脉图信息参数（图22-3）。

各脉图参数意义参考费兆馥主编《现代中医脉诊学》：

$h_1 \sim h_5$，主要是表示幅值高度，h_1 表示主波幅值，代表左心室的射血功能和大动脉的顺应性。h_2（主波峡幅度）与 h_3（重搏前波幅值）、h_3/h_1（主波幅值的比值）意义相似，反映动脉血管弹性和外周阻力情况。h_4（降中峡幅度）及 h_4/h_1（与主波幅度比值），反映动脉血管外周阻力。h_5（重搏波幅度）及 h_5/h_1（与主波幅度比值），反映大动脉的弹性与主动脉瓣的功能，h_5 可以出现负值。

t 系列值表示脉动周期及不同时期的分量时值，t 表示一个完整的脉搏周期，为脉图起始点到终止点的值，对应左心室的一个心动周期。t_1 为脉图起点到主波峰点（h_1）的时值，对应左心室的快速射血期。t_4 表示心室收缩期值，为脉图起点到降中峡（h_4）之间的时值，对应于左心室的收缩期。t_5 为心室舒张期值，为降中峡（h_4）到脉图终止点之间的时值，对应左心室舒张期。

w：主波上1/3处的宽度。

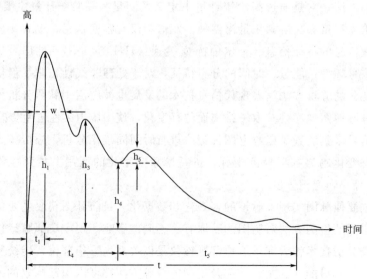

图 22-3　脉图各主要测量参数示意图

Pr：脉率（Pulse rate），其快慢反映脉象的迟数。

Pp：最佳采脉压（Pulse pressure），其大小反映脉象的浮沉、虚实。

S：脉图总面积，即收缩期面积与舒张期面积之和，与心排出量有关。其中 As 为收缩期面积，Ad 为舒张期面积。

　　脉搏波是人体释放的一种信号波，以振荡波的形式在脉管中传播，形成脉象。数千年来由许许多多医家不断地累积个人长期临床经验，由遍诊法逐步演变至"独取寸口"的寸口诊法，脉诊已经成为中医诊法的标志，在中医辨证论治中有着重要作用。古今许多名医家无不推崇、重视脉学研究，甚至纷纷著书立说，欲使脉理更明，历代以来的脉学专著就有三百余种，如《灵枢·九针十二原》就明确指出："凡将用针，必先诊脉，视气之剧易，乃可以治也。"仅仅语言上的描述不足以形容脉象的变化，因此就有古人用示意图来描述脉象的特征，使得脉象更加形象化。

　　现代脉图是使用脉诊仪所记录的脉搏波图，简称脉图，主要是血管内压力、血管壁张力、血管整体位移运动的综合力以及时相变化的轨迹。由于脉诊仪的功能能满足中医辨脉的基本要求，提供脉象位、数、形、势的参数，所以观察脉搏波图形的形态变化，不仅能了解机体循环系统功能活动的情况，亦可客观反映手指切脉时感知的脉象特征，为中医辨证提供客观指标。通过传感器的采集，可以使得脉搏信号转成电信号而获取脉图，而脉图的提取及分析则是随着现代信息技术的发展而不断进步的。在脉图提取和分析中，针对不同的中医证候可有不同脉图特征，因此脉图的获取与分析技术的优劣决定着评判的标准。

　　经过脉诊学多年的发展，科研工作者和教学工作者已经通过实验的手段定型了平、弦、滑、迟、数、沉、促、结、代等 16 种脉图。众多学者从血流动力学、小波分析法参数等角度阐释平、弦、滑脉图，并研究生理性缓脉的特性及影响因素。

　　国内外学者从脉象信号特征的提取及波形特征分析等方面有很多努力。如利用小波变换提取脉象信号的主要特征，高阶谱、倒高阶累积量谱、希尔伯特-黄变换（HHT）、可视化的分析方法、数据挖掘等技术随着现代信息技术的发展也被应用于脉图分析上。近年来在计算机技术发展基础上，结合中医脉诊理论，脉诊应用更加关注于健康群体和亚健康人群，临床常见病如对糖尿病、冠心病患者的脉图信息进行脉图信息分析分析以及脉图优势分析。已有主要基于脉象信号分析的亚健康综合诊断仪的专利，这为健康及亚健康评价提供了一种可行途径。近来研究从中医脉诊三部九候诊法理论出发，更加接近与还原取脉操作手法，对寸口六部脉图进行观测，并用 MATLAB 工具进行分析，具有一定代表性。但是由于目前对于脉象信号获取与分析技术不全面，因此该领域需要多学科、多方法的交融与渗透，不断创新，才能使脉图获取与分析技术更进一步发展。

三、脉象的临床研究

（一）健康人脉象表现的研究

随着现代社会的发展及人民生活水平的提高，健康问题越来越受到社会和百姓的关注，如何生活得更健康成为重要的社会问题。随着生活方式的改变，健康状态的监测与评价已引起了社会各界的高度重视，因此深入研究健康状态评价具有重要的社会价值。长期以来，中医四诊现代化研究是中医现代化研究的重要内容之一，其中脉诊客观化研究已经取得了一定的成就，脉诊的客观化、标准化、信息化应用已有了相当的基础。

有学者等对脉搏波形图与脉图生物龄进行研究与观测，发现脉图生物龄能比较准确地反映健康人群的生理状况，并进行脑力性疲劳的脉图观察与实验研究以及急性与力竭性运动的脉图研究。急性与力竭性运动的研究则表明，脉图可以客观、有效地评价急性运动性疲劳状态，脉图的 h_3 降低、h_4 降低、w/t 增大、最佳取脉压 Pm 降低、脉图生物龄 PY 增大可作为急性运动性疲劳的脉图主要评价参数和依据。而力竭运动不仅容易损害健康，而且反映出在极度疲劳状态下全身功能的减退、脉图生物龄的老化。在亚健康方面，观察大学生亚健康状态的四种相对单纯性证候——气虚型、血虚型、阴虚型、气郁型，并从脉图特征指标观察中药干预后的指标变化，研究发现：干预前后脉图指标出现变化，并且每种证型亦有其他特征参数的变化特点，认为脉图指标可一定程度地反映亚健康状态的变化，适用于亚健康的辨证和疗效评价。

健康人的脉象随个体不同而有不同表现，建立个性化的基础脉象数据作为观测健康变化与疾病预警的指标非常重要。肖一之等曾经对 120 例健康男性飞行学员的脉图进行分析，从脉象分类，属于平脉者 8 人，弦脉者 34 人，弦滑脉者 21 人，滑脉者 7 人，沉脉者 38 人，迟脉者 12 人。通过探讨健康男飞行学员脉图的正常值，可为将脉诊应用于航空医学打下基础。

丁学民等观察 500 例健康人脉图脉象，分类为平脉 227 例，细脉 162 例，弦脉 64 例，弦细脉 16 例，沉脉 20 例，其他 11 例。

谢梦洲等对 464 例正常人脉象进行了初步观察，实验结果显示：脉图参数的变化与年龄、性别有关；女性之脉濡弱于男性；从年龄方面，脉图参数的变化以 40 岁前后为界，40 岁以上与 40 岁以下比较，差别最明显；随年龄的增长脉象逐渐变弦，青年人脉多滑利，以平脉为多，中年人脉渐变弦，老年人脉以弦脉为主。

（二）脉诊在健康状态检测及证候辨识中的应用

近几十年来国内多家单位使用脉象仪对健康与疾病的辨识进行了大样本的研究。有的用系统的方法分析腕关节的脉搏波信号，将脉搏波信号进行了特征提取和分类。有的进行了寸、关、尺脉象图诊断心、肺、肝、胃、肾等常见病症的临床研究，实验证明脉图在诊断某些脏腑病症具有特异性。李乃民等对 133 例消化和肾内科住院患者就医生诊脉与脉象仪检测信息差异问题进行了观察研究，结果发现：医生诊脉所获信息与脉象仪所获脉象图差别率均小于 10%，两者所获脉象信息基本近似，说明脉图在临床中具有广泛推广应用的价值。

陈宝珍等对 66 例冠心病心血瘀阻证患者和 76 例健康人进行脉图检测，分析结果与健康对照组比较，冠心病心血瘀阻证组主波高度、潮波高度、降中峡深度无明显差异（$P>0.05$），而重搏波深度明显降低，有显著性差异（$P<0.05$ 或 $P<0.01$）；血管弹性系数、血管张力系数明显低于正常组（$P<0.01$），外周阻力系数明显高于正常组（$P<0.05$）。结果显示，脉图参数可作为冠心病心血瘀阻证辨证的客观指标之一。

马科等对 75 例经 CT 明确诊断的中风住院患者，采用脉象仪进行脉图检测并对检测结果进行统计学处理和临床分析，并以健康老年人 20 例做对照，结果显示：风痰瘀血痹阻脉络和痰热腑实风痰上扰两型脉图参数与对照组之间无统计学意义；而肝阳暴亢风阳上扰、气虚血瘀、阴虚风动和中脏腑四型脉图参数与对照组以及这四型之间均有特征性的变化。其中肝阳暴亢风阳上扰型以 h_1、h_3、h_4 和 A 参数值均极显著高于其他三型相应参数值；气虚血瘀型和阴虚风动型 h_3、h_4 和 A 则介于肝阳暴亢风阳上扰型和中脏腑型之间，而 h_4/h_1 值均显著高于其他两型；气虚血瘀型 h_5/h_1 值显著小于阴虚风动型的 h_5/h_1 值。中风证脉图参数变化提示老年人群中风发病多见于在肝阳暴亢风阳上扰、气虚血瘀、阴虚风动和中脏腑型上，表明中风的病因病机以"虚"为主。

赵莺等分析 81 例不同中医证型的中老年 2 型糖尿病患者的脉象及脉图参数，探讨其不同中医辨证分型与脉图参数的相关性，结果发现：气阴两虚组与阴虚热盛组、湿热困脾组、血瘀脉络组在 h_1 之间差异有统计学意义（$P<0.01$）；湿热困脾组与气阴两虚组、阴虚热盛组、血瘀脉络组在 h_3/h_1、h_4/h_1、b/h_1、w_1/t 之间差异有统计学意义（$P<0.01$）；阴虚热盛组和湿热困脾组与气阴两虚组和血瘀脉络组在 t 之间差异有统计学意义（$P<0.01$）。所以，脉图参数的变化可作为老年 2 型糖尿病中医辨证分型的参考依据。

李福凤采用 ZM-Ⅲ型脉象仪、细胞化学、图像分析等技术，分别检测慢性肾衰竭患者，对检测指标进行相关分析，发现肾衰竭患者舌、脉参数变化在一定范围内与血尿素氮、肌酐含量升高相符合，可作为慢性肾衰竭诊断的客观依据。

太加斌等对 65 例原发性肝癌患者在术前及术后 1、3、5 天分别进行脉图描记，通过对患者手术前后脉图观察，认为介入前多以弦脉为主，介入后脉象由弦脉向弦数脉或滑数脉或数脉转变，尤以第 3 天为最显著。在脉图参数的研究中，介入后 t_4、t_5、w_1、h_3/h_1、h_4/h_1 均下降，说明术后外周血管阻力下降，脉象具有由弦向滑或滑数转变的趋势。该变化第 5 天时出现下降平缓或返折趋势。通过对介入治疗前后患者脉图描记，可客观反映患者脉象变化情况，为临床辨证提供一定的指导。

中医学运用切脉诊知妇女身体状况，远在 2000 多年前即有记载。如《黄帝内经》曰："阴搏阳别谓之有子。"随着脉诊科学的发展，脉象分析仪器可准确地收集保存临床资料，克服辨证时主观心理因素的干扰，有效地分析、总结临床经验，为确切地评价疗效提供客观依据。赵莺等分析 148 例不同证型的原发性痛经患者的脉象及脉图参数，探讨原发性痛经不同辨证分型与脉图参数的相关性，结果发现：肝肾亏损型和气血亏虚型与肝郁湿热型和寒湿凝滞型在 h_1、h_3、h_4 之间有显著性差异（$P < 0.01$）；气血亏虚型与气血瘀滞型在 h_1、h_3、h_5 之间有显著性差异（$P < 0.05$）。因此，脉图参数的变化可作为原发性痛经中医辨证分型的参考依据。燕海霞等用脉象分析仪采集 119 例妊娠妇女左右手关部脉图，分析其脉图参数，并与 54 例正常人脉图参数做比较，结果发现：正常组脉形以平脉、滑脉多见，亦见弦脉、平弦脉、平滑脉、弦滑脉；妊娠妇女以滑脉、弦脉、弦滑脉多见。该研究结果为进一步研究妊娠脉象的变化规律提供了依据。高玲等对急性肾炎患儿和健康儿童进行脉图的描记，从脉图所检测的指数来看均有不同程度的改变，且有显著差异。

许家佗等对 15 名运动员进行建立慢性运动疲劳模型，检测疲劳前后脉图、血液和尿液生化指标、反应时、心率变异性等的变化。结果显示：慢性运动疲劳后脉率加快，降中峡 h_4 抬高，w/t 增大，脉象变弦；皮质醇、血红蛋白明显升高，尿 pH 值下降；反应时显著延长。脉图变化以主波宽大、降中峡抬高并前移为主要特征，所以脉图作为慢性运动性疲劳的评价方法之一。许家佗等还对 20 名男大学生考试前后桡动脉脉图实验观察，发现脑力疲劳后脉图指标 h_1、h_2、h_3、h_4、h_2/h、w/t 显著升高，结果表明应用脉图可以对脑力性疲劳进行无创伤的检测和评价。

朱英华等对 15 例海洛因成瘾者和 15 例正常人的脉搏信号的功率谱进行分析，发现海洛因成瘾者和正常人的脉搏信号的功率分布有显著性差异，因而可望成为鉴别吸毒者与监测戒毒患者康复的一种较有效的手段。吴军等对 101 例性犯罪者进行脉图观察，其特征为：一是尺脉图主波上 w/t 在脉动周期中占的相对比值显著大于非性犯罪组，这反映性犯罪组脉道高张力状态维持的相对时间长于非性犯罪组，提示性犯罪犯人的交感神经系统兴奋水平可能高于非性犯罪犯人；二是左尺脉的降中峡幅值与主幅值 h_4/h_1 的相对值显著小于非性犯罪犯人的左尺脉。这一特征体现了性犯罪犯人左尺脉象略见滑弦的特征，提示可能与性犯罪者"肾与命门"功能的某些亢进有关。

由于脉象的形成与心血管关系密切，因而脉图用于心脑血管疾病的研究较多，也取得了较好的结果。近些年来，随着脉图的广泛测试和深入研究，临床研究工作者除了对心血管疾病进一步研究，结合病理生理，揭示脉图参数所反映的现象，并尝试开展对其病种中医证型方面的研究，以脉图参数作为临床的客观依据。有学者观察冠心病患者临床治疗前后脉图变化的特点，运用脉象信息检测仪采集冠心病患者临床治疗前后的脉图，对所得脉图进行量化分析，建立冠心病患者脉象量化指标的数据库，显示脉图作为一种无创的检测技术，可以为冠心病的临床疗效评价提供客观的依据。另有学者在脉图中引入脉搏波传导速度（PWV）这一概念，应用时差图及测量心脏到脉搏搏动点的体表距离，间接算得脉搏波传导速度以反映血管的硬化程度。为评估动脉硬化提供了一个新方法，在一定程度上拓展了脉图的应用领域。

　　为揭示恶性肿瘤患者的脉象信息特征，学者采用三探头中医脉诊采集及分析系统，采用三部九候的方法，对受试者进行双手寸口六部脉象的同步采集、分析，结果显示：恶性肿瘤组出现明显的特征性改变，脉波上升支出现锯齿样波，主波顶端有凹陷并形成 M 形走势，说明恶性肿瘤患者脉象信息中存在特异性波形。肝癌脉诊的临床研究和客观化研究发现，肝癌的脉形、脉图、血流动力学均具有一定特异性。

　　有学者将记录海洛因成瘾者的脉搏信号除去直流分量并进行幅值归一化处理后进行功率谱估计，发现海洛因成瘾者和正常人的脉搏信号的功率分布有差异，但由于样本数量的限制，是否能将其作为监测戒毒康复的有效手段尚需大量样本数据的验证。

　　对脉图诊断在生理评价、临床病证诊疗应用方面的回顾显示，通过脉图作为无创方法应用于临床诊断、疗效评价和中医辨证尚处于初级阶段，目前尚无统一的标准，脉象的信号大多数是由单探头提取的，而报道同时检测寸、关、尺三部脉象的文献不多，获取脉图所反映出来的信息量不够全面，方法上不够统一，大多数脉图参数的建立和对脉图的判读都是建立在单部检测的基础之上。相信随着软件和硬件技术的不断进步，肯定会研制完成手指诊脉的丰富信息的脉诊仪器，还原中医脉诊。

　　脉象研究在几经波折之后，正在向纵深发展，无论是正常脉象的特点、形成机制、与少数民族特色脉诊的区别和联系，还是脉象的人工模拟、临床具体检测方法，以及脉诊在疗效判定方面的应用都有研究者孜孜不倦地从事着相关的工作，相信在不远的将来，伴随着中医的振兴，脉诊也将更加被人重视，在临床上发挥更大的作用。

参 考 文 献

[1] 何绪良.《黄帝内经》脉诊方法 [J]. 光明中医，2006，21（12）：17-19.

[2] 赵京生. 经脉与脉诊的早期关系 [J]. 南京中医药大学学报，2000，16（3）：168-171.

[3] 诸毅晖，成词松. 从《内经》看诊脉对针灸临证的指导作用 [J]. 中国针灸，2002，21（1）：62-63.

[4] 姜瑞雪，马作峰，王平，等.《黄帝内经》脉诊理论中的时间因素辨析 [J]. 中医杂志，2015，56（6）：455-457.

[5] 张登本.《难经》研究述要 [J]. 陕西中医函授，2000，19（4）：1-5.

[6] 刘艳，李毅. 初探《难经》对脉学的学术贡献 [J]. 长春中医药大学学报，2006，22（4）：1-3.

[7] 李霞，张弛，许永贵.《难经》脉诊理论特色刍议 [J]. 长春中医学院学报，2001，17（1）：50-51.

[8] 李灿新.《难经》脉之"轻重""浮沉"的探讨 [J]. 福建中医药，2003，34（3）：38-39.

[9] 麦舒桃.《难经》浮脉探析 [J]. 中国中医基础医学杂志，2014，20（12）：1600-1601.

[10] 王东生，袁肇凯，王小茹，等.《难经》切脉轻重的力学现象探析 [J]. 湖南中医学院学报，2003，23（1）：30-31.

[11] 段延萍，周杰，范晔，等.《内经》、《难经》寸口脉诊法机理探析 [J]. 陕西中医，2006，27（11）：1448-1450.

[12] 李灵巧，包素珍. 浅析《伤寒论》"沉脉"的病机 [J]. 中华中医药杂志，2015，30（11）：3931-3932.

[13] 李丛.《史载之方》学术思想初探 [J]. 中医文献杂志，2002（2）：15-17.

［14］刘宁．李时珍对脉学的贡献［J］．北京中医，2000（6）：50-51.

［15］王利，邹勇．《温病条辨》中重症温病脉诊体会［J］．山东中医药杂志，2015，34（8）：593-594.

［16］张志枫，严世芸．清代"脉学"概述及研究进展［J］．医古文知识，2000，16（1）：29-33.

［17］张志枫．中医脉学"源"与"流"［J］．中国中医基础医学杂志，2001，7（9）：3-5.

［18］崔骥，屠立平，张建峰，等．1720例不同健康状态及年龄梯度人群脉图特征研究［J］．上海中医药杂志，2018，52（4）：15-23.

［19］郑争兵．脉搏信号检测仪的设计与实现［J］．自动化仪表，2012，33（11）：77-79.

［20］费兆馥．脉诊仪的研究现状及对寸口三部脉象客观检测的初步设想［J］．上海中医药大学学报，2012，26（4）：7-10.

［21］崔骥，许家佗，张志枫，等．基于真实脉象指感实训的中医诊断教学研究［J］．时珍国医国药，2018，29（6）：196-197.

［22］张爱华，李贽．基于图像序列的脉象分析［J］．中国组织工程研究与临床康复，2010，14（52）：9768-9771.

［23］陈超，周灵运，刘佳，等．脉诊信息分析方法研究进展［J］．中国医药导报，2018，15（23）：40-42，46.

［24］洪芳，曹燕亚．中医脉象信号特征提取与分析方法研究进展［J］．上海中医药杂志，2013，47（10）：82-84.

［25］刘志臻，陈盈运，杜建，等．基于物联网及云计算的脉诊信息可视化系统结构设计与研究［J］．医学信息学杂志，2016，37（5）：42-45.

［26］费兆馥．现代中医脉诊学［M］．北京：人民卫生出版社，2003：163.

［27］许家佗，屠立平，费兆馥．现代中医诊断技术对亚健康评价的分析与展望［J］．上海中医药杂志，2008，42（1）：74-76.

［28］许家佗，包怡，敏裘，等．脑力性疲劳的脉图观察与实验研究［J］．中国运动医学杂志，2002，21（6）：574-578.

［29］崔骥，许家佗，邸智，等．大学生亚健康状态中药干预前后脉图分析［J］．中华中医药杂志．2013，28（5）：1564-1567.

［30］肖一之，王毅波，陶培坚，等．120例健康男飞行学员的脉图分析［J］．第四军医大学学报，1982（2）：166-169.

［31］丁学民，王芳丽，顾妙珍，等．500例健康人脉图分析［J］．中南医学科学杂志，1983（2）：1-14.

［32］谢梦洲，李冰星．正常人脉图变化与年龄性别关系研究［J］．湖南中医杂志，1999，15（3）：12.

［33］李乃民，张冬雨，贾丹兵，等．医师诊脉与脉象仪检测信息差异问题研究［J］．中国中医药信息杂志，2009，16（S1）：15-16.

［34］陈宝珍，胡志希，明荷，等．66例冠心病心血瘀阻证脉图检测分析［J］．中国中医药信息杂志，2008，15（3）：19-20.

［35］马科，保婧，江启中．中风证脉图参数变化分析［J］．宁夏医科大学学报，2007，29（3）：283-286.

［36］赵莺，曾凤．中老年2型糖尿病中医辨证分型与脉图参数相关性研究［J］．药品评价，2009，6（4）：35.

［37］李福凤，王忆勤，李果刚，等．慢性肾衰舌脉象与肾功能的相关性分析［J］．中医药学刊，2003，21（12）：2042-2043，2050.

［38］太加斌，刘文奇，凌昌全．原发性肝癌患者TACE术前后脉图参数比较［J］．中华中医药学刊，2009，27（3）：123-126.

［39］赵莺，欧阳利民，曾凤．原发性痛经辨证分型与脉图参数相关性分析［J］．山东中医杂志，2007，26（11）：743-744.

［40］燕海霞，王忆勤，周越，等．TP-Ⅰ型数字化脉象分析仪在妊娠脉图参数分析中的应用［J］．上海中医药杂志，2007，40（12）：60-61.

［41］高玲，吴小华．小儿急性肾炎脉图血流动力学观察分析［J］．福建医药杂志，1995，17（3）：34.

［42］许家佗，包怡敏，龚博敏，等．慢性运动性疲劳的脉图评价研究．上海中医药杂志，2008，（42）9：42-44.

［43］朱英华，蔡坤宝，王永东．海洛因成瘾者的心率变异性研究［J］．生物医学工程学杂志，2002，19（1）：67-70.

［44］徐刚，魏红，李凤珠，等．恶性肿瘤患者两种脉象信息特征的临床观察研究［J］．中国中医基础医学杂志，2017，23（7）：77-80.

第二十三章 证的客观化研究

证是中医学最重要和特有的概念，对中医证候客观化研究的进步必然带来中医学基本理论的发展。

诊断标准是临床研究中心观察病情、评价疗效的基础，也是分析各种实验指标变化规律的重要依据。只有具备了统一的观察标准，才能总结出共同的规律，促进对各病证的认识。由于临床选择病种之不同、地区之异，以及掌握标准者的经验与学术观点之不同，各单位所定标准并不一致，会为临床研究资料对比、经验推广带来诸多不便。所以要解决中医客观化的问题，首先要对证形成统一而准确的诊断标准，再依据该标准，运用现代检查和实验研究方法，探讨与证有关的客观指标及其内在联系，逐步探究证的生理、病理学基础。因此，证的诊断标准、证的动物模型复制以及证实验和临床研究一直是中医学证客观化研究的热点和重点内容。

第一节 心病证的研究

心居胸中，两肺之间，外有心包护卫；主血脉，藏神志；开窍于舌，在体合脉，在液为汗，其华在面，在志为喜。

心的病证有虚有实，虚证多由久病伤正、禀赋不足、劳神过度等因素而致心气心阳受损，心血心阴亏耗；实证则多因寒凝、痰阻、火扰、瘀滞等因素所致。其现代研究结果如下。

一、心病证的诊断标准研究

心病证涉及心的虚证和实证。1982 年 11 月在广州召开的全国中西医结合虚证研究与防治老年病会议上，参照全国各地的虚证诊断标准，拟议了一个中医虚证辨证参考标准。1986 年 6 月在河南郑州全国中西医结合虚证与老年病研究专业委员会对该标准进行了修订。该标准对心的虚证做了如下规定：

气虚证：①神疲乏力。②少气或懒言。③自汗。④舌胖或有齿印。⑤脉虚无力（弱、软、濡等）。具备 3 项。

血虚证：①面色苍白。②起立时眼前昏暗。③唇舌色淡。④脉细。具备 3 项（本证与气虚证同时存在为气血两虚证）。

阴虚证：主症：①五心烦热。②咽燥口干。③舌红或少苔、无苔。④脉细数。次症：

①午后升火。②便结而尿短赤。③盗汗。具备主症 3 项，次症 1 项（本证与气虚证同时存在为气阴两虚证）。

阳虚证：主症：①全身或局部畏寒或肢冷。②面足虚浮。③舌淡胖苔润。④脉沉微迟。次症：①夜尿频多。②便溏而尿清长。具备主症 3 项（其中第一条为必备），次症 1 项（本证与阴虚证同时存在为阴阳两虚证）。

心虚证：①心悸、胸闷。②失眠或多梦。③健忘。④脉结代或细弱。具备 2 项（其中第一条为必备，本证常与气、血、阴或阳虚证同存，应分别为心气虚、心血虚、心阴虚或心阳虚证）。

《中药新药临床研究指南原则》对出现在不同疾病当中的心病证型做了规定，涉及心病证的内容如下：

心悸：①气阴两虚证：心悸气短，动则加剧，头晕眼花，乏力口渴，舌淡或稍红，苔白，脉沉细弱或结。②心肾不交证：心悸不安，惊恐健忘，失眠多梦，睡中易醒，耳鸣目眩，腰腿酸软，夜尿频多，潮热盗汗，舌红少苔或光，脉虚数或促。③阳虚湿阻证：心悸胸闷，眩晕肢冷，恶心欲吐，痞满纳呆，痰多，便溏尿少，水肿，舌胖，苔白腻，脉滑、结或促。④气滞血瘀证：心悸胸闷，阵发胸痛，唇紫甲青，舌暗有瘀点或瘀斑，苔少，脉涩促或结。

病态窦房结综合征：①心气不足证：心悸气短，善惊易恐，神疲乏力，面色不华，头晕目眩，舌淡红，舌胖有齿痕，脉迟缓细弱。②心阴亏虚证：心悸易惊，心烦失眠，口干微热，五心烦热，盗汗，舌红少津，脉细数。③心阳瘀阻证：心悸胸闷，短气喘息，心痛时作，唇甲青紫，舌见瘀点和瘀斑，脉涩或结代。④痰浊痹阻证：心悸短气，心胸痞闷胀满，痰多，食少腹胀，或有恶心，舌苔白腻或滑腻，脉弦滑。

冠心病心绞痛：①心血瘀阻证：胸部刺痛、绞痛，固定不移，痛引肩背或臂内侧，胸闷，心悸不宁，唇舌紫暗，脉细涩。②气虚血瘀证：胸痛胸闷，心悸气短，神倦乏力，面色紫暗，舌淡紫，脉弱而涩。③气滞血瘀证：胸痛胸闷，胸胁胀满，心悸，唇舌紫暗，脉涩。④痰阻心脉证：胸闷如窒而痛，或痛引肩背，气短喘促，体胖多痰，身体困重，舌苔浊腻或滑，脉滑。⑤阴寒凝滞证：胸痛彻背，感寒痛甚，胸闷气短，心悸，畏寒，四肢欠温，面白，舌苔白，脉沉迟或沉紧。⑥气阴两虚证：胸闷隐痛，时作时止，心悸气短，倦怠懒言，头晕，失眠多梦，舌红少苔，脉弱而细数。⑦心肾阴虚证：胸痛胸闷，心悸盗汗，心烦不寐，腰膝酸软，头晕耳鸣，舌红少津，脉沉细数。⑧阳气虚衰证：胸闷气短，甚则胸痛彻背，心悸汗出，畏寒，肢冷，下肢水肿，腰酸无力，面色苍白，唇甲淡白或青紫，舌淡白或紫暗，脉沉细或沉微欲绝。在证候诊断时，具有胸痛、胸闷主症之一，其他症状具有 2 项及舌脉支持者，即可诊断。

心衰：①心肺气虚证：主症：心悸，气短，乏力，活动后加重。次症：神疲咳喘，面色苍白，舌质淡或边有齿痕，脉沉细或虚数。②气阴两亏证：主症：心悸，气短，疲乏，动则汗出，自汗或盗汗。次症：头晕心烦，口干，面颧暗红，舌红少苔，脉细数无力或结代。③心肾阳虚证：主症：心悸，短气乏力，动则气喘，身寒肢冷。次症：尿少水肿，腹胀便溏，面色灰青，舌淡胖或有齿印，脉沉细或迟。④气虚血瘀证：主症：心悸气短，胸胁作痛，颈部青筋暴露，胁下痞块，下肢水肿。次症：面色晦暗，唇甲青紫，舌质紫暗或有瘀点、瘀斑，脉涩或结代。⑤阳虚水泛证：主症：心悸气喘或不得卧，咳吐泡沫痰，面肢水肿，畏寒肢冷。次症：烦躁出汗，颜面灰白，口唇青紫，尿少腹胀，或伴胸水、腹水，舌暗淡或暗红，苔白滑，脉细促或结代。⑥阴竭阳脱证：主症：心悸喘憋不得卧，呼吸气促，张口抬肩，烦躁不安，大汗淋漓，四肢厥冷。次症：精神萎靡，颜面发绀，唇甲青紫，尿少或无尿，舌淡胖而紫，脉沉细欲绝。

二、心病证的动物模型复制

（一）心气虚证动物模型复制

1. 传统病因造模法　模拟中医传统造模方法制作心气虚证动物模型主要是运用中医的"劳则耗气"，饮食化生气血、饥则损气，血为气之母、血伤则气耗等理论，模拟中医传统病因，包括水环境站台睡眠剥夺法，控食、过劳加大剂量普萘洛尔法，自然衰老法，慢性放血法等。

1）水环境站台睡眠剥夺法：于成瑶等采用水环境站台睡眠剥夺法，剥夺大鼠快速动眼相（rapid eye movement，REM）睡眠，成功复制出能体现心主神明功能紊乱的心气虚动物模型。该研究采用的小站台直径为 4.5cm，大站台直径为 13.5cm，水面低于台面 1～2cm，水槽上方装有料斗及水瓶，实验期间大鼠可自由饮食，水温 30～32℃，室温 22～25℃，持续剥夺睡眠 192 小时。动物模型的中医证候诊断采用全国中西医结合虚证与老年病研究专业委员会于 1986 年修订的虚证标准辨证，分别以心率异常表示心悸，呼吸频率异常推测胸闷，力竭性游泳时间缩短和心功能的心率（SV）、心排量（CO）、心脏指数（CI）下降表示乏力。龙子江等采用小站台水环境技术剥夺小鼠 REM 睡眠，结合末次剥夺睡眠的同时腹腔注射垂体后叶素 15 天，成功建立心气虚小鼠模型。

2）控食、过劳加普萘洛尔法：程志清等分别选用魏-凯二氏大鼠（Wistar-Kyoto rats，WKY 大鼠）、BALB/C 小鼠、SD 大鼠应用基础进食复合负重游泳的方法制作心气虚动物模型，造模组动物单笼饲养，实验全过程连续按基础进食量（即成龄大鼠静息状态下日采食量）进食 16 天，每只大鼠每日喂大鼠精饲料 5g/100g，在 25～27℃ 水温的游泳缸中，每日强迫负重（按大鼠自身体质量的 5% 计）游泳至力竭为止。力竭采用两次游泳法，前后相差 10 分钟，以最大限度地耗竭动物的体能。力竭标准为动物明显失调、慌张，鼻部在水面上下浮动，头没入 10 秒不能上浮为力竭标准。实验第 13 天，在每日游泳的基础上每日灌服普萘洛尔溶液 0.5mL/100g（即 2.4mg/100g），连续 4 天。利用同样的机制，程志清等将负重游泳改为强迫跑步运动，模型组实验全程控食、强迫跑步 16 天，第 17 天起每日灌服大剂量普萘洛尔溶液，连续 4 天，也成功复制了模型。李绍芝等用 NIH 小白鼠采用连续控食，强迫负重游泳，大剂量灌服普萘洛尔和注射垂体后叶素等综合方法制造心气虚证动物模型。该研究同样以饥则损气作为建模的依据。

3）自然衰老法：人从 40 岁左右开始逐渐衰老。成年中期的中点为 37 岁，50 岁是成年中期和成年晚期的转折点。人 40 岁前后的两个时间点——35 岁和 50 岁，可作为研究衰老动态变化的时间窗。依此，于成瑶等选用相应月龄（该研究应用 SD 大鼠：约 12 月龄，约相当于人 33.7 岁；约 18 月龄，约相当于人 50.5 岁）的雄性 SD 大鼠模拟人类生理性衰老的心气虚证，结果显示：老龄大鼠力竭性游泳时间缩短和少动多睡，有神疲乏力——气虚证必备条件；呼吸频率变慢，可能有胸闷——心虚证必备条件；心脏指数下降，为心气虚证的重要表现；耳温下降、色淡毛衰，说明还有其他证候。这表明自然衰老 SD 大鼠模型有心气虚等证的表现。

4）多次少量放血加普萘洛尔法：金红妹等根据中医"气血相依""气随血脱"的理论，运用多次少量放血加大剂量普萘洛尔灌服方法，将大鼠剪鼠尾 0.3～0.5cm，并浸于 37℃温水中，直至失血 5mL，每周 2 次；实验 5 周后，每日灌服普萘洛尔溶液 5mL（含普萘洛尔 1mg/mL），连续用药 5 天，经超声心动图检测大鼠心脏左室射血分数（LVEF）与左室短轴缩短率，证实所制作的大鼠模型符合心气虚证表现。

2. 手术模拟西医病因造模法

1）冠状动脉结扎法：王振涛利用心肌梗死后心力衰竭模型复制心气虚证，采用麻醉后开胸结扎大鼠左冠状动脉造成急性心肌梗死，选择动物的心率加快反映心悸症状，呼吸频率急促反映少气、胸闷的症状，力竭性游泳反映神疲乏力的症状，心率-呼吸-力竭性游泳-心功能低下综合组成了大鼠心衰的中医心气虚证指标。孔春明也采用"左冠状动脉结扎术加升压药"法制备了冠心病心气虚大鼠模型。

2）腹主动脉-腔静脉穿刺法：吴齐雁等采用腹主动脉－腔静脉穿刺的方法，建立大鼠动静脉瘘-心力衰竭-心气虚模型。其认为心衰的严重程度与心气虚的轻重一致，其基本发病机制是气虚血瘀、阳虚水泛。其中气虚、阳虚为本，血瘀水泛是标，据此应用手术的方法建立了心气虚证大鼠模型。

3）导管术法：王萧利用导管术法，以主动脉瓣关闭不全法对新西兰兔进行心衰造模处理，先造成家兔的心衰模型，从成功造模第 2 天开始算起，每天观察各组动物的活动量、毛色、精神状况和饲料消耗情况等，从术后第 3 天起每 3 天观察并记录一次呼吸频率。其通过各种指标判断动物心气虚症状：心率加快相对应地反映心悸症状；呼吸急促反映气短、少气、胸闷症状；动物出现活动减少、精神萎靡和抓起反抗减轻等一般状况可以看作是神疲乏力、少气懒言的症状等。

（二）心阳虚证动物模型复制

心阳虚证的动物模型复制主要基于阴盛伤阳的原理，在某一疾病的模型下，结合寒冷刺激、药物作用或手术的方法，影响到心阳的功能，从而制作出心阳虚证的动物模型。

1. 冠心病心阳虚证动物模型复制　张明雪运用高脂饮食、脑垂体后叶素注射、寒冷刺激制作冠心病心阳虚证大鼠模型。正常组每天饲喂基础饲料加生理盐水 10mL/kg 体重，实验组饲喂高脂饲料，连续灌服 6 周。实验组大鼠同时每日 2 小时冷藏于-2～-4℃的冰柜中，持续 6 周。在第 35 天，除正常组以外的三组动物皮下多点注射脑垂体后叶素（10U/kg），正常组给予等容量的生理盐水。24 小时后进行实验指标检测。造模后大鼠出现皮毛枯槁、竖立、卧扎堆，缩肩拱背，行动迟缓，精神萎靡，尾凉暗淡，背温下降，足背水肿。但其认为该方法造模的结果近似于临床冠心病阳虚痰瘀的病机特点。

2. 慢性心力衰竭心阳虚动物模型复制　　樊讯等对实验大鼠实施冠状动脉左前降支结扎术，于术后第9周开始予腹腔注射左旋硝基精氨酸7.5mg/（kg·d），连续4周，并从术后第9周开始用温阳方进行灌胃治疗，运用以方测证的方法，证实该方法能获得慢性心力衰竭心阳虚大鼠模型。徐攀采用腹主动脉缩窄术，诱导建立心衰模型大鼠，术后2周，每日于−5℃下冰柜中寒冷刺激2小时，连续刺激3周，发现手术后冷刺激组的呼吸频率、心率、血清脑钠肽水平则显著高于手术组和假手术组，认为寒冷刺激对于心阳虚型慢性心衰大鼠模型的建立具有明显的刺激作用，能够加重心衰的程度。张友计等通过对实验大鼠腹腔注射盐酸阿霉素溶液（2mL/kg），每周1次，实验全程共6周，结果发现模型组大鼠除了心功能下降以外，还表现为精神不振、乏力、缩肩拱背、活动和进食减少、毛发干枯竖立无光泽，出现体温下降、蹐缩扎堆、疲惫尾凉、足背水肿、大便稀溏或黏软有形、唇舌紫暗或淡白等虚寒征象，符合中医心阳气虚的症状。余洪在此基础上，加用了寒冷刺激，将动物置于−4～−2℃的冰柜中，每天放置2小时，同时腹腔注射阿霉素，每周1次，共5周，发现加用寒冷刺激的大鼠与阿霉素注射大鼠均逐渐出现一系列阳虚症状，但加用寒冷刺激的大鼠阳虚表现更加明显。

展海霞以导管术造成大鼠主动脉瓣关闭不全，同时以盐酸普罗帕酮注射液舌下静脉注射，制作大鼠心阳虚衰模型，认为心功能不全较重者，心输出量降低和高水平肾上腺素（E）、血管紧张素Ⅱ（AngⅡ），使周围小动脉收缩，周围组织处于低血供、低氧供状态，这可能是机体出现怕冷、肢凉等阳虚证候的原因，由此判断心阳虚与去甲肾上腺素（NE）和E增高密切相关。

（三）心脉痹阻证动物模型复制

心脉痹阻证动物主要运用手术或药物等方式，造成心脏血流减少，或局部中断，或心脏冠状动脉痉挛，或血管内出现血栓，而影响心脉血液循环和供给，形成心脉痹阻的动物模型。实验方法上包括高脂喂养、冠状动脉结扎、垂体后叶素及高分子右旋糖酐注射等办法。实验动物可采用小鼠、大鼠、家兔、小型猪等。

章忱等采用给大鼠喂饲高脂饮食（4%胆固醇、10%猪油、0.4%丙硫氧嘧啶、85.6%基础饲料）喂养3周，然后用20%乌拉坦（1.2g/kg）腹腔注射麻醉动物，仰卧固定，分离左颈外静脉，分别注入垂体后叶素，制备胸痹痰浊凝滞证模型，注入垂体后叶素合高分子右旋糖酐，造成胸痹心血瘀阻证模型。

朱丽红等高脂饲料喂养、脂肪乳灌胃及冠状动脉结扎法复制冠心病痰瘀互结证大鼠模型。其以高脂饲料（（按 $m_{胆固醇}$：$m_{猪油}$：$m_{丙硫氧嘧啶}$：$m_{基础饲料}$＝4：10：0.2：86的比例配制）和脂肪乳液（猪油20g溶化后，加胆固醇10g，胆酸钠2g，甲硫氧嘧啶1g搅匀，加入20mL吐温-80，蒸馏水加至100mL充分混匀）10mL/（kg·d），喂饲大鼠，连续7周，并于第35天施冠状动脉结扎术，观察造模前、后大鼠的心电图改变，检测血脂、心肌酶及血液流变学指标，动物处死后取心脏，称质量计算心脏指数，结果发现：模型组心电图显示心肌严重缺血，胆固醇、甘油三酯、肌酸激酶、全血比黏度、血细胞比容及心脏指数均比正常组升高，而灌服血府逐瘀汤合瓜蒌薤白半夏汤的治疗组对上述指标均有改善作用，提示采用高脂饮食加冠状动脉结扎术方法复制的动物模型为冠心病痰瘀互结证动物模型。李欣志等运用高脂饲料喂养结合冠脉介入球囊拉伤建立病证结合的痰瘀互结证冠心病小型猪模型，造模结果显示：模型组身体质量指数（BMI）及血脂水平明显增高，同时炎性介质的释放增加，冠脉管腔直径缩小，增加管腔丧失，血管内膜增生，管腔残余面积缩小，最终导致明显的心肌缺血心电图改变。

潘继兴等采用高糖高脂膳食喂养大鼠 5 周后，腹腔 3 次注射垂体后叶素，导致多次持续复制冠心病心肌缺血模型，在此基础上，继续高糖高脂喂养 18 周，冠心病大鼠明显表现有尾巴、嘴唇、耳尖颜色变白、血脂紊乱、心肌损伤、心肌纤维化，脂联素水平降低，白介素-6（IL-6）、肿瘤坏死因子（TNF-α）、C 反应蛋白（CRP）升高，显示冠心病心肌缺血的模型成立。造模成功后，冠心病大鼠有少食、便溏及少动懒动、精神萎靡的表现，符合中医"气虚证"的表现。大鼠形体肥胖，舌质紫暗，高血糖、高血脂、低脂联素水平，其舌色、爪色比正常组大鼠要深，呈淡紫色，心肌纤维化，符合中医"瘀证"的表现。故气虚血瘀证冠心病大鼠模型模拟成功。

三、心病证的实验与临床研究

（一）心病证与心功能的关系

心功能评价指标包括了心力储备、心输出量、心脏指数、射血分数等。一般而言，心病证发生时，这些指标都会发生影响。各研究显示，随着病情严重程度的发展，心功能损害加重。

赵淑杰等将 47 例心阳气虚损的患者分为心气虚证、心阳虚证和心阳虚脱证三组，研究心阳虚辨证规律与心功能的相关性。通过心脏彩超检测观察三组左室舒张末期内径（LVDd）、左室舒张末期容积（LVEDV）、左室收缩末期容积（LVESV）、左室射血分数发现：心阳虚患者心室收缩功能及舒张功能与正常人相比均有不同程度的减弱，从心气虚证→心阳虚证→心阳脱证，心功能损害逐渐加重。与正常人相比，无论心气虚还是心阳虚，其左室舒张末期内径、左室舒张末期容积、左室收缩末期容积等心功能均有不同程度的减弱，其减弱程度与心阳虚的三个阶段呈正相关。

丁立辉将 150 例冠心病患者分为气滞血瘀、气虚血瘀、气阴两虚、心气虚四组，对患者进行心功能检查和血液流变学指标检测，结果发现：气滞血瘀组的左室射血分数（LVEF）、左室短轴缩短分数（LVFS）、舒张早期血流峰值流速（E）/舒张晚期血流峰值流速（A）值均显著高于另外三组；四种证型中，气滞血瘀型的心功能最好，心气虚型次之，再次为气虚血瘀型，气阴两虚型的心功能最差。这说明中医证型反映的是冠心病患者不同病程阶段的病理变化，随着病程的推进，冠心病的证型也会从最初的血瘀证逐渐演变为气虚血瘀证，患者的心功能越来越差，病情也越来越严重。赵金龙的研究也有类似发现，发现 LVEF 与中医证型间存在负相关关系，按照中医辨证分型加重程度逐级递减。

刘敬标等对 97 例慢性心力衰竭（CHF）患者进行辨证分型，根据患者的身高、体重和心脏彩超相关结果，计算心脏指数（CI）、左室质量指数（LVMI），结果按心肺气虚证、气虚血瘀证、气阴两虚证、心肾阳虚证、阳虚水泛证的顺序，CI 呈递减趋势、而 LVMI 呈递增趋势。

（二）心病证与神经内分泌功能的关系

1. 心病证与心钠素　心房钠尿肽（ANP）又称心钠素或心房肽，主要是由心肌细胞合成、贮存及释放，分布在心脏、垂体、肺、肾上腺等一些外周组织和器官。它有抑制血管升压素和血管紧张素的作用，并可调节垂体激素的释放与儿茶酚胺的代谢，有利尿、排钠、扩张血管、降低血压等作用。

商俊芳等研究了充血性心力衰竭（CHF）中医辨证分型与心功能参数［左心室射血分数、平均左室周边缩短率、舒张晚期心房收缩峰值速度/舒张早期血流峰值速度（A/E）］及循环调节肽［心钠素（ANP）、内皮素（ET）］的关系，结果发现：CHF 组患者血浆 ANP、ET 水平明显高于正常组（$P<0.05$），各证型组间 ANP、ET 无差异。但心气虚兼水肿血瘀证较其他各组 LVEF、平均左室周边缩短率（mVcf）明显降低（$P<0.01$），A/E 明显增高（$P<0.01$）。A/E 值可以作为 CHF 中医辨证分型的客观指标之一。

2. 心病证与 B 型钠尿肽（BNP）　B 型尿钠肽又称脑尿钠肽（Brain natriuretic peptide，BNP），是由心肌细胞合成的具有生物学活性的激素，主要在心室表达，同时也存在于脑组织中。当左心室功能不全时，由于心肌扩张而快速合成释放入血，有助于调节心脏功能。

BNP 的血浆浓度往往与心衰严重程度呈正比，而与心病证的关系也是如此，随着病情从心气虚、心阳虚渐次发展，到气虚血瘀、痰阻，再到心肾阳虚兼水泛、血瘀、痰凝，血浆 BNP 水平也逐渐增高。张瑜等以 143 例心力衰竭患者为研究对象，发现水饮凌心证患者 BNP 水平明显高于心阳不振证患者，而心阳不振证患者 BNP 水平又明显高于心肺气虚证患者（$P<0.05$），且心功能分级也明显由水饮凌心证向心肺气虚证呈递减趋势。血浆 BNP 水平随中医证型和心力衰竭程度加重而升高。李敏芝通过研究急性冠脉综合征（ACS）中医证型和 BNP 水平的相关性，发现在 ACS 患者中，心肾阳虚证组血浆 BNP 水平最高，心血瘀阻证与痰浊闭阻证组 BNP 水平高于气阴两虚证组，心血瘀阻证与痰浊闭阻证两组 BNP 水平无明显差异性。赵振凯等研究了 386 例冠心病患者中医证型和 BNP 的关系，结果发现 386 例冠心病患者的中医证型以心血瘀阻证及痰阻心脉证为主。与正常组比较，冠心病患者中医证型 BNP 水平均显著升高（$P<0.01$）；组间比较，BNP 以心肾阳虚证最高（$P<0.01$），依次为痰阻心脉证、心血瘀阻证＞寒凝心脉证、气滞心胸证＞心气亏虚证＞心阴不足证。本研究中，心肾阳虚证 BNP 水平最高，提示此证型心肌受损最为严重。

血浆 B 型钠尿肽前体（Pro-BNP）水平在心病证中也表现出类似的趋势。赵华云等对 90 例冠心病患者的 Pro-BNP 水平与常见中医证型（心血瘀阻证、痰浊闭阻证、心肾阳虚证）的相关性进行了研究，结果发现：冠心病组的 Pro-BNP 水平明显高于健康对照组，冠心病中心肌梗死组 Pro-BNP 水平高于心绞痛组，不稳定型心绞痛组高于稳定型心绞痛组比较；Pro-BNP 水平在心血瘀阻证、痰浊闭阻证、心肾阳虚证三个证型中呈现递增趋势（$P<0.05$）。心肾阳虚组 Pro-BNP 水平明显高于心血瘀阻组和痰浊闭阻组，为病情较重之证。毛果等对扩张型心肌病（DCM）患者 100 例进行了回顾性调查，按不同证型分为五组，每组各 20 例，并设立正常对照组 20 例，采集血浆 B 型脑钠肽前体（NT-pro BNP）与 LVEF 指标值的相关数据后，运用 Fisher 判别分析法建立判别方程进行判别，总判断正确率为 70.0%，其中心肺气虚证和气阴两亏证的判别效果较好（判断正确率均不低于80%），且通过 LVEF 来判别 DCM 证型较 NT-pro BNP 更具有意义。

（三）心病证与血脂及冠脉造影的关系

王永刚采用流行病学方法调查 150 例冠心病患者，分别检测血脂水平和冠脉造影，分析中医证型与血脂和冠脉造影狭窄支数的关系，结果发现：冠心病中医证型以心血瘀阻型和痰阻心脉型为主；与对照组相比，冠心病各证型患者的血脂 TG、TC、LDL-C 均升高，其中心血瘀阻型和痰阻心脉型 TG、TC、LDL-C 升高更明显（$P<0.05$）；各证型间比较，心血瘀阻型以 TC、LDL-C 升高为主（$P<0.05$），痰阻心脉型以 TG 升高和高密度脂蛋白（HDL-C）降低为主（$P<0.05$）。冠脉造影单支狭窄以阴寒凝滞型和气阴两虚型为主，双支狭窄以心血瘀阻型与痰阻心脉型为主，三支狭窄以阳气虚衰型为主。袁宏伟的研究也有类似发现。

褚福永等对 112 例成功接受冠状动脉介入治疗的冠心病不稳定型心绞痛（UAP）患者进行中医证候判别，结果发现：UAP 常见中医证候为气虚血瘀证、痰瘀互阻证、气阴两虚证；单支病变多见气滞血瘀证，双支病变多见气虚血瘀证、气阴两虚证，三支病变多见痰瘀互阻证、心肾阴虚证和阳虚寒凝夹瘀证。气滞血瘀证患者冠脉病变程度较轻，而阳虚寒凝夹瘀证患者冠脉病变程度最重。该研究结果认为随着冠状动脉病变支数的增加，中医证候存在由实（气滞血瘀）→虚实夹杂（气虚血瘀、气阴两虚）→虚（心肾阴虚）的变化过程。此外，随着冠状动脉 Gensini 积分的增加，中医证候呈现由气滞血瘀→气虚血瘀→痰瘀互阻→阳虚寒凝夹瘀的变化过程，进一步揭示了临床需针对患者不同的冠脉病变特点辨证施治的重要意义。程鹏和袁弘伟的研究发现略有不同，他们均发现瘀血痹阻证和痰凝心脉证以多支病变为主。除此以外，程鹏发现心气虚弱证以双支病变为主，心气虚弱证的病变程度较轻，而瘀血痹阻证、痰凝心脉证的病变程度较重。袁弘伟则发现冠脉单支病变的血瘀证比例显著高于其他证型。朱翠玲用数字减影心血管造影系统对 100 例冠心病患者行冠脉造影，明确冠脉病变范围与程度，分析其与中医证型的相关性，结果发现：冠心病以气虚血瘀证和痰阻心脉两型居多；气虚血瘀证出现在前降支病变的概率较大；气虚血瘀证与单支病变相关，痰阻心脉证与多支病变相关；气虚血瘀证与右冠状动脉高度狭窄相关，痰阻心脉证与前降支高度狭窄相关，心血瘀阻证与回旋支高度狭窄相关。

（四）心病证与心率变异性的关系

心率变异性（HRV）是指窦性心律在一定时间内周期性变化的现象，是指逐次心跳间期之间微小的差异，可作为预测慢性心力衰竭患者预后的独立因素。谢慧文选择慢性心力衰竭（CHF）患者 55 例，按中医辨证分为心气阳虚、气虚血瘀、阳虚水犯、心阳虚脱四型，并选取 37 例正常健康人作为对照组，采用三通道动态心电图检查，测定心率变异性（HRV）时域指标 24 小时 R-R 间期标准差（SDNN），24 小时每 5 分钟 RR 间期标准差（SDANNi），5 分钟正常 R-R 间期均值的标准差（SDNNi），24 小时 R-R 连续差异均方的平方根（RMSSD），相邻窦性 RR 间期差值＞50 毫秒的百分比（PNN50）。结果发现：CHF 患者 HRV（SDNN，SDANNi）较正常对照组降低，各中医证型组中从心气阳虚、气虚血瘀、阳虚水犯、心阳虚脱各组 HRV 呈依次降低趋势，组间差异显著（$P < 0.05$ 或 0.01）。该研究结果认为心率变异性可间接反映 CHF 的程度及预后，可为中医辨证分型提供客观量化指标。周钧的研究发现也验证了这一结论，他据此提出自主神经对心率、心律总的调控，交感神经张力的大小以及自主神经系统总的张力大小在中医辨证分型中具有提示意义，可为冠心病心力衰竭患者中医辨证分型的客观化提供一定依据。

南敏敏则以心律失常患者为观察对象，选择分析心气虚证、心脉瘀阻证及气虚血瘀证三种证型与心率变异性的相关性，结果发现心率变异性呈心脉瘀阻证组＞气虚血瘀证组＞心气虚证组的变化，有统计学意义（$P < 0.05$），因此认为心率变异性（HRV）与心律失常的不同中医证型之间关系密切，且与临床疾病进展程度有一定联系。

（五）心病证与血液流变学的关系

心血瘀证可表现为血液流动性和黏滞性异常，检测血流变学指标已作为冠心病血瘀证诊断及临床疗效的评定标准。李越华等研究证实，冠心病不同证型有不同的血流变学的变化，心血瘀阻型、痰浊壅塞型在全血黏度（低切）、纤维蛋白原中，明显较阳气虚衰型高；心血瘀阻型在高切中明显高于气阴两虚型、阳气虚衰型。刘辛光对冠心病气虚型和血瘀型患者进行了血液流变学指标的比较，结果显示：血瘀型患者血液流变学的变化明显，其全血比黏度、血浆比黏度和红细胞电泳时间及变形指数降低者明显多于心气虚组。

董斌对 118 例慢性心力衰竭患者不同证型（心肺气虚证、气阴两亏证、气虚血瘀证、心肾阳虚证、阳虚水泛证）的研究发现，慢性心力衰竭气虚血瘀证的全血高切值、全血低切值、红细胞聚集指数、红细胞沉降率值水平最高，阳虚水泛证次之，但都远较其他各证型高。

（六）心病证与炎性因子的关系

近年来医学界提出冠心病的发病机制学说——炎症反应学说。洪永敦等通过研究冠心病中医证候与炎症因子的关系发现，心血瘀证组白细胞（WBC）计数和血中 CRP、IL-6 和 TNF-α 含量均较其他组显著升高，认为上述炎症因子可以作为冠心病辨证参考。

冠心病患者 CRP 水平明显高于正常人，且冠心病患者由心绞痛发展为急性心肌梗死，血清 CRP 水平并逐渐增加。张红祥的研究结果发现，冠心病常见中医证型依次为心血瘀阻、气阴两虚、气滞血瘀、痰阻心脉、气虚血瘀。证型不同 CRP 水平亦会有所差异，其中心血瘀阻型与痰阻心脉型较高，气滞血瘀型为其次，而气虚血瘀型和气阴两虚型则较低。因此他提出超敏 C 反应蛋白（hs-CRP）可作为慢性炎症评价指标之一，用于分析冠心病的病理过程。CRP 浓度增高的程度不但可以相应反映冠状动脉病变的程度，还可以在一定程度上反映出中医证型，为冠心病进行临床分型提供了一定的量化指标，从而辅助临床治疗。王宝泉也发现冠心病不同证型中，心血瘀阻、痰浊内阻、寒凝心脉三类证型 IL-6、hs-CRP 水平明显高于心气虚弱、心肾阴虚、心肾阳虚。但相关研究结论却有所不同，如龙卫平等的研究结果显示，冠心病各中医证型患者阳气虚衰型患者 hs-CRP 水平显著高于心血瘀阻型、痰阻心脉型、心肾阴虚型、气阴两虚型，提示在各证型中阳气虚衰型的炎症反应最强烈，认为冠心病阳气虚衰型患者未来可能发生冠脉事件的危险性显著高于其他各证型。罗敏等则发现，在稳定型心绞痛和急性冠脉综合征患者中，心血瘀阻的 hs-CRP 最高，痰浊内阻和寒凝心脉次之，心肾阴虚和心肾阳虚 hs-CRP 水平最低。

四、述评与展望

可以看到，目前心病证研究多集中在心气血、心阴虚、心阳虚、心脉瘀阻的证型上，其他证型涉及较少。临床与实验研究涉及了心功能、神经内分泌、血液流变学等方面的指标，从某一角度阐释了心主血脉、心主神的物质基础，在动物模型方面亦进行了有益的探索。但是这些病证结合的客观化研究往往是对不同证型特定指标的比较，报道较为分散，同时研究中各个病种的辨证分型又多存在标准不统一的问题，导致横向比较困难，也容易造成病和证之间不同物质基础概念上的混乱。

今后，对心病证的客观化研究可以从以下几方面考虑：一是从系统层面进行研究，以代谢组学、蛋白组学等研究入手，从整体研究心的生理功能和病理变化；二是通过多中心大样本的研究，建立统一的心病证诊断标准；三是除了病证结合以外，也可以采用针对异病同证的研究方法，不但从纵向上研究证的特点，还从横向上解决证的共性问题。

参 考 文 献

[1] 沈自尹 . 中医虚证辨证参考标准 [J] . 中西医结合杂志，1983，3（2）：117.

[2] 沈自尹，王文健 . 中医虚证参考标准（1986 年修订）[J] . 中西医结合杂志，1986，6（10）：589.

[3] 王艳梅，董浩然 . 心气虚证动物模型造模方法研究进展 [J] . 中国医药科学，2015，5（23）：62-65.

[4] 于成瑶，赵明镜，王硕仁，等 . 水环境站台睡眠剥夺心虚证大鼠模型的再研究 [J] . 山东中医杂志，2005，24（5）：297-300.

[5] 龙子江，王桐生，吕晓英，等 . 心气虚动物模型的研制 [J] . 中国中医药科技，2003，10（2）：67-68.

[6] 张芳梅，孙晖，张贺，等 . 心气虚动物模型研究现状及展望 [J] . 中医药信息，2011，28（1）：74-76.

[7] 程志清，姚立，龚文渡，等 . Wistar 大鼠心气虚证模型的建立与评价 [J] . 中国医药学报，2003，18（11）：654-703.

[8] 姚立，程志清，龚文波，等 . 强迫跑步法建立 Wistar 大鼠心气虚证模型 [J] . 中医药学刊，2004（1）：39-41，59.

[9] 李绍芝，朱文锋，黄献平，等 . 参芪心复康对心气虚证动物模型的影响 [J] . 中国中医药信息杂志，2000，7（5）：28-29.

[10] 于成瑶，王硕仁，赵明镜，等 . 自然衰老生理性心气虚大鼠心脏能量代谢酶学的物质基础研究 [J] . 山东中医药

大学学报，2008，32（4）：337-338.

[11] 于成瑶，王硕仁，赵明镜，等.试用自然衰老的方法建立心气虚证大鼠模型 [J]. 中国中医基础医学杂志，2005，11（2）：140-141.

[12] 金红妹，杨戈，张钦传，等.心气虚证动物模型雌二醇睾酮变化的实验研究 [J]. 辽宁中医杂志，2003，30（8）：622-623.

[13] 王振涛，王硕仁，赵明镜，等.活血、益气法及其方药治疗心衰大鼠心气虚证的实验研究 [J]. 河南中医学院学报，2004，19（1）：22-24.

[14] 孔春明，马月香.RyR2蛋白水平表达变化与冠心病心气虚证发病的相关性研究 [J]. 时珍国医国药，2016，27（01）：234-236.

[15] 吴齐雁，胡小萍，李德新，等.心气虚证大鼠循环肾素血管紧张素系统激活与血浆纤溶酶原激活物抑制剂活性变化的实验研究 [J]. 中国中西医结合杂志，2001，21（5）：367-369.

[16] 王萧，许庆文，董浩然，等.cAMP、cGMP及基因表达谱在心气虚型家兔心衰模型中的变化 [J]. 中药新药与临床药理，2012，23（4）：386-390.

[17] 张明雪，曹洪欣.冠心病心阳虚证动物模型的制作 [J]. 中国中医基础医学杂志，2002，8（4）：71-75.

[18] 樊讯，王阶，蒋跃文，等.基于"方证相关"理论对慢性心力衰竭阳虚证大鼠的初步研究及证型探讨 [J]. 中华中医药杂志，2015，30（12）：4275-4279.

[19] 徐攀，许海顺，陈京，等.慢性心力衰竭心阳虚证大鼠模型的建立与评价研究 [J]. 中华中医药学刊，2016，34（8）：1957-1960.

[20] 张友计，雷蕾，李华，等.心力衰竭心阳虚证大鼠与心钠素的相关性研究 [J]. 泸州医学院学报，2008，31（5）：508-511.

[21] 余洪，陈新宇，卢青，等.大鼠慢性心衰心阳虚型模型的建立 [J]. 中医药导报，2013，19（3）：6-8.

[22] 展海霞，彭成.附子与干姜配伍对心阳虚衰大鼠血浆肾上腺素、血管紧张素Ⅱ、醛固酮及ANP、NT的影响 [J]. 中药药理与临床，2006，22（2）：12-14.

[23] 章忱，吕嵘，盛学仕，等.动物心肌缺血中医证型规范化标准化研究（一）[J]. 上海中医药杂志，2002（1）：11-14.

[24] 朱丽红，汪克明，王宗殿，等.冠心病痰瘀互结证动物模型复制方法的研究 [J]. 广州中医药大学学报，2006，23（4）：346-349.

[25] 李欣志，刘建勋.痰瘀互结证冠心病小型猪模型的建立 [J]. 中国中西医结合杂志，2009，29（3）：228-232.

[26] 潘继兴，邓文祥，曾光，等.加味生脉补心丹对冠心病气虚血瘀证大鼠动脉粥样硬化的影响 [J]. 中国中医急症，2016，25（7）：1303-1306.

[27] 赵淑杰，尹永杰，陈颖.心阳虚辨证规律与心功能相关性研究 [J]. 中国中医急症，2008，17（11）：1550-1551.

[28] 丁立辉.冠心病中医辨证分型与左心功能关系的临床研究 [J]. 国医论坛，2018，33（1）：32-33.

[29] 刘敬标，王伟，张星平.慢性心力衰竭患者常见中医证型与心脏指数及左室质量指数的关系 [J]. 中华中医药杂志，2011，26（2）：406-408.

[30] 赵金龙，李大锋，管益国，等.慢性心力衰竭患者左室射血分数与中医证型关系的研究 [J]. 现代中西医结合杂志，2011，20（31）：3912-3913，3916.

[31] 司锟.慢性心力衰竭临床常见证型与心脏超声结果相关性研究 [J]. 中华中医药学刊，2015，33（6）：1505-1508.

[32] 商俊芳，周杰，高晓玲，等.充血性心力衰竭中医辨证分型与左心功能不全及心钠素、内皮素的相关性研究 [J]. 中国中医药信息杂志，2010，17（9）：23-24，36.

[33] 张瑜，张会永，杨关林.BNP诊断与中医证型的相关性研究 [J]. 辽宁中医药大学学报，2008（6）：125-126.

[34] 李敏芝，富蓉.B型钠尿肽与急性冠脉综合征主要中医证型的相关性研究 [J]. 黑龙江医学，2010，34（5）：

321-323.

[35] 赵振凯，王永刚，郑刚，等．冠心病患者中医证型与脑钠肽、左室射血分数及 E/A 的相关性分析 [J]．长春中医药大学学报，2015，31（3）：525-528.

[36] 赵华云，刘瑾，王文会．冠心病不同中医证型与血 Pro-BNP 相关性研究 [J]．中西医结合心脑血管病杂志，2015，13（8）：961-964.

[37] 毛果，蔡光先．扩张型心肌病中医证型与 NT-proBNP 及 LVEF 的 Fisher 判别分析 [J]．中国中医基础医学杂志，2015，21（10）：1265-1267.

[38] 袁宏伟，朱明丹，冯利民，等．冠心病患者血脂水平与冠心病中医证型关系的研究 [J]．四川中医，2014，32（4）：93-97.

[39] 褚福永，王阶，姚魁武，等．冠心病不稳定型心绞痛中医辨证分型与血脂及冠脉造影结果的相关性研究 [J]．北京中医药，2009，28（12）：918-921.

[40] 程鹏，陈泽奇，王东生．冠心病主要中医证型与冠脉造影结果及血脂的相关性研究 [J]．中国中医急症，2011，20（10）：1584-1586.

[41] 袁宏伟，朱明丹，张少强，等．冠状动脉病变程度与冠心病中医证型关系的研究 [J]．山东中医药大学学报，2014，38（6）：553-556.

[42] 朱翠玲，闫奎坡，朱明军，等．冠心病中医证型与冠状动脉病变的相关性研究 [J]．中国中药杂志，2009，34（24）：3289-3291.

[43] 谢慧文．不同中医证型的慢性心力衰竭患者的心率变异性分析 [J]．实用医技杂志，2008（27）：3765-3767.

[44] 周钧，刘克强，齐新，等．冠心病心衰患者中医证型和 HRV 各项指标关系 [J]．四川中医，2014，32（10）：74-76.

[45] 南敏敏，龚一萍．心律失常中医证型与心率变异性相关研究探讨 [J]．陕西中医学院学报，2015，38（6）：19-21.

[46] 李越华，肖沪生．冠心病中医辨证分型与心功能及血液流变学之间关系的研究 [J]．辽宁中医杂志，2004，31（12）：998-999.

[47] 刘辛光．冠心病辨证分型与血液动力学流变学变化关系探析 [J]．辽宁中医杂志，2005，32（10）：991.

[48] 董斌．慢性心力衰竭血液流变学、血脂、心脏舒缩功能与中医证型相关性研究 [D]．成都：成都中医药大学，2006：23-24.

[49] 洪永敦，黄衍寿，吴辉，等．冠心病中医证候与炎症因子关系的临床研究 [J]．广州中医药大学学报，2005，22（2）：81-85.

[50] 张红祥，张喜梅．冠心病中医证型与 C 反应蛋白关系的探讨 [J]．中国中医基础医学杂志，2011，17（9）：983，991.

[51] 罗敏，黄力，张沛然，等．冠心病患者血清超敏 C 反应蛋白及超氧化物歧化酶与中医证型的相关性 [J]．中医杂志，2014，55（22）：1926-1928.

[52] 龙卫平，石磊，韦爱欢，等．冠心病中医辨证分型与内皮损伤、炎症反应及血小板活化的相关性研究 [J]．广州中医药大学学报，2008（5）：457-460.

[53] 王宝泉．冠心病中医证型与 IL-6、HS-CRP 相关性研究 [J]．中国中医基础医学杂志，2012，18（10）：1102-1103.

第二节　肺病证的研究

　　肺位于胸腔，左右各一，覆盖于心之上。肺居于胸中，上连气道、喉咙，开窍于鼻，总称为肺系。肺在体合成，其华在毛。其经脉起于中焦，下络大肠，肺与大肠互为表里。

肺主气，司呼吸，吸清呼浊，吐故纳新，生成宗气，营运全身，贯注心脉，助心行血；肺又主宣发、肃降，通调水道，输布津液，宣散卫气，滋润皮毛，并主嗅觉和发声。对中医学肺脏本质的研究主要定位于西医学肺系疾病，因此主要借助西医学肺功能检测、肺血流图、神经内分泌、免疫功能等方面开展中医学肺虚证的研究。此外，亦开展了肺虚证诊断标准、动物模型研制的工作。

一、肺病证的诊断标准研究

《中医诊断学》教材中目前收录的肺脏相关证候类型包括肺气虚证、肺阴虚证、风寒犯肺证、风热犯肺证、燥邪犯肺证、肺热炽盛证、痰热壅肺证、寒痰阻肺证、饮停胸胁证、风水相搏证、脏腑兼证、心肺气虚证、肺脾气虚证、肺肾气虚证、肺肾阴虚证、肝火犯肺证。目前，围绕肺脏相关证候的诊断标准研究主要集中在建立肺基础证的诊断标准。例如，肺气虚证的诊断标准：①主症：病发时以咳为主，咳声清朗，多为单咳或间咳，白天多于夜晚，痰量不多。②次症：易汗，恶风，易感冒。③体征：舌质正常或稍淡，舌苔薄白，脉弦细或缓细；肺部无肺气肿征。④其他检查：X线胸透正常，或纹理稍粗，无肺气肿征象；肺功能基本正常，或轻度减退；心电图正常。肺阳虚证的诊断标准：主症：①久咳，声低气怯，痰涎清稀，日痰量在 100mL 以上，或夜间及清晨咳痰 50mL 以上。②喘息，气短。③背畏寒。④舌质淡，舌体胖边有齿痕，或舌质暗淡，苔薄白或白润。⑤脉虚弱无力，或沉迟无力，或迟缓。次症：①反复感冒，怯寒，自汗。②面色白或颜面虚浮。③胸部憋闷。诊断条件：主症中①和③项为必备，加上主症 1 项或次症 2 项即可诊断为肺阳虚证。

然而，单纯围绕肺脏相关证候的诊断标准的研究和报道并不多，目前以呼吸系统疾病为核心，探索该疾病的中医证候诊断标准研究更为多见。例如，研究报道支气管哮喘常见证候有外寒内饮证、痰浊阻肺证、风痰阻肺证、痰热壅肺证、血瘀证、肺气虚证、肺肾气虚证、肺肾阳虚证、阳气暴脱证，与肺相关的证候诊断标准见表 23-1。弥漫性间质性肺疾病常见的虚证类包括肺气虚证、阴虚内热证、肺肾气虚证、肺肾气阴两虚证，实证类包括痰热壅肺证、痰浊阻肺证，与肺相关的证候诊断标准见表 23-2。慢性阻塞性肺疾病常见的虚证类包括肺气虚证、肺脾气虚证、肺肾气虚证、肺肾气阴两虚证，实证类包括风寒袭肺证、外寒内饮证、痰热壅肺证、痰浊阻肺证、痰蒙神窍证，与肺相关的证候诊断标准见表 23-3。急性气管、支气管炎常见证候包括风寒袭肺证、风热犯肺证、燥邪犯肺证、痰热壅肺证、痰湿阻肺证、肺气虚证、气阴两虚证，与肺相关的证候诊断标准见表 23-4。慢性阻塞性肺疾病稳定期常见证候有 4 个，兼证有 2 个，其中常见证候包括肺气虚证、肺肾气虚证、肺肾气阴两虚证，兼证痰湿证与血瘀证，与肺相关的证候诊断标准见表 23-5。慢性阻塞性肺疾病急性加重期常见证候包括风寒束肺证、外寒内饮证、痰热壅肺证、痰湿阻肺证、肺脾气虚证、肺肾气虚证、肺肾气阴两虚证和血瘀证，与肺相关的证候诊断标准见表 23-6。肺炎包括风热袭肺证、外寒内热证、痰热壅肺证、痰湿壅肺证、肺脾气虚证、气阴两虚证 6 个常见证，以及热入心包、邪陷正脱 2 个变证，与肺相关的证候诊断标准见表 23-7。

表 23-1 支气管哮喘证候、肺相关证候

外寒内饮证

主症：喘促，咳嗽，胸闷，气短，咽痒，痰白，痰清稀，流清涕，舌质淡红，舌苔白

次症：发热，恶寒，无汗，肢体酸楚或酸痛，鼻塞，鼻痒，喷嚏，痰泡沫，痰易咳出，痰多，喉中痰鸣，舌体胖大，舌齿痕，舌苔薄，舌苔腻，舌苔滑润，脉浮，脉紧，脉滑

诊断：①喘促或咳嗽或胸闷、气短。②恶寒、无汗，或肢体酸楚甚至酸痛。③痰白清稀或兼泡沫。④喉中痰鸣。⑤舌苔白滑，或脉紧或浮紧或滑。具备①②2项，加③④⑤中2项即可诊断

痰浊阻肺证

主症：喘促，气急，胸闷，气短，咳嗽，痰多，痰白，痰清稀，舌苔白

次症：咳痰不爽，喉中痰鸣，痰易咳出，食少，纳呆，肢体困倦，胃脘痞满，便溏，舌体胖大，舌齿痕，舌质淡红，舌苔腻，脉滑，脉弦

诊断：①喘促或咳嗽或胸闷、气短。②喉中痰鸣。③痰多，白黏或清稀。④胃脘痞满。⑤纳呆或食少。⑥肢体困倦。⑦舌苔白腻，或脉滑或弦滑。具备①②③中2项，加④⑤⑥⑦中2项即可诊断

风痰阻肺证

主症：喘促，气急，胸闷，气短，遇刺激气味则喘，咳嗽，鼻痒，流清涕，咽痒

次症：喷嚏，咽干，干咳，痰少，痰白，咳痰不爽，喉中痰鸣，舌苔白，舌苔黄，脉滑，脉弦

诊断：①喘促或咳嗽或胸闷、气短。②遇异味则喘或喉中痰鸣。③鼻痒或喷嚏，流清涕或咽痒。④痰白黏或咳痰不爽。⑤脉滑或弦滑。具备①②③中2项，加④⑤中1项即可诊断

痰热壅肺证

主症：喘促，气急，气短，胸闷，咳嗽，痰黄，痰黏稠，舌质红，舌苔黄，舌苔腻，脉数，脉滑

次症：痰多，咳痰不爽，喉中痰鸣，张口抬肩，不能平卧，遇刺激气味则喘，发热，口渴，大便秘结，脉弦

诊断：①喘促，气急或咳嗽或胸闷，气短。②痰黄或黏稠。③发热或口渴喜冷饮。④大便秘结。⑤舌质红，或舌苔黄或黄腻，或脉数或滑数。具备①②2项，加③④⑤中2项即可诊断

肺气虚证

主症：气短，咳嗽，神疲，乏力，自汗，舌质淡，脉细

次症：喘息，胸闷，易感冒，面色白，咳痰不爽，舌体胖大，舌齿痕，舌苔白，脉弱，脉沉

诊断：①咳嗽或喘息，气短或胸闷，动则加重。②神疲，或乏力。③自汗，易感冒。④舌质淡，或脉沉细或细弱。具备①加②③④中2项即可诊断

肺脾气虚证

主症：气短，动则加重，肢体困倦，神疲，乏力，易感冒，纳呆，食少，便溏，舌质淡，舌齿痕，舌苔白，舌苔薄，脉细，脉沉

次症：喘息，胸闷，自汗，面色少华或无华，胃脘痞满，腹胀、食后加重，舌体胖大，脉缓，脉弱

诊断：①咳嗽或喘息、气短或胸闷，动则加重。②神疲或乏力，动则加重。③自汗，易感冒。④纳呆或食少。⑤胃脘痞满或腹胀或便溏。⑥舌体胖大或齿痕，或脉沉细或沉缓或细弱。具备①②③中2项，加④⑤⑥中2项即可诊断

续表

肺肾气虚证
主症：喘息，胸闷，气短，动则喘甚，自汗，神疲，咳痰不爽，腰膝酸软，舌体胖大，舌苔薄，舌苔白，脉沉
次症：痰少，无痰，痰易咳出，乏力，头昏，夜尿频多，咳而遗溺，舌质淡，舌齿痕，脉弱，脉细
诊断：①喘息或胸闷或气短，动则加重。②神疲，乏力，或自汗，动则加重。③易感冒。④腰膝酸软。⑤耳鸣，头昏。⑥夜尿频多，或咳而遗溺。⑦舌质淡，或脉沉细或细弱。具备①②③中2项，加④⑤⑥⑦中2项即可诊断
肺肾阳虚证
主症：喘息，胸闷，气短，动则加重，神疲，痰清涎，肢体欠温，舌体胖大，舌质淡，舌齿痕
次症：颜面浮肿，痰多，易感冒，畏风寒，乏力，头昏，耳鸣，腰膝酸软，小便频数，夜尿频多，下肢水肿，舌苔滑润，舌苔薄，舌苔白，脉沉，脉缓
诊断：①喘息或胸闷或气短，动则加重。②畏风寒，或肢体欠温。③神疲或乏力，动则加重。④易感冒。⑤腰膝酸软。⑥耳鸣，头昏。⑦夜尿频多，或咳而遗。⑧舌质淡，或舌苔白或白滑，或脉沉或沉缓。具备①②中2项，加③④⑤⑥⑦⑧中3项即可诊断

表 23-2　弥漫性间质性肺疾病的肺相关证候

肺气虚证
主症：咳嗽，喘促，气短，自汗，畏风寒，神疲，乏力，易感冒，舌质淡，脉细、虚、弱
次症：胸闷，痰少，痰白，舌苔薄、白，脉沉
肺肾气虚证
主症：咳嗽，痰白，喘促气短，动则尤甚，头昏，神疲，乏力，易感冒，脉沉、细
次症：胸闷，痰黏稠，痰清稀或呈泡沫状，痰少，痰易咳出，面目浮肿，耳鸣，自汗，畏风寒，肢体倦怠，腰膝酸软，小便频数，夜尿增多，咳时遗尿，舌质淡，舌苔薄、白
肺肾气阴两虚证
主症：咳嗽，痰少，喘促气短，动则尤甚，胸闷，头昏，自汗，神疲乏力，肢体倦怠，腰膝酸软，舌质红，舌苔少、干燥（少津），脉细、数
次症：胸闷或痛，咳痰不爽，口干，手足心热，盗汗，形体消瘦，易感冒，脉沉、弱
痰浊阻肺证
主症：数咳嗽，痰白，痰黏稠，喘促，动则喘甚，气短，胸闷，舌苔白、腻，脉滑
次症：痰多，痰易咳出，纳呆，食少，胃脘痞满，腹胀，舌质淡，脉弦

表 23-3　慢性阻塞性肺疾病的肺相关证候

肺气虚证
主症：咳嗽，乏力，易感冒
次症：喘息，气短，动则加重，神疲，自汗，恶风，舌质淡，舌苔白，脉细、沉、弱
肺肾气虚证
主症：咳嗽，喘息气短，动则加重，纳呆，乏力，易感冒，舌体胖大、齿痕，舌质淡，舌苔白

次症：神疲，食少，胃脘痞满，腹胀，便溏，自汗，恶风，脉沉、细、缓、弱
肺肾气阴两虚证
主症：喘息，气短，动则加重，神疲，乏力，腰膝酸软，易感冒，舌质淡，舌苔白，脉细
次症：胸闷或痛，咳痰不爽，口干，手足心热，盗汗，形体消瘦，易感冒，脉沉、弱
痰浊阻肺证
主症：咳嗽，痰白，痰黏稠，喘促，动则喘甚，气短，胸闷，舌苔白、腻，脉滑
次症：恶风，自汗，面目虚浮，胸闷，头昏，耳鸣，小便频数，夜尿多，咳而遗尿，舌体胖大、有齿痕，脉沉、弱
肺肾气阴两虚证
主症：咳嗽，喘息，气短，动则加重，乏力，自汗，盗汗，腰膝酸软，易感冒，舌质红，脉细、数
次症：干咳，痰少，咳痰不爽，口干，咽干，耳鸣，头昏或头晕，手足心热，舌质淡，舌苔少、花剥，脉弱、沉、缓、弦
风寒袭肺证
主症：咳嗽，喘息，恶寒，痰白、清稀，舌苔薄、白，脉紧
次症：发热，无汗，鼻塞流清涕，肢体酸痛，脉浮
外寒内饮证
主症：咳嗽，喘息气急，痰多，痰白稀薄、泡沫状，胸闷，不能平卧，恶寒，舌苔白、滑，脉弦、紧
次症：痰易咯出，喉中痰鸣，鼻塞、流清涕，无汗，肢体酸痛，脉浮
痰热壅肺证
主症：咳嗽，喘息气急，胸闷，痰多，痰黄、黏干，咳痰不爽，舌质红，舌苔黄、腻，脉滑、数
次症：胸痛，口渴喜冷饮，发热，大便秘结，舌苔厚

表 23-4　急性气管、支气管炎的肺相关证候

风寒袭肺证
主症：咳嗽，痰白，痰清稀，鼻塞，舌苔薄、白，脉浮、紧
次症：痰少，咽痒，流清涕，发热，恶寒，无汗，肢体酸痛，舌质淡红
诊断：①咳嗽，或咳痰色白、清稀。②鼻塞，流清涕。③恶寒，或并发热或无汗。④肢体酸痛。⑤舌苔白，或脉浮或浮紧。具备①，加②③④⑤中 2 项即可诊断
风热犯肺证
主症：咳嗽，痰黄，发热，恶风，舌尖红，舌苔黄，脉浮、数
次症：痰少，痰黏稠，咳痰不爽，鼻塞，流浊涕，鼻窍干热，咽痒，咽干，咽痛，口渴，舌苔薄
诊断：①咳嗽，或咳痰色黄、黏稠，或咳痰不爽。②鼻塞、流浊涕，或鼻窍干热。③恶风或并发热。④咽干甚则咽痛。⑤口干渴。⑥舌尖红，或舌苔薄黄或薄白干，或脉浮或浮数。具备①，加②③④⑤⑥中 3 项即可诊断

燥邪犯肺证
主症：咳嗽，干咳，口干，咽痒，舌苔薄，脉浮
次症：痰少，痰黏难以咯出，口渴，咽干，咽痛，唇鼻干燥，发热，恶风，舌尖红，舌苔黄、白干，脉数
诊断：①咳嗽，或痰量少或黏难以咯出，或干咳。②唇鼻干燥。③口干甚则口渴。④咽干甚则咽干痛。⑤恶风或并发热。⑥舌尖红，或舌苔薄黄或薄白干，或脉浮或浮数。具备①②2项，加③④⑤⑥中2项即可诊断
痰热壅肺证
主症：咳嗽，痰黄，痰黏稠，舌质红，舌苔黄、腻，脉滑、数
次症：痰多，咳痰不爽，口渴，胸闷，发热，大便秘结
诊断：①咳嗽。②痰黏、色黄，或并咳痰不爽。③发热，或口渴。④大便秘结。⑤舌质红，或舌苔黄或黄腻，或脉数或滑数。具备①②2项，加③④⑤中2项。
痰湿阻肺证
主症：咳嗽，痰多，痰白，舌苔白、腻，脉滑。
次症：痰易咳出，痰多泡沫，口黏腻，纳呆，食少，胸闷，胃脘痞满，乏力，舌边齿痕，舌质淡红，脉弦
诊断：①咳嗽。②痰多、色白。③口黏腻，或纳呆或食少。④胃脘痞满。⑤舌边齿痕，或舌苔白或白腻，或脉滑或弦滑。具备①②2项，加③④⑤中2项即可诊断
肺气虚证
主症：咳嗽，咳痰，神疲，乏力，动则加重，自汗，畏风寒，易感冒，舌质淡，舌苔白，脉弱、细
次症：气短，舌苔薄，脉沉、缓
诊断：①咳嗽，或咳痰。②神疲或乏力或气短动则加重。③自汗，动则加重。④畏风寒，或易感冒。⑤舌质淡，或脉沉细或沉缓或细弱。具备①，加②③④⑤中2项即可诊断
气阴两虚证
主症：咳嗽，咳痰，神疲，乏力，动则加重，易感冒，自汗，盗汗，脉细
次症：气短，恶风，手足心热，口干，口渴，舌体胖大、瘦小，舌质淡，舌边齿痕，舌质红，舌苔薄、少、白、花剥，脉沉、数、弱
诊断：①咳嗽，或咳痰。②神疲或乏力或气短，动则加重。③畏风寒，或易感冒。④自汗或盗汗。⑤手足心热。⑥口干甚则口渴。⑦舌体胖大、边有齿痕，或舌体瘦小，或舌质淡或红，或舌苔薄少或花剥，或脉沉细或细弱或细数。具备①加②③④中2项及⑤⑥⑦中2项即可诊断

表 23-5　慢性阻塞性肺疾病稳定期的肺相关证候

肺气虚证
主症：咳嗽，乏力，易感冒
次症：喘息，气短，动则加重，神疲，自汗，恶风，舌质淡，舌苔白，脉细，脉沉，脉弱
诊断：①咳嗽或喘息或气短，动则加重。②神疲，乏力或自汗。③恶风，易感冒。④舌质淡、苔白，脉沉细或细弱。具备①②③④中3项即可诊断

续表

肺脾气虚证
主症：咳嗽，喘息，气短，动则加重，乏力，易感冒，纳呆，舌体胖大，舌质淡，舌苔白
次症：神疲，脘腹胀满，自汗，恶风，食少，便溏，舌有齿痕，脉细，脉沉，脉缓，脉弱
诊断：①咳嗽或喘息或气短，动则加重。②神疲，乏力或自汗。③恶风，易感冒。④纳呆或食少。⑤脘腹胀满或便溏。⑥舌体胖大或有齿痕，舌质淡、苔白，脉沉细或沉缓或细弱。具备①②③中2项，加④⑤⑥中2项即可诊断

肺肾气虚证
主症：咳嗽、喘息、气短，动则加重，神疲，乏力，易感冒，腰膝酸软，舌质淡，舌苔白，脉细
次症：恶风，自汗，面目浮肿，胸闷，耳鸣，夜尿多，咳而遗溺，舌体胖大、有齿痕，脉沉，脉弱
诊断：①喘息或气短、动则加重。②乏力或自汗。③易感冒，恶风。④腰膝酸软。⑤耳鸣或面目浮肿。⑥夜尿多或咳而遗溺。⑦舌体胖大，舌质淡、苔白，脉沉细或细弱。具备①②③中2项，加④⑤⑥⑦中2项即可诊断

肺肾气阴两虚证
主症：咳嗽，喘息，气短，动则加重，乏力，自汗，盗汗，腰膝酸软，易感冒，舌质红，脉细，脉数
次症：口干，咽干，痰少，咳痰不爽，干咳，手足心热，耳鸣，头昏或头晕，舌质淡，舌苔少，花剥苔，脉弱，脉沉，脉缓，脉弦
诊断：①喘息或气短，动则加重。②自汗或乏力。③易感冒。④腰膝酸软。⑤耳鸣、头昏或头晕。⑥干咳或少痰，咳痰不爽。⑦盗汗。⑧手足心热。⑨舌质淡或红，舌苔少或花剥，脉沉细或细弱或细数。具备①②③中2项，加④⑤中1项，加⑥⑦⑧⑨中2项即可诊断

表 23-6　慢性阻塞性肺疾病急性加重期的肺相关证候

风寒束肺证
主症：咳嗽，喘息，恶寒，痰白、清稀，苔薄，苔白，脉紧
次症：发热，无汗，肢体酸痛，鼻塞，流清涕，脉浮
诊断：①咳嗽，痰白、清稀，喘息。②发热，恶寒，无汗，肢体酸痛。③鼻塞，流清涕。④舌苔白，脉浮或浮紧。具备①②2项，加③④中1项即可诊断

外寒内饮证
主症：咳嗽，喘息，痰多、色白、稀薄或泡沫，胸闷，气逆不能平卧，恶寒，舌苔白，舌苔滑，脉紧，脉弦
次症：痰易咳出，喉中痰鸣，肢体酸痛，无汗，鼻塞，流清涕，脉浮
诊断：①咳嗽或喘息。②恶寒，无汗，或鼻塞、流清涕，或肢体酸痛。③痰白稀薄或兼泡沫，痰易咳出。④喉中痰鸣。⑤胸闷，气逆不能平卧。⑥舌苔白滑，脉弦紧或浮弦紧。具备①②2项，加③④⑤⑥中2项即可诊断

痰热壅肺证
主症：咳嗽，喘息，胸闷，痰多、色黄，咳痰不爽，舌质红，舌苔黄，舌苔腻，脉数，脉滑
次症：痰黏，胸痛，发热，口渴喜冷饮，大便干结，舌苔厚
诊断：①咳嗽或喘息。②痰黏、色黄，咳痰不爽。③发热或口渴喜冷饮。④大便干结。⑤舌质红，舌苔黄或黄腻或黄厚腻，脉数或滑数。具备①②2项，加③④⑤中2项即可诊断

痰湿阻肺证
主症：咳嗽，喘息，痰多、色白，口黏腻，舌苔白，舌苔腻，脉滑
次症：气短，痰多泡沫，痰易咳出，胸闷，纳呆，食少，胃脘痞满，舌质淡，脉弦
诊断：①咳嗽或喘息，气短。②痰多、色白或呈泡沫状。③胃脘痞满。④口黏腻，纳呆或食少。⑤舌苔白腻，脉滑或弦滑。具备①②2项，加③④⑤中2项即可诊断
肺脾气虚证
主症：咳嗽，喘息，气短，动则加重，乏力，脘腹胀满，易感冒，纳呆，食少，舌体胖大、有齿痕，舌质淡，舌苔白
次症：神疲，自汗，恶风，便溏，脉细，脉沉，脉缓，脉弱
诊断：①咳嗽或喘息或气短，动则加重。②神疲，乏力或自汗。③恶风，易感冒。④纳呆或食少。⑤脘腹胀满或便溏。⑥舌体胖大或有齿痕，舌质淡、苔白，沉细或沉缓或细弱。具备①②③中2项，加④⑤⑥中2项即可诊断
肺肾气虚证
主症：喘息，气短，动则加重，神疲，乏力，面目浮肿，易感冒，腰膝酸软，舌体胖大，舌质淡，舌苔白
次症：咳嗽，恶风，自汗，胸闷，耳鸣，夜尿多，咳而遗溺，脉沉，脉细，脉弱
诊断：①喘息或气短，动则加重。②乏力或自汗。③易感冒，恶风。④腰膝酸软。⑤耳鸣或面目浮肿。⑥夜尿多或咳而遗溺。⑦舌体胖大，舌质淡、苔白，脉沉细或细弱。具备①②③中2项，加④⑤⑥⑦中2项即可诊断
肺肾气阴两虚证
主症：喘息，气短，动则加重，乏力，自汗，盗汗，腰膝酸软，耳鸣，易感冒，舌质红，脉细，脉数
次症：咳嗽，口干，咽干，痰少，咳痰不爽，干咳，手足心热，头昏或头晕，舌质淡，舌苔少，花剥苔，脉弱，脉沉
诊断：①喘息或气短、动则加重。②自汗或乏力。③易感冒。④腰膝酸软。⑤耳鸣，头昏或头晕。⑥干咳或少痰，咳痰不爽。⑦盗汗。⑧手足心热。⑨舌质淡或红，舌苔少或花剥，脉沉细或细弱或细数。具备①②③中2项，加④⑤中1项，加⑥⑦⑧⑨中2项即可诊断
风热袭肺证
主症：发热，恶风，鼻塞，鼻孔干热，流浊涕，咳嗽，无痰或痰白干黏或痰黄，舌苔薄白干，脉数
次症：咳痰难出，口干，咽干，咽痛，舌尖红，舌苔黄，脉浮
诊断：①发热，恶风。②鼻塞，鼻孔干热，或流浊涕。③干咳或咳痰难出，痰黏白或黄。④口干，咽干甚至咽痛。⑤舌尖红，舌苔薄白干或黄，脉浮数。具备①②中1项，加③④⑤中2项即可诊断
外寒内热证
主症：发热，恶寒，无汗，咳嗽，舌质红，舌苔黄、黄腻，脉数
次症：痰黄，或痰白干黏，咳痰难出，肢体酸痛，脉浮
诊断：①发热、恶寒、无汗或伴肢体酸痛。②咳嗽。③痰黄，或白干黏难以咳出。④舌质红，舌苔黄或黄腻，脉数。具备①②2项，加③④中1项即可诊断

表 23-7　肺炎的肺相关证候

风热表肺证
主症：发热、恶风、鼻塞、鼻孔干热，流浊涕，咳嗽，无痰或痰白干黏或痰黄，舌苔薄白干，脉数。
次症：咳痰难出，口干，咽干，咽痛，舌尖红，舌苔黄，脉浮
诊断：①发热，恶风。②鼻塞，鼻孔干热，或流浊涕。③干咳，或咳痰难出，痰黏白或黄。④口干，咽干甚至咽痛。⑤舌尖红，舌苔薄白干或黄，脉浮数。具备①②中1项，加③④⑤中2项即可诊断
外寒内热证
主症：发热，恶寒，无汗，咳嗽，舌质红，舌苔黄、黄腻，脉数
次症：痰黄，或痰白干黏，咳痰难出，肢体酸痛，脉浮
诊断：①发热、恶寒、无汗或伴肢体酸痛。②咳嗽。③痰黄，或白干黏，难以咯出。④舌质红，舌苔黄或黄腻，脉数。具备①②2项，加③④中1项即可诊断
痰热壅肺证
主症：咳嗽，痰多，痰黄，或痰白干黏，胸痛，舌质红，舌苔黄、腻，脉滑、数
次症：发热，口渴，面红，尿黄，大便干结
诊断：①咳嗽，甚则胸痛，痰多色黄或白干黏。②发热，口渴。③大便干结。④舌质红，舌苔黄或黄腻，脉数或滑数。具备①项，加②③④中2项即可诊断
痰湿壅肺证
主症：咳嗽，气短，痰多，痰白黏，舌苔腻
次症：胃脘痞满，纳呆，食少，痰易咳出，泡沫痰，舌质淡，舌苔白，脉滑、弦滑
诊断：①咳嗽，气短。②痰多、白黏或呈泡沫。③胃脘痞满。④纳呆或食少。⑤舌苔白腻，脉滑或弦滑。具备①②2项，加③④⑤中2项即可诊断
肺脾气虚证
主症：咳嗽，气短，乏力，纳呆，食少
次症：胃脘胀满，腹胀，自汗，舌体胖大、齿痕，舌质淡，舌苔白、薄，脉沉、细、缓、弱
诊断：①咳嗽。②气短、乏力。③自汗。④纳差或食少。⑤胃脘胀满或腹胀。⑥舌体胖大或有齿痕，舌质淡、苔薄白，脉沉细、沉缓、细弱。具备①②③中2项，加④⑤⑥中2项即可诊断
气阴两虚证
主症：咳嗽无痰或少痰，气短，乏力，舌体瘦小、苔少，脉细、沉
次症：痰黏难咳，口干或渴，自汗，盗汗，手足心热，舌质淡、红，舌苔薄、花剥，脉数
诊断：①气短，乏力。②干咳或少痰，痰黏难咳。③口干甚至口渴。④盗汗或自汗。⑤手足心。⑥舌体瘦小，舌质淡或红，舌苔薄少或花剥，脉沉细或细数。具备①②2项，加③④⑤⑥中2项即可诊断
肺脾气虚证
主症：咳嗽，气短，乏力，纳呆，食少
次症：胃脘胀满，腹胀，自汗，舌体胖大、齿痕，舌质淡，舌苔白、薄，脉沉、细、缓、弱
诊断：①咳嗽。②气短，乏力。③自汗。④纳差或食少。⑤胃脘胀满或腹胀。⑥舌体胖大或有齿痕，舌质淡，苔薄白，脉沉细、沉缓、细弱。具备①②③中2项，加④⑤⑥中2项即可诊断

二、肺病证的动物模型复制

中医动物模型的研制是在中医学整体观念及辨证论治思想指导下，运用藏象学说和病因病机理论，把人类病证原型的某些特征在动物身上加以模拟而成。标准化中医动物模型的复制是推动中医药现代化的重要环节，对中医药事业的发展具有重要的意义。目前，肺病证的动物模型研究较为成熟的有肺气虚证模型和肺阴虚证模型。肺气虚动物模型造模方法包括脂多糖（LPS）气管内滴注加烟熏造模法、单纯烟熏造模法、烟熏加木瓜蛋白酶刺激造模法、博来霉素气管内注造模法、烟熏加冰水游泳法。相应的肺气虚证动物模型评价方法：①宏观表征：食量、活动量、体质量、呼吸、咳嗽、毛发、大便、呼吸道分泌物、痰鸣音等。②微观指标：血清细胞因子变化、血气分析、肺功能、肺病理等。肺阴虚动物模型造模方法先后包括 1976 年原山西中医研究所内科呼吸组建立的甲状腺功能亢进加二氧化硫熏法肺肾阴虚证模型，1981 年天津市和平医院病理科建立的氢化可的松、利血平和甲状腺素应用加烟熏法肺阴阳两虚动物模型，陈小野的灌胃甲状腺粉、利血平联合二氧化硫熏法。相应的肺阴虚证动物模型评价方法包括宏观表征，以及微观指标如肺功能、肺病理改变。此外，我国围绕呼吸系统疾病建立了多种病证结合动物模型，例如：①慢性阻塞性肺疾病寒饮蕴肺证病证结合动物模型：采用烟熏加气管内滴 LPS，联合寒凉刺激。评价：宏观表征；肺功能吸气阻力和呼气阻、肺顺应性；肺病理肺组织炎性损伤和肺纤维化改变。②慢性阻塞性肺疾病痰热郁肺证模型：采用香烟、硫黄熏烟联合肺炎双球菌滴鼻造模。评价方法：慢性阻塞性肺疾病大鼠肺泡灌洗液中中性粒细胞、巨噬细胞数；肺功能如气道吸气阻力、肺动态顺应性、呼气峰流速值。

三、肺病证的实验与临床研究

肺脏证候的临床与实验研究致力于找到相应的标志物，目前肺气虚的证候实质研究集中在：①肺气虚证与免疫系统。②肺气虚证与内分泌系统，肺气虚患者常有内分泌激素分泌功能的异常。③肺气虚证与血液系统，肺气虚患者存在血液流变学、血液组成成分、血液内分子平衡系统等的改变。④肺气虚证与微量元素，肺气虚患者存在锌、铜、锰、铁、镁等微量元素的变化。⑤肺气虚证与代谢组学，研究发现慢性阻塞性肺疾病肺气虚证患者十六烷酸、辛酰甘氨酸、二十碳烯酸等 15 种物质发生了改变。此外，肺气虚证还存在肺功能、肺部影像学变化，血清细胞因子变化，T 细胞亚群、NK 细胞变化，神经－内分泌系统变化等。

四、述评与展望

以上可以看出，对中医肺脏本质的研究主要采用西医学与科学的技术如肺功能检测、肺血流图、血气分析、血液流变学、神经内分泌、免疫功能等检测方法，主要集中于从肺系疾病角度去阐发中医肺主气的生理功能，并通过实验表明肺气虚者肺功能异常，且免疫功能低下。此外，在肺虚证诊断标准、动物模型方面亦进行了有益的探索。但是，总体来看，相对于其他四脏而言，肺本质的研究进展不大，尤其是将其定位在肺系疾病的思路上有一定的局限性，因肺虚实际上是多方面症状组成的一个多器官多系统功能障碍的概念。今后，对中医肺脏本质的研究可集中在以下几个方面：①从整体、器官、细胞乃至分子水平，多角度、多层次进一步研究肺主气的生理功能。②探讨肺主气的物质基础及其与心主血脉二者之间的关系，同时从藏象相关角度探讨肺与其他脏腑的生理与病理联系。③通过大样本流行病学调查提高研究可信度，力争完善肺气虚证的诊断标准。④肺系证本质的研究，应该继续沿用病证结合的模式，以证统病，借助系统生物研究方法以及深化其他临床研究方法来研究。

参 考 文 献

[1] 王鹏，董祥，任中代，等. 肺阳虚证诊断标准初探 [J]. 湖北中医学院学报，2004，6 (1)：26-28.

[2] 李建生，王至婉，余学庆，等. 支气管哮喘证候诊断标准研究 [J]. 中医学报，2015，30 (6)：790-794.

[3] 弥漫性间质性肺疾病的中医证候诊断标准（2012 版）[J]. 中医杂志，2012，53 (13)：1163-1165.

[4] 慢性阻塞性肺疾病中医证候诊断标准（2011 版）[J]. 中医杂志，2012，53 (2)：177-178.

[5] 李建生，王至婉，李素云，等. 急性气管-支气管炎证候诊断标准的研究制定 [J]. 中华中医药杂志，2013，28 (6)：1727-1731.

[6] 李建生，王至婉，李素云，等. 慢性阻塞性肺疾病稳定期证候诊断标准的建立 [J]. 辽宁中医杂志，2012，39 (7)：1199-1202.

[7] 李建生，王至婉，余学庆，等. 慢性阻塞性肺疾病急性加重期证候诊断标准的建立 [J]. 中华中医药杂志，2010，25 (7)：971-975.

[8] 余学庆，李建生，王至婉，等. 肺炎证候诊断标准的初步建立 [J]. 中华中医药杂志，2011，26 (6)：1273-1277.

[9] 樊利，包艳，彭秀，等. 肺气虚证动物模型建立及评价标准概况 [J]. 实用中医药杂志，2016，32 (12)：1253-1255.

[10] 张四春，李泽庚，彭波. 肺气虚证与肺阴虚证对比研究进展 [J]. 辽宁中医药大学学报，2009，11 (2)：40-41.

[11] 鲁士友. 慢性阻塞性肺疾病寒饮蕴肺证大鼠模型肺组织 AQP1、Muc5ac 表达的动态研究 [D]. 济南：山东中医药大学，2013.

[12] 金朝晖，彭芝配，滕久祥，等. 慢性阻塞性肺疾病痰热郁肺证大鼠模型建立的研究 [J]. 湖南中医药大学学报，2008，28 (4)：17-19.

第三节　脾病证的研究

一、脾病证的诊断标准研究

20 世纪 70 年代中期，广州中医学院（现广州中医药大学）脾胃研究组最早提出脾虚证诊断方案。1982 年全国中西医结合虚证与老年病研究专业委员会制订脾虚证辨证诊断标准。1987 年卫生部药政局颁布《中药治疗脾虚证的临床研究指导原则》，该文件以气虚症状、脾虚症状及次证的不同组合诊断脾气虚证，再以脾气虚为基础来诊断其他证候。比如脾虚中气下陷诊断标准为脾气虚诊断标准＋内脏下垂或久泻不止、或滑精等 1 项；脾气虚夹湿诊断标准为脾气虚诊断标准＋大便溏泄或舌苔白腻等；脾不统血诊断标准为脾气虚诊断标准＋慢性出血；脾阳虚诊断标准为脾气虚诊断标准＋阳气虚诊断；脾阴虚诊断标准为脾气虚诊断标准＋阴气虚诊断。1993 年卫生部发布《中药新药临床研究指导原则》，书中“中药新药治疗脾虚证的临床研究指导原则”一节基本沿袭了 1987 年《中药治疗脾虚证的临床研究指导原则》中的内容。1994 年国家中医药管理局发布《中医病证诊断疗效标准》，包括中医内、外、妇、儿、眼、耳鼻喉、肛肠、皮肤、骨伤等 9 科 406 个病证，均涉及脾虚证的诊断与疗效标准。2002 年国家药品监督管理局修订发布《中药新药临床研究指导原则（试行）》，书中脾气虚诊断标准改为主症和次症的形式，不再单列脾虚症状和气虚症状，内容也进行了精简，更便于研究操作。除上述普适性脾虚证证候诊断标准外，还有以疾病为依托的某种疾病特异性脾虚证诊断标准。《中药新药临床研究指导原则（试行）》、大部分《中医内科学》类出版物也采用以疾病为纲的模式。此外，各级期刊中还可检索到各研究单位、研究者个人等结合自己的研究制订的一系列诊断标准。

2016 年 7 月，在哈尔滨第 28 届全国脾胃病学术会议拟定形成了《脾虚证中医诊疗专家共识意见》。其参考《中药新药临床研究指导原则（第一辑）》和《中药新药临床研究指导原则（试行）》，依据相关古代文献、临床实际及专家共识，将脾虚证分为脾气虚证（包括脾虚湿蕴、脾不统血、中气下陷 3 项兼证）、脾阳虚证和脾阴虚证 3 种证型，具体如下。

脾气虚证：主症：①倦怠乏力。②大便溏稀。③食欲减退。次症：①神疲懒言。②食后腹胀。③脘腹隐痛，遇劳而发。④口淡不渴。⑤面色萎黄。⑥排便无力。舌脉：舌淡或伴齿痕、苔薄白，脉弱无力。诊断：舌脉象必备加主症、次症各 2 项，或舌脉象必备加主症 1 项、次症 3 项即可诊断。

兼证诊断：在脾气虚证诊断基础上：①大便溏滞，食已欲泄，口黏腻不渴，舌苔白厚腻者可判为脾虚湿蕴证。②兼见便血，或呕血，或月经量多，或牙龈出血等慢性出血症状之一者，可判为脾不统血证。③胃脘坠胀不适，食后、站立或劳累后加重，肛周或下腹或腰部坠胀不适，站立或劳累后加重，久泻或久痢，兼具上述症状中任 1 项即可诊断为中气下陷证。

脾阳虚证：主症：①大便清稀甚则完谷不化。②脘腹冷痛喜温喜按，遇寒或饥时痛剧。③畏寒肢冷。次症：①肠鸣辘辘。②口泛清涎。③面色白。④带下清稀量多。舌脉：舌淡胖伴齿痕、苔白滑，脉沉缓。诊断：舌脉象必备加主症、次症各 2 项，或舌脉象必备加主症 1 项、次症 3 项即可诊断。

脾阴虚证：主症：①饥不欲食。②肌瘦肤热。次症：①唇干少饮。②脘腹痞胀、夜剧昼静。③大便偏干、排出无力。④手足烦热。⑤嘈杂不适。舌脉：舌质嫩偏润、苔少，脉细弱偏数。诊断：舌脉象必备加主症、次症各 2 项，或舌脉象必备加主症 1 项、次症 3 项即可诊断。

《中药新药临床研究指南》原则中对寒湿困脾和湿热蕴脾的诊断也做了界定。

寒湿困脾证：主症：脘腹痞闷，口淡不渴，口腻，食少纳呆，大便溏泄，舌苔白腻或白滑。次症：头身困重或怯寒，腹满或腹痛肠鸣，肢体水肿或小便量少，恶心欲呕，面目肌肤发黄，黄色晦暗不泽，妇女带下，量多色白，脉濡缓或细缓。

寒湿困脾证主症 3 项（舌苔必备）；或主症 2 项（舌苔必备），加次症 2 项，即可诊断。

湿热蕴脾证：主症：脘腹胀闷，口渴少饮，食少纳呆，大便溏而不爽，舌质红，舌苔黄腻。次症：肢体困重，身热不扬或汗出不解，腹胀满，恶心欲呕，身目发黄色鲜明，脉濡数。

湿热蕴脾证主症 3 项（舌象必备）；或主症 2 项（舌象必备），加次症 2 项，即可诊断。

二、脾病证的动物模型复制

（一）模拟中医传统病因造模

1. 苦寒伤脾法脾虚模型　利用苦寒中药大黄、番泻叶等煎剂灌服动物，复制脾虚证动物模型。由于苦寒伤中，中气虚弱，脾失健运，胃失和降，使清气不升，浊气不降，脾病生湿，故腹胀而泄；脾胃虚弱，则怠惰嗜卧，四肢不收。如北京师范大学生物系消化生理科研组用大黄制成水煎剂喂小鼠，结果出现便溏、体重下降、脱肛、纳呆、腹胀等症状，小肠形态有病理改变，服用四君子汤后能使造型小鼠逐渐改善上述症状，具有复健功能。刘汶等采用 20mL/kg 番泻叶药液给 Wister 鼠灌胃，每天 2 次，20 天后大鼠出现纳呆、萎靡不振、反应迟钝、嗜睡等症状。

2. 饮食失节法脾虚模型　饮食失节、饥饱无度和过食肥甘能损伤脾胃。该种造模方法最早见于 1983 年黄柄山等所做的研究中，研究者根据中医"饮食自倍，肠胃乃伤"的理论，给小鼠喂饲甘蓝并每 2 天加喂猪脂 1 次，喂养 9 天后小鼠出现体重减轻、体温下降、纳呆、萎靡不振、毛色枯槁等症状，之后以自拟健脾中药反证治疗。罗光宇等对 Wistar 大鼠第 1 天用 50°白酒 2mL 灌胃，第 2 天以后每天用食醋 2mL 灌胃持续 9 天，大鼠出现腹泻、体重减轻、体温下降、活动减少、蜷卧嗜睡等症状，并有血浆甲状腺素总量（TT4）浓度降低、红细胞 C3b 受体花环率降低等理化指标改变，后予四君子汤加以反证治疗。这些方法与临床的内伤饮食、喂养失当致脾胃受病形成脾虚泄泻相似，且为临床最为多见。

3. 劳倦过度法脾虚模型　《黄帝内经》云"人饮食劳倦即伤脾"，所以劳倦过度也是导致脾虚的一个致病因素。胡琳琳等应用劳形与劳神造出劳倦过度脾气虚模型，具体方法为使小鼠每天游泳至力竭，同时剥夺睡眠时间 5 小时，连续 12 天，小鼠出现腹泻、体重减轻、精神萎靡、倦怠、少动、眯眼、反应迟钝等症状及尿 D 木糖排泄率降低、消化道推进速度增快等理化指标的变化。

4. 外湿困脾法脾病模型　外湿作为一种致病因素，若其过盛，脾被湿困，脾失健运，即为脾虚湿困证。张六通等在研究外湿致病机制时，模拟湿邪致病因素，将大鼠放入温度18～25℃、湿度＞90％的造模箱中，每天 12 小时，持续 108 天后，大鼠表现出便溏、体重增长缓慢、消瘦、饮水量减少、精神萎靡、毛发粗糙无光泽，并有胃泌素分泌减少、巨噬细胞吞噬功能降低等指标的改变。章敏等将大鼠置于温度为（21±2）℃、相对湿度为（90±4）％的环境中，每天刺激 8 小时，持续 30 天，大鼠除上述症状外还出现食量减少、嗜卧、懒动。利用此种造模方法所致的模型并不是单纯的脾气虚模型，存在湿邪为患，故脾气虚症状不十分典型。

（二）现代医学方法造模

利用现代医学方法所造动物模型出现腹泻、便溏、消瘦、倦怠乏力等症状与中医脾虚证候较为相似，主要以慢性肠炎为代表，造模方法主要有利血平法、X 线照射法和秋水仙碱法三种。

1. 利血平注射造模　即利用肾上腺素能神经阻滞药利血平注射模拟脾虚证的动物模型。利血平可以耗竭动物体内的儿茶酚胺，一定剂量的利血平能使动物产生与中医脾虚证类似的症状。赵宁等按 0.5mg/（kg·d）连续 2 周给予体重 200g 左右的 SD 雄性大鼠腹腔注射利血平造模，并采用四君子汤和理中丸反证利血平脾虚大鼠的脾气虚证和脾阳虚证的证候属性，得出利血平所致脾虚大鼠可以反映脾阳虚证或者脾气虚证的证候属性，并且能够在一定程度上满足对中医脾气虚证和脾阳虚证相关研究的判定和评价需要。

2. X 线损伤造模　根据 X 线可损伤细胞的生化生理功能而造脾虚模型。刘士敬等采用 X 线照射大鼠腹部塑造脾虚证动物模型，该模型具有造模方法稳定、实验结果可靠、重复性好的特点。

3. 秋水仙碱法造模　造模的动物目前只见于大鼠，方法是用秋水仙碱灌胃；刘士敬等认为秋水仙碱的长期使用可导致吸收不良综合征，该征与中医脾气虚密切相关。同时，秋水仙碱还可引起肌无力和肌病，以及血小板减少而见各种出血，这些不良反应都是中医脾气虚的典型病理产物。因此，他们以 60 日龄 Wistar 大鼠为实验动物，体重（200±30）g，每只按 1.2mg/（kg·d）喂饲秋水仙碱（0.5mg）水溶液，共 25 天较成功地塑造了化疗药物引起的脾气虚模型。造模大鼠从第 7 天起出现腹泻、肛周污秽、竖毛、毛失光泽、逐渐枯槁、体重日见减轻、倦怠嗜卧、拱背等症状，且日见加重。脾气虚治疗组停饲秋水仙碱后，用健脾益气汤复健治疗，上述症状及体征逐渐消失，于药后第 7 天基本恢复正常；自然恢复组于停饲秋水仙碱后第 7 天，症状及体征未见明显缓解。

（三）综合病因复制脾病模型

随着对脾病证认识的不断加深，复合因素造模法已经成为复制脾病模型的主要方法，其造模原理更加贴近临床，模型稳定程度也较高。比如采用两种中医传统病因结合在一起进行造模，如劳倦过度合并饮食失节法、苦寒伤脾合并饮食失节法、苦寒泻下合并劳倦过度法、外湿困脾合并饮食失节法、劳倦过度合并外湿困脾法等，可以复制脾气虚、脾阳虚或脾虚湿困等模型。甚至采用三种病因进行造模，比如王常松等采用寒湿环境＋寒凉饮食＋高脂鼠料（外湿困脾、苦寒伤脾、饮食失节）建立了寒湿困脾证的动物模型。

在综合病因造模过程中，可以结合阶段式造模方法，使模型更加稳定和准确。比如刘洋在第一阶段（15天）内，采用饮食失节加劳倦过度方法复制脾气虚证模型，第二阶段（7天）采用苦寒伤脾法继续在原脾气虚模型大鼠中复制脾阳虚证模型，结果发现：模型组大鼠在第一阶段出现了消瘦、食少、神疲和乏力等脾气虚；在第二阶段，上述变化更加严重，且有畏寒、便溏等脾阳虚症状。

也有在传统病因的基础上结合现代医学方法进行造模，比如游艳婷对SD大鼠采用劳倦过度合并饮食失节法造成脾气虚的基础上，同时予低分子肝素皮下注射制作脾不统血证模型，脾不统血大鼠模型表现出明显的脾气虚症状及各种出血症状，红细胞、血小板、血红蛋白指数与血液流变学指数均有显著性降低，凝血酶原时间（PT）、活化部分凝血酶时间（APTT）均显著延长。

（四）其他方法复制脾病动物模型

病证结合的脾病动物模型通常运用国际公认的西医疾病造模法，结合上述各种方法制作西医疾病下的脾病动物模型。如刘成全采用碘乙酰胺建立功能性消化不良大鼠模型，在此基础上分别采用复合游泳和水环境小平台站立法，通过劳倦过度的方法建立了功能性消化不良脾虚证动物模型。

三、脾病证的实验与临床研究

（一）脾与消化功能的关系

1. 胃肠动力　脾虚患者常见食后饱胀、肠鸣、便溏、泄泻或便意频，可能与胃肠平滑肌运动紊乱有一定关系。钟子劭发现脾虚证GID大鼠存在胃肠动力减弱，而CaM-MLCK信号通路改变可能是脾虚GID的发病机制之一。王凌志等对脾气虚小鼠进行观察，发现模型组大鼠的进食/水量显著下降，小肠推进率明显下降，下丘脑、胃和小肠组织中β-内啡肽（β-endorphin，β-EP）水平和μ受体表达显著增加，这干扰了胃肠动力，导致食物推进障碍，出现腹胀，因此认为β-EP过度释放参与了脾气虚纳少和腹胀的形成。宋君发现脾气虚模型大鼠空肠组织中参加胃肠动力调节的P物质的含量和mRNA表达水平降低，四君子丸对其具有调节作用。

2. 肠道菌群　肠道菌群属于人体肠道正常的微生物，它可以影响人体的消化功能。刘佳等的研究比较了健康老年男性和脾虚证老年男性患者肠道菌群结构特征，脾肾阳虚、脾气虚和脾肾阳虚兼脾气虚患者的肠道菌群结构具有明显特征，并与临床诊断结果基本一致；同一证型不同病症、临床表征和病程的患者肠道菌群结构不同。胡洁等经动物模型研究发现与正常组比较，脾虚模型小鼠肠道内容物的淀粉酶活性升高极显著，纤维素酶活性和木聚糖酶活性下降显著，细菌总数显著减少，表明出现了肠道菌群紊乱。郑雪玲等分别检测了正常人和脾虚型复发口疮便秘患者的 8 种肠道细菌，结果发现脾虚型复发口疮患者便秘组的类杆菌、双歧杆菌、优杆菌、乳杆菌比对照组要显著减少，而消化链球菌、梭菌、葡萄球菌、肠杆菌则要比对照组显著增多，表明该类型患者存在肠道菌群失调。

3. 唾液淀粉酶 中医认为脾与唾液分泌关系密切。唾液淀粉酶（sAA）是人类唾液蛋白中最为丰富的蛋白，占到唾液蛋白的 40%～50%，常被用来考察唾液蛋白分泌的主要指标。因此，很多学者利用 sAA 的活性变化对"脾主涎"及脾虚证的本质进行了探索。姜冬云等的研究采用需氧、厌氧和真菌培养方法对脾阳虚证患者口腔唾液样本进行定性和定量检测，并同时测定两组唾液淀粉酶活力，结果发现：脾阳虚证患者类杆菌较正常人下降，而真菌检出率较正常人升高，脾阳虚证患者口腔唾液淀粉酶活力较正常人显著降低，这是脾阳虚证患者口腔菌群的基本特征之一。

杨龙等比较脾气虚证及脾虚湿热证重症肌无力（MG）患者及健康者酸负荷前后唾液淀粉酶活性、唾液流率及 pH 值变化，发现脾气虚证及脾虚湿热证 MG 患者酸负荷前、后 sAA 活性、sAA 活性比值均低于健康者，酸负荷后脾气虚证及脾虚湿热证 MG 患者唾液流率高于健康者、唾液 pH 值低于健康者，这表明 sAA 活性、流率及 pH 值的变化可反映脾气虚证 MG 患者唾液的改变特点，也进一步证明了 sAA 活性指标改变在脾气虚证中具有一定的特异性和稳定性。

林传权等通过观察利血平致脾虚大鼠唾液蛋白分泌的改变，认为脾虚大鼠唾液蛋白分泌减少表明脾运化功能减弱，唾液分泌的储备力不足，提示脾运化功能强弱可通过唾液成分变化客观反映出来，与中医"脾主涎"理论相符。该课题组的另一项研究则进一步发现脾虚证大鼠唾液淀粉酶分泌障碍与 cAMP-PKA 信号通路的改变密切相关，包括 PKA 活性和突触小体相关蛋白（SNAP-23）表达降低。在该课题组一项基于慢性胃炎的临床研究中，发现健康组酸负荷后 sAA 活性增高，而脾气虚证和脾胃湿热证呈减低趋势，且流率和 pH 值低于健康组。该结果再次验证了脾气虚证 sAA 活性比值改变的客观存在，也说明了脾气虚证确实存在 sAA 活性相关影响指标的异常改变，并进一步丰富了"脾主涎"的理论内涵。

（二）脾与免疫功能的关系

1. 细胞免疫 细胞免疫为 T 细胞受到抗原刺激后，增殖、分化、转化为致敏 T 细胞（亦叫效应 T 细胞），当相同抗原再次进入机体时，效应 T 细胞对抗原有直接杀伤作用及其所释放的细胞因子的协同杀伤作用。目前证实脾虚患者的细胞免疫功能较正常人明显降低，主要表现为 T 细胞减少，淋巴转化率、T 淋巴细胞亚群、NK 细胞的结合性及杀伤性降低等。

雷萍等采用番泻叶加劳倦过度复合因素造模法制备脾虚小鼠模型，结果发现脾虚小鼠外周血 CD4$^+$T 淋巴细胞百分率、CD3$^+$T 淋巴细胞百分率、CD4$^+$/CD8$^+$T 细胞比值、Ⅱ

型干扰素（IFN-γ）含量降低，IL-4 水平升高（$P<0.05$），可见脾虚时导致了 $CD4^+$/$CD8^+$ T 细胞比值降低，使 Th1 细胞向 Th2 细胞转化。

顾红缨等研究发现脾虚小鼠 T 淋巴细胞、B 淋巴细胞的增殖率明显低于正常小鼠。章梅等研究发现脾虚患者红细胞 C3b 受体花环率和红细胞膜免疫复合物花环率明显降低，血浆 MDA 和红细胞膜 MDA 明显升高，提示红细胞介导的消除循环免疫复合物及免疫黏附功能下降，从而导致脾虚时免疫功能低下。

2. 体液免疫 体液免疫是由 B 细胞活化产生的特异性抗体发挥的免疫效应。温庆祥等研究发现脾虚患者经四君子汤治疗后血清 IgA、IgG、IgM 的含量明显升高。李家邦等发现脾虚证模型大鼠较正常大鼠的 T 淋巴细胞和血清水平 IgM 显著降低，四君子汤治疗组则与正常大鼠无显著差异。此外，胃肠道局部免疫系统可合成与分泌针对肠腔内各种抗原的特异性抗体，尤其是分泌型免疫球蛋白 A（SIgA），脾虚时 SIgA 含量下降。韩晓伟等对脾虚小鼠肠道感染白色念珠菌的研究结果表明，机体在脾虚状态下，肠道黏膜组织中 SIgA 表达水平显著低于空白对照组（$P<0.01$），说明脾虚证模型小鼠肠道黏膜免疫功能低下，可给机会性致病菌提供感染机会。

3. 细胞因子 细胞因子作为细胞间的信号传导分子，主要调节免疫应答、参与免疫细胞的分化发育、介导炎症反应、刺激造血功能并参与组织修复等。

章梅等对临床 66 例脾虚患者研究发现：其血浆中 IL-2、IL-4、IL-5、TNF-α、IgE 水平均下降，sICAM-1、sIL-2R 水平均升高，表明脾虚患者外周淋巴细胞处于抑制状态，活化的 T 细胞静息下来，从而表现为脾虚患者免疫功能低下；脾虚患者血清可溶性细胞黏附分子-1（sICAM-1）水平明显高于正常，提示脾虚时白细胞黏附作用减弱。

赵宁等采用腹腔注射利血平造大鼠脾虚证模型，用四君子汤作为治疗药物，分析其空肠中细胞因子的表达，结果表明：脾虚证大鼠的空肠中生长转化因子-β（TGF-β）的表达较正常组降低而 TNF-α 的表达较正常组显著升高。表明了利血平所致脾虚大鼠空肠内细胞因子网络失衡，Th1/Th2 细胞因子平衡紊乱，免疫抑制作用减弱，黏膜炎症反应增强。在这种状态下，肠道黏膜免疫系统防御能力增强的同时，容易造成肠道黏膜的损伤，反而减弱了机体的第一线防御作用，降低了机体的抵抗力。

（三）脾与内分泌功能的关系

内分泌腺担负着对整个新陈代谢的调节作用，是机体功能调节的重要组成部分。消化道也是一个内分泌器官。目前对脾虚证与内分泌的关系研究开展得较多。

1. 胃肠道内分泌 在脾虚证患者和动物模型中均存在不同程度的胃肠道激素异常，激素含量的变化可以影响胃肠消化吸收功能，其中发生异常的胃肠激素主要包括胃动素（MOT）、生长抑素（SS）、胆囊收缩素（CCK）、血管活性肠肽（VIP）、胃泌素（GAS）等。这些激素多可以增加胃肠道的运动，刺激消化液的分泌，促进消化作用，脾虚时通常分泌不足。

杜鹃等研究发现脾气虚胃溃疡大鼠胃黏膜中，2型生长抑素的蛋白含量增加，生长抑素受体 mRNA 表达上调，细胞外调节蛋白激酶2（ERK2）表达下降，从而表明生长抑素信号传递途径中相关信号分子的变化可能是引起脾气虚胃溃疡发生的原因之一。吴德坤等通过检测脾虚大鼠血清及胃组织中胃肠激素胃泌素（GAS）、胆囊收缩素（CCK）、生长抑素（SS）水平，结果发现：脾虚大鼠血清中 GAS 水平、CCK 水平、SS 水平、胃组织中 GAS 水平均明显低于对照组，而胃组织中 CCK 水平、SS 水平均明显高于对照组。贺志有等发现脾虚小鼠血清中 GAS 及 D-木糖（D-xylose）含量显著降低，其中 D-木糖属于水溶性膳食纤维，其吸收的多少可以反映胃肠道的功能。

田荟等通过分阶段动态检测脾气虚证大鼠血清和小肠组织中脑肠肽的活性，发现与正常组比较，模型组大鼠血清和小肠组织中胃泌素（GAS）和胃动素（MTL）降低（$P < 0.05$），生长抑素（SS）和血管活性肠肽（VIP）升高（$P < 0.01$），说明 GAS、SS、MTL、VIP 在脾虚证大鼠血清和小肠组织中的活性变化呈现出时相性动态的一致。

宁晚玲等对 8、16、32、64 周龄脾阳虚大鼠模型进行胃肠动力学和血清胃泌素、瘦素、神经肽 Y 水平检测，结果显示胃促生长素表达有增龄性递减趋势，说明脾阳虚模型大鼠"运""化"功能随增龄减弱，与胃促生长素调节胃肠运动和调控胃泌素、瘦素、神经肽 Y 水平通路机制有关。

2. 甲状腺素 甲状腺素可以促进人体的物质和能量代谢，脾虚的患者常常表现为甲状腺素的下降。曾昭明等研究发现，脾虚模型组大鼠血清三碘甲腺原氨酸（T_3）、甲状腺素（T_4）含量均显著性降低，而促甲状腺激素（TSH）水平与正常对照组比较无显著性差异。经灌服补中益气丸后，模型大鼠血清 T_3、T_4 含量升高。李志强等发现脾虚模型组大鼠血清雌二醇（E_2）含量比正常对照组升高，T 含量降低，T_3、T_4 含量比正常对照组下降（$P < 0.01$），而反三碘甲腺原氨酸（rT_3）、促甲状腺素（TSH）无明显变化；四君子汤能降低实验性脾虚证大鼠体内 E_2、T 含量，提高 T_3、T_4 和 rT_3 的含量。该研究结果表明脾虚大鼠出现胸腺的萎缩与神经内分泌功能间有某些内在联系。

3. 神经内分泌 脾虚证主要症状——疲劳倦怠的发生与中枢神经系统内的单胺类神经递质，如 5-羟色胺（5-HT）、多巴胺（DA）等水平密切相关。

陈文强等采用高效液相色谱法研究发现：脾虚组大鼠各脑区内 5-HT 水平显著升高，DA 水平显著下降；四君子汤干预后，5-HT 和 DA 水平基本恢复正常。

陈科等抽取符合脾不统血证的免疫性血小板减少症（ITP）、功能失调性子宫出血、消化道肿瘤患者共 55 例，并选择 10 例健康人为对照，结果发现：与正常人比较，脾不统血证患者 5-HT、VIP、β-EP 检测值均较下调。

旷欲胜等在脾虚证大鼠侧脑室注射孤啡肽（OFQ），研究其对细胞免疫功能的影响，从神经内分泌的角度探索脾虚的细胞免疫学变化本质，结果孤啡肽组大鼠在脾虚症状及检测指标上有明显改善，因而推测：脾虚证大鼠中枢 OFQ 表达降低，OFQ 作为一种脑肠肽对肠道免疫功能有调节作用，OFQ 水平的下降会降低对其免疫功能的调节，使细胞免疫调节紊乱，从而引发一系列消化系统疾病及功能低下症状，导致脾虚的发生。中枢孤啡肽水平降低可能是导致脾虚证免疫功能低下的机制之一。

邱娟娟等发现功能性腹泻脾虚证大鼠结肠组织生长激素促释放激素受体表达下降，由此推断生长激素促释放激素受体可能与功能性腹泻脾虚证有相关性。

（四）组学研究

组学研究忽略了组织器官的解剖定位，强调的是生物化学的某一环节的改变和疾病过程的内在联系。通过蛋白质或代谢组学的研究，可以从一个集体或一个组织、一个细胞等不同层次"整体"活动的角度来揭示和阐明证候形成与发展的基本规律，这与中医学的整体观念是一致的。

1. 蛋白质组学　刘小溪等对脾虚证代谢综合征小鼠的蛋白质组学研究获得脾虚证代谢综合征大鼠模型 50 个差异蛋白，主要有免疫球蛋白 IgG、肉碱乙酰转移酶、羧酸酯酶等，其中免疫球蛋白 IgG、肉碱乙酰转移酶、羧酸酯酶等较空白对照组出现了上调，而谷胱甘肽 S-转移酶、硒结合蛋白等出现了下调。

刘芳芳等通过比较正常及脾阳虚证大鼠脾组织差异蛋白质，发现 5 个有意义的差异蛋白质——载脂蛋白 AI、真核翻译起始因子 5a-1、3-磷酸甘油醛脱氢酶、结蛋白、异质核核糖核蛋白 A_2/B_1，由此认为这些差异蛋白质可能是与脾阳虚证相关的疾病特异性蛋白。

孙珂焕等分析了脾虚证和正常健康组的唾液差异蛋白质，筛选出有意义的差异蛋白 155 个，其中上调蛋白 107 个，下调蛋白 48 个。分析显示：差异蛋白主要富集在免疫反应、物质代谢、氧气运输等功能分类上，主要涉及补体系统代谢通路、脂肪降解和吸收通路、维生素降解和吸收通路等。

2. 代谢组学　徐荧发现脾气虚大鼠与正常大鼠的血清代谢图谱间存在显著差异。与正常大鼠比较，脾气虚大鼠血清中葡萄糖、琥珀酸等小分子代谢物含量显著上升，雄酮、亚油酸等含量显著下降，脾气虚与糖代谢、脂类代谢、氨基酸代谢等多种代谢通路异常有关，是机体多个系统功能改变的共同结果。

（五）基因及表达研究

杨泽民通过对血脂异常脾虚证患者血清 microRNA（miRNA）表达谱和生物信息学分析发现，血脂异常脾虚证患者和健康志愿者的血清中有 12 个差异表达 miRNA，10 个下调 miRNA，调控的 178 个靶基因显著富集到 9 个 KEGG 通路，主要涉及细菌和病毒等病原体入侵、脂肪酸代谢、DNA 转录和修复、吞噬作用和慢性粒细胞白血病 5 个方面。2 个上调 miRNA 调控的 101 个靶基因显著富集 7 个 KEGG 通路，主要涉及与增殖和凋亡相关的信号通路、剪接体、药物代谢和肌萎缩性脊髓侧索硬化症 4 个方面。

刘继东等研究结果显示：脾气虚、脾阳虚模型共性表达下调的能量代谢相关基因包括神经肽 Y、生长抑素、血管活性肠肽，其中生长抑素在脾气虚模型下调表达尤为显著，神经肽 Y 在脾阳虚模型下调表达尤为显著。

张林等将大鼠随机分为对照组、脾气虚组和脾阳虚组，检测大鼠水通道蛋白 AQP3、葡萄糖转运体 GLUT1 基因及蛋白表达变化，结果显示：脾气虚、脾阳虚模型大鼠下空肠组织中的 AQP3、GLUT1 基因及蛋白表达较对照组均有显著降低；阳虚组表达较气虚组也有显著降低。

基于"脾虚"可导致机体神疲乏力、形体消瘦甚至肌肉萎废不用等症状的病理机制，成映霞等研究了骨骼肌中钙调蛋白（CaM）、钙调素依赖蛋白激酶Ⅱ（CaMKⅡ）基因在脾虚证病程中的动态表达规律，与空白组比较，脾气虚 7 天、14 天、21 天组大鼠一般生存状况较差，脾虚宏观证候积分显著升高，平均每日摄食量、平均每日体重增加量和负重游泳耐力降低，骨骼肌组织 CaM、CaMKⅡ基因相对表达量显著降低，且以脾气虚模型 21 天组变化显著。CaM 涉及许多细胞内生理过程，包括调节肌肉收缩和舒张（包括平滑肌和骨骼肌、心肌），为脾在体合肌肉主四肢提供了客观实验依据。

（六）其他

有研究从血液检测发现脾虚模型血液相关指标的变化；有学者从端粒长度对脾阴虚模型大鼠进行研究，发现模型大鼠脑皮质中端粒长度显著降低；有学者认为内质网应激可能是中医脾虚的客观指标之一，因为脾气虚、脾阴虚大鼠存在内质网应激现象。也有学者研究了脾虚的骨骼肌生化指标、能量代谢相关酶活性、消化吸收结构表面血流量等，均发现与正常对照组存在差异。

四、述评与展望

脾病证尤其是脾气虚证和脾阳虚证的客观化研究，不论在标准制定、动物模型还是临床实验都取得了一定的成果，在消化、免疫、内分泌方面发现了一些脾虚的特征性的变化，在代谢组学和蛋白组学方面的研究也进行了一些有益探索。今后的研究可以着眼与以下几个方面：①不仅仅侧重脾虚证的研究，对脾的实证，特别是脾和痰湿的关系研究可以更进一步，如脾在现代社会常见病肥胖、代谢综合征等发病过程中的作用可以多加探讨，加深对脾主运化的病机认识。②临床研究中，尽可能处理好证的相兼错杂的问题，避免复杂因素的干扰。③组学的研究除了找出差异性的代谢图谱或差异蛋白以外，应在此基础上继续深入，通过动物实验药物干预反馈的方式，寻找脾病证发生的网络节点；并进行横向上的比较，以证统病，更进一步地发掘脾生理病理的物质基础。

参 考 文 献

[1] 张继伟. 脾虚证客观化研究进展 [J]. 环球中医药，2013，6（9）：714-718.

[2] 吴天石，张会永，张哲，等. 脾虚证动物模型造模方法述评 [J]. 中医杂志，2015，56（11）：978-983.

[3] 北京师范大学生物系消化生理科研组．脾虚证动物模型的建立及其实质的探讨 [J]．北京师范大学学报（自然科学版），1979（1）：113.

[4] 刘汶，张敦义．番泻叶致脾虚证动物模型的造型方法 [J]．中国中西医结合脾胃杂志，1998，6（4）：231-232.

[5] 黄柄山，毛翼楷，范隆昌，等．饮食失节所致的脾虚动物模型及中药治疗观察 [J]．中西医结合杂志，1983，3（5）：295-296.

[6] 罗光宇，黄秀凤，杨明均，等．偏食法塑造大鼠脾气虚证模型研究 [J]．中医杂志，1990，31（4）：49-51.

[7] 胡琳琳，高云芳，何志仙．三种脾虚证模型小鼠消化吸收功能改变的比较研究 [J]．中国中西医结合杂志，2005，25（9）：813-816.

[8] 张六通，梅家俊，黄志红，等．外湿致病机理的实验研究 [J]．中医杂志，1999，40（8）：496-498.

[9] 章敏，陈刚，王勇，等．外湿致病动物模型研制探讨 [J]．中华中医药学刊，2008，26（4）：748-750.

[10] 赵宁，贾红伟，张皖东，等．利血平所致脾虚大鼠脾阳虚证和脾气虚证的证候属性 [J]．中医杂志，2008，49（5）：449-452.

[11] 刘士敬，朱倩．X 射线照射大鼠腹部塑造脾气虚模型的研究 [J]．辽宁中医杂志，1997，24（7）：43-45.

[12] 刘士敬，朱倩．大鼠胃饲秋水仙碱脾气虚模型研究 [J]．中医杂志，1997，38（5）：300-302.

[13] 王常松，吴同玉，陈学习，等．寒湿困脾证动物模型的建立和评价 [J]．上海中医药大学学报，2011（5）：75-78.

[14] 刘洋，刘旭东，刘文俊，等．基于脾气虚的脾阳虚大鼠模型的复制方法及评价标准研究 [J]．中国医学创新，2016（3）：25-28.

[15] 游艳婷，吕斌，曲小虎，等．劳倦与饮食失节加低分子肝素钠法复制大鼠脾不统血证模型的研究 [J]．中华中医药学刊，2016，34（8）：1883-1886.

[16] 刘成全，邓青，谭志超，等．功能性消化不良脾虚证大鼠模型的建立及评价 [J]．中国实验动物学报，2017，25（3）：311-315.

[17] 章学林，顾宏刚，沈平，等．部分肠切除大鼠"脾气虚"证模型的建立及以方测证研究 [J]．上海中医药大学学报，2007，21（3）：52-54.

[18] 孙学刚，靖林林．基于转基因小鼠构建病证结合脾虚模型的探讨 [J]．辽宁中医杂志，2016，43（6）：1329-1331.

[19] 钟子劭，张海燕，张望，等．四君子汤对脾虚证胃肠动力障碍大鼠胃平滑肌 CaM-MLCK 信号通路的机制探讨 [J]．中国实验方剂学杂志，2018，24（5）：95-99.

[20] 王凌志，柴纪严，刘旭东，等．β-内啡肽过度释放参与脾气虚纳少和腹胀的形成 [J]．中国中医基础医学杂志，2017，23（2）：184-186.

[21] 宋君，王艳杰，张林，等．脾气虚大鼠空肠组织 P 物质表达及四君子丸的干预作用 [J]．天然产物研究与开发，2016，28：1296-1299.

[22] 刘佳，彭颖，张硕颖，等．老年脾虚患者肠道菌群 16S rDNA 变性梯度凝胶电泳分析 [J]．中华中医药杂志，2010，25（10）：1566-1569.

[23] 胡洁，彭买姣，罗怀浩，等．番泻叶造模对小鼠肠道微生物及酶活性的影响 [J]．中国微生态学杂志，2018，30（2）：155-157.

[24] 郑雪玲，石宇文，翁志强．脾虚型复发口疮伴便秘患者肠道菌群的变化 [J]．现代消化及介入治疗，2012，17（2）：83-85.

[25] 林静，杨泽民．脾虚证患者唾液淀粉酶活性异常机制的研究概况 [J]．中外医学研究，2017，15（1）：159-162.

[26] 姜冬云，魏巍，罗霞．脾阳虚证患者与正常人唾液菌群特征及唾液淀粉酶活性差异研究 [J]．四川中医，2015，33（12）：39-42.

[27] 杨龙，王丽辉，林传权，等．脾气虚证与脾虚湿热证重症肌无力患者唾液改变情况初探［J］．时珍国医国药，2015，27（1）：229-231.

[28] 林传权，陈玉龙，张海艇，等．利血平致脾虚大鼠唾液蛋白分泌改变及其机制的探讨［J］．中国中西医结合杂志，2010，30（5）：509-512.

[29] 陈玉龙，张海艇，李茹柳，等．脾虚大鼠唾液淀粉酶分泌障碍与cAMP-PKA信号通路关系的研究［J］．中华中医药杂志，2011，26（8）：1835-1839.

[30] 雷萍，韩晓伟，侯殿东，等．灰树花多糖对脾虚小鼠T细胞亚群和Th1/Th2亚群的影响［J］．中国中医药信息杂志，2013（7）：27-29.

[31] 章梅，邱根全，夏天，等．脾虚患者脂质过氧化和红细胞免疫功能关系［J］．安徽中医学院学报，2001，2（20）：43-44.

[32] 温庆祥，古颖．四君子汤对脾虚患者免疫功能影响［J］．北京中医，2006，25（4）：239-240.

[33] 李家邦，陈松，李立新，等．四君子汤对脾虚证模型大鼠淋巴细胞功能的影响［J］．成都中医药大学学报，2001，24（3）：31-32.

[34] 韩晓伟，马贤德，孙宏伟，等．脾虚小鼠肠道感染白色念珠菌的局部黏膜免疫机制研究［J］．世界中西医结合杂志，2016，11（8）：1037-1039，1048.

[35] 张巍云，唐洪梅，柴玉娜．四君子汤调节脾虚证神经-内分泌-免疫网络的研究进展［J］．中华中医药杂志，2015，30（9）：3219-3220.

[36] 章梅，夏天，张仲海，等．四君子汤对脾虚患者血浆细胞因子的影响［J］．第四军医大学学报，2000，21（4）：411-413.

[37] 章梅，夏天，颜真，等．四君子汤对脾虚患者外周血单个核细胞白细胞介素6 mRNA的影响［J］．中国中西医结合杂志，2000，20（9）：671-672.

[38] 赵宁，张皖东，贾红伟，等．四君子汤对利血平所致脾虚大鼠肠道黏膜TGF-β和TNF-α表达的影响［J］．中国中医基础医学杂志，2007，13（1）：44-46.

[39] 何劲，周莉，陈家旭，等．中医脾虚证实质研究进展［J］．吉林中医药，2015，35（1）：103-107.

[40] 杜娟，王秀琴，季凤清，等．脾气虚胃溃疡大鼠胃黏膜生长抑素相关信号转导分子的变化［J］．解剖学报，2008，39（6）：894-900.

[41] 吴德坤，黄瑞诚，郑景辉，等．脾虚大鼠血清及胃组织中胃肠激素GAS、CCK、SS变化及中药干预效果［J］．世界华人消化杂志，2015，23（11）：1791-1795.

[42] 贺志有，侯养彪，杨涛，等．脾虚证小鼠血清D-xylose及GAS含量的分析［J］．世界最新医学信息文摘，2017，17（83）：10-11.

[43] 田茸，巩子汉，杨晓轶，等．脾气虚证大鼠脑肠肽动态变化及四君子汤干预效应研究［J］．中国中医药信息杂志，2015，22（9）：68-71.

[44] 宁晚玲，王有科，唐汉庆，等．脾阳虚模型大鼠"运""化"功能的增龄性变化［J］．中华中医药学刊，2017，35（8）：2112-2115.

[45] 曾昭明，陈芝喜．补中益气丸对脾虚大鼠甲状腺激素水平的影响［J］．广州中医药大学学报，2007，7（41）：320-322.

[46] 李志强，陈津岩，何赞，等．四君子汤对脾虚证大鼠血清性激素和甲状腺激素水平的影响［J］．河南中医，2008，28（3）：36-38.

[47] 陈文强，黄小波，李宗信，等．四君子汤对脾虚大鼠不同脑区单胺类神经递质含量的影响［J］．天津中医药，2009，26（2）：137-138.

[48] 陈科，戴欣媛，赵宁，等．脾不统血证相关疾病与血液神经递质变化关系研究［J］．辽宁中医杂志，2018，45

（2）：245-248.

[49] 旷欲胜，邱根全，等．脾虚证大鼠侧脑室注射孤啡肽对细胞免疫功能的影响［J］．西安交通大学学报（医学版），2007，12（6）：658-661.

[50] 邱娟娟，唐旭东，朱彤，等．功能性腹泻脾虚证模型大鼠结肠生长激素促释放激素受体表达的变化［J］．辽宁中医杂志，2017，44（1）：171-174.

[51] 刘小溪，陈红瑾，冀天威，等．脾虚证代谢综合征大鼠蛋白组学研究［J］．中华中医药杂志，2014，29（12）：4018-4022.

[52] 刘芳芳，王平，陶功定，等．正常及脾阳虚大鼠脾组织蛋白组学差异分析［J］．中华中医药杂志，2016，31（12）：5035-5039.

[53] 孙珂焕，丁峰，范大华，等．基于 iTRAQ 技术的 2 型糖尿病脾虚证唾液蛋白质组学研究［J］．世界中西医结合杂志，2017，12（12）：1680-1685.

[54] 徐荧，贾连群，杜莹，等．应用代谢组学探讨脾气虚大鼠血清小分子代谢谱群特征变化［J］．中国中医基础医学杂志，2015，21（11）：1382-1386，1412.

[55] 杨泽民，陈滢宇，杨小蓉．等．血脂异常症脾虚证患者血清 microRNA 差异表达谱生物信息学分析［J］．中国中西医结合杂志，2018，38（3）：310-315.

[56] 刘继东，苗嘉芮，李宁，等．脾虚模型大鼠能量代谢相关性基因研究［J］．中华中医药杂志，2015，30（9）：3304-3306.

[57] 张林，王艳杰，王德山，等．从空肠 AQP3、GLUT1 的表达变化探讨脾气虚、脾阳虚证的机理［J］．辽宁中医杂志，2016，43（7）：1502-1504.

[58] 成映霞，段云燕，段永强，等．脾气虚大鼠骨骼肌组织钙调蛋白信号通路中 CaM 及 CaMKⅡ基因表达变化［J］．中国老年医学杂志，2015，35（13）：3489-3492.

[59] 肖新云，邓艳玲，刘又嘉，等．番泻叶所致脾虚泄泻小鼠血常规的研究［J］．湖南中医药大学学报，2016，18（6）：49-51.

[60] 尚冰，丛培玮，史冰洁，等．脾阴虚大鼠氧自由基及端粒长度随机平行对照研究［J］．实用中医内科杂志，2013，27（2）：74-76.

[61] 吕林，唐旭东，王凤云，等．基于内质网应激角度探讨中医脾虚本质［J］．中华中医药学刊，2018，36（4）：819-823.

[62] 梁丽娜，战丽彬，胡守玉，等．糖尿病脾阴虚大鼠下丘脑内质网应激及滋补脾阴方药调节作用研究［J］．北京中医药大学学报，2015，38（7）：519-523.

第四节 肝病证的研究

在藏象理论中，肝脏不再是解剖学概念中的独一器官，而是具有一些特定功能的概念总称。肝在五行属木，为阴中之阳，通于春气。木曰曲直，故肝的功能为木舒畅条达的特性表现，肝主疏泄是指肝具有疏通、调畅全身气机的生理作用。气机的调畅与否，又影响着血液和津液的运行、脾胃的运化、情志的变化以及生殖功能等诸多方面。肝藏象理论中肝功能正常运行是维持、保障机体多种生理功能正常发挥的重要条件。目前，国内学者针对藏象理论中肝所体现出的疏泄、藏血、应春功能进行临床、实验、理论等多方面的研究，发现肝疏泄、藏血、应春功能异常与应激、情志、认知类疾病的发生密切相关，涉及神经-内分泌-免疫调节（NIM）网络、传统四轴等，而调肝药物可多靶点地进行干预，深入发掘中医肝藏象理论的微观机制。

一、肝主疏泄的现代研究

肝主疏泄功能包括疏调气血、调节情志、促进消化、通利水道、调理生殖。中医学认为，任何形式的病邪首先是影响了机体正常的气机，进而气血津液及脏腑功能失调，机体正气受到损害。研究表明，肝藏血、主疏泄中枢调控部位主要集中于脑中枢，其脑区定位涉及边缘叶、海马、下丘脑等区域。有学者从生物学角度研究，认为肝主疏泄功能同现代心理应激理论相应，现代心理应激理论以神经-内分泌-免疫调节网络为核心。神经、内分泌与免疫系统之间存在着多种神经递质、神经肽、激素以及免疫因子所介导的相互调节作用，以完成对内环境稳态及循环、呼吸、消化、泌尿、造血、生殖等系统的整合。NIM网络是维持机体内环境及生理功能平衡和稳定的根本基础。这与中医学强调的阴阳气血、脏腑协调平衡的整体观是高度一致的。应激可以反复作用于神经系统，可能使神经网络中的突触连接结构变化，出现相应的神经递质传递效率改变，以致功能受抑制，调节情绪功能降低。中枢神经递质是一类在神经突触传递中担当"信使"的特定化学物质，其正常表达对维持机体内环境的稳态起重要作用，从作用机制角度可分为抑制性神经递质和兴奋性神经递质。中医学认为肝主疏泄可以调节情志，当人受到外界刺激使肝气不调失于疏泄，则会出现情志异常表现，而神经递质功能的相应改变可能成为肝失疏泄的生物学机制之一。有研究表明，GABA是抑制性递质，维持脑内兴奋抑制的平衡，功能低下会导致脑内抑制功能不足，引起头痛、焦虑、紧张不安、暴躁易怒等情况。5-羟色胺是一种兴奋性神经递质，主要分布在中缝脑桥和上脑干中，并延伸到前脑区域的神经元，用来调节睡眠和清醒。5-羟色胺能结合许多受体，包括5-HT3受体。低于正常水平的5-羟色胺活动已被证实和许多症状，尤其是抑郁症有关。

（一）肝主疏泄与情绪的现代研究

《素问·阴阳应象大论》云，"东方生风，风生木"。中医学以风、木来概括和比喻肝的自然属性。风性轻扬，善行数变；木性柔和，疏畅条达。《血证论》指出，"木之性主于疏泄"。肝气疏泄畅达，木气条达，周身气平血和，则情志愉悦；若肝失疏泄，气机郁结不畅，则或因气郁而情志抑郁，多愁善感，或因气郁化火而急躁易怒，失眠惊悸。肝主疏泄、调畅情志的过程是神经-内分泌-免疫网络调节机体的过程，涉及中枢、外周的多个层次、靶点及环节的变化。中医肝藏象调节情志的过程类似于机体生理状态下的应激过程。因此，从"应激医学"作为切入点开展对"肝主疏泄调畅情志"的生物学机制特别是中枢神经生物学机制研究成为目前研究的热点。应激是生物体抵御外界生存环境的不良刺激所做出的一种生理性防御反应。然而不良应激原的持续存在，对机体产生躯体和心理两方面的不良影响。其通常可分为两个时相：面临急性应激时，表现出焦虑、烦躁易怒、失眠惊悸、头晕多汗等契合"肝木不达，气郁化火"的机制；面临慢性应激时，表现出情绪低落、郁郁寡欢、多愁善感，契合"肝失疏泄，气机郁滞"。

急性应激时，机体表现出的烦躁易怒、头晕、失眠、多汗等，与自主神经系统紊乱密切相关。早期对肝主疏泄与自主神经系统紊乱的研究发现，肝之虚实两类证候出现截然相反的自主神经系统紊乱现象，肝实证包括肝火上炎证、肝阳上亢证等血浆去甲肾上腺素、肾上腺素含量增高，出现以交感偏亢的自主神经功能紊乱；而肝虚证包括肝血虚证、肝阴虚证等血浆去甲肾上腺素、肾上腺素含量降低，出现以副交感偏亢的自主神经功能紊乱。近年来，从急性应激时交感神经亢进作为切入点，系统阐释了"肝失疏泄，气郁化火"的一系列机体反应。具体来说，肝郁化火证出现血浆去甲肾上腺素、肾上腺素、多巴胺升高，T_3、T_4 降低，TSH 升高等交感肾上腺髓质和肾上腺皮质亢进的指标变化，从而引起胃肠充气而见"胁痛"，雌孕激素水平异常而"月经不调"，血管平滑肌收缩而见"紧张、心悸和脉弦"。然而，肝失疏泄情志抑郁所见的以"抑郁"为焦点的情志变化，以及肝郁化火所见的以"焦虑"为焦点的情志变化，可能更多地侧重于中枢神经生物学机制的失调。

肝失疏泄出现"抑郁"样的情绪变化，主要涉及中枢皮层、边缘系统及下丘脑-垂体-肾上腺轴等部位。现代研究集中在以下几大方面：①单胺类神经递质：肝郁大鼠在海马、下丘脑、前额叶皮质、脑脊液及全脑部位出现单胺类神经递质 5-羟色胺、多巴胺、去甲肾上腺素及其代谢产物显著下降。②中枢氨基酸水平：研究发现海马、杏仁核、皮层的兴奋性氨基酸，以谷氨酸及其受体［离子性受体 N-甲基-D-天冬氨酸受体（NMDAR）、α-氨基-3 羟基-5 甲基-4 异恶唑受体（AMPAR）、代谢型谷氨酸受体（GluRs）］为代表，其产生的兴奋性神经毒性作用，可能是肝失疏泄，引起"抑郁"样精神行为的生物学机制之一。而研究也发现，在肝失疏泄导致的谷氨酸过量释放的病理过程中，中枢特别是海马和皮层糖皮质激素的异常升高扮演着至关重要的角色。③神经肽及神经营养因子：神经肽是一类作用于神经元之间从而影响机体摄食、代谢、社会行为、学习记忆等活动的神经元信号分子，扮演着神经肽激素、神经递质和细胞因子等角色。在众多神经肽中，神经肽 Y（NPY）是肝失疏泄，情绪抑郁生物学机制的热点研究对象。这是因为，广泛分布于神经系统的 NPY 是调节情感及行为的关键因子，同时 NPY 作为下丘脑食欲调节网络中重要的促进食欲因子，在"肝失疏泄—情志不畅—食欲下降"的过程中起着重要的作用。脑源性神经营养因子（BDNF）及其受体是肝郁情绪抑郁研究的重点。BDNF 既能够刺激新生神经元发育、生长和成熟，又能够调节谷氨酸的释放，因此在中枢神经的结构可塑性和功能可塑性上起着重要的作用。大量研究论证了中枢皮层、海马及杏仁核内 BDNF 的异常表达，也可能是肝失疏泄，情绪抑郁的生物学机制之一。④中枢神经免疫：近年来，细胞因子特别是中枢细胞因子也是肝失疏泄所致情绪抑郁研究中的重点。中枢细胞因子一方面影响糖皮质激素受体，影响丘脑下部和垂体对皮质醇升高的敏感性，导致 HPA 轴的负反馈减少，最终引起 HPA 轴的多度激活，参与情绪活动；另一方面影响单胺类神经递质 5-

HT的合成及再摄取。此外，细胞因子持续激活，使得星形胶质细胞、少突胶质细胞等相关神经元细胞发生凋亡受损，胶质细胞与神经元交互作用出现障碍，参与情绪行为活动。⑤下丘脑-垂体-肾上腺轴（HPA）亢进：持续遭受不良应激源刺激的大鼠，出现下丘脑、血浆促肾上腺皮质激素及促肾上腺皮质激素释放激素，血浆皮质酮明显升高，HPA下游靶器官肾上腺微观结构受损，这些HPA亢进现象在应用疏肝方剂后得以改善。

肝郁化火出现"焦虑"样的情绪变化，主要涉及中枢蓝斑-边缘系统及边缘系统部位的变化。①蓝斑是中枢神经系统对应激最为敏感的部位，其中的去甲肾上腺素能神经元具有广泛的上、下行纤维联系，其上行纤维主要投射至杏仁核、海马、边缘皮质等，是应激时情绪变化的结构基础。当各种致病因素引起蓝斑扰动杏仁核、海马边缘系统时，出现心烦易怒、焦虑不安等精神变化。在肝失疏泄所致焦虑情绪的研究中，着重研究了蓝斑-促肾上腺皮质素释放素（CRF）系统和蓝斑-去甲肾上腺素系统，从应激高位中枢蓝斑投射的信号可以通过CRF能神经元或去甲肾上腺素能神经递质，作用于边缘系统以及下丘脑，从而引起精神活动异常。②肝郁化火出现焦虑烦躁"的研究与"肝失疏泄，情绪抑郁"的生物学研究相近，目前从中枢单胺类神经递质、氨基酸水平、神经营养因子、神经免疫以及HPA等不同层次均进行过研究，主要涉及皮层和边缘系统的中枢部位。

（二）肝主疏泄与消化的现代研究

《血证论》记载："木之性主疏泄，食气入胃，全赖肝木之气以疏泄之，而水谷乃化。"强调了肝主疏泄对脾胃运化功能的重要影响。肝主升发，胃主沉降，若肝失疏泄，则肝气郁结，肝木乘脾土，导致脾的运化功能失调，常出现脘腹胀满、胁痛、脘痛、喜太息、食少纳呆、恶心、嗳气、呕吐等消化不良等症状。

现阶段国内学者从胃肠动力学角度对肝主疏泄可助脾胃运化这一藏象理论进行研究，着重对与消化密切相关的胃肠激素调节进行研究。随着神经胃肠免疫理论的建立，人们进一步认识到精神神经功能障碍可通过自主神经和体液途径导致免疫功能发生改变，从而影响胃肠动力和感觉功能。现已证实胃肠激素可作为胃肠道肽能神经释放的神经传递介质或调节介质而起作用，也可以直接作用于胃肠道的感觉神经末梢或平滑肌细胞的相应受体而调节胃肠道感觉和运动。此外，胃肠肽在中枢神经系统也能影响胃肠运动。例如，胃动素（MTL）是由双个氨基酸组成的直链多肽，主要由分布于十二指肠近端空肠黏膜隐窝及小肠上部的Mo细胞分泌，可刺激胃蛋白酶分泌，使胃黏膜血流量增加，对胃体、胃窦及幽门不同区域的肌细胞有明显的收缩作用，促进胃排空。有研究表明肝郁脾虚证大鼠血浆MTL及胃蛋白酶升高，可能是其胃肠功能减弱的发病机制。胃肠道是人类最大"情绪器官"，其功能易受到环境应激和情绪变化的影响。中医学理论认为七情致病最易伤肝，首先是肝失疏泄不能助脾胃运化，其次是肝郁而横逆可犯脾胃，两者皆影响脾胃功能，导致脘腹胀满、胁痛、脘痛、喜太息、食少纳呆、恶心、嗳气、呕吐等消化不良等症状。

肝主疏泄影响消化涉及脑-肠轴，其中脑-肠肽发挥重要的生物学效应，可能成为药物治疗肝失疏泄影响脾胃运化的靶点。连接胃肠道与脑之间的主要神经干（迷走神经、内脏神经及骶神经）在消化功能的调节中具有传入和输出双重功能。情绪变化伴有胃肠道功能的改变，愤怒及愉快的激动可引起充血、运动增强、胃液分泌；抑郁性情绪可使胃运动及分泌减弱、胃黏膜苍白。而情绪是大脑的功能活动，这些都表明脑与消化功能之间存在内在联系。肠神经系统是胃肠调节机制中的决定环节，肠神经系统是由胃肠道、胆道及胰腺中所含的神经节及节间的神经纤维组成，控制着胃肠道的运动、分泌、血流及物质的转运功能，并把胃肠与中枢神经系统及自主神经系统联系起来。中枢神经系统对胃肠运动的调节主要是通过反射和释放神经递质来调节交感神经、副交感神经和肠神经系统，或者通过调节位于下丘脑的胃肠运动中枢来调节运动的。脑-肠肽是发挥胃肠功能调节的重要物质，它们不仅可以通过体液途径或作为肠道神经系统的递质在外周对胃肠运动功能进行调节，还可以通过影响迷走神经环路在中枢水平发挥作用。研究表明，肝失疏泄导致脑-肠肽表达出现差异。例如肝郁脾虚大鼠模型的血浆 Ghrelin 浓度降低，而 Ghrelin 是在下丘脑和胃皆可表达作用的肽类物质，具有增加食欲、调节能量代谢平衡以及促进胃酸分泌等生物学功能，肝郁失于疏泄可通过影响 Ghrelin 表达继而影响胃肠消化功能。此类研究表明，在体内，内分泌和神经两个调节系统可能作为一个统一的整合系统——神经内分泌系统而起作用。中医学认为，机体物质与能量的产生有赖于脾胃的运化功能，脾胃为气血生化之源。但肝主疏泄调节气机是脾胃正常升降的前提，肝在五行属木，主升，主动，人体脏腑的功能活动需要依赖肝气的升发鼓动。肝主疏泄，具有调理气机、调畅情志、通利气血的作用，这相当于西医学的神经-内分泌-免疫系统、血液系统、消化系统等部分的功能集合。

（三）肝主疏泄与生殖的现代研究

人类的生殖活动是一个非常复杂的过程，肝藏血，肾藏精，精血可互滋互化，肝主疏泄，肾主封藏，二者相辅相成，共同维持人体生殖系统的正常功能。肝气条达，肝血充足则气机得以调畅，气血得以调和，冲任得以协调，精气得以疏泄，宗筋得以荣养，女子则能胎孕，男子则能生育，从而调节和维持人的生殖功能。当肝失于疏泄则肝肾二者相互影响，冲任不调、肾精不得疏泄从而影响机体的生殖功能。

从肝、情志、内分泌的关系，以及生殖系统男女有别的角度出发，西医学研究发现女性肝失疏泄影响生殖主要通过下丘脑-垂体-卵巢-性腺轴，男性则与下丘脑-垂体-睾丸-性腺轴功能异常有关。《傅青主女科》就认为，"舒肝之郁，即开肾之郁"，"补肝肾之精……肝肾之气舒而精通，肝肾之精旺而水利"。当机体长期处于精神紧张或压力状态下，会导致肝气郁结不畅，研究发现情绪紧张会抑制下丘脑分泌促性腺激素释放激素（GnRH），使垂体分泌卵泡刺激素（FSH）、促黄体生成素（LH）减少，可引发卵泡发育不良或不发育，导致闭经甚至不孕。由于外界的刺激，刺激直接作用于大脑皮层，经神经传导影响下丘脑、垂体，进而影响机体的内分泌系统，使生殖内分泌系功能失常，引起月经失调、妊娠病及产后病等多种疾病。又刺激或直接或间接经末梢效应激素作用于免疫系统，通过上述作用使机体处于失衡状态，形成瘀血、痰饮等病理产物，继发影响女性的生殖系统健康。这一过程符合中医学理论所讲，即肝气不舒失于条达，使气血不畅，精气不得上输于肺和下注于肾，继而影响生殖系统。

男子生殖功能与肝相关。肝统前阴，为宗筋之主，阴茎以筋为体，故阴器不用所致诸症亦多责之于足厥阴肝经。现代研究表明，男性生殖功能需要神经系统、血管系统、内分泌系统及生殖器官的协同作用，而且还需要健全的精神心理状态才能正常进行。男性生殖内分泌疾病主要表现为下丘脑-垂体-睾丸轴的异常，睾丸是这一病变的中心环节，具有合成雄激素和精子发生的功能。中医学理论认为"肾藏精，主生殖"，"肝主疏泄"，藏象理论对生殖功能中肝肾相关的认识与西医学生殖内分泌的理论相类似。情志活动的异常可以影响到下丘脑-垂体-睾丸轴，导致男性神经、内分泌功能紊乱，出现男性睾丸生精功能紊乱，影响生殖功能，这与肝调畅情志切合。例如，血清泌乳素（PRL）升高与情感变化相关，而 PRL 持续升高可导致下丘脑-垂体-性腺轴功能紊乱，引发男性性功能障碍，反面证明了肝主疏泄可参与生殖功能调控。中医学理论认为情志不畅，肝失疏泄，气机郁滞，经络不畅，甚至气滞血瘀，肝血不足等，可导致精室亏虚，宗筋失养，阳痿难举。

二、肝藏血的现代研究

《素问·调经论》云："肝藏血。"唐代王冰注《素问·五脏生成》云："肝藏血，心行之，人动则血运于诸经，人静则血归于肝脏。何者？肝主血海故也。"肝藏血包含调节血量、贮藏血液、收摄血液的生理功能。《灵枢·营卫生会》云："中焦亦并胃中，出上焦之后，此所受气者，泌糟粕，蒸津液，化其精微，上注于肺脉，乃化而为血，以奉生身，莫贵于此……"其所讲的脾胃运化水谷精微，继而精微化血的过程，同样依赖于肝的疏泄。《血证论·脏腑病机论》说："木之性主于疏泄，食气入胃，全赖肝木之气以疏泄之，而水谷乃化。"归藏于肝脏的血液来自水谷精微的化生和肾之精。《素问·经脉别论》云："食气入胃，散精于肝，淫气于筋。"清代张璐在《张氏医通·诸血门》中说："气不耗，归精于肾而为精，精不泄，归精于肝而化清血。"故肝藏血功能的正常运行与脾胃、肺、肾关系密切。

在西医学研究中，通常从肝脏的凝血因子产生不足，或门静脉血液的调节、分布异常研究阐释中医学之"肝不藏血"。肝脏本身为体内重要的储血器官，人静卧时肝脏可增加血流量 25%，整个肝脏系统包括静脉系统可储存全身血容量的 55%，肝脏的血流量受神经、激素的调节。肝脏还具有调节血液凝固的功能，主要表现在肝细胞可合成凝血因子 I（纤维蛋白原）、II（凝血酶原）、III（组织凝血质）、IV（钙离子）。这些凝血因子使凝血的生化反应按连锁状态进行，从而达到血液凝固的目的，同时为了保证凝血的顺利进行，可对抗凝血及纤维蛋白溶解等不利因素予以控制。此外，肝脏又能对已经活化的凝血因子及时适当地清除，避免了不正常的过度凝血。肝脏的这些生理功能都与中医藏象理论"肝藏血"中调节血量、收摄血液相呼应。同时，"肝藏血"功能与促红细胞生成素（EPO）

通路相关，人体中的促红细胞生成素是由肾脏和肝脏分泌的一种激素样物质，能够促进红细胞生成。有研究表明，运用疏肝调血方剂可以调节辐照后小鼠血清中血小板生成素（TPO）、促红细胞生成素（EPO）的表达，促进骨髓抑制小鼠造血功能的恢复，体现了中医学理论中肝参与血液生成的理念，同时也体现了肝藏血中肾精化血归于肝的思想。

"肝藏血"的主要功能是储藏血液和调节血量以及防止出血，如果由于某些原因导致肝藏血功能异常，如肝郁气滞，肝调节血量的功能不能正常发挥，血量调节势必受到影响，就可能使血量分布不均，导致门静脉高压、出血等一系列病变的发生。肝藏血功能失常根据临床表现可分为两类。其中第一类是肝藏血不足，肝血亏虚，肝之经脉、组织失养。血虚目失所养则出现两目干涩、头晕眼花，甚至夜盲；血不舍魂则失眠多梦；血不养筋则见肢体麻木、手足拘挛、屈伸不利；血海空虚，胞宫失养，则见月经后期，量少色淡，甚者经停。肝阴虚证患者全血比黏度、血浆比黏度、红细胞硬化指数增高，红细胞沉降率增快。全血比黏度、血浆比黏度增高，说明肝阴虚证患者的血液流变性处于浓、黏、聚的状态，因为血黏度增高，则血流相对缓慢，组织血液灌注下降，可造成微循环障碍，体现出肝血不藏，调节血量功能失常。第二类是肝不能正常收摄血液，即肝不藏血，临床可见吐血、衄血或崩漏等症状。肝纤维化肝气郁大鼠，肝超声检测结果示门静脉血液回流受阻，由门静脉流入肝的血供减少，肝动脉血流量代偿性增加，临床常出现蜘蛛痣、鼻衄、牙龈出血、皮肤和黏膜有紫斑或出血点，女性常有月经过多等肝不藏血的表现。同样，乙肝肝硬化患者出现神疲乏力、目涩、肝掌、蜘蛛痣等肝失藏血的证候时，其对应血液中凝血酶原时间、凝血酶时间及活化部分凝血酶时间均有明显延长，体现出不同程度的凝血功能障碍。

现阶段的研究大都基于"肝-血管"的角度对肝凝血系统、EPO通路及肝相关血液流变学进行，发现"肝藏血"功能失常可引发出血、贫血、微循环障碍等。而肝主藏血功能同样依赖于肝主疏泄功能的正常运行，故"肝藏血"功能的生物学效应是否同样从高级司令部脑边缘叶、海马、下丘脑、丘脑等，到下游的神经、递质、激素、血管受体，以及肝脏血管、肝脏非实质细胞系统等整体调节而发挥作用？故今后可从"脑-肝-血管"轴的角度，基于肝血管和生理、神经支配等方面，探讨"肝藏血"的机制。

三、肝应春的现代研究

"肝应春"出自《素问·六节藏象论》："肝者，罢极之本，魂之居也……此为阳中之少阳，通于春气。"指出中医学肝脏的生理功能与春季的气候变化具有同步相通和协同的关系。近年来，国内学者针对"肝应春"进行了理论探讨研究。有学者指出"肝应春"的实质是指肝在春季起主要调节作用的时间调节系统。在当旺的春季，肝的疏泄功能增强，而肝的藏血功能相对较弱。当肝主疏泄与肝藏血的功能不能顺应春季的时序变化时，则多发疾病。这体现了中医学肝生理功能的季节性变化节律，因其与西医学昼夜节律的"生物钟"规律极为相似，即衍生出肝应时而变的生物钟作用机制，其实质亦是"肝藏血""主疏泄"的自稳调节在不同季节应时而变的体现。

从生物学角度分析这种季节性改变，应是体内神经-内分泌-免疫调节网络在四季变化的综合体现。人体的脑-血管轴、脑-内分泌轴、脑-肠轴的微观分子指标也存在着应时而变的规律，这些可能都与高位调节器——松果体密切相关。松果体分泌的主要激素——褪黑素是"授时因子"，在协调机体内外同步共振的效应方面发挥着重要的高位调节作用。松果体具有光输入和内分泌输出通路的特性，该特性成为自然界季节变化和人体五脏功能变化之间联系的桥梁和纽带，使自然界四时与人体脏腑的功能活动相通应。研究表明，褪黑素合成限速酶芳香烷基胺-N-乙酰基转移酶（AANAT）mRNA 表达可出现季节性差异，与四季中肝主疏泄功能的高低趋势正好相反。由此可以理解为"肝应春"的调控机制也就是肝藏血、主疏泄的功能在不同时序变化时所表现出来的对自身肝系统及其他四脏重要的调控作用。5-HT 作为一种重要的中枢神经递质，与睡眠、警觉、情绪、记忆、丘脑下部内分泌调节等功能有关，其变化反映了神经中枢的活动状态。春秋两季海马中 5-HT 含量具有一定的变化，这一变化的产生可能是由于肝的疏泄和藏血功能要顺应季节时序的变化而改变，或成为肝应春的中枢调控作用点。褪黑素是一个重要的时间生物学调节器，可以调节昼夜节律相位、睡眠，保护神经细胞，发挥免疫调节和能量代谢等功能。临床和流行病学研究中均已证实，生物节律改变和睡眠障碍可以作为精神疾病的预测因子，长期睡眠中断和慢性失眠可能导致抑郁症。中医学理论认为肝疏泄、藏血功能失调，可能会导致气滞或气逆，这两种气机变化均会引发情志的异常改变，从而从侧面印证了肝应春功能与机体神经-内分泌-免疫调节网络有关，而松果体可能为其功能的最高调控位点。

四、肝开窍于目的现代研究

《素问·金匮真言论》云："东方色青，入通于肝，开窍于目，藏精于肝。"《素问·五脏生成》云："诸脉者，皆属于目……肝受血而能视。"《灵枢·脉经》云："肝足厥阴之脉……上贯膈，布胁肋，循喉咙之后，上入颃颡，连目系……"《灵枢·脉度》曰："肝气通于目，肝和则目能辨五色矣。"肝与目在生理上由经络直接连属，肝可藏血，而目受血能视，肝主疏泄而肝和则目能辨色，所以目视物辨色功能的正常运行与肝疏泄、藏血功能密切相关。

针对目与肝的关系，现代研究从与视觉相关的微量元素、代谢途径和肝脏相关性阐发肝开窍于目的生理病理基础。肝藏血，血液中富含多种维生素及微量元素，其中维生素 A被称为抗眼病维生素，在体内的活性形式包括视黄醇、视黄醛和视黄酸。肝脏是人体内含维生素 A 最多的器官，视黄醇结合蛋白也由肝脏合成，肝细胞疾病、锌缺乏、蛋白营养不良均可导致该蛋白合成减少，造成血浆维生素 A 水平降低，引起视黄醛的补充不足，视紫红质合成下降，导致对弱光敏感性下降，严重时发生夜盲。维生素 A 的合成及相关活性物质可能是目受血能视与肝藏血生物网络的链接物质。在肝与眼之间，人体某些微量元素发挥的生物效应具有直接关系。例如，眼是含锌量较多的器官之一，而锌主要在肝脏吸收，肝部疾病可使锌的吸收减少而导致锌缺乏，同时使血浆蛋白减少而使锌结合量减少，进一步加重锌缺乏，损害视力。人体内这些维生素及微量元素从肝发挥作用于眼都以血液为载体，体现了中医肝藏象中目受血而能视的理论。肝脏除了可合成或吸收与眼功能相关的微量元素外，其还可分泌合成影响眼功能的蛋白物质。例如，肝细胞生长因子（hepatocyte growth factor，HGF）最初是从血浆和血小板中纯化获得，是一种刺激肝细胞增生的因子。在肝脏，HGF 主要是由间质细胞分泌刺激肝细胞生长的。当肝细胞发生病变时，如肝细胞纤维化或肝硬化等，都会使间质细胞增生，血清中 HGF 明显升高。HGF 刺激视网膜微血管内皮细胞生长，抑制细胞凋亡，使视网膜微血管数量不断增多，可能与眼色素层的黑素瘤的肿瘤细胞转移及肿瘤血管通道的形成有关，是非新生血管增殖性玻璃体视网膜病变的关键因素。

眼功能与肝的相关性除了一些人体微量元素外，肝脏本身的相关代谢途径也与之密切相关。有研究表明，眼功能与肝脂肪代谢相关，肝脂肪代谢异常，则肝内的甘油三酯就不能以脂蛋白的形式运出肝脏，造成其在肝内堆积，同时甘油三酯可在眼睑沉着，引起扁平状黄色瘤。而高脂血症患者眼部也可出现视网膜小动脉粥样硬变、视盘水肿、眼球运动神经麻痹及角膜环等病变。由此可见，肝脏的代谢功能可影响眼功能变化，当肝失疏泄，肝不藏血引起肝功能异常，其相关代谢途径或可能构成肝开窍于目的生物学网络，而与眼功能相关的微量元素或成为影响两者的效应靶点。

五、肝主筋、其华在爪的现代研究

《素问·五脏生成》曰，"肝之合筋也，其荣爪也"。筋即筋膜，是一种联络关节、肌肉，主司运动的组织，具有维持肢体伸、屈、展、旋等活动的作用。肝血充盈，使肢体的筋膜得到充分的濡养，从而维持其正常的运动。若肝血不足，血不养筋，即可出现手足震颤、肢体麻木，甚则屈伸不利等症，同时肝血不足的患者多出现爪甲变软、变薄和爪甲内部色泽淡白的现象。

现代研究多从肝主筋论治因软骨、椎间盘、韧带等软组织变性或退化引起的相关病变，以及以手足震颤、肢体麻木为主要临床表现的一类疾病。其中肝硬化引发肝性脑病的扑翼样震颤与血中微量元素含量降低有关。《素问·痿论》云："肝主身之筋膜。"筋和肌肉的收缩和弛张支配肢体、关节运动的屈伸，筋膜有赖于肝血的充分滋养才能正常发挥功能。《素问·六节藏象论》认为肝为"罢极之本"。可见肝血充足是肢体关节运动的能量来源，如果肝血虚少，血不养筋，则可见肢体麻木、屈伸不利，甚则拘挛震颤之象。现代研究发现，肝细胞生长因子可参与软骨再生，促进软骨细胞增殖，符合肝藏象理论中肝主筋的论述。

六、述评与展望

肝藏象包含多个生理功能，这些功能涉及的体内神经调节网络庞大而复杂，所以目前研究采取以疾病发病机制与肝功能失调的相关性为基础，结合中药以方测证为切入点，从基因、蛋白等层面观测指标表达变化是较为可行的方法。在临床研究中，大部分成果都是针对调肝方药的疗效进行研究分析，以临床验证药物疗效为准，未见有进一步探索。所以，在今后的临床研究中，可以综合运用组学方法，深入观察肝功能失调人群的生理病理变化，从基因、蛋白、代谢等多个层面进行研究，期许可以了解肝藏象的生物学机制。在实验室研究中，多数研究报道为特定指标的表达变化与病证模型及药物组的比对研究，研究成果多为散乱的点，缺乏系统性，同时在指标的选取中存在非特异性指标问题。另外，近年来少见关于肝藏象功能与组织结构的相关报道，可能是因为藏象的本质是功能的综合表现，若单从形态学角度对独一脏器或结构进行研究难有突破，但我们可在病证结合研究中参考疾病病灶和特异性指标表达涉及的相关组织，并进行形态学观察，可能会在组织结构上发现肝藏象功能的效应器。总览肝藏象研究，我们多从不同疾病与肝脏功能失调关系开展研究，亦是对异病同治的生物学机制进行补充，同时我们可以加入对同一疾病不同证候的研究，运用同病异治与异病同治的研究思路，既可以排除疾病本身对肝功能的影响，又可以找到相同藏象功能的共同生理基础，有利于完善藏象理论的生物学网络。

参 考 文 献

[1] 严灿，邓中炎，潘毅，等. 从现代心理应激理论研究中医肝主疏泄功能 [J]. 广州中医药大学学报，2000，17（3）：209-211.

[2] 严灿，徐志伟. 肝主疏泄调畅情志功能的中枢神经生物学机制探讨 [J]. 中国中西医结合杂志，2005，25（5）：459-462.

[3] 岳利峰，陈家旭，霍素坤，等. 逍遥散对肝郁脾虚证模型大鼠海马 CA1 区和杏仁核 BLA 区 GluR2 阳性细胞数变化的影响 [J]. 中华中医药杂志，2010，25（8）：1198-1201.

[4] 岳利峰，陈家旭，王大伟，等. 逍遥散对肝郁脾虚证模型大鼠海马和杏仁核 AMPA 受体亚基基因表达的影响 [J]. 北京中医药大学学报，2009，32（12）：810-814.

[5] Chen J X, Tang Y T, Yang J X. Changes of Glucocorticoid Receptor and Levels of CRF mRNA, POMC mRNA in Brain of Chronic Immobilization Stress Rats [J]. Cellular and Molecular Neurobiology, 2008, 28 (2): 237-44.

[6] Chen J X, Zhao X, Yue G X, et al. Influence of Acute and Chronic Treadmill Exercise on Rat Plasma Lactate and Brain NPY, L-ENK, DYN A 1 - 13 [J]. Cellular and Molecular Neurobiology, 2007, 27 (1): 1-10.

[7] Chen J X, Li W, Zhao X, et al. Effects of the Chinese traditional prescription Xiaoyaosan decoction on chronic immobilization stress-induced changes in behavior and brain BDNF, TrkB, and NT-3 in rats [J]. Cellular and Molecular Neurobiology, 2008, 28 (5): 745.

[8] Jiang Y M, Li X J, Meng Z Z, et al. Effects of Xiaoyaosan on Stress-Induced Anxiety-Like Behavior in Rats: Involvement of CRF1 Receptor [J]. Evidence-Based Complementray and Alternative Medicine, 2016 (1): 1-9.

[9] 符小聪，胡珂，纪云西. 疏肝健脾法对功能性消化不良胃排空及血管活性肠肽影响的临床研究 [J]. 广州中医药大学学报，2008，25（2）：99-102.

[10] 王玉杰，谢鸣. 疏肝、健脾、疏肝健脾方对肝郁脾虚证模型大鼠消化系统的影响 [J]. 中华中医药学刊，2012，30（9）：1957-1959.

[11] 柯美云. 积极面对有心理障碍的功能性胃肠病患者 [J]. 胃肠病学, 2012, 17 (2): 65-66.

[12] 王德君, 闫军, 高渊涛, 等. microRNA-31 转基因小鼠脊髓损伤模型对胃肠动力障碍的修复作用 [J]. 中国现代医生, 2016, 54 (13): 31-35.

[13] 金钟晔, 王少贤, 白明华, 等. 逍遥散对慢性束缚应激所致肝郁脾虚证大鼠饥饿素的影响 [J]. 吉林中医药, 2015, 35 (9): 934-937.

[14] 王鑫杏, 刘燕, 陈家旭, 等. 肝郁与生殖功能异常关系研究进展 [J]. 中华中医药杂志, 2016, 31 (3): 935-938.

[15] 曾玉燕. 浅析肝主疏泄与女性生殖内分泌系统的相关性 [J]. 中国中医药现代远程教育, 2009, 7 (11): 84-85.

[16] 黄学宽, 任凌燕, 韩志刚, 等. 调节"心-肝-肾生殖轴"对雄性小鼠性活动及附性器官重量的影响 [J]. 实用中医药杂志, 2005, 21 (3): 132-133.

[17] 崔丽安, 张俊富. 从慢性肝炎、肝硬化出血倾向探讨中医"肝藏血"、"脾统血"理论的意义 [J]. 中西医结合肝病杂志, 2002, 12 (1): 48-49.

[18]. 姜涛, 陈钢, 夏丽娜, 等. 逍遥散、归脾汤对辐照后骨髓抑制小鼠血清 TPO、EPO、GM-CSF 的影响 [J]. 中国药物经济学, 2014, 12 (3): 246-248.

[19] 阎晶璐, 薛晓兴, 李君玲, 等. 肝纤维化大鼠肝气郁结证与肝藏血关系的研究 [J]. 中西医结合肝病杂志, 2016, 26 (6): 354-357.

[20] 邢金丽, 张秋云, 王天芳, 等. 乙肝肝硬化中医肝不藏血的证候特征及与凝血功能变化的关系 [J]. 中国医刊, 2014, 49 (3): 97-99.

[21] 杨阳, 马淑然, 王庆国, 等. "肝藏血、主疏泄"应五时而变的机制探讨 [J]. 北京中医药大学学报, 2012, 35 (7): 441-444.

[22] 陈玉萍, 马淑然, 王乐鹏, 等. 中医"肝应春"调控机制与下丘脑褪黑素合成限速酶芳香烷基胺-N-乙酰基转移酶 mRNA 表达相关性的研究 [J]. 中华中医药杂志, 2013, 28 (5): 1556-1559.

[23] 吴菁, 倪祥惠, 赵博, 等. 从"肝应春"理论探讨肝主疏泄对中枢神经递质 5-羟色胺浓度的影响 [J]. 中华中医药杂志, 2015, 30 (2): 513-515.

[24] 张石革. 褪黑素受体激动剂的研究进展与临床疗效评价 [J]. 中国医院用药评价与分析, 2013, 13 (2): 112-115.

[25] 张婵, 陈永, 杨梅, 等. 现代医学角度解释中医的"肝开窍于目" [J]. 时珍国医国药, 2009, 20 (1): 233-235.

[26] 孙嘉丽, 张希德. 锌代谢紊乱与治疗 [J]. 实用肝病杂志, 1999, 2 (4): 113-114.

[27] 钟一声, 朱益华. 新生血管性眼病 [M]. 北京: 人民军医出版社, 2006: 67.

[28] 赵水平. 临床血脂学 [M]. 北京: 人民卫生出版社, 2006: 137.

[29] 张丽航, 毛峻岭, 任海峰, 等. 血微量元素与肝硬化患者扑翼样震颤的关系研究 [J]. 胃肠病学和肝病学杂志, 2012, 21 (12): 1090-1093.

[30] 张洪斌, 陈百成, 张汉杰. 肝细胞生长因子对关节软骨缺损修复作用的实验研究 [J]. 中华骨科杂志, 2000, 20 (3): 181-184.

第五节　肾病证的研究

肾居腰府, 主藏精, 主生长、发育、生殖, 主水; 开窍于耳及二阴; 在体合骨, 在液为唾, 其华在发, 在志为喜。

一、肾病证的诊断标准研究

上海第一医学院（现上海医科大学，下同）藏象研究室根据六种不同系统疾病（无排卵性功能性子宫出血、支气管哮喘、妊娠中毒症、冠状动脉粥样硬化症、红斑性狼疮、神经衰弱症）的肾虚患者的共同证候，按照中医理论的脏腑辨证与八纲辨证的原则，最早制订了肾虚诊断标准，作为临床研究的统一标准。

1982 年 11 月在广州召开的全国中西医结合虚证研究与防治老年病会议上，参照全国各地的虚证诊断标准，拟议了一个中医虚证辨证参考标准。1986 年 6 月在河南郑州全国中西医结合虚证与老年病研究专业委员会对该标准进行了修订，具体如下：

1. 肾虚证　①腰脊酸痛（外伤性除外）。②腰膝软或足跟痛。③耳鸣或耳聋。④发脱或齿摇。⑤尿后有余沥或失禁。⑥性功能减退、不育、不孕。具备 3 项（本证常与气、阴或阳虚证同存）。

2. 阴虚证　主症：①五心烦热。②咽燥口干。③舌红或少苔、无苔。④脉细数。次症：①午后升火。②便结而尿短赤。③盗汗。具备主症 3 项，次症 1 项（本证与气虚证同时存在为气阴两虚证）。

3. 阳虚证　主症：①全身或局部畏寒或肢冷。②面足虚浮。③舌淡胖苔润。④脉沉微迟。次症：①夜尿频多。②便溏而尿清长。具备主症 3 项（其中第一条为必备），次症 1 项（本证与阴虚证同时存在为阴阳两虚证）。

4. 肾阳虚证　肾虚的基础上加上阳虚的诊断。

5. 肾阴虚证　肾虚的基础上加上阴虚的诊断。

《中药新药临床研究指南原则》对肾阳虚和肾阴虚的诊断标准如下：

1. 肾阳虚证　主症：腰膝酸软，性欲减退，畏寒肢冷。次症：精神萎靡，夜尿频多，下肢水肿，动则气促，发槁齿摇，舌质淡苔白，脉沉迟，尺无力。

肾阳虚证具备以上主症 2 项、次症 2 项，即可诊断肾阳虚证。

2. 肾阴虚证　主症：腰膝酸软，五心烦热。次症：眩晕耳鸣，或耳聋，口燥咽干，潮热盗汗，或骨蒸发热，形体消瘦，失眠健忘，齿松发脱，遗精，早泄，经少、经闭，舌质红、少津，少苔或无苔，脉细数。

肾阴虚证主症具备 2 项（腰膝酸软必备），次症至少具备 2 项以上者即可确诊。

2005 年 4 月在江苏泰兴召开的中国中西医结合学会儿科专业委员会工作会议制订了小儿的肾虚证诊断标准，具体如下：

1. 肾虚证　①腰膝酸软。②腿痛、足跟痛。③耳聋耳鸣（耳鸣如蝉）。④发疏无华。⑤牙萌迟滞。⑥鸡胸龟背。⑦遗尿、滴尿。⑧发育迟滞（或身材矮小）。⑨智力发育落后。有 2 项以上可诊断。

2. 肾阳虚　①形寒肢冷。②全身水肿。③尿少、尿频。④久泻便稀。⑤久喘气短。⑥神倦乏力。⑦舌质淡胖，或有齿痕。⑧舌苔薄白。肾虚兼有以上 2 项者可诊断。

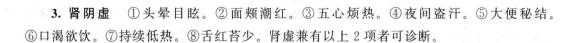

3. 肾阴虚 ①头晕目眩。②面颊潮红。③五心烦热。④夜间盗汗。⑤大便秘结。⑥口渴欲饮。⑦持续低热。⑧舌红苔少。肾虚兼有以上 2 项者可诊断。

二、肾病证的动物模型复制

（一）肾（阳）虚证动物模型复制

1. 模拟中医传统病因造模

（1）恐伤肾法：沈雁等根据恐伤肾的原理建立惊恐伤肾肾虚证动物模型。造模方法主要有猫吓鼠、人吓猫及爆竹吓狗等，其中以猫吓鼠致恐伤肾较为常用。比如孙理军将大鼠放置于特制小铁丝笼中，再将该笼固定在装有 2 只家猫的大笼内，使猫爪能碰到但无法抓到大鼠。每日上午 10 时、下午 3 时各另取 2 只活的大鼠在模型组面前喂猫，结果模型组出现萎靡不振，体重下降，拱背倦怠，蜷缩扎堆，活动减少，眼中无神，大便偏湿或便溏，小便色赤量多或清长。

（2）房劳伤肾法：张丹采用连续 4 周雄雌鼠比例 1∶6 同笼喂养、频繁交配和雄鼠每日游泳，建立劳倦过度、房事不节肾阳虚小鼠模型，并利用传统治疗肾阳虚的药物进行干预，模型组阳虚症状显著改善。

（3）先天不足法：根据初生儿体弱瘦小属胎禀怯弱肾精不足之胎怯的中医理论，筛选初生 3 天内体质量显著不足的动物，或利用中医恐伤肾理论，用恐吓孕鼠造成小鼠先天肾虚。王米渠等采用猫吓孕鼠"恐伤肾"的方法建造先天肾虚模型鼠，采用 75 日龄昆明封闭群种鼠，按雌雄 2∶1 比例进行交配，4 天后取出雄鼠，将猫笼置于鼠笼上面，每日 9∶00～11∶00，15∶00～17∶00 各恐吓一次，共恐吓 14 天，直到生产前，能产子的母鼠于交配后的 19～22 日先后产子，得到先天肾虚型子代鼠。

2. 药物造模法

（1）激素造模法：该类动物模型的造模机制是用一定剂量的外源性糖皮质激素（如氢化可的松、皮质酮、泼尼松、地塞米松等）使垂体前叶的促肾上腺皮质激素（ACTH）释放受抑，转而使肾上腺皮质分泌类固醇激素减少，动物表现的寒象、衰弱和皮质功能减退趋势等与肾阳虚患者有类似之处。

邝安堃最早用氢化可的松建立肾阳虚模型，实验用 16～20g 雄性小白鼠，每日臀部肌内注射醋酸皮质素，大剂量 0.5mg/d，中剂量 0.25mg/d，两组注射后在不同时间均出现肾阳虚表现，合用助阳药组，动物多不出现衰竭现象，或仅是轻度虚弱，体重减轻不明显，与模型组有差别。

苟小军等、施明珠等用氢化可的松混悬液，按 2.5mg/100g 大鼠后肢肌内注射 15 天的方法造模成功；周文江等则采用大鼠皮下注射皮质酮造模成功；杨鉴冰等每日同一时间给大鼠注射地塞米松注射液，14 天后模型组动物出现明显类似肾阳虚症状。

（2）其他药物造模法

1）腺嘌呤诱导法：此法与人睾丸损害性不育症相应机制类似。由于高浓度的腺嘌呤代谢产物可以直接毒害肾脏和睾丸的生殖细胞、间质细胞，因此可将腺嘌呤作为肾阳虚不育症模型的造模药物。如王家辉等按 $50\sim200mg/(100g \cdot d)$ 剂量给予 Wistar 雄性大鼠腺嘌呤灌胃。第 3 天各剂量组大鼠即出现肾阳虚体征，连续干预 $10\sim20$ 天后生殖系统明显受损，并呈现进行性加重现象。邵命海等对腺嘌呤诱导的 SD 大鼠肾阳虚模型与氢化可的松诱导的肾阳虚模型进行比较，观察模型大鼠睾丸、精囊、前列腺、肾上腺组织形态变化，放免法检测大鼠睾酮、雌二醇的改变情况，结果发现：腺嘌呤制作的 SD 大鼠肾阳虚证动物模型睾丸萎缩，精曲小管退化变性，精囊萎缩，前列腺体明显萎缩甚至消失，肾上腺皮质变薄，以束状带萎缩明显，睾酮水平偏低，这些变化较氢化可的松诱导组明显。

2) 羟基脲灌胃法：该造模方法的机制为羟基脲以抑制核苷酸还原酶达到抑制 DNA 合成，从而影响蛋白质代谢，出现一系列虚损症状。

马威等用羟基脲灌胃法建立日本种雄性大耳白家兔肾阳虚模型，并用右归丸加以治疗，发现在造模过程中家兔逐渐出现饮食减少、消瘦、毛发失去光泽、脱毛、体质量和皮温明显下降、反应迟钝、倦怠、弓背等不良反应。动物全血铜、铁、锌等元素含量与造模前相比均显著降低。用右归丸治疗后以上症状明显好转，也可以佐证造模的成功。

3) 抗甲状腺药物法：临床上甲状腺功能减退者常出现阳虚症状，故抑制动物甲状腺激素合成和分泌可造成阳虚模型。欧阳轶强等用甲巯咪唑建立 SD 大鼠肾阳虚模型，分别以高剂量组 $30mg/(kg \cdot w)$、中剂量组 $20mg/(kg \cdot w)$、低剂量组 $10mg/(kg \cdot w)$，连续灌喂 SD 大鼠 15 天，观察模型大鼠的体温、体重变化及血清皮质醇、T_3、T_4、睾酮/雌二醇等指标。该研究认为甲巯咪唑能模拟出雄性大鼠和雌性大鼠以甲状腺功能低下为主的肾阳虚证模型，但大鼠其他方面的病理改变不明显。

3. 手术造模法

(1) 去势法：该法用手术切除雄性动物双侧睾丸或雌性动物双侧卵巢，目的在于模拟中医肾虚精少，肾阳虚的病机。如史宏等用去势法造肾阳虚小鼠模型，观察到复方仙脾合剂能一定程度地恢复去势小鼠的肾阳虚症状，从"反证"的角度说明了去势对正常小鼠的影响。但去势手术不仅创伤大，而且动物内分泌状况与临床肾阳虚患者相比有较大差异，同时还切断了性腺轴的反馈途径。

(2) 甲状腺切除法：甲状腺切除可使动物模型与临床患者有相似的肾阳虚症状表现。如卢德赵等切除 SD 大鼠甲状腺并喂养 7 天后，大鼠出现形寒肢冷、体重减轻、饮食饮水量减少、拱背蜷缩、毛稀疏、反应迟钝、活动减少、大便稀溏等肾阳虚症状。该研究并应用差异蛋白质组学技术研究肾阳虚大鼠肝线粒体蛋白质组，认为肾阳虚大鼠可能因糖类和脂类物质分解代谢受抑以及细胞内信号转导异常而出现虚寒症状。

(3) 肾上腺切除法：卢德赵等切除大鼠两侧肾上腺，喂养 6 天后大鼠出现饮食明显减少、体质量减轻、反应迟钝、拱背耸毛、毛色无光泽、有脱毛现象、大便稀溏等肾阳虚症状。这符合肾上腺功能减退病理。但该法切断了下丘脑-垂体-肾上腺皮质轴的反馈途径，与临床实际有一定距离。

（4）肾切除加阿霉素法：董兴刚等将大鼠先行右肾切除，术后第 1 周和第 2 周，分别按 5mg/kg 和 3mg/kg 的剂量两次注射阿霉素的方法诱导大鼠肾阳虚模型，结果发现：大鼠日渐消瘦，畏寒肢冷，蜷缩拱背，精神委顿，体毛脱落，便溏，水肿及腹水，性功能及交配能力低下，肾脏呈"大白肾"。

（二）肾阴虚证动物模型复制

1. 甲状腺素（加利血平）法　甲状腺素法始于 1957 年，重庆医学院（现重庆医科大学）以甲状腺干粉喂饲家兔形成甲状腺功能亢进模型，属病理模型。其临床表现符合临床肾阴虚证病理改变的结果。造模周期大多持续 21 天，模型动物出现饮水量增多、活动频度增加、汗多、毛无光泽、体重下降或增长缓慢、体温升高、尿量减少等现象。钟杰敏等选取清洁级雄性 SD 大鼠实验，除正常组外，每只大鼠连续 21 天按 30mg/（kg·d）灌胃甲状腺素片混悬液造模，结果发现：模型组大鼠出现了肾阴虚证基本症状，还常有打斗行为，皮肤含水量显著降低，肾组织水通道蛋白 1（AQP1）和水通道蛋白 2（AQP2）水平异常升高等；在给药六味地黄丸后，大鼠状态有改善，肾组织 AQP1 和 AQP2 水平也较模型组显著降低。

1977 年上海中医学院（现上海中医药大学，下同）正常人体教研组在甲状腺素造成实验动物甲状腺功能亢进的同时，通过利血平神经调节来辅助肾阴虚模型的复制。该研究采用甲状腺素片和利血平药粉混悬液，给实验动物灌胃服用，造模周期 10～20 天。利血平的加入大大缩短了造模时间。

许小强等采用甲状腺素灌胃联合利血平肌内注射的方法建造肾阴虚模型。其研究以体重（200±20）g 的 SD 雄性大鼠为实验动物，每天上午 9 时以 15mg/kg 剂量的甲状腺素灌胃，然后以 0.1mg/kg 剂量的利血平肌内注射，连续造模 21 天。实验过程中动物出现形体消瘦、体毛稀疏、烦躁、易出汗、体重下降等表现。

2.（促）肾上腺皮质激素法　该方法始于 1960 年，属于病理模型。其理论依据主要是肾上腺皮质功能亢进患者，临床多表现为中医肾阴虚证类型。其造模方法有二：①促肾上腺皮质激素造模法：给实验动物过量地使用促肾上腺皮质激素，通过促进肾上腺皮质激素的合成和释放，复制出肾上腺皮质功能亢进模型，一般 4 天即可成模。②肾上腺皮质激素造模法：给实验动物过量使用糖皮质激素，形成外源性糖皮质激素水平升高，复制出类似肾上腺皮质功能亢进模型。常用药物有氢化可的松、醋酸可的松、醋酸氢化可的松、地塞米松磷酸钠、地塞米松等，药物造模周期为 4～14 天。王培源等选用体重 250～350g 的白色红目健康豚鼠，每日肌内注射醋酸泼尼松龙注射液 50mg/kg，共 10 天，建立肾阴虚模型，结果显示：动物在 9～11 天相继出现躁动、易惊、怕人、食量减少、饮水增多、体重增长缓慢、大便干结等表现，模型组 cAMP、cAMP/cGMP 升高。

3. 其他造模法　其他造模的方法还包括了链脲佐菌素法糖尿病肾阴虚证模型，即用链脲佐菌素诱发糖尿病，模型大鼠可出现肾阴虚症状，有学者用链脲佐菌素联合甲状腺素制作糖尿病肾阴虚大鼠模型；肾动脉结扎法高血压病肾阴虚模型，即手术结扎左肾动脉，造成动物神经性肾性高血压，形成肾阴虚模型。

三、肾病证的实验与临床研究

肾主藏精，包括先天之精和后天之精，主人体的生长、发育和生殖；肾主骨，骨生髓，而脑为髓之海。因此，现代对肾病证研究的主要集中于下丘脑-垂体-靶腺（肾上腺皮质、甲状腺、性腺）轴，骨相关指标和生殖相关指标等。

（一）肾病证与神经内分泌功能

1. 肾病证与下丘脑-垂体-靶腺（肾上腺、甲状腺、性腺）轴　肾虚证存在着丘脑-垂体-靶腺的功能紊乱及减退。沈自尹的研究进一步发现，肾阳虚者 24 小时尿 17-OHCS 比正常人及肾阴虚者低，说明肾阳虚 HPA 已存在功能紊乱。其后，沈自尹再利用基因芯片技术研究老年大鼠与青年大鼠下丘脑-垂体-肾上腺-胸腺轴（HPAT）差异表达的基因来探寻衰老时基因表达规律，结果发现：老年大鼠下丘脑多种神经递质或其受体上调或下调，因此认为衰老时 HPAT 轴的衰退以下丘脑-垂体-性腺轴、下丘脑-垂体-生长激素轴、免疫系统受损最为明显。进一步的研究中，沈自尹又将大鼠随机分成了青年组、老年组和药物干预组，并进行基因检测，结果表明：下丘脑-肾上腺皮质-胸腺轴上基因组的改变是导致肾虚的重要原因，药物干预可调整 HPAT 轴上基因表达，并通过以方测证的方法证实了肾虚证大鼠模型存在神经-内分泌-免疫，以及神经-内分泌-骨代谢两大基因调控路线的紊乱，而补肾可以纠正该网络的功能低下。伍庆华等采用分批宰杀的方法观察早期、中期和晚期肾阳虚大鼠垂体-甲状腺轴及垂体-性腺轴功能指标，结果发现：正常组垂体-性腺轴激素中睾酮（T）与 FSH 有相关性且为负相关，模型组中期 LH 与 FSH 有正相关性，模型组垂体-甲状腺轴与垂体-性腺轴激素中 T 与 TSH 有显著正相关性，T_4 与 T 有正相关性。该研究结果说明肾阳虚时垂体-甲状腺轴与垂体-性腺轴不是相互抑制作用，而是平行关系，二轴同时受损。付海尔则发现左归丸（补肾阴）能调节甲亢型肾阴虚大鼠下丘脑-垂体-肾上腺轴和下丘脑-垂体-甲状腺轴功能，改善免疫功能。

高博等研究补肾中药对肾阳虚大鼠下丘脑组织中 NO/cAMP 信号传导系统的影响，发现肾阳虚大鼠血清和下丘脑组织 NO 水平较对照组分别增加 175％和 223％，下丘脑组织 NOS 活性升高，nNOS 表达增强，血清和下丘脑组织 cGMP 水平升高。补肾药对上述指标有不同程度的下调。该研究提出肾阳虚证时下丘脑 NOS/cGMP 信号传导系统作用增强，补肾药对其具有调整作用。同时有研究发现，肾阳虚证与细胞的信号传导系统有内在的联系。PKA 和 PKC 是细胞信号系统中的重要调节酶，长期大量糖皮质激素造成肾阳虚大鼠模型的血浆中 cAMP 水平下降，cGMP 水平升高，cAMP/cGMP 比值降低，下丘脑组织中 PKA 和 PKC 活性在胞液和胞膜中的活性较正常组明显降低，补肾药能明显增加下丘脑 PKA 和 PKC 的水平。郑里翔等观察肾阳虚对大脑单胺类递质和胆碱酯酶的影响，发现肾阳虚证组大鼠大脑组织中去甲肾上腺素（NE）、多巴胺（DA）等与正常组比较有明显下降，乙酰胆碱酯酶（AChE）则明显上升，同时还发现外周的 NE、DA 也出现类似情况，认为 NE、DA 的变化打破了大鼠的体温调节平衡，导致大鼠出现形寒肢冷等症状。NA 的降低可能是导致肾阳虚大鼠嗜睡的原因，而 AChE 活性的升高，使 ACh 水解量增加，最终造成肾阳虚大鼠记忆减弱。

2. 肾病证与内分泌

（1）性激素：吴水生等对中年男性正常组、肾气虚、肾阳虚及肾阴虚组的性激素水平进行测定，结果发现：肾气虚、肾阳虚、肾阴虚组的 T 及 T/E_2 比正常对照组降低，E_2 升高。其中 T 及 T/E_2 降低程度呈现为正常人＜肾气虚＜肾阳虚＜肾阴虚，E_2 升高幅度呈现正常人＞肾气虚＞肾阳虚＞肾阴虚的变化。其对中老年女性也做了同样的研究，发现肾虚 T 值均较对照组升高，其中肾阳虚显著升高；与对照组比较肾虚各组 E_2 均显著降低，但肾虚各组组间无差异；肾阴虚、肾阳虚组 T/E_2 较对照组显著上升，升高幅度呈正常人＜肾气虚＜肾阴虚＜肾阳虚规律。因此该研究提出：性激素的改变和肾虚本质有密切联系，性激素内环境的改变是肾虚发生和发展的重要物质基础，血清性激素含量的不同水平可反映肾虚证的不同程度，并可作为"肾虚"证的现代科学指标。李媛媛等研究结果与吴氏对女性肾虚与性激素变化的认识一致，其采用二至天癸颗粒治疗肾阴虚黄体功能不健患者后发现，补肾中药可以使肾阴虚患者的 E_2 含量升高。刘天成等实验证实右归丸可以通过提高血清中的睾酮水平调节性腺轴系统，影响肾阳虚大鼠下丘脑-垂体-性腺轴，从而对大鼠肾阳虚证起到改善作用。

李小平等对 120 例多囊卵巢综合征患者各证型（肾阴虚型、肾阳虚型、脾阳虚型、肝郁化热型）进行研究，结果显示：肾阳虚型血清 LH 水平和 LH/FSH 比值高于其他证型（$P<0.05$），肾阴虚型 T 水平高于其他证型（$P<0.01$），提示 T 水平增高与 PCOS 肾阴虚证相关；血清 LH 水平、LH/FSH 比值增高与 PCOS 肾阳虚证相关。唐培培等研究有类似发现，与肾阴虚比较，肾阳虚组 LH 水平升高，LH/FSH 比值升高，E_2 比较无差异。

（2）甲状腺素：肾阳虚的动物模型和临床研究中都发现了 T_3、T_4 的降低。苟小军等的研究表明：大鼠氢化可的松的肾阳虚模型可出现明显的体重下降，血清 T_3 和 T_4 下降。蓝健姿等的研究发现，慢性肾小球肾炎肾阳虚组的 T_3、T_4 含量明显低于肾阴虚组。黄婉怡的研究显示，肾阳虚证患者血清 T_3、T_4 水平较低，病情越重，T_3、T_4 水平越低，T_3、T_4 水平可作为判定肾阳虚证的参考依据。段素静等研究了自身免疫性甲状腺疾病（AITD）患者肾上腺皮质功能变化与肾虚证的相关性，结果发现：甲减组肾阳虚证者占 93.3%，无肾阴虚证；甲亢组肾阴虚证者占 66.7%，无肾阳虚证。

（二）肾病证与生殖相关指标

肾虚证都存在着不同程度的生殖能力的下降。刘阿庆等观察了肾阴虚与肾阳虚雄性小鼠睾丸 G-蛋白耦联雌激素受体（GPER）的定位与表达，以及其对肾阴虚与肾阳虚雄性小鼠生殖功能的影响后发现：肾阳虚与肾阴虚小鼠均出现精子数量与育仔数下降，精子畸形率增加，但以肾阳虚小鼠更为明显，这种改变可能与肾阳虚小鼠睾丸 GPER 表达增加有关，从而造成血清 T 水平及 T/E_2 比值下降。

魏任雄等观察了 141 例男性不育患者的精浆 miR-34b、miR-122-3p 和 miR-141-5p 在男性不育各中医证型（肾阳虚证、肾阴虚证、痰湿内蕴证、肝郁血瘀证）中的表达特征，并与正常健康男子对照，结果发现：肾阳虚组精子浓度较其他中医证型显著下调，肝郁血瘀证精子存活率和前向运动精子百分率较其他中医证型降低，正常形态精子较肾阴虚证及痰湿内蕴证显著降低。肾阴虚证精液液化时间较肾阳虚证及痰湿内蕴证明显延长。各组间精浆 miR-34b、miR-122-3p 和 miR-141-5p 表达均有非常显著性差异。肾阳虚证 miR-34b 较其他各组显著下调。肝郁血瘀证 miR-122-3p 较肾阴虚证及痰湿内蕴证显著下调，肝郁血瘀证 miR-141-5p 较肾阳虚证、肾阴虚证及痰湿内蕴证显著上调。绘制 ROC 曲线，精浆 miR-34b 对肾阳虚证的诊断价值为 $ROC^{Auc}=0.94$（0.893～0.986），在最佳截断值下，其敏感度和特异度分别为 90.0%、81.0%，三种精浆 miRNA 对肾阴虚证及痰湿内蕴证均 $ROC^{Auc}<0.50$。因此该研究认为 miR-34b 可作为肾阳虚证的特征性分子标志物。

连方等选取肾阴虚证、肾阳虚证、正常（因男方因素不孕）行体外受精-胚胎移植/卵胞浆内单精子显微注射（IVF-ET/ICSI-ET）的不孕症患者各 33 例，收集三组患者取卵日直径 1.8～2.0cm 卵泡的卵泡液，提取颗粒细胞，应用高通量测序技术测定各组基因表达，分析各组差异表达的基因，对差异表达基因进行功能和通路分析，结果发现：肾阴虚证组、肾阳虚证组基因表达谱均存在明显差异。肾阴虚证组与正常组的差异表达基因 313条，其中 219 条上调，94 条下调；肾阳虚证组与正常组的差异表达基因 319 条，其中 218条上调，101 条下调。差异表达基因的基因本体论（GO）和信号转导通路分析表明，肾阴虚证单独调节的基因主要与细胞凋亡、生殖功能相关，肾阳虚证单独调节的基因主要与女性妊娠、胚胎着床相关。

谭从娥等对肾阳虚证早泄患者的蛋白质组学和蛋白质相互作用网络分析后发现：筛选差异表达蛋白质 9 个，其中 1 个上调，8 个下调。肾阳虚证蛋白质相互作用网络由 72 个蛋白质节点和 283 对蛋白质相互作用构成，并可以聚为 16 个模块，其中蛋白质节点≥3 的模块有 10 个。每个模块都有一个核心蛋白，其中补体成分 3（C3）、补体成分 5（C5）、补体成分 1S 亚成分（C1S）和甘露聚糖结合凝集素丝氨酸肽酶 2（MASP2）为补体系统的组分蛋白，主要参与补体激活生物学过程。早泄肾阳虚证差异蛋白质相互作用网络中蛋白模块的功能主要富集于补体激活生物学过程，提示以补体激活途径异常为主导的免疫功能紊乱可能是早泄肾阳虚证的主要病理机制之一。

（三）肾病证与骨相关指标

葛继荣等使用双能 X 线骨密度仪对 543 例原发性骨质疏松症患者进行腰椎和股骨上段骨密度检测，同时将患者辨证分型为肾虚（肾阴虚、肾阳虚、阴阳两虚）、脾肾两虚、肝肾两虚、单纯脾虚、单纯肝虚及其他型，统计各证型与骨密度的相关性，结果显示：女性中医证型与骨密度无相关性；男性肾阴虚者股骨颈骨密度明显高于肾阳虚者，有显著性差异。张俐等则发现男性原发性骨质疏松症患者肾阴虚组、肾阳虚组骨钙素水平均显著高于正常对照组和非肾虚组。王蕾等对原发性骨质疏松症患者各中医证型（肾阳虚组、脾胃虚弱组、肝肾阴虚组、气滞血瘀组）与破骨细胞相关细胞因子的相关性研究后发现，在巨噬细胞集落刺激因子（M-CSF）和核因子 κB 受体活化因子配体（RANKL）的蛋白水平表达上，肾阳虚组患者明显低于其余三组（$P<0.01$），四组患者在 TNF-α 和 IL-1α 蛋白表达水平无统计学差异。因此该研究认为可考虑将 M-CSF 和 RANKL 的蛋白表达水平作为区别骨质疏松症肾阳虚证与其他证型的鉴别方法之一。M-CSF 和 RANKL 是破骨细胞形成和分化所必需的细胞因子。在骨质疏松症中医分型中，肾阳虚证应属病证相对最重的一型，而其 M-CSF 和 RANKL 蛋白表达水平却较低，应该考虑肾阳虚衰抑制了新陈代谢的进行，进而抑制了 M-CSF 和 RANKL 的分泌，减少了破骨细胞活化，是一种自我保护的激发。

叶日乔等研究后发现：女性绝经后骨质疏松症（PMO）患者骨密度按肾气虚、肾阴虚、肾阳虚依次下降；其中肾阳虚组较对照组和肾气虚组显著下降（$P<0.01$）；PMO 不同肾虚证型组骨密度变化均为 Ward's 三角＞股骨颈＞大转子，其性激素 T 水平的变化按肾气虚、肾阴虚、肾阳虚逐渐升高，而 E_2、E_2/T 则逐渐降低。由此，该研究认为骨密度和性激素水平反映了肾虚程度，考虑骨密度值和性激素水平可作为不同肾虚证型的客观评价指标。但葛继荣的研究却显示中医证型与绝经后骨质疏松症骨密度无相关性，并且发现维生素 D 受体基因 Bsm I 多态性与绝经后骨质疏松症的骨密度无相关性，但在 bb 型基因中，肾阴阳两虚型的腰椎骨密度则显著低于肾阴虚型，差异有统计学意义。

（四）肾病证与免疫功能

李福凤的研究发现，慢性肾衰脾肾阳虚型的总花环、免疫球蛋白 IgA、IgG 明显下降，甲状旁腺素显著升高，与其余虚证比较有显著差异，提示慢性肾衰不同虚证患者中尤以脾肾阳虚型的指标变化最为显著。

孔月晴等对慢性肾炎患者的血液进行分析，结果发现：慢性肾炎肾阴虚患者血清肿瘤坏死因子（TNF-α）的浓度明显高于肾阳虚组及正常对照组，肾阳虚组血清 TNF-α 浓度与正常对照组比较无差异；肾阴虚组和肾阳虚组患者血清白介素-2（IL-2）浓度均低于正常组，但两者比较无统计学意义。他们的另一项研究发现，慢性肾炎患者血清 IL-6、TNF-α 浓度差异呈现为肾阴虚组＞肾阳虚组＞正常健康组。IL-6β 在慢性肾炎肾阴虚组血清中的含量也高于肾阳虚组和正常组。

赵著华通过对 IgA 肾病中医证候分型与肾脏免疫荧光成分进行相关性分析，结果发现：IgA 和 IgA＋C3 沉积者多见于脾肾气虚型，其次为肺肾气虚型；IgA＋IgG 和 IgA＋IgG＋C3 沉积者多见于气阴两虚型，其次为肝肾阴虚型；IgA＋IgG＋IgM 和 IgA＋IgG＋

IgM+C3 沉积者多见于脾肾阳虚型。该研究认为免疫沉积物组合的种类越少，中医证型越偏于气虚，临床症状越轻；而免疫沉积物组合的种类越多，中医证型越偏于阳虚，临床症状越重。

（五）肾病证与基因

倪红梅等用基因芯片技术对同年龄段肾阳虚体质青少年差异表达基因进行研究，发现符合标准的差异表达基因涉及免疫、发育、细胞生长、细胞受体、信号与传递蛋白、蛋白翻译合成等。陈晓玲等对一个典型的肾阳虚家系 15 个成员的外周血单个核细胞的差异基因表达谱进行分析研究，结果显示差异基因涉及物质代谢、信号转导、能量代谢和免疫调节等，初步反映出肾阳虚证患者恶寒喜暖、肢冷蜷卧、面色淡白等宏观证候在微观基因表达的分子生物学基础。谭从娥等采用基因表达谱芯片来筛选老年无器质性疾病的肾阳虚患者差异表达基因，结果显示免疫系统反应特别是组织相容性复合体（MHC）Ⅱ类分子介导的抗原加工及提呈过程的异常可能是肾阳虚证发生的主要免疫机制。严石林等从糖尿病、阳痿、慢性肾炎患者中筛选出的典型肾阳虚证病例的转录组学特征，分析发现：与肾阳虚证相关的信号通路有 39 个，这些信号通路参与调解了免疫系统、氨基酸分解和合成、脂类代谢、生殖、能量代谢及肿瘤的发生。

罗仁等研究了糖尿病肾病（DN）肾虚证患者与 ACE 基因多态性的相互关系，结果发现在 ACE 基因第 16 内含子存在的 DD、ID、II 三种基因型中，肾阳虚证以 DD 型为主，肾阴虚证则以 ID 型为主，因此认为肾虚证与 ACE 基因多态性有关。张技等研究中发现长链非编码 RNA（lncRNA）AF116618、HMlincRNA880 与 2 型糖尿病肾阴虚证的发生、发展可能有着密切的关系，有作为 2 型糖尿病肾阴虚证新的诊断标志物和药物靶点的可能。

孙伟正等研究发现在慢性再生障碍性贫血（CAA）患者中，人类白细胞抗原 HLA-A30 基因可能是肾阳虚型 CAA 易感基因的标志基因，HLA-Cl 基因则可能是肾阴虚型 CAA 易感基因的标志基因。

谢丽华等研究发现了绝经后骨质疏松症肾阴虚证及肾阳虚证的差异，主要涉及了免疫功能、细胞信号转导、钙离子活性、神经内分泌相关的基因。后续研究将肾阴虚与肾阳虚、正常组比较，筛选出与绝经后肾阴虚证相关的 8 条 lncRNAs 差异表达，与 Janus 激酶（JAK）/信号转导子和转录活化子（STAT）、丝裂原活化蛋白激酶（MAPK）、胰岛素通路和钙离子代谢等信号通路相关。

李生强则研究了原发性骨质疏松症不同中医证型（肾阳虚、肾阴虚、无肾虚）患者骨组织基因表达谱的差异，发现肾阳虚证组与正常对照组、肾阴虚证组、无肾虚证组的差异表达基因分别为 2631 条、3976 条、6184 条，肾阳虚证组与其他三组比较共同的差异表达基因有 1037 条，这些差异基因主要与免疫调节、TGF-beta、细胞周期等信号通路相关。

近年来，国内已有学者运用各种方法成功构建了糖尿病肾病肾阴虚和肾阳虚证 DNA 消减文库、慢性肾炎肾阴虚证 DNA 消减文库、狼疮性肾炎肾阴虚证 DNA 消减文库、亚健康肾阴虚证 DNA 消减文库等，这将为克隆相关疾病肾虚证特异基因的特异性得到提高奠定基础。

（六）肾病证与代谢组学

董飞侠等发现慢性肾病Ⅲ期患者肾阳虚和非肾阳虚的尿液代谢组学特征有非常显著的差异，慢性肾病Ⅲ期差异性物质的关键代谢成分分别是丙氨酸、氨基丙二酸二乙酯、脯氨酸、柠檬酸、马尿酸和组胺等物质，认为明确其变化方向和代谢途径，能够很好地区分阳虚与非阳虚的差异性。

郑海生等通过气相色谱-质谱联用仪（GC-MS）联用及模式识别为主的代谢组学方法，研究慢性心力衰竭肾阳虚证患者的代谢模式，结果发现：慢性心力衰竭肾阳虚证患者、非肾阳虚证患者和正常人具有不同的代谢模式，以 GC-MS 为技术特点的代谢组学研究方法能将三者区分。

任荣政等利用 GC-MS 技术分别检测脾肾阴虚蕴毒型和脾肾阳虚蕴毒型骨髓增生异常综合征（MDS）患者，结果发现两组患者血清中月桂酸、肉豆蔻酸、十五烷酸、软脂酸、十六碳烯酸、亚油酸、十七（烷）酸、油酸、十九（烷）酸、花生四烯酸、二十碳三烯酸、附子脂酸、二十（烷）酸、二十碳五烯酸、二十二碳六烯酸等 18 种内源性代谢物的含量差异明显，据此构建的 MDS 中医证型判别方程在自身判别和交互判别中的总体准确率均达 93.3%。

（七）肾病证与蛋白组学

刘希成等用质谱获得老年体虚肾阳虚患者（以健康组为参照）的血清样本差异蛋白的肽质量指纹图谱（PMF），经数据库检索鉴定差异蛋白质，发现其中有 33 种蛋白质的差异表达与肾阳虚证密切相关。毕建璐等分别选取典型的肾阳虚证 5 例、正常健康人 6 例进行肾阳虚证血浆蛋白质表达谱的研究，结果发现肾阳虚证血浆蛋白质表达谱的变化涉及生长发育生殖能力、免疫应答、细胞凋亡等，与中医肾阳虚证所表现的腰膝酸软、耳鸣耳聋、发脱齿松、性欲减退等症状相符。

孙晓敏等观察亚健康肾阴虚证患者与正常人血浆蛋白质组的表达差异后发现：在亚健康肾阴虚证血浆较正常人血浆表达量升高的蛋白质斑点有 11 个，表达量降低的蛋白质斑点有 6 个；选取其中表达量升高相差 10 倍以上的 3 个蛋白质斑点进行 PMF 鉴定，得到 1 个匹配精确的蛋白质（热休克蛋白 27）。差异蛋白的功能主要涉及机体激素调节、免疫应答、氧化应激、信号传导、细胞骨架等。

卢洪梅等对早期糖尿病肾病肾阴虚证患者的血浆蛋白质组学研究显示，糖尿病肾病肾阴虚证与正常血浆之间的蛋白质表达差异有 11 种，分别是尿苷酸合成酶亚型 J、巨球蛋白、人血清白蛋白、补体 C3、人免疫球蛋白、载脂蛋白 AI、HP 蛋白质、CD5 抗原、原肌球蛋白-3、凝溶胶同工酶 GT-B、人绒毛膜促性腺激素。这有可能为糖尿病肾病的早期诊断和中医证型研究提供潜在的血浆分子标志物。

（八）肾病证与尿液检查相关指标

詹文彦等研究中发现慢性肾衰竭患者尿 β_2 微球蛋白的浓度明显高于正常组受检者，并且水平由高至低顺序为脾肾阳虚证＞肝肾阴虚证＞气阴两虚证。

赵晓山等研究发现糖尿病肾病患者以肾虚为主，非肾虚组糖尿病肾病患者 24 小时尿白蛋白排泄率最低，肾虚患者 24 小时尿白蛋白排泄率升高趋势依次为肾阳虚组＞肾阴组＞肾气虚组（$P < 0.05$）。

曾炎等对 150 例慢性肾小球肾炎血尿患者进行中医辨证分型，检测患者尿中异常红细胞形态及棘形红细胞出现的频率，结果发现：脾肾气虚型、脾肾阳虚型、肝肾阴虚型、气阴两虚型、肺肾气虚型患者棘形红细胞出现的频率分别为 67.5％、84.6％、82.3％、69.2％、79.2 ％。脾肾阳虚型患者中棘形红细胞出现的频率显著高于其他证型。

四、述评与展望

综上所述，肾病证的客观化研究涉及了人体多个系统和器官功能的紊乱，尤其是从下丘脑-垂体-靶腺轴的功能变化上阐述了肾主藏精，主生长、生殖、发育的生理功能，对肾主骨、肾主生殖的实质也进行了有益的探索，运用的研究手段也较多样。但是，尽管研究指标不断更新，但对肾病证的特异微观指标较少；研究多集中于肾虚证，而在临床发展到肾虚的患者往往存在着不同程度的虚实兼杂和（或）兼杂有其他脏腑的病证，本虚和标实、本脏和他脏的关系研究较少；临床研究中参考的标准存在不同出处，往往是参考后自拟标准，对疾病的辨证分型存在不一致的地方，因此结果不具可比性，甚至出现相互矛盾的地方。今后的研究可以考虑从以下方面进一步深入：①处理好临床研究的相兼错杂问题，可以考虑从不同年龄段健康人的纵向比较发现从肾气充足到肾气虚衰变化的生理学基础。②在多中心大样本研究的基础上，制订适用于临床的病证结合的辨证标准，统一分型。③结合西医学的研究成果，更深层次地探讨病证实质，结合整体观念，系统地整合微观指标，推动病证客观化认识的进程。

参 考 文 献

[1] 沈自尹. 中医虚证辨证参考标准 [J]. 中西医结合杂志, 1983, 3 (2): 117.

[2] 沈自尹, 王文健. 中医虚证参考标准（1986 年修订）[J]. 中西医结合杂志, 1986, 6 (10): 589.

[3] 李贵. 小儿肺虚证、脾虚证、血瘀证及肾虚证诊断标准 [J]. 中国中西医结合杂志, 2007 (6): 568.

[4] 沈雁, 匡调元, 张伟荣, 等. 恐伤肾的实验研究 [J]. 中国医药学报, 1991, 6 (1): 13.

[5] 孙理军, 李翠娟, 孙超越, 等. 肾虚质大鼠血清 IL-1B、IL-4 水平的实验研究 [J]. 陕西中医学院学报, 2011,

34（1）：65-67.

[6] 张丹，李哲，朱庆均，等 ."劳倦过度、房室不节"肾阳虚小鼠模型的建立及评价 [J] . 实验动物科学，2008，
 25（4）：9-11.

[7] 王米渠，林乔，刘绍唐，等 . 先天肾虚证造模种鼠子代行为的遗传实验研究 [J] . 中医杂志，1998，39
 （9）：560.

[8] 邝安堃，吴裕，丁霆，等 . 某些助阳药对于大剂量皮质素所致耗竭现象的影响 . 中华内科杂志，1963，2
 （2）：113

[9] 苟小军，韩宝侠，王朝廷，等 . 肾阳虚证造模方法考察 [J] . 吉林中医药，2009，29（9）：814-815.

[10] 施明珠，李有贵，钟石，等 . 北冬虫夏草对氢化可的松诱导的老龄小鼠肾损伤的保护作用 [J] . 现代药物与临
 床，2009，24（3）：160-163.

[11] 周文江，姚菊芳，彭秀华，等 . 肾阳虚证大鼠模型的建立 [J] . 实验动物与比较医学 . 2007，27（4）：242-243.

[12] 杨鉴冰，崔晓萍，王宗柱 . 肾阳虚型大鼠子宫发育不良动物模型的建立 [J] . 中国中医基础医学杂志，2002，8
 （9）：17.

[13] 王家辉，陈东，周建国，等 . 腺嘌呤制作雄性 Wistar 大鼠肾阳虚型不育症动物模型最佳时效和量效的小样本研
 究 [J] . 中华男科学杂志，2008，14（6）：565-570.

[14] 邵俞海，肖静，王毅兴，等 . 从"肾主生殖"角度评价腺嘌呤与氢化可的松诱导的肾阳虚模型 [J] . 上海中医药
 杂志，2008，42（2）：57-59.

[15] 张子怡，陈宝军，张庆，等 . 肾阳虚证动物模型的造模方法与评价指标 [J] . 福建中医药，2014，45（2）：
 61-63.

[16] 马威，薛莎，汤学军，等 . 右归丸对肾阳虚动物模型血液微量元素含量的影响 [J] . 中国中医药科技，2000，7
 （3）：168-169.

[17] 欧阳轶强，邹移海，张薇，等 . 对大鼠他巴唑肾阳虚证动物模型下丘脑-垂体-靶腺轴几项指标的考察 [J] . 中医
 药学刊，2006，24（9）：1658-1661.

[18] 史宏，李双蕾，谢金鲜，等 . 复方仙脾合剂对肾阳虚小鼠壮阳作用及免疫功能的影响 [J] . 时珍国医国药，
 2009，20（8）：2048-2050.

[19] 卢德赵，沃兴德，沃立科，等 . 甲状腺切除的肾阳虚大鼠肝线粒体蛋白质组的研究 [J] . 中医药学报，2008，36
 （4）：11-15.

[20] 卢德赵，沃兴德，唐利华，等 . 温补肾阳药对肾上腺切除的肾阳虚大鼠肝线粒体蛋白质组的影响 [J] . 中华中医
 药学刊，2008，26（4）：744-747.

[21] 董兴刚，徐建国，安增妹，等 . 肾切除加阿霉素诱导"肾阳虚"动物模型的研制 [J] . 中国医药学报，2002，17
 （2）：84.

[22] 黄文慧，张莉莉，郭伊霖，等 . 肾阴虚证模型的构建及实验研究进展 [J] . 中国药业，2017，26（10）：2-7.

[23] 钟杰敏，朱延涛，金蓉家，等 . 六味地黄丸对甲亢型肾阴虚大鼠肾组织 AQP1、AQP2 含量的影响 [J] . 浙江中
 医药大学学报，2013，37（5）：493-496.

[24] 王萍，王喜军 . 肾阴虚证动物模型研究概况 [J] . 中医药信息，2013，30（4）：123-125.

[25] 旌玉华 . 阳虚、阴虚造型以及某些助阳药和滋阴药作用的初步研究 [J] . 新医药学杂志，1977（9）：33-34.

[26] 许小强，黄敬耀，罗荣，等 . 二精丸有效部位对肾阴虚模型大鼠学习记忆障碍的影响及其分子机制 [J] . 中草
 药，2007，38（4）：564-569.

[27] 孙敬方，叶南章 . 动物实验方法学 [M] . 北京：人民卫生出版社，2002：490-495.

[28] 邢玉瑞 . 中医方法全书 [M] . 西安：陕西科学技术出版社，1997：948-949.

[29] 王培源，刘蓬，黄燕晓，等 . 肾阴虚豚鼠模型的建立及对内耳形态学影响的实验研究 [J] . 辽宁中医药大学学

报，2006，8（4）：135-136.

[30] 孙永宁，刘忠，冯雯．糖尿病肾阴虚证模型大鼠尿液的代谢组学研究［J］．成都中医药大学学报，2009，32（2）：69-71.

[31] 孙永宁，刘忠，冯雯．糖尿病肾阴虚证模型大鼠血液标本的代谢组学研究［J］．山东中医药大学学报，2010，34（1）：80-82.

[32] 廖圣宝，戴敏，刘光伟，等．二肾一夹高血压大鼠模型中医证候属性的探讨及药物作用观察［J］．中国中医基础医学杂志，2003，9（2）：34-37.

[33] 沈自尹．从肾本质研究到证本质研究的思考与实践——中西医结合研究推动了更高层次的中医与西医互补［J］．上海中医药杂志，2000，34（4）：4-7.

[34] 沈自尹，黄建华，陈瑜，等．老年大鼠下丘脑-垂体-肾上腺-胸腺轴基因表达谱的研究［J］．华夏医药，2005（1）：27-30.

[35] 沈自尹，陈瑜黄，刘小雨，等．以药测证绘制肾虚证两大基因网络调控路线图谱［J］．中国中西医结合杂志，2006，26（6）：521-525.

[36] 伍庆华，刘海云，马娜．肾阳虚大鼠垂体-甲状腺轴与垂体-性腺轴相关性研究［J］．江苏中医药，2007，39（3）：56.

[37] 高博，姚玉霞，张效云，等．肾阳虚大鼠下丘脑神经元型 NOSmRNA 表达及补肾药的调整作用［J］．中国中医基础医学杂志，2001，7（8）：23-24.

[38] 高博．补肾药对肾阳虚鼠下丘脑蛋白激酶的影响［J］．中国中医基础医学杂志，2000，6（1）：33-35.

[39] 郑里翔，刘晓庄，王莉，等．肾阳虚对大脑神经递质、胆碱醋酶的影响［J］．新中医，2000，32（5）：31-32.

[40] 付海尔，李建民，刘玉红．左归丸对肾阴虚模型大鼠神经-内分泌-免疫功能的影响［J］．中国实验方剂学杂志，2017，23（22）：156-159.

[41] 吴水生，叶钦勇，林求诚．中老年男性性激素水平与不同肾虚证型关系研究［J］．福建中医药，2000，31（2）：3-4.

[42] 吴水生，邱山东，林求诚，等．中老年女性性激素水平与不同肾虚证型关系的研究［J］．福建中医药，2000，31（1）：3-4.

[43] 李媛媛，李建．二至天癸颗粒治疗肾阴虚黄体功能不健患者临床观察［J］．亚太传统医药，2014，10（16）：94-95.

[44] 刘天成，崔撼难．右归丸对肾阳虚大鼠下丘脑-垂体-性腺轴影响的实验研究［J］．吉林中医药，2007，27（4）：57.

[45] 李小平，郑春盛，洪哲晶，等．多囊卵巢综合征患者性激素和胰岛素水平与中医证型的相关性［J］．中国中西医结合杂志，2007，27（11）：996-998.

[46] 唐培培，谈勇．多囊卵巢综合征中医证型分布规律及性激素水平、糖代谢特点［J］．中国中西医结合杂志，2016，36（7）：801-805.

[47] 苟小军，韩宝侠，王朝廷，等．肾阳虚证造模方法考察［J］．吉林中医药，2009，29（9）：814-815.

[48] 蓝健姿，严晓华，张雷梅，等．肾虚证型慢性肾小球肾炎与血清总 T_3、T_4 含量关系的探讨［J］．福建中医药，2001，32（3）：34.

[49] 黄婉怡．血清甲状腺素（T_3、T_4）指标与中医肾阳虚证的相关性分析［J］．临床医学工程，2018，25（3）：309-310.

[50] 段素静，谌剑飞，谭薇，等．自身免疫性甲状腺疾病肾上腺皮质功能变化与肾虚证的相关性研究［J］．中西医结合心脑血管病杂志，2016，14（19）：2227-2229.

[51] 刘阿庆，马静，董海军，等．G-蛋白偶联雌激素受体在肾阴虚和肾阳虚小鼠睾丸中的表达及其与生殖功能的关系

[J]．中华男科学杂志，2018，24（2）：156-162.

[52] 魏任雄，崔云，黄纪红，等．男性不育中医证型与精浆游离 microRNA 表达相关性研究 [J]．中国男科学杂志，2016，30（5）：34-39，46.

[53] 连方，姜晓媛，孙振高，等．肾阴虚证及肾阳虚证不孕症患者卵巢颗粒细胞基因表达谱研究 [J]．中医杂志，2015，56（2）：143-147.

[54] 谭从娥，黄祥云，王米渠．早泄肾阳虚证血清蛋白质组学分析及蛋白质相互作用网络构建 [J]．中国中西医结合杂志，2017，37（4）：438-442.

[55] 葛继荣，陈可，王和鸣．原发性骨质疏松症的中医辨证分型研究 [J]．福建中医学院学报，2005，15（1）：9-11.

[56] 张俐，王占朝，张安桢．男性原发性骨质疏松症中医证型的实质探讨 [J]．中国中医骨伤科杂志，2004，12（3）：1.

[57] 王蕾，谢智惠，袁春生，等．骨质疏松症患者破骨细胞相关细胞因子与中医证型的关系 [J]．南京中医药大学学报，2017，33（2）：122-124.

[58] 叶日乔，刘道兵，贾经汉，等．绝经后骨质疏松症患者骨密度及性激素水平与肾虚证的关系 [J]．中医正骨，2005，17（2）：3-5.

[59] 葛继荣，李生强，朱小香，等．不同中医证型及维生素 D 受体基因 BsmⅠ多态性与绝经后骨质疏松症患者骨密度的关系 [J]．中国临床康复，2006，10（15）：42-44.

[60] 李福凤，王忆勤，李果刚，等．肾炎后慢性肾衰虚证患者 Upro、IgA、PTH、FN 变化研究 [J]．上海中医药杂志，2004，38（10）：3-5.

[61] 李福凤，王忆勤，李果刚，等．肾炎后慢性肾衰虚证患者 Upro、IgA、PTH、FN 变化研究 [J]．上海中医药杂志，2004，38（10）：3-5.

[62] 孔月晴，严惠芳，郭文娟，等．慢性肾炎患者血清 TNF-α、IL -2 与肾阴虚证的关系 [J]．中国中西医结合杂志，2005，25（4）：310.

[63] 严惠芳，张卫娜，孔月晴，等．慢性肾炎肾阴虚证与 IL-6、TNF-α 相关性的临床观察 [J]．中医药学刊，2005，23（7）：1197-1198.

[64] 赵著华，万廷信，姜敏，等．IgA 肾病证候分型与肾脏免疫沉积物相关性分析 [J]．中医药学报，2012，40（3）：71-73.

[65] 倪红梅．用基因芯片技术研究青少年肾阳虚体质差异表达基因 [J]．上海中医药杂志，2004，38（6）：325.

[66] 陈晓玲，高志芬，丁维俊，等．肾阳虚证患者血液生化、免疫指标与基因表达谱结果的对比研究 [J]．四川中医，2007，25（5）：11.

[67] 谭从娥，李炜弘，汤朝晖，等．肾阳虚证发生与免疫功能类基因的关联性研究 [J]．江苏中医药，2009，41（2）：22.

[68] 罗仁，成玉斌，钟先阳．"小四五汤"治疗糖尿病肾病疗效与 ACE 基因相关性研究 [J]．上海中医药大学学报，2001，15（1）：23.

[69] 张技，韩玉萍，罗梅．2 型糖尿病肾阴虚证患者差异 lncRNA 的筛选及分析 [J]．中医杂志，2018，59（2）：124-127，136.

[70] 孙伟正，赵淑英，孙岸，等．慢性再生障碍性贫血中医辨证分型与 HLA 基因多态性相关性的研究 [J]．中医药信息杂志，2000，37（3）：60.

[71] 严石林，沈宏春，王浩中，等．肾阳虚证的转录组特征研究 [J]．华西医学，2012，27（4）：534-547.

[72] 严石林，于宏波，沈宏春，等．阳痿肾阳虚证转录组学特征研究 [J]．成都中医药大学学报，2012，35（1）：5-8.

[73] 谢丽华，赵毅鹏，陈可，等．绝经后骨质疏松肾阴虚证相关基因的信息学分析 [J]．中国组织工程研究与临床康复，2011，15（15）：2833.

[74] 葛继荣，谢丽华，陈可，等．绝经后骨质疏松症肾阳虚证差异表达基因分析 [J]．中国骨质疏松杂志，2012，18（2）：134.

[75] 陈娟，谢丽华，李生强，等．lncRNA 在绝经后骨质疏松症肾阴虚证中的表达特征及调控网络分析 [J]．中国骨质疏松杂志，2015，21（5）：553-559.

[76] 谢丽华，陈娟，李生强，等．六味地黄丸对绝经后骨质疏松症肾阴虚证 JAK/STAT 信号通路基因的影响 [J]．中国骨质疏松杂志，2014，20（7）：741-746.

[77] 谢丽华，陈娟，谢冰颖，等．miRNA 在绝经后骨质疏松症肾阴虚证中的表达谱特征及生物信息学分析 [J]．中国骨质疏松杂志，2018（6）：732-737.

[78] 李生强，冯尔宥，谢冰颖，等．原发性骨质疏松症肾阳虚证骨组织全基因表达谱研究 [J]．中国骨质疏松杂志，2017，23（7）：846-850，863.

[79] 赵晓山，罗仁，薛耀明，等．糖尿病肾病肾阴虚证 DNA 消减文库的构建 [J]．中医药学刊，2004，22（7）：1204-1206.

[80] 赵晓山，罗仁，薛耀明，等．糖尿病肾病肾阳虚证 DNA 消减文库的构建 [J]．中华实用中西医杂志，2004，17（16）：857—859.

[81] 李玉萍，罗仁，赵晓山，等．慢性肾炎肾阴虚证 cDNA 消减文库的构建 [J]．上海中医药大学学报，2006，20（1）：57-59.

[82] 李玉萍，罗仁，赵晓山，等．狼疮性肾炎肾阴虚证 cDNA 消减文库的构建 [J]．四川中医，2006（3）：168.

[83] 代方国，赵晓国，罗仁，等．构建中国汉族人亚健康状态肾阴虚证的 DNA 消减文库 [J]．中国临床康复，2005（19）：307.

[84] 董飞侠．Ⅲ期慢性肾病肾阳虚证患者尿液代谢组学特征的研究 [J]．中华中医药杂志，2008，23（12）：1109-1113.

[85] 宋红，郑小伟，王颖，等．基于核磁共振技术的益肾喘宁汤对支气管哮喘肾气虚证模型大鼠血清代谢组学的影响 [J]．中医杂志，2016，57（11）：67-70.

[86] 郑海生，蒋健，贾伟，等．慢性心力衰竭肾阳虚证患者代谢组学研究 [J]．中华中医药杂志，2010，25（2）：198-201.

[87] 任荣政，周永明，朱文伟，等．骨髓增生异常综合征中医证型的代谢组学分析 [J]．上海中医药杂志，2009（8）：28-31.

[88] 刘希成，梁恒，田真，等．肾阳虚证候的人血清比较蛋白质组学分析 [J]．中国生物化学与分子生物学报，2007，23（7）：592-599.

[89] 孙晓敏，李晓勇，靳文，等．亚健康肾阴虚证的血浆蛋白质组学初步研究 [J]．四川中医，2008，26（4）：7-9.

[90] 卢洪梅，邹立华，汤水福，等．基于 2D-DIGE 技术对早期糖尿病肾病肾阴虚证型患者血浆蛋白质组学研究 [J]．中国中医基础医学杂志，2016，22（6）：812-815.

[91] 陈志伟，卢君健，宋志刚，等．慢性肾衰中医辨证分型与实验室检查的关系 [J]．中西医结合杂志，1998，8（7）：395-396.

[92] 詹文彦，张军华．慢性肾衰患者中医辨证分型与胱抑素 C 及 β_2 微球蛋白变化的相关性研究 [J]．中国处方药，2017，15（10）：127-128.

[93] 赵晓山，罗仁，吕建勇，等．肾虚型糖尿病肾病患者尿白蛋白排泄变化规律的研究 [J]．中医药学刊，2004，22（6）：1014-1015.

[94] 曾炎，周鑫，张磊，等．慢性肾炎血尿患者中医证型与尿红细胞形态的关系研究 [J]．西南医科大学学报，2017，40（2）：155-159.

第六节　其他证的研究

一、八纲证的研究

（一）表里辨证

1. 临床研究　林雪娟等运用吴青海教授研发的医用电子鼻，进行表证青年患者与健康青年人的口腔呼气的气味图谱及气味识别研究，结果发现：表证青年患者口腔呼气的气味较健康青年人浓烈，且表热证青年患者气味变化较表寒证青年患者更明显，其识别健康人、表证、里证的准确率分别为 90.5%、86.5%、88.0%，对全部案例的识别准确率为 89.1%。

2. 实验研究　刘占厚等认为传统风寒表证动物模型与临床上风寒表证的特征并不一致，故此于青海西宁（海拔 2260m）的高寒地区，通过模拟中医风寒外邪，开展风寒表证动物模型的建立工作。造模 7 天后，模型组大鼠出现活动减少、打喷嚏、抓鼻、轻微腹泻等风寒表证症状，且客观测量显示体重下降、体温升高，差异具有统计学意义（$P <$ 0.01）。该模型利用高寒地域条件，在某些方面复制了风寒表证的特征，但仍有待改善，该法的推广亦存在局限性，但这仍不失为中医证的客观化的一次有益探索。

（二）寒热辨证

1. 临床研究　何春晓等发现类风湿关节炎（RA）寒热证候临床各指标之间差异较大，而维生素 D 缺乏是 RA 的普遍表现，故此展开相关研究，结果显示 RA 热证组维生素 D 水平低于寒证组，这提示维生素 D 浓度降低是 RA 热证的客观表现。林雪娟等运用吴青海教授研发的医用电子鼻，对 168 例慢性胃炎患者和 120 名健康者进行了口腔呼气的采集并进行相关图谱分析，结果显示：采用支持向量分类机的方法，选择高斯核对慢性胃炎患者和健康者的气味图谱特征的识别准确率高达 88.53%，而在响应曲线的振幅特征及斜率特征比较上，寒热错杂证组均高于热证组及无寒热证组，差异均有统计学意义。这表明，运用电子鼻可以较准确地识别慢性胃炎患者口腔呼气的气味特征，并能初步判断慢性胃炎寒热病性的气味差异。陶庆文等认为 RA 的辨证治疗以"寒热为纲"，"关节超声是中医四诊的延伸"，进而对这两者之间的联系进行了探索。该研究选取了 84 例 RA 患者分为寒证组和热证组进行相关指标检测，受试者工作特征曲线（ROC）结果显示：当双腕关节积液 >1.5 时，判断 RA 热证的敏感性为 86.3%，特异性为 62.2%；当双腕 PD>1.5 分时，判断 RA 热证的敏感性为 80.8%，特异性为 93.3%。由此认为，RA 寒热证候间在临床指标上存在显著差异，而双腕关节积液或 PD 积分超过 1.5 分可提示属于 RA 热证。

2. 实验研究　宋捷民等采用多因素制寒热并见模型，先以丙硫氧嘧啶和寒凉中药石膏、知母、番泻叶长时间灌胃，加上冰柜中冷冻的复合造模法，制作虚寒证模型。在此基础上，皮下注射干酵母混悬液致大鼠发热，造成约 40 小时的"寒热证并见"动物模型。该模型出现黏液便、寒热交替等一般表现，在理化指标上体现为寒热并见组大鼠 T_3、T_4 含量下降，NO、MDA、SOD 含量下降，故认为该模型较好地模拟了寒热错杂证临床表现及病理生理过程。马俊福等在胶原诱导性关节炎（collagen-induced arthritis，CIA）模型的基础上应用动物实验箱，从初次免疫开始连续 28 天给予风寒湿刺激（为风速 6m/s，相对湿度 95％，温度 6℃），尝试建立 RA 风寒证大鼠模型，结果显示：造模 28 天后，两组大鼠均出现关节强直、畸形，活动受限，关节肿胀程度较前稍缓；寒证组大鼠左足温度低于 CIA 组（$P<0.05$）、血黏度值显著升高（$P<0.05$），因此，该模型相较于单纯 CIA 造模，更符合中医 RA 寒证的特征。

　　魏高文等采用大鼠进行寒热证造模实验研究，比较血清甲状腺激素和炎性细胞因子水平变化情况，并论证应用 Fisher 判别函数辅助寒热辨证的可行性，结果发现：热证模型组和寒证模型组的血清甲状腺激素及炎性细胞因子水平不同，根据相关指标建立的 Fisher 判别函数对于辅助寒热辨证具有可行性。罗培灿等研究发现寒热证候大鼠大肠癌启动时三磷酸腺苷（ATP）酶和琥珀酸脱氢酶（SDH）活性产生变化，即出现先升高再降低的过程，认为这可能与肿瘤启动时炎症引起的发热有关。

（三）虚实辨证

1. 临床研究　欧阳宇研究认为慢性心力衰竭阳虚证总体心功能水平明显差于非阳虚证者，T_3、fT_3 指标有可能成为慢性心力衰竭阳虚证型的客观参考指标。杨泽民等通过对血脂异常症脾虚证患者血清 microRNA（miRNA）表达谱和生物信息学分析发现了一些血脂异常症脾虚证患者的血清 miRNA 标志物，主要涉及代谢和免疫两方面。孙珂焕等应用 iTRAQ 技术对 2 型糖尿病患者的唾液进行研究，筛选出可能与 2 型糖尿病脾虚证发生发展相关的多个差异蛋白，结果表明这些蛋白主要与机体免疫系统功能和物质代谢途径有密切关系。王丽辉等通过对脾气虚证及脾虚湿热患者唾液淀粉酶（sAA）活性及唾液指标变化进行分析结果发现慢性胃炎脾气虚证和脾虚湿热 sAA 活性、流率、pH 值、总蛋白等均异常改变且变化趋势一致。鲍建敏等采用流式细胞术观察非小细胞肺癌患者外周血协同刺激分子 CD80、CD86 的表达与中医虚实证型间的关系，结果发现：非小细胞肺癌患者外周血 CD80、CD86 表达是下调的，其中虚证组的下调幅度比实证组更加明显。杨跃涛分析比较了抑郁症气虚与非气虚患者的静脉血气，结果发现气虚与抑郁关系密切；抑郁症排酸能力不足；气虚抑郁与非气虚抑郁患者相比，存在排酸能力不足和组织缺氧。

2. 实验研究　虚证动物模型种类较多，其中气虚证的造模方法有限制日摄食量法、疲劳法、利血平法；血虚证的造模方法有综合放血法、化学损伤法、放射性损伤法等；阴虚证的造模方法有超负荷运动法、长期激怒法、温燥伤阴法、利水伤阴法、甲状腺激素法、肾上腺皮质类激素法等；阳虚证的造模方法主要有劳倦过度、房事不节法、苦寒泻下法、糖皮质激素应用法、抗甲状腺药物法、腺嘌呤法等。此外，还有病证结合的造模方法。这些模型对于中医证的本质的研究是有益的探索，但仍然存在着不足，主要体现在动物研究无法进行完整的四诊信息采集，故此对于证的判断也就存在一定误差。

潘志强等采用单一因素复制了气、血、阴、阳大鼠模型，结果显示：气虚证大鼠出现虚性亢奋，体重下降最为显著，肾上腺合成皮质激素的重要酶类固醇激素合成急性调节蛋白（Star）、21-羟化酶（Cyp21a1）、11β-羟化酶 1（Cyp11b1）等表达显著升高，促血小板生成素（TPO）、IL-4 和 IL-7 表达活跃；血虚证大鼠脾脏显著肿大，胸腺严重萎缩，肝脏也明显缩小，肾脏促红细胞生成素（EPO）表达可作为血虚证程度以及中药干预后疗效评价的重要指标；血清皮质酮水平、肾上腺皮质激素合成系列酶可作为评价肾阳虚程度以及中药疗效的客观指标。丛培玮等的研究发现脾气虚模型大鼠血清和脑皮质中超氧化物歧化酶（SOD）、谷胱甘肽过氧化物酶（GSH-Px）、总抗氧化能力（T-AOC）和丙二醛（MDA）含量与正常组相比均有显著差异（$P < 0.05$）。模型组尿样中 8-羟基脱氧鸟苷（8-OHdG）含量也有明显上调趋势（$P < 0.05$），表明脾气虚证模型大鼠存在着明显的自由基损伤和抗氧化酶活性的降低，但脾气虚状态处于脾病全程的何种阶段尚需深入研究了解。

（四）结语

八纲是中医辨证论治的基础，《黄帝内经》中说："善诊者，先别阴阳。"治病必求于本，本于阴阳。因此，阴阳是辨证的总纲，就实际运用而言又主要是寒热、虚实、表里六纲。

目前的研究现状，八纲证的客观研究整体较少，在仪器方面，电子鼻作为嗅诊的延伸，在表里、寒热辨证方面都显示出较好的优势，为证的客观化研究提供了新的工具和手段；在各证的研究方面，表里、虚实证的研究较多；在临床研究和实验研究方面，以实验研究为主，随着动物模型的日益成熟，为研究证的病理机制提供了很好的手段；在研究内容上，虚证方面的研究主要体现在与免疫及代谢相关；寒热及表里证的研究多为兼杂证，以风寒表证为主，风寒表证的实验研究多涉及太阳病，该部分会在六经证的研究中进行阐述，故在此部分不再赘述。

同时，八纲证的研究也存在一些问题，如临床研究较少，模型研究中多数是以现代某个疾病的病理改变来概括作为多种疾病因素下机体反应态的八纲，似乎八纲的全部含义并未完全得到诠释。因此，未来的自然疾病模型等应在更接近于临床的方面多做一些研究，在结合并深化临床研究的同时，逐步解决现代动物模型如何辨证的问题，使八纲证的研究能取得新的突破。

二、六经证的研究

（一）临床研究

1. 内毒素 张西波等从发病基础、致病因子、发病机制等方面证实阳明腑实证和内毒素血症互为因果，它们有共同的发病基础，关键的致病因子均为内毒素，发病机制为内毒素的移位，内毒素血症很可能就是阳明腑实证的主要病理生理基础。

2. 二胺氧化酶（DAO）　　DAO 是小肠黏膜上层绒毛中具有高度活性的细胞内酶，其活性与黏膜细胞的核酸和蛋白合成密切相关，能够反映肠道机械屏障的完整性和损伤程度。陈海龙等研究证明，阳明腑实证患者发病初期血清 DAO 升高，表明患者正处于肠黏膜破坏期，经积极治疗后，DAO 含量逐渐下降，说明阳明腑实证患者存在着肠道屏障功能的损伤。

3. 免疫学物质　　杨学等研究发现，太阳病中风证与伤寒证患者在外感后不同时间点的外周血免疫状态存在显著差异，太阳伤寒证 Th1、Th2 型细胞因子、sIgA、IgM 均呈相对高表达状态，且 Th1 型免疫相对占优势；而太阳中风证反之。张西波等研究则发现阳明腑实证患者常伴随着 Th1/Th2 细胞比例降低及相应细胞因子的改变。姜冬云等从太阴病脾阳虚证角度对唾液 sIgA 的研究发现，脾阳虚证患者 sIgA 含量显著低于正常人，揭示脾阳虚证患者口腔免疫水平显著下降是脾阳虚证的基本特征之一。

4. 肿瘤坏死因子（TNF）　　TNF 能导致组织损伤也能激活其他细胞因子加重细胞损伤，在阳明腑实证中发挥了重要的作用。TNF 常常导致回肠黏膜不同程度的损伤，肠绒毛被覆上皮出现缺失增加肠道的通透性，加快了肠道细菌和内毒素的移位。

（二）实验研究

1. 动物模型制备

（1）太阳病风寒表证模型：张发斌等依据"小鼠风寒表证"疾病模型制作方法，以每 5～6 只小鼠置于鼠笼，放置温度 2～5℃，湿度 60%，风速 4～5 级，自然光线环境中饲养 7 天进行动物造模，实验组普遍出现类似风寒表证的症状。

（2）阳明病肠热腑实证模型：用附子、肉桂、干姜水煎剂，按 20g/（kg·d）灌胃，用药 12 天后，禁食（不禁水）12 小时，给 10% 大鼠自身粪便混悬液灌胃，每天 2 次，每次 2mL，连续 2 天；第 15 天用大肠埃希菌内毒素腹腔注射，每只 0.1mL，注射 5 小时后，取标本检测各项指标，模型组体温、血浆 D-木糖排泄率、肝脏钠钾 ATP 酶（Na^+-K^+-ATPase）活性均明显高于空白对照组。

（3）太阴病脾阳虚模型：郑靖等采用大承气汤灌胃法建立脾阳虚大鼠模型。造模分为两个阶段：第一阶段第 1～6 天，大鼠灌胃大承气汤 3.5mL/（200g·d），以损伤大鼠脾气；第二阶段 7～12 天，大鼠灌胃大承气汤 4.0mL/（200g·d），以损伤大鼠脾阳。当大鼠出现类似脾阳虚症状，血 D-木糖浓度降低时表明脾阳虚模型造模成功。

（4）太阴病脾虚寒湿证模型：大鼠禁食 12 小时，上午给予 200% 生大黄水煎液灌胃，每次 2mL，每日 1 次，下给予午精炼猪油灌胃，每次 2mL，每日 1 次，连续造模 14 天，结果发现：模型组血浆 D-木糖排泄率、肝脏 Na^+-K^+-ATPase 活性均明显低于空白对照组。

2. 实验指标研究

（1）血细胞：相关太阳病动物研究表明，在太阳病疾病过程中，外周血液系统的红细胞、白细胞、血小板存在昼夜节律性变化，并不同程度地参与了免疫反应。在太阳病（风寒表证）的过程中，红细胞、血小板在疾病的极期水平升高，说明红细胞、血小板参与了太阳病（风寒表证）的免疫反应。赵协慧等则发现实验组小鼠体内白细胞存在昼高夜低的节律变化，且基本吻合外感表证 7 天自愈的病程。而在太阴病"欲解时"不同时点外周血细胞等相关指标变化研究中同样显示太阴病（脾阳虚证）中白细胞存在昼夜变化节律，以子时为低，午时、卯时、酉时为高。

（2）白介素：白介素是保障机体执行正常免疫功能的重要细胞因子之一，李杰等研究发现白介素变化吻合太阳病自愈的"周节律"，初步认为白介素可能是中医正气的免疫学物质基础之一。相关研究表明，IL-1、IL-2、IL-4 在小鼠太阳病（风寒表证）中表现为明显的昼低夜高的节律变化，并且其表达变化基本吻合外感表证 7 天自愈的病程，可为临床诊断、择时治疗提供理论依据。

（3）一氧化氮（NO）：NO 在阳明腑实证的组织细胞损伤中也起了重要作用。NO 在阳明腑实证过程中存在一个过量的表达，与肠黏膜的通透性呈正相关，是导致组织器官损伤衰竭的重要介质。研究表明大承气汤能够抑制一氧化氮合酶的活性，导致 NO 表达下降，能有效防止多脏器衰竭的发生，这也说明 NO 在阳明腑实证过程中具有重要的作用。

（4）其他指标：郑靖等研究发现脾小梁静脉充血、小肠黏膜上皮渗出可能为太阴病的病理变化，理中汤能有效促进脾阳虚大鼠的恢复，且在太阴病"欲解时"中心时段干预更好。李杰等发现在太阳病风寒表证造模成功的 1 周内，对照组小鼠大肠的重量、系数均高于模型组，尤其是第 7、10 天，在第 14 天才比较接近一致，其原因应与"肺与大肠相表里"的中医基础理论有密切联系。

（三）结语

六经辨证是一个多样性的理论，内涵特别丰富，目前临床上关于六经证的理论研究相对较多，但是对于六经病证的客观化研究尚且不足，动物实验方面的研究也尚不全面。中医证的动物模型应在中医理论指导下，为中医基础病理学、中医基础药理学提供服务。理想的中医证的动物模型应该从中医病因、症状、相关因素、客观指标等方面评价。六经证的动物模型研究还不够完善，还有待进一步探索改进，特别是其他经病的动物模型研究相对缺乏，是今后的中医实验动物模型研究工作中的需要努力的一个方向。

三、三焦证的研究

（一）临床研究

三焦之名源于《黄帝内经》，其位置和实质，历代各医家看法不一。马宁等从胚胎学和解剖学角度分析，认为三焦是人体在发育过程当中自然形成的三个体腔，是胸腔、腹膜腔、除腹膜腔以外的腹盆腔部分，以及走行于其中的血管、神经及淋巴系统等组织。陈启兰等认为上焦的实质应为呼吸膜与胸膜、心包膜共同构成；中焦实质上指胃和小肠等消化道黏膜以及相关部分腹膜；下焦应含有大肠黏膜和肾小球与肾小囊之间组成的滤过膜及相关部分腹膜。以上认识体现出三焦所涉及的方面甚为广泛，这些认识都有一定的理论基础，但无客观临床依据。目前三焦的临床研究依然主要体现在具体疾病从三焦论治的临床疗效观察及理论探讨方面，这是三焦病辨证客观化的局限性，而以上这些理论所涉及的方面仍可为未来三焦辨证的客观化研究提供一个方向。

（二）实验研究

1. 动物模型制备

（1）上焦水饮内停动物模型：郑晓珂等以 SPF 级健康 Wistar 大鼠为实验动物，采用不同的造模方法，建立符合中医证候的上焦水饮内停中医模型，并通过不同模型的比较，筛选出最佳的造模方法。综合各个指标，模型复制方法为最佳的造模方法为：首先给予盐酸异丙肾上腺素（ISO）皮下注射，第 1、2、3、4、10 天分别给予 20mg/（kg•d）、10mg/（kg•d）、5mg/（kg•d）、3mg/（kg•d），观察 2 周；大鼠气管插管，放入 4℃ 冰箱中寒冷刺激，第 1、2、3、4、5、6、7 天刺激时间分别为 10、20、30、40、60、80、60 分钟。此模型组大鼠的心脏指数、肺脏指数、肺组织湿干比重（W/D）、左心室射血分数（LVEF）、左心室缩短分数（LVFS）、肺通透指数（LPI）均显著升高，提示大鼠模型复制成功。

（2）湿困中焦的动物病理模型：曾跃琴等分别从环境、饮食、情志三方面着手建立湿阻中焦证模型。该研究用 SD 大鼠，在温度 18～25℃、湿度（90±5）% 的造模箱内饲养，模拟"久居湿地，外湿过盛"；单日禁食并 4℃ 冰水（每只 2mL）灌胃一次，双日供应充足饲料并猪油（每只 4mL）灌胃一次，模拟"饮食不节，饥饱失常"；令大鼠于每日 9：00～16：00 站在 4cm 深的水中，控制睡眠时间 7 小时，扰乱其生物节律，模拟"情志不遂，水湿失布"；连续 20 天。模型组出现明显的类似湿困中焦证的证候表现，相较于空白组水通道蛋白 0（AQP0）在胃贲门黏膜层表达有降低的趋势。

徐雯等则将造模大鼠每日定时放入水深 25cm、水温 27～30℃ 的水桶中游泳 15 分钟，游泳完毕，立即按照 25mL/kg，每周奇数日灌胃猪油，偶数日灌胃 30% 蜂蜜，将大鼠置于每个装有 150g 垫料用 600mL 水洒湿并用塑料薄膜覆盖鼠盒中喂养 1 周，从第 8 天开始移至正常环境中喂养至 12 天。随着造模时间的加长，大鼠出现相应证候表现，并且大鼠的胃内残留率显著增加，小肠推进率显著降低，表明造模成功。

（3）肾阳虚型下焦水肿模型：谭成等通过盐酸多柔比星（阿霉素，ADM）和氢化可的松造成大鼠肾阳虚水肿模型。实验动物用清洁级 SD 大鼠，6～8 周龄，造模第 1 天、第 8 天分别静脉注射 0.4mg/mLADM 用生理盐水注射液 3.5mg/kg。ip 氢化可的松 3.75mg/

kg，共 15 天。造模后大鼠均出现不同程度肾阳虚水肿症状，均符合肾阳虚水肿标准，且各项体内指标均提示本实验造模成功。

2. 实验研究

（1）上焦水饮内停证：杨婷等在研究茯苓对上焦水饮内停大鼠利水作用时发现，茯苓可明显降低肺通透指数、肺组织湿干比重及显著降低 CK 含量，并可明显增加血清中白蛋白的含量，表明茯苓可通过"强心利水"作用降低上焦水饮内停大鼠的肺组织中水液潴留，从而改善大鼠上焦水饮内停症状。陈倩等研究则发现黄芪水煎液可不同程度地改善模型大鼠一般状况，体质量明显升高，心脏指数、左心室质量指数、血浆 CK 均不同程度降低，黄芪多糖、黄芪甲苷、毛蕊异黄酮葡萄糖苷组大鼠 LVEF、LVFS、肺泡灌洗液回抽率明显升高，肺指数、肺通透指数和肺组织湿干比明显降低，说明黄芪及其有效成分可以改善上焦水饮内停大鼠的心肺损伤。

（2）湿阻中焦证：曾跃琴以湿阻中焦证动物模型为研究对象，采用免疫组织化学技术检测水通道蛋白 0（AQP0）在消化段的分布及表达情况，结果显示：AQP0 在消化道黏膜层表达，可能与水分吸收、腺体分泌的调控机制相关；内环境 pH 值可能是影响 AQP0 在胃和肠的表达有差异的因素之一。关于湿阻中焦证免疫活性细胞（ICC）内 Na^+-K^+-ATPase 活性的变化的研究，王琦越等发现造模后细胞内 Na^+-K^+-ATPase 活力下降，K^+ 浓度及 ATP 升高，ICC 无氧代谢能力增强，说明钠钾泵活性的改变可能是湿阻中焦证的基本病理改变之一。杨旭等则指出湿阻中焦证模型不仅能够影响体内能量代谢，还能够影响水协同转运蛋白 KCC1、KCC3、KCC4、NKCC1 含量表达，这可能是湿阻中焦导致水代谢输布障碍的机制之一。彭晋等指出 GLUT5 在湿阻中焦证肠道特征性表达分布谱可能是湿阻中焦证所表现证候的分子基础之一。徐雯等探讨广藿香对于湿阻中焦证大鼠胃肠功能的影响及其作用机制，研究结果显示：广藿香能通过调节胃肠激素、炎症细胞因子和水通道蛋白的水平达到保证胃肠功能正常的目的，为芳香化湿药治疗湿困中焦、运化失职适应证的作用机制奠定了基础。

四、卫气营血证的研究

（一）临床研究

卫气营血辨证，在临床内科疾病的发生与发展中普遍存在此动态变化规律，因此其可以用于临床各科疾病的治疗。如对急性感染病和传染病的辨治，用卫气营血辨证纲领来指导，已被公认有其重要作用。王泽颖认为卫气营血辨证不仅适用于感染性疾病，也被常运用于非感染性、非传染性等疾病的辨证治疗。

1. 卫分证　卫分证是卫气营血辨证中的第一道防线，病邪首先侵犯肺卫，所以卫分证一般症状较为轻微，病情程度较浅。如结缔组织病并发间质性肺炎初期，患者肺系症状一般较为轻微，可表现为发热、微恶风寒、少汗、头痛、全身不适等症状，即卫分证的临床表现。结缔组织疾病患者本身存在免疫系统紊乱的病理状态，加之免疫抑制剂、糖皮质激素等药物的应用，机体正气不足，肺气亏虚，更易受外邪侵袭，发为卫分证。如类风湿关节炎累及肺部时可出现咳嗽、气短、发热、咳痰等症状等卫分证表现。卫分证有着多样性的特点，各种疾病的卫分证表现不尽相同，根据其病因、病机及其病位等不同，其临床表现及治法方药也有所不同。曾逸笛等通过探讨急性化脓性扁桃体炎卫分证患者外周血中 $CD3^+$、$CD4^+$ 和 $CD8^+$ 淋巴细胞亚群数目及比值变化，结果发现：与正常组比较，卫分证组 $CD3^+$、$CD4^+$ 淋巴细胞亚群数目、$CD4^+/CD3^+$、$CD4^+/CD8^+$ 显著升高，$CD8^+/CD3^+$ 比值显著降低，差异有统计学意义，认为急性化脓性扁桃体炎卫分证可能与 T 淋巴细胞总数 $CD3^+$ 与 T 淋巴细胞 $CD4^+$ 亚群的数目均有明显增加有关。

2. 气分证　王晓才等通过卫气营血辨证的方法对于甲型流感进行证候分析，发现甲型流感随着病程越长，气分证出现的比例越高，而卫分证的比例越低，并且发现了甲型流感绝大多数为风热证，并且以卫气合病证最为常见。郭海等认为卫分期、气分期同属于皮肤黏膜屏障，只是卫分期属于皮肤黏膜屏障的非特异性症状阶段，而气分期属于皮肤黏膜屏障的局部特异性炎症及症状阶段，是卫分期进一步加重的阶段。

3. 营分证　刘建新等探讨急性化脓性扁桃体炎营分证患者外周血中 T 淋巴细胞亚群数目及比值变化的临床意义，结果显示：两组 $CD3^+$、$CD4^+$、$CD8^+$ 细胞数目比较差异均无统计学意义，而 $CD4^+/CD3^+$ 和 $CD4^+/CD8^+$ 细胞数比值明显升高，$CD8^+/CD3^+$ 比值明显降低，两组比较差异均有统计学意义，认为急性化脓性扁桃体炎营分证可能与 T 淋巴细胞 $CD4^+/CD3^+$ 和 $CD4^+/CD8^+$ 比值升高、$CD8^+/CD3^+$ 比值明显降低有关。清营汤作为传统意义上治疗温病营分证的经典方剂，就现代医学而言，可被应用于治疗多种急性传染性、感染性疾病，如流脑、乙脑、流行性出血热、变应性亚败血症等疾病，近 20 年来，其应用范围和所治病症在原有基础上有较大扩展，即说明了许多疾病与营分证存在相关性。如李蒙等从温病营分证的角度解析癌性发热，认为癌性发热在发热的时间、程度、机制及疾病的进展方面与温病营分证都有着密切的联系。

4. 血分证　岑鹤龄认为营血之证均为邪气入血，只是病情程度不同，其临床表现、病机特点具有相似性，认为二者可同归为"入血"。韩凡等对当代 12 位名老中医治疗登革热的辨证经验进行总结，其中确定的 4 种常见辨证中将营分证、血分证归为同一病机进行分析，反映当代名老中医对营、血分证之分并不完全明晰，营、血分证病机存在一致性。因此在辨证血分证时，要辨证准确，才能正确地选方用药。如张晓艳等认为在辨证血分证时，应首辨邪热入血，营分邪热入血是血分证最常见的病因；次辨血瘀，血瘀是营分层次的一个重要病理特点，辨证时要注意血瘀的轻重程度；再辨出血部位，慎察神志变化，根据出血部位的不同及神志变化的程度来分辨营血分之不同。张佳乐等对血分证和血证的概念、临床表现、治法方药进行梳理，认为血分证不仅是温病发展的一个阶段，而且属于血证范畴。

（二）实验研究

1. 动物模型建立

1）实验动物的选择：发热是温病的基本症状，兔的体温变化十分灵敏，最易产生发热反应，且发热反应典型、恒定，所以选择兔作为模型动物。

2）造模方法：根据文献报道，国内学者采用内毒素（LPS）静脉注射的方法，成功复制了温病卫气营血证候的动物模型，动物模型的病因、症状、体征均与温病的卫气营血相类似，证明建立模型成功。在此模型上可动态地观察卫气营血不同阶段在治疗前后的免疫学改变，探讨卫气营血辨证治疗对机体免疫功能产生的影响，为温病的辨证治疗提供了客观的疗效判断指标。

2. 不同时相的病理指标变化　彭珍香等采用新西兰兔耳缘静脉推注 LPS 的方法成功建立卫气营血辨证动物模型，并根据注射 LPS 后 2 小时、6 小时、12 小时、24 小时的处死时间分别分为卫分、气分、营分、血分四组，结果发现：卫气营血证模型组存在有明显的血液流变学和微循环障碍，呼吸、心律等异常，并且症状随卫气营血辨证逐渐加重。该研究还发现，随着病程的延长，其体温、肺组织病理变化及心、肝、肾血生化损害加重，符合卫气营血辨证由轻至重的辨证规律。该研究认为体温、谷丙氨酸转移酶（ALT）、肌酸磷酸激酶（CK）、肺通透指数（LPI）能够作为区分卫分证、气分证、营分证和血分证时相选择的指标。该研究还发现谷草氨酸转移酶（AST）、谷草氨酸转移酶/谷丙氨酸转移酶（AST/ALT）、乳酸脱氢酶（LDH）、CK、尿素（Urea）、肌酐（Cr）、支气管肺泡灌洗液（BALF）液中 TNF-α、白细胞分类计数等在营分组和气分组相比均具有显著性差异，说明卫气和营血是本质不同的两个辨证阶段：卫气当属脏腑功能失调，发展至营血阶段脏腑可能发生器质性改变。

3. 组织病理变化　艾碧琛等通过造模卫气营血证模型兔以观察不同时相血浆内毒素及肺、肝、肾、心脏组织病理学改变，探讨其与卫气营血阶段性辨证及传变的相关性，研究发现：温病由卫到气再到营血，血浆内毒素含量逐渐升高，病情则是由轻到重程度逐渐加重。其组织病理结果显示：卫分阶段的肺、肝、肾、心脏病理均有轻微改变，少量炎细胞浸润、细胞肿胀是卫分阶段的主要病理改变；而在气分阶段病理变化更明显，肺、肝、肾、心均出现明显炎细胞浸润，有部分组织出现坏死，脂肪变性增多，反映病变逐渐加重；进入营、血分阶段时，发现肺、肝、肾组织均出现大量炎细胞浸润，有明显的细胞坏死、脱落。可见，营、血分阶段脏器的实质损害更加严重，提示卫气营血辨证由卫到气再至营、血分呈现出病位由浅到深、病情由轻到重的发展规律。

4. 舌背黏膜厚度变化　杨星君等通过耳缘静脉注射内毒素复制兔气营传变模型，发现随着内毒素剂量增高及作用时间的延长，兔的舌质由淡红舌发展成红舌，再转变成绛紫舌，提示热势渐增。给药治疗后，舌质由绛紫转红，甚至淡红，提示热势渐轻。该研究还发现气分证舌黏膜比正常组有所增厚，而营分证组舌黏膜则显著增厚，而且热休克蛋白

（HSP70）表达与热势变化成正相关，与舌黏膜厚度变化也成正相关，由此认为 HSP70 是反映温病气营传变舌象变化的重要分子。

张李唯等通过探讨气营传变对兔舌背黏膜 Toll 样受体 4（TLR4）和 E-钙黏蛋白（E-cad）表达的影响，发现随着兔的舌背黏膜的增厚，其舌背黏膜上的 TLR4 表达升高，E-cad 表达降低，且营分组的舌背黏膜厚度、TLR4 均比气分组高，而 E-cad 比气分组低，推测在气营传变过程中 LPS 激活 TLR4 信号通路而抑制 E-cad 的表达。E-cad 的低表达可使细胞间的黏附能力下降，增殖信号加强，从而使细胞的增殖能力上升，使得舌背黏膜增厚。而 TLR4 能够介导炎症反应，影响细胞的增殖、分化、迁移和凋亡。舌背黏膜 TLR4表达升高可能促进舌背黏膜上皮细胞增殖，进而导致舌背黏膜厚度增加。周韬等研究发现气分证兔的舌黏膜增厚，CK14、HSP70、增殖细胞核抗原（PCNA）、TLR4 表达升高，E-cad 表达降低，其结论与上述研究一致。

5. 血液流变学变化　武宜婷等观察大鼠气分证、营血分证血液流变学、D-二聚体及 T细胞亚群的变化规律，发现随着病情由气分证向营血分证发展，其全血黏度、红细胞沉降率、血浆黏度及 D-二聚体、CD4$^+$ 阳性细胞数逐渐升高，而 CD8$^+$ 阳性细胞数则逐渐下降，可见在气分证及营血分证的不同阶段，其血液流变学、D-二聚体及 T 细胞亚群表现出不同的变化规律。

王赞华等实验结果表明卫气营血模型组家兔全血黏度、血浆黏度均极显著高于正常组，并且发现模型组循环血液中 PT、APTT、TT 均明显缩短，FIB 明显升高。经治疗后其全血高切、中切、低切黏度值，血浆黏度值，血细胞比容值均较模型组显著下降，PT、APTT、TT 显著延长，FIB 值明显下降。

（三）结语

由上可知，目前卫气营血辨证的相关研究已经取得了较为丰硕的成果，为卫气营血辨证的现代化、客观化的发展做出了极大的贡献。然而，其仍然存在一些问题，如关于卫气营血辨证理论的研究深度不一，侧重各异；卫气营血辨证的临床性研究的样本较为单一且数量较少；动物实验方面仍然缺乏明确的客观化指标等问题。因此，在今后的卫气营血辨证理论研究思路中，可从以下两方面进行深入研究：一是研究方法，可以利用现代科研方法对卫气营血辨证理论的研究，临床研究更倾向于突出疗效及疾病防治规律的研究；二是研究水平，可以借助现代信息技术手段，有计划地开展某证或某病由远渐近的研究，可从细胞、分子、蛋白质、基因水平对卫气营血证候开展研究。随着时代的发展，对卫气营血辨证理论的深入研究，相信卫气营血辨证理论的发展将会获得新的突破。

参 考 文 献

[1] 林雪娟，吴青海，李灿东，等．基于医用电子鼻技术的表证患者气味识别分析［J］．中华中医药杂志，2013，28 (10)：3028-3031.

[2] 林雪娟，李灿东，吴青海，等．基于电子鼻技术的表证患者气味图谱研究［J］．中华中医药杂志，2013，28 (1)：52-56.

[3] 刘占厚，李杰，王仁媛，等．高寒环境下太阳病风寒表证动物模型的建立［J］．高原医学杂志，2013，23 (1)：18-20.

[4] 何春晓，阎小萍，王建明，等．类风湿关节炎寒热证候与血清维生素 D 的关系［J］．中国骨质疏松杂志，2018，24 (1)：59-63.

[5] 林雪娟，梁丽丽，刘丽桑，等．基于电子鼻的慢性胃炎寒热病性间的气味图谱特征研究［J］．中华中医药杂志，2016，31 (4)：1193-1197.

[6] 陶庆文，徐愿，孔维萍，等．类风湿关节炎腕关节超声在中医不同寒热［J］．中华中医药杂志，2015，30 (8)：2752-2755.

[7] 宋捷民，钱旭武，滕晔，等．"寒热并见"大鼠模型的建立及评价［J］．中国中医基础医学杂志，2014，20 (1)：39-41.

[8] 马俊福，侯秀娟，刘小平，等．类风湿关节炎寒证动物模型的建立与评价［J］．中华中医药杂志，2016，31 (5)：1967-1970.

[9] 魏高文，魏歆然，刘芸青，等．应用 Fisher 判别函数进行寒热证型判别的探讨［J］．中国卫生统计，2016，33 (4)：693-694.

[10] 罗培灿，文彬，杨万斌，等．寒、热证候大鼠大肠癌启动时 ATP 酶和琥珀酸脱氢酶活性的变化［J］．中华中医药学刊，2017，35 (2)：310-312.

[11] 欧阳宇．慢性心力衰竭阳虚证相关因素分析［J］．中西医结合心脑血管病杂志，2018，16 (7)：907-910.

[12] 杨泽民，陈滢宇，杨小蓉，等．血脂异常症脾虚证患者血清 microRNA 差异表达谱生物信息学分析［J］．中国中西医结合杂志，2018，38 (3)：310-315.

[13] 孙珂焕，丁峰，范大华，等．基于 iTRAQ 技术的 2 型糖尿病脾虚证唾液蛋白质组学研究［J］．世界中西医结合杂志，2017，12 (12)：1680-1685.

[14] 王丽辉，杨龙，林传权，等．慢性胃炎脾气虚证及脾虚湿热患者唾液分析［J］．中华中医药杂志，2017，32 (3)：1324-1327.

[15] 鲍建敏，喻长法，付海卫，等．虚实证型非小细胞肺癌患者外周血 CD80、CD86 表达的差异［J］．新中医，2017，49 (1)：104-106.

[16] 杨跃涛．气虚与非气虚抑郁症患者静脉血气分析的比较研究［J］．现代中医药，2015，35 (6)：65-68.

[17] 乔天阳，王阿美，刘文兰．中医虚证动物模型的建立和评价［J］．浙江中医药大学学报，2017，41 (11)：923-940.

[18] 潘志强，钱宏梁，王晓敏，等．经典气血阴阳虚证模型小鼠在"肾藏象"层面的证候物质基础研究［J］．上海中医药杂志，2018，52 (2)：17-24.

[19] 张西波，崔乃强，袁红霞，等．浅谈阳明腑实证与肠源性内毒素血症的相关性［J］．山东中医杂志，2007，26 (4)：219-221.

[20] 陈海龙，冯立民，关凤林．阳明腑实证患者肠黏膜屏障功能的改变及复方大承气汤干预作用的临床观察［J］．中

医杂志，2003，44（9）：672-673.

[21] 杨学，孔祥亮，李健，等．太阳中风证、伤寒证患者体质差异的免疫学物质基础研究 [J]．上海中医药杂志，2014，48（8）：7-10.

[22] 张西波，崔乃强，袁红霞，等．阳明腑实证患者外周血 Th1/Th2 细胞因子的变化 [J]．中国中西医结合外科杂志，2008，14（1）：3-5.

[23] 姜冬云，魏巍，罗霞．太阴病脾阳虚证患者唾液分泌型 IgA 含量变化及舌苔蛋白双向电泳图谱研究 [J]．四川中医，2016，34（8）：40-43.

[24] 王琦，秦大莲，熊玉霞．肠源性内毒素血症与阳明腑实证的研究概况 [J]．北方药学，2014，11（4）：76-77.

[25] 张发斌，吴萍，李杰，等．白介素-2 在小鼠太阳病（风寒表证）中的表达 [J]．中华中医药杂志，2013，28（6）：1852-1854.

[26] 樊新荣，朱文锋，伍参荣，等．太阴与阳明病证实验大鼠模型制备及机理探讨 [J]．中医药学报，2007，35（4）：12-16.

[27] 郑靖，李杰．太阴病（脾阳虚证）"欲解时"与脾和小肠结构变化的关系 [J]．中华中医药杂志，2016，31（6）：2267-2269.

[28] 张广梅，吴萍，张发斌，等．太阳病（风寒表证）一周红细胞变化规律的研究 [J]．辽宁中医杂志，2013，40（9）：1737-1739.

[29] 陈湘宏，李杰，吴萍，等．太阳病（风寒表证）"欲解时"一周血小板变化规律的分析 [J]．时珍国医国药，2014，25（1）：140-142.

[30] 赵协慧，李杰，吴萍，等．太阳病（风寒表证）"欲解时"白细胞变化规律探讨 [J]．时珍国医国药，2013，24（12）：3050-3051.

[31] 赵协慧，李杰，吴萍，等．太阴病（脾阳虚证）"欲解时"白细胞变化规律探讨 [J]．时珍国医国药，2018，29（4）：932-935.

[32] 李杰，陆东明，吴萍，等．从太阳病"欲解时"与白介素含量表达探讨外感病自愈机理 [J]．北京中医药大学学报，2013，36（7）：453-456，467.

[33] 吴萍，张发斌，李杰，等．太阳病（风寒表证）白介素-1 变化规律探讨 [J]．辽宁中医杂志，2013，40（3）：396-398.

[34] 王仁媛，李杰，陆东明，等太阳病"风寒表证"欲解时与白介素-4 的相关性研究 [J]．中华中医药杂志，2013，28（6）：1663-1665.

[35] 马德禄，谢文利，赵珊，等．大承气汤颗粒剂对肠源性内毒素血症大鼠重要脏器一氧化氮合酶的影响 [J]．天津医科大学学报，2000，6（3）：292-294.

[36] 李杰，吴萍，王树林，等．太阳病（风寒表证）模型小鼠肺脏与大肠重量及系数变化的实验研究 [J]．中华中医药杂志，2014，29（2）：434-436.

[37] 马宁．三焦、三部与形藏四 [J]．中医杂志，2016，57（9）：727-730.

[38] 陈启兰，龚一萍，祝光礼，等．"三焦"实质探幽 [J]．北京中医药大学学报，2013，36（5）：311-313.

[39] 郑晓珂，孙亚萍，杨胜利，等．4 种上焦水饮内停动物模型的比较 [J]．中华中医药杂志，2018，33（3）：1116-1119.

[40] 曾跃琴，陈继兰，黄秀深，等．从平胃散干预前后水通道蛋白 0（AQP0）的定性定量表达研究湿阻中焦证的水液代谢机制 [J]．时珍国医国药，2012，23（7）：1641-1643.

[41] 徐雯，王楠，丁浩然．广藿香对湿阻中焦证大鼠胃肠功能的影响 [J]．中国中药杂志，2017，42（23）：4649-4655.

[42] 谭成，冉小库，窦德强．白术对大鼠肾阳虚型下焦水肿影响的实验研究 [J]．中华中医药学刊，2017，35（2）：

352-354.

[43] 杨婷，徐旭，窦德强．茯苓对上焦水饮内停大鼠的利水作用研究［J］．辽宁中医杂志，2017，44（5）：
1096-1099.

[44] 陈倩，季旭明，阚东方，等．黄芪及其有效成分对上焦水饮内停大鼠的影响［J］．中草药，2017，48（24）：
5186-5193.

[45] 王琦越，杨旭，王吉娥，等．基于 Na^+-K^+-ATP 酶活性变化评价湿阻中焦证 Cajal 间质细胞模型的研究［J］．
中国中医基础医学杂志，2017，23（5）：630-633.

[46] 杨旭，王琦越，黄秀深，等．基于水协同转运蛋白 KCC1、KCC3、KCC4、NKCC1 含量及 Na^+-K^+-ATP 酶活性
变化研究湿阻中焦证的水液代谢机制［J］．辽宁中医杂志，2018，45（3）：627-630.

[47] 彭晋，呼永河，黄秀深．湿阻中焦证模型空肠葡萄糖转运蛋白 5 的病理特征性表达分布谱以及平胃散干预的研究
［J］．时珍国医国药，2014，25（5）：1238-1240.

[48] 杨景月，王乐平．温病"清透法"探微［J］．中华中医药学刊，2014，32（8）：1930-1932.

[49] 马占山，刘兰林，陈庆伟，等．卫气营血辨证理论临床与实验研究［J］．中医药临床杂志，2015，27（9）：
1216-1218.

[50] 王泽颖．卫气营血辨证感染性疾病应用简况［J］．实用中医内科杂志，2017，31（5）：85-88.

[51] 张宗学，张伟．从卫气营血辨证论治结缔组织病相关性间质性肺炎［J］．长春中医药大学学报，2015，31（3）：
504-506.

[52] 曾逸笛，周小青，刘建新，等．急性化脓性扁桃体炎卫分证外周血 $CD3^+$、$CD4^+$ 和 $CD8^+$ 淋巴细胞亚群的变化及
临床意义［J］．辽宁中医杂志，2014，41（7）：1407-1409.

[53] 王晓才，赵洪杰，黄象安，等．甲型流感中医证候特点分析［J］．北京中医药大学学报，2015，38（10）：
716-720.

[54] 郭海，赵晓峰，龚婕宁．卫气营血理论的局限性及完善建议［J］．中国中医基础医学杂志，2017，23（1）：
21-23.

[55] 刘建新，曾逸笛，周小青，等．急性化脓性扁桃体炎营分证外周血 T 淋巴细胞亚群的变化及临床意义［J］．湖
南中医杂志，2014，30（5）：1-3.

[56] 姚山．温病名方清营汤的方证特点及其临床应用规律分析［J］．湖北中医杂志，2014，36（12）：45-46.

[57] 李蒙，张培彤，吴玖斌，等．试从温病营分证探析癌性发热的治法［J］．中国肿瘤，2015，24（3）：218-222.

[58] 王进忠，钟世杰，杨荣源，等．岑鹤龄温病思想对现代卫气营血辨证理论之完善［J］．中国中医基础医学杂志，
2017，23（7）：1020-1022.

[59] 韩凡，罗翌．当代名老中医治疗登革热的辨证治疗经验挖掘［J］．中国中医急症，2012，21（7）：1066-1067.

[60] 张晓艳，郭选贤，金培祥．温病血分证辨证规律初探［J］．中医学报，2013，28（10）：1487-1488.

[61] 杨果杰，田枫，康爱君，等．内毒素法兔发热动物模型及其标准化的研究［J］．中国实验动物学报，2001，9
（4）：47-250.

[62] 倪秋勤，魏凯峰．用内毒素复制家兔气分证及营血分证模型的可行性研究［J］．中医药导报，2012，18（8）：
9-12.

[63] 彭珍香，邓时贵，叶莹仪，等．中医卫气营血辨证动物模型生物学参数数据化表达及特征性指标群筛选［J］．新
中医，2012，44（4）：123-126.

[64] 艾碧琛，贺又舜，赵国荣，等．内毒素血症兔血浆内毒素及组织病理动态改变与卫气营血辨证相关性研究［J］．
中国中医药信息杂志，2011，18（10）：35-37.

[65] 杨星君，张军峰，魏凯峰，等．气营传变模型兔舌黏膜厚度及 HSP70 表达影响的实验研究［J］．南京中医药大
学学报，2015，31（1）：35-38.

［66］张李唯，张军峰，姜淼，等．气营传变模型兔舌背黏膜 TLR4 和 E-cad 表达研究［J］．时珍国医国药，2016，27（10）：2532-2535.

［67］周韬，张李唯，张军峰，等．玉女煎对气分证兔舌黏膜 CK14、E-Cad、HSP70、PCNA、TLR4 表达影响［J］．中华中医药学刊，2017，35（6）：1355-1357.

［68］武宜婷，姜淼，杨进，等．温病气分证、营血分证大鼠模型血液流变学、D-二聚体及 T 细胞亚群的变化规律研究［J］．时珍国医国药，2014，25（10）：2564-2566.

［69］王赟华，关小英，艾军．清营解郁活瘀汤对营分证家兔模型血液流变学指标的影响［J］．河南中医，2012，32（10）：1292-1294.

附录 第一章第四节舌诊彩图

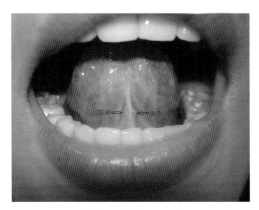

彩图 1 金津、玉液

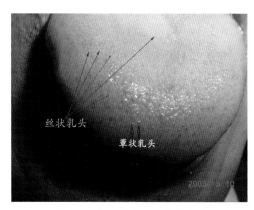

彩图 2 舌丝状乳头、蕈状乳头

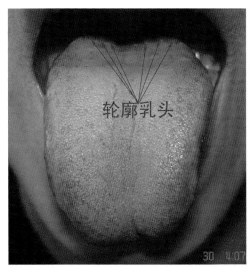

彩图 3 轮廓乳头

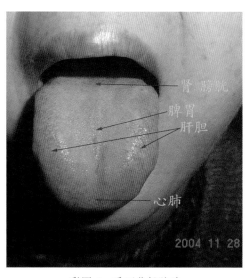

彩图 4 舌面分候脏腑

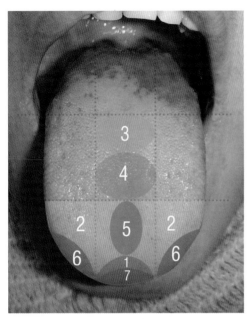

彩图 5　相对确定的舌面解剖器官分部
注：1区（含7区）：大脑。2区（含1、5、6、7区）：肺。
3区：胃。4区：十二指肠和小肠。5区：大肠、直肠。
6区：卵巢和乳房。7区：子宫、前列腺

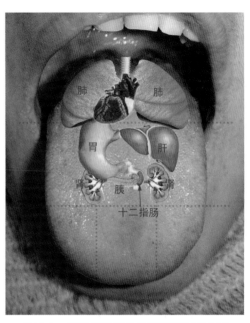

彩图 6　相对不确定的舌面解剖器官分部

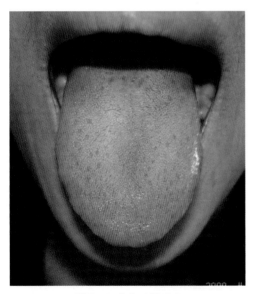

彩图 7　成人正常舌象

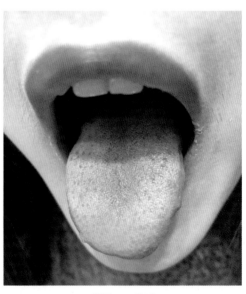

彩图 8　荣舌

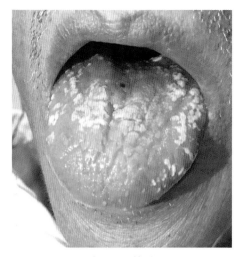

彩图 9　枯舌

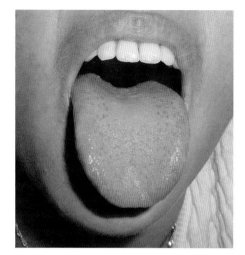

彩图 10　淡红舌

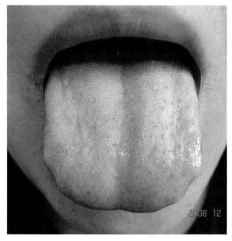

彩图 11　淡白舌

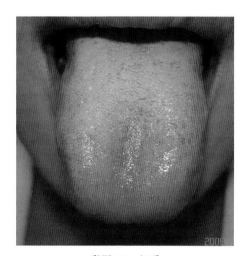

彩图 12　红舌

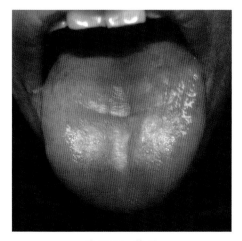

彩图 13　绛舌

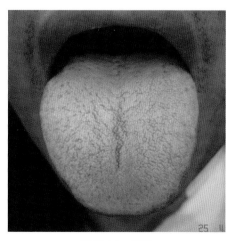

彩图 14　青舌

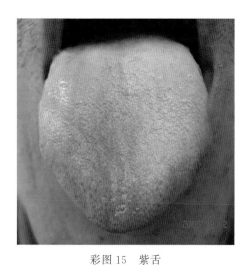

彩图 15　紫舌

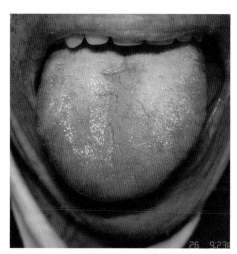

彩图 16　紫斑舌

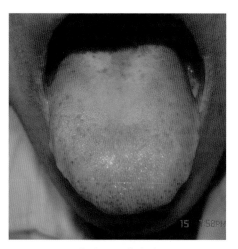

彩图 17　紫点舌

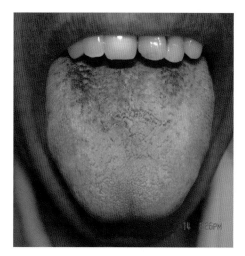

彩图 18　苍老舌

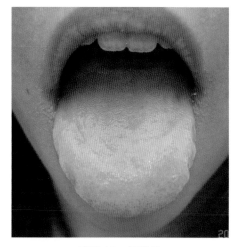

彩图 19　娇嫩舌

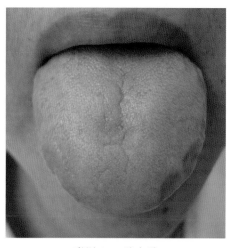

彩图 20　胖大舌

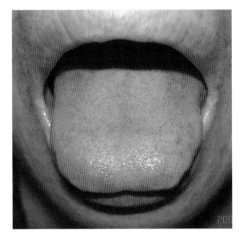

彩图 21　瘦薄舌

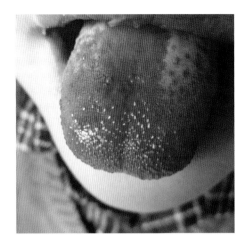

彩图 22　点刺舌

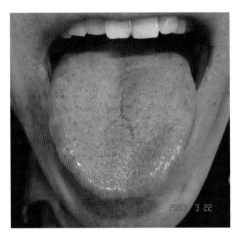

彩图 23　裂纹舌

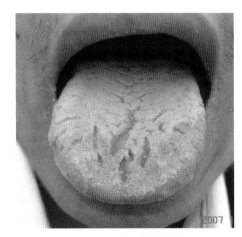

彩图 24　先天性裂纹舌

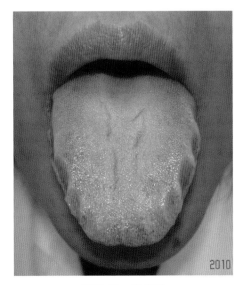

彩图 25　齿痕舌

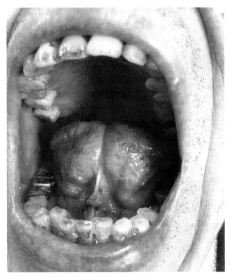

彩图 26　舌下络脉瘀紫曲张

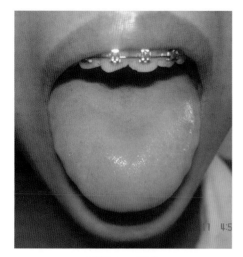

彩图 27　薄苔

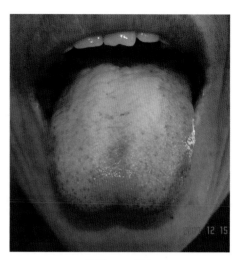

彩图 28　厚苔

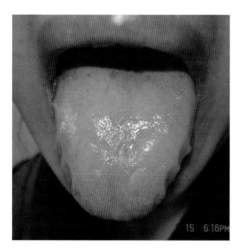

彩图 29　润苔

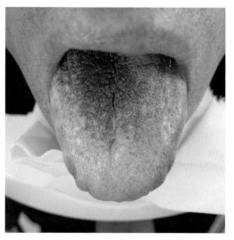

彩图 30　燥苔

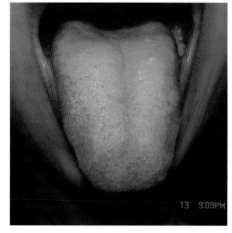

彩图 31　腻苔

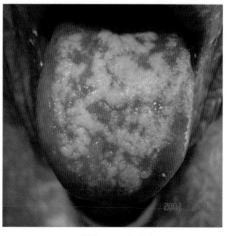

彩图 32　腐苔

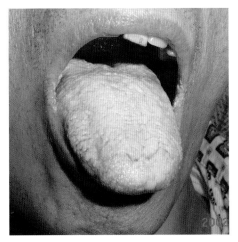

彩图 33　霉苔

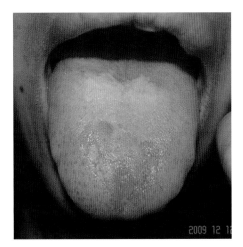

彩图 34　剥苔

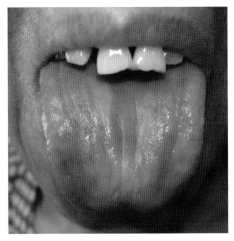

彩图 35　镜面舌

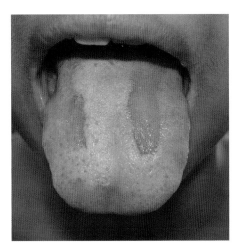

彩图 36　地图舌

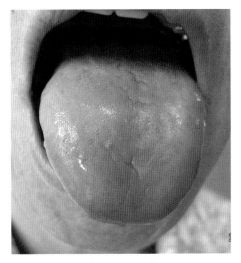

彩图 37　少苔

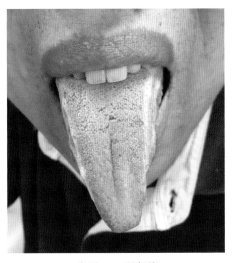

彩图 38　肝郁线

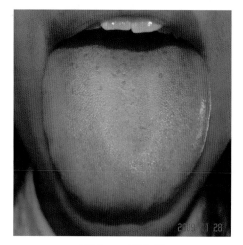

彩图 39 薄白苔

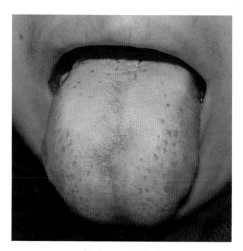

彩图 40 厚白苔

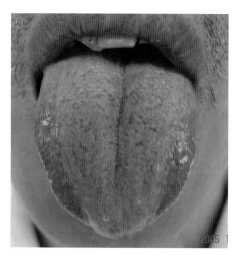

彩图 41 黄苔

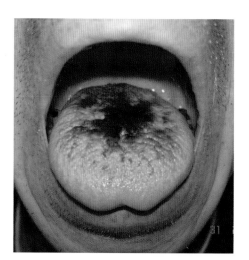

彩图 42 黑苔